中国正骨整脊术与体形体态矫正

ZHENGGUO ZHENGGUZHENGJISHU YU TIXING TITAI JIAOZHENG

王红锦 著

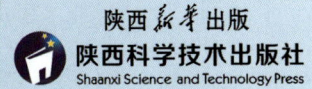

图书在版编目（CIP）数据

中国正骨整脊术与体形体态矫正 / 王红锦著.
西安：陕西科学技术出版社，2025. 1. -- ISBN 978-7-5369-9059-3

Ⅰ. R274.2；R244.13

中国国家版本馆CIP数据核字第20248Z35K5号

中国正骨整脊术与体形体态矫正
王红锦　著

责 任 编 辑	侯志艳
封 面 设 计	熊怀成

出　版　者	陕西科学技术出版社
	西安市曲江新区登高路 1388 号陕西新华出版传媒产业大厦 B 座
	电话（029）81205187　传真（029）81205155　邮编 710061
	http://www.snstp.com
发　行　者	陕西科学技术出版社
	电话（029）81205180　81205178
印　　　刷	武汉楚商印务有限公司
规　　　格	800mm×1230mm　16 开本
印　　　张	37.5
字　　　数	849 千字
版　　　次	2025 年 1 月第 1 版
	2025 年 1 月第 1 次印刷
书　　　号	ISBN 978-7-5369-9059-3
定　　　价	498.00 元

版权所有　翻印必究

作者简介

王红锦

中医骨骼形体矫正技术研发人

人体结构与功能医学倡导者

产后康复技术体系研发人

北京盛世泰禾医学研究中心院长

CCTV"影响力对话"栏目特邀嘉宾

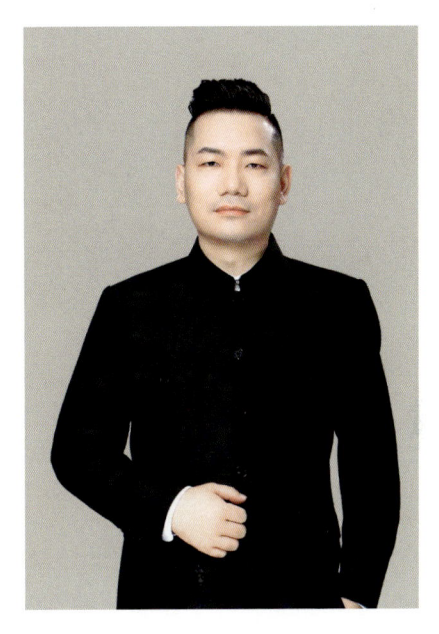

王红锦自幼学习中医文化，曾到世界各地研习进修，后又拜国医大师石学敏院士、韦贵康教授为师。王红锦在中医骨骼形体矫正、产后康复方面有很高的造诣，带领专家团队研发出中医手法矫形技术体系，主编《徒手整形实用技术》《临床骨科学》《骨盆平衡矫正术》《中国产后康复技术指南》《小颜整骨术——骨相美人》《中国正骨整脊术与体形体态矫正》等图书，多次带领专业代表团出访韩国、日本、法国、德国、瑞士，传授中医手法矫形技艺，获得行业内外的一致称赞和好评。

目 录

第一章　正骨整脊疗法概论

第一节　正骨整脊疗法简介 ······································ 002
  一、什么是正骨整脊疗法 ····································· 002
  二、正骨整脊疗法的治疗原则 ································· 004
  三、正骨整脊疗法的特点和优势 ······························· 006
  四、正骨整脊疗法的适应证 ··································· 008
  五、正骨整脊疗法的禁忌证 ··································· 009
  六、正骨整脊疗法中的注意事项 ······························· 010
  七、影响正骨整脊疗效的因素 ································· 012
  八、正骨整脊疗法中常见的损伤及处理 ························· 013

第二节　脊柱病的病因与病理 ···································· 015
  一、现代医学对脊柱病病因的解析 ····························· 015
  二、中医对脊柱病的认识 ····································· 020
  三、脊柱病病理变化 ··· 023
  四、脊柱相关疾病的治疗选择——内病脊治 ····················· 024
  五、研究脊柱相关疾病的诊断 ································· 025
  六、脊椎错位与病症的关系 ··································· 026
  七、研究脊柱相关疾病学的历史 ······························· 027

第二章　脊柱和骨盆的应用解剖及生理基础

第一节　脊柱和骨盆的应用解剖 ·································· 030
  一、脊柱的构成和特点 ······································· 030
  二、骨盆的构成和特点 ······································· 037
  三、脊椎、骨盆的连接 ······································· 038
  四、脊柱、骨盆的功能 ······································· 042
  五、脊柱、骨盆的形成 ······································· 043
  六、常见的脊柱、骨盆的变异与畸形 ··························· 046

第二节　相关肌肉 ··· 047
　一、脊柱背侧深肌 ··· 047
　二、颈背部肌肉 ··· 048
　三、上肢肌肉 ·· 050
　四、腰髋部后侧群肌肉 ·· 052
　五、下肢肌肉 ·· 053
　六、足部肌肉 ·· 054

第三节　椎动（静）脉和脊柱的供血 ··· 055

第四节　脊髓 ·· 057
　一、脊髓概述 ·· 057
　二、脊髓与脊椎骨的关系 ·· 058
　三、脊髓被膜和脊膜腔 ·· 059
　四、脊髓的内部结构 ··· 060
　五、脊髓的功能 ··· 061
　六、脊髓的躯体运动功能 ·· 062
　七、脊髓损伤 ·· 063

第五节　脊柱的神经 ··· 063
　一、脊神经 ··· 064
　二、内脏神经系统 ·· 066

第三章　脊柱和骨盆的生物力学

第一节　脊柱的稳定性 ··· 078
　一、肌肉对脊柱的额面、矢面平衡与稳定的作用 ························ 078
　二、胸廓、骨盆位置与脊柱的平衡与稳定 ································· 080
　三、脊柱弧度的形成及其力学意义 ··· 082

第二节　脊柱的功能单位 ··· 083
　一、运动节段的概念 ··· 083
　二、运动节段的前部及其功能解剖特点 ····································· 083
　三、运动节段的后部及其功能解剖特点 ····································· 088
　四、运动节段的压载 ··· 090
　五、运动节段的稳定性与不稳定性 ··· 090

第三节　脊柱的运动 ··· 091

一、脊柱的运动的特点 ········· 091
　　二、脊柱的运动与脊髓的适应 ········· 095

第四节　脊柱的动力学 ········· 096
　　一、站立 ········· 096
　　二、坐位 ········· 097
　　三、卧位 ········· 098

第五节　骨盆的生物力学 ········· 099
　　一、骨盆的生物力学 ········· 099
　　二、脊柱与骨盆的力学代偿 ········· 100

第四章　正骨整脊疗法中的诊断

第一节　整体诊察法 ········· 104
　　一、整体诊察法 ········· 104
　　二、如何自我简单判断脊椎是否出现问题 ········· 112
　　三、简单测试法 ········· 113

第二节　脊椎和骨盆的触诊法 ········· 113
　　一、触诊的方法 ········· 113
　　二、触诊的要点 ········· 115
　　三、手的练习 ········· 116
　　四、脊椎的定位 ········· 117
　　五、脊椎的物理检查 ········· 119

第三节　骨科的特殊试验检查 ········· 128
　　一、臂丛神经牵拉试验 ········· 129
　　二、头部叩击试验 ········· 129
　　三、椎间孔挤压试验 ········· 130
　　四、Jackson 压头试验 ········· 130
　　五、肩部下压试验 ········· 131
　　六、直臂抬高试验 ········· 131
　　七、颈部拔伸试验 ········· 132
　　八、头前屈旋转试验 ········· 132
　　九、转头加力试验 ········· 133
　　十、头颈下压试验 ········· 133
　　十一、艾德森氏试验 ········· 134

十二、椎动脉压迫试验 …………………………………… 134
　　十三、间歇波动试验 ……………………………………… 135
　　十四、霍夫曼征试验 ……………………………………… 135
　　十五、挺胸试验 …………………………………………… 136
　　十六、背伸试验 …………………………………………… 136
　　十七、直腿抬高试验 ……………………………………… 137
　　十八、弓弦试验 …………………………………………… 137
　　十九、挺腹试验 …………………………………………… 138
　　二十、颈静脉压迫试验 …………………………………… 138
　　二十一、屈颈试验 ………………………………………… 139
　　二十二、坐、立弯腰试验 ………………………………… 139
　　二十三、骨盆摇摆试验 …………………………………… 140
　　二十四、骨盆分离试验与骨盆挤压试验 ………………… 140
　　二十五、床边试验 ………………………………………… 141
　　二十六、屈膝屈髋试验 …………………………………… 141
　　二十七、"4"字试验 ……………………………………… 142
　　二十八、斜扳试验 ………………………………………… 142
　　二十九、跟臀试验 ………………………………………… 143
　　三十、屈膝屈髋分腿试验 ………………………………… 143
　　三十一、单髋后伸试验 …………………………………… 144
　　三十二、梨状肌紧张试验 ………………………………… 144
　　三十三、股神经牵拉试验 ………………………………… 145

第四节　三步定位诊断 ………………………………………… 146
　　一、神经定位诊断 ………………………………………… 147
　　二、触诊定位诊断 ………………………………………… 148
　　三、影像学定位诊断 ……………………………………… 149

第五章　影像学检查

第一节　脊柱的X线片检查 …………………………………… 152
　　一、颈椎的X线平片检查 ………………………………… 152
　　二、胸椎的X线平片检查 ………………………………… 157
　　三、腰椎的X线平片检查 ………………………………… 160
　　四、骨盆的X线平片检查 ………………………………… 166

第二节　脊柱CT的检查 ………………………………………… 169
　　一、检查技术 ……………………………………………… 169

二、正常脊柱的 CT 表现 ... 169
三、常见脊柱病的 CT 表现 ... 170

第三节　脊柱的 MRI 检查 ... 171
一、正常脊椎的 MRI 表现 ... 172
二、常见脊柱病的 MRI 表现 ... 176
三、椎管狭窄 ... 178
四、腰椎间盘病变 ... 178
五、脊髓肿瘤 ... 180
六、脊髓空洞症 ... 180
七、脊髓血管畸形 ... 181
八、骨转移瘤 ... 181

第六章　各部位的正骨整脊手法

第一节　正骨整脊疗法的操作程序 ... 184
一、放松手法 ... 185
二、正骨手法 ... 185
三、强壮手法 ... 186
四、痛区手法 ... 186

第二节　颈椎的矫正 ... 187
一、颈椎矫正的注意事项 ... 187
二、颈椎的安全检查手法 ... 188
三、颈椎关节的错位类型 ... 189
四、颈椎的矫正手法 ... 190

第三节　胸椎的矫正 ... 208
一、胸椎矫正的注意事项 ... 209
二、胸椎关节的错位类型 ... 209
三、胸椎的矫正手法 ... 210

第四节　腰椎的矫正 ... 232
一、腰椎关节的错位类型 ... 232
二、腰椎的矫正手法 ... 233

第五节　骨盆的骨骼矫正 ... 251
一、髂骨的矫正 ... 253

二、骶骨的矫正 ··· 257
　　三、骶髂关节矫正 ··· 261
　　四、耻骨的矫正 ··· 265
　　五、坐骨的矫正 ··· 267
　　六、尾骨的矫正 ··· 269

第六节　四肢关节的矫正 ··· 271
　　一、肩关节矫正 ··· 271
　　二、肘关节矫正 ··· 278
　　三、腕关节矫正 ··· 284
　　四、髋关节矫正 ··· 290
　　五、膝关节矫正 ··· 301
　　六、踝关节矫正 ··· 306

第七节　脊柱的日常保健 ··· 313
　　一、影响脊柱健康的十个坏习惯 ····························· 313
　　二、脊椎错位和脊柱变形的危害 ····························· 314
　　三、脊柱的日常生活护理和预防 ····························· 314
　　四、脊柱的日常保健操 ·· 315

第七章　正骨整脊疗法的应用

第一节　颅骨闭合与矫正 ··· 330
　　一、颅骨闭合不全和移位的触诊 ····························· 330
　　二、颅骨缝的闭合与矫正 ····································· 332
　　三、脑颅骨闭合不全与头痛手法 ····························· 333
　　四、面颅骨矫正与美化 ·· 335
　　五、颞下颌关节紊乱 ··· 336
　　六、枕骨的矫正 ··· 337

第二节　颈椎综合征 ·· 345
　　一、病因病理 ·· 345
　　二、临床表现 ·· 351
　　三、诊断与椎间关节错位类型 ······························· 353
　　四、颈椎病的治疗 ·· 356
　　五、颈椎病的康复锻炼 ·· 360
　　六、颈椎病的预防 ·· 363

第三节　肩周炎 ... 364
  一、病因病理 ... 364
  二、临床表现 ... 364
  三、脊柱病因的作用机理 ... 365
  四、诊断要点 ... 366
  五、肩周炎的治疗 ... 367
  六、肩周炎的预防 ... 371

第四节　胸椎综合征 ... 372
  一、病因病理 ... 372
  二、三步定位诊断 ... 374
  三、病因分型 ... 375
  四、胸椎综合征的治疗 ... 376
  五、胸椎综合征的康复训练 ... 377
  六、胸椎综合征的预防 ... 380

第五节　腰椎后关节错位 ... 381
  一、病因病理 ... 381
  二、临床症状及体征 ... 381
  三、诊断及鉴别诊断 ... 382
  四、腰椎后关节错位的治疗 ... 383

第六节　腰椎间盘突出 ... 384
  一、病因病理 ... 385
  二、临床症状 ... 385
  三、主要体征 ... 386
  四、诊断及鉴别诊断 ... 387
  五、腰椎间盘突出的治疗 ... 388
  六、腰椎间盘突出的康复训练 ... 390
  七、腰椎间盘突出的预防 ... 392

第七节　腰椎滑脱 ... 393
  一、腰椎滑脱的原因 ... 393
  二、腰椎滑脱的临床症状 ... 394
  三、腰椎滑脱的影像表现 ... 394
  四、腰椎滑脱的诊断 ... 395
  五、腰椎滑脱的治疗 ... 395
  六、腰椎滑脱的康复训练 ... 396
  七、腰椎滑脱的预防 ... 397

第八节　脊柱侧弯 ·· 398
　　一、脊柱侧弯的发病机理 ··· 398
　　二、脊柱侧弯的病理变化 ··· 399
　　三、脊柱侧弯的分类 ·· 400
　　四、脊柱侧弯的诊断 ·· 405
　　五、青少年脊柱侧弯的危害 ··· 411
　　六、如何及早发现孩子脊柱侧弯 ·· 411
　　七、脊柱侧弯的治疗 ·· 414
　　八、脊柱侧弯的治疗 ·· 416
　　九、脊柱侧弯的康复训练 ··· 419
　　十、如何预防青少脊柱侧弯 ··· 424

第九节　强直性脊柱炎 ··· 425
　　一、强直性脊柱炎的诊断 ··· 427
　　二、强直性脊柱炎的治疗 ··· 428
　　三、强直性脊柱炎的预防 ··· 429

第十节　骨盆旋移综合征 ··· 429
　　一、病因病理 ··· 430
　　二、临床表现 ··· 431
　　三、临床体征 ··· 432
　　四、X线片检查 ·· 433
　　五、骨盆关节的错位类型 ··· 434
　　六、骨盆旋移综合征的体态 ··· 434
　　七、骨盆旋移综合征的治疗 ··· 437

第十一节　内科相关杂病的调理 ··· 440
　　一、自主神经紊乱的矫正 ··· 440
　　二、更年期综合征的矫正 ··· 441

第八章　体形、体态的矫正

第一节　头前伸 ·· 444
　　一、什么是头前伸 ·· 444
　　二、头前伸的形成原因 ··· 445
　　三、头前伸的危害 ·· 445
　　四、头前伸的康复训练 ··· 446
　　五、头前伸（颈椎变直或反弓）的正骨整脊手法 ···················· 448

六、颈椎变直或反弓的康复训练 ·············· 452
　　七、头前伸（颈椎变直或反弓）的预防 ·············· 454

第二节　颈肩部"富贵包" ·············· 455
　　一、什么是富贵包 ·············· 455
　　二、富贵包的形成原因 ·············· 456
　　三、富贵包的危害 ·············· 457
　　四、富贵包的矫治 ·············· 457
　　五、富贵包的预防 ·············· 461

第三节　肩背、胸廓部的体态异常 ·············· 463
　　一、高低肩 ·············· 463
　　二、耸肩 ·············· 471
　　三、溜肩 ·············· 473
　　四、翼状肩胛 ·············· 476
　　五、圆肩（含胸）驼背 ·············· 480
　　六、高低背 ·············· 494
　　七、肋骨外翻 ·············· 495

第四节　骨盆倾斜体态 ·············· 501
　　一、什么是骨盆倾斜 ·············· 501
　　二、骨盆倾斜的形成原因 ·············· 503
　　三、骨盆倾斜的危害 ·············· 505
　　四、骨盆倾斜的检测 ·············· 507
　　五、骨盆倾斜的矫正手法和康复训练 ·············· 513
　　六、骨盆倾斜的预防 ·············· 523

第五节　上、下交叉综合征 ·············· 524
　　一、上交叉综合征 ·············· 524
　　二、下交叉综合征 ·············· 533

第六节　四肢的异常体态 ·············· 539
　　一、肘屈曲与肘过伸 ·············· 539
　　二、假胯宽 ·············· 542
　　三、X、O型腿 ·············· 551
　　四、膝屈曲与膝过伸 ·············· 565
　　五、足内、外翻 ·············· 572
　　六、扁平足 ·············· 576

参考文献 ·············· 582

中国正骨整脊术与体形体态矫正

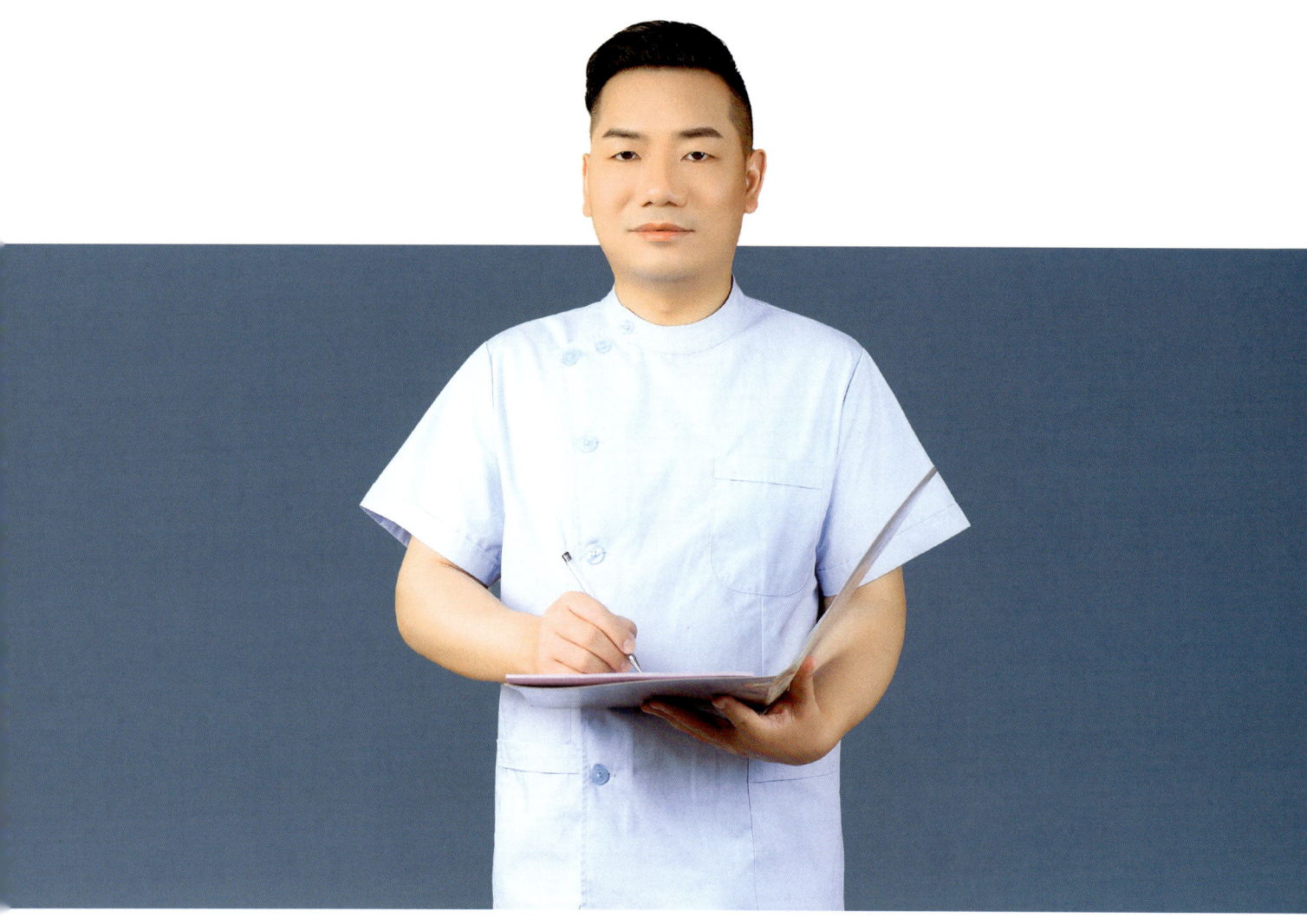

第一章 正骨整脊疗法概论

第一节　正骨整脊疗法简介

一、什么是正骨整脊疗法

正骨，中医指用推、拽、按、捺等手法治疗骨折、脱臼等疾病。正骨为专科名，是诊治损伤的专科，也是古代医学"十三科"之一，亦有称为伤科或骨伤科的。正骨对象主要是外力作用所致的骨、关节和软组织的损伤，但也包括同类原因引致的体内脏器损伤。"正"字在此作动名词，即整治因骨关节损伤使肢体变形复原位的一门科学技术。

元代官方医疗制度中设有"正骨兼金镞科"。因此，元代以正骨专长的医学家危亦林在其《世医得效方》卷十八设有"正骨兼金镞科"以专门论述骨关节损伤及金刃所伤疾病之脉因证治。《医宗金鉴·正骨心法要诀》指出："今之正骨科，即古跌打损伤之证也。"

正骨主要分为骨折和脱位，骨折系指由于外伤或病理等原因致使骨质部分或完全断裂的一种疾病，其主要临床表现为：骨折部有局限性疼痛和压痛，局部肿胀和出现瘀斑，肢体功能部位或完全丧失，完全性骨质尚可出现肢体畸形及异常活动；脱位就是相互接触的骨头（通常是指关节）因受外力作用，使其脱离原位，不能再正常发挥作用。脱位还可能是先天性的，或者是类风湿性关节炎的并发症。

正骨主要是纠正骨骼和骨骼关节之间的异常位移——小的位移是"骨错缝"，大的位移是"脱位"和"骨折"。当然，整复骨折的手法在现代医学中适应范围有限，尤其是目前的社会环境，以正骨整脊疗法纠正"骨错缝"和"半脱位"的应用比较常见而实用。

正骨整脊疗法是以中国医学传统的伤科正骨、内科推拿法为基础，与现代脊柱生理解剖学、生物力学相结合，根据脊椎小关节错位的病理变化，研究出治疗脊柱关节错位，椎间软组织劳损，关节滑膜嵌顿和椎间盘突出等病症的有效方法。这种手法既治骨又治软组织，具有准确、轻巧、无痛、安全及有效的特点，在临床上得到广泛应用，对各种颈椎病、腰痛、腰椎增生、腰椎间盘突出症、腰肌劳损、急慢性腰扭伤等病症疗效确切。

正骨整脊疗法是指颈、胸、腰椎的骨关节、椎间盘及椎周软组织遭受损伤或退变，在一定诱因条件下，发生脊椎关节错位，椎间盘突出，韧带钙化或骨质增生，直接或间接地对神经根、椎动脉、脊髓、交感神经等产生刺激或压迫，而引起临床多种综合征，且常由此引起自主神经功能紊乱，使其支配的脏器出现病症，主要通过运用正骨整脊手法治疗脊椎，达到解除病症的一种疗法。治疗机理是通过脊椎（定点）旋转复位手法的治疗，促使患椎椎间隙及纤维环、椎间韧带发生旋转、牵拉，从而对突出的髓核产生周边压力，使突出物易于回纳，通过拨正偏歪棘突，椎体关节得以恢复正常或代偿性的解剖位置，使之与周围肌肉群相适应，即古医籍所称"骨合缝""筋入槽",解除关节囊、黄韧带对神经根的压迫,改善椎动脉血流。此外,对合并小关节僵凝者施以旋转手法,还能松解粘连,增加活动范围,缓解疼痛。

本疗法对损伤性脊椎病变,如颈椎综合征、腰椎间盘突出症、某些损伤性截瘫等均有较好的疗效。有些病人甚至能收到立竿见影之效。此外,由脊椎病引起的高血压、心律失常、脑外伤后综合征,视力减弱或失明、耳聋等疾病也可在修复过程中获得一定的疗效。

应用脊椎(定点)旋转复位疗法获效的前提,是明确诊断和确定病椎部位。对椎间盘突出症的检查和诊断,有以下4个特征:

● 患椎棘突位置偏歪。医者用拇指做脊柱触诊时,可查知偏歪棘突的一系列体征;

● 患椎上下棘间隙一宽一窄;

● 患椎棘突旁压痛,或伴有向下肢放射痛;

● 患处棘上韧带有条索样剥离,触及钝厚,压痛明显。凡临床具备其中一两个特征者,即可触诊。

对颈椎病、外伤后头晕、脑外伤后缩综合征、耳目失聪及肩臂疼痛麻木等表现为头、面、颈、臂部位症状为主者,应在颈椎段检查和确定病椎部位,并施以相应的整复手法。

对心律失常、胃痛、肋间神经痛、腹泻等表现为以胸、腹部症状为主者,应在胸椎段检查和确定病椎部位,并施以相应手法。

对腰痛、下肢疼痛麻木、大小便障碍等患者,检查及整复手法应侧重于腰椎段。

目前比较公认的通过手法治疗脊柱相关性疾病的机制有如下几点:

1. 纠正解剖位置的失常

急性损伤或慢性劳损均可造成脊柱骨错缝,筋出槽,进而引发一系列复杂的临床症状,通过手法将骨复位、筋归槽,即可使其他相应疾病得到治疗。

2. 恢复动态平衡机制

脊柱任一稳定结构失去动态平衡,均会导致相应症状的出现。通过各种治疗方法,恢复脊柱的动态平衡,使脊柱达到一个新的稳定,就可以使一些被破坏和阻断了的联系再恢复起来,达到治愈相关疾病的目的。

3. 改变紊乱的信息通道

人体的各个脏器都有特定的生物信息（各脏器固有频率及生物电等），当脊柱发生病变时，它的生物信息就会发生变化，从而造成有关组织器官的病变。

运用手法治疗脊柱相关性疾病要求定位准确、操作灵巧、力度适宜、辨证施法，此外还应考虑选择适当的时机治疗。现在常用的手法有点按镇痛法、分筋理筋法、推散法、捏拿法、揉按活络法、滚压法、拍击法、活筋松解法、扳法、颈椎旋转复位法、颈椎旋转提捏法、胸椎掌推复位法、胸椎膝顶复位法、斜扳腰椎法、腰部旋转复位法、滚床法、拔伸法、牵抖法、传导法、反射法等。

二、正骨整脊疗法的治疗原则

中医正骨整脊经过2000多年临床积累，在中医辨证思维的指导下，结合现代医学科学，形成了独具中国特色的脊柱运动力学理论。现代中医整脊以理筋、调曲、练功为三大治疗原则，运用手法、针灸、内外用药和功能锻炼四大疗法防治脊柱劳损病。同时，根据辨证论治法则，实施医患合作、动静结合、筋骨并重、内外兼治、上病下治、下病上治、腹病治脊、腰病治腹八法，取得了较好的临床疗效。

1. 医患合作

康复训练是正骨整脊治疗中的重要部分，主要是患者自我锻炼。因此，在整脊临床中医患合作最为需要。脊柱劳损病是患者长期积劳成疾，让病人清楚自己患脊柱劳损病的原因、治疗方案和预后显得尤为重要。只有患者配合诸如卧床休息，及时接受针灸、手法治疗等，坚持康复训练，配合医生的治疗方案，才能迅速控制病情。

2. 动静结合

在正骨整脊临床上，维系脊柱的肌肉韧带就是脊柱骨关节的夹板，对脊柱骨关节起固定作用。脊柱劳损病的病理基础是肌肉韧带劳损，导致脊柱骨关节错位，运动力学、生物力学失衡所致。因此，在治疗上，首先要恢复、改善动力系统肌肉韧带。所以理筋在三大治疗原则中为首。理筋、正骨、练功的目的都是恢复运动力学和生物力学的平衡。而骨关节复位后的稳定，也是靠肌力平衡来稳定的。所以，动中有静，动为了静，不动则不能静。例如，治疗颈曲紊乱的颈椎病，正骨后需坚持颈肌的锻炼，时时做扩胸运动。练颈肌，此时的运动就是为了颈椎骨关节复位后的稳定。

另外，一些脊柱病变是因动而发病的，典型的腰椎间盘突出症，由于腰椎关节紊乱，椎体旋转、倾斜导致椎间盘突出，压迫神经根引起症状。在治疗上则因其源于动，而制之以静，即卧床休息，使椎间盘避免脊柱骨关节的纵轴应力加重其压迫。因此，有"椎间盘突出症可以睡好"之说。

3. 筋骨并重

脊柱劳损病不是突发的外伤，而是长期的单侧某肌群损伤导致了脊柱骨关节错位。骨折复位要求对位对线，所谓对线指恢复原来的解剖生理的力线。整脊对脊柱骨关节的复位同样要求恢复力线。这力线主要是椎曲，特别是腰曲和颈曲。临床上几乎所有脊柱劳损病都源自椎曲紊乱。椎曲紊乱的病因病理基础就是椎体关节三角力学结构位移后出现"骨牌效应"。而椎曲紊乱起源于维持椎曲的四维肌力不平衡，所以要正骨调曲，就必须先理筋。理筋、调曲、练功三大原则，最终目标是调曲。

4. 内外兼治

《灵枢》曰："内合于五脏六腑，外合于筋骨皮肤。是故内有阴阳，外亦有阴阳。"人体是一个统一整体。脊柱骨关节疾病，既发生于"筋骨皮肤"，也影响到"五脏六腑"。因此，在治疗上需内外兼治。

正骨整脊临床常用以拔罐、药熨、针灸的外治法，可有效松解肌肉韧带粘连，活血化瘀，改善局部循环，恢复肌容积、肌张力。通过正骨、调曲，可使关节复位，减轻软骨、椎间盘的压应力，使被压迫的脊髓、神经得到松解，缺血得以改善。但这些组织，均需要气血的补充，才有利于循环改善。因此，根据八纲辨证论治，配合中药内服，则有利于组织的修复。临床实践证明，不少内服方药既可消减椎间盘突出的炎症水肿，也可延缓椎间盘的退变，改善脊髓、神经的功能，减轻脊柱劳损病的症状。因此，整脊治疗学是主张内外兼治的。

5. 上病下治

上病下治是中医正骨整脊的一大创新。《灵枢·经脉篇》中有论："厥头痛，项先痛，腰脊为应。"脊柱轮廓应力是平行四边形平衡的。平行四边形的数学法则是对边相等、对角相等。因此，在临床上寰枢关节错位调腰骶角；颈曲变直、反弓的颈椎病，调胸椎和腰椎；胸椎侧凸，调腰椎。这些方法已取得近万例临床的成功。中医正骨整脊认为腰椎是脊柱结构力学、运动力学的基础。腰椎椎曲紊乱、侧凸，即可继发腰椎、颈椎的椎曲紊乱、侧弯。临床调查347例颈曲紊乱的颈椎病，占98%合并腰曲紊乱。X线动态实验也证实当腰曲变直，颈曲也同时变直。因此，采取上病下治法治疗严重的、疑难的颈椎病，以及胸椎侧凸症疗效好，安全可靠，已成为中医正骨整脊临床诊疗的特色。

6. 下病上治

下病上治也是中医正骨整脊的创新。根据脊柱圆运动规律，脊柱骨关节紊乱、侧弯或椎曲改变，都维持在一中轴线上。例如，脊柱颈段、胸段、腰段3个节段中，活动度最大者，颈段是颈1~4椎，胸段是胸1~5椎，腰段是腰1~3椎。据此，腰下段的病变，必须纠正腰上段的侧弯；颈下段的病变，必须纠正颈上段的侧弯。如此才能达到调曲复位的目的。

例如，腰椎滑脱症，就必须纠正上段腰椎的反弓、侧弯，滑脱才能复位；急性腰扭伤，往往是腰4～5关节错缝，但只要在胸腰枢纽作一小旋转，其错缝即可复位。

7. 腹病治脊

腹病治脊指脊源性胃肠功能紊乱、脊源性妇科病、脊源性男性性功能衰退等。这些病变源自下段胸椎及上段腰椎骨关节紊乱，导致支配该脏器的脊神经紊乱而产生功能性病变。所以，通过正骨整脊恢复其脊神经功能，这是正骨整脊治疗脊源性疾病的具体措施。

8. 腰病治腹

腰椎的稳定，后缘靠腰背的竖脊肌，前缘靠紧贴后腹膜的腰大肌和腹内压。因此，腹内压是稳定腰椎的主要内动力。腹肌松弛，腰椎不稳，多患慢性腰痛。所以临床有"腹针疗法"治疗腰痛。腹部内环境与腰椎的内环境相互影响，典型的腰椎间盘突出症患者早期往往有便秘、小便短赤等湿热下注证候，而晚期有二便无力或小便频繁的虚寒证候。所以临床上用中医辨证论治，虽是治腹，实则治腰，湿热下注的椎间盘突出症用通下逐瘀血后，症状即可减轻。在功能锻炼中，"床上起""俯卧撑"等均为练腹肌的功法，目的也是"腰病治腹"。

概而言之，中医正骨整脊治疗八法，富于中医特色的整体辨证治疗。临床上只要正确运用，疗效将提高，疗程也将缩短，复发率也将降低。

三、正骨整脊疗法的特点和优势

正骨整脊疗法以脊椎解剖学、生物力学、X线影像学为基础，有一整套规范、科学的整复手法。它强调人体内部各器官、组织的相互关系，寻求一种维护和修复自然生理平衡的方法，达到消除人体疾患，恢复健康的目的。正骨整脊疗法是一门传统的自然疗法与现代医学科学相结合的学科。正骨整脊疗法具有的特点如下：

1. 平衡观

人体健康是人体对内、外环境适应的复杂过程，体内各器官、系统之间保持着动态变化的相对平衡。正骨整脊治疗对病变脊椎做出准确诊断，然后精确进行脊椎移位，调整脊柱骨骼肌肉系统，使脊柱恢复相对稳定，重新构建脊柱的力学平衡。

2. 整体观

任何脊椎的不正常移位所造成的消极作用将对骨骼肌肉系统、神经系统以及消化系统、内分泌系统、心血管系统带来整体上的连锁反应。整脊疗法治疗不仅使患者消除或缓解了椎体位移及有关症状，而且对椎体位移而引起的其他系统疾病或症状也常常能获得不同程度的疗效。

中医很早就认识到人体是一个有机整体。明代《正体类要》曰："肢体损于外，则气血伤于内，营卫有所不贯，脏腑有之不和，岂可纯任手法而不求之脉理，审其虚实，以实补泻。"这就是至今为伤科所遵循的"从整体出发，辨证施治"的观点。对于脊柱的问题不能单单解决局部疾病，要通过辨证施治对整个机体都有所调节，才能更好地治疗疾病。

正骨整脊疗法注重病人全身的所有变化，通过调整脊柱各个关节之间的位置，同时观察骨盆是否有旋转等问题，调整骨盆的位置达到平衡，从而调动整个机体的自我恢复能力。整脊疗法发展很快，也像中医一样更加注重人体的整体观念，注重人体的营养均衡、情绪稳定等，强调使整个机体达到理想状态，逐步改善人体的神经系统和免疫系统，提高人体抗病能力，维持体内生理平衡，从而得到整体的康复。

3. 科学缜密

X线影像学检查非常有必要性。基于正骨整脊疗法的独到理论体系，就诊的患者无论是颈椎、腰椎还是胸椎的疾患都必须有椎体正、侧位X线片；整脊疗法在观察整个脊柱力学改变的同时，精确测量病变脊椎在各个方向上的位移，并精确复位。

4. 针对性强、无痛苦、疗效显著、安全可靠，疗效立竿见影

正骨整脊疗法立足于解剖学、X线学及生物动力学等现代科学，并结合传统中医推拿按摩理论。复位手法基于X线影像学等科学诊断，通过一个瞬间特定手法使脊椎移位，解除对神经的影响，使机体恢复健康的平衡状态。复位手法针对性强、无痛苦、疗效显著、安全可靠，疗效往往立竿见影。

正骨整脊疗法独到的诊疗特点及良好的治疗效果获得人们的青睐，其独特的诊疗特点显示出愈来愈强大的生命力。脊椎矫正术在教学过程中注重解剖学和X线学，为脊椎的手法矫正奠定了坚实的基础，使之有效且安全。

正骨整脊疗法不仅是一种医学治疗，更是一种追求自然、保有健康的生活态度。它属于健康医疗体系中的一环，并以脊椎健康为基础。正骨整脊医师需要专长于各式骨骼、肌肉、关节与神经系统方面的问题，并视保健及预防整体健康为长远目标。

正骨整脊医师利用科学的原理来解释和保护脊椎的构造与功能，运用特殊且自然的治疗技术如手法矫正、临床营养学、物理治疗、复健运动等不同的方式，来移除神经系统中传达不良之障碍对身体造成的伤害，最终强调自然理论，来帮助身体完成与生俱来的自行调理与恢复健康的功能。

简而言之，若影响神经系统正常运作的障碍能够移除，使其能够正常传递讯息到身体内每个系统、器官甚至每个细胞，那么我们本身的免疫系统与自愈力，即已具备足够能力对抗大多数破坏健康的因子，并保持身体最佳的健康状况，这就是正骨整脊疗法所追求的自然特色。

四、正骨整脊疗法的适应证

1. 颈椎病症

上颈椎慢性损伤、头痛、头晕、恶心、失眠、颈肩臂疼痛、手臂发木、血压不稳、心慌、心律失常、颈肩不适、耳鸣、耳聋、眼花、视物模糊、视力疲劳、不欲睁目、鼻窦炎、过敏性鼻炎、颞下颌关节紊乱、精神障碍、头颈活动障碍、血压不稳、晕车、咽炎、梅核气等。

2. 胸椎病症

头痛、眩晕、呕吐、恶心、背酸胀痛、呼吸不畅、咳嗽、上肢麻木、落枕、肩周疼痛、手上肢肿胀、功能性心脏病、胸闷、胃脘痛、胁肋胀痛、肋间神经痛、便秘、结肠炎、胃肠功能紊乱、腰下背部疼痛、臀下肢疼痛、膝关节痛、跛行等。

3. 腰椎病症

便秘、结肠炎、胃肠功能紊乱、腹胀痛、腰下背部疼痛、腰膝酸软、痛经、盆腔炎、臀下肢疼痛、膝关节痛、腰痛、腰椎间盘突出、腰肌劳损、腰三横突综合征、腰椎管狭窄、腰椎滑脱、下肢疼麻、跛行、坐骨神经痛、排尿困难、阳痿等。

4. 骨盆病症

骶髂关节半脱位、骶髂关节炎、双腿长短不一、腰骶臀下肢疼痛麻木、盆腔炎、行走困难、臀上中下皮神经炎、梨状肌综合征、腰椎滑脱、坐骨结节疼痛、阔筋膜张肌损伤、髂胫束损伤、股二头肌损伤、股四头肌损伤、骶结节韧带损伤、小腿抽筋等。

5. 骶骨病症

腰骶臀下肢疼痛麻木、坐立不安、腰骶部疲劳、腰骶韧带疼痛、髂腰韧带疼痛、不能久立、处于坐位时起立困难、小腿抽筋、痔疮等。

6. 尾骨病症

骶尾部疼痛、不能坐下、周身不适等。

7. 各种急慢性损伤

车祸、外伤后遗症、脊椎退行性病变等。

8. 脊椎侧弯症

儿童脊椎侧弯、双肩不等高、成人脊椎变形、老年驼背等。

9. 预防性治疗

小儿脊柱保健按摩，治疗小儿厌食、免疫力低下等。成人脊椎病预防，调整生理曲度，减轻疲劳，改善亚健康和各种脊柱相关问题引起的内脏病，预防骨质疏松，保护椎间盘、椎间关节等。

五、正骨整脊疗法的禁忌证

▲结核性疾病，骨肿瘤，各种功能衰竭性疾病，出凝血功能障碍。

▲血压过高、过低，低血糖，空腹，身体极度虚弱者，高热，过饱、醉酒后。

▲癫痫，精神不正常等。

▲严重骨质疏松及长期应用激素的病人。

▲脊椎病脊髓压迫症状较重的，宜接受其他治疗，或炎症、水肿、压迫等改善后，诊断明确的可观察、尝试治疗。

▲冠心病、高血压病、糖尿病病情未稳定的病人。血管过于硬化的，有过脑出血、梗死、栓塞病史的病人。

▲严重自主神经功能紊乱的病人，过于紧张不配合，对矫正疗法抵制的。

▲有过脊椎手术病史的，在明确手术术式后，手术部位尽量不矫正。开胸术后，胸椎中段要在胸骨完全愈合后，并且控制好力度，方可做胸椎矫正。

▲女性孕期、经期避免治疗。有经验的医生可在怀孕 4 个月后开始治疗，据部分医生的经验有益顺产。

▲脊椎骨折及可能有骨折的，滑脱超过Ⅱ度的病人。

六、正骨整脊疗法中的注意事项

1. 医者须知的注意事项

手法在临床上运用，作为外治手段，对很多身体问题都有良好的疗效。整脊医师要经过正规的培训，不仅要有熟练的整脊手法技能，还要掌握中医基础理论、经络腧穴和西医结构、生理病理等，治疗前应审证求因，辨证辨病，避免由于施术不当等原因导致一些不良反应，因此在操作过程必须注意以下几个问题：

（1）诊断要明确。手法治疗前，首先要明确诊断，排除禁忌证，可先用排除法或治疗性诊断。

（2）精力要集中。在手法操作过程中，医者要全神贯注，眼下视、不低头，做到手随意动，法从手出，同时还要密切注意患者对手法的反应（如手法力量的轻重，面部的表情变化，肌肉的紧张度以及对被动运动的抵抗程度等），以随时调整手法刺激量和方法。

（3）体位要适当。体位是指为患者手法整脊治疗时所采取的姿势及位置。原则是以患者感到舒适安全、不增加患者痛苦，被操作的肢体能够尽可能得到放松，能坚持一定时间的体位，而实施者则以施行各种手法时感到发力自如、操作方便的体位为妥。手法整脊时，合理的位置、步态、姿势，有利于实施者发力和持久操作。由于操作时手法的更换、操作部位的改变以及左右手操作的交替，原来的姿势就需要调整，以利于操作的顺利进行。

（4）手法要适宜。在治疗过程中应用什么手法，就好比用药处方一样，应视疾病的性质、病变的部位，辨证辨病而定。手法准确是疗效的可靠保证之一。具体选择哪种手法，应根据医生的习惯和患者的具体情况而定，尽可能做到以最简单的、患者痛苦最小的手法去治疗更多的疾患，以获得最大的治疗效果。

（5）力量要适宜。手法操作必须具备一定的力量，以达到一定的刺激强度，才能获得治疗作用，临床上要掌握适宜的刺激强度。

（6）治疗要有序。整复及矫正手法操作应依病情制定顺序，一般可以从骨盆→腰骶枢纽→胸腰枢纽→颈胸枢纽，自下而上，循序渐进，并依具体情况，适当调整。局部治疗，则按手法的主次进行。

手法强度由轻逐渐加重；关节活动幅度由小逐渐加大；操作速度，由慢逐渐加快。对身体虚弱、气血亏损者，手法刺激不宜过强。

（7）施力轻重交替要有节奏。就一个完整的手法操作过程而言，一般应遵循"轻→重→轻"的原则，即前、后1/4的时间手法刺激量轻一些，中间一段时间手法刺激量相对重一些，体现出一定的轻重节奏变化。而具体在某一部位操作时，又需注意手法操作的轻重交替，以及点、线、面的结合运用，不可在某一点上持续性运用重手法刺激。

（8）手法的变换与衔接要自然。一个完整的手法操作过程往往由数种手法组合而成，操作时需要经常变换手法的种类。它要求医者的步法要根据手法的需要而变化，使手法变换自然、连续而不间断，如同行云流水，一气呵成。要做到这一点，一方面要求医者对手法的掌握和运用十分熟练，另一方面，要充分集中注意力，做到意到手到，意先于手。

（9）合理制定矫正时间和疗程。根据患者的身体状况和矫正手法的特点来制定治疗的计划，合理掌握操作时间和规范疗程则有利于治疗。病有新旧之分，症有轻重之别，年龄有老少之差，故手法整复的次数及治疗时间长短不一，需因人、因病、因地制宜。治疗时一次整复不能完全矫正的，不宜连续施治，可以配合分筋梳理、拿点摩揉等推拿手法解除痉挛，然后再施以整复手法。某些患者要间隔数日施治1次，连续4～5次治疗才能拨正偏歪棘突，切忌急于求成。

（10）注意卫生和室温。医师应注意个人清洁卫生，经常修剪指甲，手上不得佩戴戒指及其他装饰品，以免擦伤患者的皮肤和影响治疗。天气寒冷时，双手要注意保暖，以免冷手触及皮肤而引起肌肉痉挛，并且治疗一个病人之后，就应洗手，防止交叉感染。治疗时，有些患者容易入睡，应取毛巾盖好，以防着凉，注意室温，当风之处，不要整复。

2. 患者须知的注意事项

（1）向医生提供完整的、真实的疾病信息（如症状、既往病史），提供相关影像诊断资料，不隐瞒疾病信息，不提供虚假信息。

（2）就诊时，携带近期在其他医疗机构所做的X线、CT或MRI报告单、化验单、有关病历、服用药物的说明书等，以便医生综合考虑做出正确诊断，避免重复治疗、过度治疗。

（3）接受治疗前，做好准备（如上厕所，避免空腹、饱腹，控制血压等），放松精神，相信医生的治疗。

（4）患者在做完矫正手法后，在床上躺上20～30分钟休息一会儿再起来，不要立即起床，让身体慢慢适应。有少数患者会出现矫正部位疼痛或周围肌肉疼痛等症状，一般属骨骼矫正后的正常反应，经休息几小时后可自行缓解，无须处置。如症状逐渐加重不能缓解，需要找医生处理，切忌自行处理，以免延误病情。

（5）矫正过程中及矫正后都要注意防寒保暖，以免寒气入侵。

（6）矫正后需要注意休息，应避免重负荷工作（如搬、抬重物）、剧烈活动（如有较多跳跃动作的现代体育活动）和极速运动（如有急速旋转扭腰、扭头等舞蹈动作）等。

（7）不能睡软床，需睡硬度高的床铺，最好取平卧位。避免久坐、跷二郎腿、长时间看手机或电视等坏习惯，端坐1小时，务必站起活动5分钟，一个姿势的保持少于45分钟为佳。

（8）饮食要清淡，1周内不饮酒，避免食用辛辣、寒凉的食物。

（9）腰椎问题严重者，矫正后在下床的时候要佩戴腰围保护，可以缓解腰部肌肉和脊椎两边肌肉的张力，起到避免腰肌损伤的目的。建议不要再进行脊柱推拿、按摩，否则容易引起损害。

（10）坚持完成整个疗程的治疗。治疗是个体生物修复过程，很难一蹴而就，需要一定时间。此外，矫正治疗间隔时间如果过短，无疑是一种拔苗助长的行为，甚至会起到反作用。

（11）认真学习，学习领会并坚持运用骨盆及脊柱相关疾病预防知识。保持正确的工作、学习姿势，养成良好的生活习惯，避免单一姿势过久，以免造成肌肉僵硬。应配合康复训练动作，稳定核心肌群，改善脊柱的小肌群力量，从而巩固骨盆及脊柱矫正的效果。

（12）坚持科学适度的运动，均衡膳食营养，保持良好心态，定期进行骨盆、脊柱等健康检查及保健治疗等。总之，骨盆、脊柱等骨骼的维护应成为生活中一项必不可少的内容。

七、影响正骨整脊疗效的因素

正骨整脊疗法的技术性很强，同样的动作，同样的病症，治疗的效果却相差很大，甚至有的人能治好，有的人反而可能使症状加重。影响的因素大致有：

● 矫正者的理论水平，对疾病的认识程度。

● 矫正者的技术熟练程度，包括发力速度、技巧的掌握。

● 适应证的掌握。

- 矫正者的心理素质，在没有信心的情况下，手会发软，影响发力、速度和疗效，甚至易产生拉伤等事故。

- 患者的配合程度，包括放松程度，配合锻炼，改变生活习惯，甚至改变工作。

八、正骨整脊疗法中常见的损伤及处理

脊椎矫正是安全度较高的治疗方法，其安全舒适的保证来自矫正医师的良好训练。但有时难免会出现一些意外损伤，有时甚至不可避免。有一些是可以避免的，也有一些是治疗过程中可能出现的正常反应，毕竟每个人的适应能力和承受能力大不相同，更何况对一些复杂严重病例的治疗可能会带来一定的疼痛加重和其他不适。

1. 肋间肌、肋间关节损伤

最常见的是肋间肌、肋间关节的损伤，中医也称"岔气"，多见于胸椎矫正时，与患者的呼吸没有配合好，或腰、骨盆矫正时，上部没有锁定好或上手（稳定手）不自觉地发力使胸肋部受力，尤其多见于老年人，因此对老年人的矫正要格外小心，须控制好力度。也有的是患者胸肋、胁部有陈旧伤，相同甚至较小的力对其即可造成损伤，因此病史的采集和检查会有所帮助。

处理措施： 静养休息，严重的采用局部冷敷，24～72小时后热敷，口服云南白药胶囊或七厘胶囊等药，可做理疗。大概需要两周时间恢复。

2. 头晕、心慌

多见于第一次治疗时，肌肉僵硬，气血运行不畅，患者紧张或过于饥饿、疲劳，个别患者是矫正后不适应。有的患者会有类似于晕针的反应。个别为低血压病人的反应。

处理措施： 在床上静躺一会儿，喝点水、饮料。治疗前要放松一下颈枕部软组织。血压异常的要控制好血压后再做矫正。血管硬化重的要轻巧，有中风病史的慎治。

3. 腰扭伤

发力过于粗暴，时机没掌握好，尤其是L3横突的拉伤多见。

处理措施： 服活血化瘀药物，休息或做理疗，严重的局部做封闭治疗。

4. 症状加重

症状较治疗前反而加重，部分是正常反应，部分是对矫正后位置的不适应。

处理措施： 对病人讲解清楚，掌握好治疗的节奏和力度，重病人、老年病人、体质弱的要试探着增加力度。

5. 马尾神经损伤、下肢瘫痪

出现马鞍区麻木、大小便失调、下肢瘫痪以及少见于腰椎间盘突出症严重的病例，应坚决避免。

预防措施： 掌握好适应证，中央型腰椎间盘突出症，甚至突出的椎间盘突入到椎管内的要慎治或不治，椎间盘突出症严重复发初期、水肿、渗出、炎症重的先以卧床、服药、理疗甚至注射、脱水为主。出现后要及时做核共振等检查，必要时以手术减压。

6. 骨折

有颈部斜扳导致的颈椎棘突、关节突、椎弓骨折的报道，也有腰椎横突骨折的报道。

预防措施： 避免暴力、生拉硬拽，要顺着关节面的方向发力。尽量在卧位实施矫正。

7. 寰枢椎半脱位症状的加重

寰枢椎受到不当牵拉等刺激，产生头晕、恶心、头痛、太阳穴胀痛。

预防措施： 不知道寰枢椎半脱位类型时，保护好上颈椎，避免外力刺激。

8. 束带感的产生

见于颈椎复位手法粗暴不当、适应证掌握不当，脊髓刺激，交感神经激惹而致，可伴有心慌、上肢麻木、冷热等皮肤感觉异常。

预防措施： 掌握好适应证，对脊髓受压的患者，动作要轻缓。

第二节 脊柱病的病因与病理

一、现代医学对脊柱病病因的解析

脊柱相关疾病的病因是指引起脊柱力平衡失调或其周围软组织改变而引起其他系统出现疾病的原因。

由于脊柱及周围软组织力学失衡引起的疾病，不仅涉及大家所熟悉的颈、肩、腰、腿痛，如落枕、颈椎病、腰椎间盘突出症、腰扭伤、腰肌劳损、脊柱骨质增生等，还涉及循环、呼吸、消化、神经、内分泌、免疫系统等的50多种病症，如头痛、头晕、耳鸣、咽部异物感、脑震荡后遗症、胸闷、胸痛、心律失常、类冠心病、哮喘、胃痛、慢性胆囊炎、腹痛、便秘、痛经、月经不调、性功能障碍、股骨头坏死等。

1. 基础病因

（1）退行性变

椎间盘退变：椎间盘由髓核、纤维环和椎体上、下软骨板三者构成，使上下两节椎体紧密相连。20岁后纤维环开始出现纤维变性，渐而出现裂纹；髓核多在前者变性的基础上，于24岁左右出现继发性变性；软骨板退变较晚。椎间盘退变使椎间隙逐渐变窄，椎周组织相对松弛，在诱因作用下，椎体易发生滑脱或错位，使神经、血管等受到刺激而致病。

韧带椎间盘间隙的出现与血肿形成：退变后硬化的髓核产生移位，突向韧带下方，使局部压力增高并引起韧带连同骨膜与椎体周边皮质骨间的分离，再加上椎体间关节的松动移位，加速韧带与骨膜的撕裂，形成韧带椎间盘间隙，并在此产生血肿，直接刺激窦椎神经而出现症状。

椎体边缘骨刺的形成：韧带下方血肿形成后，随着血肿机化、钙盐沉积，最后形成突向椎管、椎间孔、颈椎横突孔的骨刺，直接压迫神经根、椎动静脉、交感神经、脊髓而致病。

椎体其他部位的退变：椎间盘退变、椎间关节失稳及异常活动导致椎小关节退变增生，形成损伤性关节炎。椎间盘及小关节的退变使黄韧带松弛，渐而增生、肥厚，并向椎管内突入，当钙化或骨化后可刺激脊神经根或脊髓。前纵韧带和后纵韧带退变后期形成钙化或骨化，则可起到局部制动的作用，增加稳定性。

（2）慢性劳损

慢性劳损又称累积性损伤，人体的软组织特别是肌肉、筋膜等在日常工作或生活中经常受到不能察觉到的牵拉性刺激。如经常弯腰工作会使腰部深层肌肉和筋膜等骨骼附着处受到这类刺激，容易产生腰部或腰骶部软组织损害；又如经常低头工作也会使枕颈、项颈、背、肩胛骨背面等部位的肌肉和筋膜等骨骼附着处受到这类刺激，容易产生头颈背肩部软组织损害，两者均会引起原发性疼痛。

早期的这些牵拉性刺激实质上就是一种最为轻微的、临床上不具备任何征象的损伤。如果骨骼肌和筋膜等受到这类长期和频繁的牵拉性刺激，这样微量的损伤日积月累，量变到质变，就使骨骼的软组织附着处逐渐形成无菌性炎症反应、炎性粘连、炎性纤维组织增生、炎性组织变性和挛缩后统称无菌性炎症病变，引起不同程度的疼痛。

其病理变化与急性损伤后遗症完全一样。发病率也较急性损伤要高得多。为原发性椎管外软组织损害性腰痛、腰骶痛、臀（髋）痛、大腿根部痛、腰臀痛、臀髋痛、臀腿痛、腰臀（髋）腿痛或头痛、枕颈痛、项颈痛、背痛、肩痛、锁骨上窝痛、头颈痛、颈背痛、背肩痛、肩臂痛、颈背肩痛、颈背肩臂痛、头颈背肩臂痛，以及包括头、颈、背、肩、臂、腰、骶、臀、腿的全身痛在内的最为常见的原发因素。

长期低头工作或长期在某一特定姿势下做重体力劳动，工作及生活中的不良姿势，办公或上课时所坐的桌椅高度不适宜，最常见于长期单边肩挑重物、姿势不良，如歪头写字，卧位看书、看电视、姿势性驼背、睡高枕等。

单肩扛挑、单手提重物、单边运动造成两侧胸椎肌肉松紧度不均，骨盆倾斜造成胸椎产生代偿性侧弯，均为造成胸椎侧弯、胸椎神经压迫的原因，常可导致背痛、肋间神经痛、糖尿病、心脏病哮喘等。某些特殊体位的重体力劳动等，如坑道作业，而又不重视定时做适应性肌力平衡的运动者。

过度疲劳：正常人因工作或生活过度疲劳，只要休息一段时间即能恢复。对脊柱退变或失稳者，稍微过劳即可发病。

剧烈运动前没有做适当的预备动作，如单双杠、球类比赛等；单侧长期持重的运动，如保龄球等，会因右肩臂肌肉发达引起脊柱侧弯。

反复轻度扭挫伤：在攀、抬、挑、搬重物时，或手持重物向外抛掷时，因用力不当或用力过大反复造成的损伤。

自幼缺乏体力劳动锻炼或因疾病所致的体质疲弱血亏虚的人突然做过重的挑、抬、扛、

第一章 正骨整脊疗法概论

掷等劳动，或持久做过伸、过屈头颈、腰背造成的损伤类。

头颈、腰背部受撞击或软组织急性扭挫伤后，导致气滞血瘀，组织撕裂后水肿、血肿，如未彻底治疗，可发展为纤维性变，以致肌肉、韧带、关节囊等发生粘连，形成瘢痕，出现伤侧（椎旁）软组织痉挛或挛缩。

轻微扭挫伤：轻微扭挫伤对正常人不会造成损害，然而对脊柱失稳者，却可造成椎间小关节微小移位，或骨质增生处的椎间软组织损伤等。

反复损伤或因治疗不当旧伤未愈，又再次损伤该部位，或者在急性损伤后发生组织撕裂、血肿，又未彻底治疗，可发展为"纤维性变"，形成创伤性瘢痕，以致肌肉、韧带、关节囊等粘连，造成椎旁软组织痉挛，幼儿及青少年时期外伤尤为多见。或曾受伤的部位经常感受风寒湿，如颈椎病者治疗后仍长时间伏案工作，空调送风口正对着颈背部，这种慢性损伤尤其难治愈。

（3）咽喉部炎症

咽喉部和颈椎周围软组织有密切联系，咽喉部的细菌和病毒可以沿淋巴管扩散到颈椎的枕寰、关节周围、肌肉、韧带、关节囊等处，导致肌肉痉挛、收缩，甚至使颈项韧带玻璃样变、颈项肌黏液样变、关节囊韧带玻璃样变，从而出现颈部肌张力下降、韧带松弛，导致颈椎失稳而引发骨质增生。因咽喉炎引起的颈椎病以青年居多，儿童中绝大多数自发性颈椎1～2节错位也与此密切相关，是颈椎病低龄化的主要原因之一。

（4）脊柱先天畸形

脊柱的畸形与脊柱相关疾病有较密切的关系。

颈椎常见的畸形有：

◆先天性椎体融合：其中以颈2～3和颈3～4多见，因2节椎体融合，其下一节椎体由于负荷增加使退变明显加剧，甚至出现损伤性关节炎。

◆齿状突发育不良或颅底凹陷症：前者易致上颈段不稳，甚至脱位，后者则可引起脑干、脊髓、小脑和血管受压。

◆颈椎后纵韧带骨化：此症是造成椎管狭窄的原因之一。

◆棘突畸形：此畸形是影响颈椎外在结构稳定性的因素之一。

◆颈肋与颈 7 横突过长：此解剖异常与颈椎病的发生及发展无直接关系，但颈肋可产生锁骨下动脉或臂丛受压症状，与颈椎病相似，必须注意鉴别。

胸腰椎常见的畸形有：

◆脊柱裂：因椎弓和附件发育缺陷所致，影响脊柱的稳定性。

◆椎体形态变异：蝴蝶椎是椎体中心部分发育生长变细或异常，形如蝴蝶两翼而得名。蝴蝶椎与半椎体及楔形椎可引起脊椎侧突、后突和前突。

2. 外伤

▲交通意外：高速行走的汽车急刹车、汽车相撞除引起脊椎骨折脱位外，挥鞭损伤可造成颈部软组织损伤及颈、胸、腰后关系紊乱。

▲运动性损伤：单双杠失手，跳伞技术不正确，体操、举重姿势不当，跳水或跳马时折腰，武术运动的摆腿跌叉、旋风腿等，都有可能损伤脊柱及骨盆。

▲生活与工作中的意外：搬抬重物、推摩托车、扛自行车、抬电冰箱、高处坠物、下楼梯跌倒等极易造成损伤。

▲游乐性损伤：不熟悉驾车者玩碰碰车、卡丁车，多人同时挤玩弹跳床也可引起脊柱受伤。

▲医源性意外：非适应证的手法、不得要领的推拿、过度牵引、暴力扳颈旋腰、踩腰等，易致脊柱损伤。

3. 发病诱因

▲轻微扭挫伤：脊柱失稳者有时打喷嚏、蹬床被都会扭伤腰，低头洗脸可致颈椎小关节错位。

▲过度疲劳：脊椎退变明显或失稳者，难以坚持正常工作，单一姿势的站立，时间稍长坐或行走都可引起不适。

▲姿势不良：趴睡、偏睡一侧、枕过高或过低、床偏软、乘坐长途车时所坐的座椅过矮、乘车打瞌睡等，都易诱发脊椎病。

▲内分泌失调：更年期妇女内分泌失调若合并自主神经功能紊乱时，常会加剧脊柱失稳，导致多种脊柱相关疾病。

▲感受风寒湿：脊柱退变和失稳者，在感受风寒湿后，易因局部肌肉痉挛、痛阈降低而引起病症。

4. 椎关节错位

目前颈椎病的专著中，承认颈椎失稳（不稳）是使病情反复的因素，但由于放射诊断中尚未建立"椎关节错位"的诊断标准（只有脱位、半脱位、关节功能紊乱），故青少年或尚无明显退变的中年人的颈椎病，常会因此而漏诊或误诊。

对此，龙层花教授总结数十年的经验，针对目前的诊断标准指出：颈椎的椎关节错位是青少年颈椎病的发病主因，也是中老年人病情反复发作的原因。

目前颈椎病的临床分型有：颈型、神经根型、椎动脉型、脊髓型、交感型和混合型。这对临床用药、手术治疗及选用理疗，目标较明确，临床已取得一定的疗效。然而学者们都已认识到颈椎病的临床表现、X线片所显示的退变程度（椎间隙变窄、骨质增生、椎间韧带钙化）与部分患者的病情轻重不吻合，由此"疑问"切入进行研究，证明以往在颈椎病诊断中，忽略了"椎关节错位"这个关键性的病理过程。疑似颈椎病者，经X线照片后，因未见退变而被排除了颈椎病，因此造成误诊、误治。脊柱相关疾病研究所于1981年统计1710例颈椎病患者，确诊颈椎病前被误诊误治者821例，占本组病例的48%。

颈椎病的"椎关节错位"，除包括颈椎间的后关节（又称关节突关节）、钩椎关节、寰枢关节和枕寰关节外，还应包括颈7～胸3的后关节，以及颈2～胸2的椎间盘。这些关节因对位不良（小于半脱位），引发病症时，被称为椎关节错位。主要病理变化为：①导致椎管、椎间孔的变形狭窄，直接损害到脊髓、神经根和椎间血管（动脉、静脉、淋巴）；②因棘突、横突、关节突的位移，引起邻近组织受其挤压、牵张或刺激而致病。实验研究证明，变窄的椎间孔比其上或下方的正常椎间孔小于1/3时，临床症状较轻或时好时发；小于1/2时症状持续或较重。椎关节错位达到发病的程度，还与代偿功能的先天性个体差异（椎管和椎间孔的宽窄）相关，与骨质增生的位置、轻重相关。

椎关节错位，比脱位、半脱位轻，目前被称为滑椎、失稳或关节功能紊乱。脊椎关节功能紊乱的症状，可以通过患者的改变体位而使症状消失（如睡一觉即痊愈）。但椎关节错位时，改变体位只能使症状减轻一点或毫无改善，应该通过手法进行纠正。

二、中医对脊柱病的认识

中医学对脊柱结构的认识早在《黄帝内经》时代就有了相当的认识。《黄帝内经》将颈椎称为"天柱",其中的"骨以下至尾骶二十一节长三尺"包括胸椎12节,腰椎5节,骶椎5节。在《灵枢·骨度》中指出,对每一骨节还要"先度其骨节之大小广狭长短的不同",这对临床有一定的指导意义。

《灵枢·经水》曰:"骨为干,脉为营。"在整体运动活动中,颈腰椎的强弱尤为重要。颈部是气血、筋骨肌肉等的综合枢纽,上撑头颅,活动频繁,故有"旋台骨""天柱骨"之称。腰部位居人体之中,腰为肾府,强则体轻有力,弱则体重乏力,不能久坐。

中医学认为脊柱相关疾病的发生是内因和外因共同作用的结果。

《素问·宣明五气论》曰:"久视伤血、久卧伤气、久坐伤肉、久立伤肾、久行伤筋,是谓五劳所伤。"《素问·至真要大论》曰:"湿淫所胜……病冲头痛,目似脱,项似拔,腰似折,髀不可以回,腘如结,腨如别。"《诸病源候论·卒腰痛候》曰:"夫劳伤之人,肾气虚损,而肾主腰脚,其经贯肾络脊,风邪乘虚卒入肾经,故卒然而患腰痛。"

《正骨心法要旨》首次把颈椎骨折脱位分为四大类:"一曰从高坠下,致颈骨插入腔内……一曰打伤,头低不起……一曰坠伤,左右歪斜……一曰扑伤,面仰头不能垂……"还描述了脊柱损伤的症状:"若脊筋隆起,骨缝必错,则成佝偻之形。"

上文说明我国古代医家对脊柱相关疾病的病因有比较深刻的认识。人体是一个有机的整体,因此,脊柱疾病必然涉及脏腑经络。经络是人体内运行气血、沟通表里上下、联系脏腑器官的独特系统。

当人体遭受损伤后,经脉失常,气血运行受阻,机体抵抗力减弱,外邪或疼痛刺激可通过经络的传递作用而影响脏腑的功能。另外,伤痛引起经络运行阻滞,也会使经络循行经过的组织器官功能失常,从而出现相应的临床症状。

1. 内在因素

◆先天禀赋:先天禀赋肝肾的不同,后天脾胃功能的差异,年龄、性别的不同,从事职业的不同,以及脊柱椎体构造和周围肌肉的解剖变异等,都是影响脊柱稳定的内在因素。

◆七情所伤:七情即喜、怒、忧、思、悲、恐、惊七种情志变化。当七情过度,引起喜伤心,怒伤肝,思伤脾,忧伤肺,恐伤肾等病变。如妇女更年期内分泌失调,易致脊柱失稳,出现自主神经功能紊乱及失眠,在床上辗转难以入睡和脾气改变。

◆瘀血阻滞：血液循环于脉管之中，流布全身，运行不息。如全身血流不畅或因血溢脉外，局部有离经之血停滞，便出现血瘀的病理现象。瘀血阻滞经脉，使局部气血不通，引起经脉、筋骨、脏腑功能失调而导致脊柱失稳。

2. 外来因素

外因是指由于外界因素作用于人体而引起的脊柱相关疾病，主要是外力损伤，但其发病与邪毒感染及外感六淫也有一定的关系。

外力作用可以损伤人体的皮肉筋骨而引起脊柱相关疾病，如跌仆、坠落、撞击、闪挫、负重、劳损等所引起的脊柱周围软组织损伤都与外力作用有关。根据外力作用的性质不同，一般可分为直接暴力、间接暴力、持续劳损3种。

人体的软组织遭受外力的作用可以引起不同程度的损伤。损伤部位多在骨骼肌的脊椎骨及其附件的一般形态：成年人有26块脊椎骨，即7块颈椎，12块胸椎，5块腰椎，1块骶椎（小儿为5块，成人融合成1块），1块尾椎（小儿为3～5块，成人亦融合成1块）。除第1、2颈椎及骶骨、尾骨外，其余各椎骨的解剖结构大致相同，均由椎体、椎弓、关节突（上下各2个）、横突（左右各1个）及棘突所组成。

各椎骨上下由椎间盘及坚强的韧带相连接，会受到创伤性无菌性炎症的化学性刺激引起疼痛；这些骨骼部位的软组织受伤后未及时正确治疗，或由于经常受到持续性牵拉和重复的损伤，使已有的损伤不易痊愈，在该处机体椎管外软组织损伤的特定部位形成有规律的以及具有无菌性炎症病理变化的压痛点，局部众多的压痛点还会构成一软组织疼痛区，散发出原发性局限痛或并发传导痛。

脊柱是人体负重和运动的轴心，连接椎骨和协调运动的软组织（包括肌肉、韧带、关节囊、筋膜、椎间盘等）易遭受急性扭挫伤。其常见原因从所造成的不同损伤来分析，可分为直接外力损伤、间接外力损伤和持续劳损。

（1）直接暴力

直接暴力是指外力直接作用在脊柱或脊柱周围软组织引起的损伤，多指钝性挫伤暴力，如棍棒打击、挤压、跌仆、挫伤等。直接外力所造成的软组织损伤多发生在直接作用的局部。

外力作用较大时，可引起肌腱、韧带、关节囊、关节软骨损伤，其软组织常被挤压、碾锉或撕拉断裂，有时甚至同时发生骨折、关节移位，开放性损伤率较高。局部常见出血、肿胀、青紫等症状。如治疗不及时或治疗不得法，可使损伤发展到软组织变性阶段，成为慢性软组织损伤。

由于受伤部位位于外力直接作用的区域，所以产生相应的疾病往往与脊柱损伤部位有关，如颈部外伤常出现上肢症状，颈肩部疼痛，视力、听力异常，血压异常及脑缺血等症状；胸椎部位外伤可致心肺、肝胆、胃肠消化等功能异常；腰骶部外伤可见下肢、腹部及盆腔脏器的功能异常。

（2）间接暴力

间接暴力是指暴力远离作用部位，因传导而引起脊柱及周围软组织的损伤。如自高处坠落，臀部先着地，身体下坠的冲力与地面向上的对脊柱的反作用力造成的挤压可造成胸腰椎发生压缩性骨折或伴有脱位及脊髓神经的损伤。常为肌肉、肌腱、韧带、关节软骨、关节囊等的撕裂伤，进而累及相应节段的血管、脊髓及神经组织而出现相应的病变，开放性损伤较少。疼痛、肿胀、出血及瘀血等症状一般出现较迟缓。受伤时感觉不是很明显，比较隐蔽。有时在伤后数小时或数天才出现轻微症状。

当然，有时间接外力损伤严重者也可立即出现症状，具体有：

挫伤：主要由较重的踢、扭、打、碰撞引起，可使脊柱周围肌肉、肌腱、韧带等部位纤维断裂。

捩伤：主要指机体活动时超过正常的范围（过伸或过屈等）时发生的肌腱或韧带的撕伤或断裂。

挤压伤：因机体受到重物或长时间挤压，造成肌纤维或韧带部分或全部断裂。

传导暴力的损伤多见于应力较集中和解剖结构薄弱的节段，常见为颈1～2、胸4～5、胸11～12、腰1～2、腰4～5、腰5～骶1。间接暴力所造成的损伤情况有时较为复杂，由于外力的传导或外分力的交叉作用，可形成两处以上的损伤，在检查的时候往往容易忽视而造成漏诊。

无论是直接外力还是间接外力损伤软组织，如果未能彻底修复这些损伤的软组织，日后往往后遗慢性疼痛，就使腰骶、臀髋、大腿根部等或头颅、项颈、背肩、锁骨上窝等部位软组织的无菌性炎症病变从急性转化到慢性，且经常突发不断加重。所以认为急性损伤并非软组织损害真正的原发因素，而是未能治愈后遗下来的软组织无菌性炎症的病理变化，才会引起原发性腰痛、腰骶痛、臀痛、大腿根部痛、头痛、项颈痛、背痛、肩痛、锁骨上窝痛等。

（3）持续劳损

持续劳损是指反复、长期地作用于人体某一部位的较小外力作用引起脊柱及其周围软组织的力学失衡，脊柱小关节错位。临床引起脊柱相关疾病的因素多为持续劳损引起的。

如长期不正确的姿势劳动、工作或不良的生活习惯而使人体某一部位处于力失衡状态，如不良的睡眠姿势、枕头太高、长时间的低头工作、躺在床上看书或看电视，颈椎的正常生理弧度就发生改变，会造成颈椎的前突消失，从而压迫神经或椎动脉造成颈部、肩部、肘部及手部酸麻胀痛或无力，或者引起脑部供血不足，引起头晕、头疼失眠及脑神经衰弱等问题。

长期姿势不正，单边肩挑重物、单边运动、髋关节脱臼、膝关节或踝关节病变所引起的骨盆倾斜引起胸椎侧弯，胸椎神经受压迫造成胸闷、气喘、支气管炎、心律不齐、胃肠吸收不良、排泄异常、胃溃疡等。

此外，由于坐姿不良、斜卧沙发、腰部悬空、床垫过硬或过软，可使腰椎弧度变形或椎间盘突出，均可造成腰部神经的受压迫，容易引起坐骨神经痛，以致腰酸背痛、两脚酸麻，也可以引起痔疮、便秘、痛经、阳痿、尿潴留等症状。

三、脊柱病的病理变化

脊柱病的病理变化，我们可以从以下示意图来了解（图1-1）。

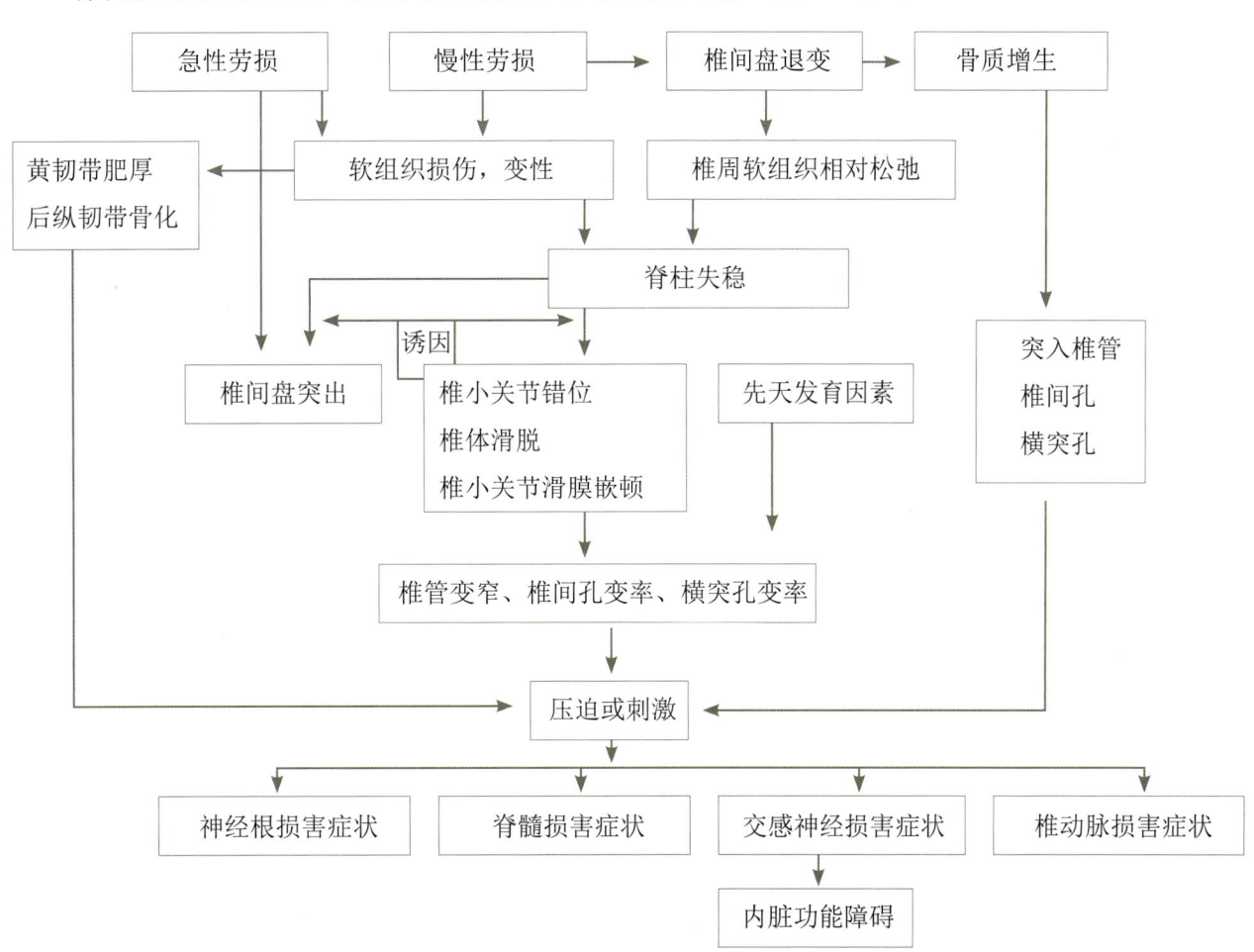

图1-1 脊柱病的病理变化

四、脊柱相关疾病的治疗选择——内病脊治

临床上治疗脊柱相关疾病最为直接和有效的方法是复位手法和牵引，当然，中药内服、外敷、针灸、理疗等合理应用也都有独特的效果。

对脊源性疾病的治疗，《史记·扁鹊仓公列传》记载："臣闻上古之时，医有俞跗，治病……挢引。"即按摩法。《黄帝内经》记载了"脊椎法"。《素问·骨空论》曰："督脉生病治督脉，治在骨上。"明确指出通过调整脊椎骨关节可治疗督脉病变。

《素问·缪刺论》："令人拘挛背急，引胁而痛，刺之从项始，数脊椎侠脊，疾按之应手如痛，刺之傍三痏，立已。"即针刺加以手法按压脊旁穴位的治法。

《灵枢·背腧》还明确指出，背俞穴如有病变可施行"皆挟脊相去三寸所，则欲得而验之，按其处，应在中而痛解，乃其腧也"（背俞穴病变疼痛"按其处，应在中而痛解"，指用按压相应穴位治病，乃按脊法之一）。隋唐时期，《诸病源候论》和《备急千金要方》将《黄帝内经》的"脊椎法"发展为脊柱导引法和"老子按摩法"等系列整脊疗法。

明清时期，儿科运用"捏脊疗法"治疗疾病，如1846年的《理瀹骈文》载："无论风寒、外感及痘疹，皆可用……背后两饭匙骨及背脊骨节间各捏一下，任其啼叫，汗出肌松自愈。"

1828年提出的脊柱激惹学说，是在脊神经和交感神经节发出分支支配病变器官的脊柱节段上进行检查，如果发现与之相对应的脊柱节段棘突有压痛，即可明确诊断。

到了1895年 Daniel David Palmer 对1名耳聋患者的脊柱进行推拿治疗时，发现其第4胸椎棘突向后移位，采用复位手法为其治疗，复位后其听力奇迹般地恢复了。正椎疗法是针对脊柱力学的平衡失调而创立。以矫正脊椎错位为中心，"有诸内，必形于外"。

脊柱与内脏有着复杂的联系，脊柱自身也靠椎间盘、椎间韧带和周围附着的肌肉保持动态平衡，这种平衡又直接影响维系着脊柱与周围脏器间的联系。脊柱任一稳定结构失去动态平衡，均会导致相应症状的出现。

通过各种治疗方法，恢复脊柱的动态平衡，使脊柱达到新水平的稳定，就可以使一些被破坏和阻断了的联系再恢复起来，达到治愈相关疾病的目的。由于脊椎错位而发生的内脏疾病，从脊背摸之可见"隆、厚、痛"，检查痛点，摸清隆突的高低，手下组织厚、薄程度，软组织的软硬，有无索条，筋结的形态等。

从摸到的情况可以推断脊椎错位的位置以及可能影响的内脏功能，如支配胰、肝、胆的交感神经节前纤维发自第4～10胸髓侧角，支配胰脏的交感神经主要由第7、8胸神经支配，当胸中段之胸椎解剖位置发生微细的改变（错缝）时，即可刺激或压迫椎旁交感神经节，使胰腺分泌减少，导致胰岛素分泌不足而诱发糖尿病，临床治疗时对摸到胸4～8棘突压痛或

棘突偏歪，高隆以及条索状反应物，采用理筋正椎，行气点穴治疗，会达到较好的降糖效果。

支气管哮喘可以按照体表-内脏相关学说，以肺俞穴为中心的敏感区进行治疗，敏感区的肌肉组织均出现轻度痉挛，肺俞压痛明显，其体表反应区在上胸部、中背部，中枢部位在胸1～7，通过背俞穴的调整，使脊神经得以调节，支气管哮喘得以改善。

脊椎在理筋的作用下趋于平衡，促进了内脏功能的恢复，肌体恢复稳态。如第8、第9胸椎后关节紊乱，可造成第8、第9交感神经支配的Oddi括约肌痉挛，引起胆囊炎或胆绞痛。用手法纠正了第8、第9胸椎后关节的紊乱，就可以消除因解剖位置失常而引起的病变信息，使症状得到解除。

五、研究脊柱相关疾病的诊断

近几年来研究发现，与脊柱相关性内科疾病在临床上的表现是多种多样的，如颈椎病、胸椎病、腰椎病等一系列症状。临床上常见症状为：眩晕、头痛、头晕、恶心、呕吐、失眠、眼昏、耳鸣、高血压等，有些患者经过常规内科系统治疗后，症状几乎没有任何改善。

这种情况我们应该考虑是颈椎病的可能。如何科学地诊断是不是颈椎病呢？颈源性疾病在临床上的表现是多种多样的，如眩晕、头痛、头晕、恶心、呕吐、失眠、眼昏、耳鸣、高血压、脑供血不足、前胸后背痛、上臂痛、上肢痛、麻木、肌肉萎缩、心肌缺血、心脏期前收缩、心脏病、大小便失禁、两下肢无力、行走似踩棉花感等内科及神经科症状，它们受颈椎的不同改变而引发。

在治疗前必须诊断清楚病人是哪一种类型的颈椎病，才能正确的治疗。颈椎病临床分型：颈型颈椎病、椎动脉型颈椎病、神经根型颈椎病、交感型颈椎病、脊髓型颈椎病、混合型颈椎病。根据每一分型的病因、症状、体征、X线片、CT或MRI检查进行正确的诊断。

大多数病人患颈肩背腰腿痛后继发的一些内科症状，如头晕、眩晕、眼昏、耳鸣、恶心、呕吐、脑缺血、高血压、神经衰弱、胸闷、心肌缺血、心脏期前收缩、心律不齐、胃痛、肋间神经痛、小便次数增多、便秘等，这些均与颈椎、胸椎、腰椎、骶髂关节有直接关系。

可是大多数患者均是在对症治疗的情况下延误病程长达几年，甚至数十年。如果医者在诊断病人时，对病人的脊柱进行体格检查，及时整复脊柱的错缝、错位、旋转、嵌顿使受压迫的神经得到疏通，临床症状消失，即以最快的方法解除了病人的痛苦。

脊柱相关疾病学是骨伤科学的重要组成部分之一，是一门古老而又年轻的学科。

所谓古老，在于它最早在《五十二病方》中就有相关记载，并且贯穿中医学发展全过程，在古代文献中有大量脊柱相关疾病方面的记载。

所谓年轻,在于它真正成为一门独立学科体系的历史并不长,在20世纪70年代才成为我国医学上被认可的一门新兴学科。它是以研究脊柱相关疾病的病因、病理、诊断、治疗以及预防为主的学科。

六、脊椎错位与病症的关系（表1-1）

表 1-1 脊椎错位的症状

椎间关节	症状
C1	眩晕、偏头痛、失眠、嗜睡、头昏沉、颈性高血压、脑供血不足、摇头
C2	眩晕、头痛、失眠、嗜睡、眼干涩、斜视、耳鸣、心动过速、腮腺炎、过敏性鼻炎
C3	眩晕、头昏沉、偏头痛、颈肩综合征、神经痛、粉刺、痘疹、湿疹、牙痛、张口不能
C4	头昏、恶心、呃逆、双手麻木、肩周炎、落枕、鼻塞、牙痛
C5	胸痛、心跳过缓、恶心、呃逆、颈胀痛、肩胀痛、手掌胀痛、口臭、火气大
C6	血压波动、肩部疼痛、肩麻、拇食二指麻、扁桃体肿大、肩膀痛、上肢外侧麻痛
C7	气短胸闷、第四指和第五指麻痛、颈根及肩胛痛、咽喉痛、肩膀硬化、伤风、上肢后侧内侧麻痛
T1	气短、气急、肘手痛、凉、早搏、手软无力、上臂后侧麻痛
T2	气短胸痛、心律失常、冠心病（心绞痛）、肩膀硬化、上臂后侧麻痛
T3	肺部症状、支气管症状、易患感冒
T4	胸背痛、胸闷、冠心病（心绞痛）、长叹气
T5	口苦、低血压、胃痉挛、癫痫
T6	胃痛、消化不良、胃痉挛
T7	胃溃疡症状、消化不良、胃下垂、口臭
T8	免疫功能低下、肝胆病、糖尿病
T9	肾功能障碍、小便白浊、尿不畅、过敏症、身体手脚冰冷、癫痫
T10	肾功能障碍、性功能障碍
T11	肾功能障碍、尿道病、皮肤病
T12	下腹疼凉、疲劳综合征、不孕症、风湿症、生殖器官表面痛痒
L1	结肠功能失调、便秘、腹泻、腰痛、下腹痛
L2	下腹痛、腰酸痛、性机能减退
L3	膀胱、尿少、腰疼无力、膝内侧痛无力
L4	腰痛、坐骨神经痛、排尿困难、尿频或尿少、腿痛放射至腿肚外侧、痔疮
L5	腿血液循环不良、下肢无力怕寒冷、腰腿痛麻至腿肚后外侧、月经不调
S	腰骶关节病变、足跟痛凉感、膀胱病、前列腺炎
尾椎	尾骨痛、直肠炎、肛门炎、痔疮、肛门瘙痒

七、研究脊柱相关疾病学的历史

为什么要研究脊柱相关疾病学的历史呢？我们研究这一学科发展的历史，有利于正确把握脊柱相关疾病的产生背景，有利于开展这一学科的理论研究和临床研究，为这一学科的进一步创新发展提供一种思维方法。

早在《五十二病方》中就有了颈椎病和腰椎间盘突出症相似症状的记载，直到20世纪70年代脊柱相关疾病学在我国正式形成。与此同时，"中医脊柱推拿""中医脊疗""整脊疗法""正脊术""脊源性疾病"等诸多名称，与脊柱相关疾病学是基本相同的。它揭示了许多常见病和疑难病的病因和发病规律，疗效好，实用性强，大部分治疗方法属于自然疗法或绿色疗法范畴，越来越受到国内外医学界的重视。

这个学科的产生有着深远的历史和实践基础，是医学发展的必然，是对许多常见病发病规律的一种新认识。它是源于临床实践，许多临床医生在治疗脊柱疾病时偶然治好了许多似乎与脊柱无关的内脏疾病，在千百年的医疗实践中积累了大量的临床经验。

中医学中督脉和足太阳膀胱经的腧穴及四肢的许多腧穴与内脏器官有着功能上的联系，临床上采用捏脊和点穴、针灸等疗法，治疗小儿腹泻、消化不良、胃病、痛经等均起到良好的临床效果，传统医学的脏腑经络理论对此已有系统论述。

将脊柱相关疾病作为一个独立的边缘学科进行研究和认识是20世纪70年代后逐渐兴起的。20世纪60年代后，中国中医骨伤科的振兴，中西医结合治疗骨折和软组织损伤的兴起，促使中国学者用现代解剖生理学、生物力学等研究传统的整脊疗法，用科学理论阐明其机制。例如尚天裕教授、顾云伍教授对攀索叠砖法、腰背垫枕法的生物力学研究；冯天有教授等对旋转复位法的研究等，使传统的整脊疗法得以发扬光大。

1979年韦贵康教授提出了"颈性血压异常"的诊断病名及手法治疗疗效观察报告。同年，张长江发表了《中西医结合治疗颈椎病所致失明4例报告》。

1980年李起鸿教授报道了《颈椎病性类冠心综合征》，随后又报道了《颈椎病与冻结肩》，潘之清编写发表了《颈椎病》一书，认为颈椎病与血压异常、冠心病、心律失常、脑缺血性疾病有内在的关系，颈椎病是多种疾病之元凶。随后又提出了"颈性头痛十分多见"的观点。

1982年"颈性视力障碍及手法治疗"的成果通过鉴定，1984年4月在北京举办了"脊柱相关疾病讨论会"，来自全国14个省市的代表介绍了54种脊柱相关疾病，涉及神经、循环、消化、呼吸、泌尿、生殖、内分泌等系统。

1991年第一届国际脊柱相关疾病学术讨论会介绍的相关疾病达40余种。近年经过大量病例总结和实验研究证实已有70多种疾病与脊柱力平衡失调有关。

通过大量的总结，目前认为引起脊柱相关疾病的中间环节大致有神经性、体液性、生物电性、血流动力性、代谢性、生物力学性等。这一学科的建立，为内脏病的发病补充了新的病因学说，从而为许多难治性慢性病提供了新的诊断和治疗途径。它已成为现代中医骨伤科学诊断学、治疗学的重要组成部分。

有关脊柱相关的疾病在中国传统医学文献里是以经络学说论述的，我们发掘整理中医学这方面的理论经验，进一步发扬其整脊手法、辅助器具、练功疗法、针灸疗法、膏贴药熨疗法相结合治疗脊源性疾病的经验，更好地为今天的临床服务。

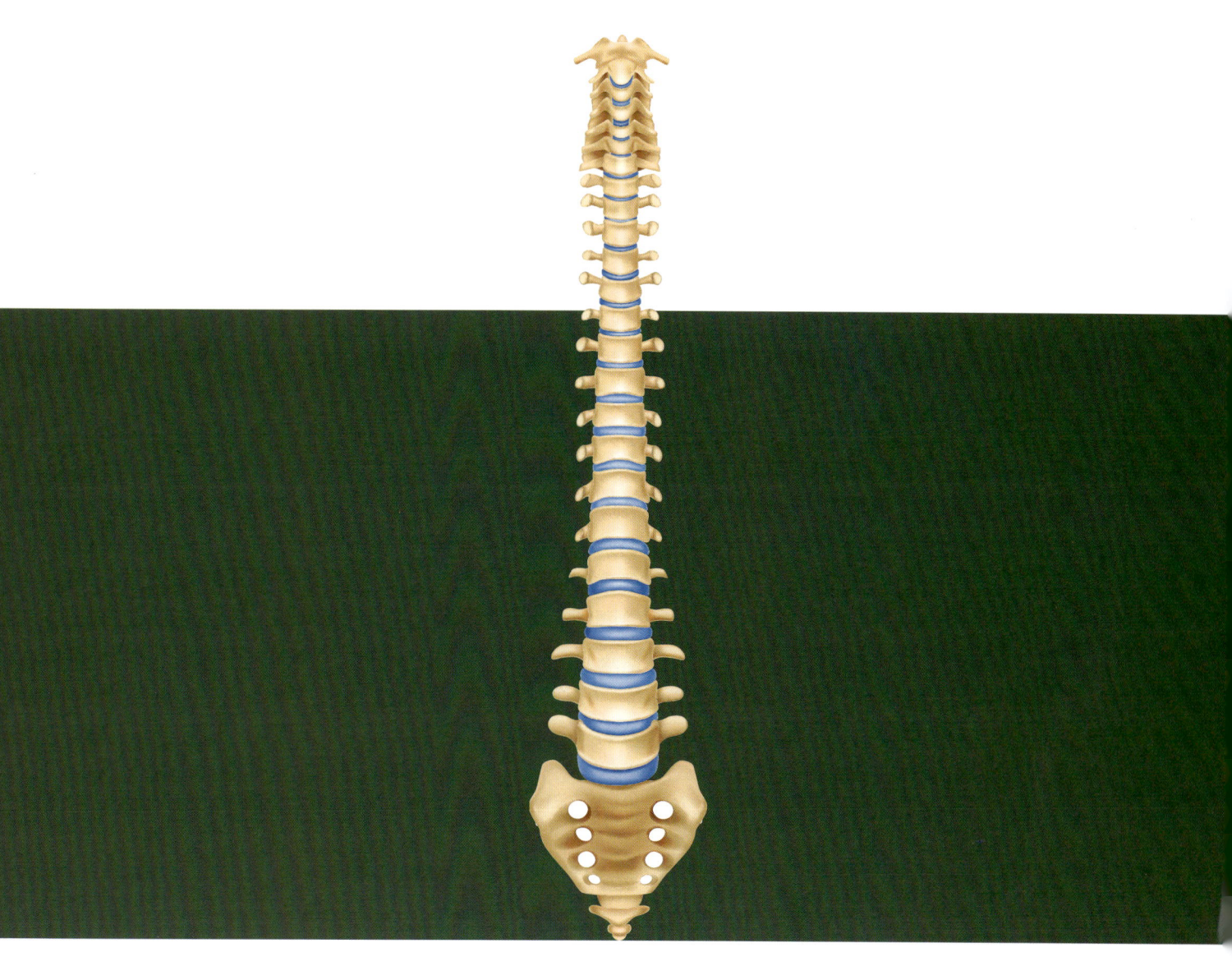

第二章
脊柱和骨盆的应用解剖及生理基础

现代医学认为，脊椎指的是由 26 块椎骨连接组成的结构，即从第 1 颈椎到骶尾骨。现代医学的脊柱外科，实际上就是指的这一段，有的学者叫脊柱，有的叫脊椎。

传统的脊柱就是从颈椎的寰椎关节到尾椎。近些年来，随着医学科学的发展，学者们把头颅和脊椎交接部分及骨盆也算作脊柱的一部分，因为前者是托起头颅的支点，骨盆是整个脊柱的底座，这就形成了一个完整的脊柱。而现在说的脊柱，其概念被有的学者更加扩大化了，即脊是指脊柱，柱是人体的立柱。有的学者认为脊柱应该是支撑人体的一个支架，也就是说，脊柱的整体概念是指由脊柱、头颅、骨盆和四肢为支架组成的人体立柱结构，它包括骨组织和周围的软组织。

第一节　脊柱和骨盆的应用解剖

一、脊柱的构成和特点

脊柱是身体的支柱，位于背部正中，上端接颅骨，下端达尾骨尖。婴幼儿的脊椎数量是 32～33，成人脊柱由 26 块椎骨（包括颈椎 7 块，胸椎 12 块，腰椎 5 块，骶骨 1 块（由 5 块骶椎融合构成）、尾骨 1 块（由 3～4 块尾椎融合构成）借韧带、关节及椎间盘连接而成（图 2-1）。脊柱上端承托颅骨，下联髋骨，中附肋骨，并作为胸廓、腹腔和盆腔的后壁。脊柱具有支持躯干、保护内脏、保护脊髓和进行运动的功能。脊柱内部自上而下形成一条纵行的脊管，内有脊髓（注：脊柱不等于脊椎或脊椎骨，脊柱是由多块脊椎组成的）。

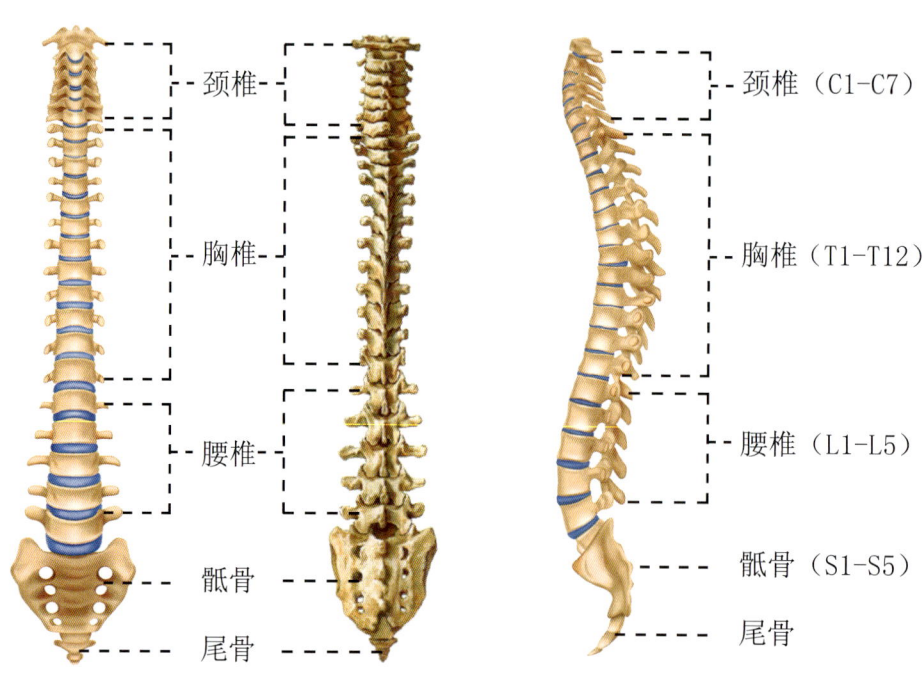

图 2-1　成人脊柱

脊柱的前面由椎体堆积而成，其前与胸腹内脏邻近，不但保护脏器本身，而且保护至脏器的神经、血管，其间仅隔有一层较薄的疏松组织。椎体破坏时，在颈部，脓液可聚集于咽后，或沿颈部下降至锁骨下窝，亦可沿臂丛至腋窝；在胸部可沿肋间神经至胸壁，亦可波及纵隔；在腰部可沿腰大肌筋膜下降，形成腰大肌脓肿，可流注至腹股沟下方，亦可绕过股骨小转子至臀部。

脊柱的后面由各椎骨的椎弓、椎板、横突及棘突组成。彼此借韧带互相联系，其浅面仅覆盖肌肉，比较接近体表，易于扪触。脊柱后部的病变易穿破皮肤。

在脊柱前后两面之间为椎管，内藏脊髓，其周围骨性结构如椎体、椎弓、椎板，因骨折或其他病变而侵入椎管时，即可引起脊髓压迫症，甚至仅小量出血及肉芽组织即可引起截瘫。

脊柱分颈、胸、腰、骶及尾5段，上部长，能活动，好似支架，悬挂着胸壁和腹壁；下部短，比较固定。身体的重量和所受的震荡即由此传达至下肢。

脊柱的长度，3/4由椎体构成，1/4由椎间盘构成，是一个相当柔软又能活动的结构。随着身体的运动载荷，脊柱的形状可有相当大的改变。脊柱的活动取决于椎间盘的完整，相关脊椎骨关节突间的和谐。

这样众多的脊椎骨，由于周围有坚强的韧带相连系，能维持相当稳定，又因彼此之间有椎骨间关节相连，具有相当程度的活动，每个椎骨的活动范围虽然很少，但如全部一起活动，范围就增加很多。

1. 脊椎骨的共有形态

椎体在前，椎弓在后。除第1颈椎外，每个脊椎骨都有1个椎体，7个突起：棘突1个、横突两个、关节突4个（图2-2）。

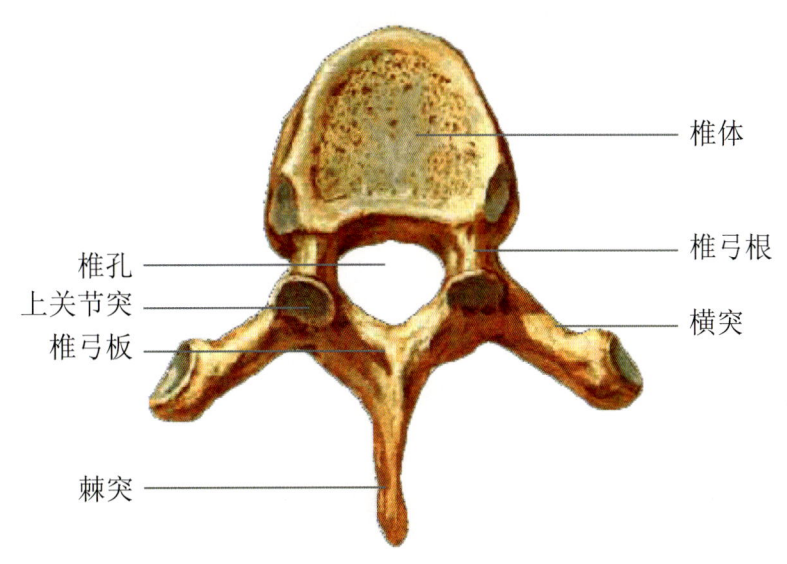

图2-2　脊椎骨

椎体：除寰椎无椎体外，其余各椎均有椎体。

椎弓：呈半圆形，与椎体连接成一整体，其连接部称椎弓根，其上下有切迹，两侧壁称椎板。

椎孔：是由椎体与椎弓相连而成一孔。各孔连接构成椎管，为脊髓所在处。

椎间孔：由椎弓根上缘与上一椎弓根下缘的切迹构成，孔的前壁是上下两个椎体和椎间盘，在颈椎是钩椎关节，孔的后壁是后关节。青壮年期，呈椭圆形，老年期因椎间盘退变，其纵径渐变短而呈圆形。脊髓发出的脊神经根、脊神经节并有血管在此通过，胸腰椎部还有交感神经节前纤维通过。

关节突：每椎有4个关节突，在左、右椎弓根与椎板相连处向上和向下突出成为上关节和下关节突。由下一椎的上关节突与上一椎的下关节突构成后关节（亦称关节突关节），形成椎间孔的后壁。

横突：由椎弓根与椎板相连处向左右突出，左右各1个。

棘突：由两侧椎向后会合形成，向后方突出。

2. 颈椎的特点

正常人有7个颈椎，6个椎间盘，33个大小关节。枕寰椎间和寰枢椎间无椎间盘。6个椎间盘包括第7颈椎与第1胸椎间的椎间盘。寰椎和枢椎属特殊椎体，第3～7颈椎左右侧后方有钩突，故颈椎有9个突起处（图2-3）。

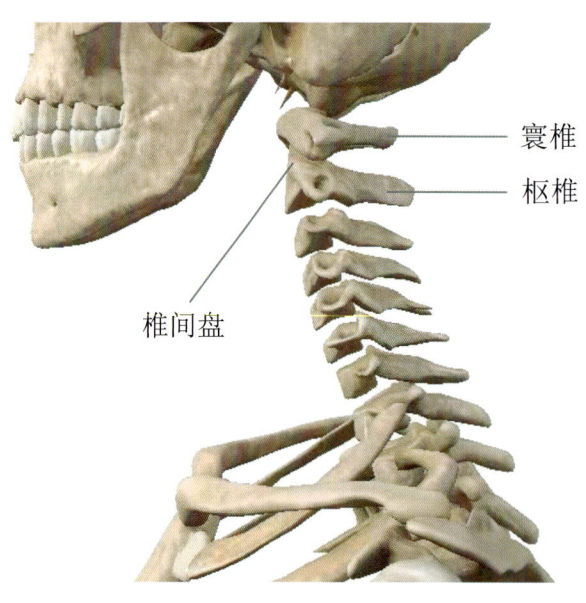

图2-3　颈椎

颈椎的椎体较小，横径长，纵径短，差约1/2。前缘矮些，后缘高些。颈轴前弯弧度由椎间盘形成。椎体上面两侧偏后有钩突。椎体下面两侧偏后有斜坡。下一椎的钩突与上一椎体斜坡之间构成钩椎关节，此为滑膜关节（又称椎体侧方关节、椎体半关节、神经弓椎体关节、弓体关节和钩椎关节），其作用可防止椎间盘向后突出，加强颈椎间的稳定性，并形成椎间孔的前壁。

颈椎椎体前缘上面呈斜坡状，下面前缘呈嵴状突出。约为椎体厚度的1/3，故椎体前方椎间隙小，前路手术时，切勿过多切除椎间下方的椎体骨。颈椎椎弓较短，故椎孔前后径小，当椎体发生前后滑脱式错位、黄韧带皱褶和后纵韧带骨化肥厚，或发生椎间盘突出时，神经根和脊髓易受挤压损害。

椎间孔为椭圆形的骨性管道，纵径长，横径短，神经根通过其中只占其1/2～2/3。当椎间盘退变变窄时，椎间孔纵径随之缩短为圆形；钩椎关节和后关节发生错位时，椎间孔横径变成多边形或肾形而狭窄，变窄1/3～1/2，即刺激或压迫神经根而引起颈椎病症状。枕寰及寰枢间无椎间盘，亦无椎间孔保护第1～2颈神经，故神经较易受损害。

颈椎横突较小，第1～6颈椎有横突孔，椎动脉及静脉从中穿过。横突上面呈沟状，脊神经根从中通过。

关节突较低，呈块状，神经根从关节突前方通过。上关节突的关节面朝上偏后方，下关节突的关节面朝下偏前方。下椎的上关节突与上椎的下关节突组成后关节，关节近似水平面，正常时使颈部运动较灵活，颈椎失稳时，则甚易发生错位。

棘突较短且末端多分叉，第2颈椎棘突最宽大，第3颈椎棘突最短小，以下渐长，第7颈椎棘突最长，不分叉或分叉不明显，作为体表标志之一。

寰椎（第1颈椎）无椎体和棘突，由前弓、后弓和左右侧块组成。前弓短，内有关节面，与枢椎齿突形成寰齿关节，齿突由横韧带固定于关节内，前弓前方正中有前结节，是两侧颈长肌附着点；后弓长，后方正中有后结节向上突起，能防止头部过伸，是两侧头后小直肌的附着点。后弓上面两侧近侧块处有椎动脉沟；侧块上面有关节面，呈近椭圆形朝内向上的凹形面，与枕骨髁的隆突，形成枕寰关节，主点头仰头的伸屈运动，其活动度约占颈伸屈功能的50%。下面两侧各有平坦的关节面，朝内下前方，与枢椎上关节突形成寰枢关节。侧块两侧有横突，较长大，为寰椎旋转的支点。

枢椎（第2颈椎），椎体是颈椎中最厚者，成为寰椎环绕运动的支点，上方有齿突，与寰椎构成寰齿关节。上关节面在椎体与椎弓根连接处，朝上后方稍隆起近似水平面，与寰椎下关节面形成寰枢关节，主左右旋转运动，约占全颈活动功能的50%。其棘突宽大且分叉，横突短小且朝下。第2颈神经从关节突后方通过。

颈椎活动：除枕寰、寰枢关节外，其他椎间关节均属微动关节。前屈时以下段为主，后伸时以中段为主，左右侧屈时全部颈椎均参加活动。颈椎后关节呈水平面，故正常时比胸椎、腰椎更为灵活。

3. 胸椎的特点

正常人有12个胸椎及12个椎间盘，椎体比颈椎高大，且由上而下逐渐增大。椎体上面和下面均平坦，而后侧略厚，从而使全胸段脊椎排列成后凸状背弓（图2-4）。

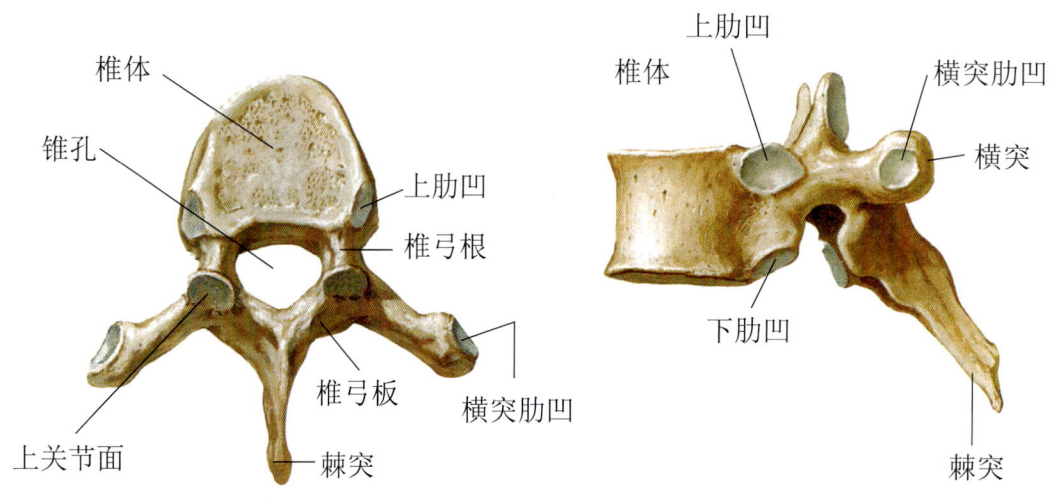

图 2-4　胸椎

胸椎后外方近椎弓根处有与肋骨小头相关节的关节凹。第1、第10～12胸椎只有上关节凹，第2～9胸椎因肋骨小头上移而与相邻的上下椎体间关节形成肋凹，故此8个胸椎各有上下两个肋凹，与肋骨构成肋小头关节。

胸椎横突比颈椎横突粗大，末端呈小球形膨大，侧方有小关节面与肋骨结节构成肋横突关节。

胸椎后关节面平坦，上关节突面向后外，下关节突面向前内，故关节呈冠状面，这种关节结构使胸椎运动以侧屈活动度较大，伸屈和旋转受胸廓所限，故活动度较小。

脊髓的颈膨大达第2胸椎，腰膨大向上达第10胸椎，故第1、第2和第10～12胸椎椎孔较大，呈三角形，其余椎孔较小，呈心形。

胸椎棘突较长而细，呈三棱形，末端有较粗糙的结构，向后下方互相重叠如叠瓦状，故胸椎棘突与椎体的定位约相差一节。

4. 腰椎的特点

腰椎负重最大，故椎体比胸椎更粗大，呈肾状，上下面扁平。

腰椎椎弓很发达，棘突呈板状，呈水平方向后伸，故腰椎与棘突体表定位一致。腰椎上关节突由椎弓根发出，关节面向内呈弧形，下关节突由椎体发出，关节面向外，故腰椎后关节呈矢状面，但从上而下又逐渐转为冠状面（腰骶关节面）(图2-5)。

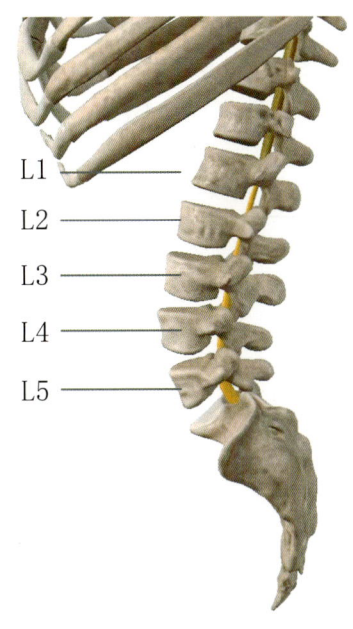

图 2-5　腰椎

5. 骶骨的特点

骶骨呈三角形，底向上，骶骨内有骶管，它的上口接腰部的管，下口为骶管裂孔。裂孔两侧有第5骶椎下关节突构成的骶角，此骶角可在体表摸到，是临床进行骶管封闭的标志。骶骨两侧的上部宽厚，有耳状面，与髂骨的耳状面构成骶髂关节(图2-6)。

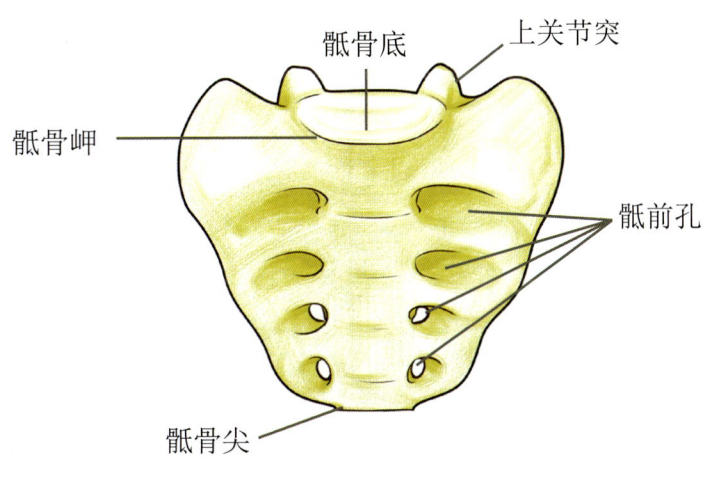

图 2-6　骶骨

6. 尾骨的特点

尾骨为三角形小骨块，通常由4个尾椎融合而成。在骶尾部遭暴力后易移位（达不到脱位程度），从而产生疼痛、腰痛或眩晕等尾椎源性相关疾病（图2-7）。

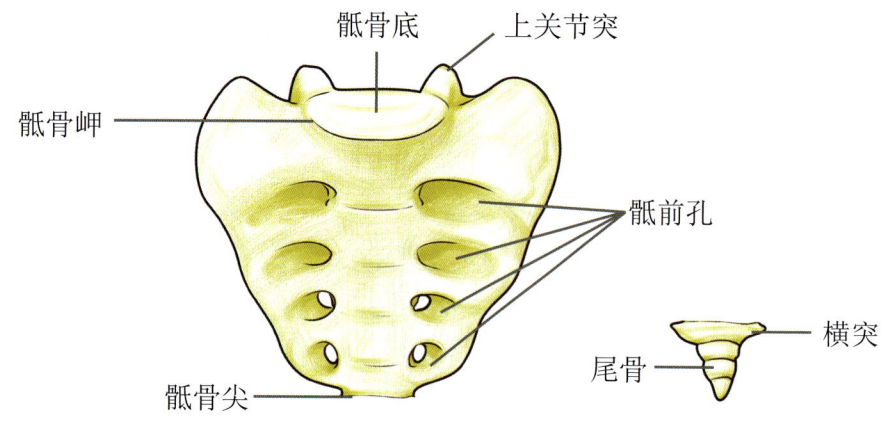

图 2-7　尾骨

7. 脊柱的外形

脊柱的功能是支持躯干和保护脊髓。成年男性脊柱长约70厘米，女性约60厘米。其长度可因姿势不同而略有差异，静卧比站立时可长出2～3厘米，这是由于站立时椎间盘被压缩所致。椎间盘的总厚度约为脊柱全长的1/4。老年时可因椎间盘胶原成分改变而变薄，骨质疏松而致椎体加宽而高度减小，以及脊柱肌肉动力学下降致胸曲和颈曲的凸度增加，这些变化都直接导致老年脊柱的长度减小（图2-8）。

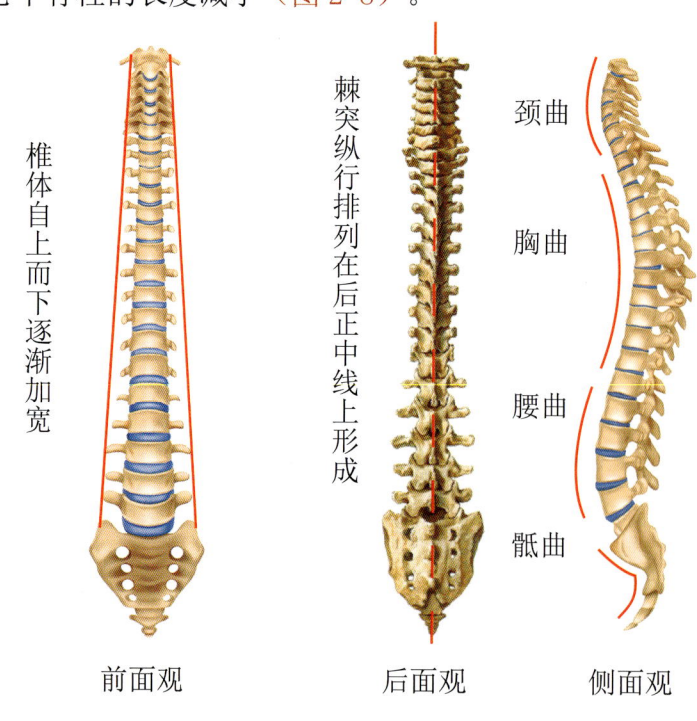

图 2-8　脊柱的外形

第二章 脊柱和骨盆的应用解剖及生理基础

脊柱前面观：从前面观察脊柱，自第 2 颈椎到第 2 骶椎的椎体宽度，自上而下随负载增加而逐渐加宽，到第 2 骶椎为最宽。由骶骨耳状面以下，由于重力经髂骨传到下肢骨，椎体已无承重意义，体积也逐渐缩小。从前面观察脊柱，正常人的脊柱有轻度侧屈，惯用右手的人，脊柱上部略凸向右侧，下部则代偿性地略凸向左侧。

脊柱后面观：从后面观察脊柱，可见所有椎骨棘突连贯形成纵嵴，位于背部正中线上。颈椎棘突短而分叉，近水平位。胸椎棘突细长，斜向后下方，呈叠瓦状。腰椎棘突呈板状，水平伸向后方。

脊柱侧面观：从侧面观察脊柱，可见成人脊柱有颈、胸、腰、骶 4 个生理性弯曲。其中，颈曲和腰曲凸向前，胸曲和骶曲凸向后。脊柱的这些弯曲增大了脊柱的弹性，对维持人体的重心稳定和减轻震荡有重要意义。胸曲和骶曲向前方，在胚胎时已形成，胚胎是在全身屈曲状态下发育。婴儿出生后的开始抬头、坐起及站立行走对颈曲和腰曲的改变会产生明显影响。也有人认为凸向前方的颈曲在胚胎时也已显现，这是胚胎伸头动作肌肉发育反应的结果。脊柱的每一个弯曲，都有它的功能意义，颈曲支持头的抬起，腰曲使身体重心垂线后移，以维持身体的前后平衡，保持稳固的直立姿势，而胸曲和骶曲在一定意义上扩大胸腔和盆腔的容积。长期姿势不正和某些疾病（如胸椎结核、类风湿性脊柱炎等）可使脊柱形成异常弯曲，如驼背。

二、骨盆的构成和特点

骨盆，连接脊柱和下肢之间的盆状骨架，由后方的骶骨、尾骨（脊柱最低的两块骨）和左右两髋骨连接而成的完整骨环（图 2-9）。骨盆作为游离下肢的活动基础，既将体重传递到两下肢，又支持保护腹盆内器官。

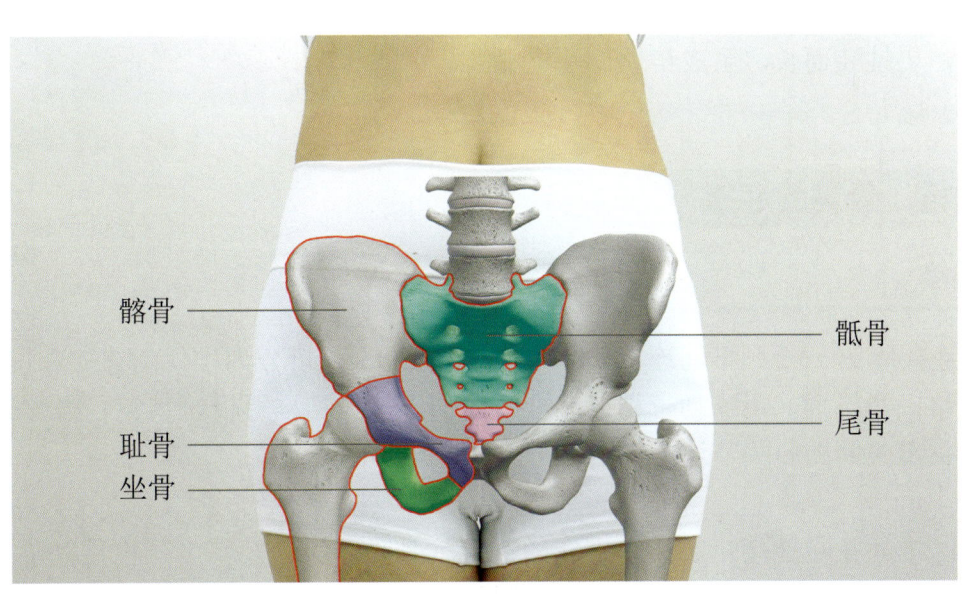

图 2-9 骨盆的构成

髋骨由髂骨、坐骨和耻骨融合为一体。髂骨为髋骨上部，其凸隆弯曲的上缘为髂嵴。嵴的前后端各有一突起为髂前上棘和髂后上棘，前下方一骨突称髂前下棘。髂骨后面粗糙不平，有耳状的关节面称耳状面，与骶骨耳状面相关。该关节浅，易发生错位。坐骨构成髋骨的下部，耻骨体构成髋臼的前下部。耻骨上下支相接处的内侧面为卵圆形而粗糙的面，称耻骨联合面，当骶髂关节错位时，两侧的耻骨联合面亦会发生前后或上下错动。

整个骨盆界线分为上部的大骨盆（假骨盆）和下部的小骨盆（真骨盆）。界线是由骶岬、两侧骶翼前缘、两侧弓状线和两侧的耻骨梳、耻骨结节、耻骨嵴以及耻骨联合上缘围成的环形线，即小骨盆上口，大、小骨盆借此口相通。小骨盆下口高低不齐，由尾骨尖和两侧的骶结节韧带、坐骨结节、耻骨弓，以及耻骨联合下缘构成，呈菱形。上口与下口之间的部分是骨盆腔。

男性直立时，骨盆两髂前上棘和耻骨联合位于同一冠状面内；而女性其髂前上棘前倾约1厘米。骨盆有明显的性别差异，因女性骨盆与孕育胎儿及分娩密切相关。男女性骨盆的差异主要存在于小骨盆，大骨盆也有相应的表现：①女性骨盆较男性小而较轻；肌、腱和韧带附着处的标志不及男性明显；骶骨底、耳状面和髋臼都较小，耻骨联合也较宽而短。②女性骨盆上口、下口的横径与矢径的绝对值比男性大；因女性的耻骨体与耻骨嵴较长，故髋臼至耻骨联合的距离比髋臼本身的直径大；耻骨弓的夹角约为90°或更大些，而男性为70°～75°；女性的坐骨结节稍翻向外侧，坐骨大切迹的夹角较大，因而尾骨更偏向后方，骶骨的嵴也不及男性显著。③女性骨盆的假骨盆较宽，髂窝较浅，两侧髋臼间的距离较大，闭孔略呈三角形；整个骨盆较短而宽。

儿童少年的骨盆尚未定型，髋骨还不是一块整体，是由髂骨、耻骨、坐骨依靠软骨相连而成。一般19～24岁才愈合为一块整体。女孩在运动时，避免从高处向硬的地面跳，防止该3块骨错位，出现不正常的愈合，影响骨盆正常发育和成年后的分娩。另外，女孩过早穿高跟鞋会使身体重力转移，使骨盆口变得狭窄。男女骨盆在形态上，10岁前后开始出现差别，女性宽而短，男性狭而长，至成年期差别更显著。

三、脊椎、骨盆的连接

1. 脊柱的连接

脊柱的连接除第1、2颈椎间连接和骶、尾骨的连接外，可分为椎体间连接和椎弓间连接。椎体之间由椎间盘及前、后纵韧带相连，椎弓间的连接包括椎弓板、棘突、横突间的韧带连接和上、下关节突间的膜关节连接（图2-10）。

椎间盘：椎间盘是连接相邻两个椎体的纤维软骨盘（第1及第2颈椎之间除外），成人有23个椎间盘。椎间盘由两部分构成，中央部为髓核，是柔软而富有弹性的胶状物质，为胚胎时脊索的残留物；周围部为纤维环，由多层纤维软骨环按同心圆排列组成，富于坚韧性，

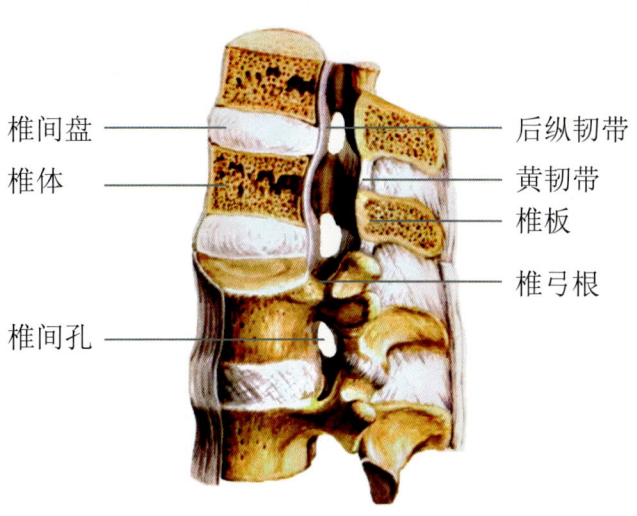

图 2-10 脊柱的连接

牢固连接各椎体上、下面，保护髓核并限制髓核向周围膨出。椎间盘既坚韧，又富弹性，承受压力时被压缩，除去压力后又复原，具有"弹性垫"样作用，可缓冲外力对脊柱的震动，也可增加脊柱的运动幅度。23个椎间盘的厚薄各不相同，以中胸部较薄，颈部较厚，而腰部最厚，所以颈、腰椎的活动度较大。颈、腰部的椎间盘前厚后薄，胸部的则与此相反。其厚薄和大小可随年龄而有差异。当纤维环破裂时，髓核容易向后外侧脱出，突入椎管或椎间孔，压迫相邻的脊髓或神经根引起牵涉性痛，临床称为椎间盘突出症。

前纵韧带：前纵韧带是椎体前面延伸的一束坚固的纤维束，宽而坚韧，上自枕骨大孔前缘，下达第1或第2骶椎椎体。其纵行的纤维牢固地附于椎体和椎间盘，有防止脊柱过度后伸和椎间盘向前脱出的作用。

后纵韧带：后纵韧带位于椎管内椎体的后面，窄而坚韧。起自枢椎并与覆盖枢椎椎体的覆膜相续，下达骶骨。与椎间盘纤维环及椎体上下缘紧密连接，而与椎体结合较为疏松，有限制脊柱过度前屈的作用。

黄韧带：黄韧带位于椎管内，连接相邻两椎弓和椎板间的韧带，由黄色的弹性纤维构成。黄韧带协助围成椎管，并有限制脊柱过度前屈的作用。

棘间韧带：棘间韧带连接相邻棘突间的薄层纤维，附于棘突根部到棘突尖。向前与黄韧带、向后与棘上韧带相移行。

棘上韧带和项韧带：棘上韧带是连接胸、腰、骶椎各棘突尖之间的纵行韧带，前方与棘间韧带相融合，都有限制脊柱前屈的作用。而在颈部，从颈椎棘突尖向后扩展成三角形板状的弹性膜层，称为项韧带。项韧带常被认为与棘上韧带和颈椎棘突间韧带同源，向上附于枕外隆凸及枕外嵴，向下达第7颈椎棘突并续于棘上韧带，是颈部肌肉附着的双层致密弹性纤维隔。

横突间韧带： 横突间韧带位于相邻椎骨横突间的纤维索，部分与横突间肌混合。

后关节囊： 每个关节突之间有薄而松的关节囊与韧带相连，慢性劳损或炎症使关节囊变性、松弛，将导致椎关节失稳。

2. 骨盆的连接（图 2-11）

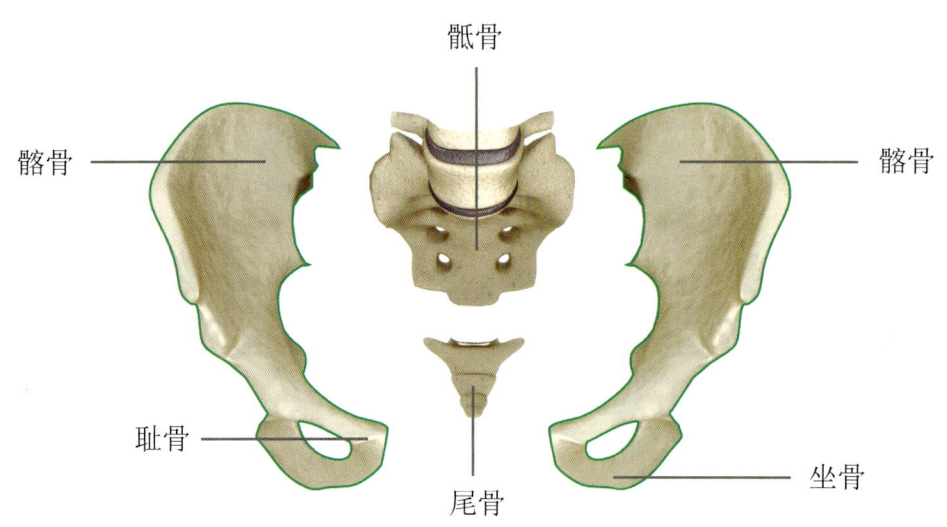

图 2-11　骨盆的连接

耻骨联合： 连接左右髋骨（耻骨）的骨盆前方连接部，称为耻骨联合。结合面之间有着如同弹力垫般的软骨（纤维软骨性耻骨间盘），并且还有韧带连接，能够吸收各种冲击骨盆的力量。

骶髂关节： 骶髂关节由骶骨与髂骨的耳状关节面相对而构成。关节囊紧张，并有坚强的韧带进一步加强其稳固性，运动范围小，主要是支持体重和缓冲从下肢或骨盆传来的冲击和震动。

骶骨耳状面、髂骨耳状面上有凸凹，双方刚好形成契合状，比起一般以平滑面为接榫的骨骼来说，骶骨、髂骨的连接更为紧密。因构造的关系，可以进行微小的旋转与横向运动，尤其是怀孕时所分泌的激素，能够增加韧带的柔软性，因此此时骶髂关节可能会错缝、移位。

骶尾关节： 骶骨与尾骨的连接部位称为骶尾关节，活动性较大，分娩时可后移 2 厘米，使骨盆出口前后径增大。

若以运动的观点来看骨盆，则还包括以下部分：位于骨盆与第 5 腰椎之间的腰骶关节，位于骨盆与股骨之间的髋关节。

腰骶关节——与脊椎连接： 骨盆与脊椎是相连的。本来骶骨与尾骨就是脊椎的一部分，但我们在此仍将骶骨和尾骨视为骨盆的一部分，并将腰椎与骶骨之间的腰骶关节看作是二者的连接处。

腰骶关节是由椎间盘所结成的小关节，一般来说并不会产生太大的动作。腰骶关节是脊椎中受力最大的部位，因此也是身体中最容易发生关节问题的部位，甚至还为此被戏称为"最弱的连接"。

在腰骶关节处有多条肌肉、韧带交叉，以补足其强度。其中，新生儿身上并没有髂腰韧带。一般认为，要从开始出现直立姿势，身体产生负荷后，此处的韧带才会渐渐发达。

髋关节——与腿部连接： 骨盆与大腿经由髋关节而连接在一起。髋关节是髋骨（髋臼）与股骨（股骨头）之间的关节，为球状的臼状关节。虽然髋关节属于可动范围大的球状关节，但因为髋关节的关节窝非常深，因此可动范围稍微受到限制。

骨盆的韧带： 骨盆的连接主要是耻骨联合和骶髂关节，此外，还有一些重要韧带，这些韧带妊娠期受激素影响，会变得较松弛，各关节的活动度也有增加，有利于胎儿娩出（图2-12）。

（1）髂腰韧带：强韧肥厚，长于第5腰椎横突与髂嵴后缝之间，其一部分延至髂窝和骶骨盆面，叫作骶腰韧带。

（2）骶结节韧带：强韧宽阔，由髂后上棘、髂后下棘及骶骨和尾骨后面开始，斜向下外，集中地附着于坐骨结节内侧缘。

（3）骶棘韧带：纤维起自骶骨和尾骨的外侧缘，向下集中地附着于坐骨棘。骶结节韧带和骶棘韧带将坐骨大切迹和坐骨小切迹围成坐骨大孔和坐骨小孔。闭孔膜是封闭闭孔的纤维性膜（可视为连接耻骨上、下支和坐骨支的宽薄韧带），其上部与闭孔沟共同围成闭膜管。骶棘韧带宽度即坐骨切迹宽度，是判断中骨盆后矢状径是否狭窄的重要指标。

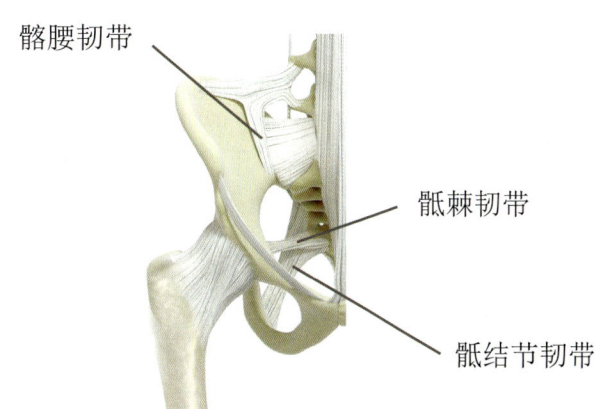

图2-12　骨盆的韧带

四、脊柱、骨盆的功能

1. 脊柱的功能

脊柱位于人体背部中央，脊柱起着承上启下的作用，它既是头的支持者，又是人体躯干的中轴，支持体重，并参与胸、腹腔和盆腔的构成，保护体腔内在器官，特别是脊髓。

脊柱由于有独立的椎骨组成，加上韧带、肌肉、椎间盘将各个脊椎骨连接起来，成为一个整体，就像自行车的链条一样，环环紧扣，这就保证了人类颈、胸、腰部活动的灵活性，人们能自由自在地根据不同需要仰或俯、左右弯曲。

人体的脊柱并不像电线杆一样笔直，而是根据人体的特殊情况，有着4个弯曲，从侧面看上去呈S形，其中两个原发后凸，两个继发前凸。胸椎的后凸是胸椎椎体前窄后宽的结果，而颈部的继发前凸主要是由椎间盘的前宽后窄来构成的，其椎体则前后等高或前方稍矮。腰椎的前凸则除了椎间盘的前高后矮外，腰4及腰5椎体也变得前高后矮，腰3椎体不定，仍多为方形，而腰1、2椎体仍适应胸腰段的后凸而呈后高前矮形态。腰椎曲度在性别上有一定的差异，女性的腰椎曲度一般较男性的大。正常生理曲度的存在，是脊柱自身稳定和平衡的表示。

脊柱的功能作用主要有以下4点：

（1）骨架支撑作用

脊柱是人体躯干的支柱，它位于颈、躯干和骨盆的背面正中，起着支撑头颅和构成、支撑胸腔、腹腔、盆腔脏器的作用，同时也是上下肢的支持者。

（2）安全保护作用

脊柱有4个生理曲度（颈曲、胸曲、腰曲和骶曲），使脊柱如同一个大弹簧，增加了缓冲震荡的能力，加强了稳定性。在跳跃或剧烈运动时，椎间盘可吸收震荡，防止颅骨和脑部受到损伤。同时对脊髓、中枢神经和内脏器官也起到保护作用。

（3）运动平衡作用

脊柱上端借枕骨承托头颅，在胸部与肋骨结成胸廓。上肢借肋骨、锁骨和胸骨以及肌肉与脊柱相连；下肢借骨盆与脊柱相连。人的身体躯干的前屈、后伸、侧屈、旋转等运动以及上、下肢的各种活动，均通过脊柱调节，保持平衡。

（4）神经传导中枢作用

人体的周围神经系统由自主神经、感觉神经和运动神经组成，是通过脊柱的 31 对神经根分布全身的。

2. 骨盆的功能

骨盆由骶骨、尾骨和两侧髋骨组成，以及连接它们的关节、韧带装置构成。骨盆从正面看，骶骨和两块髋骨构成半圆形的拱梁，骶骨位于拱梁的中央，骨盆两侧以髋臼架于股骨上，宛如拱桥结构，它能承受重力由骶骨向两侧传至髂骨和坐骨。

骨盆是连接躯干和下肢的纽带，通过腰骶关节和腰椎相连，通过髋关节和下肢相连，故骨盆可以以这些关节为轴，做向前和向后的转动（如腹背运动的体前屈和体后伸）；绕一侧髋关节的垂直轴，做左右转动（如竞走增加步幅运动）；绕一侧髋关节的矢状轴，可向上向下运动（如上下楼梯动作）；绕腰骶关节 3 个轴，骨盆和下肢一起对脊柱运动；绕腰骶关节额状轴，做前屈（如仰卧举腿）、后伸（后手翻动作）；绕矢状轴做侧屈（如鞍马的单腿摆越动作），绕垂直轴做回旋（如双杠前摆转体 180°）等运动。应该指出，骨盆的运动常常在一侧髋关节和腰骶关节处同时进行，也总和下肢及躯干的运动联系起来。这样，可使它们的运动幅度得到调节或补充。

骨盆除了运动的功能外，还具有支持体重、保护内脏器官、缓冲震动的作用。女性小骨盆还作为生殖道之用。

五、脊柱、骨盆的形成

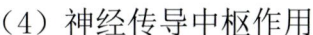

1. 脊柱的生理发育和变化

（1）脊柱的生理发育

脊柱的发育由中胚层的生骨节细胞围绕脊髓和脊索形成。胚胎早期，每侧体节腹内侧面分出一团间充质细胞，为生骨节。生骨节逐渐移向中线脊索周围。起初生骨节组织的节段包绕脊索，与体节对应，当进一步发展时，每个生骨节的尾端部分变致密，并和下位生骨节的头端连接起来，形成新的节段，称其为椎骨原基，即后来的椎体。椎体形成后不久，在其背面伸出密集的间充质，形成神经弓，包围脊髓。腹面形成肋突，肋突在胸椎形成肋骨，在颈、腰椎与横突相合。椎骨原基形成软骨，后骨化为椎体。椎体中的脊索完全退化，但在椎间隙中央的脊索却保留下来，增长并经过黏液样变性形成髓核。髓核周围的纤维组织分化成纤维软骨环，与髓核共同构成椎间盘。临床上偶遇骶尾部的脊索组织残留并异常生长而形成肿瘤，压迫周围组织产生腰骶痛及盆腔脏器功能障碍。

生骨节旁的生肌节组织，原来与生骨节位于同一节段，当生骨节重新组合之后，则处于两相邻椎骨间，并逐渐发育成脊旁肌肉。原位于生骨节间的动脉，此时处于椎体腰部，形成脊间动脉，即以后的肋间动脉及腰动脉。神经则位于两椎骨间，通过后来形成的椎间孔与脊髓相接成脊神经。

出生时的椎骨在椎体和两侧椎弓各有一个骨化中心。生后1年，胸、腰椎两侧椎弓完全融合。颈椎第2年初融合。骶骨较晚，在7～10岁融合，且常融合不良，形成脊柱裂。椎弓与椎体的融合，在颈椎为3岁，胸椎为4～5岁，腰椎为6岁，骶椎为7岁或更晚。次发骨化中心在青春期才出现。

脊柱的分节和包绕神经管是一个复杂的演化发育过程，在发育过程中，脊椎的发育缺陷可形成半椎、楔椎、蝶椎、融合椎、移行椎，是常见的脊椎畸形之一，更常见的发育障碍是两侧椎弓对合障碍形成的脊柱裂。较轻的脊柱裂多为腰骶椎骨的后弓没有合并，但脊神经正常，表面皮肤正常或仅有小凹，或有色素沉着及毛发，因临床无症状，常在X线片中发现，称隐性脊柱裂；重者可同时有脊神经、脊膜或脊髓的膨出，产生相应的脊神经功能障碍。

在胚胎1～3个月时，脊髓和脊柱的长度一致，在以后的发育过程中，脊柱的生长迅速超过了脊髓，至脊髓末端在椎管内上升。在出生时其末端位于腰3（第3腰椎，下同）水平，至成人末端在腰1下缘，腰2以下的脊膜称为终丝，仍连于尾骨水平。随着这种生长不相称的结果，腰骶脊神经就从脊髓的发出处斜行到相应的脊柱节段出椎间孔处，脊髓以下的神经呈马尾状，称为马尾神经。腰椎穿刺，碘水造影，均在此水平以下进行，以免刺伤脊髓。

(2) 脊柱的生理弯曲形成

新生儿的脊柱是由胸椎后凸和骶骨后凸形成的向前弯曲，这两个弯曲可以最大限度地扩大胸腔、盆腔对脏器的容量。婴儿出生时，颈部始呈稍凸向前的弯曲，当出生后3个月，婴儿抬头向前看时，即形成了永久性向前凸的颈曲以保持头在躯干上的平衡。在出生后的18个月幼儿学习走路时，又出现了前凸的腰曲，使身体在骶部以上直立。这样的脊柱出现了人类所特有的4个矢状面弯曲：两个原发后凸和两个继发前凸。胸椎的后凸是胸椎椎体前窄后宽的结果，而颈部的继发前凸主要是由椎间盘的前宽后窄来构成的，其椎体则前后等高或前方稍矮。腰椎的前凸则除了椎间盘的前高后矮外，腰4及腰5椎体也变得前高后矮；腰3椎体不定，仍多为方形，而腰1、腰2椎体仍适应胸腰段的后凸而呈后高前矮的形态。

完成4个弯曲的人类脊柱在站立位时，重力线应通过每个弯曲的交接处，然后向下以髋关节稍后方，膝踝关节稍前方而达地面。腰椎前凸对每个人而言并不一致，女性前凸较大。青年性圆背患者，或老年性驼背患者，为保持直立位，腰椎前凸亦增加。老年人椎间盘退变后颈椎及腰椎前凸可减少。脊柱的弯曲可协助椎间盘减少震荡，却使支撑力减少，在弯曲交界处容易损伤（如胸12、腰1）及慢性劳损（如腰4、腰5），成为腰痛的易发病处。

脊柱的前凸增加称前凸，常见于腰椎及骶骨水平位的人。过大的弧形后凸常见于胸部，如为骤弯则称为成角畸形，常见于骨折、结核。向侧方的脊柱弯曲称为侧凸。这些都影响脊柱的承重和传递功能，故为病理状态，可导致腰痛。

人类直立运动已有 300 万～500 万年的历史，但直立后的脊柱仍不能完全适应功能的需要，特别是腰骶交界处的慢性劳损，常为腰痛发病的基础。

脊柱的 4 个生理弯曲：颈曲、胸曲、腰曲及骶曲，颈曲凸向前、胸曲凸向后、腰曲凸向前、骶曲凸向后。

2. 骨盆的生理发育和变化

人类出生时骨盆小，髂骨几乎垂直向下，骨盆呈圆锥形。髂骨的骨化中心在胚胎第 2 个月时出现，上部发生尤为迅速。坐骨的成骨中心于胚胎第 4 个月时出现，耻骨的骨化中心至第 4、第 5 个月时开始出现。由髂、耻、坐 3 个骨化中心生长的骨骼，男性在 16～17 岁时互相愈合，女性在 13～17 岁时愈合，耻骨支和坐骨支在 10 岁时愈合。另在髂骨的周围突起有次级骨化中心。髋骨除了上述的近髋臼的初级骨化中心外，另在髂骨的周围突起，还有刺激骨化中心，以后发展成髂嵴、髂前上棘、坐骨结节、坐骨棘和耻骨结节。

（1）人类出生时的骨盆特点

●骶骨较窄，其侧块基薄，骶骨前面的凹度不显，髂嵴亦不显著。

●髂骨扁平，髂嵴无弓形曲度。

●坐骨和耻骨均较短，两侧的坐骨紧紧相互靠拢，耻骨弓则较窄。

●髋臼较浅。

●随年龄的增加，骨盆的形状和直径开始发生变化。

（2）直立姿势的改变

●婴儿开始坐立时，体重传达至坐骨结节，站立时传达至股骨头。

●这种姿势的改变使骶骨向前向下，骨盆入口的矢径减小，骶岬就更显突出。

●骶骨下部的后倾，因受骶棘韧带和骶结节韧带的牵拉得以防止，骶骨的前部因而凹陷，其中心部正好位于第 3 骶椎。

- 在直立过程中，髂骨迅速向外上发展，虽然骶骨的生长有使两侧髂骨分开的趋势，但因后部附着于髂粗隆的坚强韧带，前部的腹股沟韧带、股骨头加于髋臼的压力，以及耻骨联合等因素得以防止。这些因素可使髂骨在耳状面之前弯曲，骨盆的矢径相对缩小，骨盆的横径相对增大，如果再加上腹壁和大腿肌肉的牵引，就可以想象髂骨嵴为什么会呈"S"形。

- 髂窝和髋臼逐渐加深，坐骨结节变得粗糙。

六、常见的脊柱、骨盆的变异与畸形

1. 常见的脊柱变异与畸形

脊柱裂：是一种先天性的椎管闭合不全。多由胚胎发生时两侧椎弓骨化中心融合不全，脊柱后正中线出现裂隙，即脊柱裂。椎管中的脊髓、脊膜等可由此膨出。脊柱裂多见于腰骶部。

腰椎骶化和骶椎腰化：前者为第5腰椎与骶骨相融合，后者为第1骶椎不与第2骶椎融合，而类似腰椎。

椎体数目变异：如椎体融合，椎体互变，例如第7颈肋或第12胸椎无肋骨，胸椎可增至13个或减为11个，腰椎可增到6个或减为4个，骶椎可出现4～11个，尾椎可减为3个或完全缺如。

横突或棘突变形：较多见，如过长、过短、弯曲或分叉等。故体表触诊时，切勿单靠骨标志的偏歪而定为错位，必须与临床症状、体征（活动功能障碍、压痛）及椎旁软组织病理性变化等相结合诊断为宜。

2. 常见的骨盆变异与畸形

常见的骨盆畸形包括骨基质矿化障碍性骨盆畸形（佝偻病性骨盆、骨软化病性骨盆）、脊柱病变性骨盆畸形（驼背骨盆－脊椎后凸性骨盆、脊柱侧凸性骨盆）、下肢及髋关节疾患骨盆畸形（髋关节炎、先天性髋关节脱臼形成的病态骨盆）、先天性骨盆发育异常性骨盆畸形（同化骨盆、偏斜骨盆、横径狭窄骨盆、分裂骨盆）；其他骨盆异常包括骨盆骨折畸形愈合、骨盆肿瘤。

常见的骨盆变异和畸形主要包括先天性发育畸形、外伤性畸形、骨关节病畸形3种类型。

先天性发育畸形：先天性发育畸形主要由先天性因素引起，在胚胎期或妊娠期，受到不利因素的影响，导致先天性骨盆发育异常，造成骨盆畸形。

外伤性畸形： 外伤引起的骨盆骨折脱位，如果治疗不彻底，很容易出现骨盆畸形。

骨关节病畸形： 退行性骨关节病导致骨盆异常增生，关节摩擦，间隙缩小，导致骨盆畸形，发生关节内翻或外翻畸形。

第二节　相关肌肉

脊椎病变可引起肌肉痉挛、萎缩，而肌肉的痉挛紧张又可以牵拉脊柱造成平衡失调。故熟悉脊柱和骨盆相关肌肉的解剖和功能对脊柱相关疾病的神经定位及触诊定位诊断、手法复位治疗均很重要。

运动脊柱和骨盆的肌肉有直接和间接两种，直接者一端或两端均附于脊柱和骨盆，间接者起点或止点不附于脊柱，但收缩可引起脊柱关节运动。

一、脊柱背侧深肌

脊柱背侧深肌如图 2-13、表 2-1 所示。

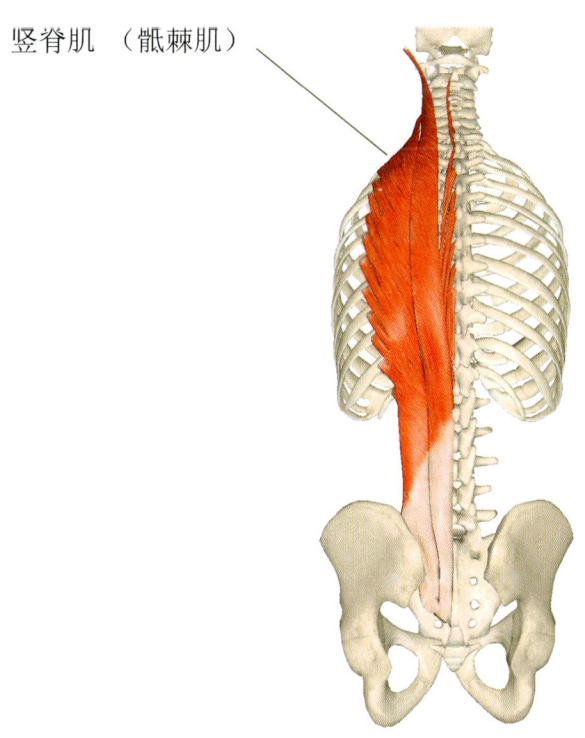

图 2-13　脊柱背侧深肌

表 2-1　脊柱背侧深肌

肌肉名称		起止点	神经支配	作用
骶棘肌	棘肌（内侧柱）	附于棘突两侧，分为胸棘、颈棘、头棘3部分，形成骶棘肌的内侧柱。 胸棘：起于L3～T10各棘突，止于T9～L2各棘突。 颈棘：起于T2～C6各棘突，止于C4～C2各棘突。 头棘：起于T1～C5各棘突，止于枕骨项面	脊神经后支	骶棘肌和夹肌是脊柱背侧最强肌柱，是维护椎间稳定性的最重要的肌肉，主要作用是维持脊柱直立姿势，伸展脊柱。当人做前屈，有抗重力的作用。当骶棘肌劳损后除引起局部症状外，多能造成脊椎失稳，成为椎小关节功能紊乱的重要原因
	最长肌（中间柱）	跨接于脊椎背侧各横突间，分为胸最长、项最长和头最长3部分，形成骶棘肌的中间柱，在胸背部将肋骨横突关节覆盖。每肌束跨接6～7个关节，各肌束互相重叠，起止点类似棘肌		
	髂肋项肌（外侧）	跨接于背外侧之骶髂肋角和颈椎横突间，分为髂肋、肋肋和肋项3部分，跨接4～5椎间，各肌互相重叠，形成髂棘肌外侧柱		
横突棘肌	半棘肌（浅层）	跨接于脊椎棘突与横突之间，每肌束跨行5节椎间，肌束互相重叠。亦分为胸半棘、颈半棘和头半棘3部分，头半棘肌最粗大。胸半棘起于下位胸椎横突，止于下位颈椎棘突；颈半棘起于上位胸椎横突，止于上位颈椎棘突；头半棘起于下位颈椎关节突和上胸椎横突，止于枕骨上、下项线之间	脊神经后支	横棘肌的作用是助骶棘肌伸展脊柱，维持颈曲和腰曲的弓度及旋转脊椎，并能防止椎体向前滑脱，故有椎体滑脱者，应注意检查和治疗
	多裂肌（中层）	跨接于各椎横突与棘突之间，每肌束跨行3节椎间，肌束互相重叠。起于腰椎乳突，各胸椎横突和各颈椎关节突，止于各椎棘突		
	回旋肌（深层）	多为胸椎所有，颈、腰椎间较少见，一般跨行1节椎间，起于下一胸椎横突，止于上一胸椎棘突根部及椎板处		

二、颈背部肌肉

颈背部肌肉如图2-14、表2-2所示。

第二章　脊柱和骨盆的应用解剖及生理基础

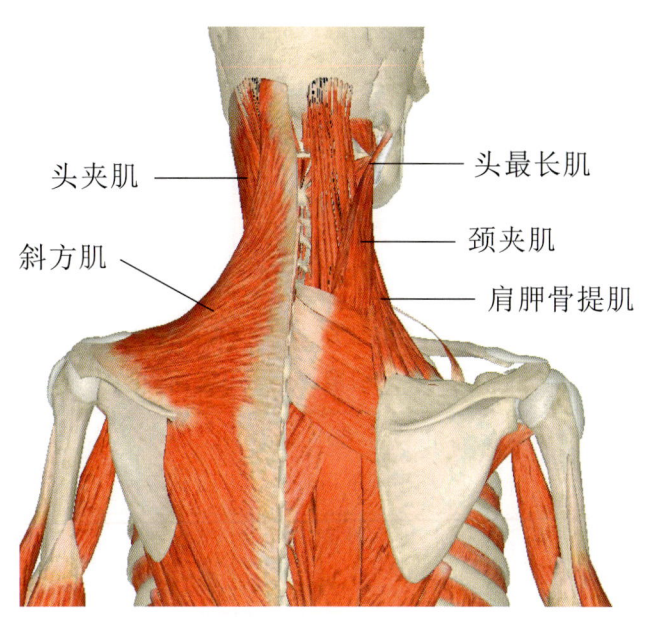

图 2-14　颈背部肌肉

表 2-2　颈背部肌肉

肌肉名称	起点	止点	神经支配	作用
头后小直肌	寰椎后结节	枕骨下项线内 1/3	C1 后支	此 6 块小深肌对枕寰、寰枢关节稳定性有重要意义。C 损害（寰枕移位）重者可肌萎缩。一侧头下斜肌痉挛时头连续向患侧旋转，两侧痉挛时可不断地左右摇头
头上斜肌	第 1 颈椎横突	枕骨下项线外 1/3	C1 后支	
头侧直肌	寰椎横突	枕骨颈静脉突下面	C1 前支	
头前直肌	寰椎侧块前面	枕骨鳞部	C1 前支	
头后大直肌	第 2 颈椎棘突侧面	枕骨下项线中 1/3	C1、C2 后支	
头下斜肌	第 2 颈椎棘突侧面	第 1 颈椎横突	C1、C2 后支	
头夹肌	第 3～7 颈椎项韧带和第 1～3 胸椎棘突	最上项线外侧 1/2 和乳突后缘	C1～C4 后支（2～3）	此组肌肉是较强的中层颈肌，与颈椎稳定性有密切关系。多关节移位病人常见此组肌中 1～2 块肌力改变，棘突上项韧带附着处有摩擦音或硬结。X 线见软组织钙化点
颈夹肌	第 3～6 胸椎棘突	第 1～3 颈椎横突后结节	C1～C4 后支（2～5）	
肩胛提肌	第 1～4 颈椎横突后结节	肩胛骨内上角	C2～C5 后支	

表 2-2（续）

肌肉名称	起点	止点	神经支配	作用
小菱形肌	第 6～7 颈椎项韧带	肩胛冈内缘	C2～C6（肩胛带背神经）	下颈椎、上胸椎失稳者与此肌劳损有关，可触及此肌力改变，在肩胛内缘有摩擦音
大菱形肌	第 7 颈椎、第 1～4 胸椎棘突	肩胛冈以下肩内缘	C2～C6（肩胛带背神经）	
前斜角肌	第 3～6 颈椎横突前结节	第 1 肋骨斜角肌结节（胸锁乳突肌覆盖）	C3～C4（5～7）	上位颈椎钩椎关节错位时中斜角肌紧张，中段颈椎钩椎关节错位时中、前斜角肌紧张，下位颈椎钩椎关节错位时后斜角肌紧张
中斜角肌	第 1～6 颈椎横突前结节	第 1 肋骨中部（锁骨上窝中外侧）	C3～C4（5～7）	
后斜角肌	第 5～7 颈椎横突后结节	第 2 肋骨之外侧部	C4～C5（7～8）	
横突间肌	上颈椎横突	下颈椎横突	本椎间孔发出神经支配	颈椎之钩椎关节错位时即痉挛成为粒状结节
胸锁乳突肌	胸骨柄前面及锁骨胸端	颞骨及乳突	副神经外侧支 C2～C4 前支	"落枕"时第 1～3 颈椎错位引起胸锁乳突肌痉挛。斜方肌紧张形成抬肩（一字肩）
斜方肌	枕骨结节外侧上项线，项韧带胸椎棘突	肩胛冈、肩峰和锁骨肩峰部		
头长肌	第 3～6 颈椎横突前结节	枕骨下缘	C1～C5	
颈长肌内侧部 上外侧部 下外侧部	第 1～3 胸椎椎体前面；第 5～7 颈椎椎体前面；第 2～5 颈椎横突前结节；第 1～3 胸椎椎体侧面	第 2～3 颈椎椎体前面寰椎前结节；第 2 颈椎椎体前面寰椎前结节；第 5～7 颈椎横突前结节	C2～C7	此组肌肉损害时，亦可造成颈椎小关节失稳。椎体向前滑脱时易造成此组肌肉损伤
冈上肌	整个冈上窝	肱骨大结节上 1/3	C5～C6（肩胛上神经感觉支至肩关节中）	C5～C6 颈神经根受刺激时此肌紧张，压迫严重时萎缩，肩外展、外旋困难
冈下肌	冈下窝大部分	肱骨大结节		

三、上肢肌肉

上肢肌肉如图 2-15、表 2-3 所示。

第二章 脊柱和骨盆的应用解剖及生理基础

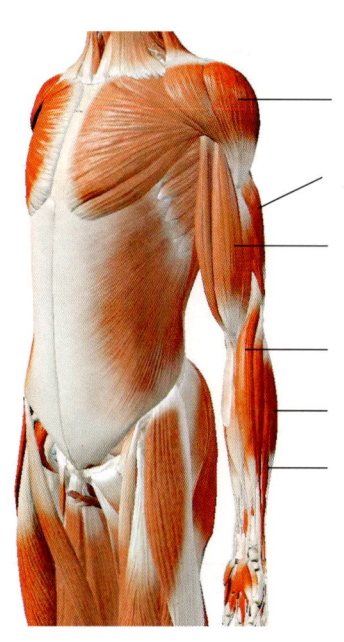

图 2-15 上肢肌肉

表 2-3 上肢肌肉

肌肉名称	起点	止点	神经支配	作用
三角肌	锁骨外1/3、肩峰及肩胛冈	肱骨三角肌粗隆	腋神经 C5～C6	使臂外展
肱二头肌	肩胛骨关节盂上方、喙突	桡骨粗隆	肌皮神经 C5～C7	屈肘、前臂旋转
肱三头肌	关节盂下方、肱骨后面	尺骨鹰嘴	桡神经 C6～C8	伸肘
肱桡肌	肱骨外上髁	桡骨茎突	桡神经 C6～C8	屈前臂并稍旋后
指伸总肌	肱骨外上髁	第2～5指中节和末节指骨基底	桡神经 C6～C8	伸腕、伸指
拇长、短伸肌	尺桡骨背面	第1掌骨基底及拇指第1节指骨底	桡神经 C6～C8	外展拇指；伸拇指第1节
指深、浅屈肌	尺骨及骨间膜、骨内上髁	第2～5指骨末节底 第2～5指骨中节	正中神经 C7～T1，正中神经的分支-骨间前神经 C7～T1、尺神经 C7～T1	屈指各节；屈指中节
拇长屈肌	桡骨及骨间膜	拇指末节骨底	正中神经 C7～T1	屈拇指

四、腰髋部后侧群肌肉

腰髋部后侧群肌肉如图2-16、表2-4所示。

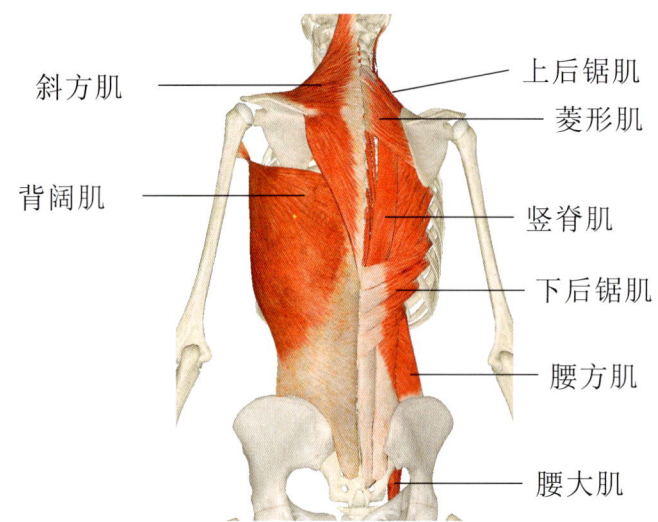

图 2-16　腰髋部后侧群肌肉

表 2-4　腰髋部后侧群肌肉

肌肉名称	起点	止点	神经支配	作用
背阔肌	第7胸椎以下棘突骶骨髂嵴	肱骨小结节下方	C7～C8	内收、内旋和后伸肩关节
腰方肌	髂嵴	第1～4腰椎横突及第12肋骨	L1～C3 肌支	侧屈腰椎下降固定肋骨
髂肌	髂窝、与腰大肌外缘愈合	股骨小粗隆	L1～C3	屈及外旋髋关节，下肢固定时使盆骨前倾和躯干前屈
腰大肌	第12胸椎及腰椎横突、椎间软骨	股骨小粗隆	L1～C3	屈及外旋髋关节，下肢固定时使盆骨前倾和躯干前屈
腰小肌	第12胸椎、第1腰椎的椎体侧面	髂骨筋膜	L1～C3	紧张筋膜
臀大肌	髂骨外面和骶骨背面，腰背筋膜外	股骨臀肌粗隆及大腿筋膜	L5～S2（臀下神经）	伸及外旋髋关节，下肢固定时，伸直躯干，防止躯干前屈
臀中肌 臀小肌	髂骨外面	股骨大转子	L4～S1（臀上神经）	外展和内旋髋关节
阔筋膜张肌	髂前上棘	胫骨外侧髁	L4～S1（臀上神经）	紧张髂胫束，屈髋关节，伸膝关节
梨状肌	骶骨前面外侧部	股骨大转子内侧面	骶段分支	外旋髋关节
闭孔内肌	闭孔膜内面	转子窝	骶段分支	外旋大腿
闭孔外肌	闭孔膜外面	转子窝	闭孔神经	外旋大腿

五、下肢肌肉

下肢肌肉如图 2-17、表 2-5 所示。

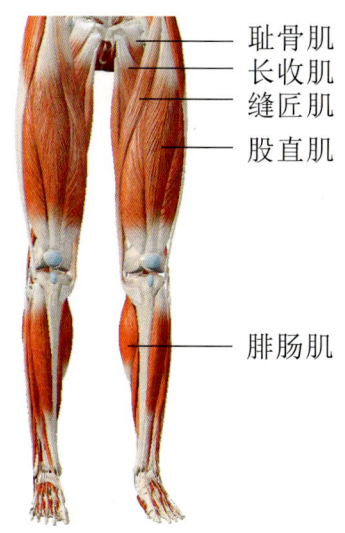

图 2-17　下肢肌肉

表 2-5　下肢肌肉

肌肉名称	起点	止点	神经支配	作用
缝匠肌	髂前上棘	胫骨上端内侧面	L2～L4（股神经）	屈膝关节，使已屈小腿内旋
股四头肌	股直肌：髂前下棘 股中间肌：股骨体前面、外侧面 股内侧肌和股外侧肌：股骨粗线内、外侧唇	止于胫骨粗隆	L2～L4（股神经）	伸膝关节，股直肌还可屈髋关节
耻骨肌 长收肌 短收肌 大收肌 股薄肌	耻骨支及坐骨支前面	股骨嵴	L2～L4（闭孔神经）	髋关节内收并稍外旋，股薄肌协助屈膝关节
		胫骨上端的内侧		
股二头肌	长头于坐骨结节，短头于股骨嵴中部	腓骨小头	L4～S3（坐骨神经）	当骨盆固定时，屈膝关节和伸髋关节；小腿固定时，协同臀大肌伸躯干
半腱肌 半膜肌	坐骨结节	胫骨上端内侧		
腰背筋膜	分前后两叶，后叶紧张于胸、腰骶椎之棘突与髂骨嵴之间；前叶位于背肌之腹侧，紧张于下方髂骨嵴与第 11、12 肋之间，内连腰椎横突之间			

表 2-5（续）

肌肉名称	起点	止点	神经支配	作用
胫骨前肌	胫、腓骨及骨间膜前面	第1跖骨底及第1楔骨	腓神经 L4～S1	使足背伸及内翻
踇长伸肌	同胫前肌	踇趾末节趾骨底	腓神经 L4～S1	伸踇趾，助足背伸
趾长伸肌	同胫前肌	第2～5趾，趾背腱膜	腓神经 L4～S1	伸趾，助足背伸
腓肠肌	内外侧头起于股骨内、外侧髁	以跟腱止于跟骨结节	胫神经 L4～S2	屈小腿，提足跟
比目鱼肌	胫、腓骨近端后面	同腓肠肌	胫神经 L4～S2	屈小腿，提足跟
腘肌	股骨外上髁	胫骨近端后面	胫神经 L4～S1	屈小腿，内旋小腿
趾长屈肌	胫骨后面	第2～5趾末节趾骨底	胫神经 L5～S2	屈2～5趾，使足跖屈
踇长屈肌	胫骨后面及骨间膜	踇趾末节趾骨底	胫神经 L5～S2	屈踇趾，使足跖屈
胫骨后肌	胫腓骨后面及骨间膜	舟骨，第2、3楔骨，骰骨，股骨	胫神经 L5～S2	使足跖屈并内翻
腓骨长肌	腓骨外面	第1跖骨底	腓浅神经 L5～S1	使足跖屈并外翻
腓骨短肌	腓骨外面	第5跖骨底	腓浅神经 L5～S1	使足跖屈并外翻

六、足部肌肉

足部肌肉如图 2-18、表 2-6 所示。

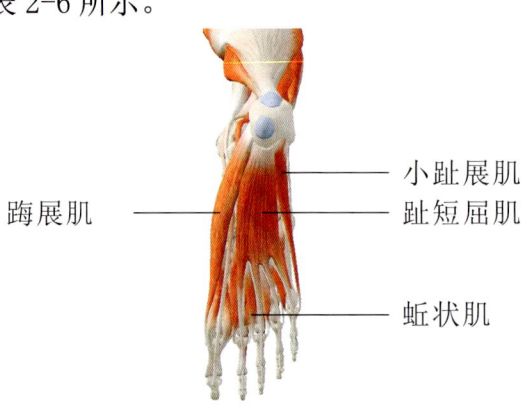

图 2-18　足部肌肉

表2-6 足部肌肉

肌肉名称	起点	止点	神经支配	作用
𧿹短伸肌	跟骨上外面	𧿹趾第1节趾骨底	腓深神经 L4～S1	协助伸趾
趾短伸肌	跟骨上外面	各趾第1节趾骨底	腓深神经 L4～S1	协助伸趾
小趾展肌 小趾短屈肌 小趾对跖肌	跟骨、跖骨及趾长韧带	小趾第1节趾骨底及第5跖骨	足底外侧神经 S1～S2	使小趾外展 使小趾屈曲 使小趾内收
趾短屈肌	跟骨结节跖腱膜	第2～5趾第2节趾骨底	足底内侧神经 L5～S1	屈趾
跖方肌	跟骨	趾长屈肌腱	足底外侧神经 S1～S2	协助屈趾
蚓状肌	趾屈长肌腱（4块）	第1节趾骨、趾背腱膜	足底内、外侧神经 L5～L2	屈跖趾关节，伸趾关节
骨间足底肌	跖骨（7块）	第1节趾骨	腓深神经 S1～S2 足底外侧神经 S1～S2	以第2趾为中心并拢和散开

第三节 椎动（静）脉和脊柱的供血

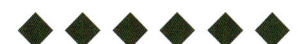

椎动脉是由锁骨下动脉左右各发出一支，左侧较大，右侧较小，从第6颈椎横突孔进入（椎静脉多以第7颈椎横突孔穿出）后，沿各横突孔上行（椎静脉下行），穿行于寰椎横突孔后，侧弯向后外侧椎动脉沟内，然后转向前方，穿过寰枕后膜外缘上行，经枕骨大孔入颅内，到延髓前内上行，达脑桥下缘时，两侧椎动脉汇合而成基底动脉（图2-19）。

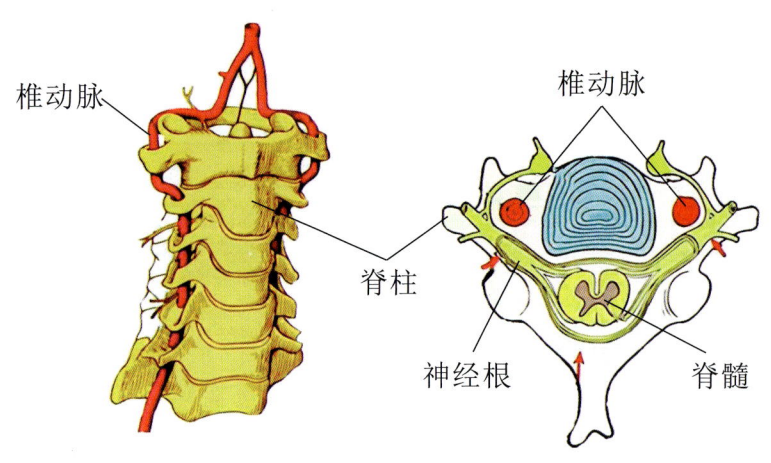

图 2-19　椎动脉

椎动脉分 4 段，其分支较多。

第 1 段：自锁骨下动脉至第 6 颈椎横突孔，其通过颈长肌和前斜角肌的裂隙，当斜角肌痉挛时椎动脉可受压迫。与椎动脉并行的椎静脉多位于其前方，其后侧有第 7 颈椎横突，第 7、8 颈神经前支及交感神经干和星状神经节，此神经节发出的交感节后纤维与动脉并行，形成椎动脉神经丛，故临床上常见椎动脉与交感神经症状合并发生。椎动脉进入横突孔的位置多见于第 6 颈椎，亦有个别从 C7、C5 或 C4 颈椎横突孔穿入者，椎静脉多由第 7 颈椎横突孔上行。

第 2 段：一般以第 6～第 2 颈椎横突孔之间的椎动脉称为第 2 段。此段椎动脉较垂直，在各椎平面分出椎间动脉，此分支经椎间孔进入椎管，营养脊髓及被膜。第 2 段椎动脉周围有神经丛及静脉丛，其前内方有钩椎关节。该关节错位或骨质增生时，易压迫椎动脉使其扭曲、偏斜，造成管腔狭窄或发生痉挛而引起供血障碍。

第 3 段：位于枕下三角内，从第 1 颈椎横突孔上方穿出，向后绕过寰椎上关节突的后外侧，到寰椎后弓上面外侧的椎动脉沟内，转向前方，穿过寰枕后膜的外缘，沿椎动脉沟进入椎管，贯穿脊膜上行通过枕骨大孔入颅腔。第 3 段椎动脉的前方有头外侧直肌和寰椎侧块，后方有头上斜肌、头后大直肌和头半棘肌。第 1 颈神经在此段椎动脉与寰椎后弓之间，沿椎动脉沟穿出。此段椎动脉有肌支和颅后窝脑膜支。第 3 段椎动脉纡曲度大，当枕寰关节或寰枢关节发生错位或邻近肌肉痉挛时，均可使椎动脉受压迫或受刺激引起动脉痉挛而致血供受阻。

第 4 段：自枕骨大孔向上绕到延髓前内上行，达脑桥下缘时，两侧椎动脉汇合成基底动脉。椎动脉第 4 段发出如下分支：

脊髓前动脉：在汇合成基底动脉前，各分出 1 支在脊髓前下行一段，汇合组成一条脊髓前动脉，供血脊髓前部。

小脑后下动脉：在延髓两侧，左右椎动脉各发出 1 支，分别进入小脑两侧及延髓外侧。

脊髓后动脉：从椎动脉或小脑后下动脉左右各分出 1 支下行动脉，供血脊髓后部。

内听动脉：内听动脉又称迷路动脉，有时发自小脑后下动脉，左右各分出 1 支而汇合成细长迂回的动脉，供血内耳。颈椎病故能影响内耳血循环而出现耳鸣、听力减退。

椎间动脉：来自肋间动脉、腰动脉、骶动脉发出的侧支（脊髓支），经椎间孔进入椎管后与脊髓前动脉、脊髓后动脉相互吻合，形成血管网，包围脊髓全部，并穿入脊髓实质内。进入脊髓的动脉均为终端动脉。

椎基底动脉系统供血范围包括脊髓、延髓、小脑、脑桥和大脑枕叶，故颈椎病损害椎动、静脉而引起缺血时，多出现头晕、眩晕、视物模糊、恶心呕吐等症状，检查可有水平性眼球震颤、一侧肢体力弱或腱反射亢进等。临床上还可发生中脑病变，如动眼神经受累，引起眼肌麻痹、复视和视物不清等；如椎动脉突然受到刺激或压迫而供血骤然减低，可发生猝倒的现象。

第四节　脊髓

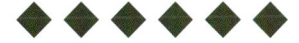

脊髓是人和脊椎动物中枢神经系统的一部分，在椎管里面，上端连接延髓，两旁发出成对的神经，分布到四肢、体壁和内脏。脊髓的内部有一个 H 形灰色神经组织，主要由神经细胞构成。脊髓是许多简单反射的中枢。

一、脊髓概述

脊髓呈前后稍扁的圆柱体，全长粗细不等，位于椎管内，上端在枕骨大孔处与延髓相连，下端尖削呈圆锥状，称脊髓圆锥，圆锥尖端延续为一细丝，称终丝，终丝向下经骶管终于第 2 尾椎的背面，成人脊髓全长为 42～45 厘米。

脊髓有两个膨大，上方一个称颈膨大，位于颈髓第3段到胸髓第2段，在颈髓第6段处最粗；下方一个称腰膨大，始自胸髓第9段到脊髓圆锥，对着第12胸椎处最粗。这两个膨大的形成，与四肢的出现有关，由此处脊髓内部神经元的增多所致。

在脊髓的表面有6条彼此平行的纵沟，前面正中较深的沟，称前（腹侧）正中裂，其前外侧有前（腹）外侧沟，前根从其间走出；后面正中有一浅沟，称后（背侧）正中沟，其后外侧有后（背）外侧沟，后根纤维从其间进入脊髓。在后正中沟与后外侧沟之间，还有后中间沟。前、后根纤维在椎间孔处汇合，构成脊神经。在汇合之前，于后根处形成1个膨大，称脊神经节，内含假单极的感觉神经元。脊髓全长共发出31对脊神经，与每一对脊神经相对应的脊髓部分，称脊髓节，共有31节，计8个颈节、12个胸节、5个腰节、5个骶节和1个尾节。

脊髓与脊柱在发生发展过程中，由于二者生长速度出现不平衡（脊髓的生长速度慢于脊柱），成人脊髓的下端仅达第1腰椎下缘，因此腰、骶、尾部的脊神经根，围绕终丝集聚成束丝呈垂直下降，形成马尾。由于第1腰椎以下已无脊髓，所以临床上一般在第3～4腰椎间进行穿刺。

二、脊髓与脊椎骨的关系

由于脊椎骨发育较快，而脊髓发育较慢，新生儿脊髓下端可达第3腰椎，而成年人的脊髓下端只达第1腰椎下缘，故成年人脊髓的节段与脊椎骨关系不在一个水平上。其相互关系为：颈髓节段比相应颈椎高出一节段，如第5颈髓平第4颈椎；上胸段脊髓比相应胸椎高2个椎位，如第5胸髓平第3胸椎；下胸段脊髓比相应胸椎高3个椎位，如第11胸髓平第8胸椎；腰髓位于第10～12胸椎部；骶尾脊髓位于第12胸椎至第1腰椎。第2腰椎以下为马尾神经（图2-20）。

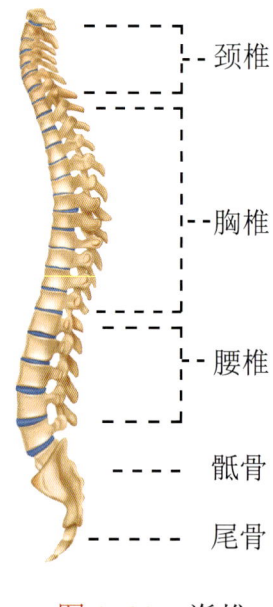

图2-20　脊椎

三、脊髓被膜和脊膜腔

脊髓在椎管内并非纵贯全长，其上端平枕骨大孔连于脑干的延髓，下端平第 1 腰椎下缘向下以终丝附于尾骨背面。脊髓表面包被 3 层被膜，由外向内依次为硬脊膜、脊髓蛛网膜和软脊膜。各层被膜间及硬脊膜与椎管骨膜间均存在腔隙，由外向内组成硬膜外隙、硬膜下隙和蛛网膜下隙。

1. 脊髓被膜

由外向内依次为硬脊膜、脊髓蛛网膜和软脊膜（图 2-21）。

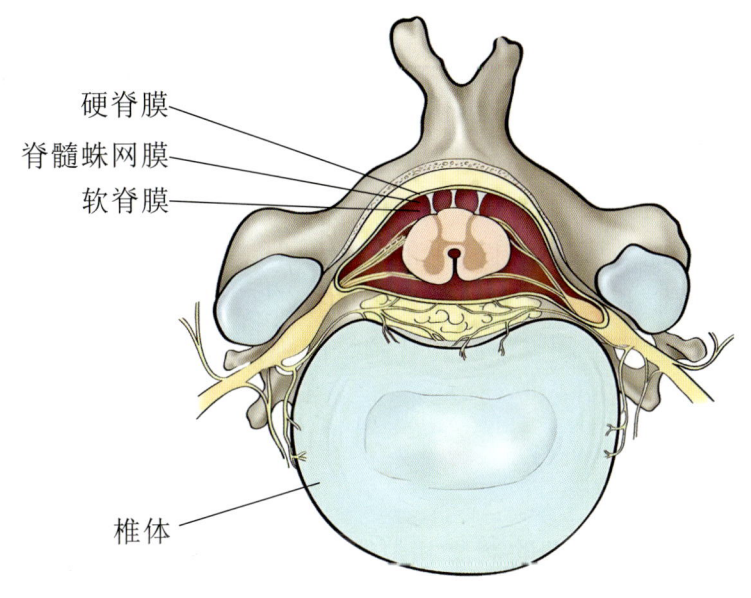

图 2-21　脊髓被膜

（1）硬脊膜：由致密结缔组织构成，厚而坚韧，形成一长筒状的硬脊膜囊。上方附于枕骨大孔边缘，与硬脑膜相续，向下平第 2 骶椎高度形成一盲端，并借终丝附于尾骨。硬脊膜囊内有脊髓、马尾和 31 对脊神经根，每对脊神经根穿硬脊膜囊时被其包被形成神经外膜，并与椎间孔周围结缔组织紧密相连，起固定作用。

（2）脊髓蛛网膜：薄而半透明，向上与脑蛛网膜相续，向下平第 2 骶椎高度成一盲端。此膜发出许多结缔组织小梁与软脊膜相连。

（3）软脊膜：薄而柔软，富含血管，与脊髓表面紧密相贴。在前正中裂和后正中沟处有纤维膜与脊髓相连，分别称软脊膜前纤维索和后纤维隔。在脊髓两侧，软脊膜增厚并向外突出，形成齿状韧带，呈三角形，额状位，介于前、后根之间，其外侧缘三角形齿尖推顶脊髓蛛网膜而与硬脊膜相连。每侧有 15～22 个，起固定脊髓的作用。

2. 脊膜腔

脊髓被膜之间存在 3 个间隙，分别为硬膜外隙、硬膜下隙和蛛网膜下隙。

（1）硬膜外隙：位于椎管骨膜与硬脊膜之间的窄隙，其内填有脂肪、椎内静脉丛和淋巴管，并有脊神经根及其伴行血管通过，呈负压。此隙上起枕骨大孔高度，下端终于骶管裂孔。由于硬脊膜附于枕骨大孔边缘，故此腔与颅内不相通。临床硬膜外麻醉即是将药物注入此隙，以阻滞脊神经根。

（2）硬膜下隙：位于硬脊膜与脊髓蛛网膜之间的潜在腔隙，与脊神经周围的淋巴隙相通，内有少量液体。

（3）蛛网膜下隙（蛛网膜下腔）：位于脊髓蛛网膜与软脊膜之间，隙内充满脑脊液，向上经枕骨大孔与颅内蛛网膜下隙相通，向下达第 2 骶椎高度。此隙在第 1 腰椎至第 2 骶椎水平高度扩大，称终池，池内有腰骶神经根构成的马尾和软脊膜向下延伸的终丝。由于成人脊髓下端平第 1 腰椎下缘，而马尾浸泡在终池的脑脊液中，故在第 3～4 或第 4～5 腰椎间进行腰椎穿刺，不会损伤脊髓和马尾。腰穿时穿经的依次是皮肤、浅筋膜、深筋膜、棘上韧带、棘间韧带、黄韧带、硬脊膜、硬膜下隙和脊髓蛛网膜，最后达终池。

四、脊髓的内部结构

脊髓的横切面，可见位于中央部的灰质和位于周围部的白质；脊髓的颈部，灰质和白质都很发达（图 2-22）。

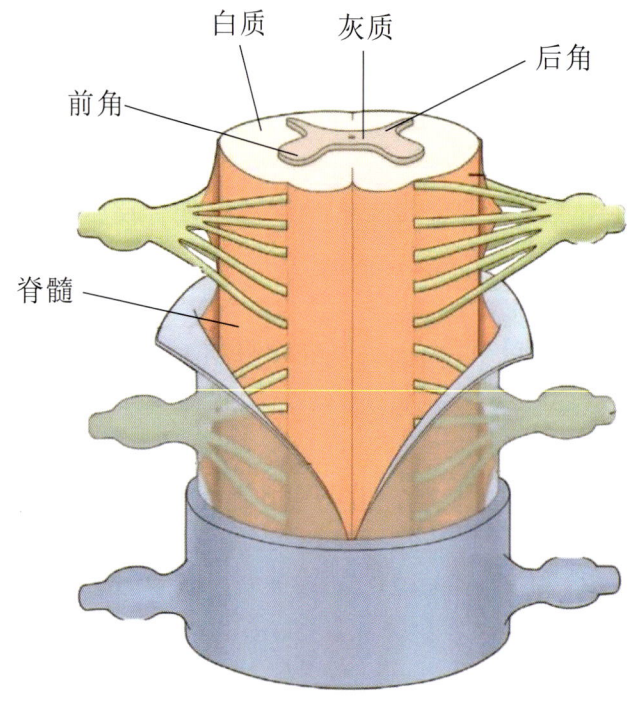

图 2-22　脊髓

1. 灰质

灰质呈蝴蝶形或"H"状，其中心有中央管，中央管前后的横条灰质称灰连合，将左右两半灰质连在一起。灰质的每一半由前角和后角组成。前角内含有大型运动细胞，其轴突贯穿白质，经前外侧沟走出脊髓，组成前根。颈部脊髓的前角特别发达，这里的前角细胞发出纤维支配上肢肌肉。后角内的感觉细胞，有痛觉和温度觉的第二级神经元细胞，并在后角底部有小脑本体感觉路径的第二级神经元细胞体（背核）。灰质周缘部和其联合细胞以其附近含有纤维的白质构成所谓的脊髓固有基束，贯穿于脊髓的各节段，并在相当程度上保证完成各种复杂的脊髓反射性活动。

2. 白质

脊髓的白质主要由上行（感觉）和下行（运动）有髓鞘神经纤维组成（纵行排列），分为前索、侧索和后索3部分。

3. 前索

前索位于前外侧沟的内侧，主要为下行纤维束，如皮质脊髓（锥体）前束、顶盖脊髓束（视听反射）、内侧纵束（联络眼肌诸神经核和项肌神经核以达成肌肉共济活动）和前庭脊髓束（参与身体平衡反射）。两侧前索以白质前连合相互结合。

4. 侧索

侧索位于脊髓的侧方前外侧沟和后侧沟之间，有上行和下行传导束。上行传导束有脊髓丘脑束（痛觉、温度觉和粗的触觉纤维所组成）和脊髓小脑束（本体感受性冲动和无意识性协调运动）。下行传导束有皮质脊髓侧束亦称锥体束（随意运动）和红核脊髓束（姿势调节）。

5. 后索

后索位于后外侧沟的内侧，主要为上行传导束（本体感觉和一部分精细触觉）。颈部脊髓的后索分为内侧的薄束和外侧的楔束。

五、脊髓的功能

1. 脊髓的反射功能

脊髓是神经系统的重要组成部分，其活动受脑的控制。来自四肢和躯干的各种感觉冲动，通过脊髓的上行纤维束，包括传导浅感觉，即传导面部以外的痛觉、温度觉和粗触觉的脊髓丘脑束，传导本体感觉和精细触觉的薄束和楔束等，以及脊髓小脑束的小脑本体感觉路径。

这些传导路径将各种感觉冲动传达到脑，进行高级综合分析；脑的活动通过脊髓的下行纤维束，包括执行传导随意运动的皮质脊髓束以及调整锥体系统的活动并调整肌张力、协调肌肉活动、维持姿势和习惯性动作，使动作协调、准确、免除震动以及不必要附带动作的锥体外系统，通过锥体系统和锥体外系统，调整脊髓神经元的活动。脊髓本身能完成许多反射活动，但也受脑活动的影响。

2. 脊髓的传导功能

脊髓除具有反射功能外，还有什么功能？仍以成人排尿反射为例来说明。当尿液在膀胱内积存到一定量时，会刺激膀胱壁上的感受器，使感受器产生神经冲动；神经冲动经过传入神经传到脊髓的排尿中枢；同时，神经冲动经过神经纤维向上传到大脑，使人产生尿意。在适宜的外界环境下，由大脑发出神经冲动经过神经纤维传到脊髓的排尿中枢，神经冲动再沿着传出神经到膀胱，引起排尿反射。如果外界环境不适宜（比如在课堂上），大脑就暂时抑制脊髓中的排尿中枢而不排尿。可见，脊髓还具有传导功能。

六、脊髓的躯体运动功能

1. 屈肌反射和对侧伸肌反射

肢体的皮肤受到伤害性刺激时，该侧肢体出现屈曲运动，关节的屈肌收缩而伸肌弛缓，称为屈肌反射。屈肌反射具有保护性意义，使肢体屈缩而避开伤害性刺激。屈肌反射的强度与刺激强度有关。例如，足部较弱的刺激只引起踝关节的屈曲；刺激强度加大时，则膝关节和髋关节也可发生屈曲；如刺激强度更大，则可在同侧肢体发生屈肌反射的基础上，出现对侧肢体伸展的反射，称为对侧伸肌反射。动物的一侧肢体屈曲，对侧肢体伸直，以利于支持体重，维持姿势。屈肌反射与对侧伸肌反射的中枢均在脊髓。

2. 牵张反射

当骨骼肌受到外力牵拉而伸长时，能反射地引起受牵拉的同一块肌肉发生收缩，称为牵张反射。由于牵拉的形式不同，肌肉收缩的反射效应也不相同，因此牵张反射又可分为腱反射和肌紧张两种类型。

（1）腱反射。腱反射是指快速牵拉肌腱时发生的牵张反射。例如，叩击膝关节以下的股四头肌肌腱，使该肌受到牵拉，则股四头肌发生一次快速收缩，称为膝跳反射。

（2）肌紧张。脊髓动物的骨骼肌能保持一定的肌肉张力，称为肌紧张，它也是一种牵张反射。肌紧张是由于肌肉受到缓慢而持续的牵拉而发生的，整个肌肉处于持续、微弱的收缩状态，以阻止肌肉被拉长。肌紧张的意义在于维持身体的姿势，而不表现明显的动作。在肌紧张发生过程中，同一肌肉内的不同肌纤维轮换地收缩，因而能持久维持着肌紧张而不易疲劳。在正常情况下，人和动物的骨骼肌在无明显的运动表现时，也处于持续、微弱的收缩状态，伸肌和屈肌都有一定的紧张性。但在直立姿势时，伸肌紧张处于主要地位；因为直立时，由于重力影响，支持体重的关节趋向被体重所弯曲，被弯曲的关节势必使伸肌受到牵拉，从而引起牵张反射使伸肌的肌紧张加强，以对抗关节的屈曲来维持直立姿势。由于重力持续作用于关节，肌紧张也就持续地发生。

由于交感神经和部分副交感神经发源于脊髓侧角和相当于侧角的部位，因此脊髓是部分内脏反射活动的初级中枢。例如，基本的排尿反射可以进行，但排尿不能受意识控制，而且排尿也不完全。所以，要达到内脏活动更完善的调节，必须有高级中枢的参与。

七、脊髓损伤

脊髓损伤往往导致损伤节段以下的肢体瘫痪、大小便失禁及性功能障碍。

由于损伤阶段的不同，脊髓损伤可分为原发性脊髓损伤和继发性脊髓损伤。原发性脊髓损伤由受伤即刻的暴力直接产生，暴力的大小与脊髓损伤的严重程度密切相关。从病理学上讲，损伤后脊髓可出现广泛的水肿，由于受到椎管的骨性限制、硬脊膜及软脊膜的束缚，神经压迫及髓内水肿可进一步加重，导致脊髓与椎管之间的硬膜外静脉、脊髓动静脉的循环障碍，引起脊髓缺血、水肿、出血及坏死。另外，脊髓水肿导致蛛网膜下腔粘连、狭窄甚至阻塞，影响脑脊液正常的生理循环及脊髓的生理代谢。从分子水平上看，损伤局部有大量儿茶酚胺类神经递质如多巴胺、去甲肾上腺素的释放和蓄积，自由基集聚使脊髓内部的微血管痉挛、缺血，炎性因子释放增加，血管通透性增加，小静脉破裂，细胞出现自噬凋亡，导致脊髓继发性出血坏死。上述一系列在原发性损伤后脊髓出现的继发性改变即为继发性脊髓损伤。与骨筋膜室综合征的病理损伤机制类似，脊髓水肿和／或髓内血肿出现后会导致髓内压力增高，由于受到软脊膜、蛛网膜、硬脊膜的束缚以及骨性椎管的限制，会出现缺血—水肿—缺血的恶性循环。有学者将这一系列症状命名为"脊髓脊膜腔综合征"。部分患者甚至可能由于水肿范围的不断扩大，出现上升性脊髓炎，最终导致呼吸抑制、肺部感染、呼吸循环衰竭而死亡。

第五节　脊柱的神经

脊柱中容纳了脊髓、脊神经以及自主神经系统等组织，它们调控着五脏六腑、四肢百骸、五官七窍以及一些腺体和血管的功能活动，在人体的生命活动中发挥了极为重要的作用。

一、脊神经

脊神经亦称脊髓神经，是由脊髓发出的成对神经。人体共有31对，其中颈神经8对，胸神经12对，腰神经5对，骶神经5对，尾神经1对（图2-23）。每一对脊神经由前根和后根在椎间孔处合成。前根由脊髓前角运动神经元的轴突及侧角的交感神经元或副交感神经元的轴突组成。纤维髓脊神经分布到骨骼肌、心肌、平滑肌和腺体，支配控制肌肉收缩和腺体的分泌。后根上有脊神经节，由传入神经元细胞体聚集而成，后根由感觉神经元的轴突组成，其末梢分布全身各处，能感受各种刺激。脊神经是混合神经，典型的脊神经含有4种纤维成分：躯体运动、躯体感觉、内脏运动、内脏感觉纤维。脊神经出椎间孔后即刻分为前支、后支，每支内均含传入、传出纤维。后支一般细小，分布于脊柱附近较小区域内的皮肤和肌肉；前支粗大，分布到颈部以下其余各部位的皮肤和肌肉。其中除第2～11对胸神经前支沿肋间分布外，其余神经的前支都先交织成丛，再由此丛发出分支分布于所支配的区域。这些脊神经分别形成颈丛、臂丛、腰丛和骶丛，而且均左右成对。

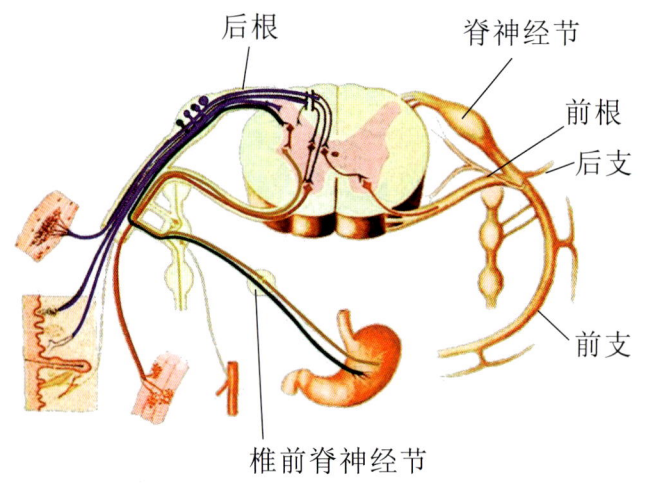

图2-23　脊神经

1. 颈神经

颈神经位于颈部，共有8对。第1～7对颈神经在相应颈椎椎弓上方的椎间孔出椎管；第8对颈神经在第7颈椎与第1胸椎之间的椎间孔出椎管。颈神经的前支在颈部组成颈丛和臂丛。第1～4颈神经的前支组成颈丛，第5～8颈神经的前支组成臂丛。颈神经的后支较相应的前支粗大，为感觉性转入纤维，前支为运动纤维。经椎骨横突之间向后穿行。颈神经的分布，按照脊髓节段，呈节段性分布。颈丛神经分布于胸锁乳突肌、膈肌、胸膜及枕部、耳郭、颈前区和肩部的皮肤；臂丛神经分布于上臂的肌肉和皮肤；后支分布于枕、项、背部的肌肉和皮肤。第1、第2颈神经根离开脊髓后并不通过椎间孔，而直接沿椎体进入分布区。因此第1、第2神经根容易遭受直接外伤，但不存在受椎间孔压迫的可能性。

2. 胸神经

胸神经共12对，出椎间孔后即分出后支和前支。后支较短，分布于躯干背侧，肌支支配胸半棘肌、多裂肌、回旋肌、胸棘肌、横突间肌、棘间肌、胸髂肋肌和胸最长肌；皮支管理肩、背、臀部（外侧）的皮肤感觉。胸神经的前支较长，除第1对的大部分参加臂丛、第12对的小部分参加腰丛之外，其余的皆不成丛。第1~11对，各自位于相应的肋间隙内，称肋间神经；第12对位于第12肋下方，称肋下神经。肋间神经在肋间内、外肌之间，在肋间血管的下方，沿各肋沟前行，于胸腹壁侧面，发出外侧皮支，分布于胸腹侧壁的皮肤。第4~6肋间神经外侧皮支，还发出乳房外侧支至乳房，主干继续向前，其中上6对肋间神经至胸骨侧缘浅出，下5对肋间神经和肋下神经，斜向前下进入腹内斜肌和腹横肌之间，再穿过腹直肌鞘，浅出皮下。这些浅出的前皮支，分布于胸、腹前壁的皮肤；第2~4肋间神经的前支，还发出乳房内侧支分布于乳房；此外，肋间神经还发出细支，分布于胸、腹膜壁层。肋间神经和肋下神经的肌支，支配肋间内、外肌，腹内、外斜肌，腹横肌和腹直肌等。

3. 腰神经

腰神经共5对，发自脊髓的腰节。腰神经各自穿出椎间孔后，即分为后支和前支。

腰神经的后支，在横突间内侧肌的内侧向后行，即分成内侧支和外侧支。各腰神经后支的内侧支皆分布于多裂肌。下3对腰神经还发出细支到骶部的皮肤。上3对腰神经后支的外侧支斜行向外，其发支支配附近的竖脊肌；其皮支穿背阔肌腱膜，在竖脊肌的外侧缘，跨过髂嵴后部，至臀部皮下，称臀上皮神经。第1腰神经的外侧支较小，分布于臀中肌表面的上部；第2腰神经外侧支，分布于臀中肌表面下部和臀大肌浅层；第4腰神经外侧支细小，终于骶棘肌下部；第5腰神经外侧支，分布于骶棘肌，并同第1骶神经相交通。

腰神经的前支，由上而下逐渐粗大。第1~4腰神经的前支，大部分组成腰神经丛（有50%的第12胸神经的前支分支加入腰丛）。第4腰神经的小部分和第5腰神经合成腰骶干，参加骶神经丛的组成。

4. 骶神经

骶神经有5对，在骶管内分为后支和前支。

骶神经的后支：上4对经骶后孔穿出，第5对在骶尾后韧带之间从骶管裂孔穿出。上3对穿出处被多裂肌覆盖，也分为内侧支和外侧支。第4、第5骶神经的后支无分支。

外侧支：上3对骶神经后支的外侧支相互间、并与第5骶神经后支的外侧支之间，在骶骨背面结合成袢。从此袢发支，到骶结节韧带后面，又形成第二列神经袢。从第二列袢分出

2～3个皮支，穿臀大肌和深筋膜，至浅筋膜内，分布于从髂后上棘至尾骨尖端的臀部内侧皮肤，称为臀中皮神经。

内侧支：细小，终于多裂肌。

骶神经的前支：上4对经骶前孔进入骨盆，第5对在骶骨和尾骨之间进入骨盆。各支大小不一，上部者大，愈往下愈小。这些神经的前支相互结合，形成骶丛。

5. 尾神经

尾神经有1对，在骶管内分为后支和前支。

尾神经的后支：在骶管内和前支分开后，经骶管裂孔，并穿过骶管下部的韧带分出，不分叉，同第5骶神经的后支结合成袢，从袢发出皮支，分布于被盖尾骨部的皮肤。

尾神经的前支：同第5骶神经的前支形成尾丛，第4骶神经的前支以一小部分加入尾丛。第5骶神经前支，从骶管裂孔穿出，在骶骨角的下侧，绕骶骨外侧转向前，穿尾骨肌至盆面，同第4骶神经前支的降支结合成小干，在尾骨肌的盆面下降。尾神经前支从骶骨裂孔穿出，绕尾骨的外侧缘，穿尾骨肌，在尾骨肌盆面和第4、5骶神经前支所合成的干结合，形成尾丛。从尾丛分出肛尾神经，分布于尾骨附近的皮肤。

二、内脏神经系统

内脏神经系统是整个神经系统的一个组成部分，按照分布部位的不同，可分为中枢部和周围部。周围部主要分布于内脏、心血管和腺体，故名内脏神经。由于不直接受人的意识控制又称自主神经（图2-24）；又因它是控制和调节动植物共有的物质代谢活动，又称植物神经。

和躯体神经一样，内脏神经纤维根据传递神经冲动的方向不同分为传入神经和传出神经：内脏传入神经向中枢传递神经冲动，产生感觉，又称为内脏感觉神经；而传出神经由中枢向周围传递神经冲动，产生运动，又称为运动神经。故内脏神经系统也可分为内脏感觉神经系统和内脏运动神经系统。

内脏运动神经分为交感神经和副交感神经。交感神经节前纤维的神经元胞体位于胸脊髓和腰脊髓第1～3节的灰质侧角内。副交感神经节前纤维的神经元胞体位于脑干和骶脊髓第2～4节的灰质前角内。

第二章 脊柱和骨盆的应用解剖及生理基础

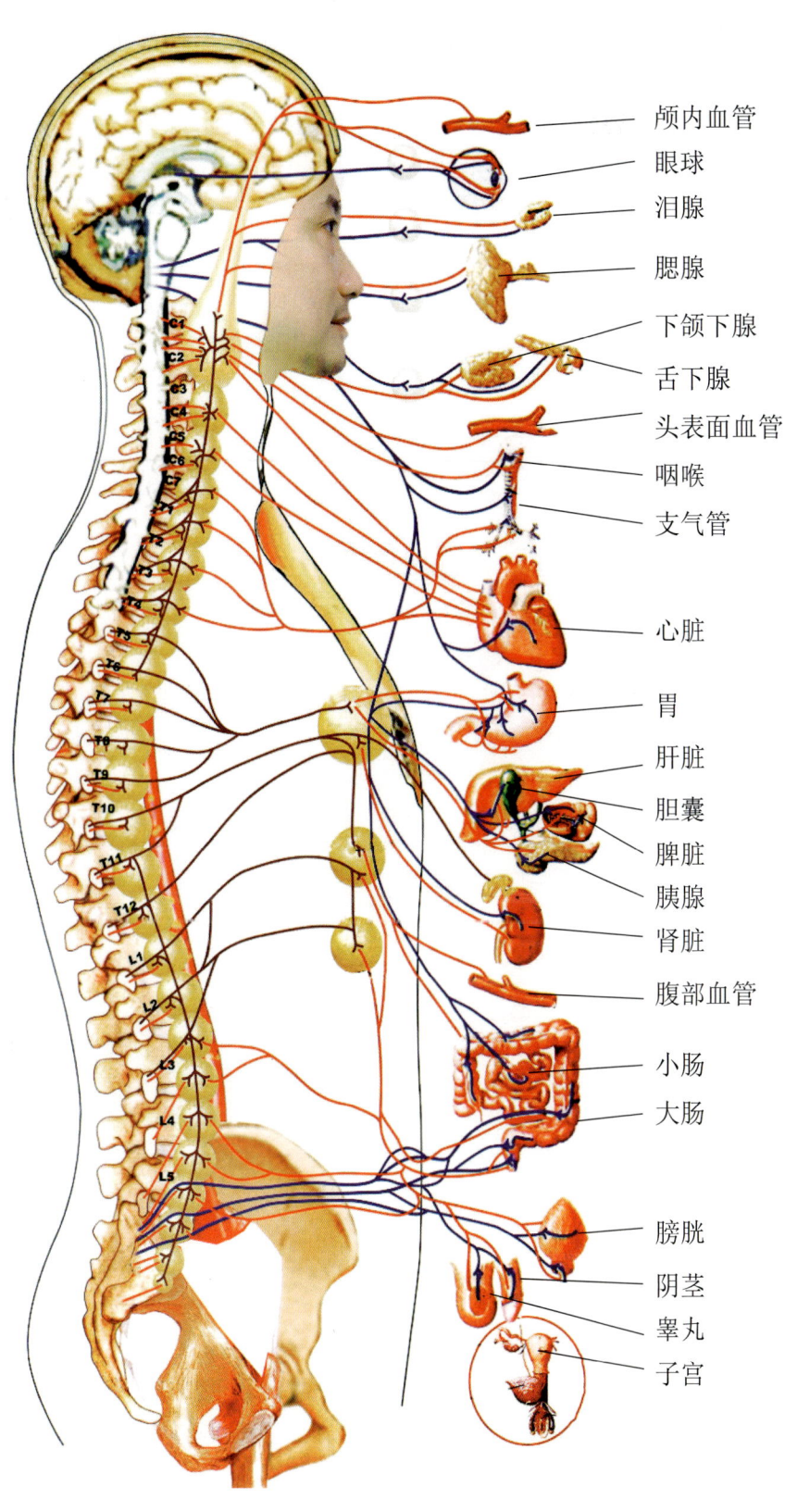

图 2-24 内脏神经系统

内脏感觉神经纤维系感觉神经纤维的一部分。内脏的感觉神经纤维均混在交感神经和副交感神经中，并无单独内脏感觉神经。内脏感觉纤维数量较少，每根感觉纤维的分布范围又较广，因此内脏的感觉比躯体感觉迟钝，定位性较差。其感觉纤维经脊神经后根及迷走神经等传入中枢。临床上常见某些内脏疾病可以在不同皮肤区域出现疼痛或过敏带，此情况是患病器官与皮肤部过敏区系由同一节段神经支配的缘故。

交感神经、副交感神经和内脏感觉性神经互相交织形成内脏神经丛，有心丛、肺丛、腹腔丛、盆丛等（图 2-25）。内脏神经系统是在皮质和皮质下中枢的调节下管理、调整人体的重要生命活动，如呼吸、循环、消化、体温调节、代谢等。

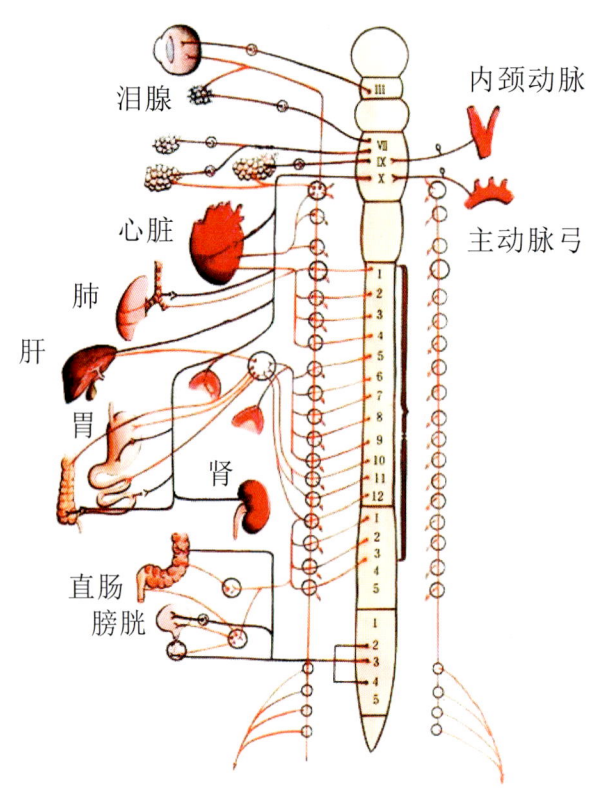

图 2-25 内脏神经

1. 内脏感觉神经系统

内脏感觉神经元的细胞体位于脑神经节和脊神经节内，也是假单极神经元，其周围突是粗细不等的有髓或无髓纤维。脑神经节包括膝神经节、舌咽神经下节、迷走神经下节，神经节细胞的周围突，随同面神经、舌咽神经和迷走神经分布于内脏器官，中枢突进入脑干，终止于孤束核。脊神经节细胞的周围突，随同交感神经和骶部副交感神经分布于内脏器官，中枢突进入脊髓，终止于脊髓灰质后角。在中枢内，内脏感觉纤维一方面与内脏运动神经元相联系，以完成内脏-内脏反射；或与躯体运动神经元联系，形成内脏-躯体反射；另一方面则可经过较复杂的传导途径，将冲动传导到大脑皮层，形成内脏感觉（图 2-26）。

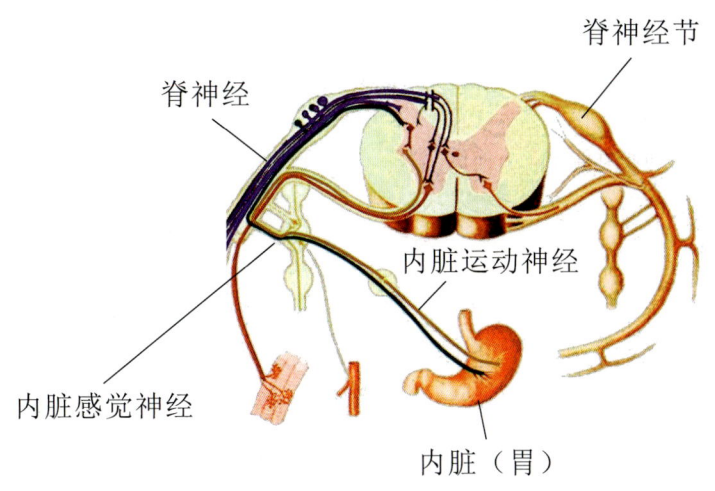

图 2-26 内脏感觉神经

内脏感觉神经的周围支则分布于内脏和心血管等处的内感觉器,把感受到的刺激传递到各级中枢,也可到达大脑皮质,内脏感觉神经传来的信息经中枢整合后,通过内脏运动神经调节这些器官的活动,从而在维持机体内、外环境的动态平衡,保持机体正常生命活动中,发挥重要作用。

2. 内脏运动神经系统

内脏运动神经系统调节内脏、心血管的运动和腺体的分泌,通常不受人的意志控制,是不随意的,故有人将内脏运动神经系统称为自主神经系统;又因它主要是控制和调节动、植物共有的物质代谢活动,并不支配动物所特有的骨骼肌的运动,所以也称之为植物神经系统。因内脏运动神经不受人意志支配,故称自主神经,也称植物神经,内脏运动神经又可根据功能和药理特点分为交感神经和副交感神经(图 2-27)。

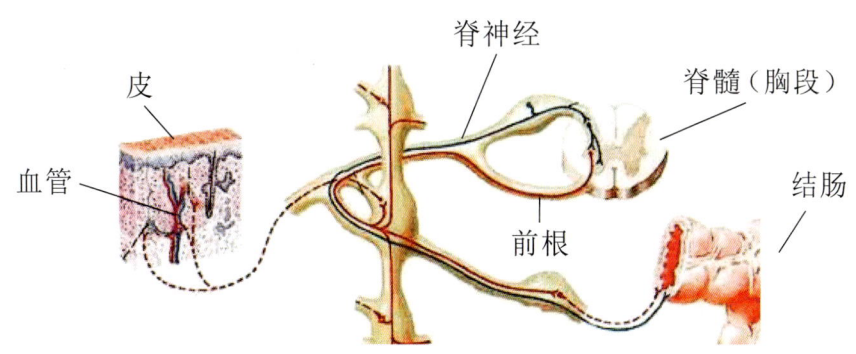

图 2-27 内脏运动神经

1）交感神经

交感神经是自主神经系统的重要组成部分，可概括为产生应激作用，由脊髓发出的神经纤维到交感神经节，再由此发出纤维分布到内脏、心血管和腺体。

交感神经的主要功能是使瞳孔散大，心跳加快，皮肤及内脏血管收缩，冠状动脉扩张，血压上升，小支气管舒张，胃肠蠕动减弱，膀胱壁肌肉松弛，唾液分泌减少，汗腺分泌汗液、立毛肌收缩等。当机体处于紧张活动状态时，交感神经活动起着主要作用。

交感神经的低级中枢位于颈8或胸1至腰3节段的脊髓灰质侧角，神经元的轴突形成节前纤维，随脊髓前根和脊神经至交感神经节。

交感神经节：是交感神经节后神经元胞体的所在部位。可分为椎旁节和椎前节。椎旁节纵行排列于脊柱两侧，有22～25个节，节与节之间由神经纤维（节间支）相连，形成交感干。交感干在颈段有3个节，即颈上节、颈中节和颈下节，颈下节常与胸1交感节合并成星状神经节。交感干在胸段有11～12个节；腰段常有4个节；骶段有4～5个节，在尾骨前方左、右交感干相遇形成1个共同的尾交感节或称奇节。椎前节位于脊柱前方，有腹腔节，位于腹腔动脉根的两侧；主动脉肾节，位于肾动脉根部；肠系膜上节和肠系膜下节，均位于同名动脉的起始部。

交通支：交感干上的神经节借交通支与脊神经相连。交通支可分白交通支和灰交通支。

交感神经的节前纤维和节后纤维：节前纤维发自脊髓C8～C3节段的中间带外侧核，有3种去向：①终止于相应的椎旁节；②在交感干内先上升或下降后终止于上方或下方的椎旁节；③穿过椎旁节，组成内脏大、小神经至椎前节换神经元。

节后纤维也有3种去向：①经灰交通支返回脊神经；②伴血管形成神经丛，随动脉分布所支配的器官；③直接到所支配的器官。

交感神经的分布：

（1）颈部交感神经

颈上交感神经节：呈纺锤形，为交感干神经节中最大者，在第1、2或第3、4颈椎横突水平。其节后纤维进入上3个颈神经内，当上段颈椎错位可因颈上交感神经节受损而出现过敏性鼻炎症状、心悸、心跳加快、冠状动脉压升高。

颈中交感神经节：最小，呈卵圆形，在第5、6颈椎横突水平。其节后纤维主要进入第4、5颈神经。通过其颈上心支和颈中心支可引起心动过速或心动过缓。

颈中间交感神经节：位于椎动脉根部的前方，在第 6 颈椎横突水平。有时单独存在，有时与颈中交感神经节合在一起，其节后纤维进入第 4、5 颈神经。

颈下交感神经节：常与第 1 胸交感神经节合成星状神经节在第 6 颈椎横突水平或第 1 肋骨小头前方。其节后纤维进入下 3 个颈神经。颈交感神经来源于第 1、2 胸节的白交通支上行。颈神经是通过灰交通支与交感神经节相连。颈交感神经节的节后纤维进入颈神经，也进入脑膜返支神经内，入椎管后支配脊膜、后纵韧带、椎间关节、关节囊。

颈交感神经节末梢分布到咽喉部、心脏、头颈及上肢的动脉。交感神经纤维也加入脑神经，如舌咽、迷走、舌下神经等。颈内动脉的交感神经纤维分布到眼部，支配扩瞳肌和上眼睑的平滑肌。围绕在椎动脉上的交感神经纤维，除调节椎动脉外，并随椎动脉上行分支到内耳动脉。颈交感神经的几个灰交通支可合成心脏支，组成颈上心支、颈中心支和颈下心支。T1～T5 交感神经联合组成心丛（有的与迷走神经的分支吻合），支配心脏。

当颈 7 至胸 3 错位时，可因星状神经节及胸 1～3 交感神经前纤维受损，而导致心房颤动、心绞痛发作或导致支气管哮喘。

（2）胸部交感神经

胸部交感神经位于胸椎两侧，两侧各有 11 个或 12 个，胸交感神经节位于肋骨小头前方，整齐地沿肋骨小头下行，但最下两个稍偏向内侧，处于 11、12 胸椎体之侧面。上胸部（T1～T5）交感神经节的一部分节后纤维分布到食管、气管、支气管和肺。下胸部（T6～T12）脊髓侧角发出的节前纤维，通过 T6～T12 交感神经节后纤维，组成内脏大、小神经，达腹腔神经节和肠系膜上神经节，在节中交换神经元，节后纤维随腹腔血管分布到腹腔器官。

当颈胸交界处错位使颈下交感神经节损害时，可引起心房颤动、心绞痛、胸痛；上位胸椎错位损害胸交感神经节前纤维，可导致心绞痛、室或房性早搏、房室传导阻滞；胸 5～8 错位使交感神经胸节损害，会形成消化性溃疡；胸 8～10 错位使胰腺的交感神经受刺激，可引起糖尿病；胸 9 至腰 2 错位可致肠易激综合征。

（3）腰部交感神经

腰交感干由 4～5 对腰神经节及其节间支组成。两侧各有 4 或 5 个，均较胸交感神经节偏于内侧，沿腰椎体的侧前方下行。

交通支：交通支连接相应的腰神经。

腰内脏神经：发自腰段脊髓侧柱的节前纤维，起自腰交感干神经节，与腹腔神经丛下延的部分组成腹主动脉丛。其分支到下肢及骨盆。当腰交感神经受损，可致排尿异常、排便异常、不孕不育、月经失调等病症。

（4）盆部交感神经

盆部交感干由 4 对骶交感干神经节和 1 个尾交感神经节及其节间支组成。位于骶骨盆面，骶前孔的内侧。骶部交感神经干的节前位于骶骨盆面纤维经交通支在交感干内下降至骶神经节，在节内交换神经元后，以交通支达到骶神经和尾神经。腰骶部交感神经节后纤维是随血管分布到直肠、膀胱和男女生殖各个器官。骨盆移位可致骶部交感神经受刺激，引起男女生殖系统、泌尿系统病变或下肢血管神经性水肿等。

2）副交感神经

副交感神经分为脑部和脊椎骶部，由明显的脑神经节、神经索或脑和脊髓以及它们之间的连接成分组成：脑部的中枢位于脑干内，总称为副交感核，发出纤维走行在第 3、7、9、10 对脑神经内，控制与协调内脏、血管、腺体等功能；骶部的中枢，位于骶髓 2～4 节段灰质内的骶中间外侧核，发出节前纤维至脏器附近的器官旁节和脏器壁内的器官内节，组成盆神经，支配降结肠以下的消化管、盆腔脏器及外生殖器。

副交感神经作用与交感神经作用相反，它虽不如交感神经系统具有明显的一致性，但也有相当的关系。它的纤维不分布于四肢，而肾上腺、甲状腺、子宫等具有副交感神经分布处。副交感神经系统主要维持安静时的生理需要，多数扮演休养生息的角色。其作用有 3 个方面：

（1）瞳孔缩小以减少刺激，促进肝糖原的生成，以储蓄能源。

（2）引起心跳减慢，血压降低，支气管缩小，以节省不必要的消耗。

（3）消化腺分泌增加、增进胃肠活动，促进大小便排出，保持身体能量。协助生殖活动，如使生殖血管扩张，膀胱收缩等反应，性器官分泌液增加。

3）交感神经和副交感神经的主要区别

（1）中枢部位不同：交感神经的低级中枢位于脊髓第 1 胸节至第 3 腰节的侧角，副交感神经的低级中枢位于脑干副交感核，脊髓第 2 骶结至第 4 骶结以及骶副交感核。

（2）周围神经节的部位不同：交感神经由侧角发出的节前纤维随脊神经前根和脊神经一起出椎间孔后离开脊神经，到达交感干神经节。一部分在节内换神经元后，其节后纤维离开交感干返回脊神经，随脊神经分布到四肢和体壁的血管、汗腺和立毛肌。大部分节前纤维在交感神经干内换神经元后，其节后纤维不再加入脊神经，而在各动脉周围形成神经丛，随动脉分布到头、颈和胸腹腔的器官和腺体。而副交感神经自中枢发出的节前纤维在副交感神经节换神经元，节后纤维分布到平滑肌、心肌和腺体，副交感神经节一般都在脏器附近或脏器壁内，节后纤维短。

（3）对同一器官的作用不同：交感神经兴奋时，腹腔内脏及末梢血管收缩，心跳加快加强，支气管平滑肌扩张，胃肠运动和胃分泌受到抑制，新陈代谢亢进，瞳孔散大等。副交感神经兴奋时，心跳减慢减弱，支气管平滑肌收缩，胃肠运动加强促进消化液的分泌，瞳孔缩小等。一般内脏器官都有交感和副交感神经双重支配，这两种神经对同一器官的作用通常是抵抗的，但在整体内两类神经的活动是对立统一互相协调的。

交感神经的活动比较广泛，副交感神经的活动比较局限，当机体处于平静状态时，副交感神经的兴奋占优势，有利于营养物质的消化吸收和能量补充，有利于保护机体。当剧烈运动或处于不良环境时，交感神经的活动加强，调动机体许多器官的潜力提高适应能力来应对环境的急剧变化，维持内环境的相对稳定。

人体在正常情况下，功能相反的神经处于相互平衡制约中。在这两个神经系统中，当一方起正作用时，另一方则起负作用，很好地平衡协调和控制身体的生理活动，这便是自主神经的功能。一些人也可以通过瑜伽或生物反馈技术用意识调节自身自律神经系统的功能（图2-28）。

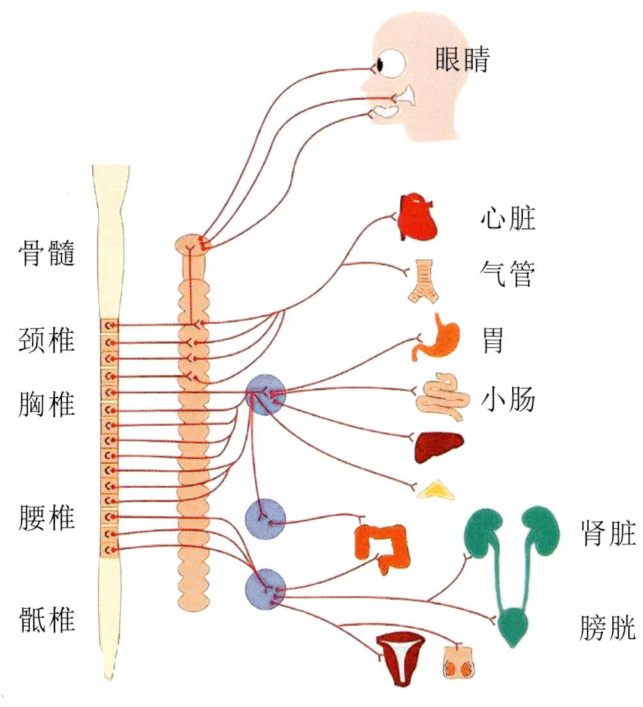

图2-28 自律神经系统

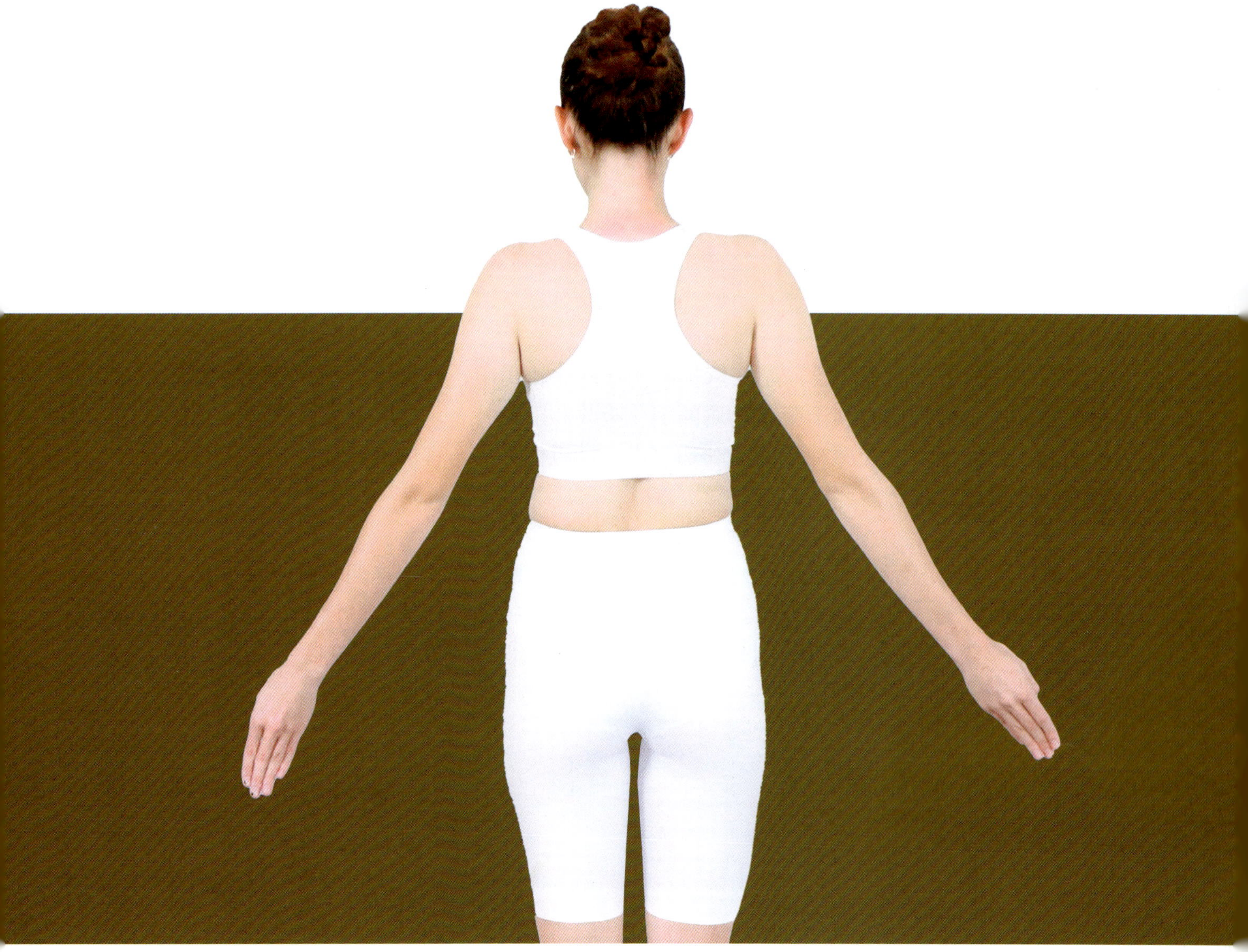

中国正骨整脊术与体形体态矫正

第三章
脊柱和骨盆的生物力学

随着对临床常见脊柱矫正的深入研究，脊柱的功能解剖和生物力学方面的问题引起了人们的广泛重视。临床所遇到的以疼痛为主或以形态、功能障碍为主的许多问题，多能从脊柱的功能解剖、生物力学等方面得到合理的解释或推理论证。

脊柱生物力学研究是从20世纪80年代兴起的。1986年法国学者Cortel和Dubousset研究脊柱侧弯的矫形，剖析了脊柱的冠状面、矢状面和横状面三维结构产生的屈曲拉伸、侧弯和轴向旋转6个运动自由度，提出三维空间理论。

1983年，德国学者Lmi从脊柱形态解剖的静力平衡稳定观点出发，提出三柱理论，他认为双侧的关节突关节和椎体间的椎间盘各自连接成一个柱。

1986年，国内学者郭世绂则用"一个由放射性且具弹性及收缩力的绳索牵引使其伸直的旗杆"来比喻脊柱和脊柱周围肌肉之间的关系，并认为如其中一部分肌肉特别是与脊柱相邻者被切断，则脊柱必将倾斜。

1990年，美国学者Whie提出影响脊柱力学稳定的缓冲带问题。

1999，美国学者Przybylski Welch Jacobs i认为影响脊柱稳定的因素中，还有一个"边缘性区域"。荷兰学者Bedzinski和Wal曾以模型研究为基础，试图测定腰部脊柱的运动。他们根据等色花纹绘制作用于腰部脊柱轮廓上的主要应力分布图，发现腰部脊柱轮廓应力分布取决于腰部脊柱前凸指数和骶骨的倾斜度。德国学者Ulrich等通过对脊柱旋转离体标本实验发现，矢状面不稳定以及显著旋转不稳定性是腰部脊柱传统骨折的特有体征。

脊柱损伤涉及了比较复杂的生物力学问题，需要骨科、神经科和放射科多方面合作，对患者的损伤机制、解剖结构和稳定性进行估计。脊柱的损伤有屈曲型、伸直型、旋转型、侧弯型和压缩型，但在脊柱运动学和运动节段受力分析的研究中显示，这些传统的关于脊柱运动的说法不能透彻地阐明脊柱的力学和损伤机制。

传统的屈伸并不是单一的运动。它包含两种运动方式，即在一个平面内的平移和旋转。所以，只用一种位移评价损伤机制就显得过于简单了。一个运动节段的2个自由度中的任何一个都有伴随的力或弯矩，运动学的研究表明，耦合形式在脊柱的大部分区域都是固有的，发生损伤时，不同运动节段在三维空间的方向改变了这些耦合的类型。

分析作用力的关键是确定旋转的瞬时中心。瞬时中心指示了运动节段在受力时发生变形的特点。例如，垂直的力作用在旋转中心的前方引起屈曲，同一个力作用在旋转中心的后方则发生过伸。所以，在分析损伤机制时，必须考虑受累运动节段的2个自由度及其在不同力作用下瞬时中心的改变，然后分析作用力和力矩的特点。

第三章 脊柱和骨盆的生物力学

一般来讲，在日常生活的损伤中，作用力都有一些倾角，相对于垂直的直角坐标系中的三轴之一 X, Y, Z 轴。由于脊柱的生理曲度不同，脊柱的不同节段发生的损伤类型也不尽相同。

由于骨-韧带复合体在刚度和能量吸收方面的差异，运动节段的骨韧带复合体的断裂点可能是这些力的作用比例、方向和数值的函数。这一事实可以解释在文献中关于骨和韧带哪部分先断裂的争论，例如，关于齿状突骨折和齿状突横韧带断裂的争论。

脊柱是人体的支柱，脊柱及其周围软组织是人体内的一个平衡系统。这个平衡系统相互协调，相互作用，保持了人体正常的生命活动。

脊柱本身是靠椎体、关节突、椎间盘韧带、关节囊等组织来维持其稳定的。肌肉既是维持脊柱稳定的因素，也是脊柱活动的原动力。

脊柱的正常生理活动是在肌肉舒缩的推动和椎间盘、韧带、小关节的稳定作用下来完成的，以上各个组织成分发生异常，都可使脊柱的平衡功能失调，不协调的脊柱活动就会扰乱脊柱正常的解剖生理关系，因而影响相应的组织器官，导致疾病。

脊柱失稳既可发生在脊柱关节，也可表现在肌肉、韧带、关节囊、筋膜等上，而脊柱失稳导致的关节骨错缝最为常见。解剖学已经证实，椎体错位是引起脊柱及脊柱相关疾病的原因之一。

脊柱结构的改变导致人体功能的改变，同时内脏功能的改变也可影响脊柱的结构。因为人体的各个组织器官都要通过神经与脊柱发生联系，内脏器官发生病变也会在脊柱上有所表现，通过反射性的肌肉舒缩功能的改变以及脊柱周围韧带、关节囊等发生适应性的调节而导致脊柱功能的异常。脊柱椎体可以沿横轴、纵轴和矢状轴旋转和平移。

脊柱的活动通常是多个节段多个方向的联合动作。所以脊柱失稳后发生的骨错缝也是可以在水平轴上平移，冠状轴上前倾、后仰，以及在矢状轴上左右旋转。脊柱的位移发生后，会使脊椎管内容积改变，同时还可使神经根以及椎动脉受到压迫或刺激；脊柱小关节排列异常产生对肌肉、肌腱、韧带、筋膜、硬膜等软组织的异常张力，以上各种因素综合作用的结果被损伤组织接受伤害性刺激，传入冲动增多，既可引起受累的神经根、脊髓、椎动脉本身的病变，也可通过血管、神经的反射作用使相应的脊髓节段支配的内脏产生功能上的异常。

第一节　脊柱的稳定性

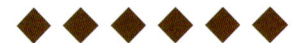

人体脊柱是一个"稳定"的轴，而发生于脊柱的许多疾病，常以疼痛、功能障碍、外形异常为主要表现，尤其是以疼痛为主诉而求医者更为多见。因此，把疼痛、功能异常、外形异常与脊柱的稳定性联系起来考虑，已成为临床医生习惯的方法。

为了适应生活、劳动等的需要，脊柱常要完成许多刚、柔或单向、多向的动作，在完成这些动作时，脊柱处于"稳定"和"不稳定"的矛盾状态中。脊柱的稳定状态依靠其复杂结构的正常功能的发挥，而脊柱的不稳定状态常是由于其复杂结构未能发挥正常功能或复杂结构本身处在非正常状态所致。

判断临床有疼痛等症状的病人的脊柱是否稳定，还可根据某些检查来做出推理，但确定没有疼痛等症状的病人的脊柱是否稳定，是比较困难的。临床上确实存在不稳定的脊柱但并没有临床症状的现象，而且"不稳定"本身并没有量化标准，所以，实际上只能在有临床症状（如疼痛）的病人中确定脊柱的稳定与否。

很明显，脊柱的稳定或不稳定，并不是最后"诊断"，尚有许多要深入了解的问题。

一、肌肉对脊柱的额面、矢面平衡与稳定的作用

脊柱被稳定在一个静态平衡的功能位置或被稳定在一个能发挥良好功能的动态平衡的功能位置，肌肉是维持其平衡、稳定的重要因素。

正常情况下靠肌肉的收缩和松弛来达到脊柱的静态、动态平衡。为了完成需要的体位的平衡和稳定，肌肉随时都处在适应性变位状态中。肌肉的正常功能还有赖于支配该肌肉神经的正常功能。另外，脊柱的关节、韧带、椎间盘等机构，不但帮助肌肉的正常功能发挥，也支持肌肉发挥稳定和平衡脊柱的正常功能作用。

脊椎于直立位时，从额状面看是两旁诸组肌肉对称的能保持正常功能的中柱。当因某种原因出现两旁肌肉不对称时，即两旁肌肉失去平衡时，则可出现侧弯，并显示多种因代偿而相继出现的异常。

从矢状面看，脊柱前和脊柱后的肌肉所维持的脊柱的生理弧度，也同样有其正常的生理范围。当维持脊柱生理弧度的诸组肌肉失去平衡时，则可出现过伸、过屈或弧度消失或弧度加剧等异常情况。

无论是从骨盆起止，或从胸廓起止，或从脊柱起止的肌肉，都为保持脊柱稳定功能而发挥作用。常按其作用的范围，分局部和整体两种类型（或称两个系统）。以腰椎为例，局部系统的构组肌肉，起点或止点均在腰椎部（但腰大肌例外），局部系统的肌肉稳定其腰椎的功能是维持脊柱的弧度以及使其在矢状面和侧方的稳定。腰大肌没有被包括在局部系统内，是因为它的作用在于使髋关节屈曲，这是属整体系统范围的。

整体系统的构组肌肉是指直接负荷于胸廓和骨盆间的肌肉群，并有维持腹腔内压功能的肌肉群，这些肌肉群包括骶棘肌、腹内斜肌、腹外斜肌、腹直肌和腰方肌的外侧部分（附着在第12肋的那部分）。腰大肌是属整体系统的，背阔肌的作用是肱骨和腰背之间的力量传递，它把肱骨的力量传到骨盆部。这些肌肉均间接地起到稳定腰椎的作用。因此，局部系统和整体系统共同维持腰椎的稳定。

整体系统力的作用线常需经过腰椎间盘前缘或经过椎间盘中点起到抵消一部分局部系统的肌肉的力的作用。另外，假如没有局部系统的肌肉群的相互牵制，将导致腰椎脊柱的伸屈，即平衡将不能维持，腰椎弧度将加大。整体系统可以改变外力作用线，而局部系统则主要是维持腰椎位置。当然，对付外力作用时，两个系统是同时起作用的。

那些起附于骶棘肌腱膜的局部系统和整体系统的肌肉，止于髂嵴、骶后、腰椎棘突和棘上韧带，从功能上不太合适把它们分属于局部系统，但可把那些附于棘突和棘上韧带的肌纤维部分属于局部系统，把那些力量主要传递到骶棘肌并到骨盆去的肌纤维分属于整体系统。所有骶棘肌到胸廓去的肌纤维均属整体系统。

腹内压的形成和维持是整体系统和局部系统的肌肉共同作用的结果，整体作用是直接由连接胸廓的整体肌来完成；而局部作用是由连接腰椎肌肉的直接作用来完成，其中还包括屈曲活动。

多裂肌是连接脊柱的重要肌肉（在颈段、胸段和腰段均属同样作用）。腰椎部的多裂肌起止于棘突和下2~3个腰椎横突上的乳突处。棘突间和横突间的肌肉当然有稳定脊椎（柱）的作用。肌肉的稳定性与肌力成比例，与肌长度、肌横断面面积成比例。Langenberg（兰根伯格）在1970年报道，多裂肌在上腰段的面积为（2×3.5）平方厘米，而在下腰段有（2×6.0）平方厘米，而棘间肌只有（2×1.0）平方厘米。

1. 从骨盆到腰椎的肌肉

腰椎和骨盆间的多裂肌纤维，起于骶椎和髂骨嵴，止于棘突。提棘肌可分为内、外侧两部分，这两部分均有腰部和胸廓的纤维，胸部占2/3肌纤维，为整体系统范围；其余1/3为腰部纤维，属局部系统范围。Bogduk于1980年指出，腰部肌肉的内侧部分是以髂嵴内侧部分和腰肌间腱膜处为起始，止于腰椎的副突处；腰部肌肉的外侧部分腰肌纤维是以髂骨的外侧，小部分是以腰肌肌间肌膜为起始，止于腰部的横突。

腰方肌起于髂嵴，止于腰椎横突的大部分，因外侧部分止于最下浮肋，所以属于整体系统。多裂肌肌纤维止于棘突，其肌纤维又几乎与脊柱相平行，对脊柱的侧弯很少有影响。腰骶棘肌肌纤维作用于脊椎，如果是单侧用力，将导致腰椎伸屈和侧弯，双侧用力则主要是从侧方稳定脊柱。腰方肌也是从侧方稳定脊柱的，假如它单侧用力将导致腰椎的侧弯，腰方肌的整体系统功能在于骨盆和第12肋之间，它被横隔的收缩作用而抵消一部分机械作用。

2. 从胸廓到腰椎的肌肉

多裂肌到胸12腰1平面处，它们从腰椎的乳状突处起，止于胸椎的棘突。棘肌起于上腰椎棘突和下胸椎，止于上一胸椎的棘突。这些肌肉使上腰椎段和胸椎起到伸展作用。

3. 从胸廓到骨盆的肌肉

提棘肌的胸部肌纤维起于提棘肌腱膜，其内侧部分起于该腱膜的深层，止于胸椎的横突和肋骨，其肌纤维与脊柱相平行；外侧部分起于该腱的后面和提棘肌腱膜在肋骨的止处，大多数外侧部分的肌纤维有一斜向头内侧的去向。整体系统中的提棘肌的机械性能是维护脊柱在矢状面和侧面的稳定，即躯干的稳定，单侧作用将导致胸廓侧弯和伸展。

腹外斜肌起始于第8肋以下，止于3～4肋骨的软骨处和在第9～10肋软骨处肌腱膜和腹直肌的鞘，它的作用是整体性的，双侧作用可致躯干屈向前方，单侧作用可致胸廓屈和旋转。腹内斜肌起于胸腰筋膜的外侧缘、髂嵴和腹股沟韧带，止于胸廓下2～3肋骨软肋骨和腹直肌鞘膜。这些肌肉的主要机械功能是整体性的，当双侧作用时，使胸廓屈曲；一侧作用时，使胸、腰部侧弯。斜肌综合作用时起不到转轴的作用。腹内、外斜肌是两个呈弧形的肌肉，可构成腹腔的内压力。

腹腔内压力的形成，主要是由周围肌肉的作用所致，前为腹直肌，双侧为腹内、外斜肌和腹横肌，上面有横膈，下为骨盆肌层。实验检测和临床观察证明，腹内压增高与躯干负重劳动密切相关。胸廓的伸、屈负重时，腹内压的整体作用可使脊柱的压缩负荷动作降低15%～30%（Broberg，1981）。

二、胸廓、骨盆位置与脊柱的平衡与稳定

脊柱在直立、前屈、侧弯和后伸等位置时，其功能的完成，除靠脊柱周围的肌肉功能外，还要靠骨盆的正常位置而得到基础性稳定。

脊柱除接受头颅重量的负荷外，还支撑着双侧肩胛骨、锁骨和双上肢。其垂直位的长轴、水平位的短轴，综合完成躯干及躯干以上的稳定和平衡。另外，骨盆犹如基石，起着托固和

支撑脊柱的稳定和平衡的作用，其原因是脊柱的许多肌肉是对称地止于骨盆或者起于骨盆。骨盆位置如果有额状面的不正或矢状面的倾斜，均可导致脊柱诸肌肉失衡和不稳。

肌肉的作用是维持脊柱平衡与稳定的主动构件，被动构件则是力量从身体的上部通过脊柱传到骨盆及下肢肌肉的作用，由肌肉的作用所构成腹腔内压，脊柱本身的运动肌肉都是主动构件，骨骼、韧带等则是被动构件。由骨骼和韧带所构成的关节是脊柱平衡与稳定的重要组成部分。

1. 小关节的稳定作用

胸 12 腰 1 运动节段是旋转强度最高的节段。在腰段，尤其是下腰段，小关节面逐渐转向额状面位，这适应了小关节多轴旋转的需求，也适应了小关节需要有剪力存在的需求，这在下腰段尤为如此。

根据小关节的关节面的解剖特点，首先要想到小关节的剪力因素。小关节的剪力维持还有棘间韧带的参与。有人已检测到，当脊柱屈曲时，在关节囊韧带即出现强力，其运动节段将有 1/4～1/3 的被动屈曲强度是由棘间韧带来承载的。另外，当运动节段承受压力时，小关节承受一定压力，但在脊柱处在中立位时，小关节不承受压载或只承受很少的压力。

2. 关于胸腰肌筋膜（腰背肌筋膜）

这是一个强有力的结构，有 3 层，前层起于腰椎横突的前面，中层起于腰椎横突尖，后层起始于中线并覆盖所有腰背部肌肉。这 3 层在力学方面也有 3 种不同的作用：

（1）力量传递：从肌肉到骨骼。

（2）力量传递，直接在两骨骼之间（没有肌肉参与，力量来自筋膜的弹性）。

（3）传递脊椎与提棘肌之间的横向力量（即提棘肌周围的网膜）。

胸腰肌筋膜的后层还有一浅表薄层，它止于背阔肌以及骨骼嵴和骶骨棘突。胸腰肌筋膜的后层，还有浅、深两薄层，斜行网织交错止于中线棘突，并与胸腰肌筋膜中层融合。胸腰肌筋膜的深层，在上腰段发育得不像其他部位那样有力，这样，是靠浅层传递肌肉的力量，即从下后锯肌到腰椎的棘突。中间层的网织结构包绕着提棘肌，有些纤维还伸到肌肉中去。胸腰筋膜仅能很小程度地抵消躯干的屈曲活动。

这些维护脊柱稳定的主动构件和被动构件，其作用的发挥是多种因素相互作用和共同作用的结果。

三、脊柱弧度的形成及其力学意义

脊柱弧度的形成是为了适应功能，包括生活活动中的功能需要和劳动时的功能需要。

从正面看，脊柱是直的；从侧面看，脊柱有 4 个弧度：颈椎向前凸，胸椎向后凸，腰椎向前凸，骶椎向后凸（图 3-1）。

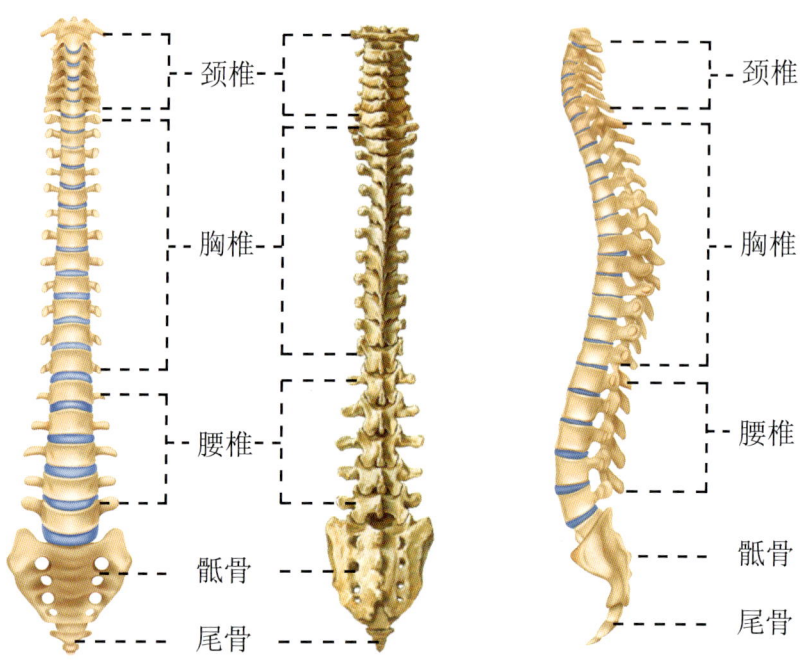

图 3-1　脊柱

弧度的功能是为了承受负荷压力。根据机械力学原理，弧形柱的阻尼（Resistance）等于弧数（N）的平方加 1 即呈正比例关系。脊柱是一弧形柱，其阻尼是 1，这种情况在临床并不见；有 2 个弧度时，其阻尼是 5；有 3 个弧度时，其阻尼是 10，即 10 倍于直立的脊柱。

脊柱弧度的意义可以从 Delmas 指数来提示。Delmas 指数等于从骶 1 到寰椎的实际长度除以从骶 1 到寰椎的充分伸屈的长度，然后再乘 100。正常的脊柱 Delmas 指数为 94～96，即 95；但当脊柱弧度加深，其 Delmas 指数将小于 94；反之当脊柱的弧度变浅，或几乎变直时，其 Delmas 指数将大于 96。Delmas 还指出其功能方面的意义是弧度明显的脊柱是动力型，弧度线直的脊柱是静力型。

第二节 脊柱的功能单位

在研究脊椎的功能解剖时,常常人为地把脊柱作某种分类。

一、运动节段的概念

把包括两个脊椎及其间的连接结构看成是一个功能单位,从功能的整体看,把脊椎的功能单位概括为一个运动节段。运动节段的前部是两个椎体、椎间盘和纵向韧带,其后是相应的椎弓、椎间关节、横突和棘突以及其间的韧带。椎弓和椎体构成椎孔为构成椎管的基础,目的是保护脊髓。

二、运动节段的前部及其功能解剖特点

1. 椎体的功能解剖及生物力学(图 3-2)。

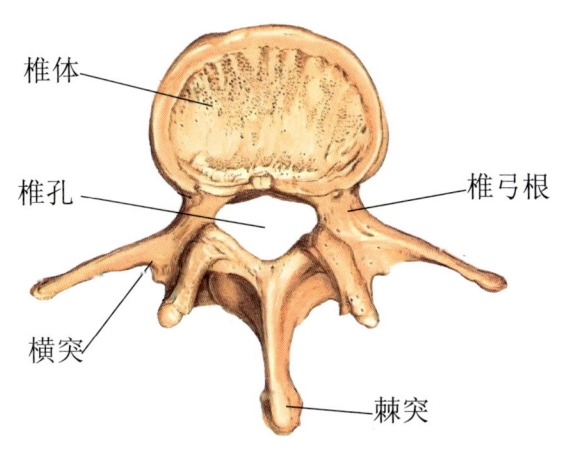

图 3-2 椎体

椎体为短骨,外层为致密骨皮质,包围松质骨。在椎体上面和下面的骨皮质,称之为脊椎骨板。它的中央部分较厚,并包含软骨板,在周边是脊椎的边缘部分,它是由骨骺板分化而来的,到 14～15 岁时,再与椎体相融合。骨骺的骨化因故发生病变时将导致如脊椎股骨骺炎(即休门氏病)等常见疾病。

若将一椎体从额状面垂直切剖观察,可清楚地看到椎体各边的骨皮质是增厚的。更有意义的是,椎体中松质骨骨小梁按照力线走行,这些线按垂直连接到椎体的上面和下面,按水平连接到椎体的旁侧或外侧。若将椎体从矢状面剖切,所显示骨小梁是另外两种斜行的,并是扇形走行,其中之一从椎体上面到上关节突和棘突,另一从椎体下面到下关节突和棘突。

2. 椎间盘的功能解剖及生物力学（图 3-3）。

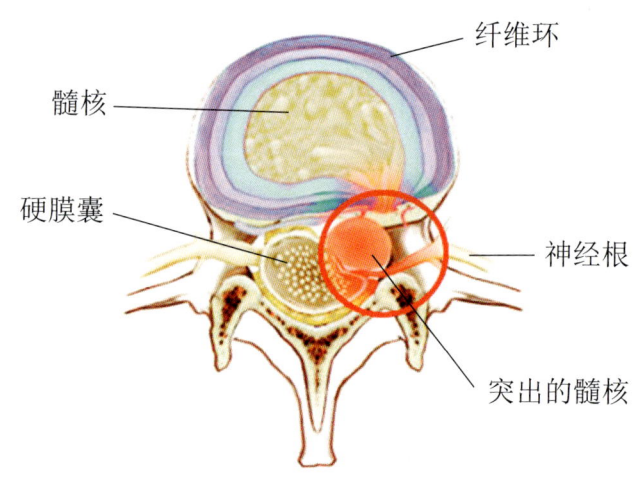

图 3-3　椎间盘

纤维环：纤维环是一种纤维样软骨，胶原纤维束交叉排列是其结构的一大特点。各层纤维环之间相互交叉 90°，有多层，形成一个十分坚固的环形结构，因此可以承受强大的弯曲和扭曲。同时它相当牢靠地固定在软骨板上，软骨终板又紧贴在上下椎体骨面上，形成几乎极少位移的稳定连接。

髓核：髓核被牢固地限制在纤维环中，它与纤维环之间并没有明显的界线。

髓核是椎间盘结构中的重要组成部分，尤其当椎间盘在承受负重时更为重要，椎间盘的负荷是复杂的，负重或运动时，椎间盘所承受的力有压缩力、屈曲力和剪切力。例如，当脊柱伸屈或侧弯时，将产生张拉应力和压缩力，而旋转时则产生剪切应力。

其实，椎间盘在将上下椎体分开的同时，就已使纤维环和纵向韧带处于一定张力下，同时，髓核在正常情况下就已经承受有水压力，当处于负重状态时，其压力将更高。

髓核本身是由黏弹结构的材料所构成，黏弹性的物理特征有：①当物体突然发生应变时，若应变保持一定，则相应的应力将随时间的增加而下降，这种现象称为力松弛（relaxation）。②若令应力保持一定，物理的应变随时间的增加而增大，这种现象称为蠕变（creep）。③对物理作用周期性地加载和卸载，则加载时的应力应变曲线同卸载时的应力应变曲线不重合，称这种现象为滞后（hysteresis）。

髓核有黏、弹、塑等力学特性，主要表现在蠕变性和滞后性方面。所谓蠕变性，即在一定不变的负荷作用下，作用持续一定时间后，变形会继续，时间是一个延续因素。所谓滞后性，即在反复作用力下，椎间盘能吸收震荡能量（这是一种保持特性）。椎间盘的蠕变性会因椎间盘的退行性改变而改变。当退行变过程进行性发展时，黏弹性就将减退，蠕变性也受到削弱。黏弹性减退将衰减对抗冲击与吸收震荡的能力，滞后性特性与椎间盘的年龄有密切关系，越是年轻，滞后特性越好。

髓核在负重时，压力平均分布在髓核四周，即帕斯卡定律所述的特点，并产生运动节段的水压力功能。有人测出，椎间盘内压力约为每平方厘米 10 牛顿，这是内在的，是由于椎间盘周围许多固定结构，如韧带张力所赋予的。髓核也受到外加压力，当髓核受到外加压力时，髓核仅有轻微压缩，这时，还可使间盘向外侧膨出。

当脊柱承载负荷时，腰椎间盘的应力分布以髓核承受的压缩应力最大。纤维环还受外围的张力，腰椎的纤维环的后方所承受的张拉应力为轴负荷（ariol loading）的 4～5 倍。胸椎纤维环的张力比腰椎的低，这是由于胸椎间盘的直径、厚度均比腰椎高的关系。

从机械原理看，髓核的功能犹如旋转接头（swivel），有很灵活的承载功能，能顺利完成 3 种类型的运动。

（1）倾斜运动：无论是矢状面还是额状面，均能顺利完成脊柱的伸展和屈曲运动。

（2）旋转运动：指在两软肋骨板间的旋转运动。

（3）滑动或剪切运动：指在两软骨之间的滑移运动。

这 3 种类型的运动不是单独出现的，而是协同动作且有椎间关节参与。

椎间盘在身体水平位横断的面积比值：从脊柱各段处的水平位横断面观察，椎间盘的矢径与身体的矢径的比值是不相同的，与脊柱的活动范围大小、负荷多少等有关，例如，在胸段，脊柱的矢径为该相同水平的身体的矢径的后 1/4，在颈段则为 1/3，而腰段则为 1/2。

这些位置及矢径大小的变异，是根据躯干局部的功能决定的，颈椎是为了适应负载头颅的重量，胸椎是为了适应胸腔内器官的重量，腰椎是为了支持整个上肢和躯干的重量。

椎间盘的厚度与椎体的厚度及其比值：脊柱各段椎间盘的厚度与椎体的厚度，及其二者之间的比值是不同的，例如，腰椎的椎体厚度及横断面均比颈椎和胸椎大。显然这与承担较大的负荷有关。其间椎间盘的厚度，无论是机械性还是功能性方面都是研究脊柱的功能所关注的部位。椎间盘的厚度与椎体的厚度及二者的比值也不相同。在颈段是活动范围最为明显的部位，椎间盘厚度与椎体厚度的比值为 2/5（即 40%）；在腰段活动范围稍差，椎间盘厚度与椎体厚度的比值为 1/3（即 33%）；而胸段活动范围最小，其椎间盘厚度与椎体厚度比值为 1/5（即 20%）。

髓核在椎间盘中的位置： 髓核在椎间盘中基本位于椎间盘中央，但在脊柱各节段髓核的位置并不完全都在中央。把各椎体的矢径等分为10等份，可见颈椎髓核位于椎体前缘的 4/10 与后缘的 3/10 处，占 3/10，并在运动轴的正下方；在胸椎，髓核在椎体前缘的 4/10 与后缘的 3/10 处，也是占 3/10，但它在运动轴的后方；在腰椎，髓核在椎体前缘的 4/10 与在后缘的 2/10 处，占 4/10，有一个较大的接触表面，它正在运动轴的上下方。

椎间盘内的压力： 椎间盘是有压力负载的。在形成下腰痛综合征的全部病理过程中，当腰椎在增加机械负荷时，疼痛症状会更加明显。

有报告提出，当举重量仅为2千克时，尸体脊椎即可出现骨折，临床观察到正常的腰椎在垂直负重时致骨折前，可耐受近1000千克的压力，这二者差距很大。还有研究指出，单独加压到椎间盘上或两个相邻近的椎体上是不能形成真正的椎间盘突出的。但在垂直压力下椎间盘软骨板可造成骨折，以致髓核突出到椎体之内，但未能形成像临床所见的那类椎间盘突出。

在活动、各种体位以及不同负重时，利用压力传感器检测髓核内的压力。椎间盘内的压力还将因脊柱的不同倾斜而改变，靠背椅的角度后斜较小时及继续增加倾斜时，椎间盘内压力将逐渐下降。

椎间盘的强度系数： 椎间盘的强度系数是综合压应力、张应力、剪应力和轴旋转得出的。

椎间盘的各向异性： 各向异性是指物理性质随量度方向而变化的特性，称为各向异性。各向异性是一般物质的通性，而各向同性则为特性。

椎间盘的各向异性，主要表现在椎间盘自身的特殊结构，即弹性方面的物理特征。椎间盘是自行限制的弹性容器，它随着作用于它的力而发生空间定向的变化。椎间盘既有弹性又能稳定。

3. 有退行性改变后的椎间盘的生物力学改变

随着年龄的增大，椎间盘可发生明显的退行性改变，髓核的水结合力逐渐下降，弹性功能逐渐减退，并逐步丧失贮藏能量、传递和扩散应力的能力，从而减少了抗负荷的力量。

椎间盘在退行性改变后，上下两椎体因髓核脱水、容积压缩等原因而靠近，并因退变进行得更为明显而靠得越近。这时，椎间小关节首先从不等距离的错位而发展到半脱位，并相应地错位或在半脱位的情况下造成软组织损伤，首先是关节囊和关节周围软组织结构的损伤。

由于椎间盘的退行性改变进展最快，所导致的继发性改变也最多，故髓核退行性改变成为脊柱功能失衡的首发部位，继发性损伤性炎性反应也从该处开始和扩展，构成一系列以慢性腰痛为主要特点的临床疼痛综合征。

4. 前纵韧带和后纵韧带的功能解剖及生物力学（图3-4）。

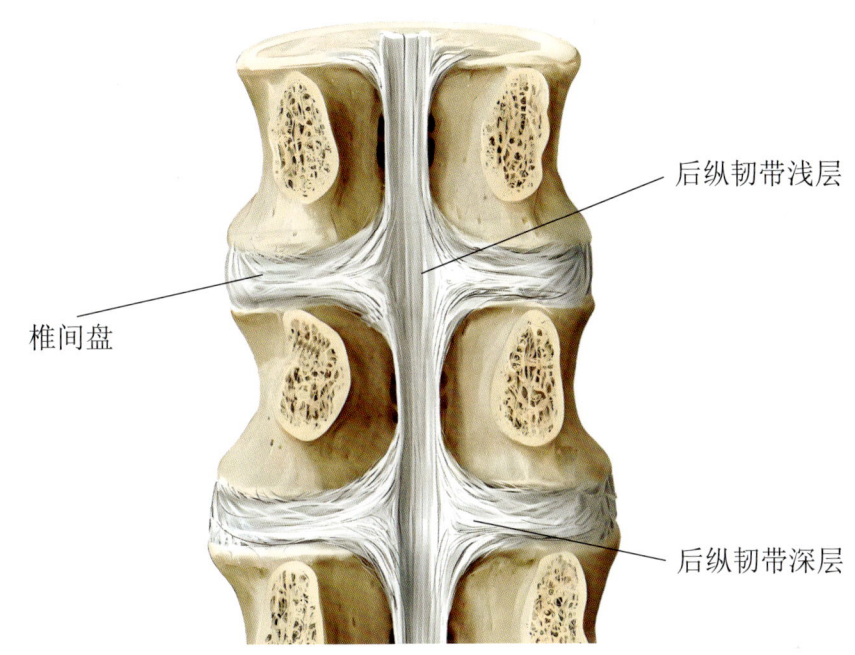

图 3-4　后纵韧带

前纵韧带从颅骨（枕骨）底部向下达骶椎，位于椎体的前面，纵行，富有弹性。它有纤维跨越上下椎体，短纤维在椎体与椎间盘相互融合，但在椎体的前上角和前下角处，并未与韧带融合，留有一间隙，这里也正是骨关节病时易形成骨唇的部位。

后纵韧带从后颅骨（枕骨）底沿椎管前壁向下直达骶骨。它在每一椎间盘有扩大的短纤维相互融合，而后纵韧带与椎体并不像前纵韧带那样，而是相互不融合的，形成一间隙，有椎旁静脉在其间穿过，后纵韧带在椎弓处成一双凹形。

在每一椎板间有着强而有力的黄韧带相互连接，从上一椎板的下缘到下一椎板的上缘，两旁直达椎间关节囊和前纵韧带，将椎管后壁全部闭合。棘突间有强而有力的棘上韧带相互连接着，棘上韧带自上而下，到达腰段时有部分纤维伸向腰背肌之间。在横突与副突之间有横突间韧带连接，在腰椎尤为发达。从椎管的前面看椎弓和黄韧带的连接，为软硬相间的椎管前壁，结构完整。

三、运动节段的后部及其功能解剖特点

运动节段的后部包括椎弓根、椎板、椎间小关节、棘上韧带、棘间韧带、黄韧带等结构，它们均有各自的功能解剖特点。

1. 椎弓根、椎板的功能解剖（图 3-5）。

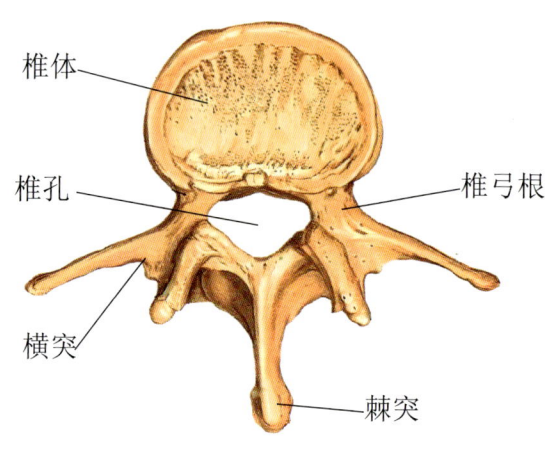

图 3-5　椎弓根

椎弓根是一短而粗的近似圆柱形的骨柱，直接与椎体的后、偏上部位相接。在骨骼干标本上因为椎弓根与椎体、小关节突、椎板均无明显解剖界限，直接测出其高度是十分困难的。但从 X 线的正位和侧位的投照片上，可测出其高度。

椎弓根的高度与椎体大小有关，因此在同一人不同椎体大小之间，在各个体不同大小之间有着很多差异。在腰椎部分，上腰椎到下腰椎，其椎弓根高逐渐减少，腰 5 椎弓根是最短的。椎弓根高与椎体矢径的比值叫作根高比值，即（SVN/VD）×100，它将因椎体矢径由上至下的增加和椎弓根高由上至下的减少而形成比值由上至下的减少。

由椎板、椎弓、椎弓根和椎体所围成的椎孔，在 5 个腰椎中也不同形。上腰段多为椭圆形，向下逐渐变小成为三角形或钝三角形，然而到第 5 腰椎时因小关节突挤向中线使椎孔成三叶形，椎孔空间明显缩小。由于椎间小关节突与椎弓根高度关系十分密切，直接影响椎间孔内口的矢径，也十分密切地关系到椎间孔内口附近侧隐窝的容积，所以均为临床所关心。

2. 椎间小关节的功能解剖（图 3-6）。

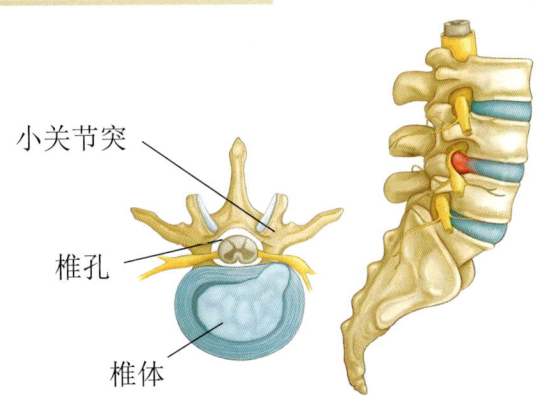

图 3-6　椎间小关节

椎间小关节有引导和限制运动节段的运动方向的作用，即根据关节面与水平面、额状面的夹角不同而不同，例如，在颈椎，颈 1 以下颈椎椎间关节的关节面与水平面成 45°，与额状面平行，这决定了颈椎有较大范围的屈曲和伸展、侧弯和旋转活动；在胸椎，其椎间关节面与水平面成 60°，与额状面成 20°，因此，运动受到限制，只允许侧弯、旋转和少量屈伸；在腰椎，其椎间关节面与水平面成 90°，与额状面成 45°，因此，只允许伸和侧弯，而极少旋转。

在腰骶椎之间的椎间关节，其形态有较多变异，但只允许有一些旋转。当腰骶椎之间关节面不具备对称性时，仅有的一些旋转也将受限，同时还将导致周围软组织结构受损伤。椎间关节不仅有定向功能，而且还有少量负荷功能，并还因脊椎位置的改变，使关节突与椎间盘之间所分担的负荷也有所不同。当脊椎处于后伸位时，关节突所起的负荷作用最大。关于关节突间比值，也是从 X 线正侧位片上所测（IF/IP，关节突间距离与椎弓根间距离之比，乘上 100），在正常人所测关节突间比值为 80% 加减 0.5%。

3. 棘上韧带和棘间韧带的功能解剖（图 3-7）。

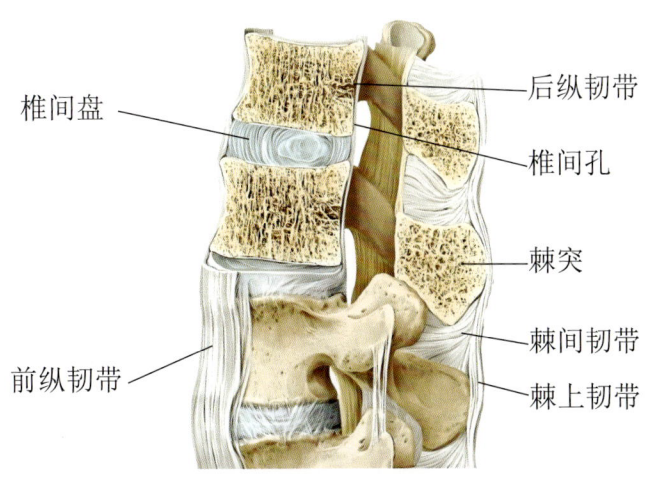

图 3-7　棘上韧带和棘间韧带的功能解剖

在棘突上和棘突间有强而有力的韧带固定着,既起到脊柱活动的稳定作用,还能加强脊柱的外在稳定力。

4. 黄韧带的功能解剖(图3-8)。

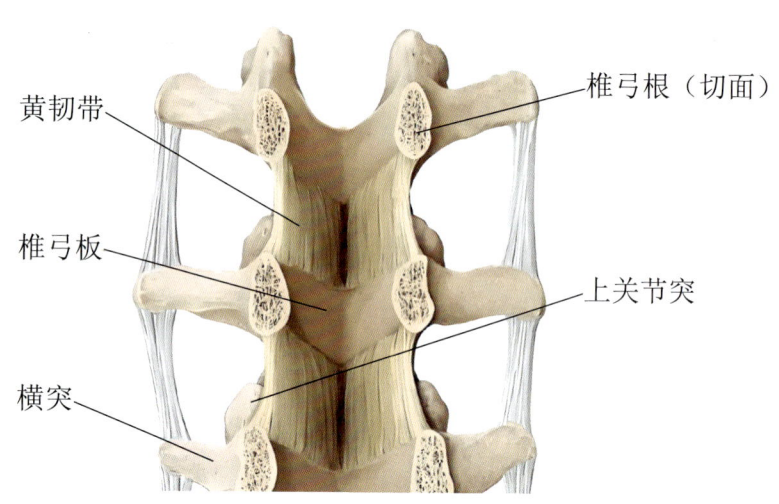

图3-8　黄韧带

黄韧带是连接两椎板间的韧带,有丰富的弹性纤维。黄韧带在脊柱前屈时拉长,后伸时缩短,所以该韧带一直处于固定的张力状态情况之下,它还使椎间盘始终处于一定的应力之下,这也是造成椎间盘内有一定压力的一个原因,以保持脊椎的内在支持。

从动态角度看,黄韧带、棘上韧带、棘间韧带的另一功能是传导一个脊椎上的应力负荷到另一个脊椎上去,并使之能在一定范围内有一个阻力最小,而活动最稳的运动。黄韧带的应力应变曲线显示当伸展与屈曲超过其70%的长度时,将导致黄韧带的撕裂损伤,在有退行性变时,将达不到70%。

四、运动节段的压载

脊柱的任何运动节段都是有负荷力的,腰段的压载最大。体重、运动、负荷等都随时可导致运动节段的压载改变,当运动节段承受压载时,将产生椎体间的不同位移。多数情况下,位移的多少与负荷量大小呈正比例关系。

五、运动节段的稳定性与不稳定性

运动节段随时都在承受压力,运动节段在承受压力后将有以下问题:

(1)运动节段承受压力的阈值。

（2）运动节段在承受压力后的稳定性或不稳定性的量化标准。

（3）稳定性或不稳定性的临床意义。

但上述问题尚无明确答案，因而目前讨论运动节段的稳定性与不稳定性仅是一个笼统的概述，只能在极少数有疼痛症状的病人身上做极为有限的讨论和推理。

第三节 脊柱的运动

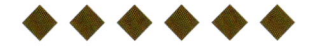

脊柱的运动是指脊柱的运动幅度和运动功能。脊柱的运动是神经与肌肉协同作用的结果。通过肌肉的发达，脊柱起动，从而达到运动的目的。与运动肌相对抗的是拮抗肌，它给起动肌以约束或控制，并因而达到协同目的。

脊柱的不同部位（颈段、胸段、腰段）有着不同的活动幅度，它还因椎间关节的关节突而有不同的活动定向。相邻脊椎之间的活动是很小的，几乎没有独立行动，而常常要由几个节段联合起来行动，才能达到功能要求。躯干的胸廓结构和骨盆对脊椎活动功能的发挥方面没有什么作用，反而限制了胸椎和腰椎的活动。只是在当骨盆倾斜到一定角度后，才增加脊椎的活动幅度。

一、脊柱的运动的特点

脊柱各节段的活动幅度很不一致。上胸段运动节段的屈曲为 40°，中段为 6°，下段为 12°；而腰段运动节段的屈曲活动，自上而下逐步增加度数，直到腰骶段的最大活动量为 28°；侧弯在下胸段可有 9°，而上胸段只有 6°，腰段为 6°，腰骶段为 3°；旋转在上胸段为 9°，越向下越小，至腰段只有 3°，到腰骶段增至 5°。不过，各家报道的脊柱活动幅度有较大出入。

脊柱的屈曲、伸展运动特点还包括在伸展运动的同时出现旋转运动。

1. 脊柱的屈曲和伸展运动

脊柱的屈曲和伸展运动，在颈段、胸段和腰段各有特点。屈伸运动如图 3-9 所示。

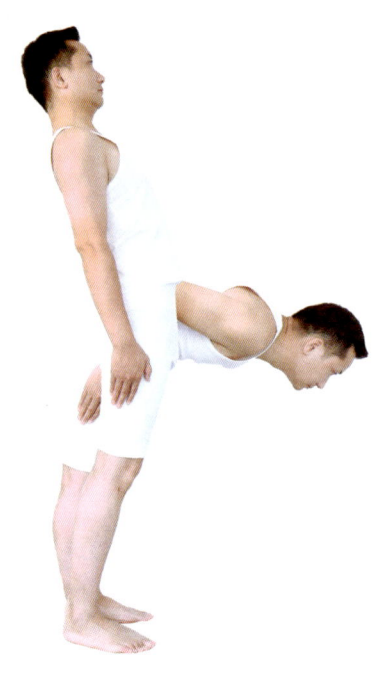

图 3-9　脊柱的屈曲和伸展运动

从整个脊柱测试，屈曲活动的最初50°～60°是由腰椎来完成的，并且以下运动节段为主，通过骨盆的前倾还可使向前屈曲更为增大。胸椎的屈曲作用很小，这主要由以下原因所定：①关节突的定向作用所限；②胸廓也使前屈受限。

在腰段和胸段的前屈活动中，腹肌和腰肌是起动肌，上身的重量可使屈曲进一步发展。腰背部的骶棘肌只是在力矩加大时才增加其活动。髋后的腘绳肌在躯干前屈时参与骨盆前倾的控制。当处于完全屈曲位时，骶棘肌反而失去效能，向前屈力矩依靠后面的韧带来维持平衡而变得紧张。椎柱从完全屈曲位恢复到直立位时，肌肉的作用恰恰相反，骨盆则向后倾斜，因为这动作是抗重力的，所以肌肉活动比在屈曲时所进行的活动要大。当从直立位到后伸位时，主要是背肌在起作用，当极度后伸时，背肌作用将减少，而腹肌参与控制活动而显得活跃，直到强力后伸时，伸肌又参与发力作用。腰段伸展活动的频度随年龄增加而减少。

颈段脊柱的屈曲和伸展活动，在下颈段可达100°～110°，全颈段可达130°，而在上颈段（枕下段）只有20°～30°。颈段脊柱的伸屈活动还包括椎体的位移。

2. 脊柱的侧弯运动

脊柱的侧弯运动主要活动椎体是颈椎与腰椎，尤其是腰椎，临床提出讨论最多的也是腰椎与颈椎的侧弯运动。侧弯运动如图 3-10 所示。

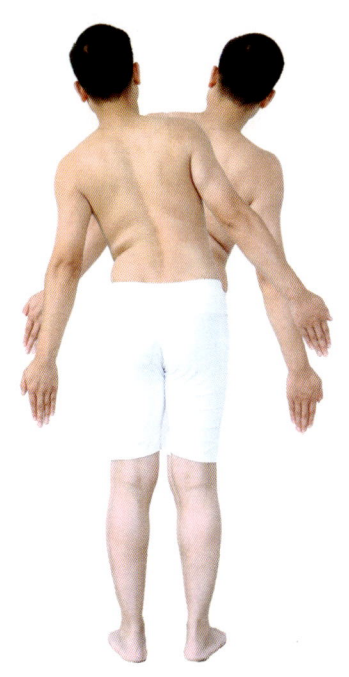

图 3-10　脊柱的侧弯运动

胸椎关节突的形态，其定向作用是有利于侧弯运动的，但毕竟要受到胸廓的限制。腰椎的椎间关节在活动时没有像胸段那样有助于侧弯活动。

脊柱两旁的骶棘肌，无论是从横突到脊柱，还是从脊椎到横突，都在脊柱侧弯时参与活动，腰肌也参与侧弯活动，侧弯开始时为同侧肌肉的收缩，同时受到对侧肌肉收缩的制约。

腰段脊柱做侧弯活动时的幅度，上段大于下段。幅度还随年龄的增加而减少。

颈段脊柱的侧弯活动可达 45°。从第 1 颈椎横突连线和乳突连线在侧弯时所呈夹角可达 8°。从正位可观察到双侧钩椎关节于侧弯时的夹角相同。

脊柱的伸展活动、屈曲活动在个体间也存在着差异。怎样判断过度伸展、过度屈曲，常常应根据是否有临床症状或结合 X 线检查所见做具体分析，上述角度只能做参考。

脊柱的过度伸展和过度屈曲均可造成脊柱的损伤。现以 C2～C7 的损伤为例说明如下。

（1）屈曲过度损伤

伴有后侧损伤：屈曲过度脱位（双侧交锁、单侧交锁）；脊柱后凸成角（因后侧韧带断裂，但无交锁）

伴有前侧压伤：椎体的压缩性骨折（可见的或显微压缩骨折）。

既有后侧损伤，又有前侧压伤：屈曲过度骨折脱位。

（2）伸展过度损伤

伴有前侧损伤：椎体前缘撕脱损伤，骨唇形成或椎体的骨软骨边缘的损伤；脊柱前凸成角；未见有X线显示的损伤，但已有椎管狭窄或明显的后移。

伴后侧压缩伤：脊柱后部的压缩骨折伤，如棘突、小关节或椎弓根的压缩骨折伤；本侧骨折；在颈口的"绞刑者骨折"（Hangman骨折）。

有前部的损伤和后部的压缩：伸展过度的脱位骨折，在颈椎下段；绞刑者骨折，并向前移位，椎体有撕脱骨折。

尽管上面已阐述了屈曲过度、伸展过度的损伤，但在颈椎的损伤中，还有综合致伤因素，尤其在损伤时头颅的弧形动作，可以增加损伤的复杂性。

3. 脊柱的旋转运动

脊柱的旋转运动常在侧弯运动的同时出现，故脊柱的侧弯和旋转是"联合动作"。旋转运动如图3-11所示。旋转运动的特点：①椎体一般是旋向脊椎侧弯生物凹侧，胸段旋转时有这样的特点；②椎体还可以旋向脊椎的凸侧，腰段旋转时有这样的特点。

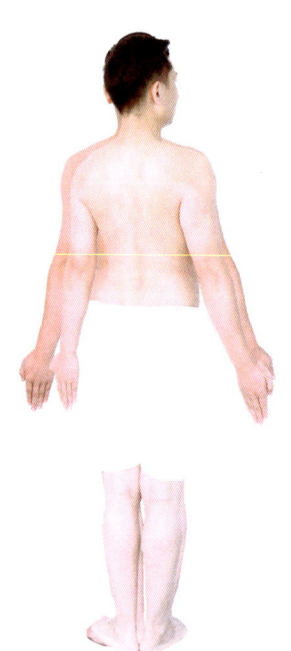

图3-11 脊柱的旋转运动

侧弯和旋转的联合动作，在 X 线片上可明显看到棘突的连线偏向侧弯侧。棘突与椎体外缘的对称性也不再存在，这种自动旋转的形成是由椎间盘的压力和韧带的牵制所形成，颈椎侧弯时同样伴有旋转动作。

旋转的形成主要原因是由关节突的定向作用所致。脊柱旋转时，两侧的颈肌、背肌与腹肌均参与活动，相互协调。

腰椎上关节突的关节面是向后向内的，关节面不是平面的，而是呈凹形的，并与横断面相垂直。两关节面所围成的圆，其圆心位于棘突的基底。还可以观测到，上一腰椎的圆心常常比下一腰椎的圆心要更靠近关节突，也就是说，其半径在上腰段要小于下腰段。

另外，上一脊椎的下关节突总是被下一脊椎的小关节突所包围和"限制"，这一特点也决定了在旋转时又常常是上一脊椎带动了下一脊椎，即上一脊椎的下关节、椎板旋转到某一角度时才带动下一脊椎。

临床对脊柱侧弯时的自动旋转是不易检查和测定的，但要考虑到这一特点，尤其是进行较大范围的脊柱融合手术时，要充分注意。

Greggerson 和 Lucas 曾研究报道，腰椎的旋转最小，仅 5°，胸椎则较多，可达到 35°，颈椎的旋转最大，可达到 40° 以上，总加起来，脊柱的总旋转度可达 90°。

躯干的功能性运动不仅是脊椎部分的联合运动，而且要充分考虑骨盆的协调，这种协调或牵制是有临床意义的。当某一处解剖功能受到限制时，必将增加另一处的功能活动，例如临床采用支架限制胸段或腰段的活动时，必将导致增加腰骶部的活动。

二、脊柱的运动与脊髓的适应

脊柱的伸屈运动是十分频繁的，椎管的形态和容量将随脊柱的伸屈运动而改变，在椎管内的被膜囊所包绕的脊髓，将随之而有所适应。

以脊柱处在正直位时椎管的容积作为基数，从正直到屈曲时，椎管的容积是增加的，椎管的长度也是增加的。这时，旋转瞬时轴位于椎管前缘，椎管的后缘被增加到最长的位置。反之，脊柱从正直到伸展位时，其椎管的容积是下降的，椎管的长度也是下降的，这时，旋转瞬时轴位于椎管的后缘被缩减到最短位置。

在正常生理活动范围内，脊髓在椎管内随椎管的长短改变而有所适应，这种适应是由两种机制完成，即脊柱的弹性结构和脊髓的弹性能力。

当椎管狭窄形成时，或椎管内有占位物造成对硬脊膜囊的挤压时，或因椎管内的炎性疾病造成硬脊膜囊与椎管粘连时，均会导致原有的良好适应性丧失，并因此出现以疼痛为主的临床症状。

第四节　脊柱的动力学

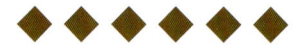

脊椎承受的负荷首先是自身的体重，其次才是不同情况下的肌肉活动和外加负荷。

腰椎是脊柱的主要负重区域，提出的临床问题也较多，因此，对该部位的研究工作也较为集中。研究工作分两个方面：其一，从静态分析研究腰椎的负荷及负荷情况下的平衡；其二，从动态分析研究腰椎在活动情况下的负荷及活动情况下的负荷的平衡。

一、站立

脊柱因有椎间盘、纵向韧带和黄韧带等连接结构，使其具有一定的弹性。矢状面上的生理性曲线也给脊柱带来弹性，所以，脊柱具有承受较大负荷的能力。另外，躯干肌肉在活动时能稳定脊柱，在任何位置情况下都能起到稳定脊柱的功能。站立位时维持其姿势的肌肉只需最小的工作量，但从肌电图观察，其活动情况仍是十分活跃的（图3-12）。

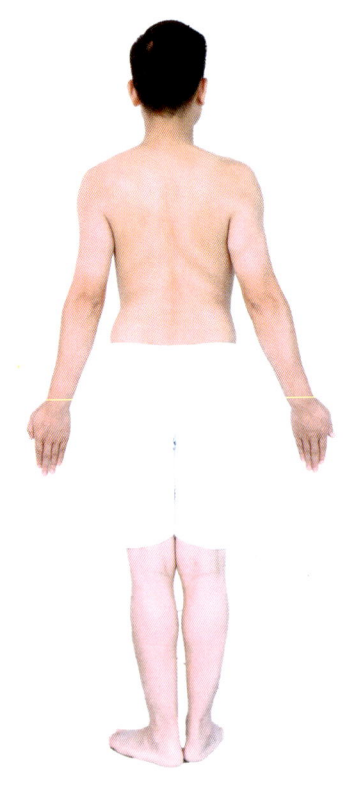

图3-12　站立

关于重力中心与脊柱的关系，在躯干上部的重力中心处于脊柱的前面，到腰部，其重力中心线位于第4腰椎中心的腹侧，即在脊柱运动线的腹侧，使运动节段处于前屈力矩。维持这一力矩依靠韧带的力量和背肌的力量。

脊柱的任何活动都产生重力的移动，因此也产生力矩的变动。为了保持平衡，肌肉活动是主要抗衡力量，其中有以骶棘肌、髂腰肌和腹肌为主的调节肌。研究脊柱的运动要避免把脊柱孤立起来看待，而要把骨盆的位置和脊柱的稳定性的重要作用联系起来进行研究。

骶椎向前向下倾斜，倾斜的角度是有临床意义的，当站立位时，其倾斜的角度为90°，为了适应这种倾斜，腰骶椎间盘的楔形改变起着明显的代偿作用。如果骨盆向后倾斜，腰椎的前凸将消失，角度就减少，同时还将影响胸椎，胸椎将出现轻度后伸，以调整重力中心，整个脊柱的弧度也将变浅。骨盆向前倾斜时，骶角增大，为适应骨盆前倾，腰椎向前凸和胸椎向后凸，这种姿势改变的同时有肌肉参加活动。

二、坐位

当人处于坐位时，腰椎间盘的负荷要比直立位时大。原因是，当坐位时，骨盆处于向后倾斜的位置，这时，腰椎的前凸弧形消失，原在腹侧的重力线则更向前移动，增加了力矩，若躯干向前屈，力矩将进一步增加（图3-13）。

若采用正直的坐位，骨盆前倾，腰椎前凸增加，力矩减少，腰椎的负荷也将减少。

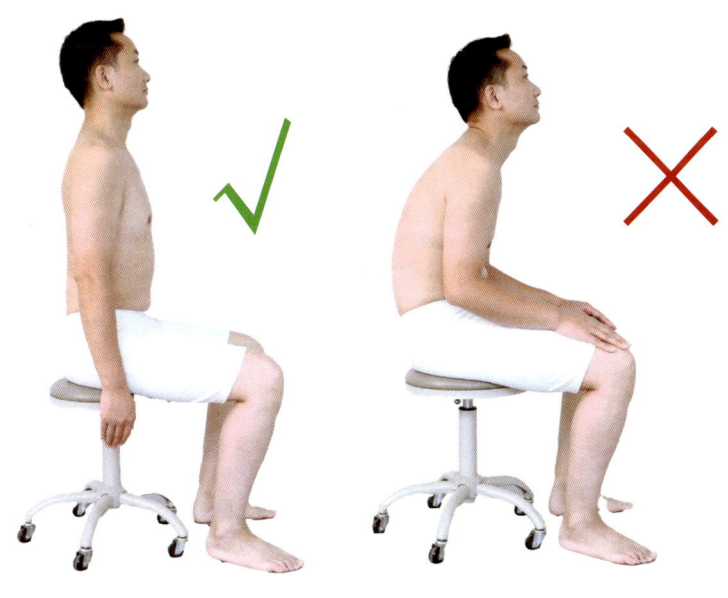

图3-13　坐位

三、卧位

卧位时，脊柱负荷最小，椎间盘的负荷也最小，因为此时已不受体重影响（图3-14）。只因肌肉、韧带仍牵连着脊柱，使脊柱仍有负荷。例如，髋关节伸直时，腰肌将牵拉着椎体，可产生对腰椎的负荷；当髋关节屈曲和膝关节也处在屈曲位时，腰椎因腰肌放松而成平直，这时腰椎的负荷当然就小。因此，放松腰肌是减少腰椎负荷的重要方法。

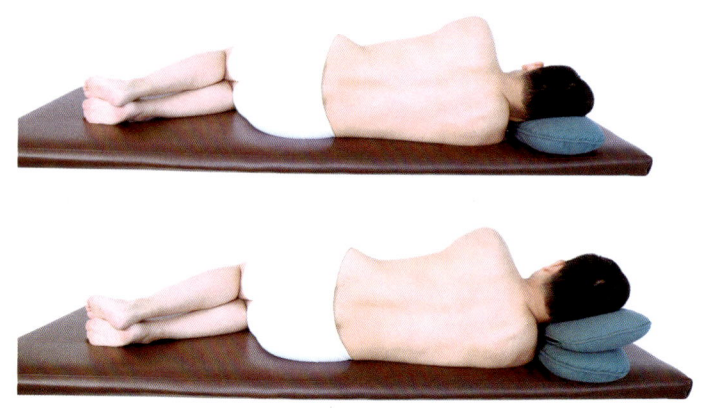

图 3-14　卧位

提重物是一种外来负荷，提物的重量和提物的方式，如物体的位置与脊椎活动中心的关系，脊椎屈曲和旋转的角度，物体的特征，其形状、大小、重量和密度等，均会影响脊柱的负荷。

提重物时，椎体所承受的压缩负荷是有一定限量的，若椎体承受超过所能负荷的量值时，压缩力将导致病理改变，如发生骨折等。曾有人报道，椎体负荷达 5000～8000 牛顿时，将会发生骨折。另外，年龄因素和椎间盘退行性改变等因素都会影响压缩力的作用。骨结构对压缩力的抗力作用比椎间盘对压缩力的抗力作用小，所以，骨结构破坏常常在先，椎间盘破坏在后。骨结构遭受压缩力以后所形成的骨折有两种形式，一种为肉眼清楚可见的骨折，另一种是显微骨折，显微骨折的发生说明脊椎的应力和应变是疲劳骨折的原因。

脊椎被极度弯曲和旋转时造成的过度张力，也可造成纤维环后侧的放射状撕裂，并因此发生椎间盘的破坏。

因此，在提重物这一特定劳动条件下，在贴近身体提重物时，腰椎的屈曲力矩比远离身体提重物时要小，越是贴近身体的物体重力，越与脊椎活动的中心之间的距离近，所以力臂也越短，弯腰力矩的量值越小，腰椎的负荷也越低。

物体的大小、重力、密度等因素都会影响脊柱的负荷。同等重量、密度的情况下，若物体的体积大小不同，也会因力臂长，腰椎弯曲时力矩大的特点，而使负荷增加。另外，从体位来看，如果脊椎前屈提重物时，因椎间盘上既有体重的力量，又有弯曲力矩，所以负荷将因之而增加。假如采用屈曲膝关节的情况下提重物，则可以减轻脊椎的负荷，因为，屈曲膝关节时可使物体靠近身体，接近脊椎的活动中心，力矩缩短，所以省力。

在弯腰情况下提重物，韧带、肌肉将因其不同姿势而做出不同的反应。例如，有人观察到从地上提重物时，有靠腰肌为主要力量的腰提法，也有腰直立而靠腿伸直的腿提法，两者相比，因腰提法时腰段躯干要屈曲超过60°，这时背肌活动度反而小于腿提法。因此，在屈曲60°的情况下，韧带所承受的强力将大大增加。

第五节　骨盆的生物力学

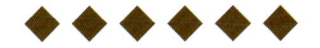

骨盆是躯干的重要座基，由骶骨、双侧髂骨、坐骨和耻骨连接而成。骨盆与周围肌肉韧带共同构成一自锁系统。对骨盆产生重要力学作用的肌肉有骶棘肌、髂腰肌、臀肌、闭孔内外肌、梨状肌和腘绳肌等。骨盆间骨连接属微动关节，在腰椎和双下肢的各种活动中，多有骨盆诸关节参与，且骶骨与负荷的反应性轴旋动作紧密相连。临床上用来检测其对称性的骨性表面标志有：双侧髂前上棘、髂后上棘、髂嵴、耻骨结节和坐骨结节，还有各腰、骶椎棘突连成的后正中线和骶骨旁沟等。骨盆生理活动主要发生在孕妇临盆分娩时，其活动方式为骶骨"点头"或"仰头"运动；在病理情况下，各种病因可以通过各种轴向冲击，破坏骨盆的自锁系统而发生各种移位，如发生单侧骶髂关节前倾或后倾、骶骨扭转及耻骨联合错位或位移等。

一、骨盆的生物力学

骨盆上与胸腹呼吸运动的膈肌相联系，下与泌尿生殖系统息息相关，还与颅枕呼吸运动节奏相协调。因此，骨盆的整体性与躯体生理活动有着密切关系。骨盆受损可以引起骨盆系统解剖结构的紊乱，同时由于脊柱与骨盆生物力学密切协调，骨盆紊乱可引起与脊柱相关的多种多样的临床表现。

1. 骨盆带与脊柱的协调运动

人体在步行周期中，骨盆是身体重力的核心，它通过骶骨的旋转扭动以协调身体的多轴平衡，使身体在运动中更加省力和灵活。以左侧为例，当人体左脚支持体重，右脚离地前迈，骨盆向前可侧倾斜，骶骨相应在左斜轴向前方旋转，同时腰椎段左侧弯，椎体向右旋，躯干胸段T4的代偿亦出现在左侧弯，椎体向左旋；而右脚支持体重，左脚离地前迈时则相反。

2. 骶骨的屈伸协调运动与骶-蝶-枕共轭系统

呼吸运动是人体的重要生理功能，骶骨的协调摆动可使呼吸的生理节奏稳定，身体内环境含氧量充足，故骶骨的生理动力学与人体健康有着密切的关系。

骶骨在呼吸运动中的协调运动主要表现为骶骨在呼气和吸气时有节律地"点头、仰头"摆动。呼气时的骶骨运动：①脊柱被拉直；②骶骨尾部接近耻骨；③骶骨底向上后方活动。吸气时的骶骨运动：①脊柱的弧度增加；②骶骨尾部与耻骨距离增加；③骶骨底向上、前、下活动。

此外，脑脊液流量与此系统功能密切相关，故骶骨失稳，除影响呼吸节奏稳定，产生复杂的生理病变外，还可影响脑部生理，而导致身体的神经-内分泌-免疫机制紊乱，从而产生一系列复杂临床病症。

二、脊柱与骨盆的力学代偿

1. 脊柱内外平衡与人体姿势的关系

我们知道，人体的正确姿势应该是在直立时要求肩及骨盆水平平行及双下肢等长。在这种姿势下，身体的重力经过耳、肩、髋及外踝的中点，为自枕骨隆突引至地面的垂直线。而习惯的工作姿势，使身体的内外平衡受到破坏，由于骨盆在坐位、站立和弯腰时都是力学代偿的重要枢纽，因而骶骨的生理力学（呼吸时的屈伸）也会受到很大的影响，呼吸紊乱，导致体力衰退，老化加速，继而发生神经-免疫力-内分泌紊乱，多种多样的脊椎病也相继发生。

2. 影响脊柱内外平衡的原因

姿势性劳损是引起脊柱和骨盆失稳的主要原因。

（1）坐姿产生的代偿：腹肌在人体处于坐姿时的前20分钟出现疲倦，这时腰背肌则以加强收缩来维持身体的平衡。但坐姿时人们以叠腿姿势为多，骨盆则因叠腿而侧倾，腰、骶、髂的肌力也因叠腿而易于侧弯挛缩。

（2）站立产生的代偿：人类站立多以单腿互换来支持体重。而在站立劳作时则往往是长时间单腿持重，由于长时间重心落于一侧下肢，必然使骨盆向一侧倾斜，进而引起脊柱失稳。

3. 骨盆与脊柱的代偿

因外伤、劳损、先天性关节不对称或下肢不等长，使人体的骶髂关节紊乱，腰椎代偿性侧弯，肩的水平线也会侧倾。人体的平衡受大脑的支配。身体的代偿姿势可使头部与骶骨反向平衡以维持身体的整体稳定，因而使脊柱出现"S"形或多节段侧弯。脊柱侧弯发生后，附着在脊柱两侧的肌肉应力会出现不平衡，以拮抗身体的失稳。时间一长就会出现肌肉炎症反应，挛缩加剧出现疼痛就医的情况。

中国正骨整脊术与体形体态矫正

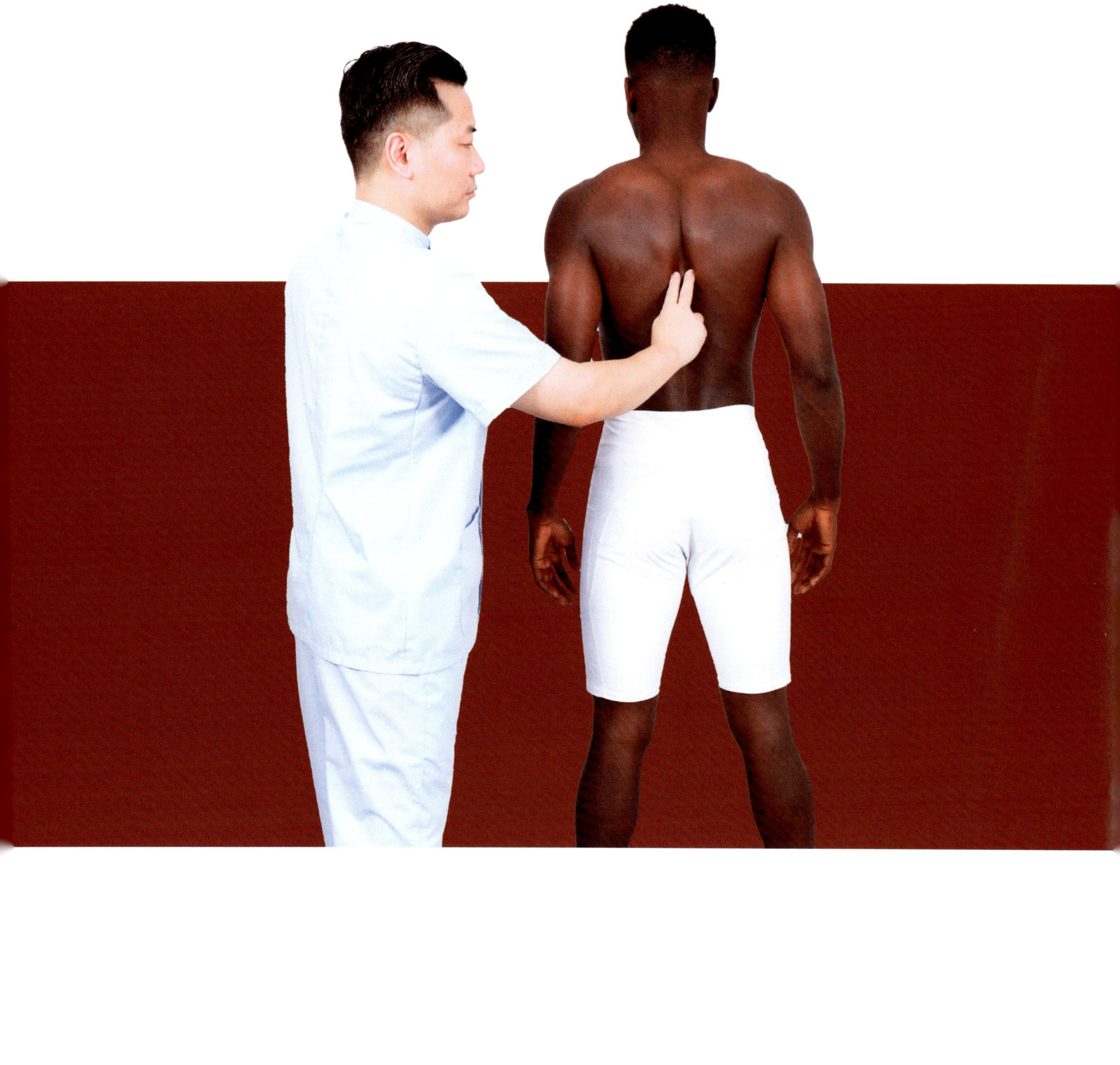

第四章 正骨整脊疗法中的诊断

第一节 整体诊察法

一、整体诊察法

整体诊察法检查包括静态和动态两个部分，我们通常会先用静态检查法来辨别骨及肌肉明显不对称的结构，并用外推法来确定原因。然后是运动状态的诊察，如步伐、局部活动等。为安全起见，一般是进行主动局部运动试验，观察功能和运动范围。这个阶段的诊察结束后，术者可通过被动运动范围试验观察患者的运动极限。被动运动范围一般应稍大于主动运动达到的范围。若这步诊察中检查出不对称或异常，应进一步触诊。

整体诊察法的检查顺序依据患者的病史及临床表现而定。通常来说，进行各步检查都要让患者承受的痛苦最少，而且组织不良反应和继发不良反应要最少。

1. 人体姿势的评定

整体诊察法在评定人体姿势时，通常采用铅垂线进行观察或测量。通过对姿势的观察，可以获得结构方面的相关信息。姿势评定的方法是从不同的方向观察人体，如从前、后及两侧进行观察（图4-1）。

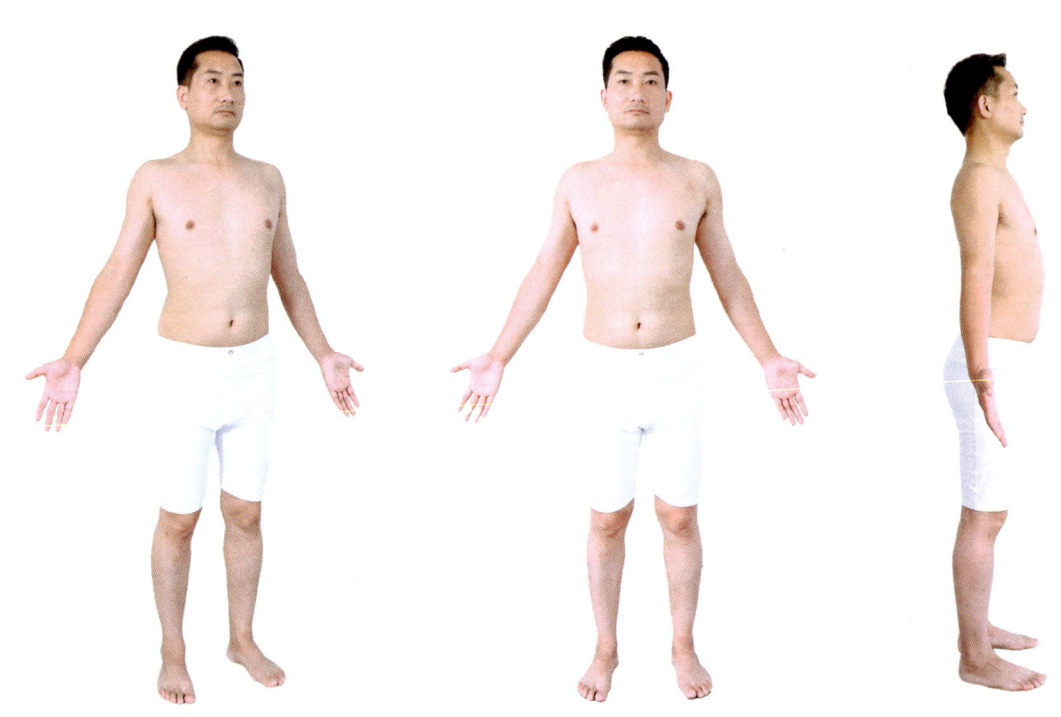

图4-1 人体姿势评定

第四章 正骨整脊疗法中的诊断

评定的内容： 头颈、肩胛骨、脊柱、骨盆、髋关节、膝关节、足。

被检查者姿势： 充分暴露，光脚自然站立，两眼平视。

医师应检查患者的前面、后面及侧面（矢状面和冠状面），以便在进行其他检查前全面了解身体构造，可以从头至脚或以相反顺序进行（图4-2）。我们常从脚开始，因为这是重力接触点。有时候，我们容易忽略轻微不对称，但是在联合两三个标志观察时发现不对称会更加明显。也可如图4-3、图4-4所示诊察身体两侧是否存在不对称处，不对称现象是3种可测量的躯体功能障碍之一，是诊断形体和功能的基本步骤。

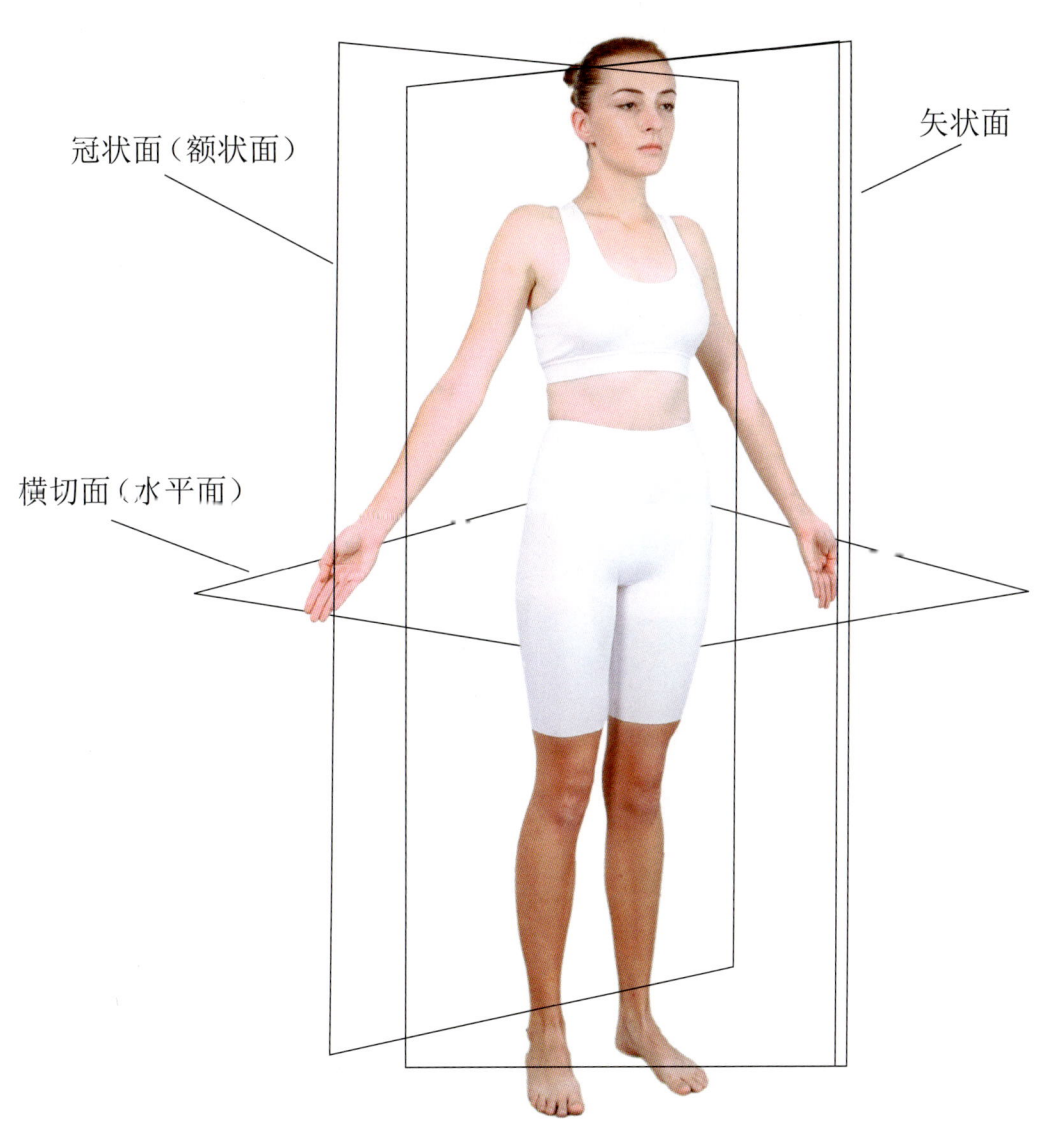

图4-2 人体平面

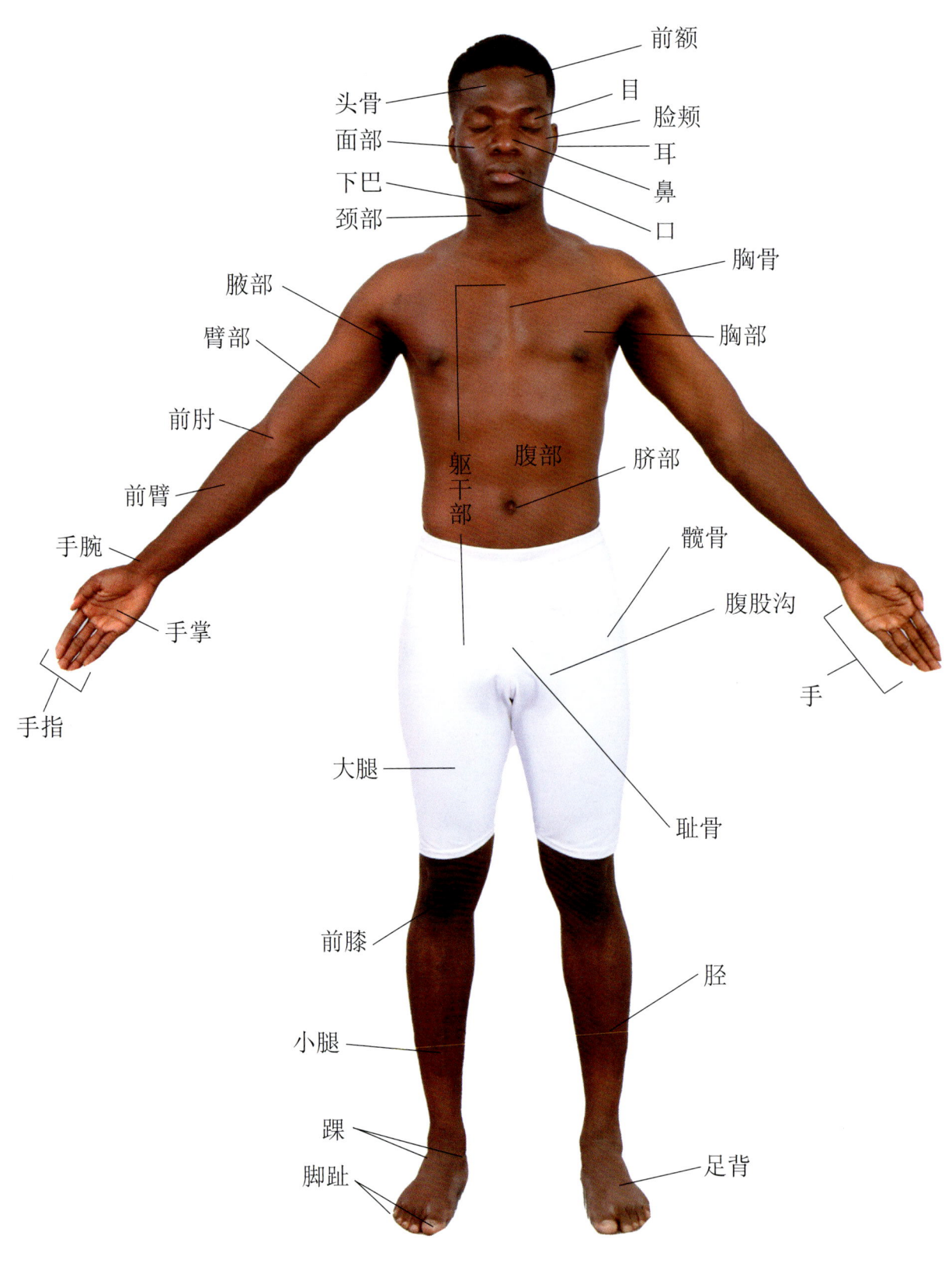

图 4-3　正面

第四章 正骨整脊疗法中的诊断

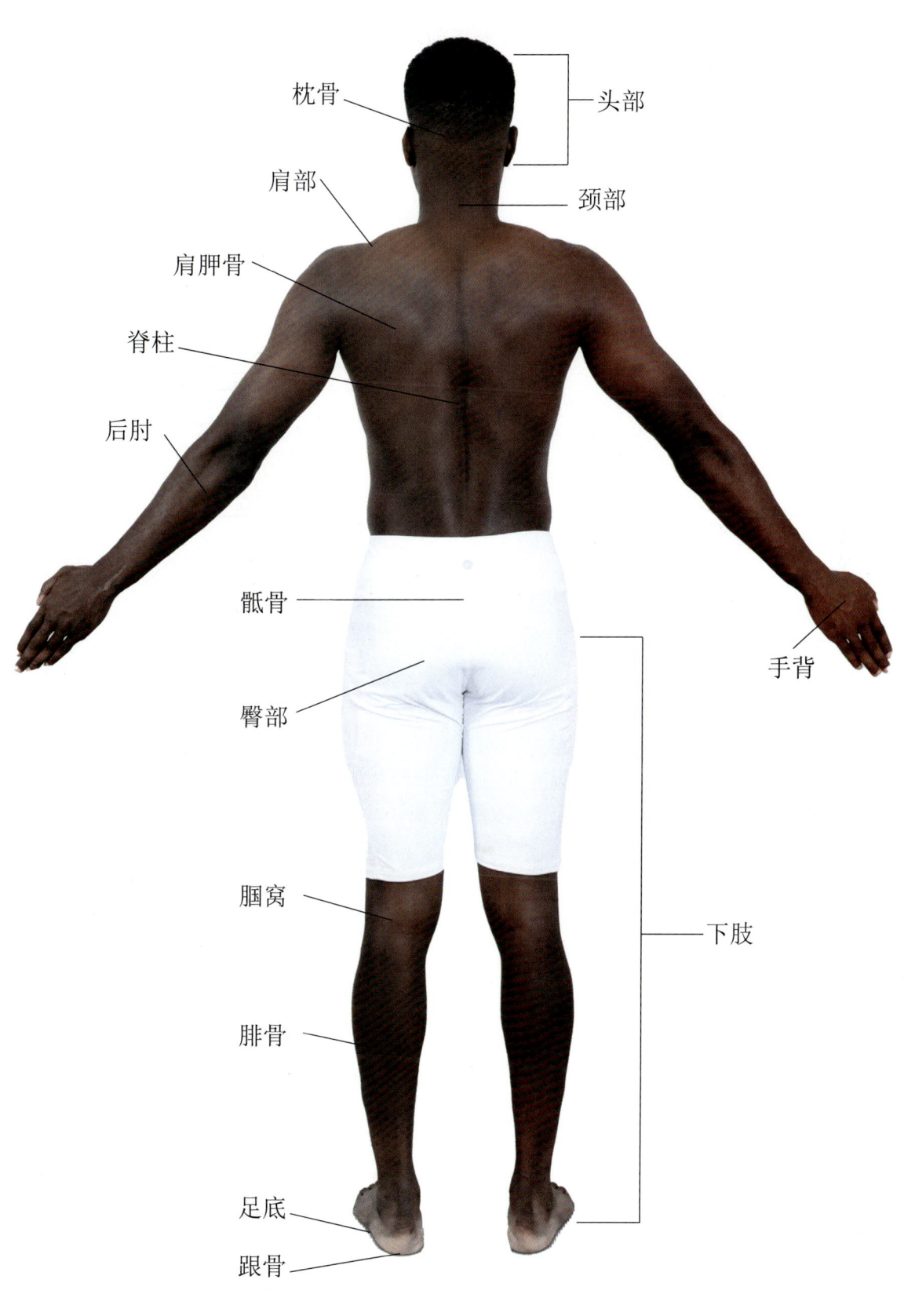

图 4-4 背面

2. 正常前面观

正常所见：双足内侧弓对称。髌骨位于正前面，双侧腓骨头、髂前上棘在同一高度。肋弓对称，肩峰等高，斜方肌发育对称，肩锁关节、锁骨和胸锁关节等高并对称。头颈立直，咬合正常（图4-5）。

诊断中需要注意的参考点：

(1) 正中线。
(2) 身侧线。
(3) 脚的位置：
　①旋前；
　②旋后；
　③胫骨粗隆水平。
(4) 髌骨水平。
(5) 髂前上棘：
　①水平位：是否在一水平线；
　②前后位：是否旋转突出。
(6) 臀部。
(7) 髂嵴：
　①水平；
　②上部。
(8) 前臂相对于髂嵴的位置：
　①超过；
　②前后关系；
　③接近身体。
(9) 肋弓凸出。
(10) 胸廓对称或非对称。
(11) 胸骨角凸出。
(12) 肩的位置：
　①水平或非水平；
　②前后关系。
(13) 锁骨胸骨端凸出。
(14) 胸锁乳突肌凸出。
(15) 耻骨联合方向。
(16) 脸的对称性。
(17) 鼻偏离。
(18) 嘴角。
(19) 眼睛的水平。
(20) 眉弓的水平。
(21) 头部与肩部及身体的位置关系。

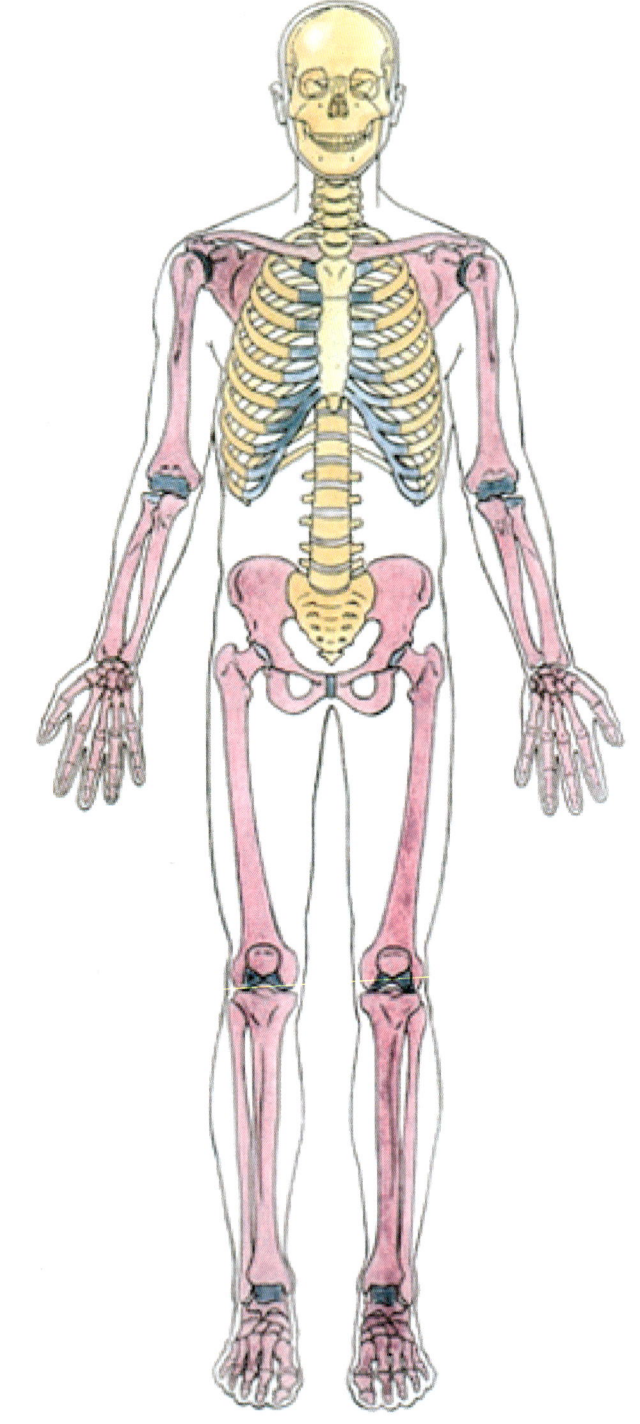

图4-5　前面观

检查方法与内容：从足部开始观察，有无足内翻、扁平足、足大趾外翻；胫骨有无弯曲，腓骨头、髌骨是否同高，是否有膝关节反张、膝内外翻；手放在双侧髂嵴上观察骨盆是否对称；如果脊柱弯曲，观察肋弓，旋转的角度和侧方隆起；肩锁和胸锁关节是否等高；头颈有无向前或倾斜等。

3. 正常后面观

正常所见：正常人跟骨底与跟腱在同一条与地面垂直的线上，双侧内踝在同一高度，胫骨无弯曲，双侧腘窝在同一条水平线上，大粗隆和臀纹同高，双侧骨盆同高，脊柱无侧弯，双侧肩峰、肩胛下角平行，头颈无侧斜或旋转（图 4-6）。

诊断中需要注意的参考点：

（1）正中线。
（2）跟腱的直或弯。
（3）脚的位置。
（4）脊柱与中线的关系：是否弯曲等。
（5）骶棘肌的隆凸。
（6）小腿的对称性。
（7）大腿的对称性。
（8）臀部的对称性。
（9）身侧线。
（10）大转子的水平度。
（11）髂后上棘隆起。
（12）髂后上棘水平。
（13）髂嵴水平（仰卧，俯卧，坐位，站位）。
（14）髂嵴上部丰满度。
（15）肩胛骨隆起。
（16）肩胛骨及组成结构的位置。
（17）指尖和身体的水平位置关系。
（18）手臂及相关联的部位。
（19）肩水平。
（20）颈肩角。
（21）耳垂水平。
（22）乳突水平。
（23）身体的位置与脊中线及垂直线关系。
（24）颈后肌肉群：两侧是否相等或突出。
（25）头的位置：侧倾。

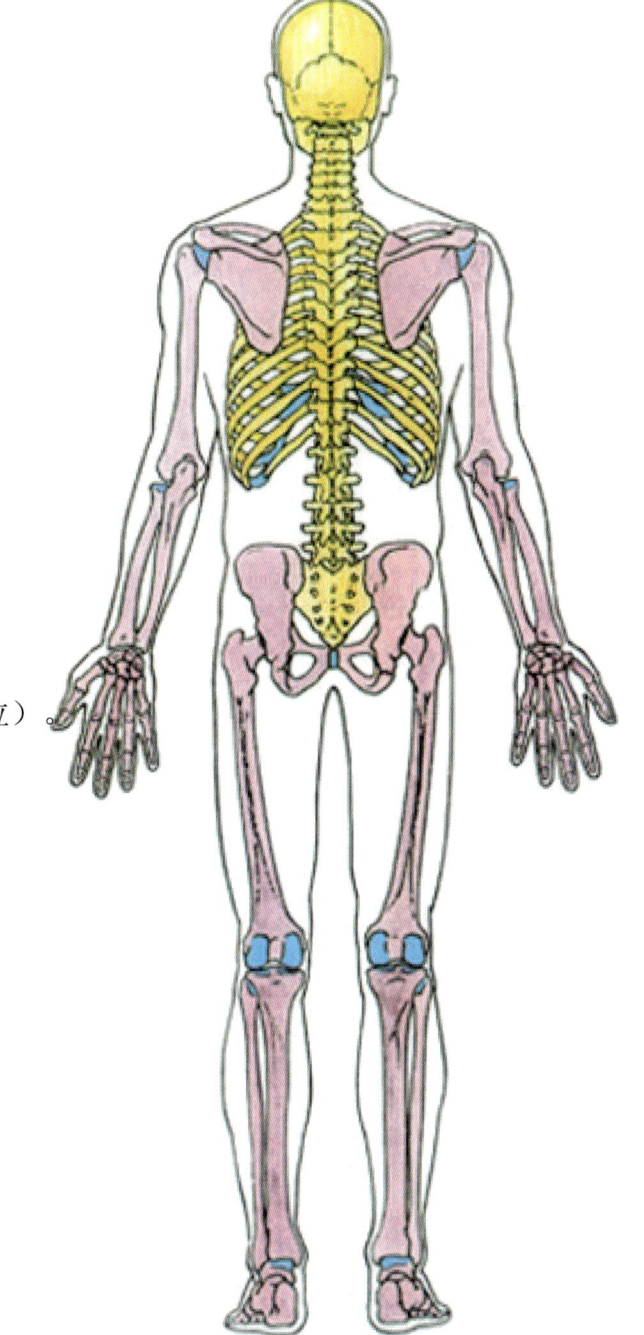

图 4-6 后面观

检查方法（铅垂线通过的标志点）：枕骨粗隆→脊柱棘突→臀裂→双膝关节内侧中心→双踝关节内侧中心。

观察内容：从足部观察开始，足有无内外翻畸形、扁平足；双侧胫骨是否弯曲；膝关节有无内外翻，双侧腓骨头高度是否一致；双侧股骨大转子是否同高；观察骨盆，双侧髂嵴是否在同一个高度；脊柱有无弯曲；双侧肩胛骨是否与脊柱距离相等，是否同高，是否一侧呈翼状；头颈部有否偏、旋转或向前。

4. 正常侧面观

正常所见：足纵弓正常，膝关节 0°～5° 屈曲，髋关节 0°，骨盆无旋转。正常人脊柱从侧面观察有 4 个生理弯曲，头、耳和肩峰在同一条与地面垂直的线上（图 4-7）。

诊断中需要注意的参考点：

（1）侧中线：
　①外耳道；
　②肱骨头外侧；
　③第三腰椎；
　④骶骨第三前孔；
　⑤股骨大转子；
　⑥膝部外侧髁；
　⑦外踝。

（2）身体前、后正中线。

（3）足：弧度和平整度。

（4）膝：屈伸幅度范围。

（5）脊柱曲线：看是否正常、增加或减小。
　①颈曲：后凹；
　②胸曲：后凸；
　③腰曲：后凹；
　④骶曲：腰骶角。

（6）臂：与身体相关位置。

（7）腹：突出或平坦。

（8）胸骨角。

（9）胸部：突起或平坦。

（10）头：与肩部及身体的相关位置。

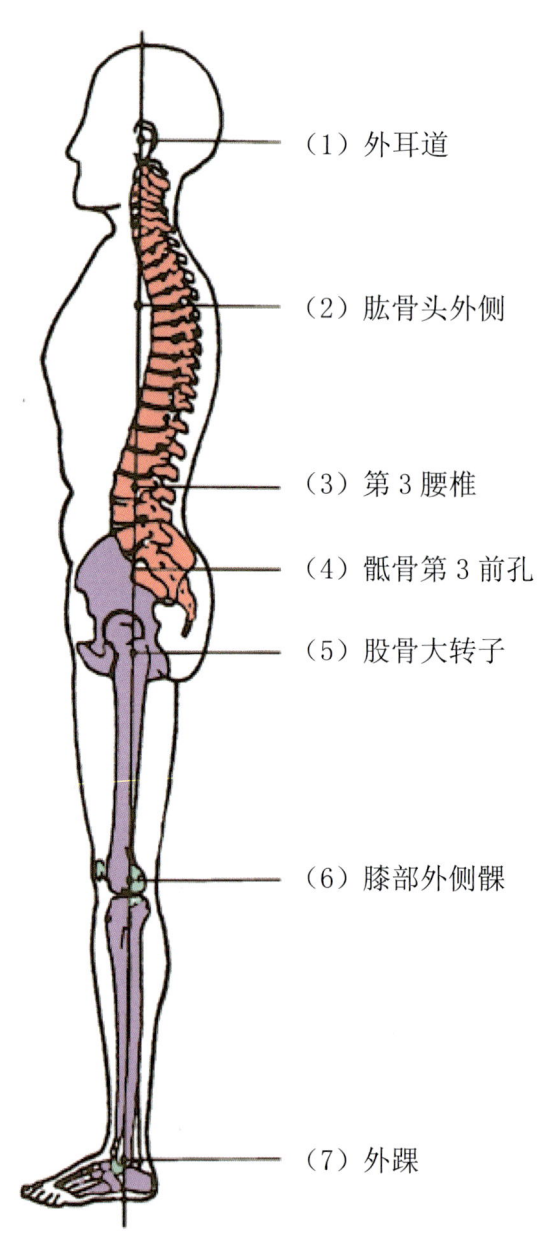

图 4-7　侧面观

检查方法（铅垂线通过的标志点）：外耳孔→肩峰→大转子→膝关节前面（髌骨后方）→外踝前约2厘米。

观察内容：足纵弓是否减少，踝关节有无趾屈挛缩；膝关节是否过伸展；注意髂前上棘和髂后上棘的位置关系（若髂前上棘高，提示骨盆后倾或髋骨向后旋转；若髂后上棘高，则提示骨盆前倾或髋骨旋前）；腰椎前凸是否增大，腹部有无突出；腰椎弯曲有否增大，躯干是否向前或向后弯曲，背部变圆、变平或驼背，头是否向前伸。

5. 人体姿势和体态失衡的表现

人们会由于一些疾病或不良生活习惯（姿势）导致骨盆偏移和脊柱失衡，进而引起人体左右体态不对称，具体表现如下：

◆ 头型不正或脸型不正。

◆ 额纹单侧下垂散乱。

◆ 双眉不等高，一侧眉心出现纵向皱纹。

◆ 双眼不等大，外眼角不等高，上眼皮一双一单，下眼皮单侧出现眼袋。

◆ 鼻唇沟不对称或单侧消失。

◆ 鼻孔不等大，或孔型不一样。

◆ 人中沟不直，口角不在同一水平，下巴偏向一侧，下颌骨两侧不对等。

◆ 双耳不在同一高度。

◆ 双肩不等高，双臂不等长。

◆ 双侧锁骨不等高（应排除有直接外伤史）。

◆ 双侧胸背厚度不相等。

◆ 双侧乳头不等高，双乳不等大。

◆ 腰带不在水平线。向前弯腰时，背部特别是肋骨与腰部左右高度不一致。

- ◆ 双侧臀围线不水平。

- ◆ 双侧骨盆上缘不等高。

- ◆ 双侧腰眼不等高，一深一浅、一大一小。

- ◆ 双侧腘窝线不水平。

- ◆ 双腿不等长。左右鞋跟磨损不均匀。

- ◆ 习惯性单侧髋关节、膝关节、踝关节损伤。

- ◆ 自然仰卧位时身体向一侧偏歪。

- ◆ 俯卧位时双侧臀部不等高，严重者或久病者可出现一腿粗一腿细。

- ◆ 自然坐位时，习惯性向一侧偏歪，或出现非病理性斜颈。

- ◆ 直腿屈体，手向下伸，深度不一。

二、如何自我简单判断脊椎是否出现问题

整脊医师需要凭借多年的训练和经验才能发现脊椎半脱位，尤其是原发性半脱位。但我们可通过以下一些简单的检查结果，判断脊椎是否健康。

如果我们的鞋后跟常被磨得高低不平，通常是由于双腿长度不相等或沿着脊柱的长轴压力不均衡。

不能十分舒适地进行深长呼吸，呼吸与脊椎的健康和活力紧密联系。下颌运动时发出"咔嗒"的声音，多是由于颞下颌关节或者颈部关节半脱位引起的，可能与骨盆的半脱位也有关。

颈部、背部或更多的关节发出爆裂的声音，通常是由于脊椎关节绞锁或卡住，如果发出"哗哗"的声响则是关节囊松弛、脊椎关节退化的表现。头或髋部不能向两侧轻松地扭动或者旋转，运动的范围减少，两侧转动的角度不同，多是一侧半脱位较重的表现。

经常感到疲劳，可能是不平衡的脊柱耗尽了你的能量。精神不能很好集中，因为半脱位

或颈椎不适会影响大脑健康，对疾病的抵抗力较弱。半脱位可影响神经、内分泌、免疫系统，其在抵抗疾病和防止感染的方面扮演重要的角色。

行走的时候脚尖向外展开。只要不是有意改变，这项试验很容易进行。在走路的时候，注意看双足。双足都指向前方吗？或者有一侧向内收拢（阴八字脚）或向外展开（阳八字脚）？或者双侧足的朝向提示腰椎和骨盆、髋关节的问题。

经常落枕是颈椎的问题，经常闪腰、岔气是脊椎关节严重退变的表现，经常周身疼痛是脊椎病的征兆。

三、简单测试法

● 大拇指尖分别和其他四指指尖相对，扣成内圈成圆形，术者同样手形与患者相扣。轻拉，分别测试。容易拉开的，相对应的颈、胸、腰、骶椎有病变。

● 用拇指指尖由患者掌背中指推按至腕横纹，如有疼痛，表示相对应的椎体出现病变。

● 双脚并拢，轻闭双眼，原地踏步30～50次。哪只脚先离开原地，表明哪侧有问题。

● 食指掌骨由远端至近端，分别代表颈、胸、腰、骶等部位。分别按压，痛点处即相应椎体有病变。

第二节　脊椎和骨盆的触诊法

一、触诊的方法

用手触摸患处，体会手下的感觉。有时为了比较、鉴别，也要触摸周围的健康组织（包括对称的部位）。根据不同的组织，不同的部位或深浅，采用的方法和力度也不一样。浅表病变在触摸时不要过于用力，肌肉深层的病变必须用中等的力量才能找到痛点，近骨膜处损伤或关节微小移位往往用力较重才能发现。其触诊法主要有如下几种。

1. 手指触诊法

最常用的方法。检查局限性病变时，一般用拇指或食指指腹触诊；病变范围微小或病变在骨突的侧方（如棘突的侧方）时，还可以用拇指指腹的两侧按压寻找。由于指腹的感觉灵敏，因此可辨别或感觉组织的厚度、硬度、柔韧度及弹性等，还能准确地给患部适当的压力刺激，以及诱发病变部位的疼痛。手指触诊法在触摸脊柱时，又分为三指、双拇指和单拇指触诊法：

（1）三指（食、中、无名三指）触诊脊柱法：中指架在棘突顶上，食、无名二指分别放在棘突旁，迅速沿脊柱滑动，以觉察生理曲线是否存在，或消失、反张、成角、后凸、内凹、畸形等。再查棘上胸韧带有无变化、棘突有无偏歪等（图4-8）。

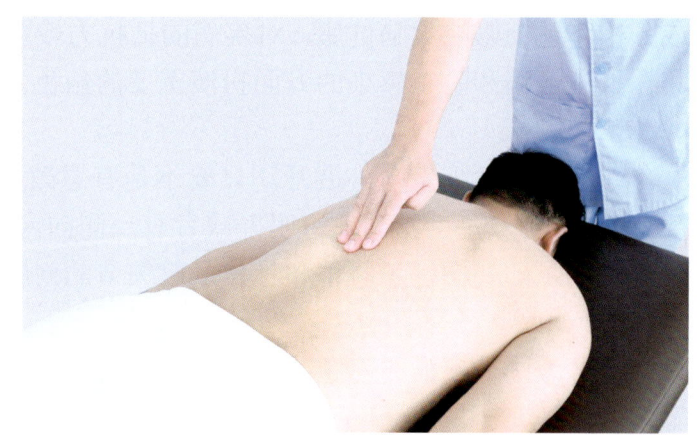

图4-8　三指触诊脊柱法

（2）双拇指触诊法（也称"八"字触诊法）：双手四指微屈，拇指轻度背伸外展，呈外"八"字式，用双拇指指腹桡侧在患处与纤维（肌肉、韧带等）走行方向，或与脊柱纵轴方向垂直，按顺序依次左右分拨，检查有无纤维断离、钝厚、变硬、挛缩、弹性变差等，同时查棘突位置和棘间隙大小的变化等（图4-9）。

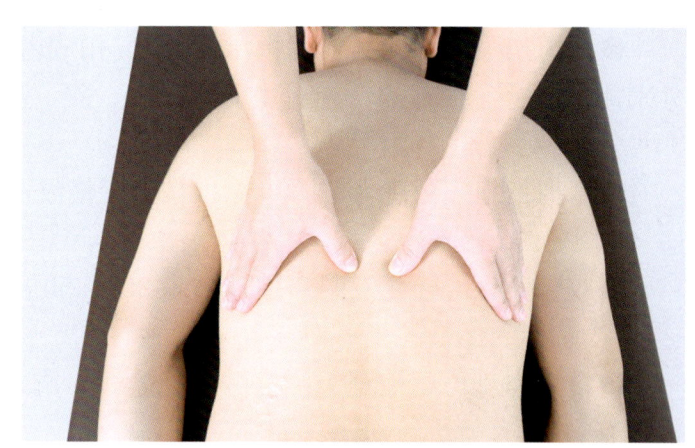

图4-9　双拇指触诊法

（3）单拇指触诊法：用一手拇指指腹桡侧在患处与纤维（肌肉、韧带等）走行方向一致，或与脊柱纵轴方向垂直，按次序依次左右分拨、按、摸，检查有无软组织损伤和解剖位置的异常（图4-10）。

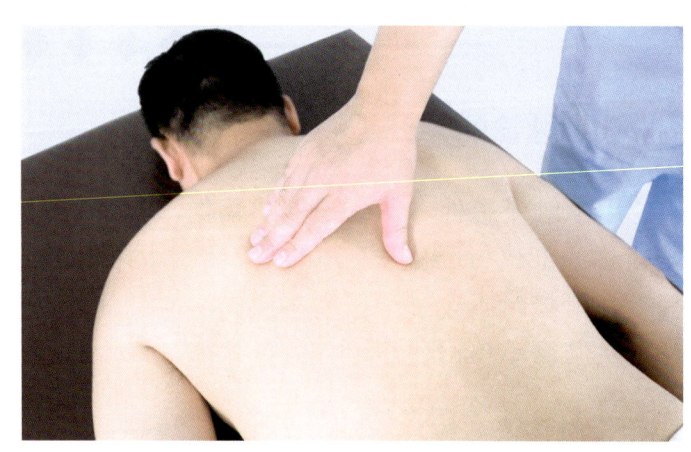

图4-10　单拇指触诊法

2.手背触诊法

主要用于测定皮肤的温度。

3. 双手触诊法

主要用于检查关节。即用一手操纵关节远端的骨骼，另一手放在受检查的关节作触诊。例如，要寻找关节间隙或了解是否有错位，以操纵关节远端骨骼的手活动远端，则关节间的相对运动容易被另一手探知。

4. 肘压触诊法

对于深部的病变，需用较大的力量才能刺激或触到病变部位。因肘压可使力传递较深，故可用肘压法。例如，腰部深层和臀部深层的病变，可通过肘压法来触之。

5. 探棒触诊法

对于肌肉丰厚，病变部位较深，面积不大的病变，手指的压力不够，而肘压的面积又太大，不能很好寻找病灶点或压痛点，此时可以借助探棒（像探针一样，一般用优质木、牛角、塑料制成）来按压探查，以寻找敏感点。如遇到腰部或臀部深层的病变。

6. 探针触诊法

对更细微而较表浅的病变部位，用指腹侧方探摸面积显得过大，可改用探针或火柴头来按压，以寻找敏感点。如枕大神经痛在枕部可用探针来寻找病变点。

7. 组织分层触诊法

在组织丰厚，分层多的部位，区分病变在哪一层是件较困难的事。触诊时可利用肌纤维的走向来区别。一般顺着肌纤维走向推动，肌肉一般不受较大的刺激；垂直于肌纤维走向推动，肌肉感觉到较大的刺激。例如在背部，表层是上肢肌，纤维基本上是横行走向；深层是竖脊肌，肌纤维是纵行走向。手指纵向推动时，被刺激部位出现敏感点，说明病变部位在上肢肌；反之，向横行方向推动时，被刺激部位出现敏感点，说明病变在竖脊肌。

二、触诊的要点

触诊的按压方向应当是与骨面或骨突面垂直，因垂直方向受力最大，刺激最敏感，易诱发疼痛反应，从而有利于找出病变部位，如第三腰椎横突综合征，按压方向应正好是横突尖指向的平面。菱形肌损伤按压的方向是肩胛骨内缘指向的平面。

查体时应以压痛部位为准，而不应以患者平时感觉到的疼痛部位为准。因为，深部疼痛感觉定位不清晰，患者自己往往找不到具体的病痛点，而真正的压痛点却不是患者平时感觉到的痛点。患者自己定位是模糊的或捉摸不定的。因此，医生应细心查体，准确判断。

触诊时应注意对比检查，以便比较鉴别其异常改变。即注意对比肌紧张程度、皮肤温度、皮下结节、条索、硬块等，应与相对称的健康组织对照以助确诊。

触诊时要根据手感和病人的反应悉心体会，即根据软组织异常改变的性状和特点，压痛的部位及性质，病人的反应，损伤点在浅层还是深层等进行定性定位。再根据自己对解剖的熟悉和丰富的经验，加以综合分析、体会。最后做出是新鲜损伤还是陈旧性损伤的判断；关节是否发生微小移位，移位的方向和程度，是否影响到神经、血管等。

确定棘突有无偏歪时，应注意偏歪棘突的位置、方向和大小。一般需触摸、比较下述4条线才能判定（注意与先天畸形区别）。

- 中心轴线：又称后正中线，为通过脊柱中心的想象的一条直线。

- 棘突侧线：（棘突旁线）通过各棘突侧缘的连接线。

- 棘突顶线：即每个棘突上、下角的连线，各棘突顶线的连线重叠于或平行于中心轴线（在中心轴线的矢状面内）。

- 棘突尖线：是上位棘突下角尖与下位棘突上角尖间的连线。

正常人两棘突侧线均应与中心轴线平行，棘突顶线和尖线应与中心轴线重合（或平行）。一般情况下，当棘突偏歪时，其顶线偏离中心轴线，侧线在此处成角而成一曲线，尖线则呈斜形方向与中心轴线相交。椎体发生不同的移位时，棘突则会出现相应变化。这些变化可用拇指触诊检查，并与相邻上下棘突相比较。必要时使脊柱前屈、后伸及左右旋转，反复对比就能做出正确判断。个别时候能遇到棘突有先天变异者，可酌以顶线为主，与中心轴线相比较。

三、手的练习

取一根头发放在桌面上，用一张纸盖住。左右两手食指、中指、无名指的指腹轻轻触及头发的走行方向。反复触摸，增强手指的敏感度。以后逐渐增加纸张的数量，三指指腹轻微下压触及头发的走行方向及粗细。再增加纸的厚度，直到手指不能触及为止。

方法如上，右手离桌面约10厘米，右手食、中、无名指的指腹从上方迅速向下戳，触及头发后，右手迅速提起。在极短的时间内，感知头发的走行和大小。左手同右，手指向下的速度适宜，防止挫伤手指关节。在练习过程中，纸张可换成布料，头发也可换成其他细小器物。

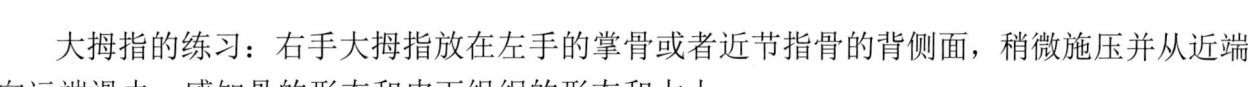

大拇指的练习：右手大拇指放在左手的掌骨或者近节指骨的背侧面，稍微施压并从近端向远端滑去，感知骨的形态和皮下组织的形态和大小。

取脊柱模型一具，用手先触摸胸椎的棘突、棘突间隙、椎弓根部、横突，用毛巾盖住胸椎继续触摸以上部位，再用折叠的毛巾盖住胸椎继续练习。逐渐折叠毛巾次数以增加厚度，达到冬季衣服的厚度即可。用手指触诊法触及胸椎后侧的各个部位，分别触摸颈椎、腰椎、骨盆。

经过一段时间的练习后，即可在自身的四肢骨上进行触摸练习。

四、脊椎的定位

1. 颈椎

（1）方法：采取坐姿实施，并令患者正坐。

（2）颈椎椎体位置判定：

C1：此椎体由棘突无法摸到，但其横突位于枕骨下方，耳朵正后方位置，该颈椎的横突较长，尤其向后半脱位时，更易触摸到。

C2：由枕骨以下，首先摸到的是棘突，该棘突最粗大，最易偏歪。

C3：由C2往下一椎体之棘突即是。

C4：由C2往下二椎体之棘突即是，或颈椎的最中间的一椎。

C5：由C7往上二椎体之棘突即是。

C6：由C7往上一椎体之棘突即是，或一手拇指按于棘突上，头部后伸时棘突向前者。

C7：靠近肩部，较突出的、隆起的两个棘突为C7及T1，区别是当头部转动时，会跟着动的是C7。

颈椎椎体判定以C2、C7较易判定，其余各颈椎椎体则以此两椎体来推定。需要注意的是颈椎的棘突触诊并不是绝对可靠，通常我们多采用双手四指指端轻触横突来确定。

2. 胸椎

（1）方法：采取俯卧位姿势实施，并令患者双手掌心朝上平放于身体两侧。

（2）胸椎椎体位置判定：

胸椎椎体判定以 T1、T4、T7 较易判定，其余各胸椎椎体则以此三椎体来推定。

T1：靠近肩部，较突出、隆起的两个棘突为 C7 及 T1，区别是当头部转动时，会跟着动的是 C7；较突出且不会随着头部转动的椎体即是 T1。

T2：由 T1 往下一椎体即是（或由 T4 往上二椎体即为 T2）。

T3：由 T1 往下二椎体即是（或由 T4 往上一椎体即为 T3）。

T4：在肩胛骨内侧最突出的高点（肩胛冈内侧）连线之椎体即是 T4。

T5：由 T4 往下一椎体即是（或由 T7 往上二椎体即为 T5）。

T6：由 T4 往下二椎体即是（或由 T7 往上一椎体即为 T6)。

T7：在肩胛骨最下端的平行连线之椎体即是 T7。

T8：由 T7 往下一椎体即是。

T9：由 T7 往下二椎体即是。

T10：以 T4～T7 之等倍距离，由 T7 向下延伸点的椎体即是 T10。

T11：由 T10 往下一椎体即是。

TI2：由 T11 往下一椎体即是，游离的第 12 肋骨的起点。但这种方法并不可靠，12 肋的变异很多。

（3）胸椎横突的定位：

T1、T2、T3、T12 上数一个棘突旁开 2～3 厘米，T4、T5、T6、T11 上数一个半棘突旁开 2～3 厘米，T7、T8、T9、T10 上数两个棘突旁开 2 厘米。

第四章 正骨整脊疗法中的诊断

3. 腰椎

（1）方法：采取俯卧位姿势实施，并令患者双手掌心朝上平放于身体两侧。

（2）腰椎椎体位置判定：

腰椎椎体判定以 L4 较易判定，其余各腰椎椎体则以此推定。

L4：两骨盆顶点连线正对 L4 椎间隙。

L1、L2：由 L3 往上一、二椎体即是（或由 T12 往下一、二椎体即是）。

L3、L5：由 L4 往上一椎体即为 L3，L3 位于腰椎之中间，正对腰眼处。由 L4 往下一椎体即为 L5。

五、脊椎的物理检查

1. 压痛点检查

在病变部位可有棘突上压痛，棘突间韧带有压痛，颈腰背肌有压痛，棘突两旁某点有压痛（棘突旁关节突关节处），有神经根炎症时深压会出现沿神经放射痛，可能有椎间盘突出，在 L5～S1 间有压痛，可能有腰骶关节错位、劳损、游离棘突、杵臼棘突或骨盆旋移症等。

2. 触诊检查

触诊检查是脊柱相关疾病诊断中的第一步，也是关键的一环，通过医生用手指对病者脊柱的棘突（或横突、关节突）与其他骨性标志（如髂嵴、髂后上棘、髂前上棘），以及脊柱附近的肌肉韧带进行细致触摸比较，从中发现骨关节解剖位置的改变、肌肉紧张度的变化、韧带剥离的情况，肌肉远端附着点有无摩擦音、硬结、压痛等，来判断是否有脊椎或骨盆的内外平衡失调而移位、刺激或压迫神经和血管等而导致脊柱相关疾病。

（1）颈椎检查

横突、关节突触诊法： 用于颈椎检查，病者取坐位。术者用双手拇指内侧分别轻轻置于病者耳背，垂直向下滑至拇指尖还能接触到乳突尖处时，拇指腹触到的即为颈1的横突。这时再把拇指向前、后滑移1厘米进行对比。正常时两侧横突对称，当只触到一侧横突而对侧空虚无物，是对侧横突旋前（寰椎旋转移位）；如果横突一边凸一边凹，是寰椎侧摆移位；

如果横突一高一低，是寰椎斜型侧摆。然后向下后方移至 2～6 颈椎关节突处，用向上下滑动对比方法，触摸清楚两侧关节突是否对称（图 4-11）。如有异常，应检查是否同时有压痛和病理阳性反应物——硬结、肌痉挛的索状物、摩擦音等。若有，即为颈椎错位体征。由于颈椎棘突多有分叉，且长短悬殊，故触诊容易有误差，所以触诊以检查横突较好。正常的颈椎有一弧形的生理弯曲，双拇指触诊颈 1～6 横突（颈 7 横突大多数难以触摸），可以感觉到指下有一处连续的生理前凸。当有错位时，横突位置即出现变化。

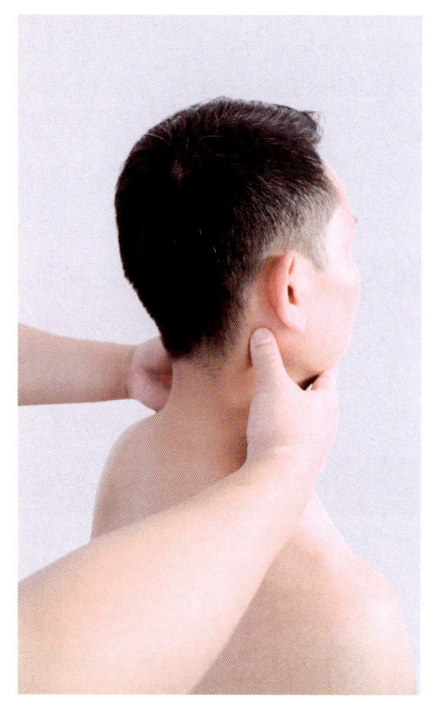

图 4-11　颈椎检查

触诊颈椎关节突的生理前凸曲度消失变直，甚至变为后凸，或颈椎生理曲度加大，同一平面关节突左右两侧均隆起或凹陷压痛，此为颈椎前后滑脱或错位。

触诊颈椎关节突偏歪，凸起处压痛，上下两椎方向相反，此为左右旋转式错位。

触诊颈椎关节突时，一个或多个关节突向一侧偏歪呈侧弯隆凸，而对侧呈凹陷。隆凸侧有压痛，而脊柱相关疾病的症状都出现在凹侧，此为侧弯侧摆式错位（一个椎体沿 X 轴水平移位，即左右移位为侧摆，而 2 个以上椎体同一方向侧摆即侧弯）。

触诊颈椎关节突兼有上述两型者为混合式错位。

棘突触诊法： 用于下位颈椎及胸腰椎。术者右手食指、中指并拢置于棘突两旁做上下滑动对比，遇棘突高低不平和偏歪者，亦按关节突触诊法进行鉴别病态或畸形。由于颈1没有棘突，无法触摸，而颈2棘突高大，易触及，但颈3、4的棘突较短，当有颈肌发达或肥胖者较难触诊时，可以以关节突触诊为主。在颈稍前屈的状态下触诊颈椎棘突位置改变时，要注意是生理性改变还是病理性错位，或是代偿性棘突偏歪。如果是后者，除触诊颈椎外，还应沿脊柱从上至下触诊胸腰椎及骨盆，找出原发性胸椎、腰椎或骨盆错位。

触诊颈椎棘突单个偏歪，是该颈椎旋转移位，如相邻两颈椎棘突偏歪，方向相反，为左右旋转式错位。如相邻2个以上颈椎棘突偏向同一侧，颈椎纵轴（即Y轴）偏斜为颈椎侧弯。

触诊颈椎棘突间距上宽下窄，为仰位错位，而上窄下宽，为倾位错位。如果合并有旋转式错位时，触诊错位的颈椎可出现一侧关节突隆起而对侧凹陷。

阳性反应物触诊法： 术者用拇指在患椎棘突旁、横突、关节突上下揉按触摸，并检查与患椎相连的肌肉远端附着点有无摩擦音、压痛和硬结。若有，即为劳损点或损害的反应物（如无菌性炎症或肌痉挛）。颈椎错位后，该颈椎的棘突及横突旁有硬结、压痛，偏向侧的颈肌紧张甚至增粗，除此之外，枕寰、寰枢及颈2～3～4节错位在提肩胛肌（肩胛内上角处）有摩擦音。而颈3～7及胸1～2错位，则在斜角肌出现硬结、紧张、有压痛。

触诊斜角肌紧张呈索状硬结，沿此索状硬结向上触诊至横突处，重症者可发现有绿豆大的粒状硬结，压痛明显，此为钩椎关节错位特征。

落枕者起病突然，颈部因剧痛而引起反射性肌痉挛，颈部活动明显受限，并出现斜颈。触诊错位关节处有包块样隆起，按之剧痛，此为后关节滑膜嵌顿。

（2）胸腰椎检查

棘突触诊法： 病者体位常有以下3种，第一种取坐位，两腿分开，两肘支膝的弯腰姿势；第二种取深鞠躬位，病者站立向前弯腰，双手支膝的姿势；第三种取俯卧位，病者俯卧诊床，双下肢伸直并拢姿势。触诊时，可用中、食指夹着棘突，从上往下滑行触诊。或用中、食、无名3指，中指在棘突尖，食指和无名指在棘突两旁，自上而下滑行触诊。

前后滑脱式错位：触诊胸腰椎棘突前凹或后凸，压痛。

左右旋转式错位：上下2个椎体棘突偏歪，方向相反，压痛。

侧弯侧摆式错位：单个棘突偏歪压痛为侧摆式错位，而2个以上相邻的棘突向同一侧偏歪压痛为侧弯式错位。

倾位仰位式错位：相邻棘突间距发生改变并压痛，上宽下窄为仰位错位，而上窄下宽为倾位错位。

混合式错位：兼有上述 2 种以上错位表现。

阳性反应物触诊法：用拇指按棘突偏歪旁一侧或双侧有压痛，急性发作时疼痛明显，慢性者压痛较轻，压痛多数出现在偏歪一侧。棘突间两侧的短肌（多裂肌或棘肌）或背部肌肉（最长肌、菱形肌、背阔肌）、腰肌可紧张形成条索状硬结，拨动时有痛感或"舒适的痛"。

急性者触诊其棘上韧带肿胀或剥离，压痛明显；慢性者，其棘上韧带呈多条僵硬的条索状，有摩擦音，可左右拨动，压痛较轻或无明显压痛。

（3）骨盆检查

双侧下肢通过髋关节与骨盆相连，骶骨与第 5 腰椎组成腰骶关节，此外，骨盆内还有骶骨与两侧髂骨组成的骶髂关节，以及双侧坐耻骨组成的耻骨联合。上述关节由于外伤或劳损可引起骨盆移位，从而导致脊柱相关疾病。骨盆触诊除要检查上述关节外，还应注意双下肢由于骨盆移位所出现的长短等变化。

髂后上棘触诊：病者俯卧位，双手拇指分别放于两侧髂后上棘对比。一侧髂后上棘前上移并有压痛者，为该侧骶髂关节前错位。而一侧髂后上棘往后下移者，为骶髂关节后错位（图4-12）。

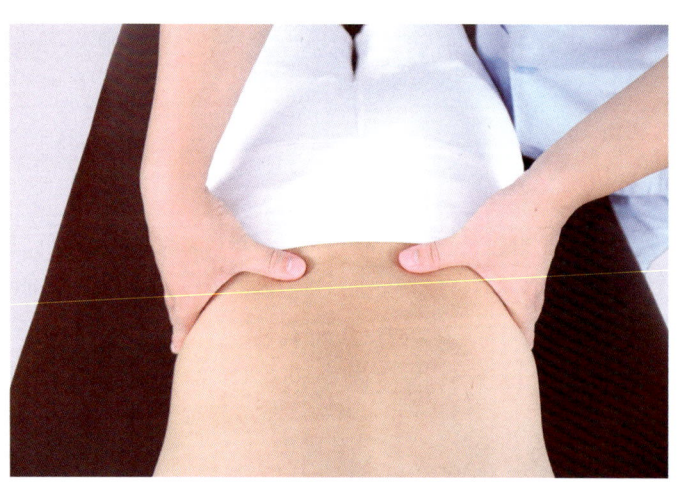

图 4-12　髂后上棘触诊

髂嵴触诊： 病者俯卧位，双手拇指分别放在两侧髂嵴，疼痛侧髂嵴高（或低）为骶髂关节前（或后）错位（图4-13）。

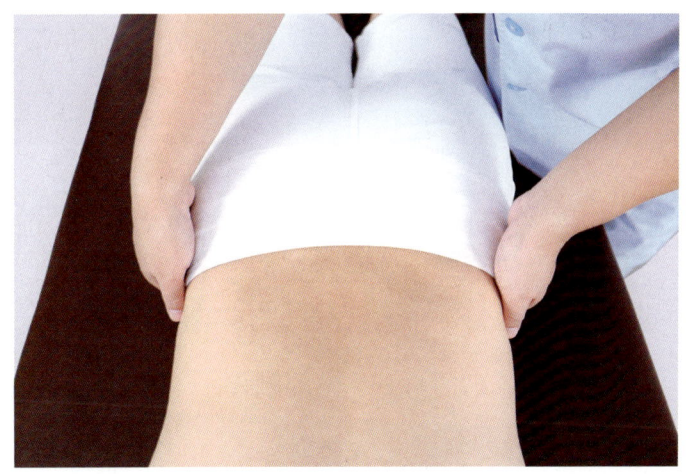

图4-13 髂嵴触诊

双足跟触诊： 病者俯卧位，双下肢自然伸直并拢足跟，疼痛侧足跟上移变短或下移变长的为骶髂关节后错位（或前错位）（图4-14）。

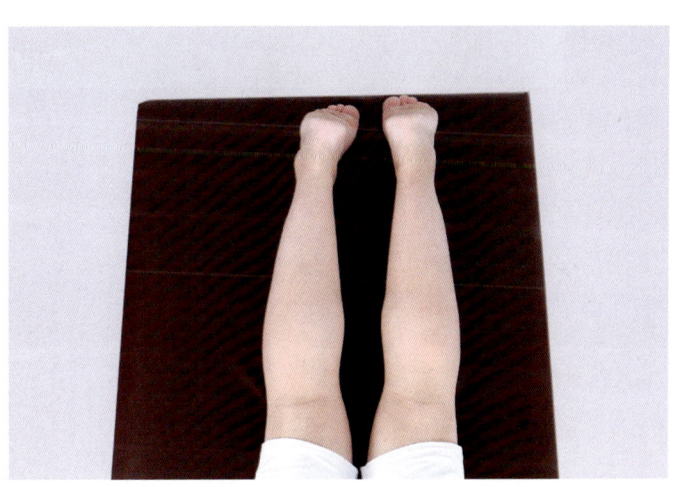

图4-14 双足跟触诊

臀部触诊： 病者俯卧位，双手分别放在两侧臀部，疼痛侧臀部隆起者，为骶髂关节后错位。其同侧足跟亦上移变短（图4-15）。

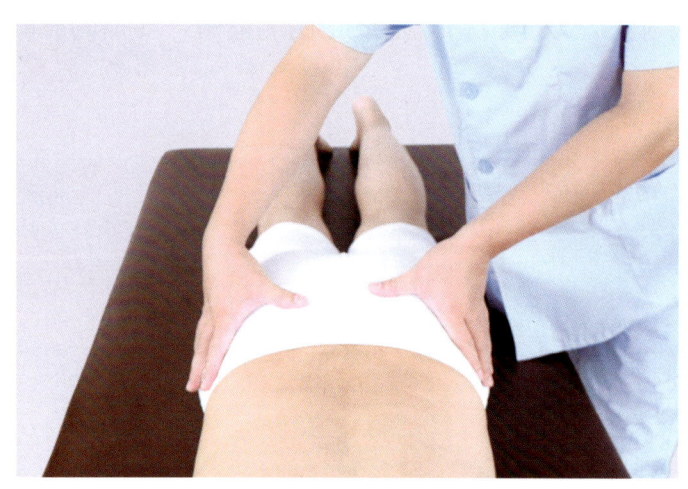

图 4-15　臀部触诊

股骨大转子触诊：病者俯卧位，双手拇指分别放在两侧股骨大转子上。当股关节转位（日本礒谷疗法理论），即一侧髋关节外旋时，同侧的足部亦呈外旋状，并且该侧下肢稍变长，从而导致该侧骨盆位置升高，引起脊柱侧弯（图 4-16）。触诊大转子隆起，有压痛。左髋关节外旋导致脊柱侧弯，可引起消化、泌尿、妇科系统疾病；右髋关节外旋导致脊柱侧弯，则可引起呼吸、循环系统疾病。

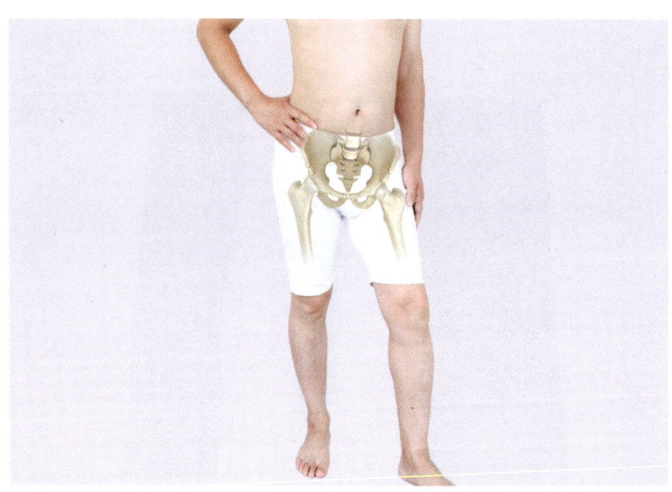

图 4-16　股骨大转子触诊

髂前上棘触诊：病者仰卧位，双手拇指分别放在两侧髂前上棘，疼痛侧髂前上棘上移（或下移）为骶髂关节后错位（或前错位）（图 4-17）。

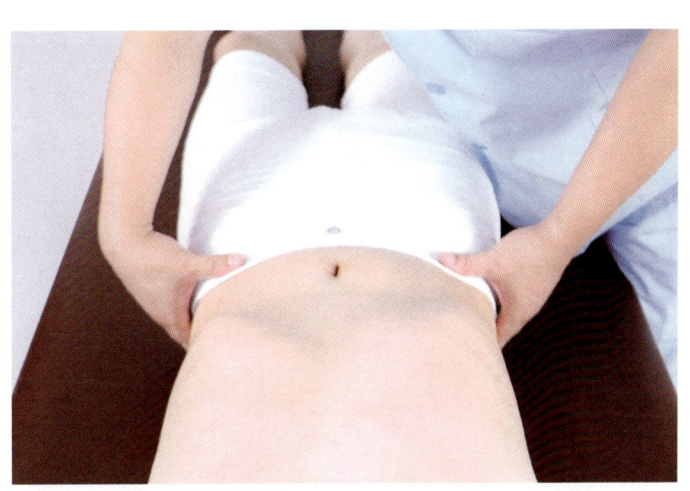

图 4-17 髂前上棘触诊

耻骨联合触诊：病者仰卧，用右拇指触摸耻骨联合上缘及前面作对比，当骶髂关节错位时，骶髂联合上缘或前面可出现台阶样改变（图 4-18）。

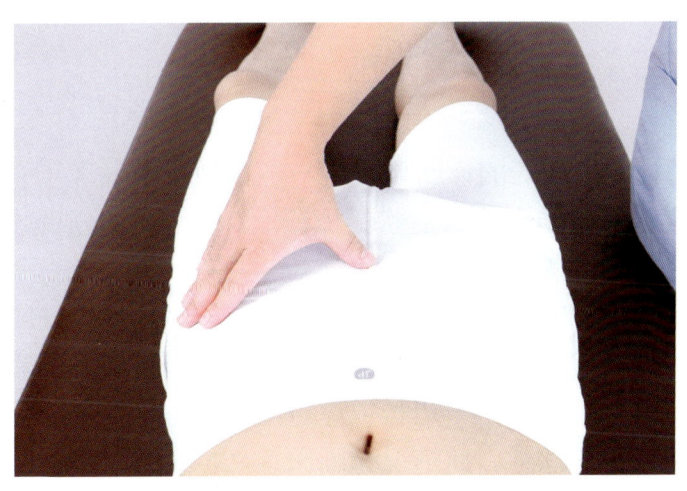

图 4-18 耻骨联合触诊

骶髂关节错位可发生在一侧，疼痛在病侧，其表现如上所述。亦可出现在两侧。两侧的错位疼痛与压痛双侧都有，其表现可以是髂后上棘、髂前上棘、足跟等一高一低，一侧足外旋，对侧是内旋，或体征一侧重、对侧轻，是混合式错位。

腰骶触诊：病者俯卧位，当腰骶部生理前凸消失变直，甚至稍向后隆起，腰 4、5 棘突隆起压痛，为腰 4 或腰 5 假性滑脱（即腰椎向后移位），而腰骶部明显凹下，腰曲加大，腰 4 或腰 5 棘突压痛，为腰 4 或腰 5 真性滑脱（即腰椎向前移位）（图 4-19）。

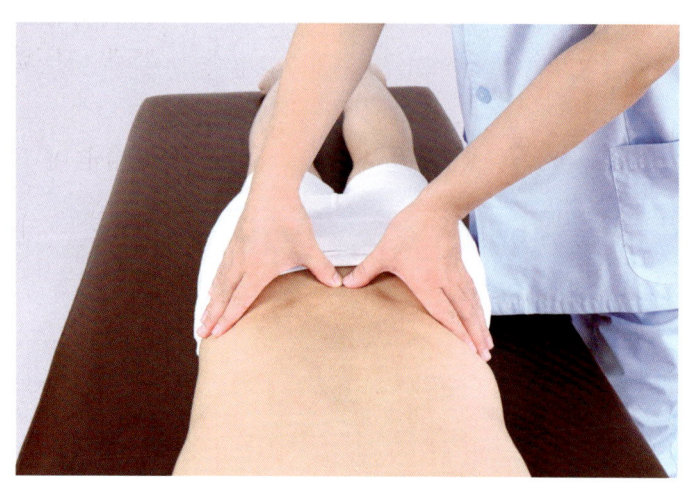

图 4-19　腰骶触诊

腰骶部错位、骶髂关节错位以及耻骨联合错位可单独出现，亦可同时出现呈混合式错位，除触诊检查外，应结合 X 线片仔细分析才不致漏诊。

（4）脊柱棘突偏歪的特殊情况

脊柱棘突偏歪是脊柱相关疾病的诊断要点之一，在触诊中发现了脊柱棘突偏歪，这并不意味着必定有临床意义，需要结合临床症状、体征、X 线片综合分析才能做出诊断。在触诊过程中可发现下面 3 种类型的棘突偏歪：

发育性棘突偏歪：这是人在生长发育过程中棘突受先天或后天因素影响，其骨性结构偏离中轴或移向一侧；或棘突分叉状，一边长一边短，触摸时往往只摸到长的一侧而忽视了另一侧，结果产生了棘突偏歪的感觉。此情况无临床意义，仅是生理变异。一般棘突分叉在颈 2～5 椎多见。

代偿性棘突偏歪：即棘突的骨结构发育正常，在外力作用下偏离脊椎中轴线（在 X 线正位片显示该棘突偏离脊柱棘突的连线），棘突旁软组织有轻微的炎症反应，出现肌肉稍紧张，有轻压痛，一般没有明显的临床症状。这种代偿性棘突偏歪的出现，表示脊柱的其他部位已有移位，由于错位椎体的内外平衡失调，力学结构的改变，就使错位椎体的上端或下端的一个或多个椎体发生继发性移位，这样可使脊柱在力学上保持相对平衡。由于这种平衡是相对的，故叫"负平衡"。例如颈 1 左移位，病程较长时，在腰 5 的右侧可触到代偿性棘突偏移、轻压（病者大多数无腰痛主诉），治疗时除做颈 1 复位外，还应同时矫正轻微的腰 5 移位，上下同治效果更好，因为这能使脊柱上下恢复"正平衡"。

病理性棘突偏歪：发育正常的棘突和椎体在外力作用下偏离脊椎中轴线或相邻棘突的间距一宽一窄，或棘突后凸或前凹，棘突旁软组织有明显肌肉紧张和压痛，并且随着椎体的移位出现相应的神经或血管受刺激、压迫的症状，运动功能受限。这种棘突偏歪，是脊柱相关疾病的诊断和手法复位的依据（在颈椎正位 X 线片上，棘突偏歪可明显反映出来，而胸椎的棘突偏歪，除脊柱侧弯外，一般在正侧位 X 线片上难以判断棘突是否前凹、后凸或偏歪，需凭触诊检查）。

3. 运动障碍

颈、胸或腰椎发生错位、骨刺或椎间盘突出，可以刺激或压迫神经根的前根（运动神经纤维），可导致颈部、腰背部及肢体的运动障碍。如在有病变的脊椎前屈、后伸、左右侧屈或左右旋转达不到正常的运动范围。运动障碍也可由椎周软组织的损伤所致，如肌肉、韧带、筋膜急性损伤或慢性劳损。肌肉痉挛、无菌性炎症、韧带钙化等均可引起运动障碍。

因此，我们在做脊柱检测时要做脊柱活动范围检查，即进行颈椎、胸椎和腰椎的前屈、后伸、侧屈及旋转活动的检查。正常的脊柱有一定的活动度，但各部位活动度不同：颈椎段与腰椎段的活动范围最大；胸椎段活动范围较小；骶椎各节已融合成骨块状，几乎无活动性；尾椎各节融合固定无活动性。对脊柱的活动度进行初步的检查，可用于预防和及时治疗脊柱病变。一般情况下颈段可前屈、后伸各 35°～45°，左右侧屈各 45°，旋转 60°～80°（图 4-20）；神经根型颈椎病患者颈部活动受限比较明显，而椎动脉型颈椎病患者在某一方向活动时可出现眩晕。腰段在臀部固定的条件下可前屈 75°～90°，后伸 30°，左右侧屈各 30°～35°，旋转 30°～35°（图 4-21）。脊椎病引起的肢体运动障碍，应按周围神经定位诊断和脊髓损害定位诊断做进一步检查确定。

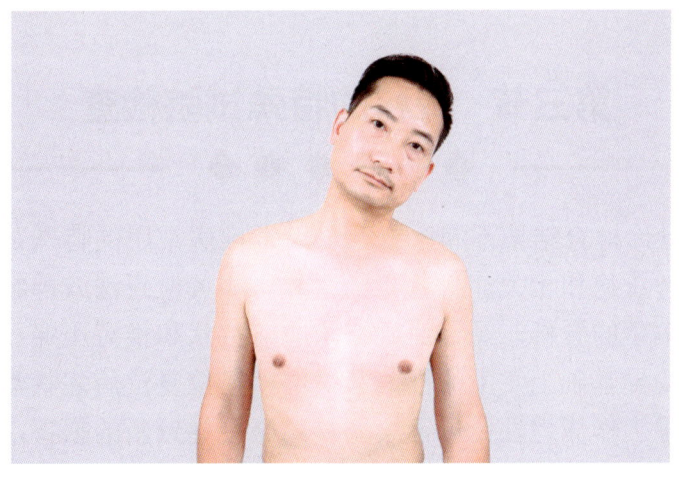

图 4-20　颈椎活动度

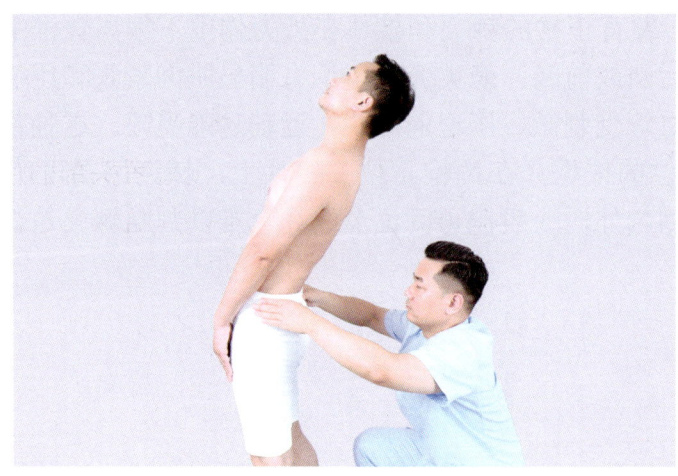

图 4-21　腰椎活动度

4. 感觉障碍

脊神经的后根是感觉根，受到损害可出现该神经纤维支配的皮肤区域出现麻木、感觉异常、感觉减退或消失，这是由神经根受损害的程度而定。可用针刺、棉签做皮肤感觉检查，上下对比、两侧对比。

对有脊椎问题的患者做皮肤感觉检查有助于了解病变的程度，不同部位出现的感觉障碍可确定病变脊椎的节段。疼痛一般在早期出现，出现麻木时已经进入中期，感觉完全消失时已处于病变后期。

第三节　骨科的特殊试验检查

对脊柱和骨盆的触诊检查结果不满意者，可用脊椎病常用的特殊试验检查。对棘突、横突有偏歪，但是无椎旁压痛和相关症状者应选用骨科相关检查法或神经科检查法，以便鉴别诊断。凡检诊有明显偏歪的脊椎，经诊治后临床原有症状和椎旁压痛已消除，但触诊仍有偏歪者，应考虑其是在变异基础上发生的椎关节错位，错位复位后症状消除，但变异的形态仍存在，若将生理性变异当作病理性错位继续正骨，必会导致新的损害，应高度警惕。常见的骨科检查分述如下。

一、臂丛神经牵拉试验

臂丛神经牵拉试验又称 Eaten 试验。其机制是使神经根受到牵拉，观察是否发生患侧上肢反射性痛。检查时，让患者颈部前屈，检查者一手放于患者头部病侧，另一手握住患肢的腕部，沿反方向牵拉，如感觉患肢有疼痛、麻木则为阳性。若在牵拉的同时迫使患肢做内旋动作，称为 Eaten 加强试验（图 4-22）。

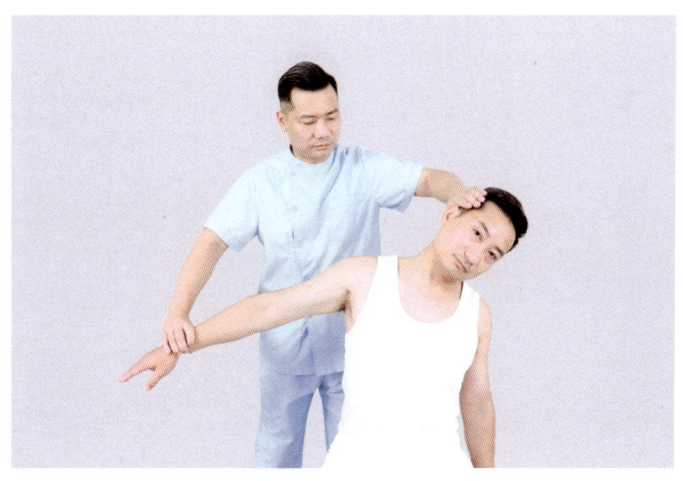

图 4-22　臂丛神经牵拉试验

二、头部叩击试验

头部叩击试验又称"铁砧"试验，患者处于坐位，检查者将一手平置于患者头部，掌心接触头顶，另一手握拳叩击放置于头顶部的手背。若患者感到颈部不适，出现疼痛或上肢（一侧或两侧）痛、酸麻，则该试验为阳性，提示颈部神经受压（图 4-23）。

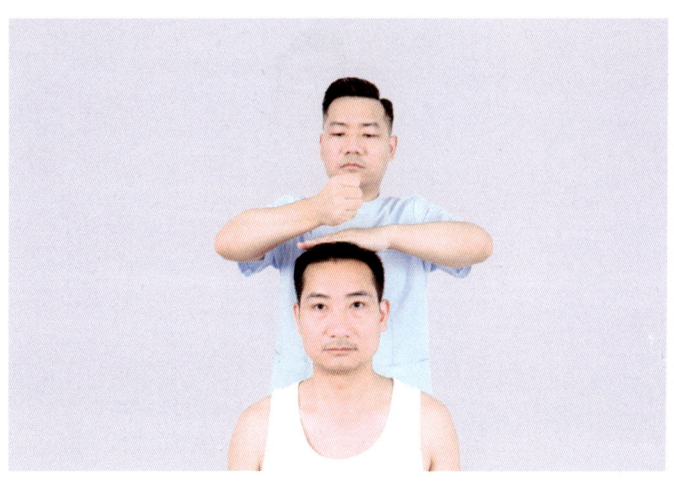

图 4-23　头部叩击试验

三、椎间孔挤压试验

椎间孔挤压试验又称 Spurting 试验，患者取坐位，头部微向病侧弯曲，检查者立于患者后方，用手按住患者顶部向下施加压力（图 4-24），如患肢发生放射性疼痛即为阳性。原因在于侧弯使椎间孔变小，挤压头部使椎间孔更窄，椎间盘突出暂时加重，故神经根挤压症状更加明显。

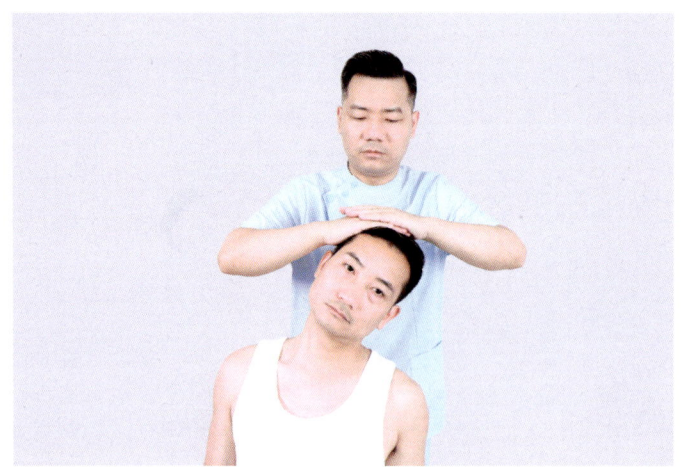

图 4-24　椎间孔挤压试验

四、Jackson 压头试验

当患者头部处于中立位和后伸位时，检查者于患者头顶部依轴方向施加压力（图 4-25），若患肢出现放射性疼痛，症状加重，称为压头试验阳性。

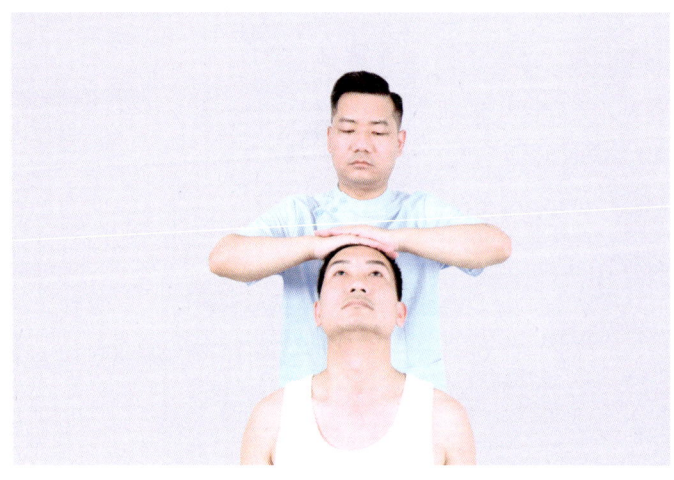

图 4-25　压头试验

五、肩部下压试验

患者端坐，头部偏向健侧，当有神经根粘连时，为了减轻疼痛，患侧肩部会相应抬高。此时检查者握住患肢腕部做纵轴牵引，若患肢有放射痛和麻木加重，称为肩部下压试验阳性（图 4-26）。

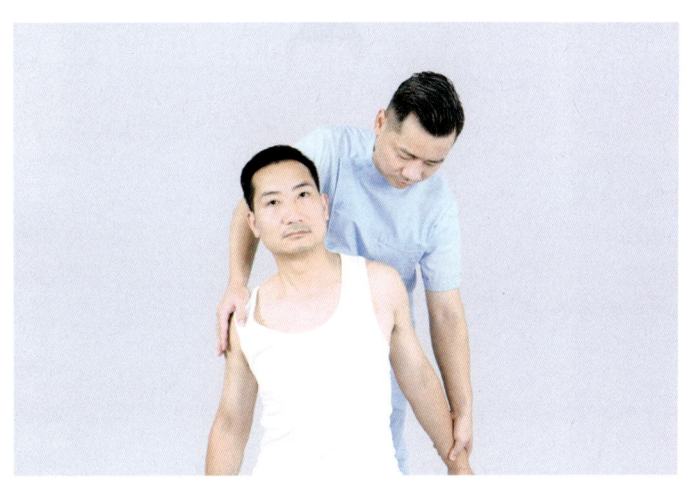

图 4-26　肩部下压试验

六、直臂抬高试验

患者取坐位或站立位，手臂伸直，检查者站在患者背后，一手扶其患侧肩，另一手握住患肢腕部并向外后上方抬起，以使臂丛神经受到牵拉，若患肢出现放射性疼痛即为阳性。可根据出现放射痛时的抬高程度来判断颈神经根或臂丛神经受损的轻重，此试验类似于下肢的直腿抬高试验（图 4-27）。

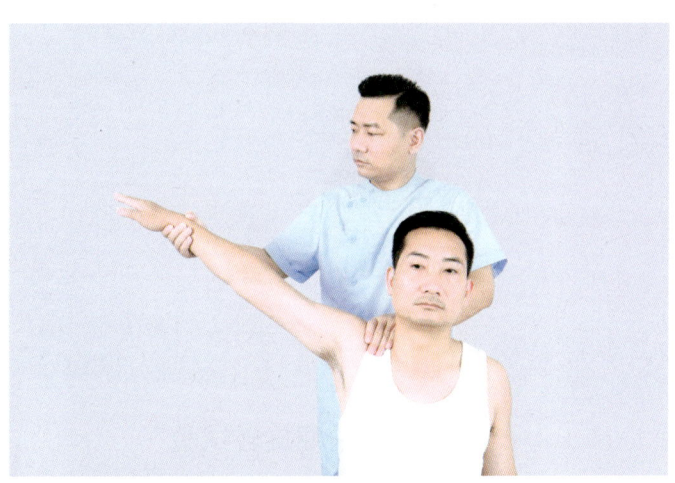

图 4-27　直臂抬高试验

七、颈部拔伸试验

检查者将双手分别置于患者左、右耳部并夹住头部轻轻向上提起,如患者感觉颈及上肢疼痛减轻,即为阳性。本试验可作为颈部牵引治疗的指征之一(图4-28)。

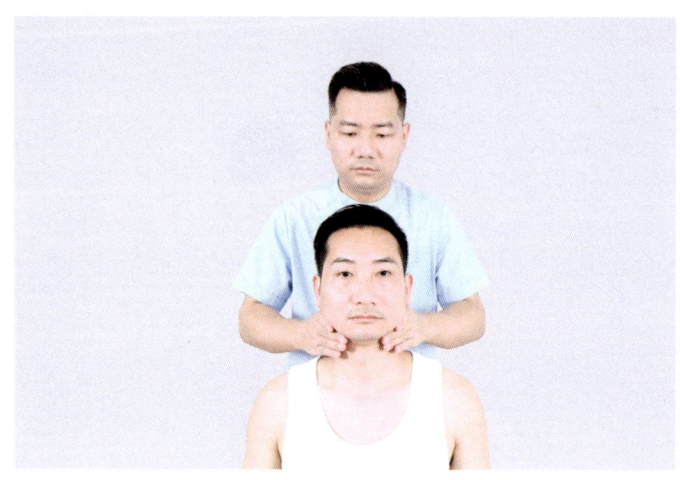

图4-28　颈部拔伸试验

八、头前屈旋转试验

先将患者头部前屈继而向左右旋转,如颈椎出现疼痛即为阳性,多提示有颈椎骨关节病(图4-29)。

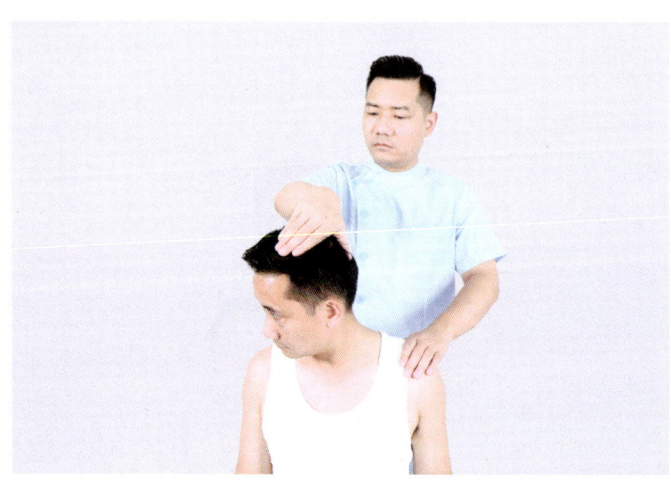

图4-29　头前屈旋转试验

九、转头加力试验

检查者一手托住患者枕部,另一手托其下颌,将其头缓慢转至最大角度,再稍加用力移动,出现颈痛或上肢放射痛为阳性(图4-30)。

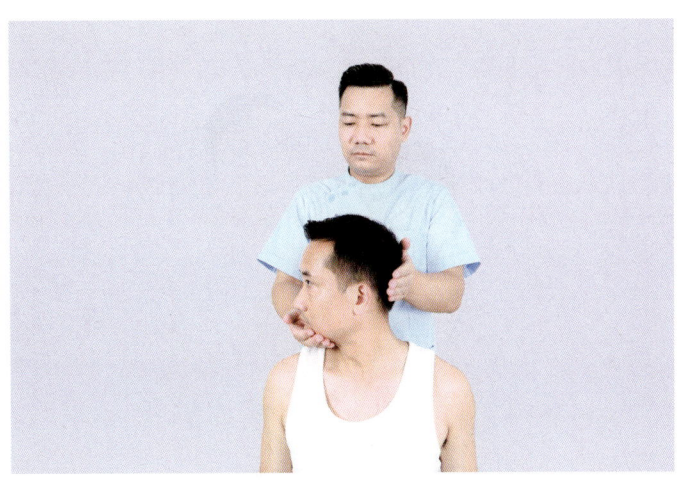

图4-30　转头加力试验

十、头颈下压试验

检查者单手或双手置于患者头顶,逐渐加力下压,疼痛加重或上肢放射痛为阳性,若下肢不适加重,为脊髓损害的体征(图4-31)。

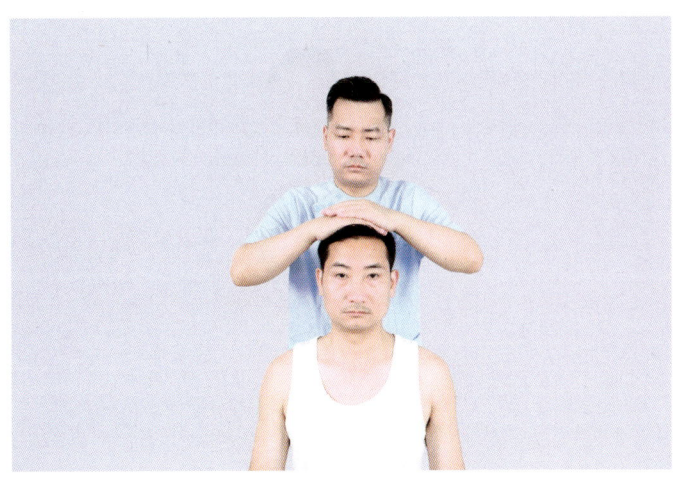

图4-31　头颈下压试验

十一、艾德森氏试验

患者端坐，双手置于两大腿部，头延伸并转向患侧做深呼吸，检查者立即触其两侧桡动脉搏动。若患侧桡动脉搏动显著减弱或完全消失，而健侧搏动正常或仅稍减弱，即为阳性，可能为前斜角肌综合征或有颈肋（图4-32）。

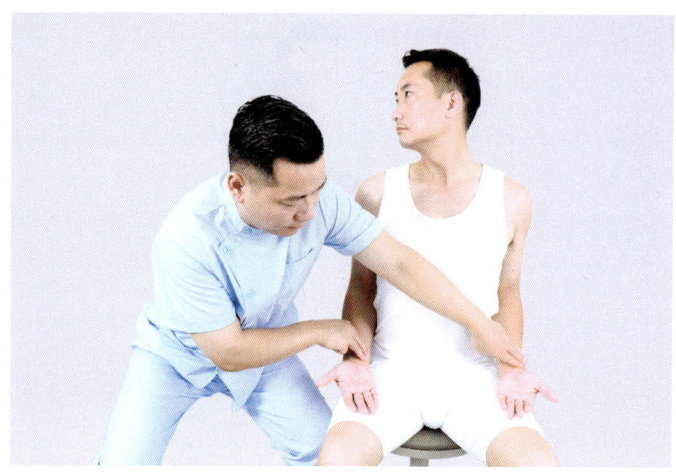

图4-32　艾德森氏试验

十二、椎动脉压迫试验

适用于有头昏症状者。检查者一手扶其头顶，另一手扶其后颈部，将其头向后仰并向左（右）侧旋转45°，约停15秒，若出现头昏为阳性，为对侧椎动脉供血受阻（图4-33）。

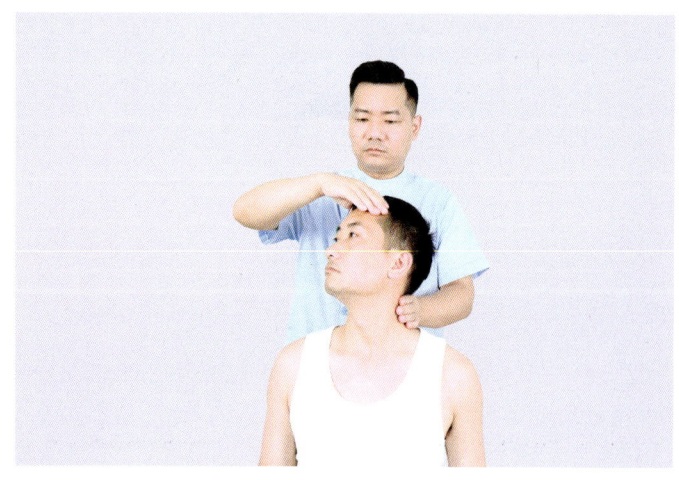

图4-33　椎动脉压迫试验

十三、间歇波动试验

患者取坐位，双上肢外展 90°并外旋（手掌向上），并做快速手指伸屈运动，如能坚持 1 分钟以上双上肢仍能保持平举位置，仅有轻度不适者为阴性；若数秒钟后出现前臂疼痛，上肢无力支持平举位而下垂为阳性，可能为胸廓出口综合征（图 4-34）。

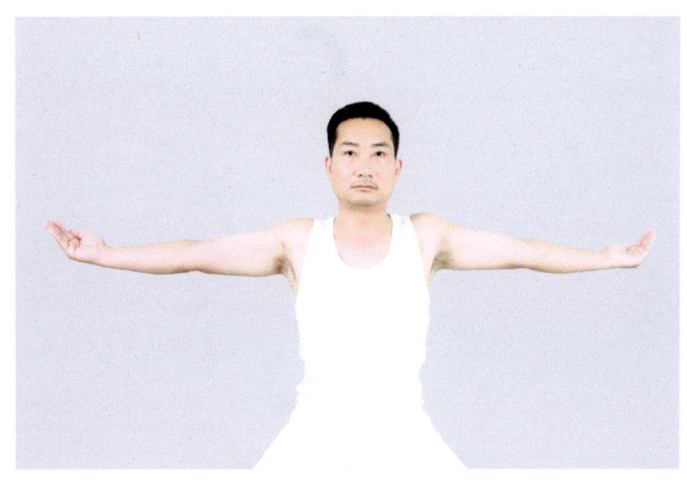

图 4-34　间歇波动试验

十四、霍夫曼征试验

检查者一手轻托患者之前臂，另一手中指与食指夹住患者中指，用拇指叩击患者中指指甲部，若出现四指屈曲反射为阳性，说明颈部脊髓、神经损伤（图 4-35）。

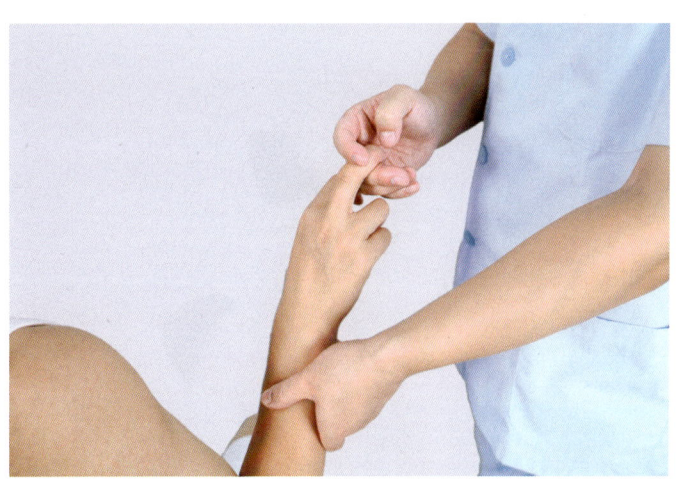

图 4-35　霍夫曼征试验

十五、挺胸试验

患者取坐位，做双肩外展、双上肢后伸的动作，如桡动脉消失或减弱为阳性。可能因肋锁间隙过窄，锁骨下动脉受压所致（正常肋锁间隙约有1横指宽度）（图4-36）。

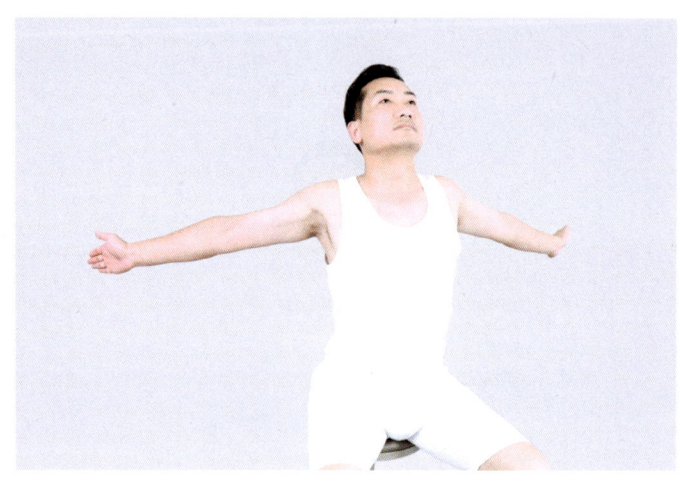

图4-36　挺胸试验

十六、背伸试验

患者取站立位，检查者立其侧面，用双手稳住其髂骨姿势下，令患者做腰部尽量背伸，如有背部疼痛即为阳性，说明患者的腰肌、关节突、椎板、黄韧带、棘突、棘上韧带或棘间韧带有病变，或有腰椎管狭窄症（图4-37）。

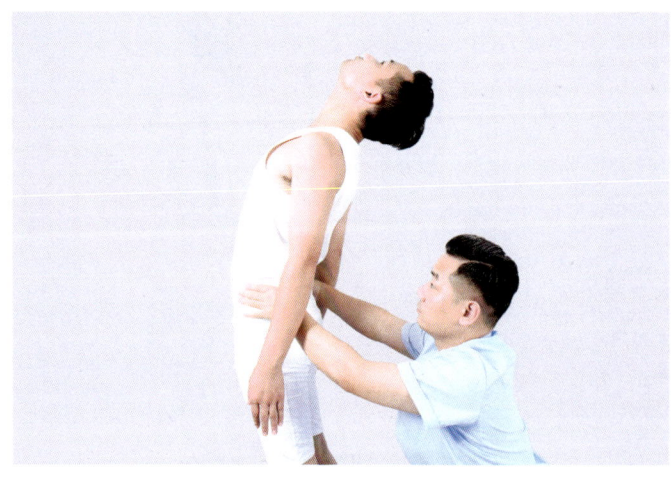

图4-37　背伸试验

十七、直腿抬高试验

患者双下肢伸直仰卧，检查者一手扶住患者膝部使其膝关节伸直，另一手握住患者踝部并徐徐将之抬高，直至患者产生下肢放射痛为止，记录此时下肢与床面的角度，即为直腿抬高角度。正常人一般可达80°左右，且无放射痛。在此基础上可以进行直腿抬高加强试验，即检查者将患者下肢抬高到最大限度后，放下约10°，在患者不注意时，突然将足背屈，若能引起下肢放射痛即为阳性。该试验用以鉴别是神经受压还是下肢肌肉等原因引起的抬腿疼痛（图4-38）。

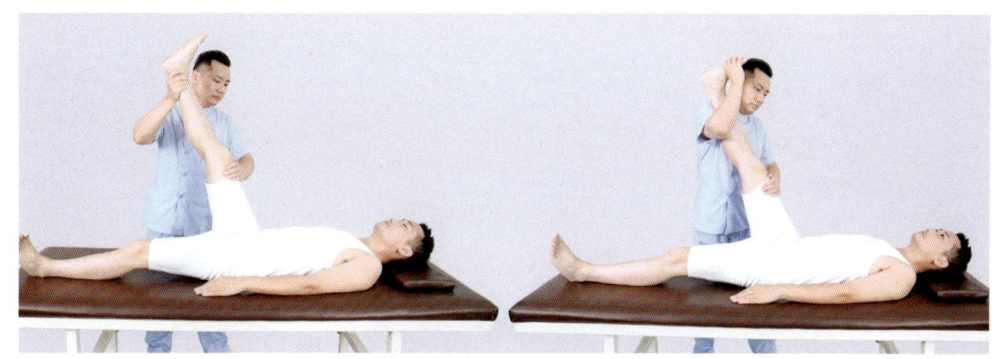

图4-38　直腿抬高试验

健腿抬高试验：患者仍取仰卧位，按上法抬高健腿，如患者出现腰及患侧坐骨神经放射痛为阳性。

十八、弓弦试验

患者端坐床边，头及脊椎保持平直，双小腿自然下垂，令患者用双手抓住床沿使髋关节处于90°并不让躯干后仰。检查者先将患肢逐渐上抬，至患者出现腰腿痛后，将患肢膝关节略加屈曲至疼痛消失为止，然后检查者用双腿夹持患足，以保持此位置不变，再将双手2～4指置于患者腘窝中央胫神经部位，拇指置于膝前，用力扳压胫神经，如出现放射痛即为阳性（图4-39）。

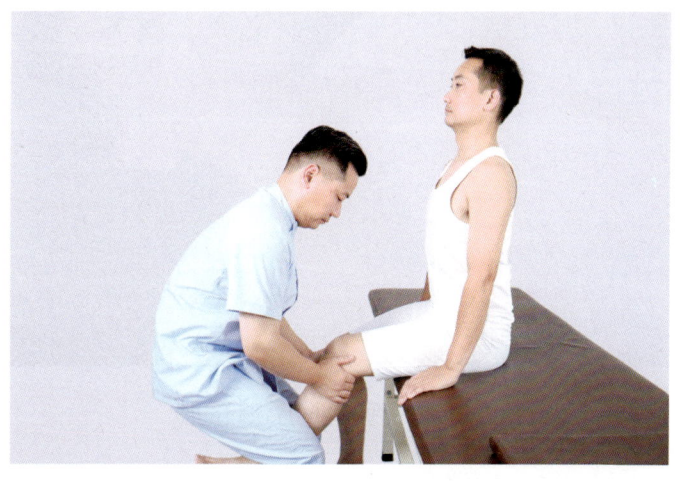

图4-39　弓弦试验

十九、挺腹试验

通过增加椎管内压力，刺激神经根产生疼痛，以诊断腰椎间盘突出症，检查分4步：①患者仰卧，双手放在腹部或身体两侧，以头枕部和双足跟为着力点，将腹部及骨盆用力向上挺起，若患者感觉腰痛及患肢传导性腿痛即为阳性。若传导性腿痛不明显，则进行下一步试验。②患者保持挺腹姿势，先深吸气后停呼吸，用力鼓气，直至脸面潮红约30秒，若有传导性腿痛即为阳性。③在仰卧姿势下，用力咳嗽，若有传导性腿痛即为阳性。④在仰卧挺腹姿势下，检查者用手轻压双侧颈内静脉，若出现患侧传导性腿痛即为阳性（图4-40）。

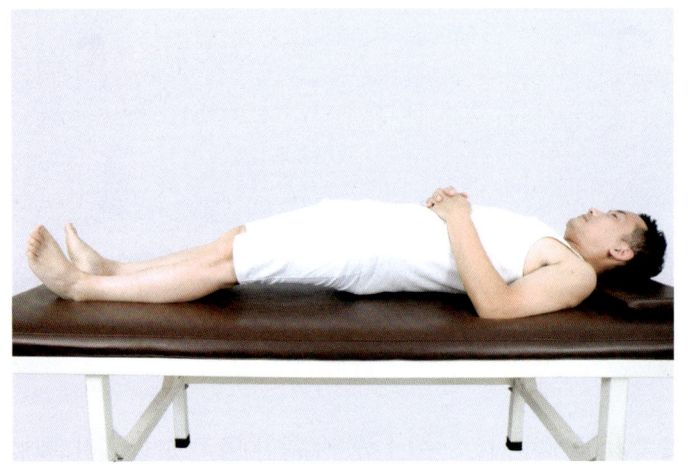

图4-40　挺腹试验

二十、颈静脉压迫试验

患者取仰卧位，检查者用一手或双手压迫两侧颈静脉，使脊髓液压力增高，如患者出现腰腿痛增剧即为阳性（图4-41）。

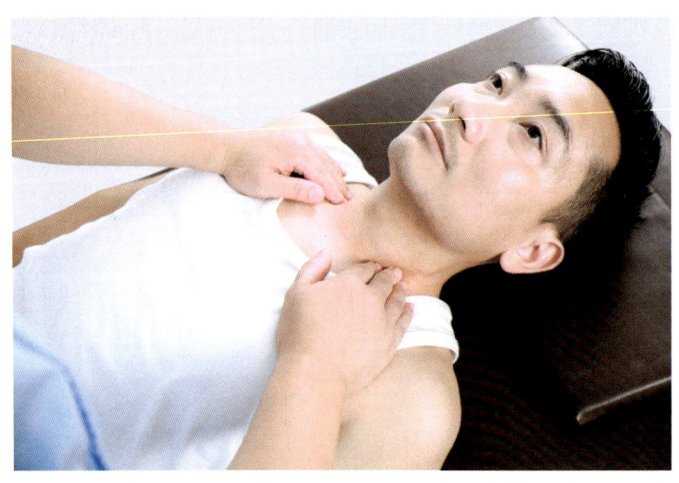

图4-41　颈静脉压迫试验

二十一、屈颈试验

患者取仰卧位,检查者一手压于患者胸骨柄处,另一手托起患者枕部,然后徐徐将患者头向上抬高使其颈部屈曲,如出现颈、肩或腰腿痛增剧现象即为阳性(图4-42)。

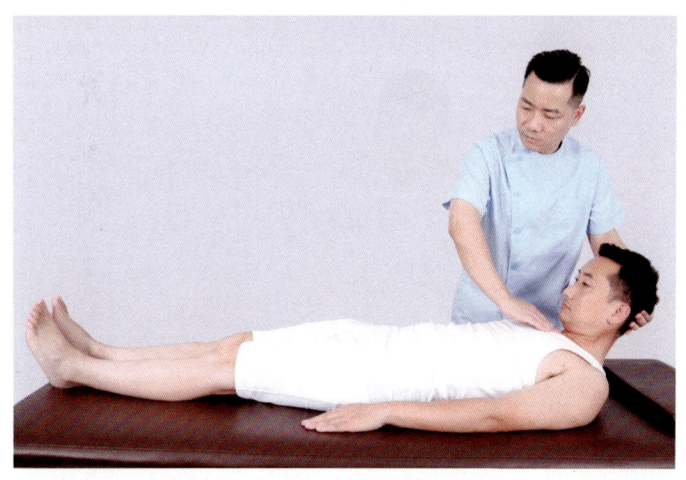

图 4-42 屈颈试验

二十二、坐、立弯腰试验

患者取立位弯腰,然后取坐位弯腰,检查者询问患者腰痛的情况。如立位弯腰时有腰痛,坐位弯腰时无腰痛,病变可能在骶髂关节,因取坐位后骶髂关节得到依托之故;如立位弯腰与坐位弯腰均有腰痛,病变可能出现在腰骶关节(图4-43)。

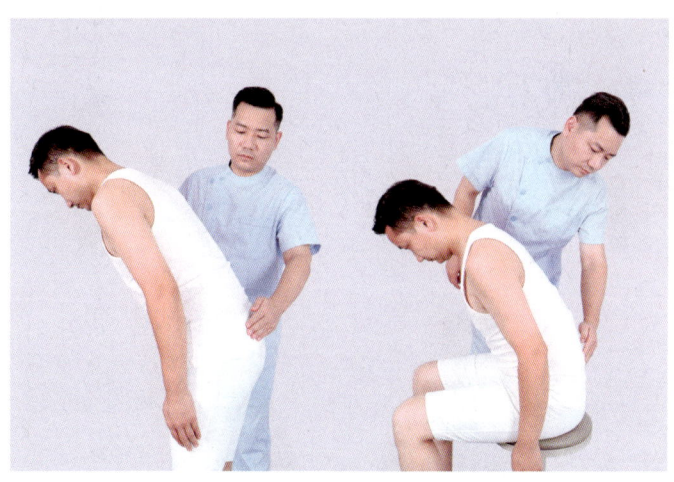

图 4-43 坐、立弯腰试验

二十三、骨盆摇摆试验

患者取仰卧位，将双髋关节及双膝关节完全屈曲，检查者一手扶持患者双膝，另一手托起患者臀部做腰骶部被动屈曲及骨盆左右摆动活动，如出现腰痛为阳性，可能腰骶关节有病变或下腰部软组织劳损（图 4-44）。

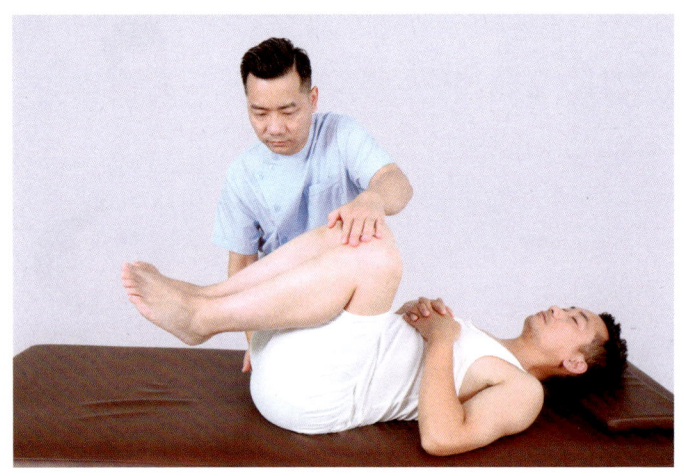

图 4-44　骨盆摇摆试验

二十四、骨盆分离试验与骨盆挤压试验

患者仰卧，两手置于身旁。检查者两手按住患者两侧髂骨内侧将骨盆向外侧做分离按压动作，然后两手掌扶住两侧髂前上棘外侧并向内侧对向挤压；或让患者侧卧，检查者双手掌叠置于髂前上棘持续向外侧按压，同法检查对侧。前者使骶髂关节分离，后者使其受到挤压。另外，还可以进行耻骨联合压迫试验，试验过程中，若骶髂关节出现疼痛即为阳性，但此试验阳性发现者较少。此试验还可用于检查骨盆部是否有骨折，若有骨折则可以引起骨折部位疼痛或使疼痛加重（图 4-45）。

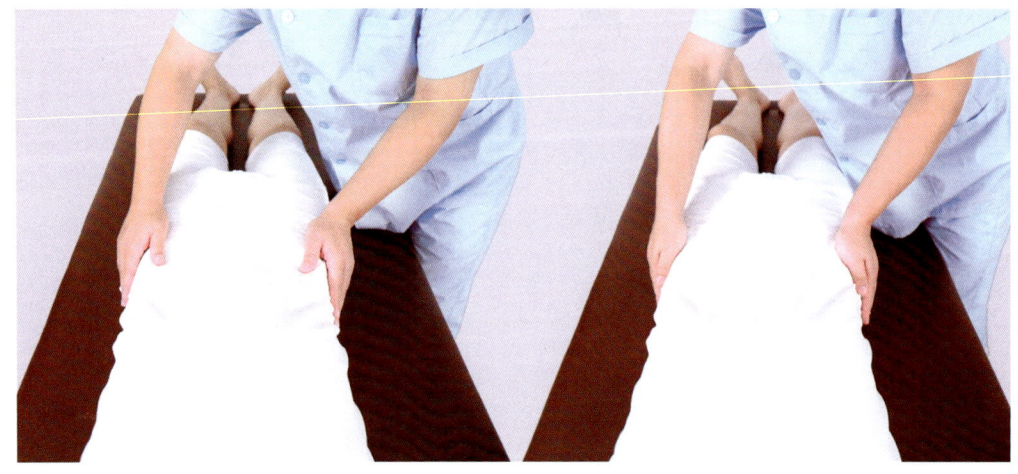

图 4-45　骨盆分离、挤压试验

二十五、床边试验

患者仰卧,臀部靠近床边,先将健侧髋膝关节尽量屈曲,贴近腹壁,患者双手抱膝以固定腰椎,患肢垂于床边,检查者一手按压健侧膝关节,帮助屈膝屈髋,另一手用力下压患肢大腿,或检查者双手用力下压垂于床边的大腿,使髋关节尽量后伸,则骶髂关节转动发生摩擦,若在该侧骶髂关节出现疼痛则为阳性,说明骶髂关节有疾患。

患者侧卧,健侧在下,将健腿极度屈曲并固定骨盆,检查者一手握住患肢踝部,使膝关节屈曲90°,再将患肢向后牵拉,使髋关节尽量过伸,另一手将骶部向前推压,则骶髂关节便向后转动,若出现疼痛即为阳性(图4-46)。

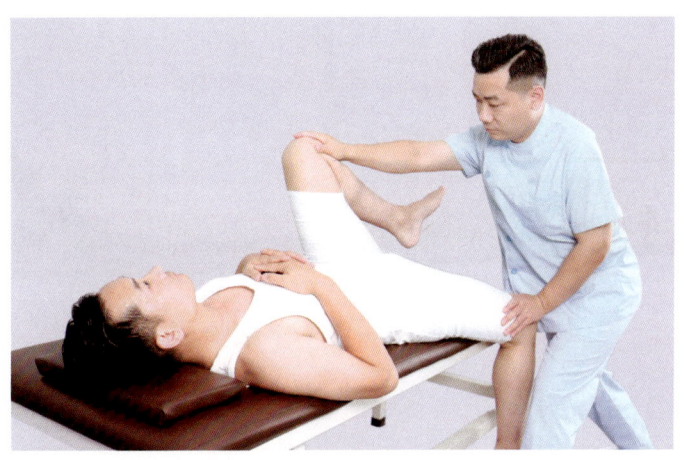

图4-46　床边试验

二十六、屈膝屈髋试验

患者仰卧,双腿靠拢,尽量屈曲髋膝关节,检查者可用双手推膝,使髋膝关节尽量屈曲,使臀部离开床面,腰部被动前屈,若腰骶部发生疼痛即为阳性,表示有闪筋扭腰、劳损,或者腰骶关节或者骶髂关节等病变,但腰椎间盘突出症该试验阴性(图4-47)。

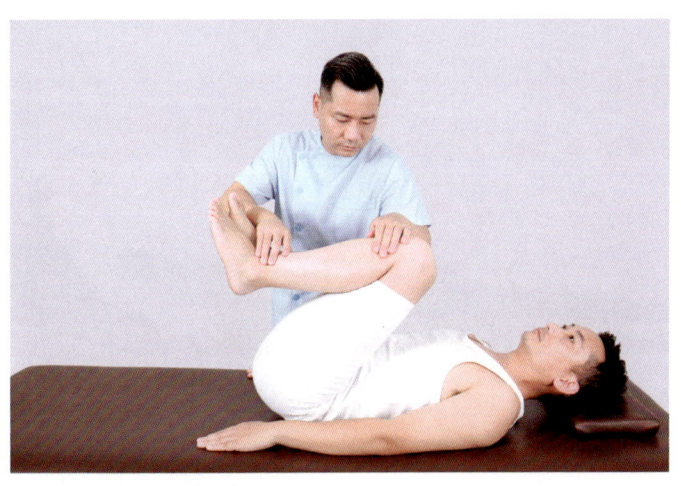

图4-47　屈膝屈髋试验

二十七、"4"字试验

患者仰卧，检查者将其一侧下肢膝关节屈曲，髋关节屈曲，外展外旋，将足架在另一侧膝关节上，下肢呈"4"字形。检查者一手放在患者屈曲的膝关节内侧，另一手放在对侧髂前上棘前面，然后两手向下按压，检查侧骶髂关节处出现疼痛即为阳性，提示骶髂关节有病变（图4-48）。

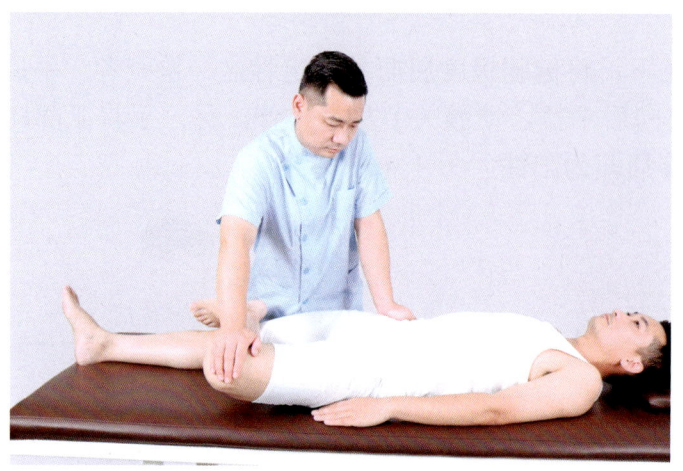

图4-48 "4"字试验

二十八、斜扳试验

患者仰卧位，下面腿伸直，上面腿屈髋、屈膝各90°，检查者一手将患者肩部推向背部，另一手扶膝将骨盆推向腹侧，并内旋该侧髋关节，若发生髋关节疼痛即为阳性，表示该骶髂关节或下腰部有病变（图4-49）。

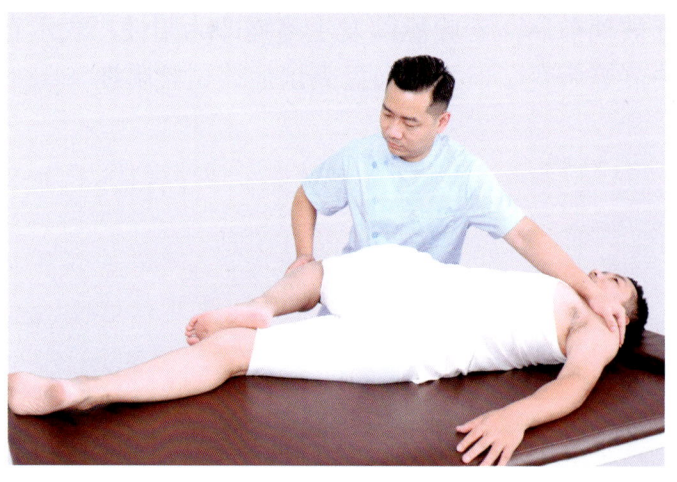

图4-49 斜扳试验

二十九、跟臀试验

患者俯卧位,两下肢伸直,检查者握住其踝部,使其足跟接触到臀部,这时大腿前肌群牵拉骨盆,使之前倾,如果腰椎或腰骶关节有病变则出现疼痛,骨盆甚至腰部也随之抬起(图4-50)。

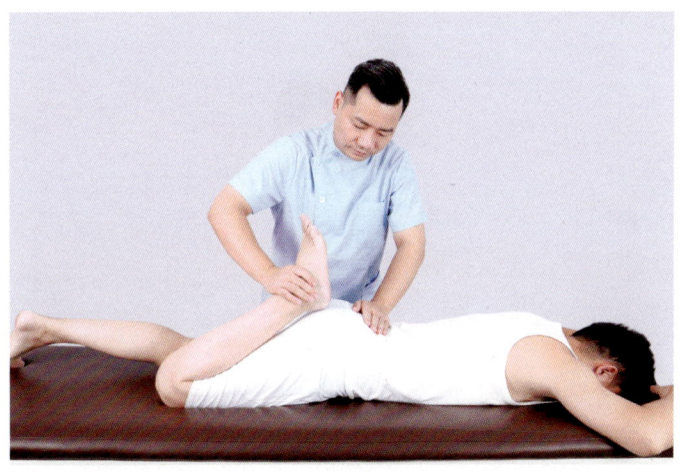

图 4-50　跟臀试验

三十、屈膝屈髋分腿试验

患者仰卧位,双下肢屈曲外旋,两足底相对,检查者两手分别置于患者双膝做双膝分腿动作,出现股内侧疼痛即为阳性,提示内收肌痉挛(图4-51)。

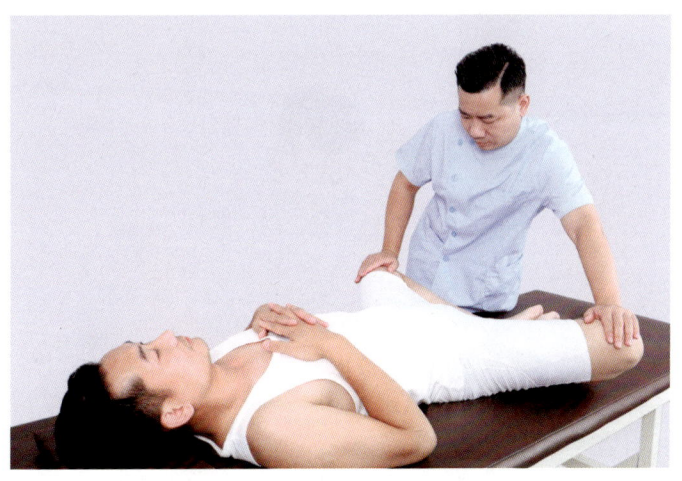

图 4-51　屈膝屈髋分腿试验

三十一、单髋后伸试验

患者俯卧位,两下肢伸直,检查者一手按住患者骶骨背面,另一手肘部托住一侧大腿向上提起下肢,则髋关节被动后伸,如骶髂关节处疼痛,本试验为阳性。两侧做对比检查,该试验用于检查骶髂关节病变(图4-52)。

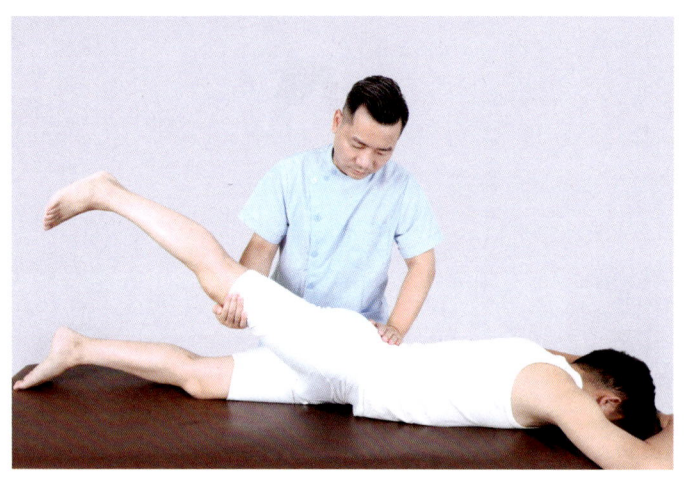

图4-52 单髋后伸试验

三十二、梨状肌紧张试验

患者俯卧位,检查者一手固定患者腰部下段,另一手握拿踝部,将膝关节屈曲90°,使小腿外展。此时,股骨大转子外旋,拉紧梨状肌,若臀部与下肢出现疼痛,再将小腿内收,使梨状肌放松,症状减轻或消失(图4-53)。

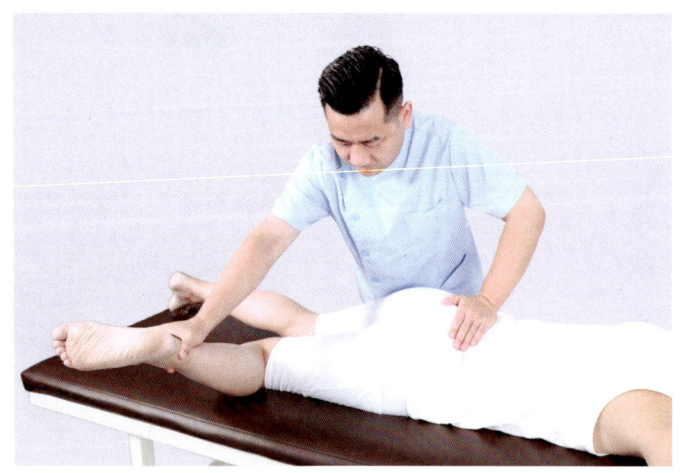

图4-53 梨状肌紧张试验

三十三、股神经牵拉试验

股神经牵拉试验有两种做法：一是患者俯卧位，患侧膝关节伸直180°，检查者将患侧的下肢上提，使髋关节处于过伸位，出现大腿前方痛者为阳性；二是患者取俯卧位，两下肢伸直，检查者站于患者侧旁，以手握住患者检查侧踝部，屈曲膝关节，使足跟尽量贴近臀部，出现被检测大腿前方牵拉痛，大腿前方或后方放射痛，或骨盆抬离床面为阳性，提示股神经受压（图4-54）。

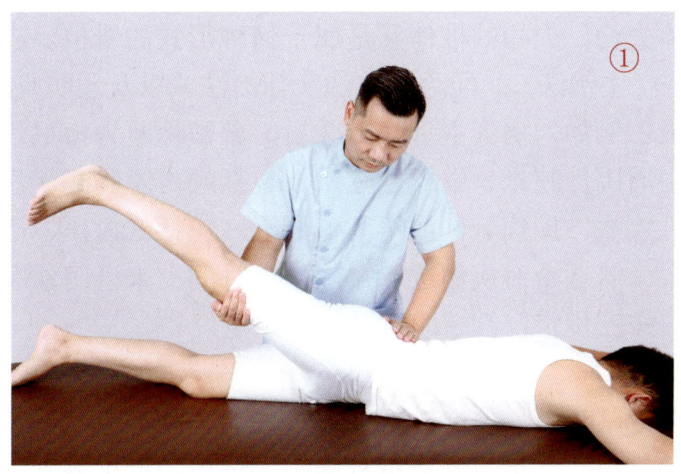

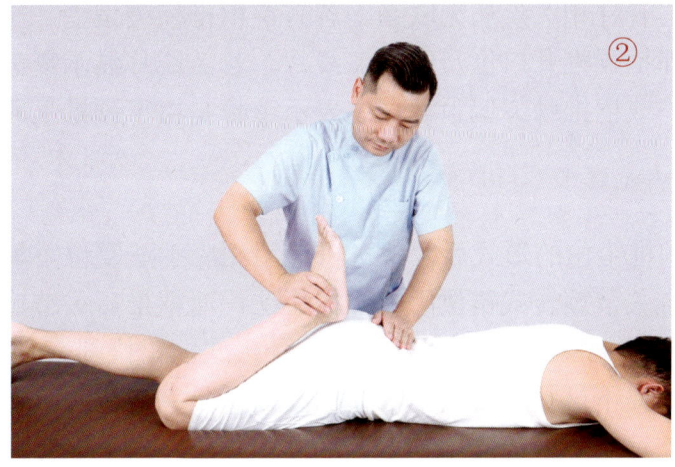

图4-54 股神经牵拉试验

第四节 三步定位诊断

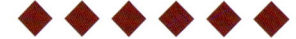

脊柱相关疾病的病种，据已发表的文献报道有近100种，其中涉及神经系统、运动系统、循环系统、内分泌系统、消化系统、泌尿生殖系统等系统和妇科、眼科、耳鼻喉科等科目。

原广州军区总医院（广州流花桥医院）骨科主任魏征教授与该院脊柱相关疾病研究所所长龙层花教授在所著《脊椎病因治疗学》中首先提出三步定位诊断的方法。这种诊断是通过3种不同手段来收集、检查、验证病者的病症是否因脊椎失稳而产生。脊椎失稳确定后再判断是一个还是多个椎体失稳，失稳的椎体又是属于何种形式的错位。当脊椎错位的部位、形式确定后，复位的手法（主治法）、配合的方法（辅治法）以及预防复发的方法也就出来了，一环扣一环，一气呵成。例如，病人主诉眩晕3日，曾被诊断为梅尼埃病，疗效不明显。按症状分析，眩晕可以由周围性眩晕、中枢性眩晕（包括颅内脱髓鞘疾病及变性疾病，颅内血管性、占位性或感染性疾病，癫痫），或由其他原因（包括低血压、心动过速、贫血、头部外伤等）和颈椎病所致。若逐个对疾病进行排除，光时间上来讲门诊医生就难以做到，在听完主诉和了解病史后，按三步定位诊断即可进行神经定位。

按脊柱相关疾病理论，眩晕与颈椎失稳有关，其中主要是寰枢关节错位或脱位，在神经定位诊断后再进行触诊定位。如果双侧寰枢椎横突无偏歪，枢椎棘突居中，均无压痛，颈部活动无妨，那么眩晕与脊柱相关疾病无联系。若有寰枢椎横突偏歪、压痛、颈活动受限时，就继续第三步诊断，即拍颈椎开口位及侧位X线片。若X线片显示寰齿侧间隙不等宽，或寰椎呈仰位、倾位错位，或枢椎棘突偏歪等，这表示眩晕是由于颈椎上段错位而致的，是脊柱相关疾病。

在X线片上分清颈椎错位的形式后，就可以选用相应手法复位。如寰枢关节错位就用仰头摇正法，枢椎及钩椎关节旋转式错位用侧头摇正法，而枢椎后关节旋转式错位用低头摇正法，倘若是枢椎侧摆式错位，则用侧向扳按法。每种形式的错位都有专门针对性的整复手法。故在错位分型准确的前提下进行手法纠正，往往收效明显。寰枢关节错位经整复后尚有不适时，就配合辅治法，如针刺、中药食疗、水针等。在预防方面采取练颈肩保健功、改睡保健枕等方法来巩固疗效。

魏征教授和龙层花教授于1972年在全国最先提出"脊椎病因"这种有别于物理、化学等致病因素之外的新发病原因，为临床上不少"病因不明"的疾病，如"神经症""神经性水肿""神经性呕吐"，以及部分由脊椎失稳导致的用现代医学方法治疗效果不明显的疾病，如脊柱源性眩晕、头痛、顽固性呃逆、胃十二指肠球部溃疡、肠易激综合征、原发性高血压、心律失常、小儿哮喘、2型糖尿病等，指出了发病的原因（脊柱失稳错位），点明了发病部位（如消化性溃疡主要是胸5～8错位，小儿哮喘以颈7胸1错位多见）。并且通过"胸椎错位致心律失常及心肌缺血的实验研究"，用兔及狗的动物模型，经急慢性实验证明脊椎病因的存在性及可重复性，为手法正骨治疗提供了可靠的依据。

以下是三步定位诊断的具体步骤。

一、神经定位诊断

有麻木、疼痛的肢体和活动范围减少的关节，找明原因做出发病脊椎范围的初步诊断。如表现为颈肩疼痛、手指麻木、肩部肌肉萎缩的肩臂疼痛综合征，以及肩痛、活动障碍的肩周炎，是颈段脊神经受损引起的病症，按周围神经受损部位可初步定出发病的脊椎是颈3～7钩椎关节错位。

有内脏、器官病症，按交感神经节段判断。如张口受限、下颌疼痛、张口有弹响的颞下颌关节紊乱综合征，属口腔科病应按神经定位属颈上交感神经节受损，初步定位应是颈1～3错位所致。如肠易激综合征，是以腹痛、腹泻或便秘腹泻交替出现，是自主神经功能失调的一种病症，该症状的出现与支配小肠的交感神经及副交感神经受损有关，受损的交感神经节段应与胸9至腰2错位有联系。

有脊椎局部症状的，按局部肌肉、韧带附着关系做判断。如出现手麻、肩痛的斜角肌综合征，其表现有斜角肌紧张。从解剖上看，前斜角肌起于颈3～6横突前结节，止于第一肋；中斜角肌起于颈1～6横突前结节，止于第一肋中部；后斜角肌起于颈5～7横突后结节，止于第二肋。当上位颈椎钩椎关节错位时中斜角肌紧张，中段颈椎钩椎关节错位时中、前斜角肌紧张，下位颈椎钩椎关节错位时后斜角肌紧张。用手指在锁骨上窝轻轻触摸，就会发现斜角肌痉挛形成细索状肌硬结（后斜角肌易被斜方肌覆盖），沿此索状肌腱向上摸至止点，即是错位颈椎的钩椎关节前方，该处有明显压痛，并能发现此横突轻微隆起（前移位）。

对于无以上表现的患者，从动脉供血的脑、脊髓损害作出判断。如脊柱相关疾病有关的眩晕，均无以上所述的疼痛、麻木，内脏、器官及脊椎局部症状，以眩晕头痛为主要表现。其原因与椎动脉经寰枢椎时受错位的压迫或刺激，或钩椎关节增生等影响引起椎基底动脉供血不足有关。故定位从脑供血方面考虑。

临床症状不明显，或仅有异常的检验报告而无临床表现的病症，可按有异常的项目所产生的原理，再对该器官的交感神经节段进行判断。如高血脂及2型糖尿病有时症状不明显或无临床表现，仅在正常体格检查中出现检验报告异常才引起注意。2型糖尿病是因胰岛素分泌不足，引起糖、脂肪和蛋白质代谢紊乱的一种疾病。胰腺的交感神经发自胸6～8脊髓侧角，发病的神经节段初步可定为胸8～10错位所致。

大多数脊柱相关疾病的神经根受损部位在 1 至数个相邻的椎体上，神经（临床症状）定位可定在这段脊椎上。但有些病症可牵涉多段脊椎，如排尿异常，既可由颈 1、2 错位引起中枢性排尿异常，又可能是胸、腰椎或是骨盆错位导致低级排尿中枢功能失调而成。故在初步定位时，应考虑到上段颈椎、胸椎及骨盆的错位。

同一病者患有 2 种以上脊柱相关疾病，如失眠难以入睡及过敏性鼻炎，引起这 2 种病均是上段颈椎错位导致颈上段神经受刺激，2 种病症的神经定位均相同（即中医的异病同源）。但亦有同时患 2 种以上病症，脊神经根损害不在同一段脊椎的，则要分开逐个疾病分析。如患有眼干涩、视物模糊（由颈上交感节及星状神经节受刺激而致）、胃溃疡（因第 5～8 交感神经胸节受压迫或刺激而成）及膝疼痛、屈曲受限（由腰及骨盆错位导致腰神经、股神经等受损而成）的病者，在进行神经根损害部位的定位时，就应把引起眼部病症的颈椎、产生胃溃疡的胸椎及导致腰痛的腰椎和骨盆错位都考虑进去。

二、触诊定位诊断

根据术者进行脊椎及骨盆检测结果（包括双拇指测量颈椎横突上下间距宽窄变化的触诊），发现脊椎横突、棘突、关节突及骨盆的偏歪、椎旁压痛、病理阳性反应物（索状硬结、环状肿块、摩擦音、弹响音、肌萎缩或代偿性肥大等）的部位，或各项试验（如臂丛神经牵拉试验、4 字试验等）、神经系统检查等，结合第一步神经（临床症状）定位诊断的结果，进行第二次定位诊断，再进一步确定发病的脊椎、关节及错位的分型。例如，有眩晕病者，在排除其他系统疾病因素以后，按第一步神经（临床症状）定位应考虑为颈椎病所引起。在第二步触诊（检诊）定位时，若其寰椎横突偏左、颈 2 棘突偏左压痛（为主要矛盾），或其余颈椎横突及棘突偏歪压痛（为次要矛盾），头部前屈后仰及左右转动明显受限时，可诊断为寰椎错位（侧摆式）、枢椎错位（旋转式）以及其他颈椎错位引起的眩晕。还有另一种情况是病者有眩晕症状，但触诊其颈椎横突及棘突无偏歪，肌肉无压痛或仅有轻微压痛，颈部活动无障碍，那眩晕就与颈椎无联系，应考虑为其他疾病所致。举一个例子，病者肩痛，抬举障碍 2 个月，被诊断为肩周炎。此肩周炎若是脊柱相关疾病，按第一步神经定位，其错位部位应考虑为颈椎下段。再按第二步触诊定位，检查发现病者颈 1、2 横突偏歪，压痛，颈部活动受限，但中下段颈椎横突及棘突无偏歪，未见有压痛。经第二步检诊后可得知，该病者的肩周炎是脊柱相关疾病的判断不能成立。但病者确实有颈椎病寰枢关节错位。

三、影像学定位诊断

目前影像学诊断技术的进展已由早期的 X 线检查逐渐发展到如今的 CT 及 MRI 重建、彩色 B 超等，大大提高了对椎间盘、椎周软组织的病理变化诊断的准确性，但诊断椎间关节错位，仍以 X 线为主。通过 X 线片可观察到各椎间关系的变化，脊椎轴线变异情况，椎体后缘连线变异情况。寰椎错位时会出现的仰位、倾位、仰旋、倾旋和侧旋等改变，各椎间关节形态或位移都属颈椎关节错位的表现。观察各椎间盘变性、椎间关节骨质增生，各韧带钙化的部位、程度等，并与第一步、第二步定位诊断结合分析，做出最后定位诊断结论。影像学定位诊断在脊椎病的诊断中发挥着重要作用，具体表现在以下方面：

（1）排除正骨整脊疗法的禁忌证。包括骨折、脱位、结核、肿瘤、嗜酸细胞肉芽肿、化脓性炎症等。观察骨质疏松程度，正骨整脊时选择快速复位法或缓慢复位法。

（2）仔细观察和分析有无椎间关节错位，错位的类型（错位方向），正、侧位片的各椎间关系的变化。

（3）观察脊椎退变的程度，分析退变是否为本次发病的主因。各椎间盘变性（膨出）、椎体关节骨质增生，各韧带钙化的部位、程度等，与第一、第二步定位诊断结合分析，做出最后定位诊断结论。临床检诊有脊髓损害体征者，应做 MRI 或 CT 检查，以便确定选用手术或非手术疗法。

脊柱相关疾病的三步定位诊断法重视临床体查，强调第一步定位做出脊椎发病范围初步判断，第二步与第一步判断相符者，证明判断准确，第三步与第一、第二步吻合者，即可做出最后定位诊断。该方法最大限度地避免了传统诊病时以 X 线片为依据，不做体查就下结论的诊断方法所带来的误诊或漏诊。

X 线检查是脊柱相关疾病诊断中的重要手段，但不是唯一手段。过分依靠 X 线诊断，忽视临床体查及神经定位，医生不仅难以积累物理诊断方面的经验，且往往会造成漏诊及误诊，给病者造成不必要的痛苦及损伤。这是魏征教授与龙层花所长在长达 30 余年从事脊柱相关疾病研究中所得出来的经验：即先做神经定位诊断，再行触诊检查，最后结合 X 线片做出诊断。

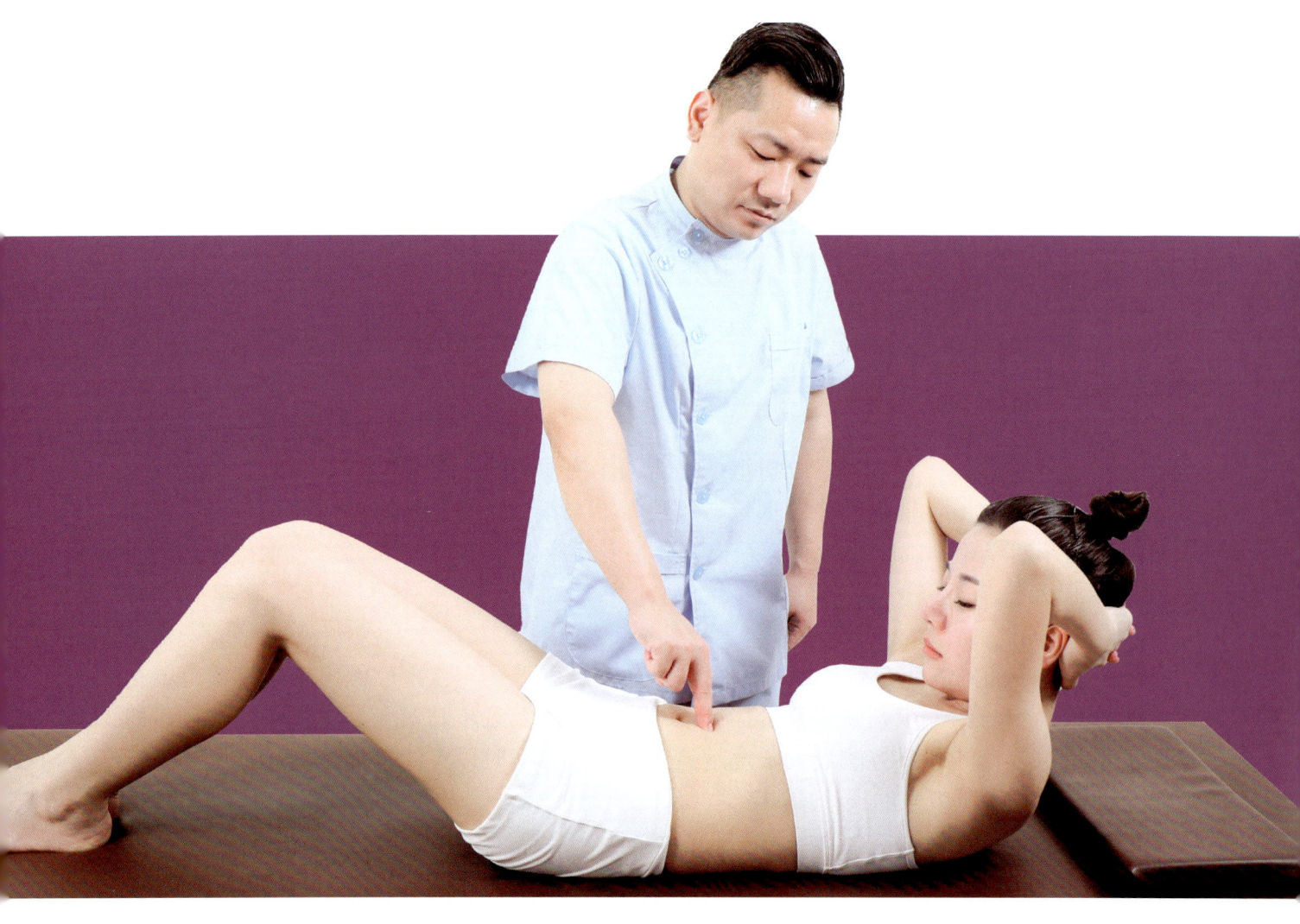

第五章 影像学检查

第一节　脊柱的 X 线片检查

X 线的本质是一种电磁波，具有一定的波长和频率，具有波粒二重性，X 线成像利用了它与物质相互作用时发生能量转换，突出了微粒性。X 线的波长极短、能量极大，它的波长介于紫外线和 γ 射线之间，为 0.0006～50 纳米，X 线诊断常用的波长为 0.008～0.031 纳米。X 线穿透机体时，由于骨吸收 X 线量最大，与周围的组织间形成鲜明对比，成像清晰，所以 X 线片是检查脊柱、骨关节最常用且最经济的影像学方法，但对软组织椎管内的结构，X 线片显像不清晰，必须采用其他影像学检查。

脊柱相关疾病的诊断是根据病者的症状，按神经定位的方法分析，初步定出失稳脊柱的部位。然后用触诊及特殊检查的方法对其进一步定位诊断，在以上两者相符的情况下，再经 X 线照片检查：从不同角度投照的 X 线片中观察脊柱及骨盆骨结构的改变，骨与骨相对位置的改变，以及骨关节功能状态，韧带的改变等。最后将以上 3 步检查结果综合分析归纳，做出错位椎体的诊断。

脊柱分颈、胸、腰、骶尾（骨盆）4 段，均可分别进行 X 线片检查，确定病变位置后，以病变处为摄影中心进行 X 线片拍摄。除非特殊需要，脊椎不用透视方法检查。因此，常规检查是摄 X 线片。摄片通常是正位和侧位，颈椎的寰枢椎，摄张口位——顶颌位片，根据诊断需要，要观察椎间孔或峡部者加摄 45°斜位片，脊椎失稳者加摄过伸过屈（功能位）的侧位片。

一、颈椎的 X 线平片检查

1. 正常颈椎平片

（1）颈椎正、侧位片

颈椎正位顺列呈一纵行直线，侧位顺列呈缓和、连续的生理前凸弧线。弧顶位于 C4 和 C5 前缘之间，上下椎体间隙宽度为邻近椎体高度的 1/4～1/2，由侧位测量椎管矢状径不应小于 12 毫米。关节突关节两侧对称。

颈椎正位片可观察棘突偏移、寰枢关节半脱位、齿状突骨折或畸形、钩椎关节骨赘及横突肥大、颈肋、隐裂等（图 5-1）。

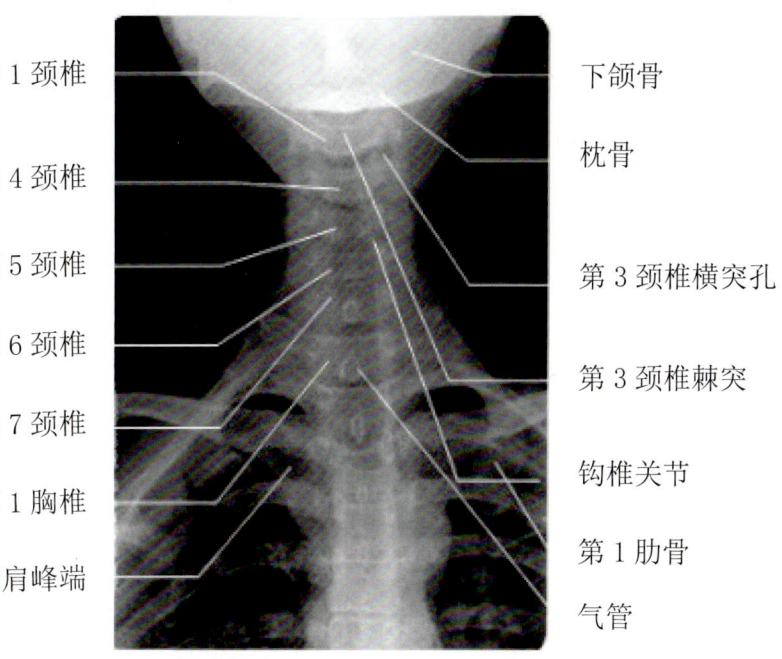

图 5-1 颈椎正位片

颈椎侧位片可观察颈椎曲度、椎体前后缘骨赘、椎间隙改变、椎体滑脱、先天畸形、项韧带钙化、椎前软组织阴影的改变、椎管前后径、后关节错位等（图 5-2）。

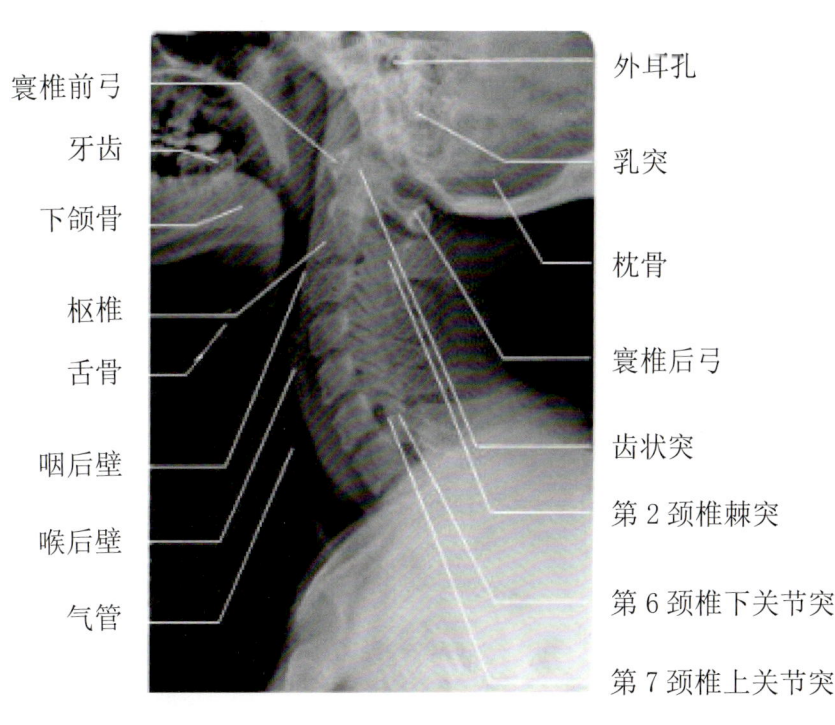

图 5-2 颈椎侧位片

（2）颈椎开口位片

开口像显示寰枢椎的正位影像。寰椎前后弓重叠为一横行狭窄骨影，连接两侧块。两侧块与枢椎齿状突间的间隙正常（图5-3）。

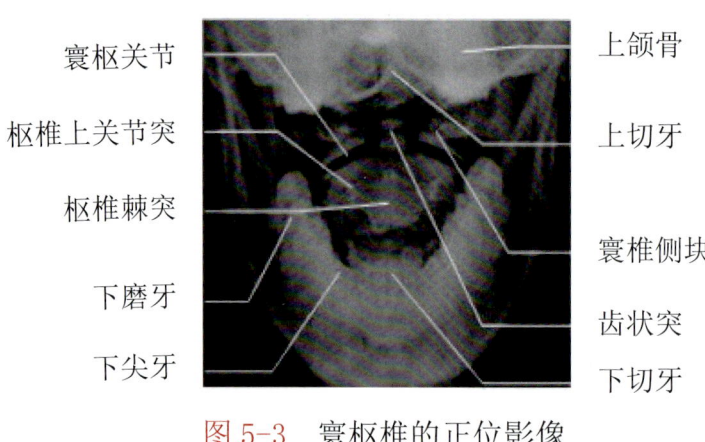

图5-3　寰枢椎的正位影像

（3）颈椎左、右双斜位片

左右斜位像采取立位前后位仰照，倾斜45°～60°。即片为所欲显示的侧别，应标明左、右号，目的为显示该侧的椎间孔。椎间孔呈长卵圆形，纵径大于横径。主要观察椎间孔有无狭窄及其狭窄的程度（图5-4）。

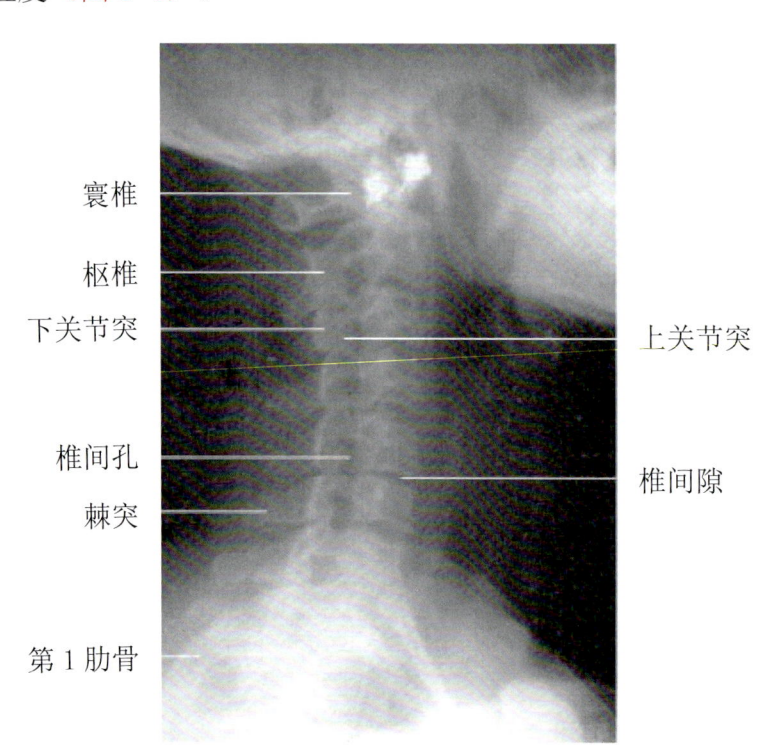

图5-4　颈椎侧位片

（4）颈椎功能位片

颈椎功能位片即颈椎极度前屈侧位像和极度后伸（仰）侧位像。用以观察颈椎屈伸活动幅度，特别是活动时顺列的相对变化，以确认颈椎的稳定性。可动态观察椎体滑移、棘间韧带损伤等常规位 X 线片无法显示的 X 线征（图 5-5）。

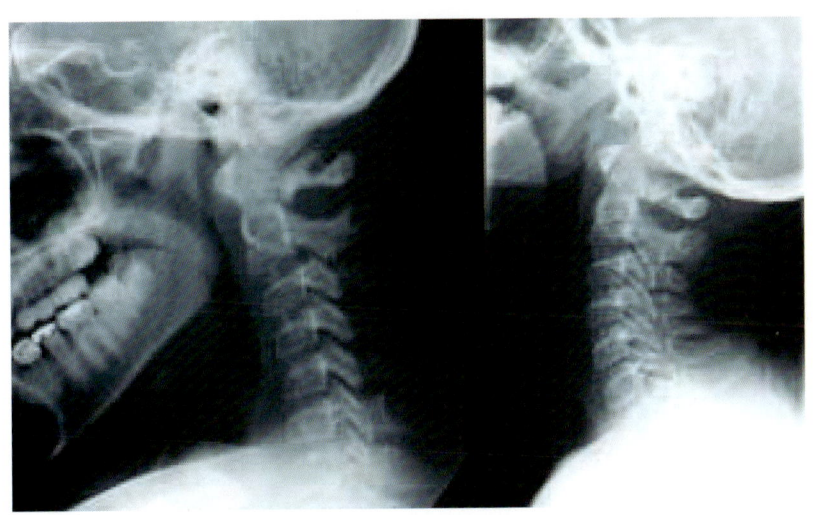

图 5-5　颈椎功能位片

2. 常见的颈椎异常 X 线征

（1）生理曲度改变

颈椎生理曲度消失或反张，多见于颈椎软组织急性损伤、颈椎间盘突出或变性以及有神经根刺激症状者。临床上除具有其各自病损所致的症状外，尚有咽部异物感、吞咽障碍、恶心以及颈肩沉重、酸痛等症状（图 5-6）。

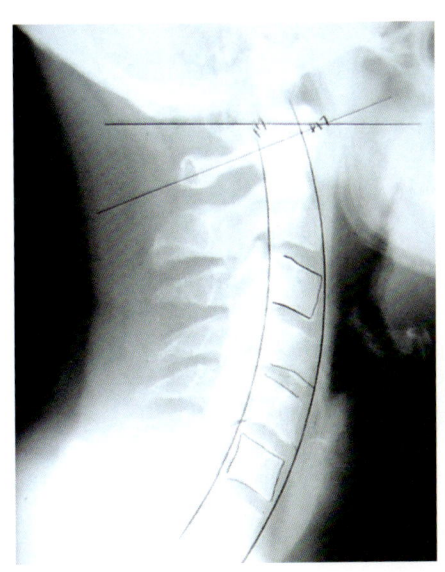 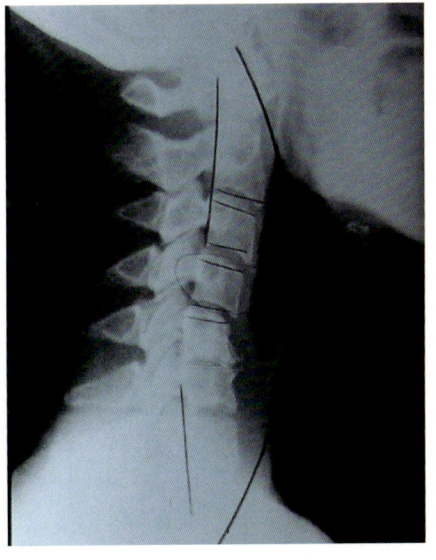

图 5-6　颈椎异常 X 线征

（2）项韧带钙化

项韧带钙化是颈椎病的典型 X 线征之一。此为颈椎屈曲性损伤、项韧带撕裂、出血机化所致。侧位片上可见钙化影同一水平的椎体前缘骨质增生或有椎间盘变性等改变。临床症状有低头受限或不持久，颈肩酸累或有肩、肘疼痛，上肢乏力等（图 5-7）。

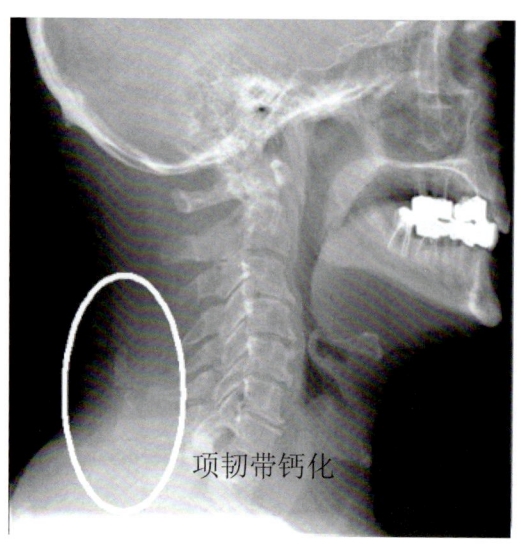

图 5-7　项韧带钙化

（3）椎体骨质增生

椎体骨质增生是颈椎病的重要征象。前缘及后缘骨质增生多可在侧位片上观察到。前缘骨质增生多为唇状、突状甚至如鸟嘴样，是颈椎陈旧性损伤或老年退行性改变所致。骨质增生的程度与临床症状不成比例。但相邻两个椎体前后角骨质增生伴有椎间隙狭窄，说明该间盘有损伤、变性，临床症状则较明显（图 5-8）。

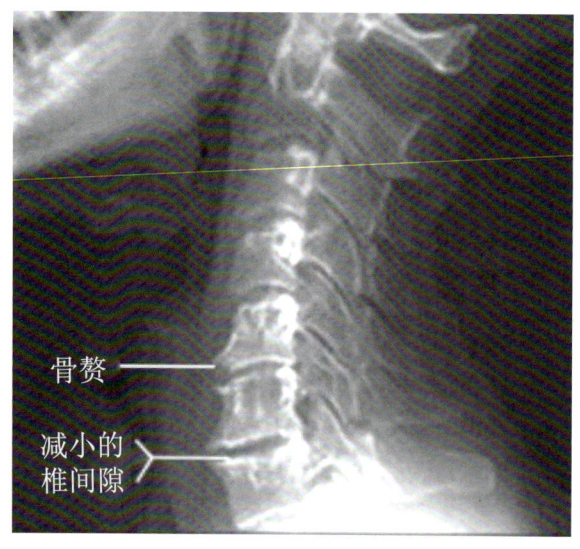

图 5-8　椎体骨质增生

（4）寰枢关节半脱位

张口位上若寰椎侧块偏移、齿状突不居中、两侧寰枢关节间隙不等宽，是寰枢关节半脱位的 X 线所显示的特征。

临床症状以头面部和五官症状多见，如眩晕、偏头痛、眼睛不适、流泪、视力障碍、鼻塞、流清涕、鼻腔异样感觉、血压异常、睡眠障碍等症状（图 5-9）。

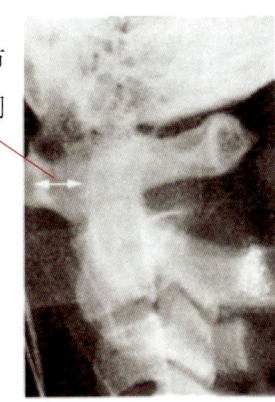
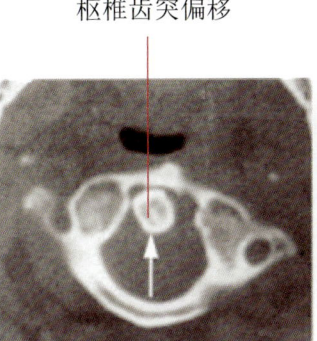
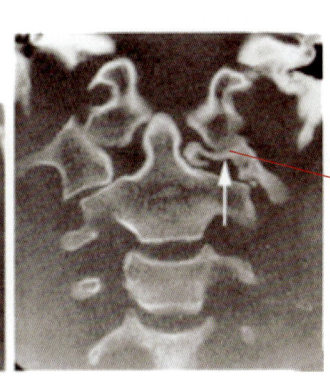

寰椎前关节与齿状突间距增大

枢椎齿突偏移

寰椎骨折

图 5-9　寰枢关节半脱位

二、胸椎的 X 线平片检查

1. 正常胸椎正、侧位片

胸椎正位顺列呈一纵行直线，侧位顺列呈缓和、连续的生理后凸弧线。上下椎体间隙宽度均衡，由侧位测量椎管矢状径不应小于 12 毫米。关节突关节两侧对称（图 5-10）。

胸椎相关疾病的 X 线片表现较少，主要观察正位片，从椎体的棘突、关节突、肋小头关节的排列是否左右对称，有无偏歪，单个椎体棘突偏歪为侧摆，相邻多个椎体棘突向同一侧偏歪为侧弯。侧位片观察椎体前缘有无增生。

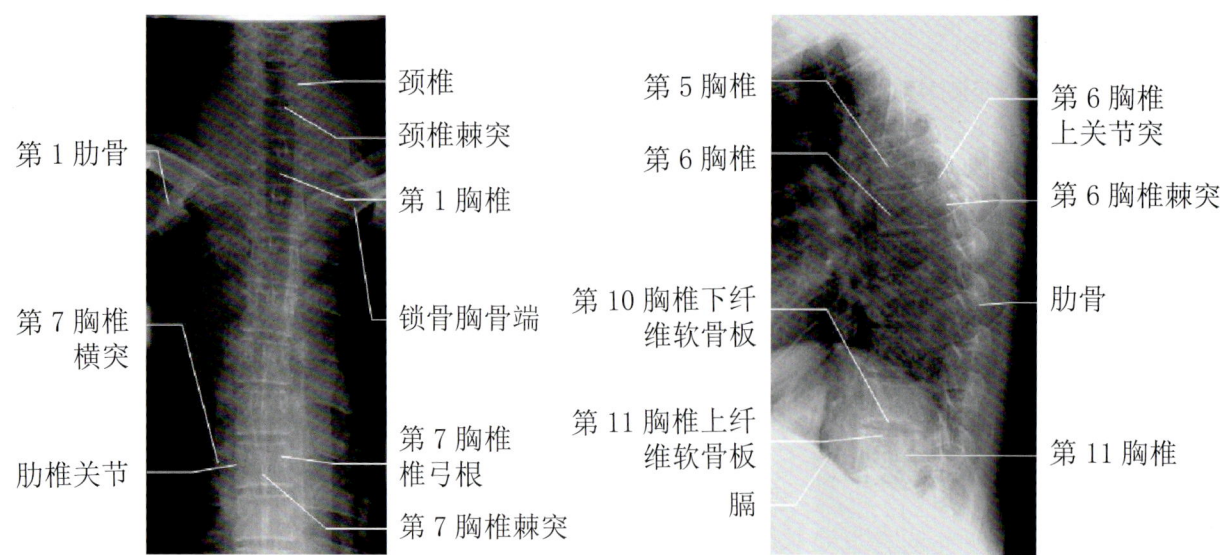

图 5-10　胸椎正、侧位片

2. 常见的胸椎异常 X 线征

（1）单个椎间隙相邻椎体的增生性改变

提示该相邻椎体有陈旧性损伤或异常的应力存在。临床症状：相对应肋间神经分布区的疼痛和相应交感神经支配脏器的功能紊乱症状。这些症状常由过度劳累和气候变化而诱发或导致病情加剧。例如，胸椎正位片显示胸第 8、9 相对应椎体右侧骨赘形成，则患者一般有右侧季肋部的慢性疼痛和胃肠、胆道功能紊乱症状，仅是其程度不等而已（图 5-11）。

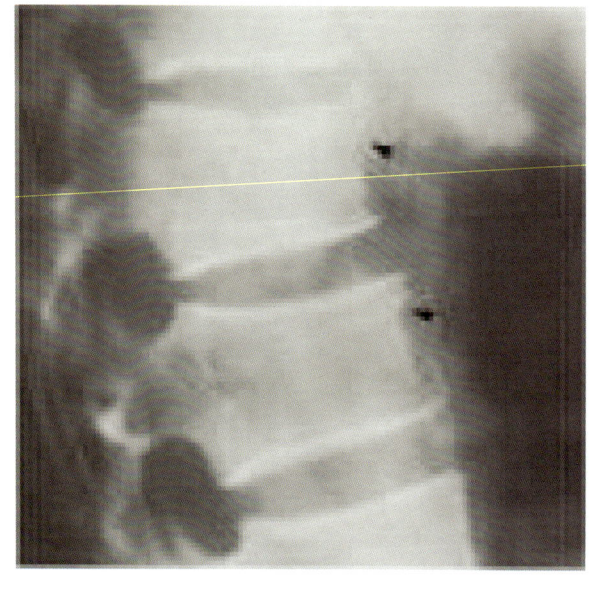

图 5-11　胸椎正位片

(2)下胸段椎体楔形改变

多见于第11、12胸椎。如该椎体无明显的骨质增生性改变且骨结构正常,则属于正常范围,无临床意义。若该楔形改变的椎体有明显的骨赘形成,则属于陈旧性压缩骨折。此类患者,一般有下腹不适、腹股沟牵扯痛或者肠道功能紊乱等症状(图5-12)。

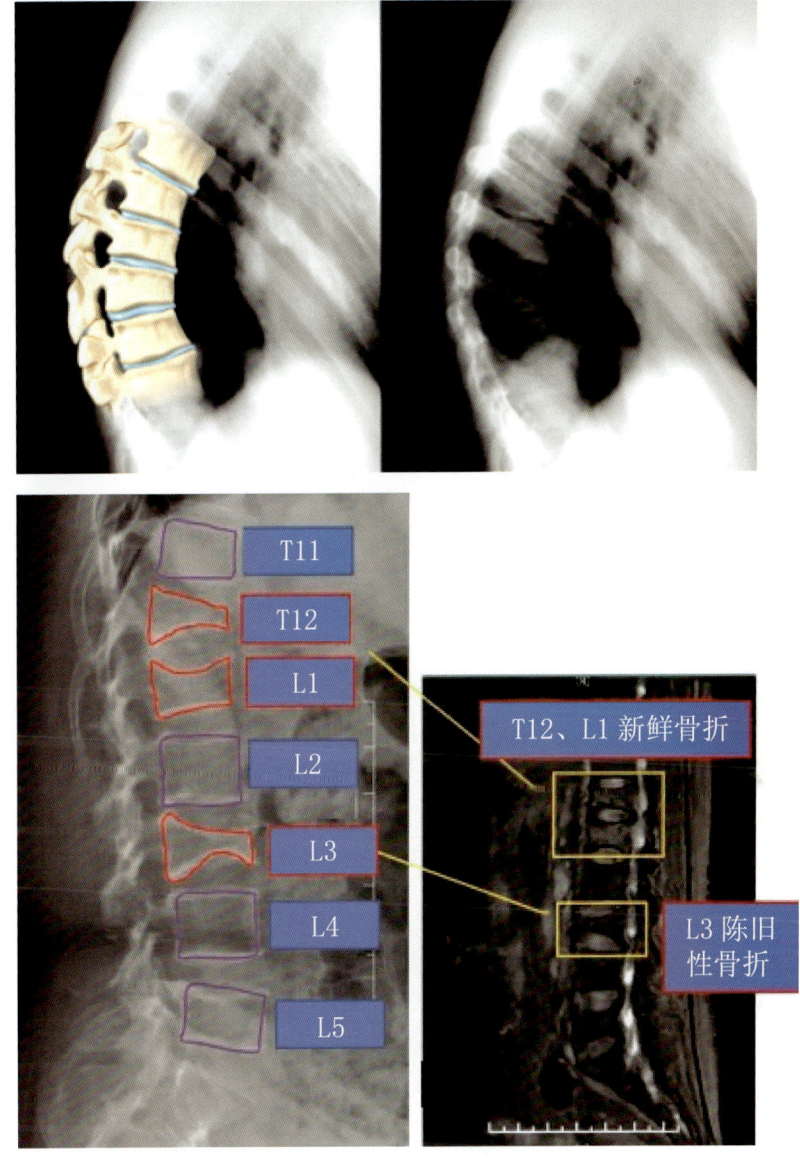

图5-12 下胸段椎体楔形改变

(3)胸椎侧弯

正常人的脊柱从正面看是一条中轴样的直线。当患者的脊柱由于某种原因,向一侧发生旋转、弯曲、凸起等现象时,极大可能患了脊柱侧弯症(也叫侧凸症),其中有70%患者的脊柱侧弯属于原发性脊柱侧弯。脊柱侧弯在青少年中发病率较高,其中女性患者多于男性。这些患者一般没有先天性脊柱发育异常及神经肌肉系统或骨骼系统的病变(图5-13)。

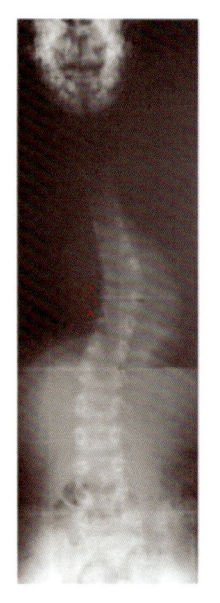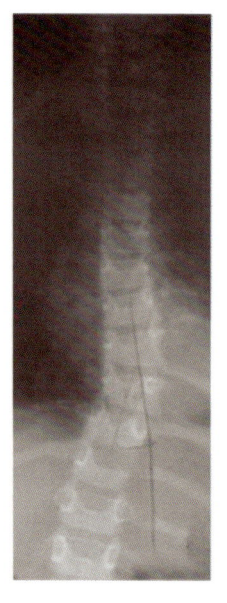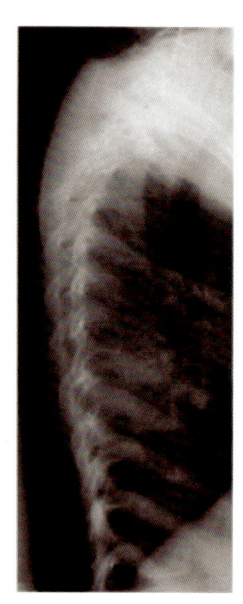

图 5-13 胸椎侧弯

三、腰椎的 X 线平片检查

1. 正常腰椎平片

（1）腰椎正、侧位片

正常为 5 个腰椎。正位顺列呈垂直线。腰椎椎体较大，呈四方形，两侧略凹。于椎体侧缘之内，左右分别可见类圆形之椎弓根影。椎板及上下关节突略呈蝶状，投影于椎体及椎间隙处。上一椎体的下关节突与下一椎体的上关节突对应构成腰椎小关节（图 5-14）。

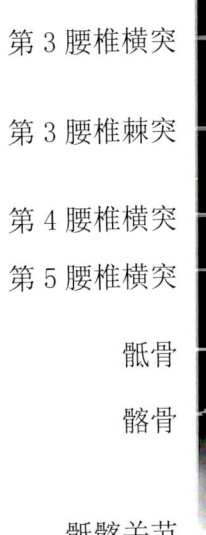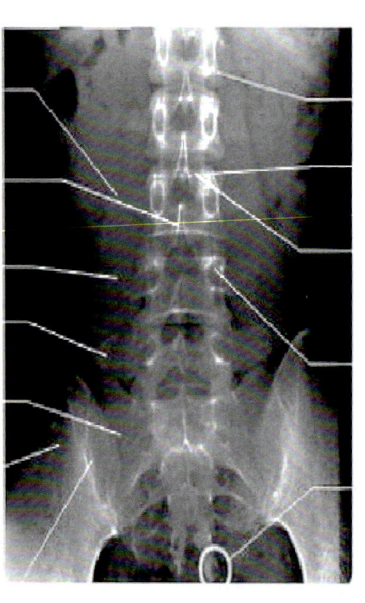

图 5-14 腰椎正位片

侧位顺列呈轻度缓和的前突曲线，为生理前突。L4 最为前突，弧弦距为 18～25 毫米。上下椎体前、后缘应为假想的连续弧线，不应前后阶梯状错位（图 5-15）。椎间隙由上向下逐渐增宽，一般 L4～L5 间隙最宽，而 L5～S1 稍窄，椎间隙本身前侧稍宽，中间偏后方可见轻微的髓核压迹，呈弧形稍突向上下椎体内。

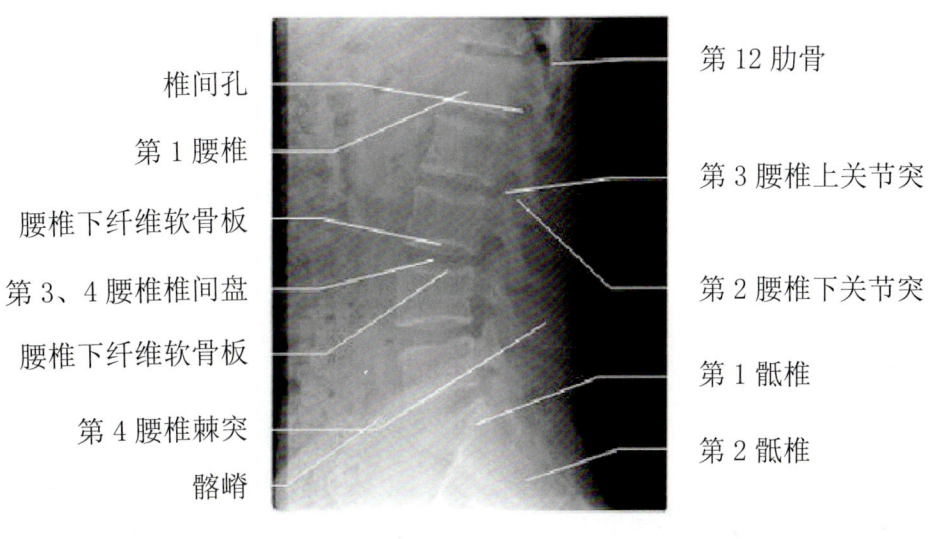

图 5-15　腰椎侧位片

（2）腰椎的双斜位片

常规摄左、右双侧斜位像，采取前后位投照，倾斜 45°，贴片侧（后斜位）为所欲显示的侧边，应标明左、右号。目的是检查小关节及上下关节突之间的椎弓峡部。除观察椎体边缘及椎间隙外，其附件投影一般比喻为"狗之侧影"。

特别应提及的是上下关节突之间的椎弓峡部为"狗颈部"，此部位之裂隙在斜位片显示最明确（图 5-16）。

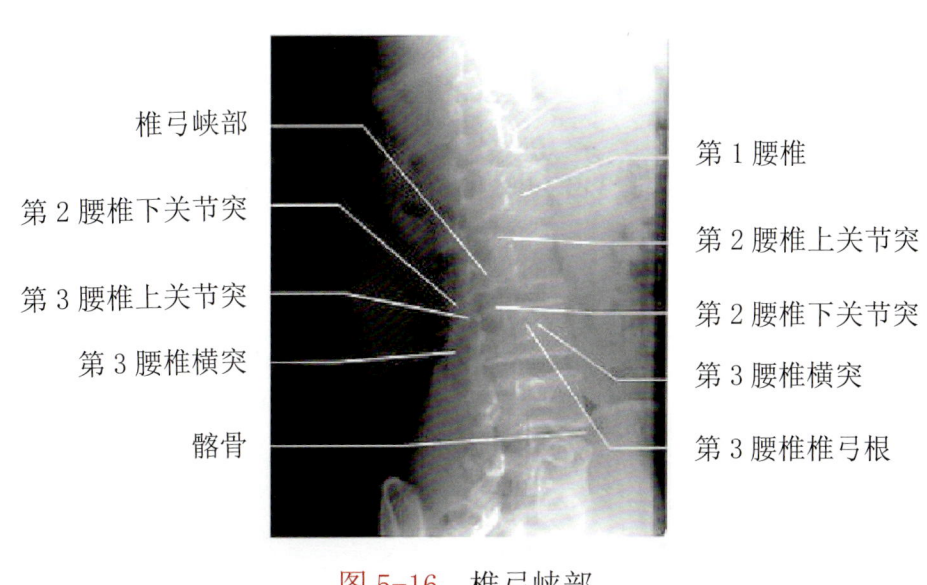

图 5-16　椎弓峡部

2. 常见的腰椎异常X线征

常见的腰椎异常X线征如腰椎退行性改变、腰椎间盘变性和腰椎间盘突出症的典型X线征、腰骶椎的先天畸形等，均各具特点。

（1）腰椎退行性改变

腰椎生理曲度变化，正位片有侧弯，侧位片出现曲度变直。椎间隙变窄，椎体失稳；椎小关节间隙变窄。椎体边缘出现骨质增生，椎体边缘变尖呈鸟嘴样、唇样以及骨刺、骨赘、骨桥形成；椎小关节上下关节突变尖，形成骨质增生（图5-17）。

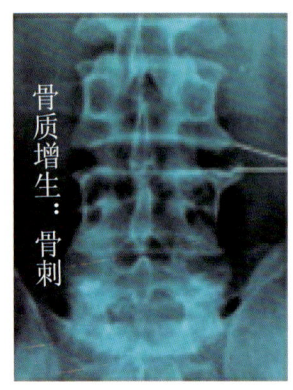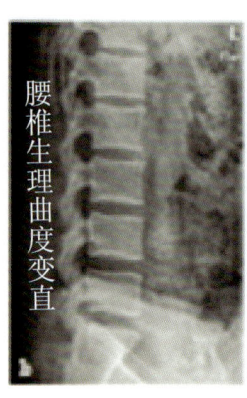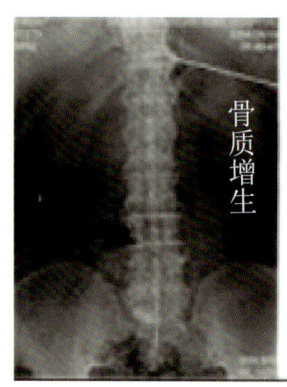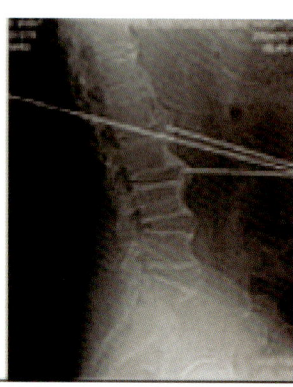

图5-17　腰椎生理曲度变化

（2）腰椎间盘突出

腰椎生理前凸变浅或消失，可出现腰椎侧凸。病变椎间隙变窄，前后等宽或前窄后宽，左右间隙不等。病变椎间隙的椎体相对缘可有硬化和唇样增生（图5-18）。

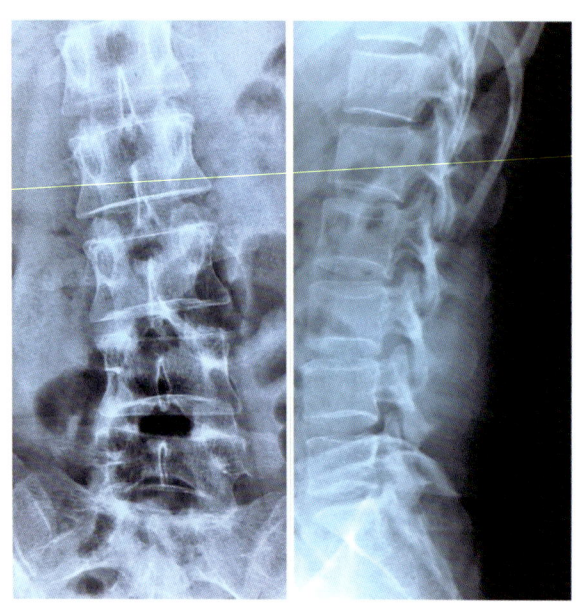

图5-18　腰椎侧凸

（3）移行椎

正常腰椎有5个，如果多了，有可能为胸椎腰化或骶椎腰化；如果少于5个，则可能为腰椎胸化或骶化。对移行椎的辨认很重要，若不重视这一问题，就可能搞错腰椎序数，治疗（如溶盘）时定错位，就不会收到满意的疗效。判断移行椎的方法：先找到横突最长的第3腰椎，往上数多1个就是胸椎腰化，往下数多1个就是骶椎腰化。当然，也要参考髂嵴最高点连线确定腰椎序数（图5-19）。

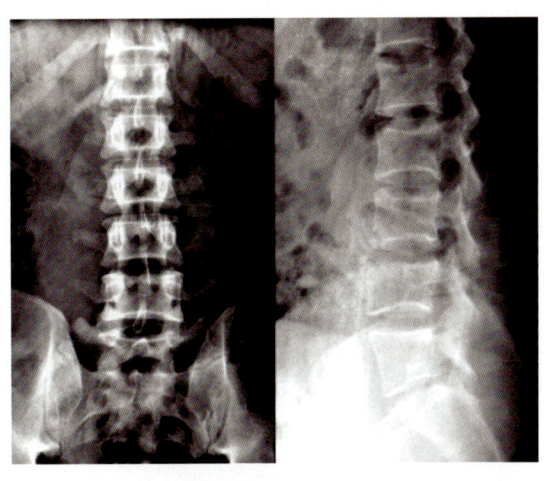

图5-19 移行椎

（4）椎弓峡部裂

椎弓峡部裂分先天性和外伤性，两者的共同特点是在斜位片上，椎弓峡部出现骨折线，好像狗脖子戴项链，也叫项圈征。上关节突与横突前俯，好像狗头下垂，有垂头丧气、无精打采之感。除骨折外，椎弓峡部不连者，可明确诊断腰椎滑脱属峡性滑脱，无峡部不连者属退变性滑脱，多因椎间失稳而发生滑脱式错位（图5-20）。

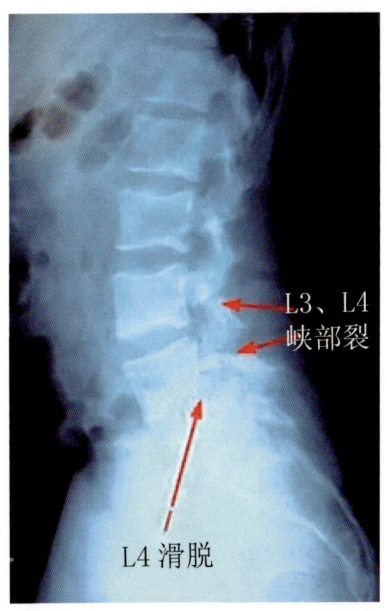

图5-20 椎弓峡部裂

（5）水平骶椎

侧位片显示腰曲加深，腰骶角增大。由于脊柱重心前移，腰骶关节负荷增加，机体为维持重力平衡致腰肌持续收缩，易致腰肌劳损。患者表现为不能持久站立、端坐或仰卧，喜屈曲腰部或下蹲借以缓解腰部酸胀和不适。任何促使躯体重心前移、腰曲加深的姿势均能导致腰部症状加剧，因此，患者往往舍弃高跟鞋而穿平底鞋，仰卧时喜在骶部垫薄枕或屈曲下肢侧卧。严重者出现间歇性跛行症状。查体可见腰曲明显加深，两腰肌代偿性肥厚且腰肌紧张，菱形窝明显，骶部后凸（图5-21）。

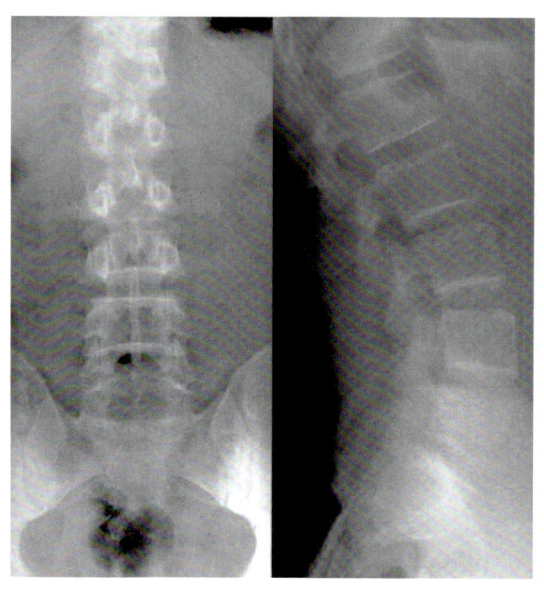

图5-21　水平骶椎

（6）强直性脊柱炎

强直性脊柱炎典型的X线表现就是早期骶髂关节的受损，骶髂关节致密性骨炎，骶髂关节的关节间隙消失，然后脊柱一般是从腰椎向胸椎、颈椎逐渐发展，早期可以出现腰椎的小关节的模糊，间隙的消失。随着病程进展之后整个脊柱出现融合的状态，典型表现就是竹节样的改变，就是各个间隙都已经融合掉，然后同时出现骨质疏松的状态，从X线片上就像是竹节样改变状态。

强直性脊柱炎X线片（图5-22）的表现：脊椎侧缘增生并形成骨桥，使脊柱呈竹节样改变（形容成莴苣样改变更逼真）。小关节突增生，关节间隙消失或变窄，关节囊钙化。侧位片显示颈、腰生理前凸变浅、消失，胸椎生理后凸加深。骶关节间隙模糊或消失，相对缘硬化不规则。

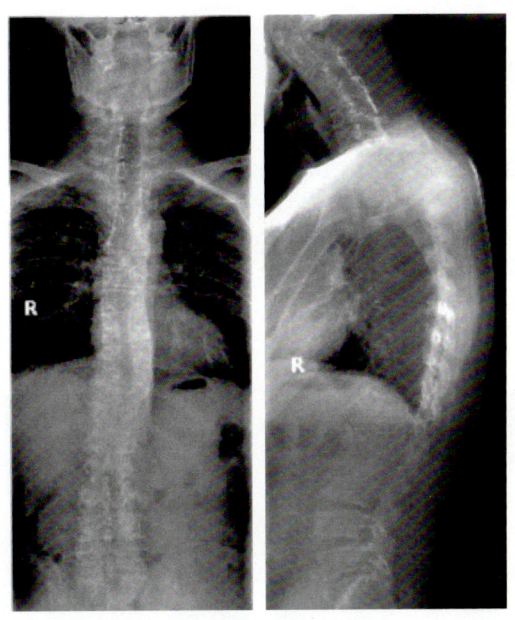

图 5-22　强直性脊柱炎

（7）脊柱结核

脊柱结核在 X 线片（图 5-23）上有如下表现：椎体破坏、变扁、密度高低不匀、有时有硬化死骨，椎体上下缘白线消失。椎间盘可受侵犯而使椎间隙变窄、模糊。椎旁可见冷脓肿即软组织阴影。侧位片示病变椎体变形，脊柱后凸。

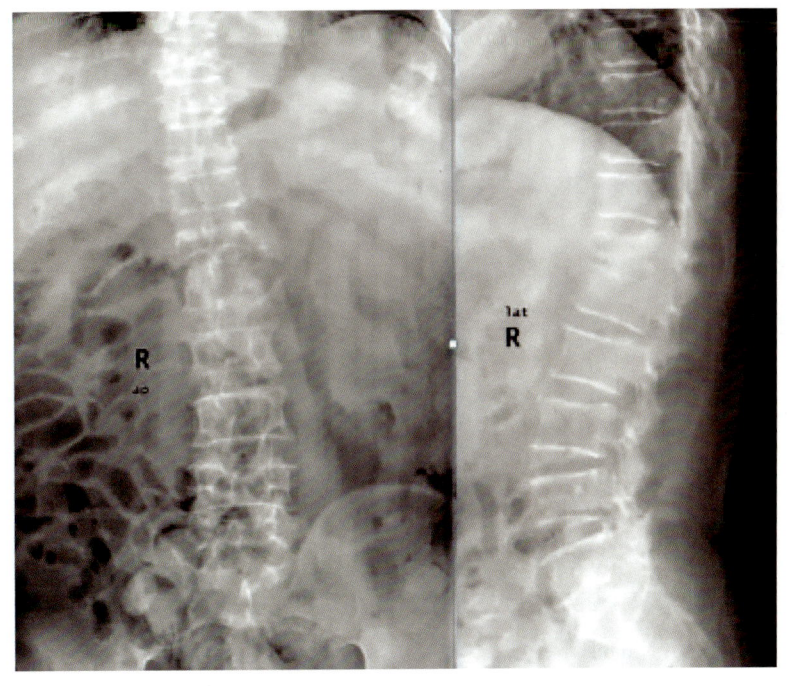

图 5-23　脊柱结核

（8）转移性脊柱肿瘤

脊柱是肿瘤容易转移的部位，尤其是腺癌，如肺癌、前列腺癌、乳腺癌、卵巢癌等更容易向脊柱转移。平片可以从宏观上发现转移癌，克服断层扫描容易漏扫的缺点。癌转移到脊柱上的X线片（图5-24），其表现为：椎体多呈溶骨性破坏，骨质疏松区的边界似虫蚀状；椎体压缩变扁。极少数呈成骨（硬化）性破坏；转移癌最容易侵犯椎弓根，使其边缘呈虫蚀状缺损，这一点区别于脊柱结核。

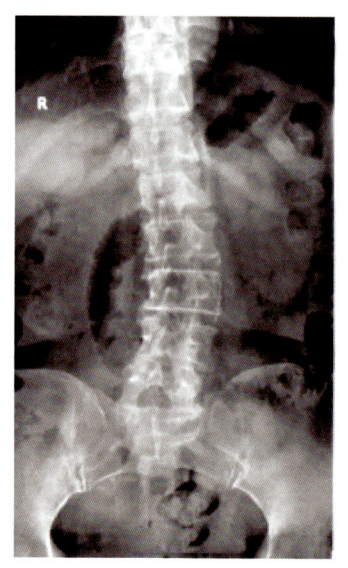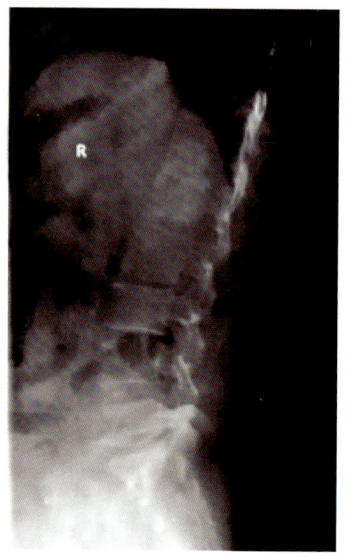

图5-24　转移性脊柱肿瘤

四、骨盆的X线平片检查

目前关于骨盆的影像学诊断标准尚未完全统一，临床上常以骨盆的正侧位X线片结合腰椎正侧位X线片综合分析来确定骨盆错位的影像学诊断。

1. 正常骨盆X线片

常规投照正位（图5-25），在X线片上，骨盆左右大小对称，骶骨位于居中，髂骨翼的内侧1/4影像与骶骨影像重叠，骶骨中轴线到两侧髂骨外缘的距离相等，双侧髂嵴连线最高点连线及双侧坐骨结节连线相互平行，并与经过L5的中点、骶骨中轴线、耻骨联合面的连线相垂直，双侧耻骨联合的面对称。

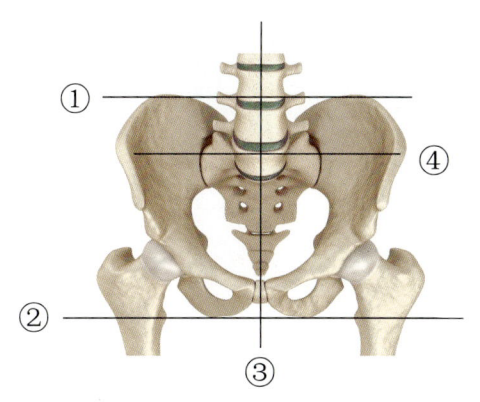
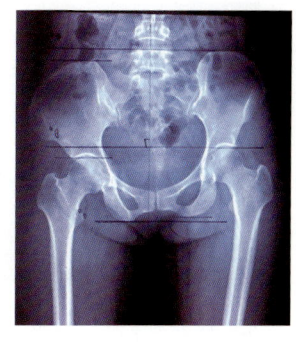

①双侧髂嵴最高点连线；②坐骨结节连线；

③经 L 中点、骶骨中轴线和耻骨联合面的连线；④骶骨中轴到髂骨外侧缘连线

图 5-25　骨盆正位 X 线片示意与实物图

2. 骨盆旋转式错位

X 线正位片显示双侧髂骨、闭孔一大一小，测量两侧髂骨宽度及闭孔横径，髂骨旋前时变窄（同时闭孔变宽），旋后时变宽（同时闭孔变窄）；髋关节旋前时股骨颈变短，旋后时股骨颈变长，与临床"阴阳脚"表现吻合（图 5-26）。一侧脚过度外旋为"阳脚"，由同侧髂骨外旋错位所致；另一侧脚过度内旋为"阴脚"，由同侧髂骨内旋所致。

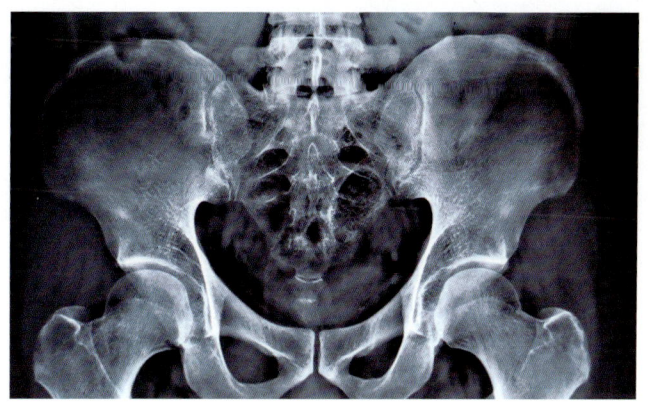

图 5-26　骨盆旋转式错位

3. 骨盆侧摆式错位

可以为"顺时针"或"逆时针"方向错位，正位片上可见 L5/S1，椎间隙左右不等宽，腰椎棘突的连线与骶骨中轴线、耻骨联合面的连线偏移，同时两侧髂嵴、耻骨支或坐骨结节不等高，与临床"长短脚"表现吻合（图 5-27）。

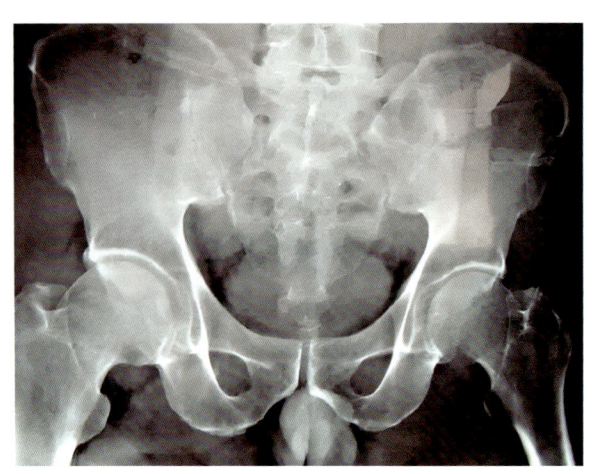

图 5-27　骨盆侧摆式错位

4. 前后滑脱式错位

在腰椎、骶骨的侧位片上，主要表现为骶骨点头式或仰头式错位（图 5-28），与临床"腰骶角过大"或"平腰"相吻合。点头式错位时腰椎生理曲度加大，骶骨上翘；仰头式错位时腰椎生理曲度变小或消失，腰骶变平甚至反张。

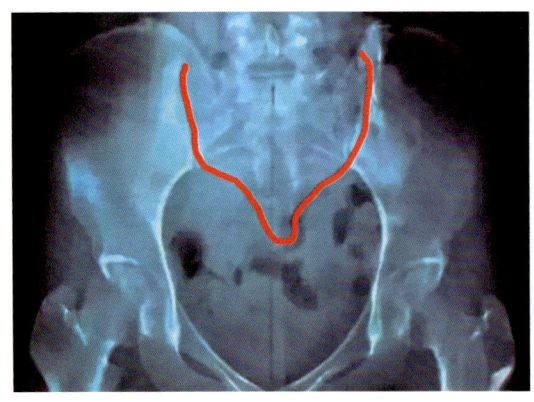
骶骨点头式错位

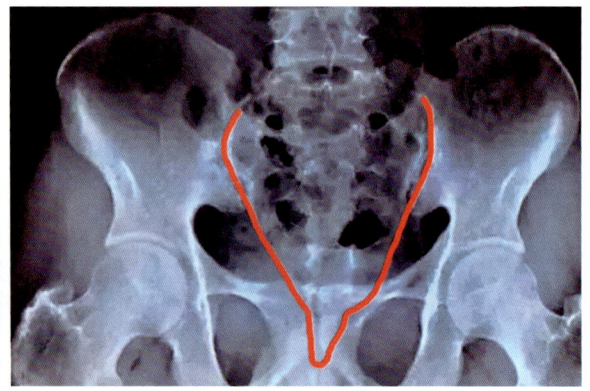
骶骨仰头式错位

图 5-28　前后滑脱式错位

5. 混合式错位

混合式错位具有以上 2 种或 2 种以上形式的错位表现。

目前，X 线检查仍是脊椎相关疾病影像学定位诊断必不可少的首选方法，在观察 X 线片时首先要找的不是椎体错位的部位与形式，而是排除禁忌证。如即使椎体错位，但有椎骨骨折、脱位、肿瘤、结核骨关节退变明显，骨桥形成或骨质明显疏松等症状，都是手法复位的禁忌证。如有诊断未能明确，应进行 CT、MRI 检查和实验室检查。

第二节 脊柱CT的检查

CT是电子计算机断层扫描（computed tomogtaphy scanner）的简称，属于X线扫描，是用X线束对检查部位进行扫描，透过人体的X线强度用测量器测量，经信号转换装置和电子计算机处理，构成检查部位的横断面图像。CT对人体组织、器官有很高的密度分辨率，只要对X线的吸收值稍有差别，CT扫描就能形成对比而显示于图像中。

脊椎病临床最常用CT进行脊柱扫描，仔细观察椎管内的结构，因腰椎的椎管内结构在CT片上显像非常清楚，所以，腰椎管内病变几乎常规进行CT扫描，其他部位进行CT检查主要是用于鉴别诊断。如对头痛患者进行头颅CT扫描，目的是排除颅内器质性病变，如肿瘤、炎症、脑血管病变、外伤等。进行胸腹部CT扫描，也是为了排除胸腹痛或腰痛患者的胸腹腔脏器的器质性改变。

一、检查技术

脊柱的CT检查常规取仰卧位，先做定位，标定扫描层面并决定扫描架倾斜角度。扫描层厚，对椎间盘病变多用2～5毫米，脊柱病变则用10～15毫米。疑有椎管受累时，可向硬膜囊内注射非离子型碘造影剂，再做CT扫描，即脊髓造影CT。

二、正常脊柱的CT表现

CT平扫脊柱的正常表现与扫描层面和位置有关，大致可分为通过椎弓根、椎间孔和椎间盘层面围成。

椎弓根层面：可见椎管结构，正常椎管呈类圆、椭圆或近似三角形，由椎体、椎弓根、椎板和棘突围成。各段椎管前后径不同，平均为16～17毫米，下限11.5毫米，横径20～24毫米，下限16毫米。正常椎体骨皮质完整，椎体内可见均匀分布的稍高密度点条状骨小梁影。

椎间孔层面：椎间孔呈裂隙状位于椎管外侧，前为椎体，后为椎小关节，上下为椎弓根，内与侧隐窝相连，有脊神经根通过。硬膜囊借周围脂肪显影，呈圆形或椭圆形，囊内含脊髓，平扫两者不能区分。神经根为直径1～3毫米的圆形影，位于硬脊膜前外方侧隐窝内。侧隐窝呈漏斗状，其前后径不小于5毫米，内有脊神经通过。

椎间盘层面：椎间盘呈软组织样密度影，CT值为80～120亨氏，不能区分髓核和纤维环，其后方可见椎小关节及其关节面。黄韧带位于椎板和小关节突的内侧面，厚2～4毫米，超过5毫米为黄韧带肥厚。在椎间盘平面，后纵韧带和纤维环融合，但在椎体水平，韧带增厚并借脂肪与椎体分开。椎小关节在颈椎近于水平排列，胸椎近于冠状排列，腰椎近于矢状排列，正常关节面光滑、完整，关节间隙为2～4毫米。

三、常见脊柱病的 CT 表现

1. 椎间盘病变

（1）腰椎间盘膨出

CT 表现为椎间盘边缘匀称而弥漫膨隆并超出椎体骨板。椎间盘内可含气体（真空现象），易为 CT 证实（图 5-29）。

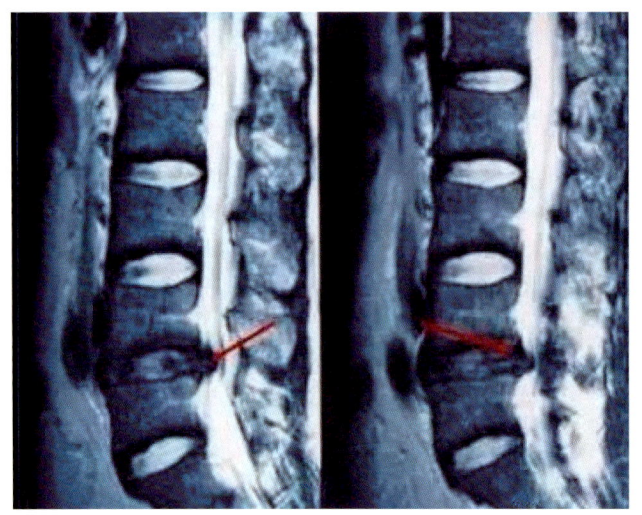

图 5-29　腰椎间盘膨出

（2）椎间盘脱出

CT 表现为椎管内前方出现脱出椎间盘的块影，CT 值低于骨但高于硬膜囊；椎管和硬膜囊间的脂肪层消失，系最早出现变化；神经根被推压移位；硬膜囊受压变形（图 5-30）。

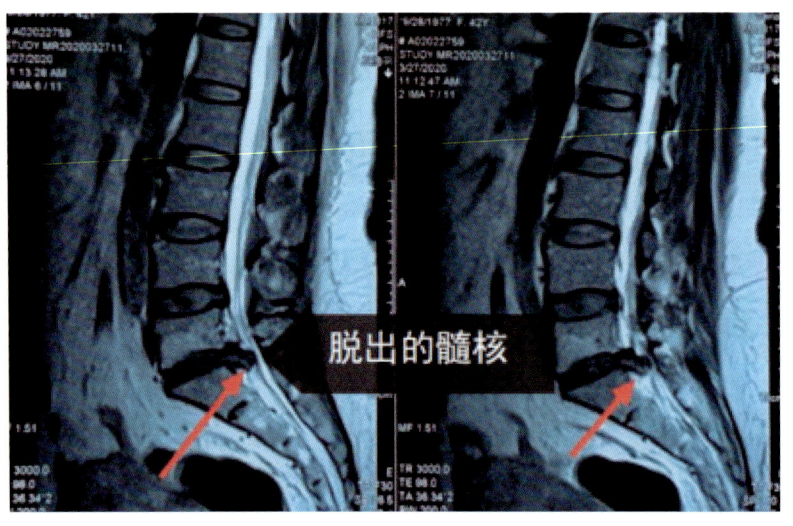

图 5-30　椎间盘脱出

2. 椎管狭窄

常见于颈段和腰段。分先天性和获得性两类。前者少见，见于软骨发育不全、黏多糖和椎弓根肥大等疾病。后者是继发于骨或（和）椎管内四周软组织肥厚所致的均匀性狭窄。除累及椎管中央部分外，也可累及侧隐窝及椎间孔。

椎管狭窄可压迫脊髓、神经根和椎动脉，引起相应的症状和体征。其 CT 表现为：椎体后缘骨赘向椎管内突入；椎间盘退变膨出和上关节突肥大，为造成腰椎侧隐窝狭窄的主要原因。侧隐窝前后径在 2 毫米以下可定为狭窄，2～4 毫米为可疑狭窄；黄韧带或后纵韧带肥厚、骨化。后纵韧带骨化多见于颈椎，可严重压迫脊髓。椎体滑脱可引起椎管狭窄，CT 可发现椎板峡部裂或引起滑脱的椎间盘和韧带的退行性变。

3. 脊柱外伤

X 线检查常不能完全显示脊椎外伤范围和严重程度，而 CT 则可充分显示脊椎骨折、骨折类型、骨折片移位程度、椎管变形与狭窄以及椎管内骨碎片或椎管内血肿等。还可对脊髓外伤情况作出判断。对此，脊髓造影 CT 价值较大。

第三节　脊柱的 MRI 检查

磁共振成像（magnetic resonance ima-ging，MRI）自 20 世纪 80 年代应用于医学领域以来，充分显示了其对人体无放射性损害、无生物学不良反应，能对人体任何剖面进行直接成像等优点。MRI 的成像参数和脉冲系列多，可使各种组织形成对比，尤其是对软组织的分辨率高且无骨质伪影，对脊椎病及相关疾病的诊断价值较高。

MRI 的基本原理是将人体安置在强磁场中，使体内氢原子的质子磁化定向，并以一定的频率围绕磁场方向运动；同时给予与质子振动频率相同的射频脉冲激发质子磁矩，使之偏转，产生纵向弛豫（T1）和横向弛豫（T2），其信号被表面线圈接收后，经计算机处理，根据矩阵和信号的编码进行图像重建，以显示人体的解剖结构及病理改变。由于 MRI 信号主要取决于各组织的水和脂肪质子及血流速度，故信号的强度与上述因素的多寡有关。呈高信号的组织主要为脂肪组织，如硬膜外脂肪；呈低信号的组织有骨皮质和钙化、骨化组织如骨化的后纵韧带，呈中等信号的组织有骨松质、软骨和肌肉等；信号强度可变者包括脑脊液（T1 加权像呈低信号，T2 加权像呈高信号）、血肿（T1 加权像呈高信号，T2 加权像呈更高信号）及脊髓（椎管的各种组织结构整体地表现出来，T1 加权像呈略高信号，T2 加权像呈等信号）。

目前人体成像用的磁场强度一般在0.15～2.0特斯拉,对肿瘤、外伤、感染、血管病变、退行性变和积水及先天性发育不全等均可进行磁共振检查。磁共振检查的禁忌证要严格掌握。由于强大磁场的磁化作用,所以,所有携带电子装置如心脏起搏器、助听器、神经刺激器等装置的患者均不能应用。其他有人工心脏瓣膜、眼球内金属异物者及大动脉瘤术后有银夹者,也应禁做磁共振检查。患者佩戴的所有金属活动物品如活动假牙、发夹等以及磁卡均不能带入检查室。监护仪器、抢救器材也不能带入检查室。

一、正常脊椎的 MRI 表现

脊椎的 MRI 检查可按解剖部位分为颈椎、胸椎、腰椎等部位进行,也可以病变为中心选取扫描部位。不管采取何种方式,均应首先熟悉正常脊椎的磁共振图像及阅读方法,才能判别异常信号和图像,结合临床,做出正确诊断。颈椎、胸椎或腰椎具有相似结构,故磁共振图像上有相近的信号,但各段椎骨的功能不同,结构也有差异,因此,磁共振图像上又有其各自的特点(图 5-31)。

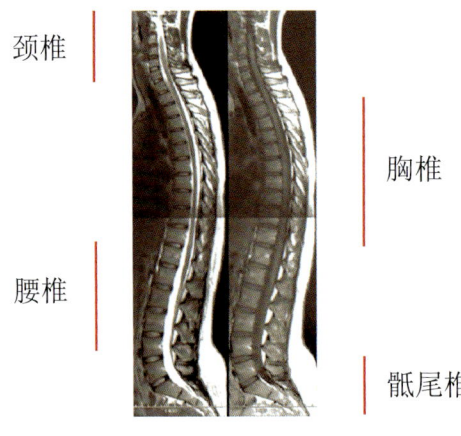

图 5-31 脊椎的 MRI 检查

1. 正中矢状面

脊椎的矢状面扫描图像可显示各段的生理曲度,并显示整个椎管的前后径,故可将脊柱和椎管的各种组织结构整体地表现出来,诊断时应按顺序阅读矢状面图像上的各种结构(图 5-32)。

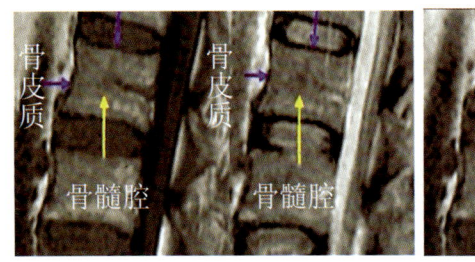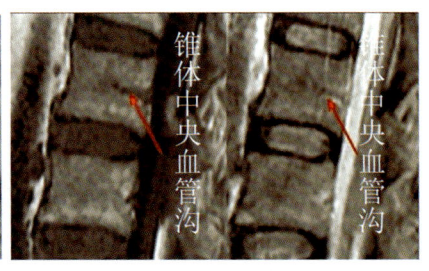

图 5-32 脊椎的矢状面

（1）骨性脊柱

脊柱椎体主要由骨松质组成，椎体的 MRI 信号主要取决于骨髓中的水和脂肪质子以及部分缓慢流动的血液，其信号强度与骨髓内脂肪含量、造血成分多少有关。正常椎体内信号较均匀，在 T1 加权像上呈中高信号，T2 加权像上呈中低信号。但随着年龄的增长，骨髓内脂肪含量增多，可呈现弥漫性信号增高。

矢状位颈椎稍向前凸，C3～C5 椎体逐渐增宽变大，齿突的信号强度相对低些，可能为部分容积效应造成，而齿状突下软骨连合，在矢状位 MRI 上呈无信号横条带影（与骨折鉴别），齿突和寰椎、枕骨髁和寰椎以及寰椎和枢椎之间为滑液性关节，齿突在前方与寰椎的前弓之间，在后方与横韧带以及静脉结构形成一个 T1 加权中等强度信号、T2 加权高信号的小突起。覆膜下面是十字韧带，横韧带横越寰椎，包围齿突；钩突是从椎体侧缘向上突起的骨棘，与相邻的上一椎体下面侧方斜坡形成钩椎关节，称 Luschka 关节；颈椎椎管呈顶尖向上的三角形，C1～C3 椎管逐渐变小，C3～C7 椎管大小相等，正常椎管矢状径＞12 毫米，C1 水平 16 毫米，C2 水平 15 毫米。椎体的附件包括椎弓、椎板、棘突、横突和上、下关节突等，这些附件也由骨松质所构成，故在 T1 加权像上呈略高信号，在 T2 加权像上均呈低信号。前纵韧带和后纵韧带在 T1 加权像和 T2 加权像上均呈条状低信号，难以与骨皮质和椎间盘外纤维环区分。黄韧带因其含有大量的弹力纤维，常在 T1 加权像和 T2 加权像上呈中等信号，可与其他结构的信号相区别（图 5-33）。

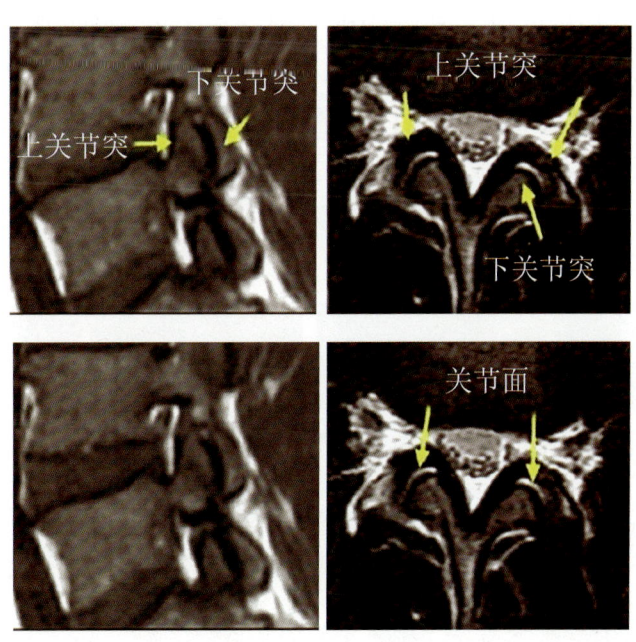

图 5-33　脊柱椎体

（2）椎间盘

椎间盘由髓核和纤维环构成。纤维环分内纤维环（即 Sharpey 纤维）和外周部分纤维环。椎间盘在 T1 加权像上中心部分比周围部分信号强度略低，外周部分纤维环比前后纵韧带汇合处的信号强度更低。在 T2 加权像上，髓核及内纤维环呈高信号（图 5-34）。

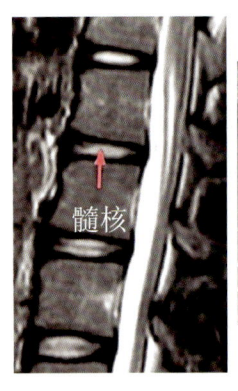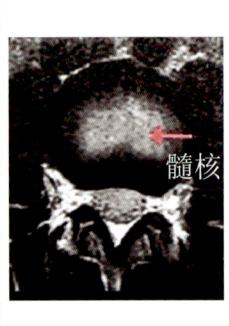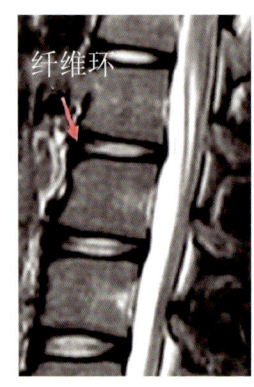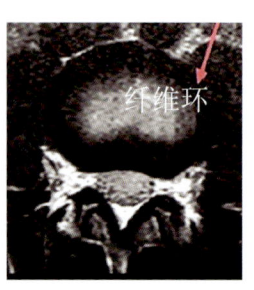

图 5-34　椎间盘

（3）脊髓 - 脑脊液

椎管是由前方的椎体和椎间盘、外侧的椎弓根、后方的棘突和椎板组成。椎管内的空间大约有一半被蛛网膜下隙所占据，脊髓位于蛛网膜下隙内，MRI 可利用不同的扫描方法很好地显示脊髓 - 脑脊液之间的对比度，在 T1 加权像，脊髓呈稍高信号，脑脊液呈低信号；在 T2 加权像，脊髓呈等信号，脑脊液呈高亮信号。脊髓灰、白质可分辨，灰质的蝴蝶形结构可清楚显示（图 5-35）。

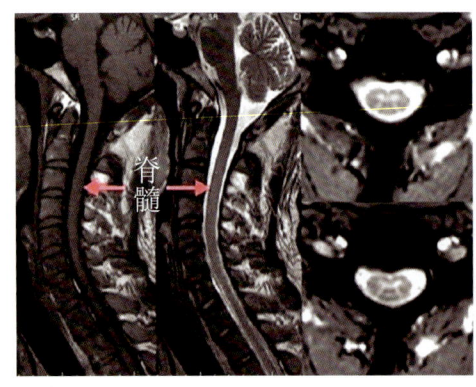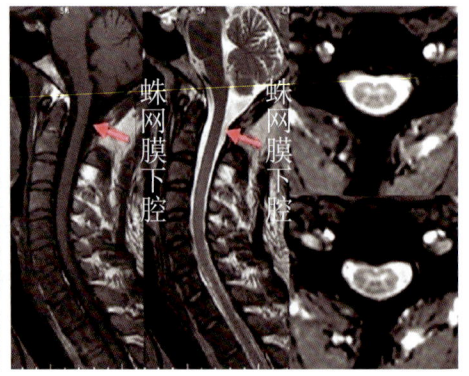

图 5-35　脊髓 - 脑脊液

（4）硬脊膜、蛛网膜及其间隙

由于在 MRI 图像上难以把硬脊膜和蛛网膜分开，故统称为鞘膜，在 MRI 图像上所见到的鞘膜内的脑脊液实际上位于蛛网膜下隙。鞘膜本身用一般的扫描方法不易显示，临床多以脑脊液前、后压迹（T2 加权像上明显）来判断硬膜囊受压及其程度。硬膜外面与椎管壁之间的腔隙为硬膜外隙，其内富含脂肪、血管、脊神经。硬膜外脂肪在 T1 加权像上呈高信号，易于同其他组织相区别，在 T2 加权像上呈中等信号。在颈段硬膜外脂肪较多，胸段要少些，在下胸段主要分布在两侧椎弓和硬膜之间，在腰骶段则主要分布在椎管的前半部。硬膜外静脉丛的信号很低，神经根的信号也较低，但在其周围脂肪组织的衬托下，常可清楚显示。

2. 矢状面

旁矢状面可以很好地显示椎间孔及其周围结构。椎间孔由前方的椎体及椎间盘，后方的上、下关节突，以及椎弓根的椎上、下切迹所构成。椎体附件的 MRI 图像同椎体相似。关节突、关节面由透明软骨覆盖，厚 2～4 毫米，在 T1 加权像和 T2 加权像上呈中等信号。椎间孔内神经根在周围高信号的丰富脂肪组织和低信号的根静脉衬托下呈中等信号，较易区分，尤以腰椎明显。

3. 横断面

在横断面上看到的结构与 CT 相似，但有些结构在 MRI 的不同加权像上呈现不同的信号。横断面上椎体及附件在 T1 加权像上呈高信号，在 T2 加权像上呈中等信号。黄韧带在 T1 加权像和 T2 加权像上均呈中低信号。脊髓及脑脊液的 MRI 与矢状面相同，T1 加权像上脊髓呈中等信号，周围脑脊液呈低信号；而在 T2 加权像上，脊髓呈中低信号，脑脊液呈高信号。在横断面 T1 加权像上，椎间盘呈中等信号，神经根也呈中等信号。但因有椎间孔内高信号脂肪的衬托，故不难区分。另外，在呈低信号的脑脊液后方可见高信号的硬膜外脂肪（图 5-36）。

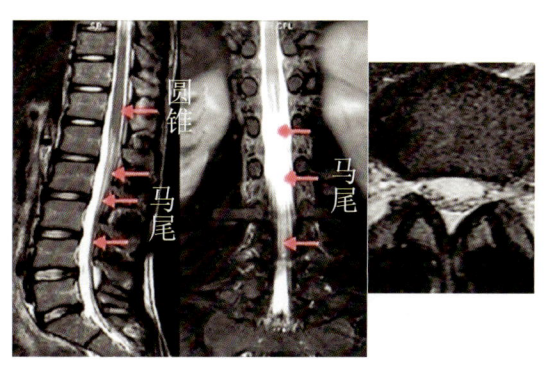
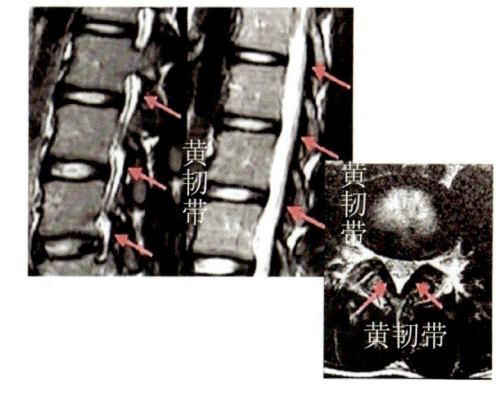

图 5-36　横断面

4.MRI 增强扫描

在进行 MRI 检查时，可使用 Gd-DTPA 增强扫描，具有对某些病变进行鉴别诊断之效。在正常情况下，Gd-DTPA 不能通过血脑屏障，所以，脊髓在增强扫描前后信号相仿。在正常情况下，动脉和血流较快的静脉，其信号也不增强，这主要是因血流迅速及它的流空效应所致。下列 3 种情况可用于鉴别诊断：①当血脑屏障异常时，Gd-DTPA 作为一种标记物，可出现于髓病变区，因此，可用于髓内肿瘤的检测；②无血脑屏障的含血管组织，注射 Gd-DTPA 后出现增强，说明血供丰富而血流缓慢，可用来诊断髓外肿瘤如脊膜瘤等；③无血管组织，同正常组织一样，在注射 Gd-DTPA 后信号不增强，因此，可用来鉴别无血管的椎间盘和手术后的纤维瘢痕组织。

二、常见脊柱病的 MRI 表现

1. 正常变异和先天异常

脊膜膨出和脊髓脊膜膨出：骨性脊椎的正常变异和先天异常一般用传统的 X 线检查即能解决，而对于脊膜膨出和脊髓脊膜膨出则其显示欠佳。MRI 是检查本病的首选方法。矢状面 T1 加权图像上可清楚地显示脊膜膨出的全貌，向后突出的囊袋状结构其信号与脑脊液的相同。髓腔与蛛网膜下腔相通，其 T1 和 T2 弛豫时间均长，因此在 T1 加权像上呈低信号，而相应的脊髓组织信号较高，在 T2 加权像上囊内液信号增高，而其内脊髓组织信号较低，这些特点有助于脊髓和神经根的观察。横断面 T1 加权图像上还能提供囊腔向两侧膨出的范围及内容物的详细情况。囊腔一般边界清晰，光滑平整。MRI 还能同时发现其他的畸形，如脊髓空洞症、脑积水等。

2. 颈椎病

颈椎间盘退变、椎体骨质增生及其引起的临床症状综合起来，称为颈椎病。本病多见于男性，50 岁以上，以颈 4～6 椎节最易受累，半数左右伴椎管相对狭窄。诊断颈椎病的 3 个要素为：

（1）颈椎间盘退变，包括变性、膨出、突出、脱出。

（2）骨质增生，包括后纵韧带钙化。

（3）颈椎管相对狭窄。

在 MRI 上根据病程，可将颈椎病分为 4 期：颈椎退变期、间盘源性期、骨源性期、脊髓变性期。

(1) 颈椎退变期：

①颈椎前区骨质增生，在 MRI 上呈低信号。颈椎变直，生理弯曲消失。

②椎间盘变性变薄、梯形变、含水量减少。

③椎管前后径正常，大于或等于 15 毫米，可见静脉回流受阻。

④椎体与椎管矢径之比大于 10∶0.75。

⑤无临床症状与体征。

(2) 间盘源性期：

①多为青壮年初发者。

②颈椎变直，或反向弯曲，梯形变、半脱位、骨质增生。

③间盘真空变性或膨出。

④间盘的 T1 和 T2 值均缩短，纤维环与髓核的界限消失。椎间盘在 T1 加权像上变薄，信号不清。在 T2 加权像上，信号降低变暗，甚至消失。

⑤椎体后静脉丛呈高信号线条状影。

(3) 骨源性期：常与间盘源性期、脊髓变性期并存。MRI 显示骨质增生明显，后纵韧带钙化，硬膜囊、脊髓、神经根受压。

(4) 脊髓变性期：MRI 能很好地显示脊髓受压的原因，如椎间盘突出、脱出等，以及骨刺、脊髓水肿、变性、囊变等。

颈椎病可分为 7 种类型。

(1) 颈型：见于间盘源性期的单纯的椎间盘症及轻度骨质增生。

(2) 神经根型：见于间盘源性期、骨源性期。间盘有突出或脱出，或明显骨质增生，并压迫侧方神经根。

（3）脊髓型：见于间盘源性期、骨源性期与脊髓变性期。椎间盘突出或脱出，后纵韧带明显钙化，有骨刺，骨刺压迫脊髓或使之坏死、囊变。

（4）椎动脉型：主要见于骨源性期，若有骨质增生，可造成椎动脉受压。

（5）交感型：主要见于骨源性期。

（6）食道型：仅见于骨源性期，乃椎体前缘骨刺过长或生长过快，使食道受压并见炎症反应，多见于颈6水平。

（7）混合型：指各期混合出现。

三、椎管狭窄

脊椎中央管狭窄可分为先天性或获得性狭窄。先天性狭窄可长期无任何临床症状，仅在发生后天性狭窄时才引起注意。腰椎退行性变，骨质增生，手术后骨质增生，以及增生性关节炎是诱发临床症状最常见的原因。

椎管狭窄的MRI表现：由于MRI能直接做矢状面和冠状面成像，因此，MRI诊断椎管狭窄较CT更为简单可靠。在矢状面T1加权图像上可见蛛网膜下腔变狭窄、闭塞，脊髓受压变形。由于增厚的韧带、骨刺与蛛网膜下腔在T1加权图像上信号相似，均呈低信号，故有时出现假阴性。但在T2加权像上脑脊液信号明显增高，很容易将其区分开。横断面扫描对于椎间盘突出的部位、程度以及韧带肥厚的形态观察更为满意。椎管狭窄严重时，其上部的脑脊液仍有搏动，而狭窄以下部位相对稳定。在T1加权像上可见到狭窄以上部位的脑脊液信号低于狭窄以下部位的脑脊液信号。当脊髓受压严重时，可出现水肿、软化。在T2加权像上可见到髓内局限性高信号区。

四、腰椎间盘病变

MRI兼有常规X线纵向观察与CT横向观察的优点，不仅能直接显示椎间盘与脊髓，还可清楚地显示椎间盘的厚度、含水量的改变与真空变性等。根据临床与MRI图像，可将腰椎间盘病变分为腰椎间盘吸收综合征、腰椎间盘膨出、腰椎间盘突出、髓核脱出4种类型。

1. 腰椎间盘吸收综合征

（1）间盘极度变薄狭窄，可达 2～3 毫米。

（2）椎间盘脱水征，与正常者相比，T1 与 T2 值变短。

（3）椎间盘变性征象，即信号不均匀，在 T2 加权像上显示斑点状、裂纹状低信号以及真空变。

（4）神经孔梗阻及受压。

（5）上下椎体有骨赘或骨桥形成。

2. 腰椎间盘膨出

因椎间盘髓核内水分减少，故其体积缩小，外形变扁，纤维环的韧性变低，椎间盘扁平，纤维环向周围膨出。MRI 表现为：

（1）矢状面上间盘变薄，含水量减少，在 T2 加权像上信号变低或不均匀，纤维环后突未压迫硬膜囊与脊髓，但可以观察到静脉回流受阻的高信号。

（2）轴面上间盘范围超出相应椎体的外缘，以双外侧明显。

3. 腰椎间盘突出

腰椎间盘突出指椎间盘髓核或部分软骨盘穿过纤维环向椎管内突出，但纤维环尚未破裂，仍与间盘相连，此为脊髓神经根受压的常见原因。多数因为体力劳动或扭伤而引起纤维环断裂，致使变性的髓核向外突出。其突出点大多位于外侧后纵韧带薄弱的部分。突出物可压迫硬膜囊、脊髓、神经根，结果造成水肿充血，引起腰腿痛及肢体活动障碍。绝大多数椎间盘突出发生在腰 4～5 与腰 5 骶 1 之间。MRI 表现为：

（1）冠状面上可见腰椎侧弯，矢状面上见生理性前凸消失，间盘变扁，信号不均。

（2）间盘后突，硬膜囊与脊髓局限性受压。

（3）椎管内脂肪被突出的间盘截断，硬膜外脂肪移位。

（4）轴面上可见脊髓或神经根受压。

（5）突出的椎间盘上下可见纵行的高信号。

（6）突出物与间盘在同一水平，无上下移位。

4. 髓核脱出

髓核脱出指腰椎间盘纤维环破裂，髓核完全脱离间盘，类似一异物游离于椎管内，可上下移位1厘米，也可以钙化。MRI表现与腰椎间盘突出相似，但还有以下特征：

（1）纤维环断裂。

（2）矢状面上可见脱出的髓核上下移动，可达1厘米。

（3）轴面上可见脱出的髓核左右移位，压迫硬膜囊与神经根、脊髓。

五、脊髓肿瘤

T1相检查可清楚地显示肿瘤段脊髓呈不规则膨大。如肿瘤内有囊性变，MRI表现则为增大的脊髓内有低信号强度黑影。如有髓内脂肪瘤，则表现为增大的脊髓段内有高信号强度白影。

脊髓肿瘤的定性诊断还可参考其T1、T2值的差异。脑膜瘤为等信号，神经纤维瘤及神经鞘瘤的T2时间则较长。

六、脊髓空洞症

矢状面MRI像可见不移位之大脊髓或小脊髓，其内有一与脊髓长轴平行之囊腔，较长。T1加权像呈低信号强度，T2加权像呈高信号，且常伴小脑扁桃体下疝。

脊髓空洞症的中央腔需与伪影区分，往往会将伪影误为脊髓空洞症病变。较大的脊髓空洞积水症与脊髓中央管扩大不易区别。

七、脊髓血管畸形

T2相检查可在白色的脑脊液及脊髓的背景上分辨出由于高速血流而呈流空效应的黑色扭曲血管影，但术前诊断还需血管造影证实。

八、骨转移瘤

椎体骨转移瘤的信号强弱取决于组织特性，即成骨性转移瘤呈低信号，溶骨性转移瘤在T2加权图像上呈高信号，T1加权图像上呈低信号。当肿瘤向外扩展时，可见软组织肿块。如有病理性压缩骨折，可见椎体变形及髓质缺失。

中国正骨整脊术与体形体态矫正

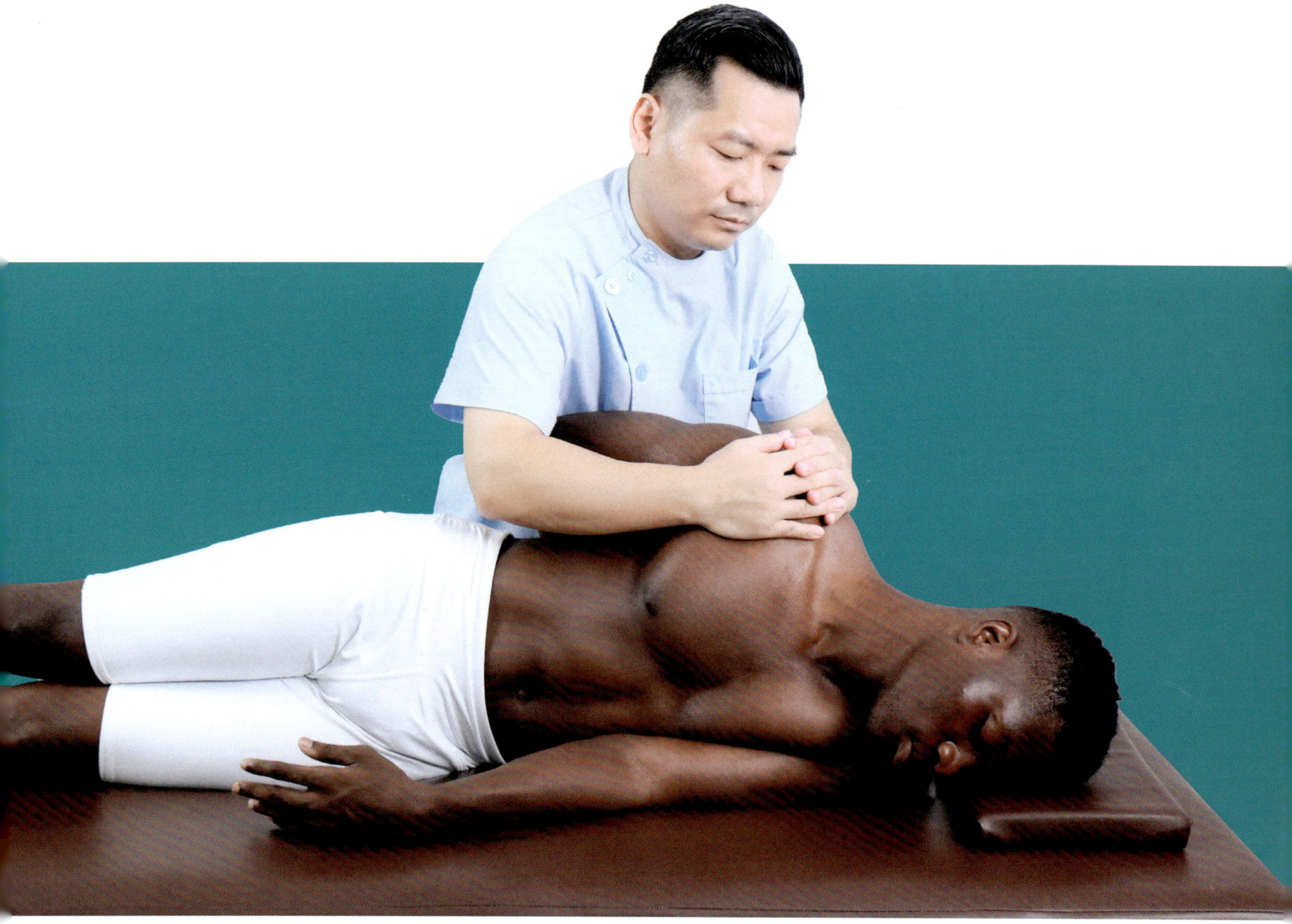

第六章 各部位的正骨整脊手法

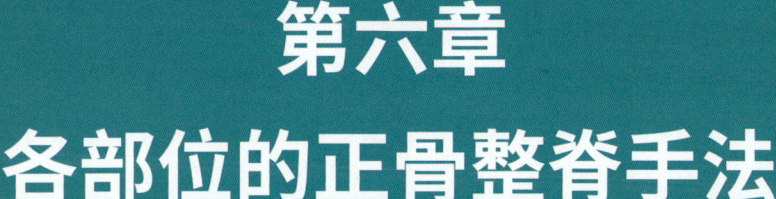

本章我们给大家介绍脊柱和四肢关节的整复手法，该整复手法是以诊疗、调整脊柱的微小关节移位为主要治疗目的的治疗手法，根据病情需要，在生物力学原理指导下，以"四两拨千金"的轻巧之力纠正筋骨病理位置，恢复脊柱的内外平衡，使错位的小关节复位，重建脊柱新的力学平衡，具有准确、轻巧、安全、无痛、应变能力强的特点，所以要求施术者在同一患者、同一疾病在不同的治疗阶段，应根据病灶点的部位、程度、方向，病情轻重、缓急，以及患者的体质、年龄、性别，因人、因病、因症进行诊疗。随症选法、法症相应，正如《医宗金鉴·正骨心法要旨》中所讲："一旦临证，机触于外，巧生于内，手随心转，法从手出……法之所施，使患者不知其苦。"方可事半功倍。同时应严格筛选正骨整脊技术的适应证和禁忌证，切忌暴力施术，在治疗中真正体现出手法的技巧性和艺术性。

第一节　正骨整脊疗法的操作程序

正骨整脊疗法是脊椎病的"关节功能紊乱型"的主治法，在物理疗法中属"力学疗法"范畴。正骨整脊是以中医骨伤科的正骨手法、中医内科推拿手法与现代脊柱生理解剖学、生物力学、脊椎病新的发病理论相结合而形成的一套治疗脊椎关节错位、椎间盘突出、骨盆旋移症、椎关节滑膜嵌顿、肥大性脊椎炎及椎旁软组织损伤等疾病的现代医学诊疗手法。这套手法既治骨关节，也治软组织，具有轻巧、无痛、安全、准确而有效的特点。

脊柱的复位手法有很多种，临床上因医师的经验不同而方法各异，但基本上都是在摇正法、推正法、旋转法、扳按法和冲压法等的基础上进行演变，或综合运用，以稳妥、安全且能达到复位为准则。脊柱复位手法一般应采用卧位式（卧位式无体重垂直压力且肌肉易于放松），少数手法也可取坐位式。如果一次复位成功，就不必要再重复。如因各种原因复位不完全或复位后易再错位，则需隔日或每日进行1次，1个疗程6～12次，3～6次后即可有效缓解症状。以后的治疗过程分3个阶段：①祛除症状阶段，一般需要1个月时间；②矫形阶段，一般需要3～6个月时间；③维持阶段，1个月1次，终身保健配合康复训练能达到最佳效果。

手法的操作程序分为4步进行，第一步放松手法，第二步正骨手法，第三步强壮手法，第四步痛区手法。病情轻者，只做第一、第二步手法即可。无关节错位者，或关节错位已复正、椎间盘突出已还纳或改善，临床症状明显减轻者，可停用第二步手法。急性期以第一、第二、第四步手法为重点，恢复期以第二、第三步手法为重点。

第六章 各部位的正骨整脊手法

一、放松手法

放松手法是为正骨手法做准备，在患部将椎旁紧张的肌肉充分放松，以保证正骨手法顺利进行，避免发生手法副损伤的重要预备手法。以掌揉法、拇指揉法交替进行，也可用其他手法，如滚法、按法、拿法、拍打法等。手法范围以患椎为中心，包括其上、下3～6个椎间以内的椎旁软组织（肌肉、肌腱、筋膜、韧带、关节囊、皮下组织等），沿椎旁以线或片进行揉法，对棘突、横突附着的肌腱疼痛敏感区用按法或震法，手法要柔和、轻巧。

二、正骨手法

正骨手法分为快速复位法和缓慢复位法两种。快速复位法用于青壮年和健壮的中老年患者，缓慢复位法用于儿童及有骨质疏松的老年患者、体质虚弱的青年患者或急性疼痛期剧烈不能接受快速复位手法者。快速复位法是根据关节错位类型、棘突或横突的偏歪方向，选准"定点"和正骨手法后，在"动点"到达力点时，加一有限度的"闪动力"，使错位关节迅速复正；缓慢复位法是用正骨手法的动作，使"定点"与"动点"之间的椎间关节以重复多次的生理运动形式在"动中求正"中而复位，只是不用"闪动力"，故又称"生理运动复位法"。

正骨推拿口诀：关节错位需正骨，动中求正是要诀，肌肉放松勿对抗，切忌粗暴伤病人。"定点""动点"选得准，椎间狭窄加牵引，关节开合要充分，轻巧"闪动"定成功。

脊椎病的正骨推拿手法要点：正骨推拿法的要领在正骨，其他手法可随症变通选用，在时间分配上，正骨手法是短而快速的。揉法贯穿整个治疗过程，第一步以揉法为主，各步在中、重手法后都用揉法予以调理、舒缓为宜。

研究椎关节错位，设计正骨推拿复位手法的原理，脊椎和关节错位与受伤时的姿势密切相关，故正骨手法也取生理运动姿势为宜。

正骨手法有摇正法（运用转体活动复位）、扳正法（运用侧屈活动复位）、推正法（运用伸屈活动复位）、牵引下正骨法和反向运动法。按不同的错位类型、部位、方向，选用其中一种或多种正骨手法。施行手法后已完全复位的，以后可不必再做正骨手法。如复位不完全，或因脊椎失稳，复正后再错位的，可每天或隔日进行1次。在急性期，正骨手法用卧位进行较易成功。

三、强壮手法

强壮手法是治疗椎周软组织劳损或炎症形成的筋结，用点穴法以调理整体经络的阴阳平衡，用肢体局部手法以行气活血，改善血液和淋巴循环。弹拨法、拿捏法、搓揉法、拍打法和点穴法，可根据病情选用。拿捏、弹拨，主要作用于正骨后，患椎旁仍存在的软组织硬结，条索状硬结多为痉挛的肌肉和肌腱，例如，最长肌、颈夹肌等，能拿起者可做提弹法，不能提拿的，如多裂肌、斜角肌、菱形肌、腰方肌或深筋膜等，可用拇指弹拨法，此手法略有痛感，但手法可使痉挛或粘连得到松解后，即有轻松、舒适的感觉，调理好椎旁相关肌力平衡（即脊柱生物力学的动力平衡），这是减少脊椎病复发的有效方法。拍打法作用于脊柱深部软组织，尤其椎体前方的深肌及前（后）纵韧带的皱褶得以舒展，一般手法是难有此作用的，且有一定的正骨作用（前后滑脱式错位），拍打时根据部位和作用深度，可选用拳扣、掌扣、掌缘扣、指扣法等，用力强度因人因部位而定，以深透、轻松为宜。叩打法还应注意椎体错位方向，按其棘（横）突偏向，做定向捶正法。肥大性脊柱炎患者在接受此项治疗时，会感觉又痛又舒适。点穴法。可根据经络病理要求，循经点穴，亦可在局部取穴（阿是穴），上病下治、左病右取等选穴方法，常有奇效。点穴与针刺不同，拇指点于穴位上，要向骨面靠挤，才能"得气"，会有经气传导感。一般用指揉、点压交替，可重复3～5次。点穴法作用：调理局部神经和肌肉组织，通经活络，改善血液循环和脏器功能，具有镇痛的功效。例如，颈椎病有头晕者，正骨推拿完成后，选用"上病下治"的治则，重力点"三阴交""足三里"穴，可取得舒缓脑动脉痉挛的特效。治疗脊椎相关疾病，如消化性溃疡、消化不良、糖尿病、小儿哮喘等，可选用"捏脊疗法"作为强壮手法。

四、痛区手法

痛区手法是推拿的传统手法，即患者主诉中的症状部位，在四肢、头、胸、腹部的疼痛、麻木的局部，内脏病的脏器部或五官部，施以常规推拿手法。在脊椎综合征的治疗中，由于病变主要在脊椎部，而临床症状多出现在四肢、头部、肩部、胸腹部，疼痛麻木区，是神经、血管继发性损害而出现症状的部位，因此，正骨推拿治疗，重点应在脊椎部，而痛区手法作为结束手法，可根据不同症状，选用使之兴奋或镇静的手法。例如，颈椎病引起头晕、头痛者，在颈部正骨推拿或牵引治疗后，让患者仰卧，术者抚摸其前额，指揉头部痛区，点按印堂、攒竹、太阳、风池、头维、率谷、百会等穴位，指叩及掌震头部结束治疗，历时仅2～5分钟。对肢体感觉减退、麻木不适者，采用刺激性较强的兴奋手法：弹拨、拿捏、搓捻、击拍、重力点穴等；又如腰椎间盘突出，引起小腿外侧麻木无力，可让患者侧卧位，患肢在上，术者沿下肢分前侧、外侧、后侧三线，由上而下以拇指或四指揉捏法2～4遍，弹拨腓总神经及足跟部，指捻或掌拍麻木区皮肤至微红，术者屈右肘重力点按环跳穴，拇指点按承扶、承山、阳陵泉、太冲、昆仑等穴，用拍法或擦法，直至出现热感，四肢以"关节运动法"结束治疗；对内脏功能障碍者，痛区手法应根据内脏功能而定，属兴奋过度者，用镇静手法，如心律失常、哮喘、腹泻、消化性溃疡等，可在胸部、腹部用抚摩法和痛点按、震法，配远端点穴法，如内关、手三里、合谷、足三里、三阴交、昆仑等；对功能低下者，如消化不良、支气管扩张症、内脏下垂等疾病，可用兴奋、强壮手法，如提拿肩井穴，重力（三指或五指点叩法）点腰背部俞穴，拍打胸部及双手重叠揉按腹部，拇指推关元、气海穴等。总之，痛区手法作为治脊后的辅助手法或结束手法，在时间安排上，一般 5～10 分钟即可。

第二节　颈椎的矫正

颈椎的结构较复杂，其活动度亦较其他部分为大，所以，对直接作用于颈椎的整复手法来说，稍有偏差就可能造成危害。必须指出，在手法治疗前首先应选择好适应证，应排除骨折、肿瘤、结核、畸形、明显骨质疏松及脊髓压迫等，以确保患者安全。

一、颈椎矫正的注意事项

◆颈椎矫正手法，与一般的保健、按摩的扭脖子手法完全不同。前者的矫正手法是依据颈椎解剖结构及生理、病理理论为基础而矫正，而后者是全凭感觉的扭动手法，不但无法完全矫正，且容易造成严重伤害，尤其是已有颈椎损伤退化的患者。

◆老人及颈椎病史较长的，因骨骼、血管、椎间盘退化，应小心行之；有血栓症或血管硬化症者，不做矫正。

◆哭闹的小孩，因害怕致使脖子僵硬，矫正时应伺机矫正，可选择其呼吸之间矫正，但最好待其不害怕或停止哭闹时再行矫正，以策安全。

◆肌肉痉挛时不做矫正，颈椎两旁肌肉太僵硬者，须先做软组织处理，再行矫正。

◆严重车祸等造成颈椎伤害者，应小心处理，最好先做 X 线、CT、MRI 等影像检查，确定无脊椎断裂或脊髓损伤、压迫，才可处理。

◆有风湿性关节炎，而且其椎间孔很小的患者，不宜做矫正。

◆患者紧张的，要分散其注意力，或嘱其呼吸，呼气末发力。

◆一定要在分析 X 线片的基础上矫正，尤其是上颈椎。

◆颈部矫正之牵引动作，不可过大，也不可超过极限 2°～5°。

◆需与其他脊椎同时考虑，脊椎矫正注重整体性，尤其是胸椎，如 T1 的矫正。

二、颈椎的安全检查手法

1. 第一步

患者仰卧,将头部及颈部悬于床外,做完全的后仰动作,约5～7秒,询问患者有无剧痛和昏晕,或想呕吐的情形。若有,即停止矫正手法(图6-1)。

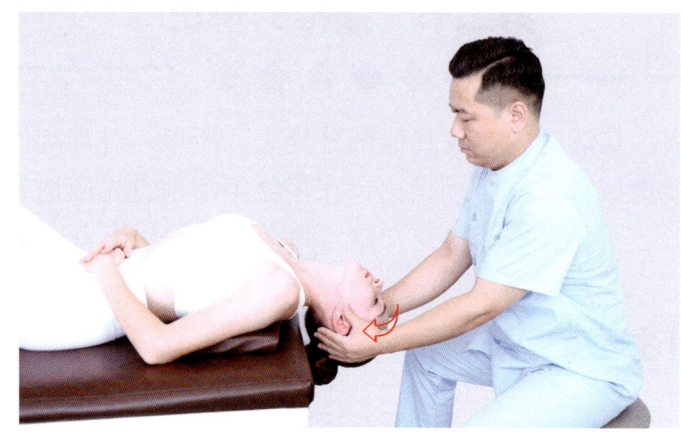

图6-1　颈椎的安全检查手法

2. 第二步

再将后仰的头转到一侧的极限,持续20～30秒,然后询问患者有无眼球颤动的感觉,头晕或呕吐等不舒服的感觉。若有,即停止矫正(图6-2)。

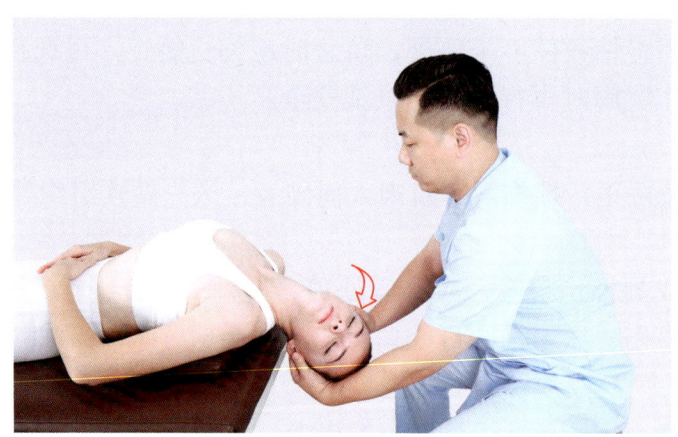

图6-2　颈椎的安全检查手法

3. 第三步

患者坐姿,尽量向后仰头部,持续20～30秒后即转向一侧至极限。再持续20～30秒,询问患者有无头晕、呕吐、眼球跳动等不适感觉。若有,停止矫正。做完第三步的动作后,若患者反应正常,即"通过安全检查",就可以做颈部矫正(图6-3)。

第六章 各部位的正骨整脊手法

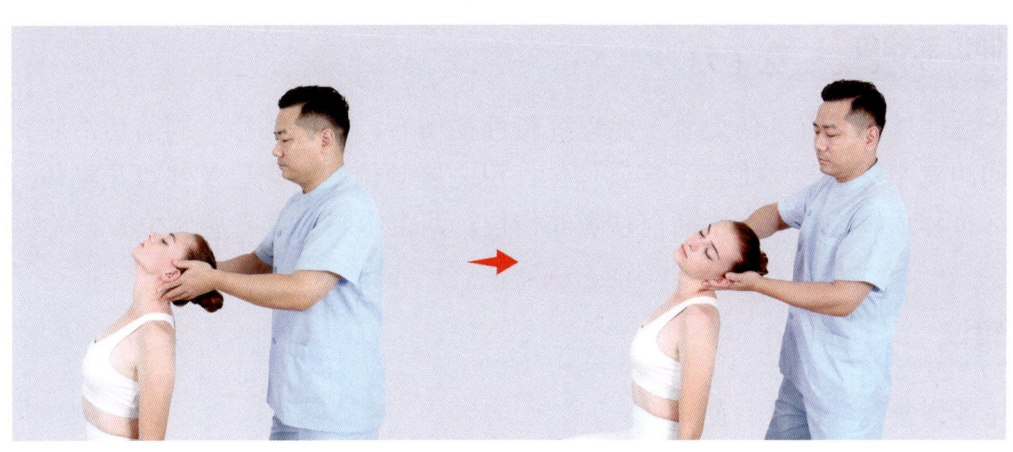

图 6-3 颈椎的安全检查手法

三、颈椎关节的错位类型

小关节错位是颈椎病中最常见的病因，颈椎椎间关节除椎间盘外，还有一对钩椎关节及一对后关节，不同的作用力可导致关节错位方向不同，常见的椎关节错位分为以下几种类型。

1. 前后滑脱式错位

当椎间盘损伤、退变时，易发生椎间关节前后滑移。如挥鞭性损伤、头部撞击伤或长时间低头、仰头工作等易诱发。触诊，在同一椎间的关节突，左右两侧均隆起或凹陷。X线片，侧位示椎体后缘连线中断，下一椎体向后（前）滑移错位。

2. 左右旋转式错位

椎间盘正常或早期变性，颈椎左右扭转过度时易发生（落枕或颈部扭伤时最常见）左右旋转式错位。触诊，错位椎间的横突呈旋转偏歪，上下两椎后移偏歪方向相反，例如，触诊发现C3左旋使左侧关节后突，而C4右旋致右侧关节后突，此谓小旋转，若C2右后旋，C5左后旋，则谓大旋转。X线侧位片，可见错位椎体双边、双突征，斜位片见椎间孔内小关节移位而致椎间孔变形、变窄（上关节突插入孔内或钩椎关节错位致椎间孔前壁变形），其左右不是同一椎间孔。

3. 侧凸侧摆式错位

椎间盘受损或已变性，颈椎侧屈过度（试验证明≥30°）、头侧位受挫（撞）伤时易发生，好发于习惯高枕又偏侧睡者。横突触诊，颈轴向一侧偏歪呈侧凸隆凸，另侧凹陷（症状常出现在错位关节的凹侧）。X线正位片可见颈轴侧凸，或错位椎间钩椎关节偏歪不对称（侧摆），病程长者常见钩突变尖。侧摆式错位又分为水平型与斜向型两种。

4. 倾位、仰位式错位

多见于急性外伤或有外伤史者（尤以挥鞭性损伤），横突触诊，同前后滑脱式情况，棘突触诊，间距宽窄不正常（上宽下窄属仰位，反之属倾位）。侧位 X 线可见椎体（棘突）倾位或仰位（椎体后缘连线两个中断前移者属仰位，两个中断后移者属倾位）。

5. 混合式错位

与上述各型兼有两型以上者。

6. 钩椎关节错位

好发于早期变性的椎间盘部。后关节错位触诊易于发现，钩椎关节错位，除侧凸侧摆式易于触诊外，轻度的扭转或滑脱嵌顿，虽引起较重的症状，但关节变形，触诊不易发现。检诊确定颈椎病时，注意下列 3 个特征：①斜角肌紧张，呈索状硬结；②术者以手指沿此索状硬结向上触诊至横突处，重症者可触及绿豆大的粒状硬结，为横突间肌及软组织痉挛形成；③该处压痛明显，重按可诱发症状。当钩椎关节复位后，这 3 个特征可即行缓解或改善。X 线正位片可见椎体侧摆，病程长者，可见钩突骨质增生（变尖）。

7. 后关节滑脱嵌顿

后关节囊松弛者，当关节张开在某姿势时间较久，致关节囊内膜牵张松弛时，突然活动关节，囊中的内膜（滑膜，分泌滑液，内含丰富交感神经纤维，受脊膜返支神经支配，痛觉十分敏感）因松弛而被关节咬合于关节内，称为"关节滑膜嵌顿"。最常见于"落枕"患者，起病突然，颈部因剧痛引起反射性肌痉挛，而致活动功能显著受限，出现斜颈。触诊于发病关节处有包块样隆起（关节内膜受伤后，渗出、水肿至关节肿胀），多呈半球形，按之剧痛，其有关肌紧张（保护性）。X 线侧位片，可见该椎间关节和椎间隙后缘增宽，密度略高（关节炎表现）。

四、颈椎的矫正手法

在明确诊断的基础上，用正骨整脊疗法治疗颈椎病多可收到良好的疗效。但手法必须轻柔和缓，如需用较大力量时，亦须在沿颈椎纵轴牵引的情况下进行，绝不可粗暴而急骤地过度旋转或屈曲头颈部。临床上由于不适当的手法治疗而引起的医源性事故虽然不多，但也偶有发生，因此须引起高度重视。根据颈椎的生理解剖特点和关节错位类型，给患者酌情选用合适的矫正手法，具体的矫正手法分述如下。

1. 摇正法

（1）仰头摇正法

此法多用于枕环、寰枢关节错动者。有时在颈椎 3～5 的关节微小移位中也采用本法。患者多取卧位（有经验者也可以让患者取坐位，但一般坐位不如卧位安全和稳妥）。应当注意，此手法直接作用于上段颈椎，甚至达到颈椎 6 个节段，如若旋转摇动时的幅度超过其生理活动的范围，将会发生危险，因此应当认真体会颈椎旋转的范围。在其允许的范围内，进行一个快速、有限度的旋转运动。

卧位仰头摇正法：

体位：患者仰卧，低枕。

手法：术者一手托其枕部，一手托其下颌，使病人头部上仰（仰头可使 C2～C7 颈椎后关节闭锁成"定点"），侧转，嘱病人放松颈肌（缓慢动 2～3 下），待头转到最大角度时，稍加有限度的"闪动力"，即可使错位的关节复位，此操作中有时可听到关节复位的弹响"咯噔"声。一般先向健侧，后向患侧摇正（图 6-4）。

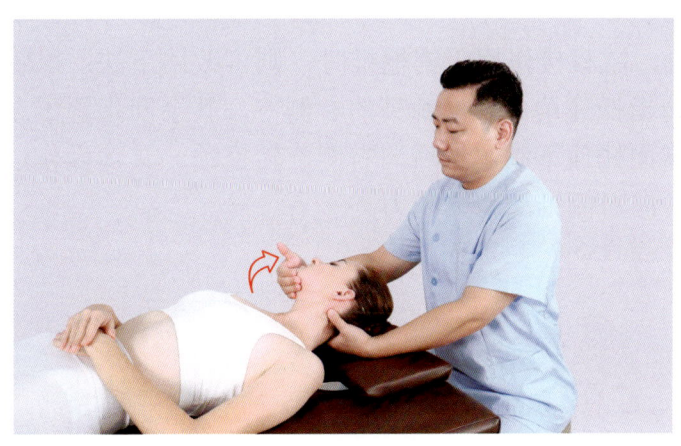

图 6-4　卧位仰头摇正法

说明：此法适用于枕寰、寰枢关节的旋转式错位。

坐位仰头摇正法：

体位：患者坐位，身体放松，头略后仰。

手法：术者立于其侧后方，一手掌托其下颌，另一手拇指与其余四指分置其枕后两侧，以整个掌指面托扶住枕后方，此时亦可稍加一个向上牵引头颈的作用力。接着保持这一状态，轻柔而缓慢地左右旋转头颈数次，待感到患者颈肩放松后，突然进行一下快速、有限度的旋转摇动，此时多可听到关节复位时的弹响声（图6-5）。

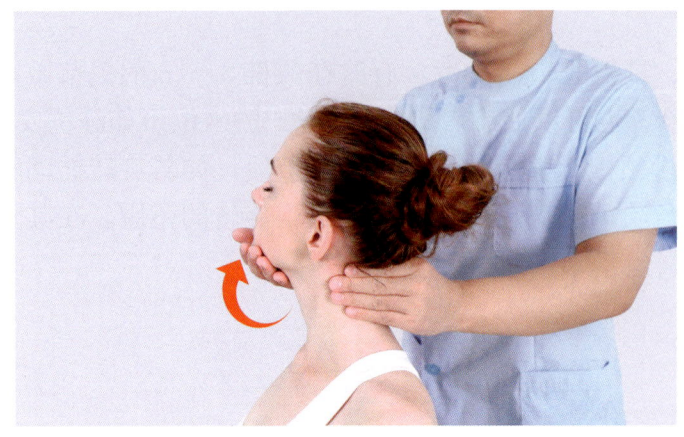

图6-5　坐位仰头摇正法

说明：此法适用于枕寰、寰枢关节的旋转式错位。当棘突偏歪主要在右侧方时，应当站其右侧斜后方，以右手托下颌，左手扶枕，进行向右侧方的旋转运动；当向左旋时，术者应站其左侧斜后方，左右手变换，以左手托下颌进行操作。

假如定位更加明确，欲直接作用于寰枢椎时，则可改用下法：以棘突右偏为例，术者站其右侧斜后方，左手拇指抵住第2颈椎棘突的右侧方，其余四指置于左侧枕下方，以整个掌指托扶住枕下，右手掌面托住下颌，然后向右侧旋转摇动。具体操作过程同前一手法，只是在摇动时左手拇指有一向对侧推动棘突的力。

（2）低头摇正法

卧位低头摇正法：

体位：患者侧卧、平枕、低头位（中段颈椎，前屈约20°；下段颈椎，前屈大于30°）。

手法：术者一手轻拿后颈，拇指按于错位横突隆起处之下方作为"定点"，另一手托其面颊部作为"动点"，以枕部作圆心，将头转动。当摇至最大角度时，托面颊的手稍用闪动力，"定点"的拇指同时加力按压，使关节在动中因"定点"有压力而复位，可重复2～5次（图6-6）。

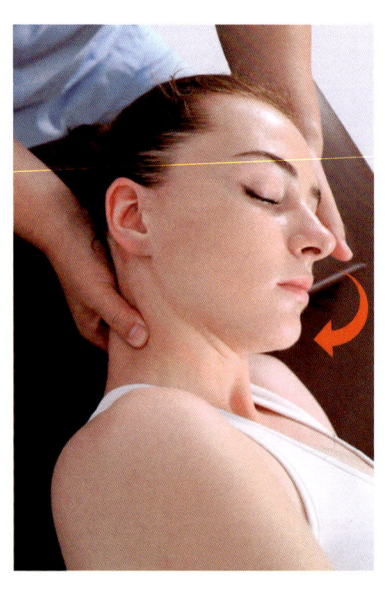

图6-6　卧位低头摇正法

说明：此法多用于2～6颈椎的棘突偏歪或颈椎后关节的旋转移位。

坐位低头摇正法：

体位：患者正坐，颈肩放松，头略前屈。

手法：术者站其身后，一手掌前置托住其下颌，另一手托住其枕后下，接着双手协同用力，使头颈做向左或向右的被动旋转，转动的速度要慢，幅度要在生理范围之内。当感到患者头颈放松，其注意力已不在头颈时，旋即进行一个快速而有限度的增大幅度的运动。若有错位，且复位成功，此时多可听到弹响声（图6-7）。

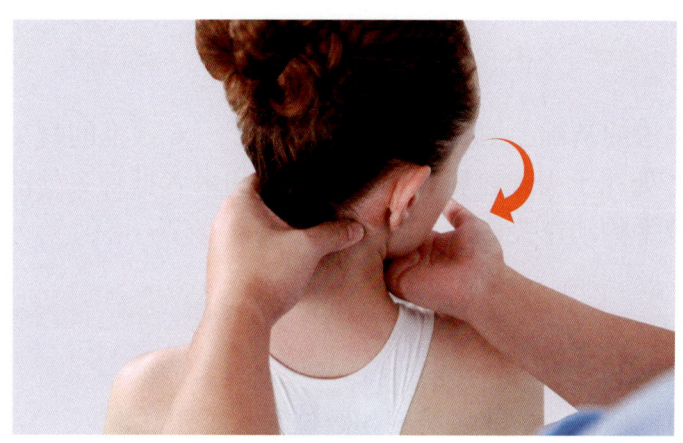

图6-7　坐位低头摇正法

说明：此法多用于2～6颈椎的棘突偏歪或颈椎后关节的旋转移位。此手法若用于整复右侧棘突偏歪，则以右手托其下颌做向右的旋转，反之，则以左手操作为主；其次，当快速旋转时，一定要体会手下阻力明显时的旋转角度，以便在此角度上再进行一个有限度的增大幅度的快速扳动；再者，当患者头颈旋转时，应使其低头的角度始终不变，亦不可有左右的侧弯现象，这样，才会有头颈部一致而有规律的旋转活动，否则，对于眩晕型或脊髓型颈椎病患者可能产生危害。

（3）侧头摇正法

体位：患者侧卧、低枕、头前屈。

手法：术者一手托其耳区头部，另一手轻拿其后颈，拇指"定点"于错位之横突下方，将头搬起呈侧屈状做摇头活动，动作同低头摇正法（图6-8）。

说明：此法适用于颈椎2～6钩突关节旋转式错位及侧弯、侧摆式错位。

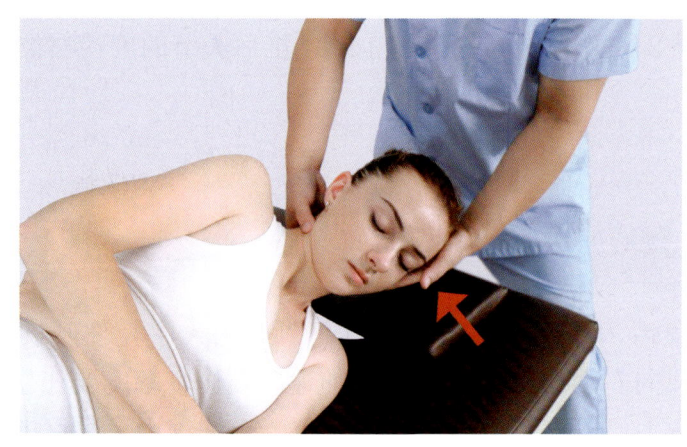

图 6-8 侧头摇正法

（4）定位摇正法

此法是在低头摇正法的基础上演变而来，多用于 2～6 颈椎的棘突偏歪。其基本要求同低头摇正法。其特别之处在于头颈前屈、旋转的角度和术者抵棘突处的感觉很难掌握。要恰当地把握时机，术者双手的动作要协调一致。

卧位定点摇正法：

体位：患者侧卧位，低枕，颈前屈曲度如卧位低头摇正法。

手法：术者一手托其头，另一手拇指"定点"于病椎关节处，将头抬起（侧屈）进行转动摇正（图 6-9）。

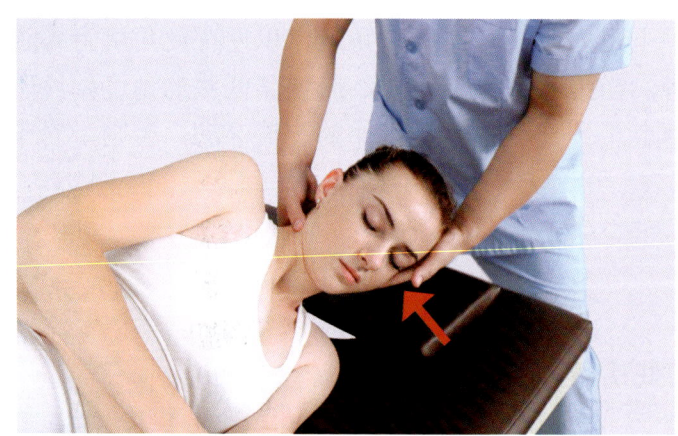

图 6-9 卧位定点摇正法

坐位定点摇正法：

体位：患者取坐位，术者站其身后。

手法：术者右手拇指抵住棘突左偏的侧方，而其余四指扶住颈枕部，以便稳定头颈，左手掌指面托扶住下颌；接着，一边使头颈前屈，下颌内含，一边向左侧缓慢旋转、晃动头颈。当旋转至一定角度，可以感到右手拇指下有明显的棘突移动感，保持住这一头颈前屈的角度，然后再重新旋转、晃动头颈，当感觉到患者放松时，猛然使颈做快速、有限度的旋转运动，同时右手拇指轻轻向对侧推动棘突。此时，多有弹响声和拇指下棘突的移动感（图6-10）。

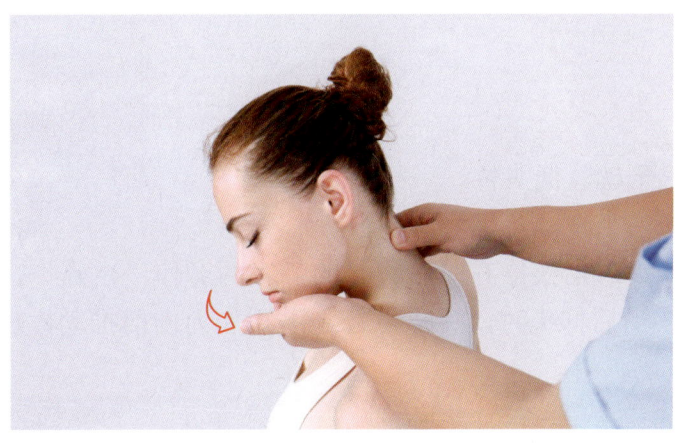

图6-10　坐位定点摇正法

（5）侧卧摇肩法

体位：病人侧卧、平枕。

手法：术者一手拇、食二指置于其颈椎横突隆起处的前后方作"定点"，另一手扶其肩部做前推后拉的摇动。"定点"处的手要配合用力，使关节在摇动中复正（图6-11）。

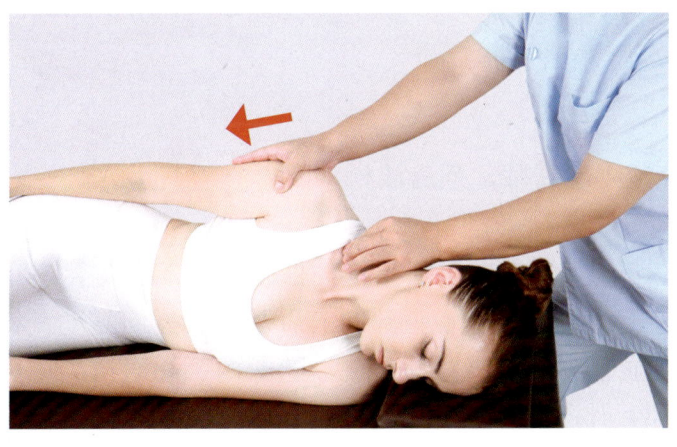

图6-11　侧卧摇肩法

说明：此法适用于第6颈椎至第2胸椎旋转式关节错位，与低头摇正法原理及适应证相同，只是"动点"改为摇肩，使作用力易于达到颈胸交界处。尤其对上位颈椎失稳的患者，可避免因低头摇正角度过大而损伤上颈段。注意摇肩时先将其肩向下推，以免关节闭锁影响复位。

2. 推正法

（1）侧卧推正法

体位：患者侧卧、平枕、低头位。

手法：术者用拇、食二指挟持其向后突起的棘突两旁作"定点"，另一手托其下颌，将其头做前屈后仰活动。当后仰头时，"定点"之手稍加力向前推动，使之在运动中推正（图6-12）。

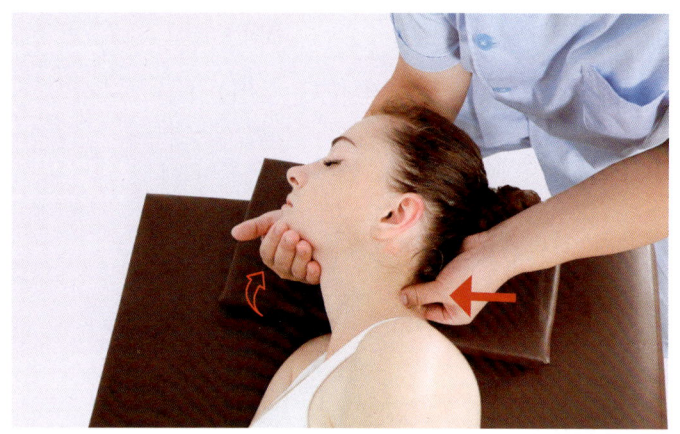

图6-12　侧卧推正法

说明：适用于各颈椎前后滑脱式错位，尤其对反张的颈轴有效。

（2）坐位推正法

体位：患者正坐，双手可扶膝，颈肩放松，医者立于其后方。

手法：以棘突偏左为例，术者右手拇指抵住偏歪棘突的左侧，左手掌指面扶按在头部右侧方前半部分；接着左手缓缓地使患者头部向前后及左右方向晃动，待晃动至一定的角度，感觉到右手拇指下有明显阻力时，稍停顿片刻，随即两手相对协同用力，推动头颈及拇指下棘突。在操作中，以右手拇指推动棘突转向对侧，以达到整复棘突偏歪之效。左手推动头颈的作用力较小，幅度变化亦不明显，主要起稳定头颈的作用。整复过程中常有弹响声和拇指下棘突的滑动感。当颈椎棘突的偏歪发生在第3至第6节段时，亦可采用下述方式。以颈棘突右偏为例，医生以右手掌指面扶住右侧头部，左手拇指面抵在左侧相对高起的横突上，接着，其余的操作步骤同前一手法（图6-13）。

第六章 各部位的正骨整脊手法

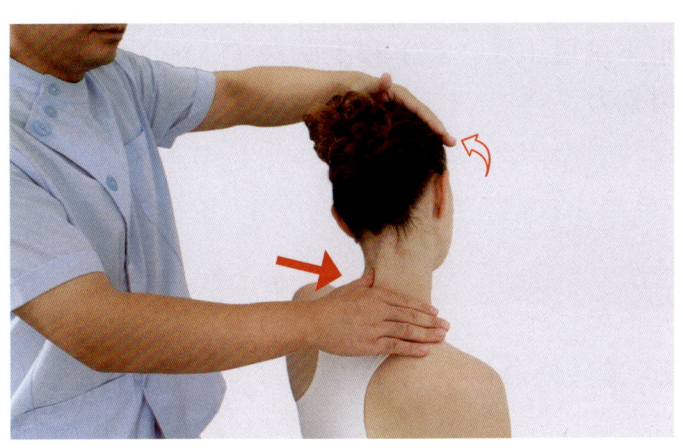

图 6-13 坐位推正法

说明：坐位推正法多用于颈椎 3～胸椎 3 的棘突偏歪，手法熟练后可达胸椎 5，甚至于胸椎 7 的脊椎整复。它定位明确，成功率很高，也较稳妥。初学者常感到两手相对用力的协同动作较难掌握，即两手间的配合很难协调，它需要一段时期反复、谨慎的练习，方能在实际操作中施行。

（3）侧头推正法

体位：患者正坐，医者立于其后。

手法：以 C7 棘突右偏为例，医者右手掌指紧贴在患者左侧头部，左手大拇指端顶在向右偏歪的第 7 颈椎棘突右侧旁，右手掌着力缓慢将患者头向右侧按压，做被动侧屈运动，此时注意左手拇指的感觉。右手掌在令患者做侧屈运动时，可配合左手拇指的感觉，调整其侧屈的角度。当左手拇指触顶的棘突有失稳感时，右手掌可突然加大侧屈角度 5° 左右，同时左手拇指用力向左侧顶推偏歪棘突。如此操作大多可听到关节复位的弹响声。该法如用于 T1～T4，操作时必须让颈椎略向后仰（背伸），并在后仰侧屈的同时，以左手拇指寻找偏歪棘突的失稳感，具体方法同上。一般 T4 比 T3 的后仰角度略大些，T3 比 T2 的后仰角度略大些，T1 后仰角度最小，但后仰角度最大不要超过其生理角度（图 6-14）。

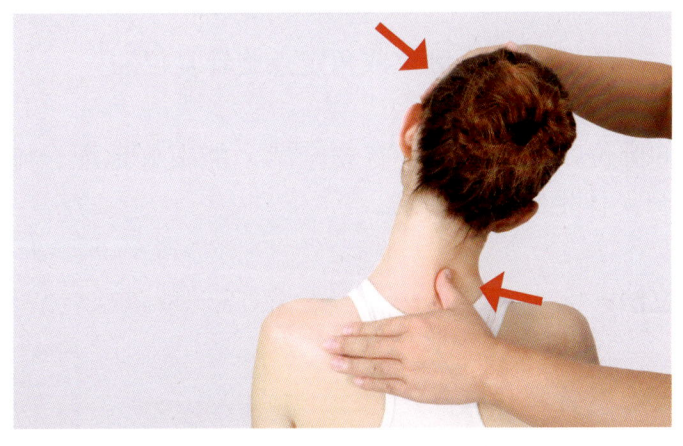

图 6-14 侧头推正法

说明：本法多用于下颈段（C3～C7）和上胸段（T1～T4），该法要求两手协调配合，用力较大，但不可使用暴力。

3. 旋转复位法

（1）定点旋转复位法

多用于颈椎三维复合旋转偏歪者。

卧位成角定点旋转复位法：

体位：患者仰卧位，头平齐床沿。

手法：术者立于床头，一手掌托住患者枕部，拇指轻轻定位于患椎横突（无须用力顶推）。在手力牵引下，令患者自动侧向转头至最大限度，另一手将下颌继续向一侧轻巧用力，双手调整屈颈度数，使屈曲成角点落于患椎（指下可感到受力支点），稍用力顿挫旋转，即可听到"咯噔"声音，拇指下亦有关节滑动到位的感觉，此时复位即告成功。各患椎可按同法逐一复位。其成角度数：上段（C1～C2）略低头0°～15°；中段（C3～C5）轻度屈颈15°～35°；下段（C6、C7～T1）中度屈颈35°～60°（图6-15）。

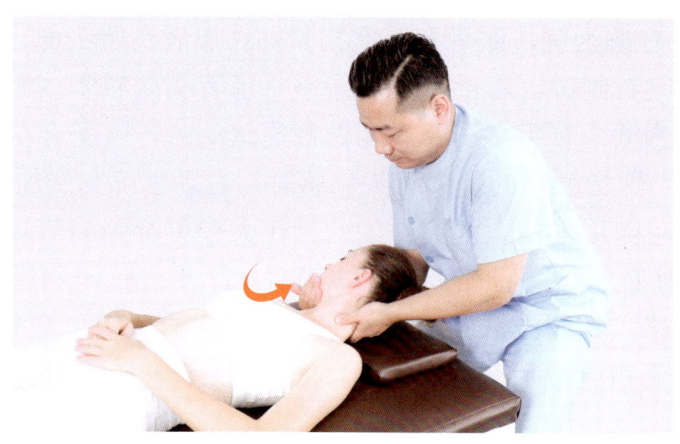

图 6-15　卧位成角定点旋转复位法

说明：要求患者仰卧位，安静放松，有安全感，能很好地配合施术者；术者动作精练准确，高效轻巧，符合人体生物力学要求。

坐位定点旋转复位法：

体位：患者正坐位，术者立其后方。

手法：以C2棘突向右偏歪为例，术者左手掌紧贴右侧后枕部，五指自然展开，拇指尖对着右耳方向，其余四指对着头顶部，五指要紧贴头部，这时稳定头颈的方向和角度很重要；右手掌托住左侧面颊及颏部，患者头略向后仰10°左右，并使患者头颈向右侧旋转至最大限度。其目的是让颈椎旋转力点集中在C2上，此时医者双手同时向相反方向顿挫用力，要求双手配合协调，同时着力，抖动的弧度不可过大，不能使用暴力。这时若听到关节复位的弹响声，说明手法成功（图6-16）。

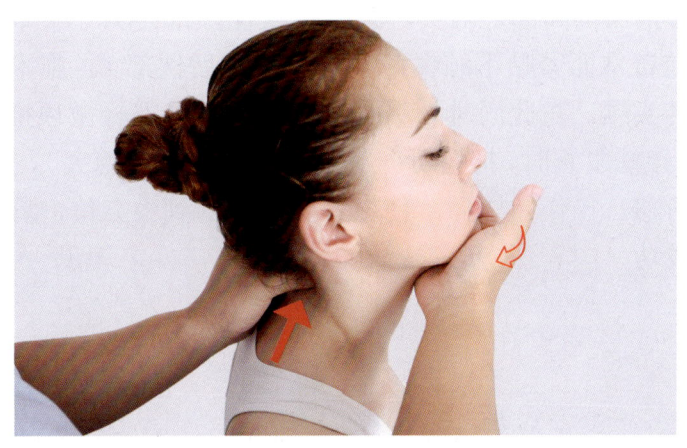

图6-16　坐位定点旋转复位法

说明：此法多用于C1～C7棘突偏歪，不同节段颈椎坐位定点整复，其头颈部屈伸的角度也不同。如何掌握好屈伸的角度是该手法成功的关键。调整C1需后仰20°左右，C2需后仰10°左右，C3需颈前屈20°左右，C4需颈前屈40°左右，C6需颈前屈50°左右，C7需颈前屈60°左右。

端坐压头定点旋转复位法：

体位：患者端坐位。

手法：以患椎棘突向右偏歪为例，首先用单拇指触诊法摸清偏歪的颈椎棘突（定点），医生左手拇指的桡侧面顶住偏歪棘突的右侧，让病人头颈部前屈35°，再向左侧偏45°，医生右手掌托病人左面颊及颏部。助手压住病人右颞顶部，按复位的需要向下压头颅。施手法时医生右手掌向上用力，使头颈沿矢状轴旋转45°；与此同时，左手拇指向左侧（或左前外方向）水平方向顶推偏歪棘突，此时可听见一弹响声，同时觉指下之棘突向左滑动。然后，让病人头颅处于中立位，顺压棘突和项韧带，松动两侧颈肌，手法完毕（图6-17）。

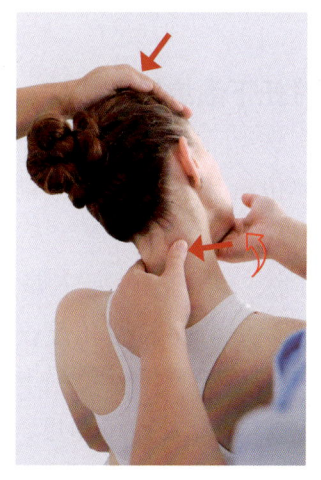

图6-17　端坐压头定点旋转复位法

（2）端提旋转复位法

掌托下颌端提旋转复位法：

体位：患者取端坐位，颈部自然放松，向颈部旋转受限制的一侧，主动旋至最大角度。

手法：术者一手拇指顶推高起之棘突，余四指扶住颈部；另一手掌心托住下颌，五指握拿住下颌骨（或术者前臂掌面紧贴下颌体，手掌心抱住后枕部）。施术时抱头之手向直上方牵提，并向受限侧旋转头颅，与此同时，另一手拇指向颈前方轻微顶推棘突高隆处（若手法熟练，棘突偏歪病人用该法复正时，拇指可向对侧水平方向顶推棘突），此时多可听到弹响声，指下可感到棘突轻度滑移。操作完毕后，使患者头颈部回到中立位，若单拇指触诊已感觉正常，则宣告手法操作成功（图6-18）。

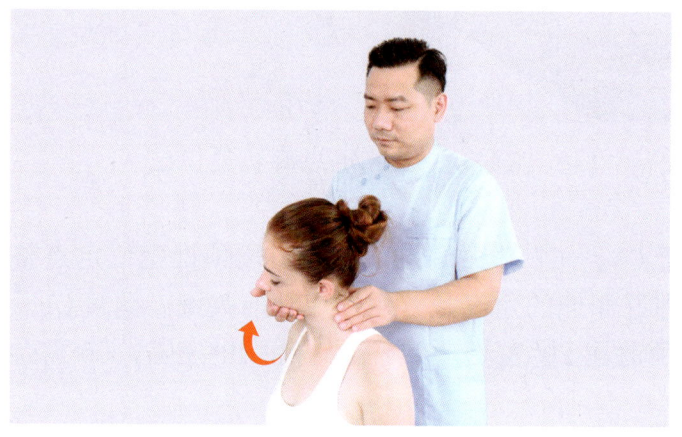

图6-18 掌托下颌端提旋转复位法

说明：此法多用于老年人血管硬化者；棘突偏歪较小者；棘间韧带较松弛者；颈曲明显反张或后凸畸形者；颈部活动明显受限者。

肘托下颌旋提复位法：

体位：患者坐位，颈前屈20°左右。

手法：以C3棘突右偏为例，医者站在后方，用右手肘窝部托住其下颌部，左手掌紧扶其枕部，按上面前屈角度，医者两手扶托患者头部，并令其被动缓慢向右侧旋转至最大限度，然后左右手突然着力，作向上直线提拔，要求提拔的力量较大（一般需15～30千克），但提拔时不必加大旋转角度，也不可小于提拔前旋转的角度（图6-19）。

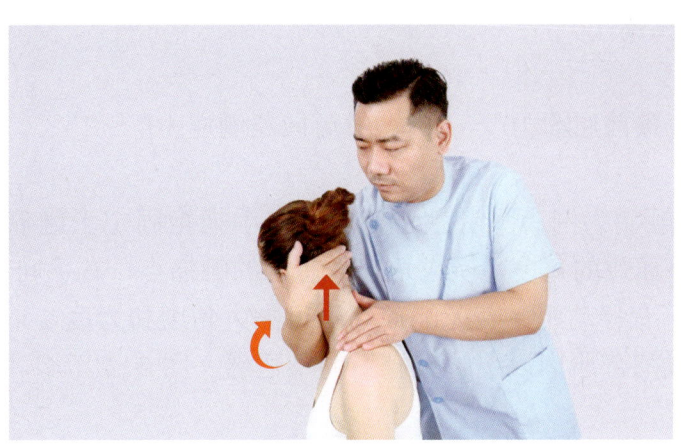

图 6-19　肘托下颌旋提复位法

说明：该法多用于中段颈椎（C3～C5）。

定位端提旋转复位法：

体位：患者坐于低凳上，颈肩放松。

手法：以棘突左偏为例，医者站在左后方，以右手拇指抵住棘突左偏的侧方，左侧臂肘部托住其下颌，手掌绕过对侧耳后扶住其枕部；接着左肘臂在身体的带动下逐渐向上用力端提，使其头颈向上拔伸，同时将头颈向左侧方旋转；在牵引下持续片刻，待其适应而能放松时，增大头、颈的旋转角度，同时右手拇指向右侧方推动棘突，推动时的作用力要灵巧、缓慢而有力，并与左肘臂的旋转运动相协调，绝不可强力推动（图 6-20）。

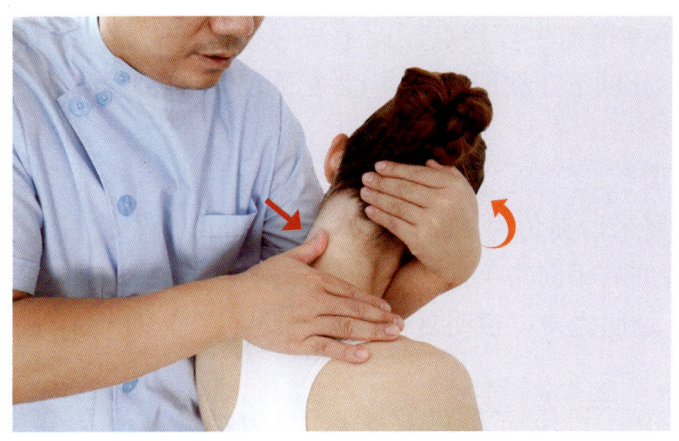

图 6-20　定位端提旋转复位法

说明：此手法多用于寰枢椎半脱位和颈椎 2～4 棘突的偏歪。要求患者充分放松，操作时头颈部的拔伸、旋转动作和棘突的推动动作要协调一致，不得进行生硬的操作，如此才能使手法的整复作用奏效，使颈椎的牵引力逐渐增加，否则易造成人为的紧张状态。

（3）定位、定点调整法

体位：患者坐位，颈前屈约10°～15°，然后向左侧屈10°～15°。

手法：以左侧C3触痛为例，医者站于背后，左手拇指固定于触痛点，右手掌放于患者前额部，双手协调调整屈颈的角度，使成角落于患椎的触痛点，右手向左下方瞬间旋转用力，常可听到复位声或手下有移动感，若无响声切不可加大角度和力度，追求响声，以免造成医源性损伤，术后放松颈肩部肌肉以缓解整脊后的不适感（图6-21）。

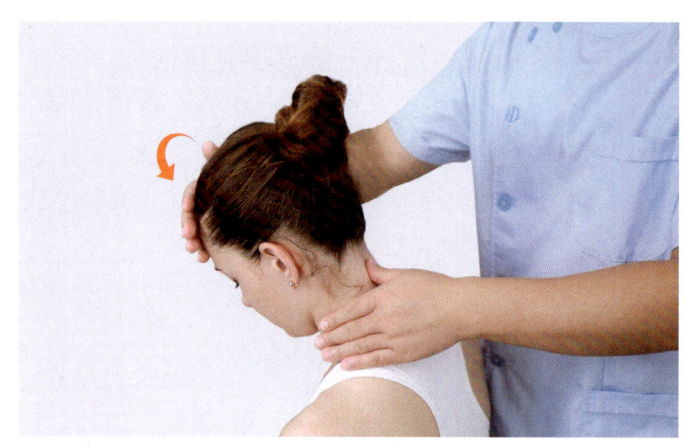

图6-21 定位、定点调整法

说明：在该手法的使用中，我们充分考虑到上颈椎（枕－寰－枢复合体），下颈椎（C5～T1），中颈椎（C2～C5）3部分的功能、解剖特点以及运动的性能，因而在手法的选择中充分考虑到了整个颈椎的生理特点。此手法必须要求患者双手感觉合二为一，有一定的手力功底方可施术。分以下3种情形（以C2左侧，C5右侧为阳性点为例）：

生理曲度正常者：调整C2端坐位，令患者低头在30°左右为最佳，医者身体略偏于左侧，距患者前后距离为10厘米，夹角约45°，左手拇指置于C2关节突附近，右手掌心置于前额中部或右侧面颊部，瞬间右手向左手拇指施旋转、侧扳之力，同时左手拇指向右手方向施对抗力，可听见"喀嚓"清脆之声，说明复位成功。

生理曲度变直：C2（低于15°左右为最佳）、C5方法同上，医者转动患者头部向左上方旋转15°～20°。

生理曲度略反弓：C2低头在5°左右，在行使手法前，注意患者轻轻抬头，寻找力点后，瞬间完成复位手法。C5左上方旋转10°左右。

4. 扳按复位法

（1）侧向扳按法

体位：病人取侧卧位，术者立于床头。

手法：术者一手拿住其后颈并以拇指按住患椎横突后侧隆起处，另一手托其下颌并用前臂紧贴其面颊部，两手合作将患者头托起做侧屈运动（先屈向健侧，后向患侧）。当扳至最大角度时，拇指"定点"不放松，"动点"处的手作一扳按闪动，此时若听到关节弹响声，或术者拇指下触到复位关节的弹跳感，则复位成功（图6-22）。

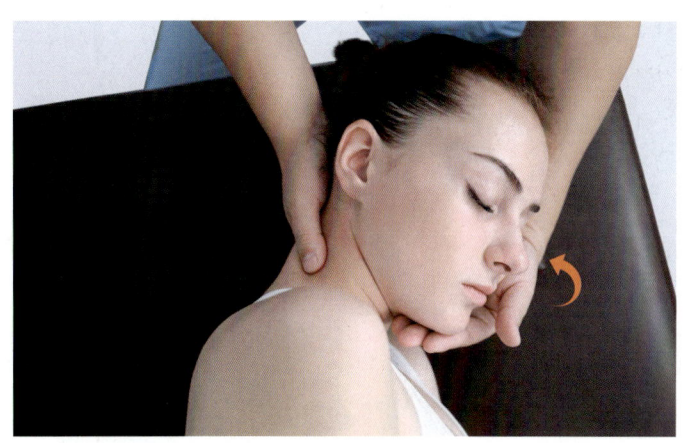

图6-22 侧向扳按法

说明：此法适用于2～6颈椎侧弯摆式错位，亦可改用仰卧位。对第6颈椎至第2胸椎侧摆式错位者，可把"动点"改为推肩拉肩法。此法只有在侧摆角度较大时才易成功。

（2）挎角扳按法

体位：患者取健侧卧位，低枕，将头偏向健侧前屈，充分展开患椎关节，术者站于其后。

手法：术者双手拇指轻力弹拨其颈部紧张肌腱（提肩胛肌、夹肌多见）做滑膜嵌顿的诱导松解，使嵌顿的滑膜退出，并揉捏颈肌使之放松。然后一手拇指"定点"于肿胀隆起的偏下方，另一手扶对侧头面部，将头搬起屈向健侧前外45°，再搬头向患侧后外45°，如此斜向扳按压该隆突关节，重复2～3次即可复平（图6-23）。

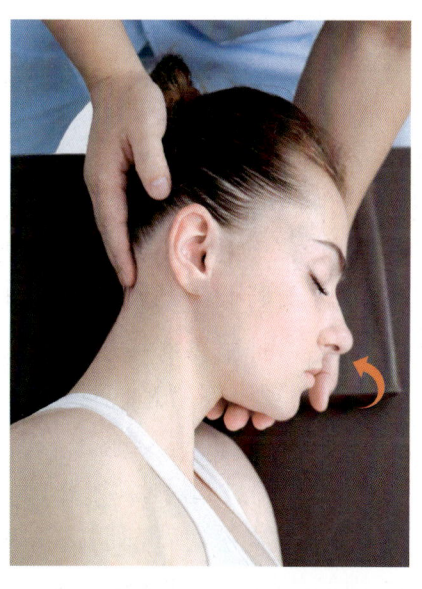

图6-23 挎角扳按法

说明：此法适于C2～C6后关节错位，或关节滑膜嵌顿，且关节肿胀者。

(3) 仰卧位关节梳理法

体位：患者取仰卧位，医者坐于患者头前。

手法：术者双手自患者大椎穴处并行滑拉至颈枕部，如此3遍，接着用单手提捏颈部肌肉10次左右。然后换另一只手，多可使颈部肌肉放松（切忌用力过大），此时，医者一手握于颈枕部，用食指找出阳性点（即病理反应点），双手轮次查找3遍，辨清虚实，用中指定点。另一手放于下颌，嘱患者头部向定点方转动，当力线传导于定点处，双手配合找准病变部位最佳交力点，随后以枕部之手为主力，下颌之手为辅力。旋转5°～10°，达到合力点，或定点之手可触移动之感，手法完毕（图6-24）。

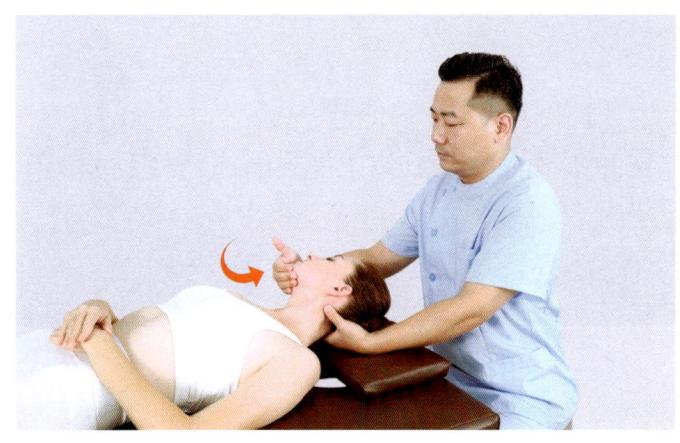

图6-24 仰卧位关节疏理法

说明：此手法适用于2～4颈椎后关节滑膜嵌顿并错位者，每周3次，10次为1个疗程。

(4) 自体重力悬引法

体位：患者取坐位，医者站其后正方。

手法：术者双手拇指与脊柱呈45°角放于患椎两侧，嘱患者头部稍后仰，其余四指托于下颌，调控所需之力点，双手同时用力，缓缓上提至患椎部出现下坠力（此处应密切观察患者适应性），同时双手配合使颈部左、右微旋（应根据病人耐受情况掌握角度、力度等），持续时间不得超过30秒，中间1分钟左右可重复一次，然后用提捏法放松肩背部肌肉；双掌根自肩峰处向脊柱方做拢筋式滑行，可连续3次，手法完毕（图6-25）。

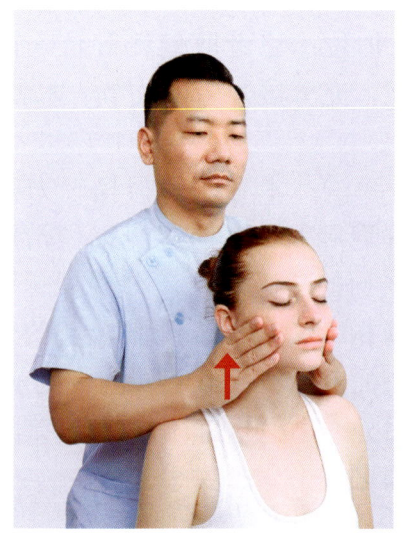

图6-25 自体重力悬引法

说明：此手法必须慎重应用，切忌暴猛。应因人、因病、因时、因症灵活掌握手法的力度、角度、速度，在治疗阶段应嘱患者卧床休息、戒烟、戒酒，避"风、寒、湿"，避免高、硬枕以及长时间低头工作，积极预防和治疗慢性、感染性疾病。每周3次，10次为1个疗程。

5. 牵引下整复法

用QY-6型牵引椅。牵引重量16～20千克，时间5～15分钟。选用推正法（滑脱式）、摇正法（旋转式）、搬正法（侧摆式）、综合法（倾仰式、混合式）、反向运动法（斜角肌）。

此手法适用于颈椎间盘突出（膨出）、椎间盘变性并发错位（徒手复位困难者），多关节多形式错位，倾位、仰位式错位及骨质增生合并错位者。利用牵引使椎体间隙相应增宽，加大三条纵韧带拉压力，有利于前后滑脱式错位的复位。牵引后选用摇正法、推正法、侧向搬按法复位，对小关节有交锁和滑脱嵌顿者较为安全和适用。研究证明，对老年人的椎间盘变性并发错位，用牵引下正骨法复位，较安全、舒适（无痛）而且疗效显著。本法对于重症颈椎病病人，可以减少其手法复位的副损伤或免除手术之苦。对C1、C2错位同时伴有眩晕者，应先用卧位徒手复位，再用本法治疗中下段颈椎错位，以避免因牵引刺激椎动脉而致眩晕加重。牵引下正骨法与上述徒手正骨法原理相同。

患者坐于QY-4型牵引椅上（牵引力及角度同牵引疗法）。术者站其后，双手扶病人双肩缓慢向后拉至一定角度，再缓慢向前推回中立位，嘱患者双手随身体前后摆动，颈肌放松，此为预备（放松）手法。

（1）牵引下推正法

手法：术者一手拇指"定点"于后突之棘突旁椎板处（滑脱、倾仰者"定位"于同一棘突旁，旋转者"定点"于棘突偏处左右不同棘突部），一手拉其肩到最大角度，向前推动时双手拇指加力推正之。若颈椎为前滑脱（暴力性损伤），则改为由前向后推，拇指"定位"于前滑脱的椎体横突前侧，左右侧分别进行，术者站于病人的侧方（图6-26）。

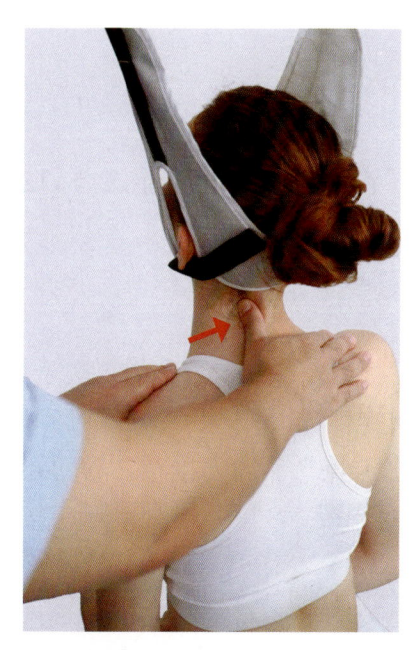

图6-26 牵引下推正法

说明：此法适于前后滑脱式、倾位、仰位式和左右旋转式错位者。

（2）牵引下摇正法

手法：手法与徒手低头摇正法及摇肩法相同。选用复位角度后，让患者双手抓住座椅后部以保持颈部前屈位，术者一手拇指按压选好的"定点"隆起横突后侧，另一手用摇头或摇肩法完成正骨。以C4、C5椎间左右旋转式错位为例，触诊横突部C4右侧后突，C5左侧后突，取30°牵引角度，左手拇指"定点"于C4右侧后突的横突，右手扶下颌做摇头动作，在头右转达最大活动度时，左手拇指加阻力，以迫使C3、C4椎间复位。可重复2～3次（缓慢复位法），或加闪动力（快速复位法）（图6-27）。术者改用右手拇指"定点"C5右隆起之横突后侧，左手托扶下颌做摇头活动，当左转头达最大角度时，右手拇指加阻力，迫使C4、C5椎间关节复位，可加"闪动力"或重复2～3次。如错位在颈胸交界处（C6～T2），则改用摇肩法，以拇指按于横突后侧或棘突偏歪处为"定点"，另一手掌由前向后推肩（单侧肩后旋使上体活动），重复3～5次，再如法做另一侧。

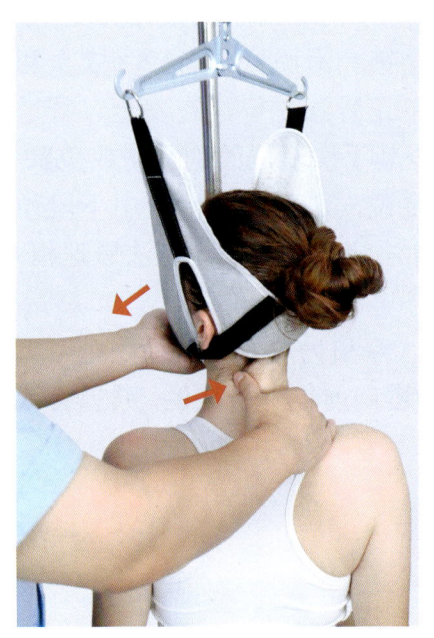

图6-27　牵引下摇正法

说明：此法适用于C2～T2旋转式错位者，或作为颈椎关节紊乱的常规调整法。

（3）牵引下搬按法

手法：术者一手虎口扶于错位椎旁隆起之横突侧方（力点以第二指掌关节处为主）作"定点"，另一手握患者对侧肘部或腕部，徐徐用力向下拉，使患者颈部侧屈20°左右，此时"定点"手加力推按，然后还原，重复3～5次，颈椎关节侧摆复正即完成。若为系列"C"形侧弯或"S"形侧弯，则应按序列每个按压复位，先做健侧（无症状侧），后做患侧（有症状侧）（图6-28）。

说明：此法适用于侧弯侧摆式错位（钩突关节错位）。

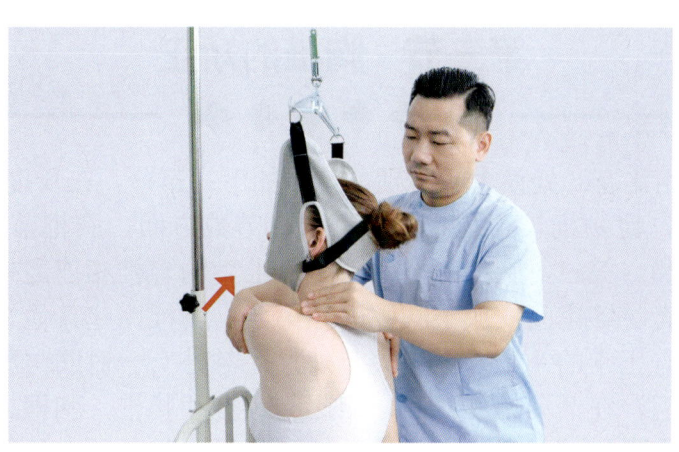

图 6-28 牵引下搬按法

6. 反向运动法

体位：患者坐于凳上，术者立于其后。

手法：术者用同侧拇指或屈肘按住病人背部痛点（稍上），另一手扶其肩部，嘱患者头先仰，然后用力前屈，在病人前屈头时，术者用力按住痛点，力的方向与屈头方向相反，使痛点肌肉因两人作用力相反而得以松解，反复 1～3 次，常可使顽固性痛点消失。又如，钩突关节错位引起斜角肌痉挛，用牵引下正骨复位后，触诊时仍有肌紧张者，亦可应用牵引下反向运动法使之松解，对患颈肩综合征或老年性肩周炎者，如触诊时有后斜角肌紧张者，同时可触及 C5～C7 横突前方隆突处压痛，做头手对抗或肩手对抗法，同样可起到作用（图 6-29）。

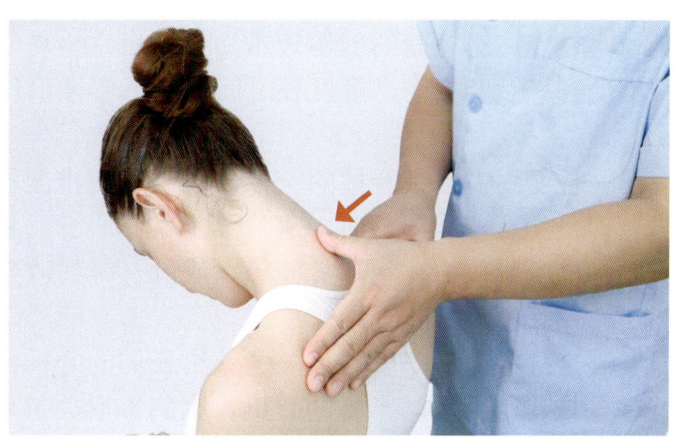

图 6-29 反向运动法

说明：用于松解肌痉挛、肌性牵涉性痛和肌肉的挛缩。如颈椎病正骨治疗后屈颈时仍感颈连背处有牵拉性疼痛者。

第三节　胸椎的矫正

胸椎跟其他脊椎相比有6处很大的区别，具体如下：第一，在长度方面，胸椎是最长的，大约是腰椎的1.7倍，比颈椎长约2.5倍。第二，节数方面，胸椎节数最多，共有12节，相当于颈椎、腰椎之和。第三，胸椎的脊骨除了与上下的脊椎相连之外，还与肋骨连接构成胸腔，使心脏和肺能有足够空间安放于胸腔内。第四，胸椎比起其他脊椎所拥有的关节数量都多。每节胸椎除拥有正常的4个脊椎小关节外，还额外有一对肋与胸骨关节，令胸椎的活动模式变得复杂。第五，在活动幅度方面，相比起颈椎和腰椎，胸椎之间的活动角度最小。虽然胸椎的长度是整个脊柱最长的，椎体的数量又是最多的，但它的活动幅度却远远小于颈椎和腰椎，原因是胸椎的关节活动受制于肋骨和胸骨。第六，颈、腰椎都各有一个向前屈的脊柱弯曲，相反胸椎却有一个向后的脊柱后凸，用作连接颈椎和腰椎的前弯及增加胸腔的容积。

胸椎和肋骨这个组合，起着保护心脏、肺、气管、食管、肝、胃、肾、胰和脾等的功能。由于胸椎与身体重要器官十分接近，这些器官的神经支配与胸椎有密切的关系。当胸椎出现错位、半脱位时，经常会引起类似内脏出现毛病时所产生的牵涉痛，令患者非常不安，担心患上了心脏病、肝病、胆病、胃病或食管疾病。

胸椎关节的组合较为稳固，活动幅度与角度亦较小。然而胸椎出现慢性的错位、半脱位反而较为常见，主要原因是在突发性的创伤中，如常常发生于交通意外中的挥鞭样损伤。颈椎会承受着主要的创伤，症状将集中于颈部。相反，胸椎所承受较轻的扭转性创伤却常被患者及治疗人员忽略，导致伤患不被察觉地转化为慢性疾患。

因为胸椎的架构活动比较少，对轻微的创伤较难察觉。日常坐着从事案头工作和站着从事家务的人，最易令胸椎受到轻微的扭伤，经过长时间累积，慢性退化性病变便会出现。

总的来说，虽然胸椎的长度约占整条脊柱的一半，但由于胸椎架构较为稳定，轻度的创伤在初期并不容易察觉。但是当有症状出现时，病症又常常和心肺病症相似，许多病人并不认为是胸椎的毛病。所以胸椎半脱位的症状，常被忽略或没有得到适当、及时的诊治。

因胸椎在解剖结构上较为稳定，活动度很小，这就给我们的脊椎复位带来了困难。在复位手法操作中，要熟练掌握技巧，把握好整复的时机。因胸椎后关节呈冠状面，胸肋关节和肋横突关节与胸椎后关节相连接，胸椎椎间盘前后等高，且较薄，加上胸廓的保护作用，故胸椎不易做旋转动作。

胸椎棘突细长并向下方呈叠瓦状，故在定位时棘突与椎骨约差一个节段。手法复位施治时应注意这些生理特点。在复位操作前，需要在复位的棘突处施行一定时间的揉、按和滚等放松手法，放松局部的肌肉组织，为复位做准备。在颈胸交界处及上、中胸椎段者，多选用坐位推正法或卧位冲压法；在中、下位者，多选用旋转复正法或定位摇正法。当然，具体情况具体分析，可根据个人习惯采用不同的手法。

一、胸椎矫正的注意事项

胸椎由于胸廓的影响，呼吸运动的影响，不但有胸椎的半脱位，还有肋椎关节、胸肋关节的紊乱，产生半脱位的机会更多。矫正时必须在患者放松，呼气末发力。否则，引起新的损伤甚至岔气、骨折、肋间神经损伤的可能性非常大。因此，在胸椎矫正时要注意以下事项：

◆胸椎矫正对老年人尤需注意，切勿用力过大、过猛。尤其更年期后患有骨质疏松症者，更需注意。

◆矫正的手法，应确定置于胸椎之两侧横突或棘突上，位于关节的部位，如超过横突，将造成肋骨损伤。

◆矫正时以由下往上，一次矫正成功为佳。

◆矫正时，以平稳力量下压，切勿以瞬间之粗暴力量。

◆确定患者全身放松，并告知呼吸平稳，切勿闭气。

◆尊重患者，切勿因口臭、汗臭影响患者。同时要小心患者身上之饰物，如手环、耳坠、项链等，以免受其伤害。

◆肌肉僵硬者，须先做软组织处理手法。

◆仔细分析X线片，排除不能矫正的疾病。

◆胸椎的整复需考虑整个胸廓，遵循中医整体观念的思路，后背的胸椎及小关节和前胸的胸肋关节都需要评估和矫正，这样整体效果才能更好。

◆有过开胸手术的要在1年以后，胸骨完全愈合后方可尝试治疗。

二、胸椎关节的错位类型

胸椎常见的错位形式有"前后滑脱式错位"，棘突前凹或后凸；"左右旋转式错位"，上下两个棘突偏歪方向相反；"侧弯侧摆式错位"，棘突单个或系列向左或向右侧偏移；"倾位仰位式错位"，邻近棘突间出现变宽或变窄现象，上宽下窄者为仰位，上窄下宽者为倾位；"混合式错位"，兼有上述两种以上错位表现。

三、胸椎的矫正手法

我们可以根据胸椎的生理解剖特点和关节错位类型给患者酌情选用合适的矫正手法。胸椎矫正后，如胸廓前面的胸骨、肋骨、胸肋关节等也有移位，也需要同步矫正，这样整体矫正效果才能更佳。胸椎的具体矫正手法分述如下。

1. 冲压法

（1）俯卧冲压法

适用于颈胸椎交界处前后滑脱式和左右旋转式错位，也常用于胸椎错位。本手法缺乏准确的"定点"力，有一定的盲目性和危险性，冲压时注意力点应尽可能准确地落于隆起的棘突上，以免造成新的损害。可以分以下3种方法：

俯卧下压冲击法：

体位：以C7棘突偏右，T1棘突偏左为例。病人俯卧于软枕上，双手自然分放于床两侧，头面转向右侧（若错位椎体棘突偏左时，头面俯卧向左侧）。

手法：术者立于床头，左掌根部按于C7棘突右方，右手掌根部于T1～T3棘突上左方，令病人呼吸。当其呼气约1/2时，双手同时用一冲击压力下按，由于病人头姿及术者左右手作用力有旋转推压作用，故能使后突且旋转错位的关节复位（图6-30）。

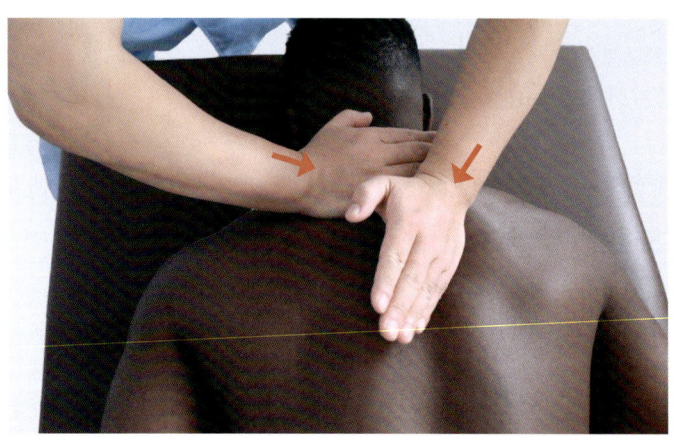

图6-30　俯卧下压冲击法

俯卧双向冲压法：

体位：患者俯卧于一高低适中的枕上，腰背呈轻微的驼背状。

手法：医生站立其侧方，两臂交叉，掌根分置于胸椎前凹棘突上、下邻近的棘突上，嘱患者咳嗽，与此同时，医生两手掌跟分别做向颈、向腰方向按压，然后同时向下压，即双手相向，上下快速推动，可反复操作1～3次（图6-31）。对有多个棘突左右偏歪者，操作时，医生站侧方，两手掌根分置于棘突偏左和偏右处，然后两手掌根部同时用力，沉稳地向对侧推动棘突，可反复操作2～4次。

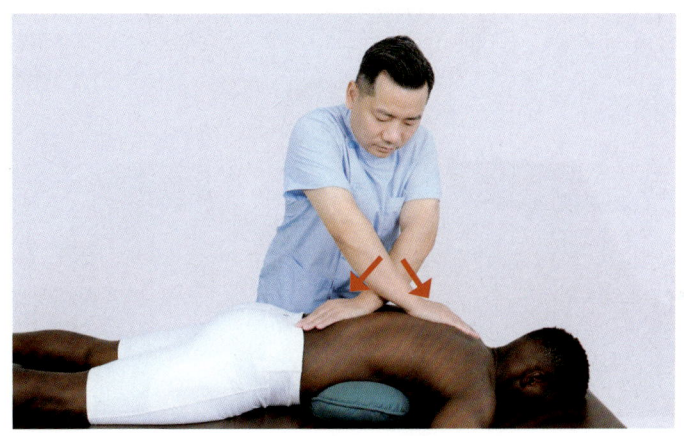

图6-31　俯卧双向冲压法

俯卧单向冲压法：

体位：患者俯卧，胸前平卧于薄枕上。

手法：术者单手或双手重叠，掌根置于后棘突上（如向左侧摆者，术者站于患者左侧，双手用力方向偏右前方），嘱其做深呼吸。呼气时，术者用有限度的冲压力，重复2～4次（图6-32）。

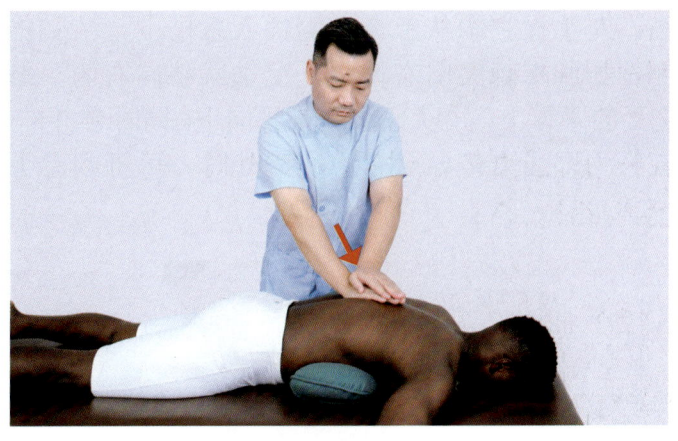

图6-32　俯卧单向冲压法

（2）双指按压法

体位：患者俯卧位，术者立于头端。

手法：术者双手呈握拳状，食指屈曲，使第二指间形成平面，置于胸椎棘突两端的病灶之上，令患者做深呼吸数次，并随呼吸节律调整用力轻重，在呼气最大限度时，双手作用力用于食指第二指骨平面之上，旋以突发寸力，向下垂直按压（双指紧贴棘两侧均匀施力，稍有旋转下压，手法较易成功），可听到小关节复位的弹响声，且可感到手下有滑动之感，示手法成功（图6-33）。

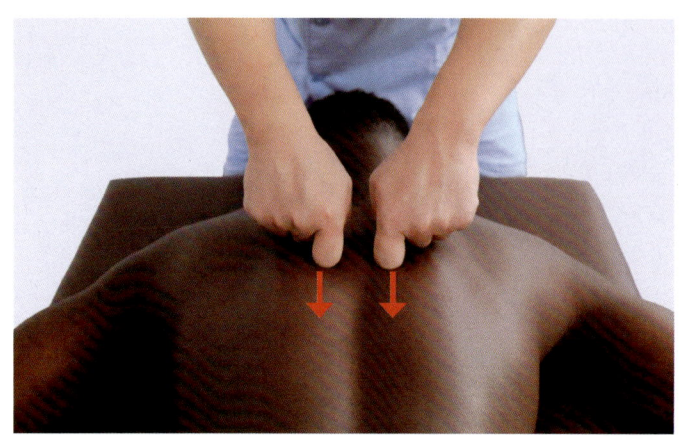

图6-33 双指按压法

说明：此法适用于胸椎后凸滑脱式错位和胸椎小关节紊乱等错位。

（3）仰卧抱胸屈曲冲压法

体位：患者取仰卧位，医者立于患者右侧，令患者双手交叉用力紧抱对侧肩部，颈椎尽力向前屈曲，并使胸廓也尽量前屈，充分暴露胸椎。

手法：术者右手前臂穿过患者颈部，用上臂夹持患者颈部后侧，并将患者胸段抱起，让患椎离床面约拳头高，左手握空拳从患者左侧插入患椎下一节胸椎下，如胸椎棘突向左偏歪，空拳就移向左侧，如胸椎棘突向右偏歪，空拳就移向右侧，拳心向上，术者用左臂的前部紧贴于患者两交叉的手臂上，并以身体的重量向下，同时合并向上（向患者头部方向）用力推压，使之产生杠杆力，当力传导至左手空拳处时，可听到左手上方胸椎关节复位的弹响声（图6-34）。

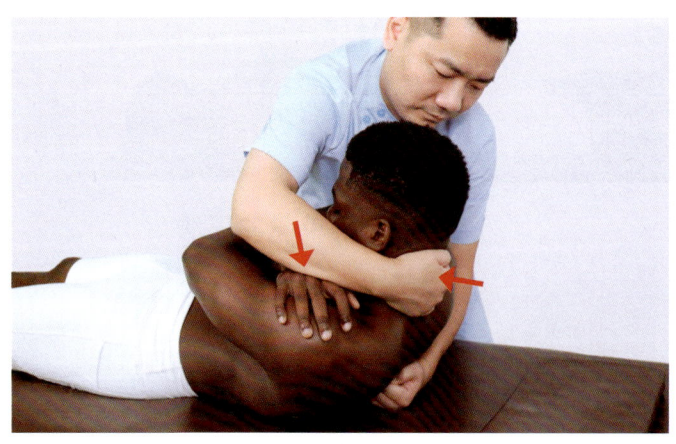

图6-34 仰卧抱胸屈曲冲压法

说明：此法适用于胸椎侧摆、后凸、胸椎小关节紊乱等错位。

（4）端牵压颈法

体位：患者取站立位，双上肢屈肘上举，十指交叉抱于颈后，两肢分开，同肩等宽，术者站立于患者之后。

手法：术者双手由患者腋下穿出向前，双手置于患者颈部后端，十指交叉，置于患者手之上，患者呼气呈深时，术者肘部向上顺势，施端牵之力，同时术者交叉之手向前下压颈，随即可闻及复位声响，示手法成功（图6-35）。

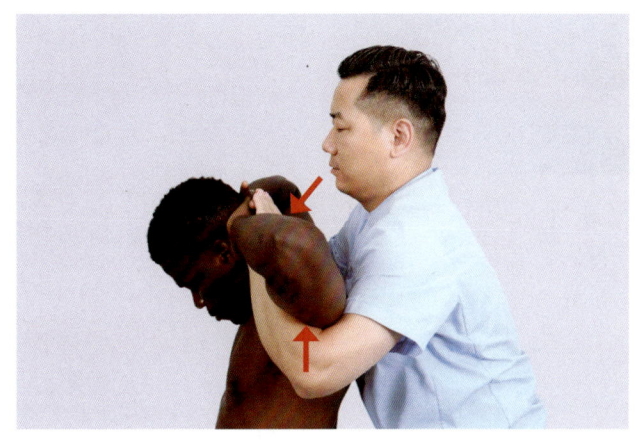

图6-35 端牵压颈法

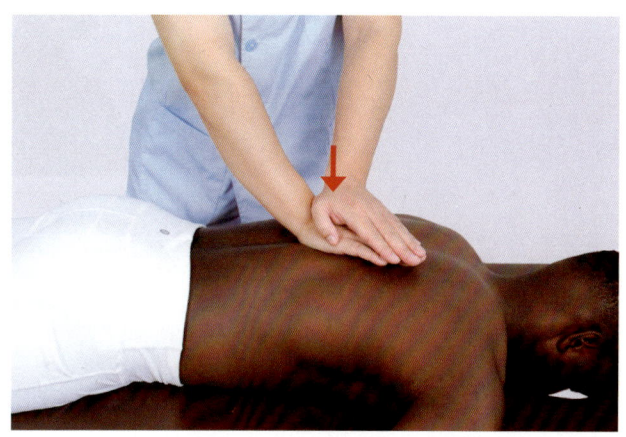

图6-36 俯卧叠掌按压法

说明：此手法适用于上胸段凹陷，如一次整复不成功，可反复操作数次直至成功，切忌用力过猛使患者产生畏惧心理。

（5）俯卧叠掌按压法

体位：患者俯卧位，医者站立其旁。

手法：医者双掌相叠按压于病椎上，屈肘蓄劲，伸肘发力，做向下垂直按压5～6次（图6-36）。

说明：适用于胸腰椎屈曲型压缩性骨折及胸背部软组织急、慢性损伤等患者，具有整复骨折后凸畸形及松弛胸背部肌肉痉挛的功效。

2. 推正法

（1）坐位推正法

体位：患者正坐，双手可扶膝，颈肩放松，医者立于其后方。

手法：操作同颈椎整复法中的坐位推正法，只是在应用中，患者的头颈有轻微后仰，以便使力可以直达胸椎，且拇指推动棘突的力度亦较大（图6-37）。

说明：此手法适用于第1～4胸椎，有时可达5～7胸椎。

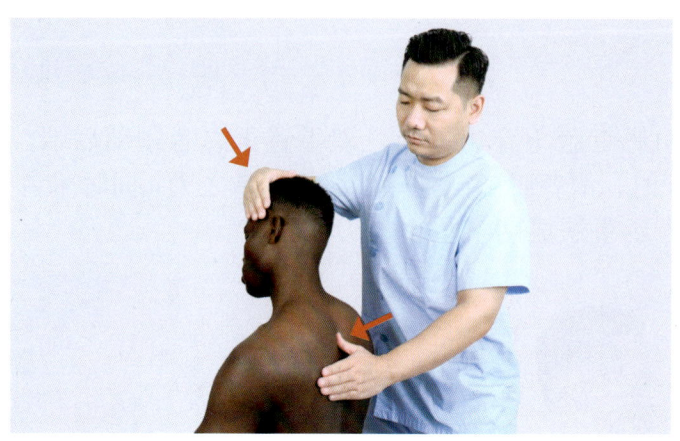

图6-37　坐位推正法

（2）坐位后伸推顶法

体位：患者正坐位，术者坐于患者后方。

手法：术者摸准后凸棘突后，以右（左）手掌根顶住后凸棘突，嘱病人尽量后伸，使上身重量尽量落在医生手掌上。左（右）手从病人胸前伸过，握拿其前臂，借病人后伸之力，向后上方提拔，待病人后伸到最大限度，右（左）手掌朝关节突的关节方向推顶棘突，此时若有一弹响声，则示复位成功（图6-38）。

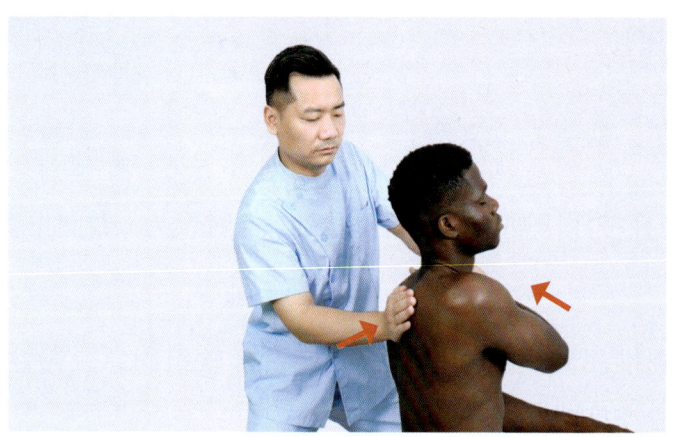

图6-38　坐位后伸推顶法

说明：此手法适用于单纯椎体凸出者。

（3）俯卧掌指推正法

体位：患者俯卧，胸下垫一薄枕，薄枕应置于将要整复的部位。

手法：以棘突偏右为例，术者站其右侧方，左手拇指或中指面平放于棘突偏歪的右侧约0.5寸，右手掌根部按压于拇指或中指上，并向棘突旁推动拇指或中指。待推动至极限时，稍候片刻，接着双手同时用力向左侧快速推动棘突。此刻多有指下棘突的滑动感或弹响声。此手法也可变通为：以左手或右手掌根部，或是以肘尖部抵压住棘突右侧旁，向对侧推按，以便整复错动部位（图6-39）。

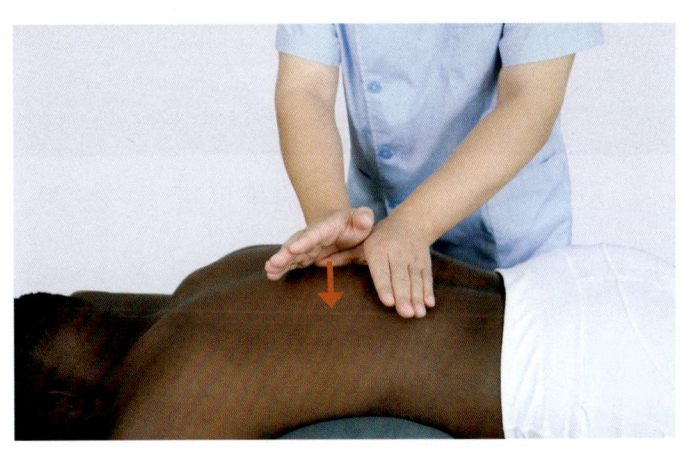

图6-39 俯卧掌指推正法

说明：此手法适用于任何一个胸椎的错位，在具体应用中，可待患者咳嗽或深呼气至一定程度后，施之最佳。另外，推动棘突前，应首先有一个向下的按压力，以便稳定推动棘突的力量，而且推动时要快、猛、短，即用力要猛、速度要快、幅度要小。否则，会产生指下或肘下的滑动感，甚至擦伤皮肤或皮下组织。

（4）卧位扳肩推正法

体位：患者俯卧，也可在胸前垫一枕头，上肢平放于身体两侧。

手法：术者站立于棘突偏歪的一侧，以一手掌根部抵压住棘突偏歪侧的旁边，固定不动，另一手扳拉住对侧肩部，向偏歪侧的斜上方拉起肩部。待扳拉肩至掌根下棘突处有明显阻力时，即扳拉肩的力度已传导至此处时，停止用力。接着嘱患者肩背放松或缓慢深呼吸，当感到患者能够松弛时，两手协同用力，一手用力扳拉肩部，另一手掌根向对侧快速推动棘突。此法以把握患者放松状态的时机最为重要（图6-40）。此法亦可变换为：术者仍站立在患者棘突偏歪的一侧，一手掌根抵压住棘突偏歪侧，另一手扳拉住同一侧的肩部，或者是医生站于对侧，一手扳拉偏歪侧的肩部，另一手掌根抵住棘突偏歪侧。其余手法同前。

说明：此手法多用于T3～T9的错位。

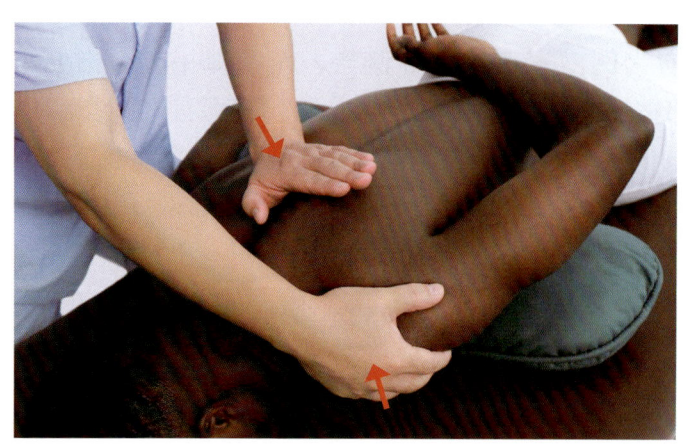

图 6-40　卧位扳肩推正法

（5）端提膝顶复正法

体位：患者取坐位，双上肢外展上举、屈肘、五指交叉环抱于后颈部。

手法：术者立其后，以患者 T5 向左偏歪为例，双手从患者腋下向前穿出，屈肘，掌心向上握其前臂，并用膝关节髌骨顶在患椎上。随患者吸气，顺势向上端提，至呼气最深时，再稍施向后牵拉之力，同时术者膝部稍稍向前上方使顶椎之力。此时若听到弹响声，复位即告成功（图 6-41）。

说明：此法适用于胸椎侧偏、后凸、小关节紊乱症等错位。

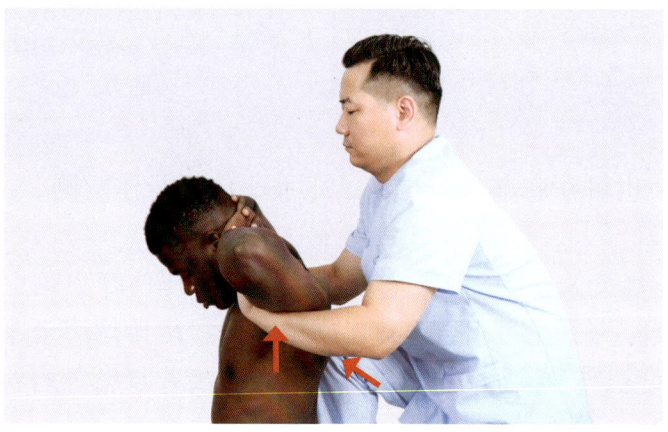

图 6-41　端提膝顶复正法

（6）拉肘推肩法

体位：患者取坐位，双手于胸前屈肘，分别交叉抱肩，头顶前屈，含胸拔背，术者站立其后。

手法：术者一手掌抓握患者一侧肘部，另一手掌根推其同侧肩胛部（定线、定点、定力），令患者头顶后仰，肩背后仰伸，重心位于病位之时，稍加旋转寸力，交错均衡施力，同时进行，此时可听到多个弹响声，手法告毕（图 6-42）。

第六章 各部位的正骨整脊手法

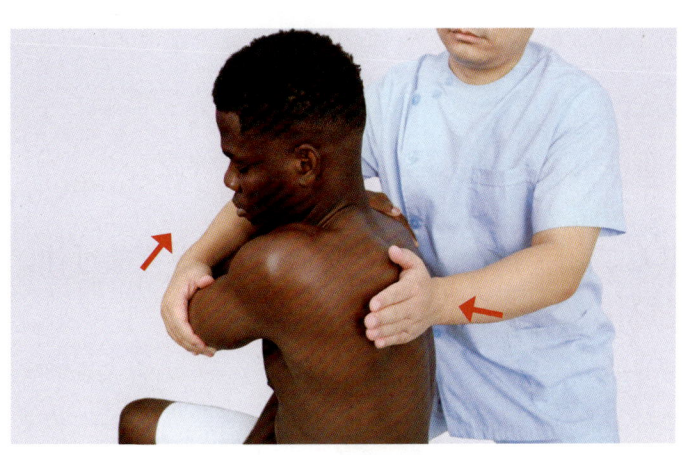

图 6-42　拉肘推肩法

说明：术者拉肘之手要轻巧，另一手推同侧肩胛部，要与拉肘之手同步反复进行，最终以定线、定点、定力（随施力的时间快慢而定）。可用专用复位凳固定下肢，如无复位凳可由助手固定患者下肢施术（另侧同用此法）。

（7）扩胸膝顶法

体位：患者端坐，双手交叉抱住枕部，两肘分开外展，术者站立其后，双手从患者腋下伸过，并压在患者的双手之上。

手法：术者胸部挺直，抵住患者背部（或者用膝顶于患者的胸背部），在医者用两臂向后拉压患者两臂的同时，用力往上提拉，做扩胸运动，连续 3～5 次，有时可听到弹响声（图 6-43）。

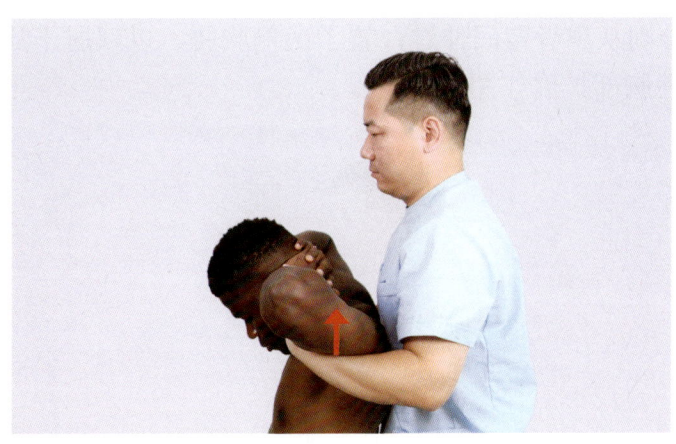

图 6-43　扩胸膝顶法

说明：此法适用于岔气、胸椎小关节紊乱症等患者，具有滑利关节、顺气理筋的功效。

（8）伸臂推背法

体位：患者端坐，双手交叉上举，掌心朝上，肘部伸直。

手法：医者站立其后，一手扶抱患者双臂向后，使胸背部过伸，另一手的掌根部自上而下推按胸椎（图6-44）。

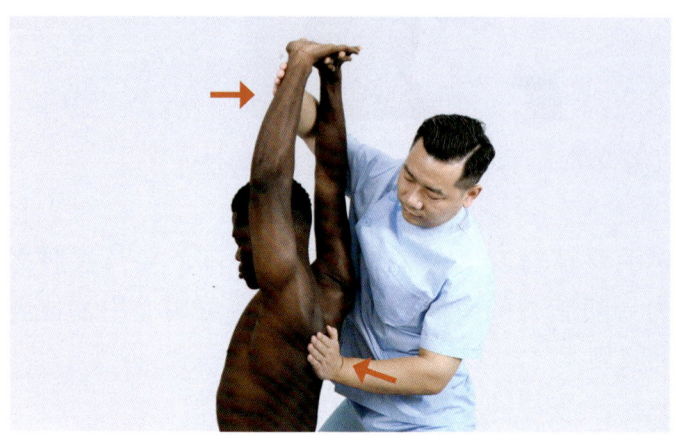

图6-44　伸臂推背法

说明：此手法适用于胸背部扭挫伤或慢性劳损的患者，具有松弛肌肉痉挛的功效。

（9）仰卧膝顶法

体位：患者半仰卧，双手交叉扣于枕部，医者站立其床头，以一膝顶住病变的胸椎后，让患者仰卧于膝腿上。

手法：医者双手分别从患者臂间伸过，置于两侧胸胁，以双肘下压患者双臂，同时膝部用力向上顶住胸椎，使胸部扩展（图6-45）。

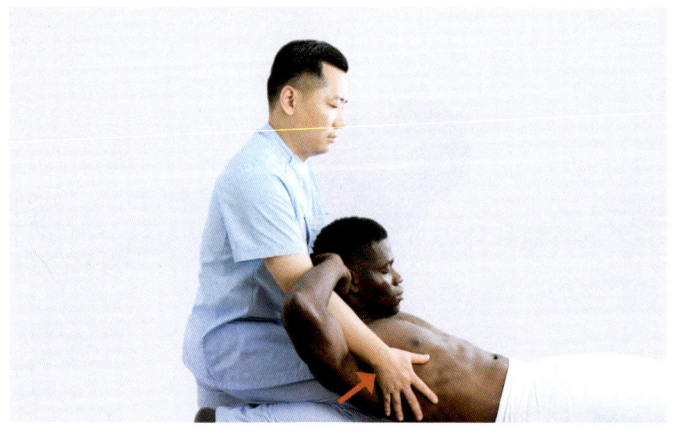

图6-45　仰卧膝顶法

说明：此手法适用于岔气、肋间神经痛、胸椎小关节紊乱症等患者，具有调整骨错缝、解除关节滑膜嵌顿、缓解肌肉痉挛的功效。

（10）仰卧定点压胸法

体位：患者仰卧，双上肢横放胸上。

手法：医者站立左侧，左手托头部尽量屈曲，右手伸到患者背部治疗点，手背向上作支点，然后放下头部，术者胸部贴于患者双上肢，并用力下压，可听到弹响声，可把力点从上胸椎下移到下胸椎，逐一用力下压（图6-46）。

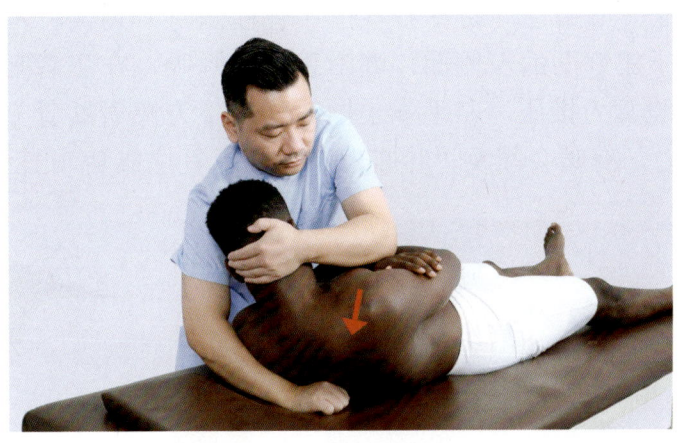

图6-46　仰卧定点压胸法

说明：适用于脊椎后关节紊乱症并发脏腑功能紊乱的患者，具有滑利关节、调整骨错缝与脏腑机能的功效。

（11）俯卧双掌按肋法

体位：患者俯卧，术者立于旁。

手法：术者双掌心贴于患椎棘突两侧旁1毫米处缓缓下压，待其呼气之末时稍加压力，向下肢方向发力，常可闻及"咔嗒"声。如患者紧张，术者可先轻轻试做几次，待其放松后趁其不备再行正式复位手法（图6-47）。

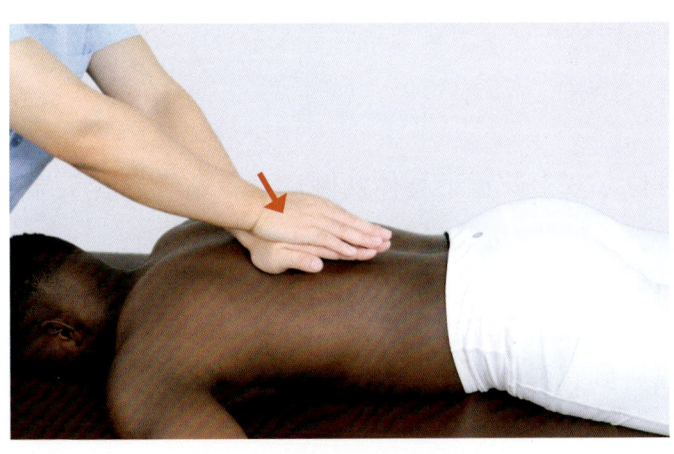

图6-47　俯卧双掌按肋法

说明：本法适用于矫正肋骨小头关节、肋横突关节错缝或半脱位等胸椎小关节紊乱症，此手法不可用力过猛，以防骨折。

（12）俯卧推捋肋骨法

体位：患者俯卧，术者立于旁。

手法：以第9肋椎关节错位，肋骨右移位（脊柱侧弯）为例。术者右手掌置于第9肋的右侧面，左手掌置于第9肋的左侧面，嘱咐患者深呼吸，在患者呼气时，术者右手掌顺着肋骨方向往左侧缓缓发力推压，左手掌也同时往左下方顺着肋骨方向缓缓发力推压，在患者呼气末，稍加顿力，有时会闻及"咔嗒"声，表示复位成功（图6-48）。

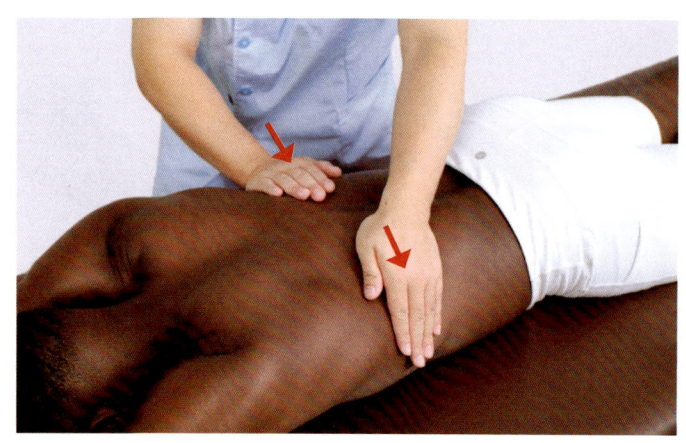

图6-48　俯卧推捋肋骨法

说明：本法适用于矫正肋椎关节、肋骨移位，以及脊柱侧弯等。此手法不可用力过猛，以防骨折。

3. 旋转复位法

（1）定位挤合法

体位：患者取俯卧位，双上肢置于身体两侧，术者站于患者头端。

手法：以T4椎为例，术后右手掌根按压压痛点，左手放置对侧，平行位置，双手指顺势十字交叉，缓缓向脊柱中心斜向45°夹角挤合用力，当感到有阻抗之力时，瞬间双手发合力，力至交叉合力点时，常听到有弹响声，手法告毕，痛点消失（图6-49）。

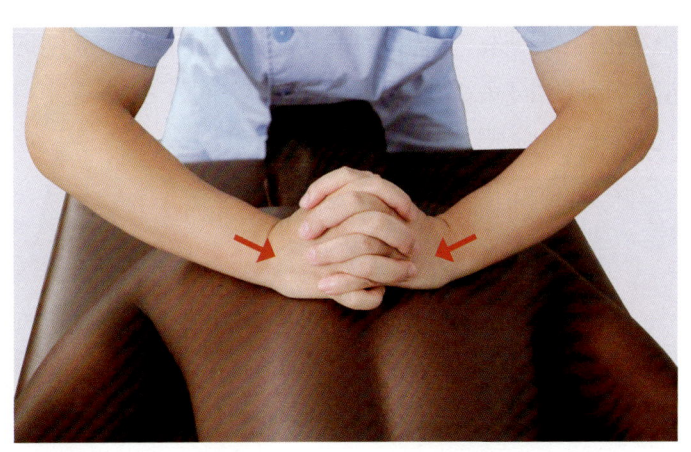

图 6-49 定位挤合法

（2）拇指掌根对压法

体位：患者取俯卧位，术者站于一侧。

手法：以 T8 为例，术者一手掌根（小鱼际根部），另一手拇指放于对侧，棘突稍上或稍下端，余四指呈扇形，紧贴于皮肤，双手同时缓慢向对侧，斜向 60°夹角用力呈最大限度时，稍加交错用力，即时可出现弹响复位之声，手下有明显滑动之感，随即压痛点消失，手法完毕（图 6-50）。

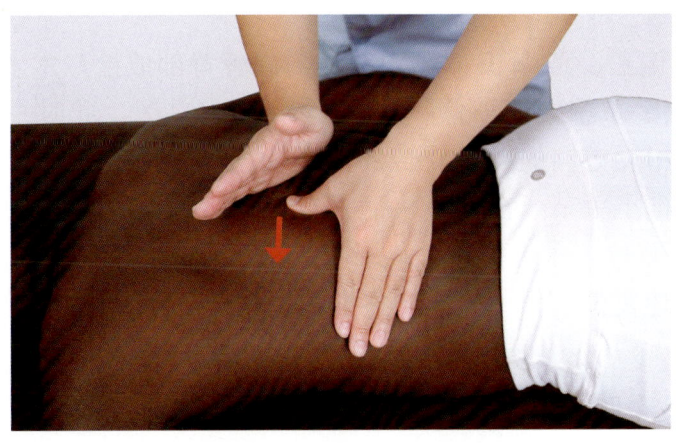

图 6-50 拇指掌根对压法

说明：此法用力时的角度最为关键，稍旋寸力，即可成功。

（3）俯卧定点旋压法

体位：患者俯卧位，医者立左右侧均可。

手法：以患者 T6 棘突右偏歪，术者立左侧为例，术者右手掌根按压在右侧患椎上，指尖指向患者头部方向，术者左手呈相反方向，对应地按在患椎对侧同节段胸椎旁，指尖指向患者脚部方向，令患者做深呼吸。待患者呼气将尽时，双手掌同时作对应旋转顿挫之力（即右手掌向下压的同时有一个向头部方向推旋之力，而左手掌在向下压时有一个向脚部方向的推旋之力），可听到小关节弹响声（图6-51）。

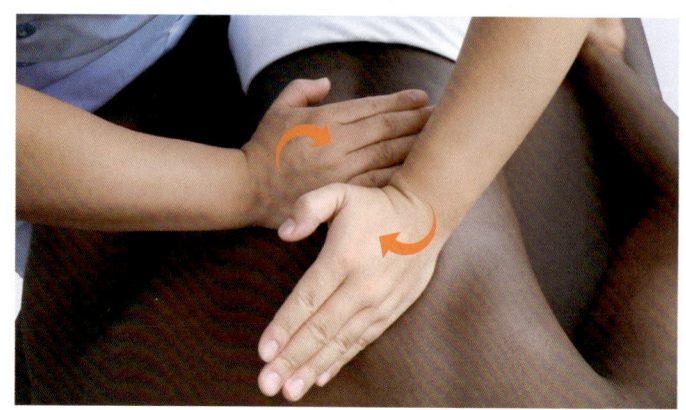

图6-51　俯卧定点旋压法

说明：术者操作时旋压之力需与患者呼气至深时同时进行，切忌吸气时施力。

（4）俯卧旋转分压法

体位：患者俯卧位，术者立其右侧。

手法：以T6棘突偏左，T7棘突偏右为例，嘱患者背部放松，术者右掌根（或小鱼际）置于T7棘突右旁，左手掌根（或小鱼际）置于T6棘突左旁，此时令患者做深呼吸，当其呼气时，双手同时用相反方向的一种旋转冲击压力下按，同时听到"咯咯"响声，或掌下有错动感时，证明患椎小关节已被整复，病人自感疼痛减轻。由于双手用力方向不同，使T6、T7受到旋转力而复位。术者紧接着转体，将左手定点下移于T7棘突右旁，右手移至T8棘突左旁，重复上述复位动作。如此将各椎间调整达到全部复位为止（图6-52）。

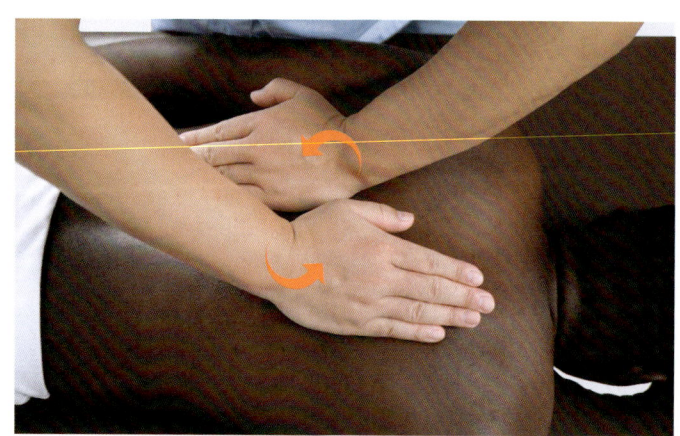

图6-52　俯卧旋转分压法

说明：此手法适用于胸椎左右旋转式错位，勿用暴力，手必须定点准确地按于偏歪棘突上，以避免造成其他损伤。

（5）坐位旋转复位法

体位：患者取坐位，双手交叉抱肩，助手在患者前面，双手或双腿夹住患者左腿，且双手向下压住患者的左大腿，使其稳定不动。

手法：以棘突右偏为例，术者正坐病人之后，右手从病人胸前向左伸，抓握病人左肩上方，右肘部卡住病人右肩部。左手拇指扣住偏向右侧之棘突。按需要嘱病人做前屈、右侧弯及旋转动作，待脊柱旋转力传到拇指时，左手拇指协同用力，把棘突向左上方顶，立即感到指下椎体轻微错动，且常伴有弹响声，此响声示复位（图6-53）。

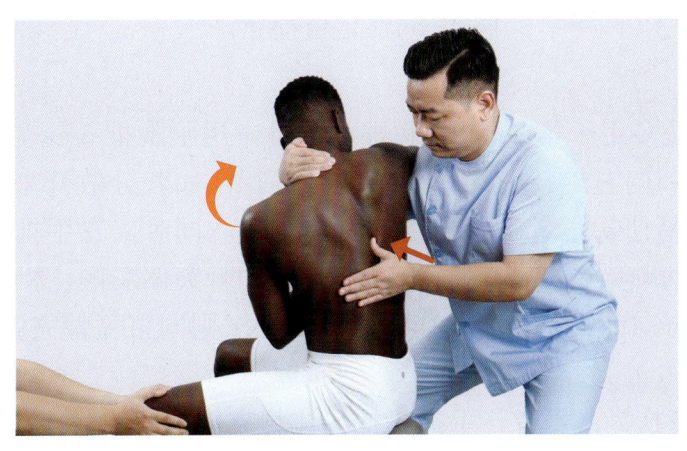

图6-53　坐位旋转复位法

说明：此手法适用于棘突偏歪、岔气、胸椎小关节紊乱症，也可用于闪腰、腰椎小关节紊乱症、棘突滑囊炎等患者，具有调整骨错缝、顺气理筋、通络止痛的功效。

4. 定位摇正法

体位：患者骑坐一长凳上，腰背松弛，术者半蹲或坐其后方。

手法：以棘突偏右为例，左手拇指抵压住偏右的棘突旁，右手自患者右腋下穿过，前臂上移，右手掌自颈后扳住左侧颈项部，接着嘱助手用腿夹住患者左膝以下的部分，双手扶住左膝上方大腿处，以便固定左下肢，或者嘱助手以丁字步站立，用两小腿夹住患者左膝以下部分，同时双脚也固定住患者左腿。接着左手拇指抵住棘突旁不动，右手臂在患者放松状态下使其被动而缓慢地弯腰、侧屈和向右侧方旋转。当达到一定幅度时，即旋转扭曲胸椎的力传达至左手拇指下的棘突处时，在保持这一弯腰、侧屈的角度下，右手臂用力使胸椎进行更大幅度的被动旋转运动，同时左手拇指用力向左侧推动棘突。此时拇指下多有棘突滑动感和弹响声（图6-54）。

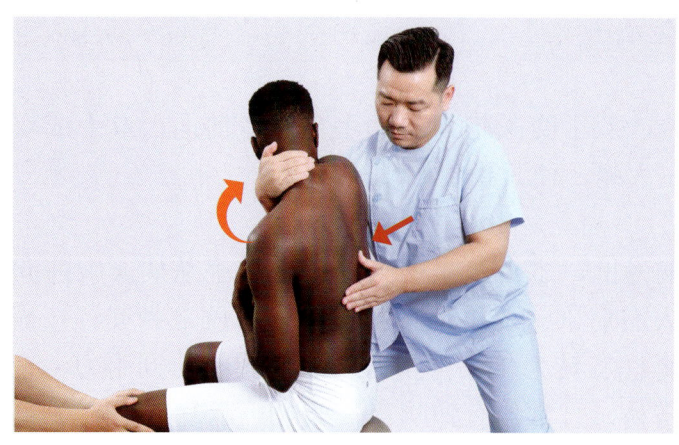

图 6-54　定位摇正法

说明：此整复手法多用于第 8～12 胸椎，有时亦用于胸椎 5～7 的棘突偏歪。手法中的被动弯腰、右侧屈和向右旋转的动作必须同时进行，如若分散开来一步一步地操作，则复位较难成功，亦容易使初学者产生事倍功半的感觉。同时，左手拇指推动棘突的力也应当随着腰椎的旋转运动顺势进行，不可盲目推动。假如棘突偏左侧，术者则左手和右手交换，助手夹住右腿，操作方向亦相反，但操作的步骤和要求则同整复棘突偏右的手法一样。

在操作中，可以变换为：术者一手拇指抵压住棘突偏歪旁，另一手自患者胸前方穿过，扳拉住对侧的肩部，其余过程同腰椎定位摇正法。另外，要求患者的颈肩部尽量放松，头颈前屈。在操作中，患者腰背部前屈的角度不要太大，应以旋转为主。

5. 定向捶正法

体位：患者俯卧，肩背放松。

手法：术者右手握拳，左手食指或中指置于偏歪的棘突旁，用拳捶于食指而震动其错位棘突。亦可用器械（美式整脊枪或特制指形小棒）代替手法捶正，以配合背部拍打法进行（图 6-55）。

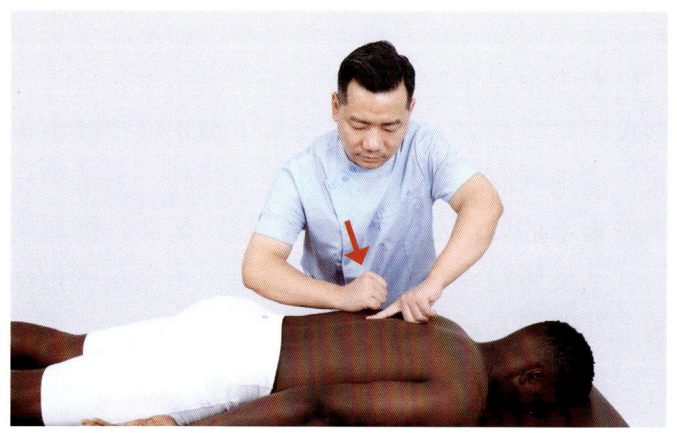

图 6-55　定向捶正法

说明：此手法比冲压法安全、柔和，适用于体质虚弱的老人和儿童。对于脊椎失稳较重者，应配合练保健功，如此能巩固疗效。

6. 牵引下整复法

（1）坐位牵引整复法

体位：患者坐于牵引床上，固定头颈部牵引带，使身体悬吊起来呈自然牵引状（如无牵引床，可令患者双手抓住单杠或横木，或由助手将患者背起）。

手法：术者用掌按压推动错位胸椎和肋骨隆起处，或以拳捶正之。术毕，将患者缓慢放下。不能让患者自行跳下，以免发生新的创伤。其他复位手法可参考颈椎、腰椎复位法，例如，摇腿揉腰（胸）法、坐位旋转复位法、提肩侧摆推正法等（图6-56）。

说明：此法适用于混合式错位者。

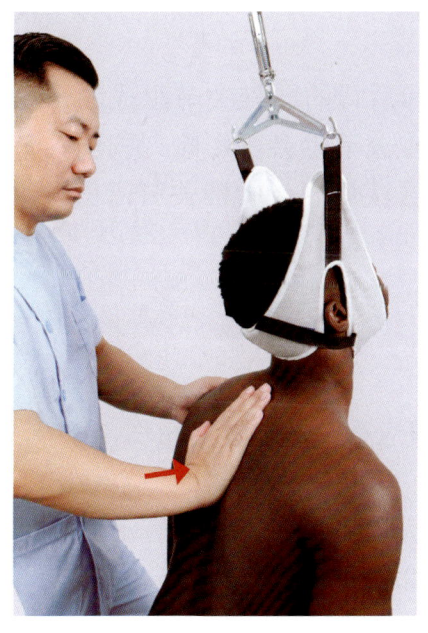

图6-56　坐位牵引整复法

（2）俯卧牵引整复法

体位：患者俯卧，自然放松。

手法：一助手站在床尾，双手抓住患者的脚踝，抬起来呈牵引状，另一助手在床头，和患者双手相扣，往后牵拉住（如只有一个助手，也可令患者自己双手抓床头）。

抓脚踝的助手在牵拉的同时小幅度抖动，令患者深呼吸，在患者吐气时，术者用掌按压后凸错位的胸椎、肋骨隆起处和腰椎（图6-57）。

说明：此法适用于胸腰椎后凸式错位者。

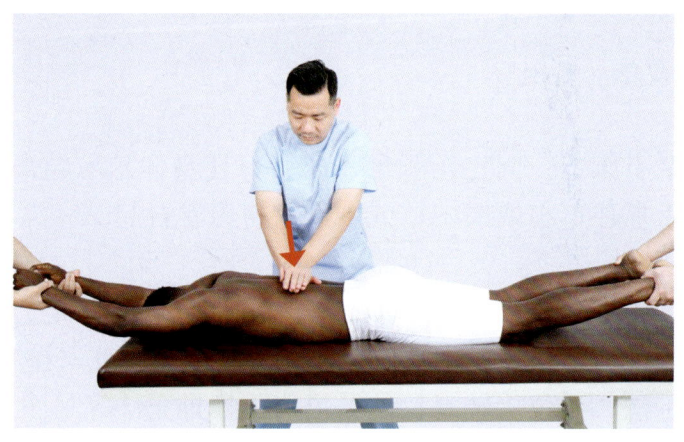

图6-57　俯卧牵引整复法

7. 胸肋关节整复

胸廓是由前胸的胸肋关节和后背的肋椎关节组成的一个完整的环形结构，当前面的胸肋关节出现错位时，后面的肋椎关节也会受影响。胸肋关节错位时，会刺激肋间神经的前皮支，表现为前胸的神经走行区域疼痛；肋椎关节错位时，会刺激肋间神经的外侧皮支，则会出现相应的区域疼痛。

（1）胸肋关节错位的症状

◆有胸部被撞击、磕碰或搬运重物用力过猛扭伤，以及骤然屏气的外伤病史。

◆以局部为主，涉及整个胸壁都疼痛，大多有沿肋骨间的放射性牵扯痛。做咳嗽、呼吸等胸腔压力增大的动作，均加剧疼痛。

◆局部有压痛、微肿（撞击磕碰者）或不肿（扭伤于屏气者）。

◆胸腋部筋肉挛紧，抬肩举臂受限，身体转侧、回顾均不便利。

◆严重者声微气弱，甚至伴有强咳、胸闷、头晕、呼吸浅促等症状。

◆仔细触摸，可觉出患处不平。胸肋关节错骨缝者，胸骨略高出或低陷；肋软骨间关节错骨缝，则是向关节的上根肋骨，略高出或稍低下于下根肋骨。

◆肋软骨间关节错骨缝的疼痛范围和性质不完全一样，有的是局限于上腹部的针刺样疼痛，在休息和运动时，尤其是在转身或弯腰时发生；有的沿肋间神经路线有触觉减退及相应的肋间肌痉挛；少数病例则有在肋缘下和放射到背部的钝痛、钻心痛或灼痛。

◆肋软骨间关节错骨缝的疼痛，与很多胸腹内部的病变所引起的症状相似，所以，除了应用相应学科的检查进行排除外，还可用"钩形手法"实验诊断肋软骨间关节错骨缝，与之鉴别。具体方法是：嘱患者吸气，术者将手指（食指、中指、无名指和小指）弯成钩形，插入前肋缘下并向前拉，患侧疼痛明显，而健侧不产生同样的疼痛。

◆第2和第3胸肋关节错骨缝，应与肋软骨炎相鉴别。肋软骨炎局部虽有肿胀与疼痛，但没有高低不平的体征，而且疼痛的程度较轻，伴有明显的胀闷不适感。此外，还有发病缓慢、无外伤史、病程连绵、症状随天气和情绪变化增减，女性患者往往在月经期内加重等特点。以此可与胸肋关节错骨缝相鉴别。

（2）肋椎关节错骨缝、胸肋关节错骨缝以及肋软骨间关节错骨缝的鉴别

肋骨与胸骨的连接，分为两种形式。一是第1肋骨前端的肋软骨与胸骨柄肋骨切迹，形成第一肋骨的胸肋软骨结合，两骨之间仅以软骨组织相连；另一种是，第2至第7肋软骨与胸骨之间构成胸肋关节，靠上部的胸肋关节一般均有关节腔及松弛的关节囊，中部的关节腔常常不完整，下部的则无关节腔。老年后，关节腔一般都消失，只有第2胸肋关节的关节腔可保持至终生。这些关节和软骨联合，不同程度地参与呼吸时胸廓的运动。若突然受到屏气、扭拧、碰撞等外伤，就可引起胸肋关节轻微移位。如属胸骨向前错、肋骨向后移的，称前错型错骨缝；反之，胸骨向后错、肋骨向前移的，称后错型错骨缝。据临床观察，前错多于后错，第2和第3胸肋关节错骨缝的发病率最高，其他胸肋关节少见。第6至第10肋软骨之间，也以典型关节的形式相互连接，构成软骨间关节。在上述外伤条件下，在内翻或外翻这个范围内也可以发生两关节面之间相互位置的旋转型错移，而致肋软骨间关节错骨缝。以第7肋骨与第8肋骨之间的肋软骨间关节最容易发生此种错骨缝，其他少见。

由于三者都有整个胸部的游走串痛、活动受限、转侧俯仰及呼吸咳嗽时加重的"岔气"样症状，所以有时容易混淆。但是，通过三者在压痛及最痛部位、转侧俯仰痛、呼吸咳嗽痛和上腹及背部放射痛等症状中的特点，可以鉴别，如下所示：

肋椎关节错骨缝的压痛及最痛部位：肋骨后端，转侧俯仰痛较重，呼吸咳嗽痛较轻，上腹及背部放射痛无。

胸肋关节错骨缝的压痛及最痛部位：肋骨前端，转侧俯仰痛较轻，呼吸咳嗽痛较重，上腹及背部放射痛无。

肋软骨间关节错骨缝的压痛及最痛部位：在体侧、肋骨中段，转侧俯仰痛较轻，呼吸咳嗽痛较重，上腹及背部放射痛有。

（3）胸肋关节整复手法

胸肋关节错位，属于中医学"骨错缝"范畴，复位治疗是关键。胸廓是一个结构整体，术者需同时矫正后背的胸椎小关节错位和前胸的胸肋关节错骨缝，疗效才会更佳。具体矫正手法如下。

端坐鼓咳法：患者正坐，双手合抱于头顶。术者位于健侧，略屈膝俯身，以胸部顶抵患者健侧胸壁的胁肋部，双前臂分别从患者前胸和后背搂过，双手指交叉搭接于患处。此时术者的胸部、臂和手合成环抱状，使患者胸壁的前、后、左、右各方均受压力。

胸肋关节前错型错骨缝者：术者在保持上述姿势的同时，以一手掌根压在患处的胸骨上。嘱患者做深呼吸，先不予阻挡，数次后则在患者吸气时，加紧环抱进行阻挡。之后嘱患者有节律地鼓力咳嗽，在某一声鼓咳即将达到最高潮时，掌根用力向下压患者胸骨。若觉手下患者胸骨略有移动，而且症状大减，则表示复位成功。若未成功，可重复施术数次（图6-58）。

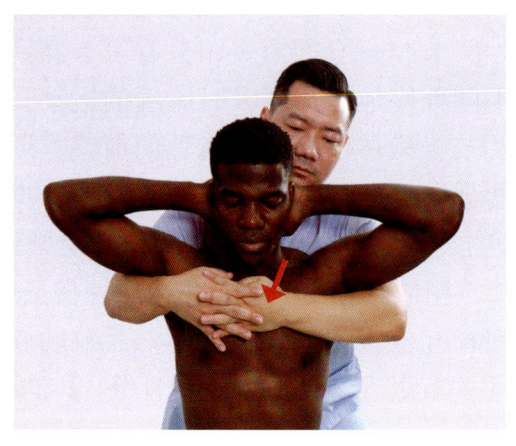 图6-58 胸肋关节前错型手法　　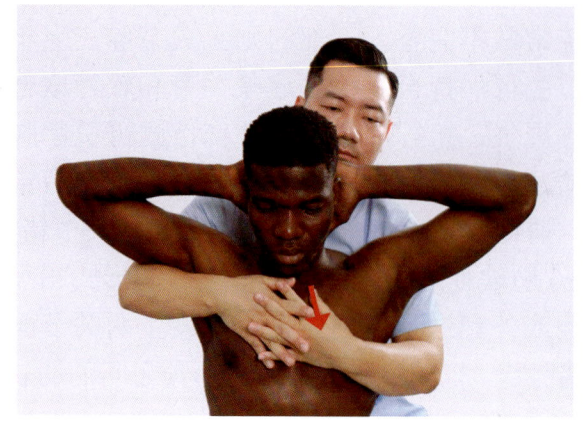 图6-59 胸肋关节后错型手法

胸肋关节后错型错骨缝者：方法与前错型类同，只是术者的手掌根需压在局部的胸肋关节的肋软骨处，并不是单纯下压，而是一种向下和向外推压、使关节间隙分开之力。因此，压力不宜太大，动作一定要快速、准确而舒适（图6-59）。

肋软骨间关节错骨缝者：体姿同上。术者双手须略上下错开搭接，一手掌根置于患处上一根肋骨上，另一手掌根置于伤处下一根肋骨上。也像胸肋关节前错型错骨缝的复位手法那样，先于患者吸气时加紧环抱阻挡之，然后从患者鼓咳至最强的一瞬间，一手掌根保持压力不动，另一手掌根向下压高起的肋骨即可（图6-60）。

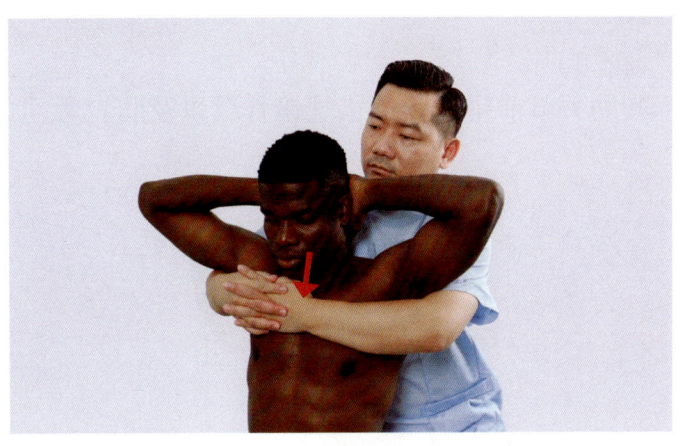

图6-60　肋软骨间关节手法

端坐牵搬法。体位：患者正坐，助手站在背后，屈膝顶其后背，两手搬起双肩向上后方，使患者呈挺胸、展肩状。

手法：术者立患侧，一手掌根按其伤处，另一手掌根放在与伤处位置相对的背部顶抵之。嘱患者先做深呼吸，术者在局部顺势阻挡，再按照前错型、后错型以及肋软骨间关节错骨缝等不同类型，分别施以和鼓咳复位手法中相同的方法即可（图6-61）。

说明：此法适于女性患者的第2和第3胸肋关节错骨缝。

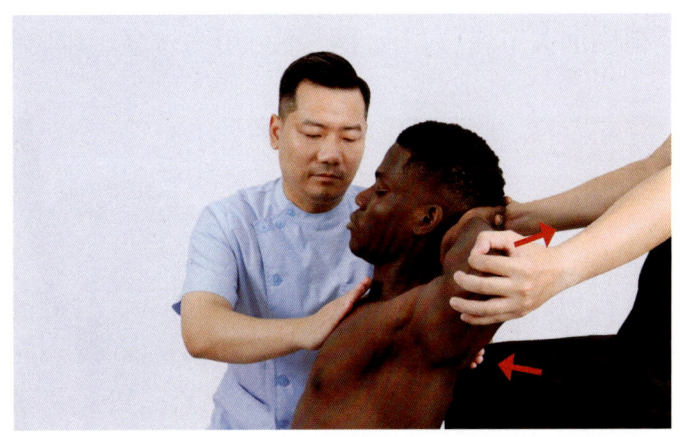

图6-61　端坐牵搬法

端坐提拉法。体位：患者正坐，双手分别搭在同侧肩峰，尽量挺胸展肩。

手法：术者立其背后，两手前臂分别由两患腋下掏过合拢于颈后。先做上提、后拉动作数次，然后嘱患者有规律地鼓力咳嗽，在某一声咳嗽即将达到最高潮的瞬间，顿挫地做一次上提、后拉动作（图6-62）。

说明：本法适用于胸肋关节前错型和后错型错骨缝以及肋软骨间关节错骨缝者。

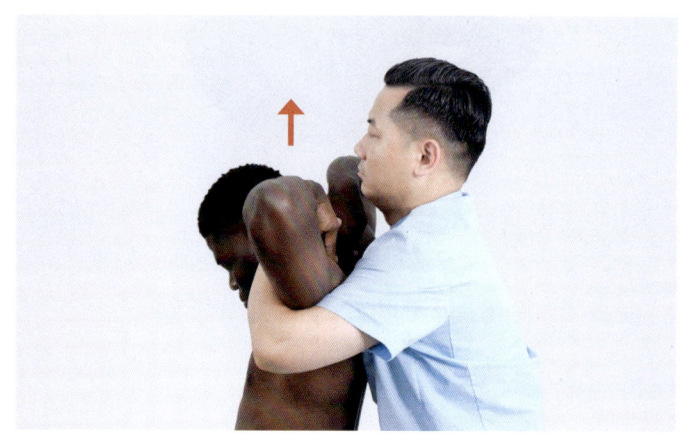

图6-62　端坐提拉法

仰卧推压法。体位：患者仰卧位，助手双手扶住患者双侧肩关节。

手法：术者用右手豌豆骨置于错位的前胸肋关节，助手下压患者肩关节，使其做被动的扩胸运动，嘱咐患者深呼吸，待呼气快结束时，术者右手顺势施以瞬间的下压力，闻及"咔嗒"声，表示复位成功（图6-63）。

说明：本法适用于前胸肋关节错位，此手法不可用力过猛，以防骨折。

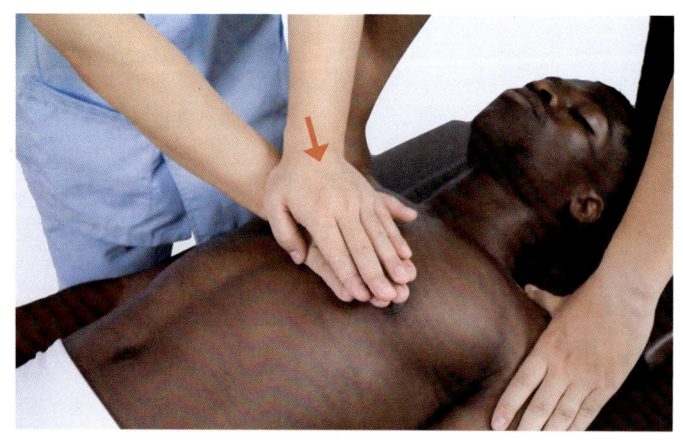

图6-63　仰卧推压法

肋骨平推法。体位：患者仰卧，术者坐于患者床头前。

手法：术者双手掌以大鱼际和掌根置于胸骨上，嘱患者正常呼吸，在患者吐气时，术者的双手顺势往两侧肋骨平推（捋），从上至下，每个部位操作3遍左右（图6-64）。

说明：本法适用于前胸肋关节错位、肋间错缝（岔气）、肋骨不平及外翻等，此手法不可用力过猛，以防骨折。

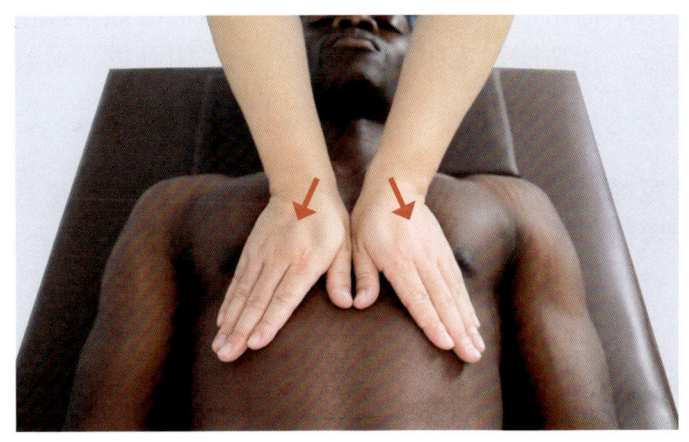

图 6-64　肋骨平推法

8. 拔罐正骨复位法

体位：患者俯卧（仰卧），术者立于一旁。

手法：术者通过触诊找到错位的胸椎（胸骨）小关节，在胸肋关节处（前胸）和相对应肋椎关节处（后背）拔一至两罐，可留罐3～5分钟。定罐结束后，在胸肋关节处将罐垂直往上快速拔起，以达到闪罐整复胸肋关节的目的；在肋椎关节处往斜下方45°角滑罐，然后往上快速拔起，通过闪罐来整复肋椎关节（图6-65）。

说明：此法适用于胸椎及胸骨凹陷、胸肋关节错位、肋椎关节错位等。

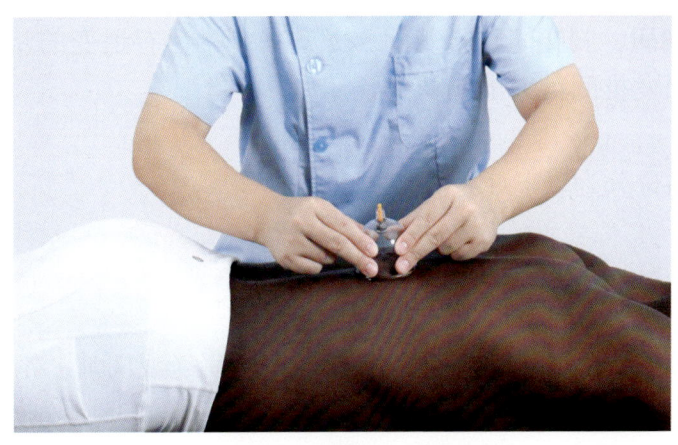

图 6-65　拔罐正骨复位法

第四节 腰椎的矫正

腰椎的稳定，后缘靠腰背的竖脊肌，前缘靠紧贴后腹膜的腰大肌和腹内压。因此，腹内压是稳定腰椎的主要内动力。腹肌松弛，腰椎不稳，多患慢性腰痛，所以临床有"腰病治腹、腹病治脊"的整脊治疗原则。腹部内环境与腰椎的内环境是相互影响的，典型的腰椎间盘突出症患者早期往往有便秘、小便短赤等湿热下注证候，而晚期有二便无力或小便频繁的虚寒证候。所以临床上用中医辨证论治，虽是治腹，实则治腰，湿热下注的椎间盘突出症用通下逐瘀血后，症状即可减轻。在功能锻炼中，"床上起""俯卧撑"等均为锻炼腹肌的功法，目的也是"腰病治腹"。

"腹病治脊"指脊源性胃肠功能紊乱、脊源性妇科病、脊源性男性性功能衰退等。这些病变源自下段胸椎及上段腰椎骨关节紊乱，导致支配该脏器的脊神经紊乱而产生功能性病变。所以，通过整脊恢复其脊神经功能，这是整脊治疗脊源性疾病的具体措施。

一、腰椎关节的错位类型

腰椎处于较稳固的胸廓和骨盆之间，为人体之中点，在躯干运动中受剪性应力最大，在脊柱形似宝塔的形态中，处于基底位置，故承受重力最大，极易受劳损。腰部做伸屈运动时，其运动范围75%发生在第5间隙，20%发生在第4间隙，只有5%发生在第1至第3椎间隙。腰椎椎体粗大扁平，棘突与椎体在同一水平，定位明确。后关节面呈矢状面，有利于伸屈活动和转体活动，不利于侧屈活动，下部腰椎逐渐变为冠状面，少数病人腰骶间后关节，一侧呈矢状面，而另一侧呈冠状面，因而较易发生关节错位。由于生理弯曲存在，颈椎和腰椎的椎间盘髓核偏后，髓核前方的纤维环比后方的强而厚，前纵韧带亦比后纵韧带强而有力。腰椎旋转运动时的轴心位于椎管后部与椎板联合处，故腰椎间盘突出发生时，常并发后关节错位。

脊柱整体的运动，包括伸屈、侧屈、转体或环绕等运动中，由于各段椎间后关节面的方向不同，其传递重力及旋转运动的轴心各异，当用力不当或受损致伤时，多发生在脊椎各段交界处：头颈间、颈胸间、胸腰间和腰骶间。尤其在脊椎已有退变的基础上，因较轻的外伤或姿势不良，亦容易引发椎间盘突出或膨出。

常见的腰椎关节错位分为以下5种类型：

1. 前后滑脱式错位

X线侧位片，显示椎体后缘连线中断，上一椎体向后（或向前）滑移错位。当椎间盘退变时，前后纵韧带相对松弛，极易发生椎间关节前后滑移，如遇挥鞭损伤、腰臀部撞击伤、扭伤，或长时间弯腰、扭腰工作等，极易诱发这种错位。

2. 左右旋转式错位

X线侧位片，可见错位椎体之间双边或双突征，斜位片见椎间孔内小关节移位而致椎间孔变形、变窄（上关节突插入孔内）或骶髂关节错位致骨盆变形，其左右不在同一椎间孔。椎间盘早期变性，或各韧带、关节囊劳损松弛时，易发生腰骶椎左右扭转过度（腰骶部扭伤时最常见）。

3. 侧弯侧摆式错位

椎间盘受损或已变性，腰骶椎侧屈过度（实验证明＞30°）者。X线正位片可见腰骶轴侧弯变形，骨盆片可见偏歪，左右不对称。

4. 倾位、仰位式错位

侧位X线片可见骶椎点头或仰头。腰椎椎体后缘连线，连续两个中断前移者属仰位，连续两个中断后移者属倾位。多见于急性外伤或有外伤史者。

5. 混合式错位

兼有上述两型以上者。

二、腰椎的矫正手法

腰椎的生理解剖及病理特点决定了腰部复位手法的特点和多样性，在腰椎的前后滑脱式错位中，我们针对腰椎往前凹陷，甚至滑脱的错位，可从双手间接分压法、牵抖冲压法（仰卧）、仰卧压腹冲压法、仰卧压腹冲压法、抱膝小滚法、抱膝大滚法、拉腿压腘推骶法等手法中酌情选用自己比较熟练的手法；针对腰椎的往后滑脱（后凸）错位导致的腰椎生理曲度变直或反弓，我们可从俯卧按腰扳腿法、双手重叠直接冲压法、牵抖冲压法、拇指或掌根按压法、背抖法、青蛙式腰椎矫正法等手法中酌情选用自己比较熟练的手法。

针对腰椎的左右旋转式错位，我们可从俯卧摇腿揉腰法、侧卧定位斜扳法、成角定点旋转法、旋转摇扳法、旋转顶推法、旋转掌按法、掌根旋转按压法、寻隙复位法等手法中酌情选用自己比较熟练的手法。

针对腰椎的侧弯侧摆式错位，我们可以从定位摇正法、俯卧摇腿揉腰法、后伸按压推正法、牵引肘推正法、定点侧旋法、掌根复位推法等手法中酌情选用自己比较熟练的手法。

针对腰椎倾位、仰位式错位，我们可以从俯卧摇臀揉腰法、双手间接分压法、牵抖冲压法、抱膝滚动法、拔罐复位法等手法中酌情选用自己比较熟练的手法。

更多的情况下腰椎的错位形式是混合式的，那么我们就要根据实际情况来选用合适的手法综合应用，以期达到好的调理效果。下面，我们将腰椎常用的复位手法分述如下。

1. 摇正法

（1）定位摇正法

体位：患者骑坐于长凳上，腰背松弛。术者半蹲或坐其后方。

手法：以棘突偏右为例，术者左手拇指抵压住偏右的棘突旁，右手自患者右腋下穿过，前臂上移，右手掌自颈后扳住左侧颈项部，接着嘱助手用腿夹住患者左膝以下的部分，双手扶住左膝上方大腿处，以便固定左下肢，或者嘱助手以丁字步站立，用两小腿夹住患者左膝以下部分，同时双脚也固定住患者左腿。接着左手拇指抵住棘突旁不动，右手臂在患者放松状态下使其被动而缓慢地弯腰、侧屈和向右侧方旋转。当达到一定幅度时，即旋转扭曲腰椎的力传达至左手拇指下的棘突处时，在保持这一弯腰、侧屈的角度下，右手臂用力使腰椎进行更大幅度的被动旋转运动，同时左手拇指用力向左侧推动棘突。此时拇指下多有棘突滑动感和弹响声（图6-66）。

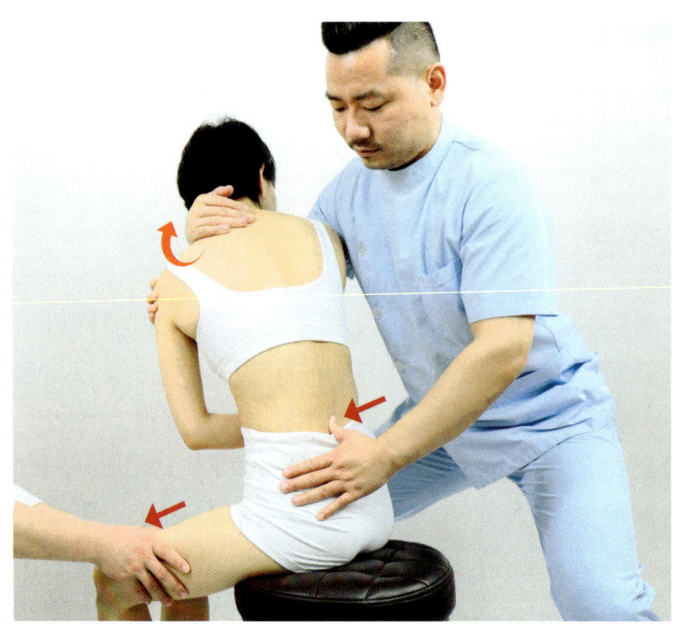

图6-66　定位摇正法

说明：此整复手法中的被动弯腰、右侧屈和向右旋转的动作必须同时进行，如若分散开来一步一步地操作，则复位较难成功，亦容易使初学者产生事倍功半的感觉。同时，左手拇指推动棘突的力也应当随着腰椎的旋转运动顺势进行，不可盲目推动。假如棘突偏左侧，医生则左手和右手交换，助手夹住右腿，操作方向亦相反，但操作的步骤和要求则同整复棘突偏右的手法一样。

（2）俯卧摇臀揉腰法

体位：患者俯卧治疗床上，双手分开抓扶于床沿。

手法：一助手站马步，双手分别抓住患者双足部，将患者双小腿抬起，使屈膝约成150°，膝关节以上平置床上，嘱其腰腿部放松，同时将其双足向左右方向成"∞"字形往返摆动，使其腰、臀、小腿成小波浪式左右弧形摇摆，此时术者根据患椎错位方向以右掌根按压"定点"，左手同时做腰部掌揉法，两人动作要协调，用力要一致（图6-67A）。无助手时，术者左手握住患者腰带做推拉摇动，使患者臀部左右摆动，右手按其偏歪棘突旁作"定点"阻力，每次摇按揉5～8分钟（图6-67B）。此法常配合其他手法进行复位。

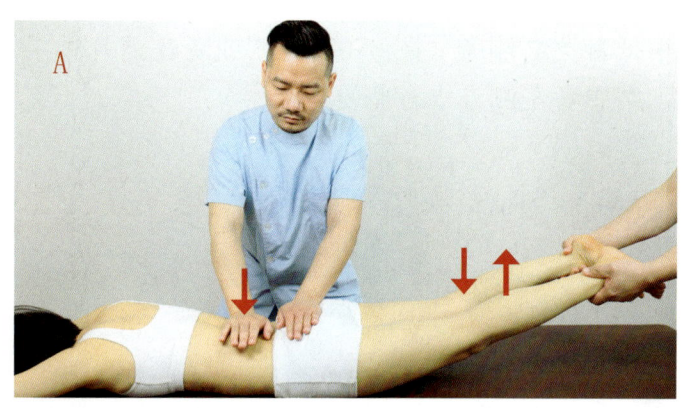

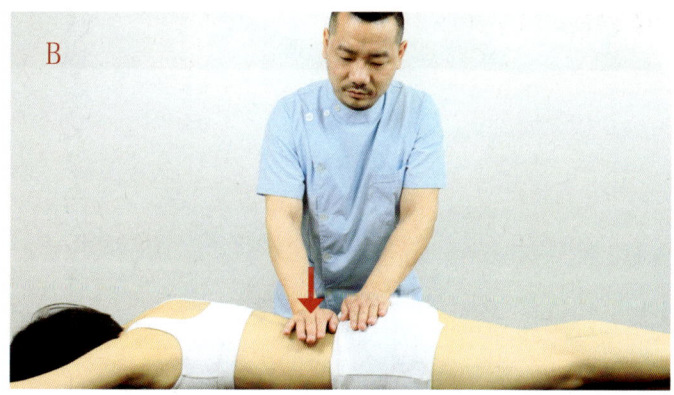

图6-67　俯卧摇臀揉腰法

说明：适用于全部腰椎综合征各骨关节损害者，是腰椎后关节左、右旋转式错位的常规手法，尤其适用于患肥大性脊椎炎的老年人，是一个有效而安全的手法。此法用力柔和，腰椎后关节可顺轴心摇动而逐渐复位。

2. 推正法

（1）后伸按压推正法

体位：以棘突偏右为例，患者可俯卧于高枕上，下肢自然伸直、并拢，术者站其右侧。

手法：术者以左掌根或拇指或肘部按压在棘突偏右侧旁边，右肘屈曲，前臂自右大腿下伸进，并以右手掌抵住棘突偏右侧，接着左掌臂用力托起双腿，至所用托力传达到右掌下时再放下。如此徐徐托起、放下两下肢3～5次，待其腰部能够松弛和适应后，再将下肢托起至上方或右斜上方。当力量传达至右掌下棘突处，至力量相对抗明显时，右掌根或拇指或肘尖用力向左侧方推动棘突，同时扳、抬下肢，再用力做有限度的、增大幅度的托起动作。此时多可将错动部位整复（图6-68A）。此手法的操作亦可变换为仅用左臂托起右腿，右手掌根（或肘）抵住棘突偏右侧旁（图6-68B）；或是术者左手扳拉起左大腿或小腿至右斜上方，右手掌根抵棘突右侧旁（图6-68C）；或者在前几种手法操作要求不变的情况下，而术者变换体位，站患者左侧方进行整复。

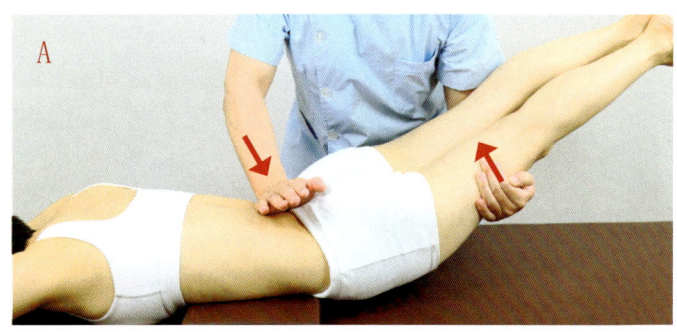

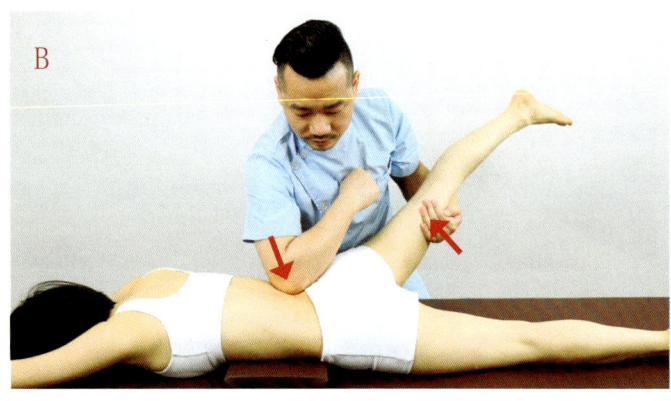

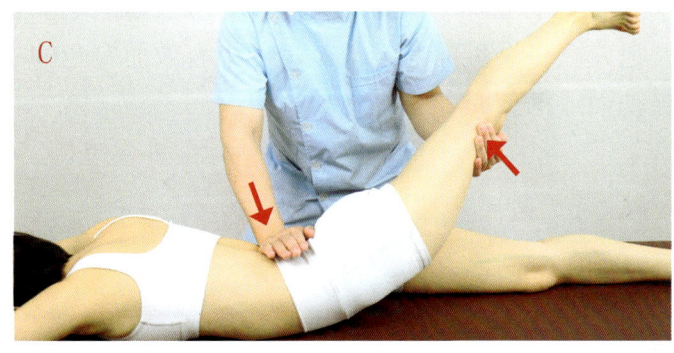

图6-68 后伸按压推正法

说明：本整复法多用于腰椎下段和骶椎部的错动，对术者的体力和技巧要求都比较高，初学时一定要在有经验医生的指导下反复练习，体会手下感应能力。

（2）牵引肘推正法

体位：患者可俯卧于高枕上，枕头宜垫于下腹处，双手抓紧床头，或助手两手分别固定住患者两腋，医生站立于棘突偏歪侧的方向。

手法：术者以右肘尖或掌根抵住棘突偏歪侧的旁边，另一助手站床尾，双手分别持握两踝或踝上，并向后牵引。接着，医生嘱患者咳嗽，与此同时，两助手同时加大用力，以牵引腰椎，医者用肘尖快速用力，向对侧推动棘突，此方法可反复操作1～3次（图6-69）。

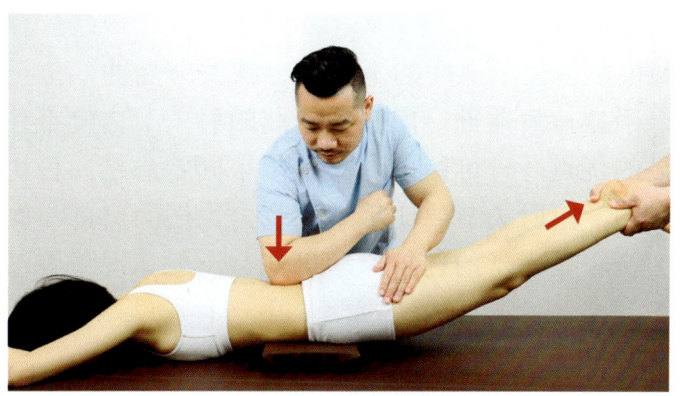

图6-69　牵引肘推正法

说明：此手法多用于腰椎棘突偏歪较难整复者，如腰椎间盘突出症较甚者。术者一定要指挥好患者和助手，使他们能与自己密切配合。

（3）拉腿压腘推骶法

体位：患者俯卧于床沿，腹部垫薄枕，脚自然下垂。

手法：助手将患者的腿屈膝抱住，一手肘下压腘窝。术者一手掌根抵住患者骶部，一手抵住滑脱的上一节腰椎，嘱咐助手将患者腘窝往下压，术者抵住骶骨的掌往下推，抵住腰椎上一节的同时往上推。术者和助手要同时发力，配合默契（图6-70）。

说明：本手法适用于腰椎向前凹陷、滑脱式错位者。手法治疗是腰椎滑脱的非手术治疗中最重要的治疗方法之一，适用于1°～2°腰椎向前滑脱而无椎弓根崩裂者，若腰椎滑脱超过3°，则多有椎弓根崩裂，宜行手术矫正，复位疗效差，且易造成骨折部位新的损伤，当属禁忌。

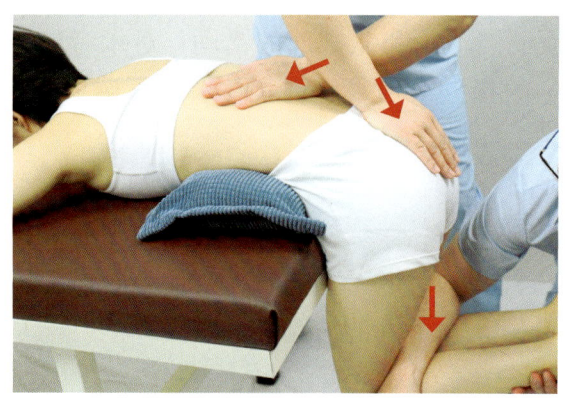

图 6-70　拉腿压胭推骶法

3. 扳按法

（1）侧卧定位斜扳法

体位：患者取侧卧位，使位于上面的下肢髋、膝关节屈曲，位于下面的下肢伸直，术者面向患者前侧，用一手扶持肩前部，用另一上肢的肘关节内侧抵住臀部（这相比于用手掌按在臀部有 2 个明显的优点，一可留出这只手掌来固定患椎，可协调定位，提高定位斜扳的准确性；二可以省力，因肘关节要比手掌更有力。还因肩部与腰椎之间的距离远比臀部与腰椎之间的距离大，根据力学的杠杆原理可知，一般情况下臀部这个力点要比肩部这个力点用力大）。

手法：术者两手把腰部被动旋转至最大限度后，两手同时用力，做相反方向扳动（图 6-71）。

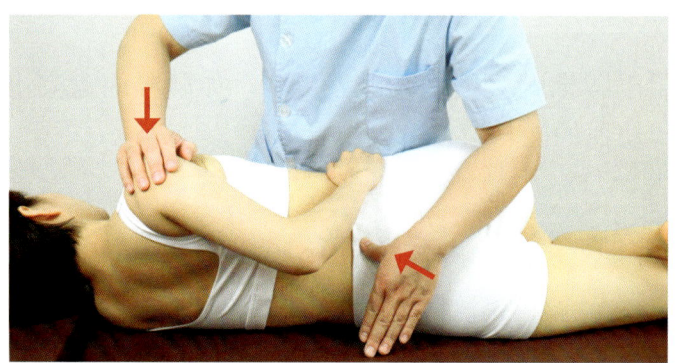

图 6-71　侧卧定位斜扳法

说明：此法适用于左右旋转式腰椎后关节错位者。以上是常规的斜扳操作方法。上法可改进为：首先获得准确定位，即要找准两个旋转力的交点。如果要调整 L5，扳动的力量应在臀部，肩部只起固定端作用；如调整 L4，扳动的力量应在两端，即肩部与臀部同时用相等的力；如调整 L3，扳动的力量应在肩部，而臀部处只起固定作用；如调整 L2，除了扳动的力量应在肩部外，还应将另一只手固定在患椎的下一个椎体处。L1 以上至 T12 的调整方法同 L2 的操作方法。

（2）俯卧按腰扳腿法

体位：以 L4 棘突偏右后突为例。患者俯卧，双下肢伸直，术者立其一侧。

手法：术者右手掌按于 L4 后突的棘突右旁，左手将患者左膝及大腿托起后伸，并渐扳向右后方，术者两手同时徐徐用力，并抬起、放下往返 2～4 次，待其适应，腰部放松后，将其左下肢扳至右后方最大角度，此时右掌加大按压力，左前臂加"闪动力"，将其左下肢有限制地扳动一下，如此便可完成复位动作（图 6-72）。其余类型错位可参此法类推。

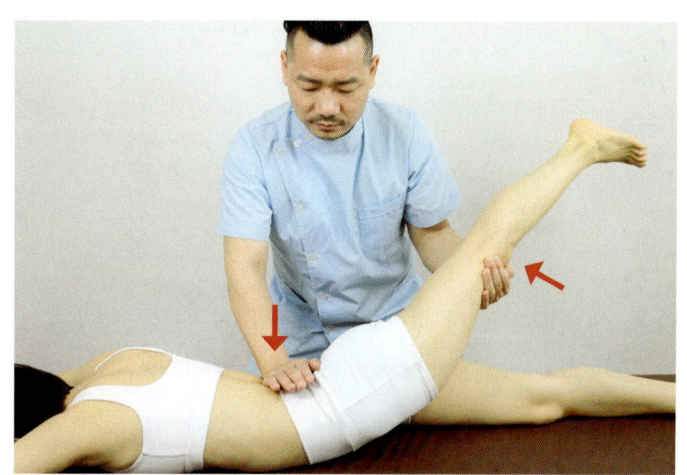

图 6-72　俯卧按腰扳腿法

说明：适用于旋转并反张（后突）的腰后关节错位、腰椎间盘突出症。

4. 冲压法

（1）双手重叠直接冲压法

体位：患者取俯卧位。

手法：手法操作与胸椎冲压法相同，亦可用两个枕头把冲击处悬空，使腰部所需冲压力加大些，术者双肘垂直，利用上身重量垂直按压。当患者腰肌放松时，加上冲压闪动力，重复 2～4 次（图 6-73）。

说明：此法适用于腰椎后凸及侧弯者。

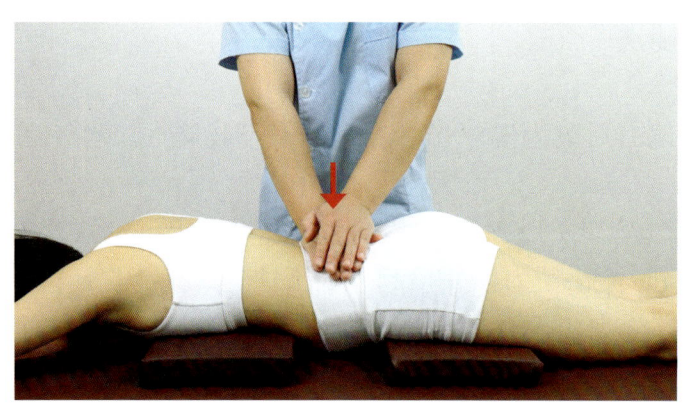

图 6-73 双手重叠直接冲压法

（2）双手间接分压法

体位：患者取俯卧位，在腰椎棘突凹陷处的腹部垫一个 10～20 厘米高的稍硬枕头。

手法：术者两手交叉，掌根分置于凹陷棘突之上方和下方稍隆起的棘突上，两手同时向下按压。由于交叉后，其力量方向相反，加上枕头的上顶作用，可间接地迫使前凹的椎间关节向上还原复位，故称间接分压法（图 6-74）。

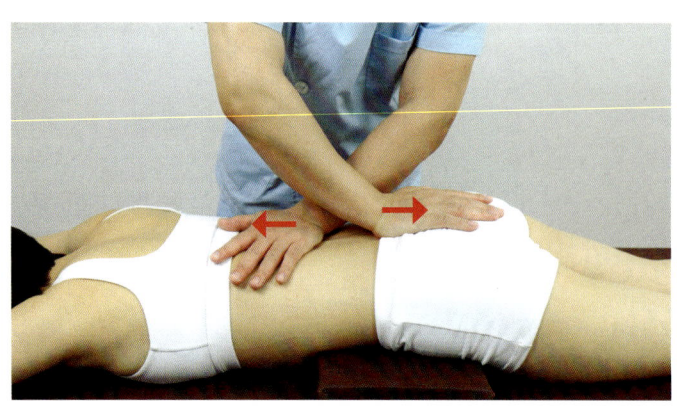

图 6-74 双手间接分压法

说明：此法适用于腰椎前滑脱式、倾斜移位者。

（3）牵抖冲压法

体位：患者俯卧于治疗床上，双手扶抓于床沿上。

手法：第二助手立于床头，双手抓扶患者双腋下，将患者稳定于床上；第一助手弓箭步立于患者足部床边，双手紧握患者踝部（患者双下肢并拢比较，若左下肢长，先握左踝部；

若右下肢长,先握右踝部)。术者右手掌根按于其后凸的棘突下方作"定点"。嘱患者腰肌放松,术者口令"一、二、三"。当发出"一、二"时,第一助手将其下肢牵拉并上、下抖动1～2次;当口令"三"发出的瞬间,同时发出爆发力,术者双手向前下方冲压;第一助手向下用力牵引抖动;第二助手用力拉住患者。先操作健侧(略长的一侧下肢),后操作患侧(略短的一侧下肢)。健侧牵抖力稍轻,操作1～2次;患侧牵抖力加强,重复2～4次。手法完成后,再将患者双下肢并拢比较,观测其长短之差是否改善或已正常。根据腰椎错位情况,此法亦可仰卧进行(适用于腰椎前滑脱者)。双下肢可同时牵抖(腰椎间盘突出症中央型者)(图6-75)。

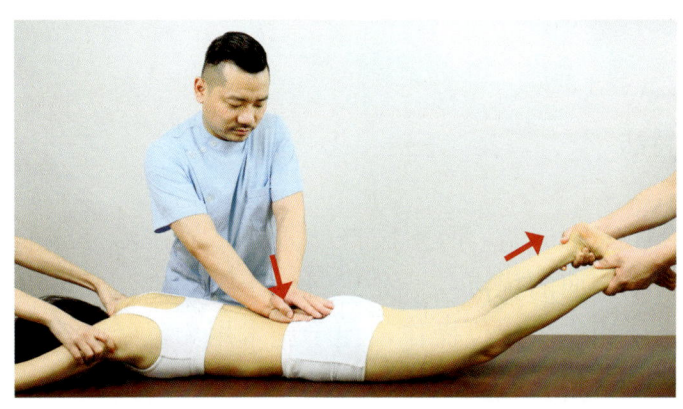

图6-75 牵抖冲压法

说明:本法适用于前后滑脱式错位、倾斜移位式错位及腰椎间盘突出症。

(4)仰卧压腹冲压法

体位:患者仰卧,屈膝,腹部放松,可在患者臀部垫薄枕。

手法:一般在腰椎滑脱对应的腹部肌肉会过紧,甚至有硬结,首先用按揉法将腹部的相关肌肉放松,如有寒凝瘀滞的患者可施以热敷。放松完成后,嘱咐患者深呼吸,在吐气末时以食指、中指、无名指合拢或掌根以顿力按压,然后放松。也可改成患者屈髋屈膝,术者的手掌根按压滑脱腰椎相对应的下腹部,另一手扶压在患者双膝处,用身体力量推膝压腹,做2～3次(图6-76)。

说明:本手法适用于腰椎向前凹陷、滑脱式错位者。

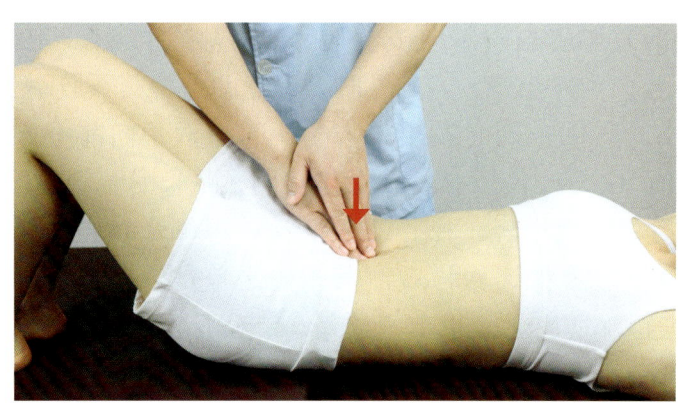

图 6-76　仰卧压腹冲压法

5. 旋转法

（1）成角定点旋转法

体位：患者坐在治疗床的一端，两下肢自然垂直，放在治疗床的一侧（这种坐姿与坐在椅子上操作相比有两个方面的优点：一是患者便于被固定，只要助手用双手按住对侧大腿即可；二是改术者坐位操作为立位操作，便于施术用力，经临床比较，成功率明显高于坐在椅子上的操作）。

手法：术者用一手拇指按住需扳动的棘突（向左旋转用左手），另一手自患者腋下穿过，握住对侧肩后部，然后使患者前屈。不同的腰椎，调整时前屈的度数不一样，如此是为了寻找力的交点。下面展示不同椎体的前屈度数以供参考：L5 前屈 80°左右，L4 前屈 70°左右，L3 前屈 60°左右，L2 前屈 50°左右，L1 前屈 40°左右，T12 前屈 30°左右。操作时，使其腰部先前屈后向患侧旋转，当施术者发现自己拇指顶推的棘突有松动感时，该拇指应立即施力推顶，其扳动患肩的手应同时增加旋转的力量，此时可听到弹响声；不仅如此，施术者还会发现自己手指下的患椎棘突同时有滑动感，这些都表示手法成功（图 6-77）。

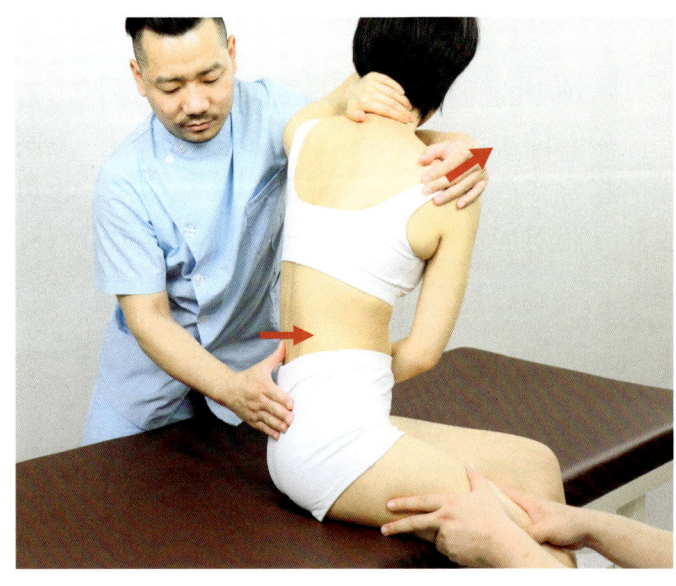

图 6-77　成角定点旋转法

说明：此法适用于腰椎和下段胸椎后关节旋转式错位和混合式错位等。

（2）定点侧旋法

体位：患者面向靠背椅而坐，术者坐其后。

手法：以棘突右偏为例，术者左手拇指扣住右偏的棘突，右手通过患者右腋下扶住患者左侧肩峰处，助手双手固定患者大腿，嘱患者配合医生，使身体向右侧屈，随后使患者脊柱向后内侧旋转，左手拇指同时推拨右偏的棘突，往往能听到复位的弹响声（图6-78）。

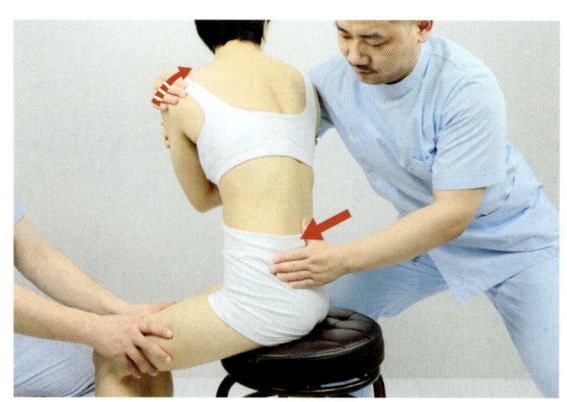

图6-78　定点侧旋法

说明：此法适用于腰椎侧弯侧摆式错位和腰椎后关节旋转式错位等。

（3）旋转摇扳法

体位：以L3棘突偏左、L4棘突偏右为例，患者坐于方凳上，助手立于患者左前方，用双膝双手挟持患者左大腿，术者坐于患者背后。

手法：嘱患者双手互抱，术者右手从患者右肩侧伸出，抓住患者左肩臂部，左手扶按于患者左侧腰骶关节右侧，拇指按住第5腰椎棘突左旁，嘱患者腰背放松，将患者徐徐拉动，使其向前弯腰并向右转。先左右摇动2~3下，使患者适应后，将其转至右侧达最大角度，再加一闪动力转动，左拇指在"定点"处加阻力。按如上方式做左转方向复位。助手固定患者右腿，术者右拇指"定点"于患者L4棘突右，其余操作同上述程序，如此可使L3、L4后关节复位。此法如无助手，可令患者骑坐于床上或低靠背木椅上，从而将其下肢固定（图6-79）。

说明：适用于左右旋转式腰椎后关节错位者。至于胸腰椎的其他错位类型仅作辅助手法。

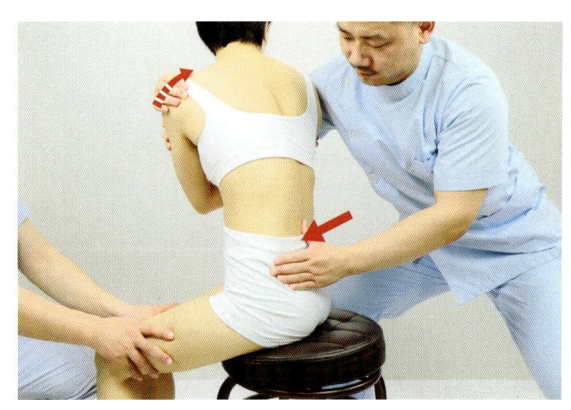

图6-79 旋转摇扳法

（4）旋转顶推法

体位：以棘突向右偏歪为例，患者端坐于方凳上（无靠背），两脚分开与肩等宽。助手面对患者站立，两腿夹住患者左大腿，双手压住左大腿根部，维持患者正坐姿势。

手法：术者正坐患者之后，首先用双拇指触诊法查清偏歪的棘突，右手自患者腋下伸向前，掌部压于颈后，拇指向下，其余四指扶持左颈部（患者稍低头），同时嘱患者双脚踏地，臀部正坐不准移动。左手拇指扣住偏向右侧之棘突，然后术者右手拉患者颈部使身体前屈90°（或略小），接着向右侧弯（尽量大于45°）。在最大侧弯位时，术者右上肢使患者躯干向后内侧旋转，同时左手拇指向左上顶棘突，操作成功时，术者可觉察指下椎体有轻微错动，并伴随弹响声。之后，术者双手拇指从上至下将棘上韧带理顺，同时松动腰肌。最后，一手拇指从上至下顺次压一遍棘突，以便检查偏歪棘突是否已拨正以及上下棘间隙是否已等宽（图6-80）。

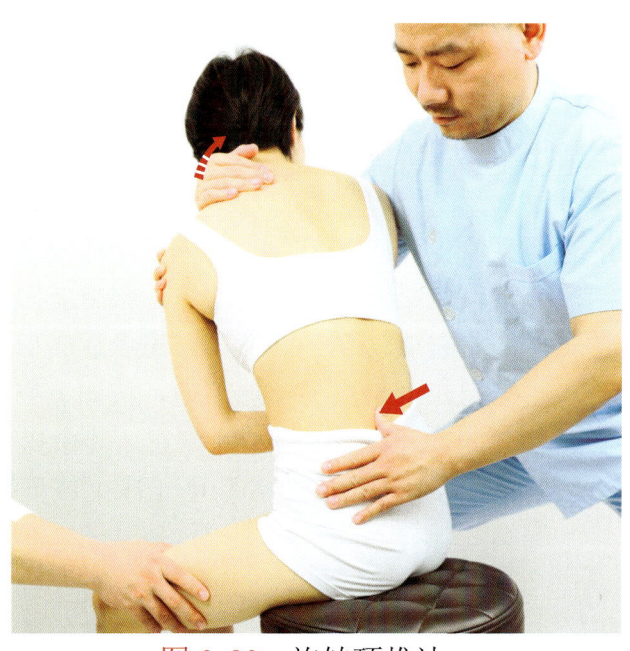

图6-80 旋转顶推法

说明：适用于腰椎间盘突出症、腰椎棘突偏歪等。

6. 掌按法

（1）拇指、掌根按压法

体位：患者取俯卧位，全身放松，下腹部（髂前上棘处）放厚3～5厘米软枕，术者站于患者患侧，面朝向患者。

手法：以患者L5棘突左侧受限，棘突偏向右侧为例，术者用左手拇指指腹贴压于患椎同侧的棘突旁，右手掌根压于拇指掌指关节面附近，拇指拇远节指略上翘，术者双手肘部及腕部弯曲，弯腰将自身前倾至患者复位部位的上方，然后将自身的重量经双肘传到左手指及右手掌根，双手合力力度由小到大，由浅入深向患侧后关节突方向逐渐用力，拇指下有轻度滑动感或听到弹响声，结束治疗。如果局部软组织损伤后粘连钙化，可用此法在"阳性"反应点反复按压3～5次，胸椎做复位时，将软枕移于胸部胸椎中段（图6-81）。

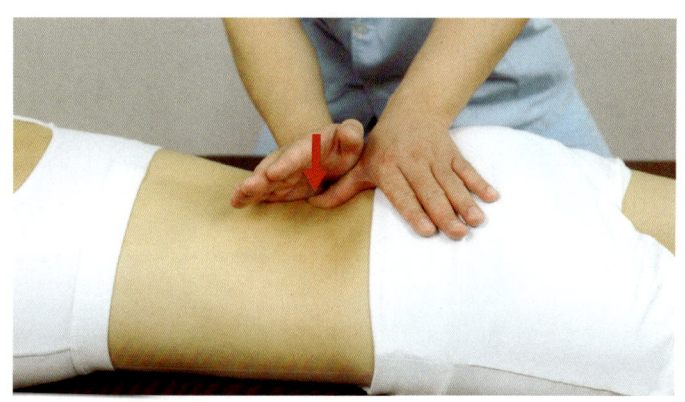

图6-81 拇指、掌根按压法

说明：此法主要用于胸椎和腰椎的侧弯侧摆、旋转、后凸及小关节紊乱等错位。

（2）旋转掌按法

体位：患者取俯卧位，全身放松，术者站于一侧。

手法：以L4～L5棘突左偏为例，术者站于患者左侧，右手掌根部（大、小鱼际之间）置于L4～L5右侧横突上，左手掌根部放于左偏棘突上，其余四指放于右手腕，嘱患者深呼气，在呼气末时，术者双手整体相互用力（与脊柱呈45°角）旋转向前按压，此时可听到"咔嗒"一声或手掌下有移动感，手法告毕。如棘突右偏，治法反之（图6-82）。

说明：此法适用于胸椎和腰椎的侧弯侧摆、旋转及小关节（卡顿）紊乱等错位。在此基础上，因人因病结合临床也可选用一些常规复位手法（如侧扳法、提腿压腰法等），只要临床做到随症选法，法症相应，这样才能达到预期效果。

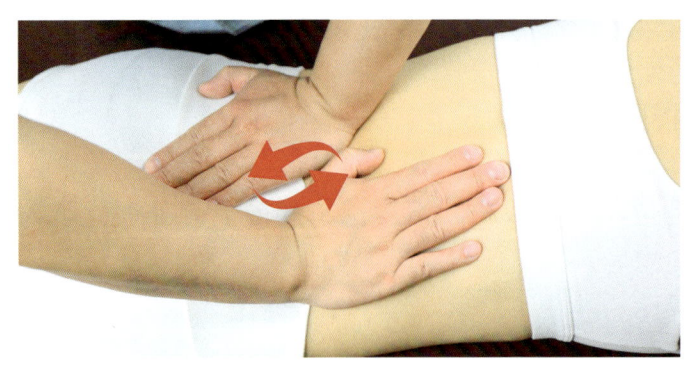

图6-82 旋转掌按法

（3）掌根复位推法

体位：患者取俯卧位，全身放松，术者站于一侧。

手法：以L4棘突左偏为例，术者站于患者右侧，以右手小鱼际侧豌豆骨为着力点，紧贴于偏弯棘突左侧左手掌置于右手背上，推开双手同时发力在棘突旁软组织（同脊柱呈45°角时），右手掌根内旋，发力方向内收，同时可听到"咔嚓"声或手下有移动感。如L5棘突右偏，治法反之，依照此法逐次调整偏歪棘突，以遵循中医整体观念，辨证论治的主导思想，亦可配合运用（图6-83）。

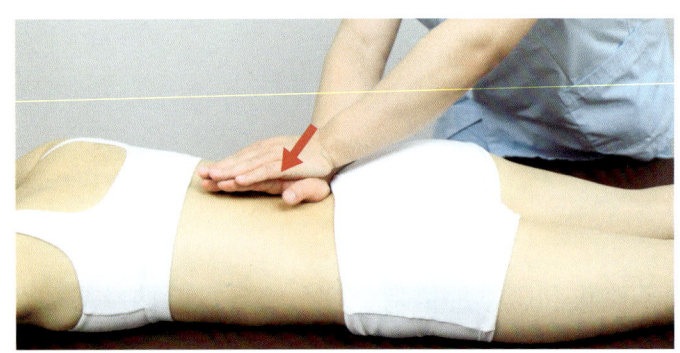

图6-83 掌根复位推法

说明：此法适用于胸椎和腰椎的侧弯侧摆、旋转、后凸及小关节紊乱等错位。

（4）掌根旋转按压法

体位：患者取俯卧位，全身放松，术者站于一侧。

手法：以L4椎为例，术者右手根部固定于棘突旁侧，左手掌压于右手背上，双手二力合一，向头侧，向外牵拉至最大角度时，右手掌瞬间加大旋转力度和角度，同时向外侧方向推压，手下出现小关节滑动感，完成矫正（图6-84）。

说明：此法适用于胸椎和腰椎的侧弯侧摆、旋转及小关节（卡顿）紊乱等错位。

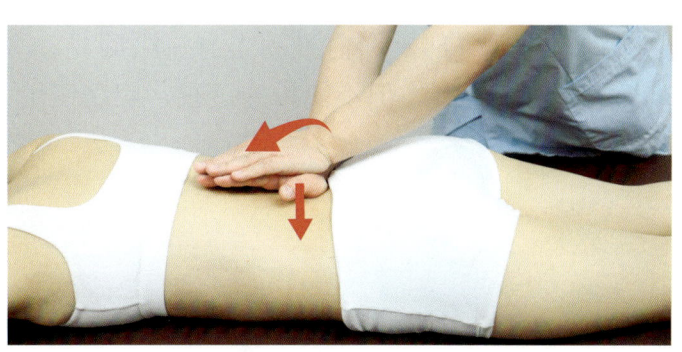

图 6-84 掌根旋转按压法

7. 其他复位方法

（1）背抖法

体位：术者、患者背靠背站立，术者双足分开，与肩同宽，呈半蹲位；患者双足并拢、直立。

手法：术者两臂分别自其腋下穿过，揽住患者双臂，接着弯腰将患者背起。此时术者的臀部尽量抵在患者腰痛明显的区段正中部分。然后嘱患者双腿自然下垂，腰背松弛；而术者则进行膝、髋二关节的协调而有节奏的伸屈动作，并在伸直的同时臀部用力，以振动患者腰部。如若患者不易放松，则可先使其左右晃动腰部，以便诱导肌肉松弛。以上动作可操作 30 秒至 1 分钟（图 6-85）。

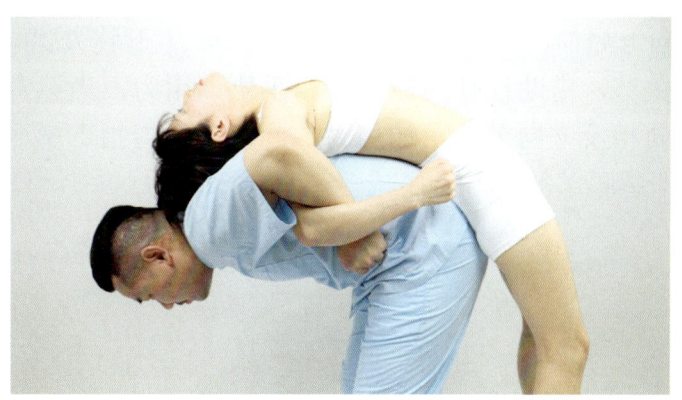

图 6-85 背抖法

说明：此法多用于腰扭伤及后伸功能受限明显者。

（2）坐位伸展法

体位：患者坐在治疗床上，两腿伸直，双腿并拢，足尖等齐，双手向前略伸。嘱患者放松肌肉，术者站在患者背后。

手法：术者双手扶持患者的双肩部，向前推动上身，来回晃动3～4次。也可让一助手牵拉患者双手，使其和术者动作协调，但不能用力过猛，应缓慢用力（图6-86）。

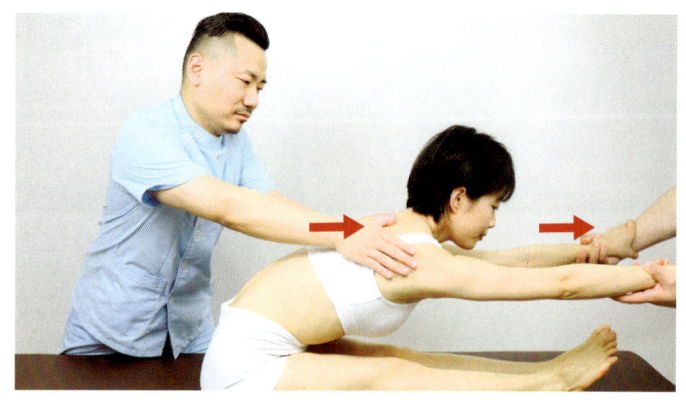

图6-86 坐位伸展法

说明：以其他复位法复位后仍不能弯腰的患者，使用此法有时可收到立竿见影的效果。但身体虚弱、心脏病、高血压患者慎用此法。

（3）寻隙复位法

体位：患者取俯卧位，术者立于患侧。

手法：以L4～L5椎间盘为例，L4棘突左偏移，用右手拇指轻顶患椎棘突，左手轻握患侧踝关节，使小腿向上屈曲，当屈曲的角度略小于90°（下肢大腿与小腿的成角）时，左手向外侧轻轻晃动踝关节，借助杠杆的原理，两手协调用力，当感觉患者腰部及腿部肌肉都非常放松时，两手向相反方向突然稍加用力，此时左手拇指下感到"咔嗒"一下，表示关节复位成功，患者即感腰部舒服，疼痛减轻（图6-87）。

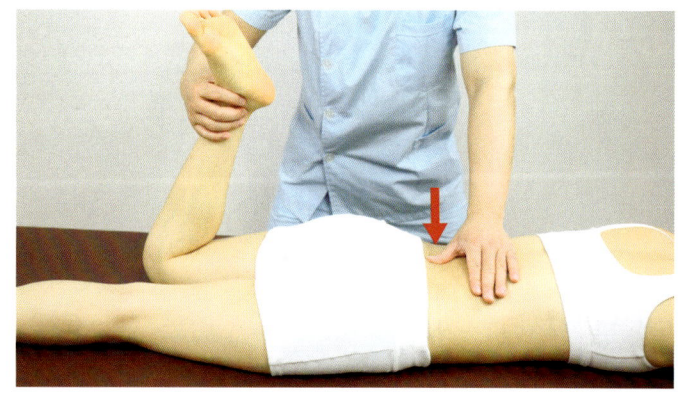

图6-87 寻隙复位法

说明：此手法对于患侧膝关节有病变者及骨质疏松病人禁用。

（4）青蛙式腰椎矫正法

体位：患者取俯卧位，术者分别将患者的两侧腿屈膝往外上方推动，两脚掌相对，由助手固定压住两脚，保持这个体位，此体位王红锦老师形象地称之为"青蛙式"。如果患者的柔韧性较差，此体位可以适当地放低要求，两侧的膝部以患者能承受为度。

手法：术者右手托住耻骨联合处，左手抵住腰椎棘突，从腰1棘突开始，从上往下，嘱咐患者深呼吸，在患者吐气时，术者右手缓缓发力往上托，左手缓缓发力往下压，在患者呼气末时可稍加闪动力（图6-88）。骨盆后倾也可采用本手法，只需将左手压在骶骨的上部，右手同时往上托即可。

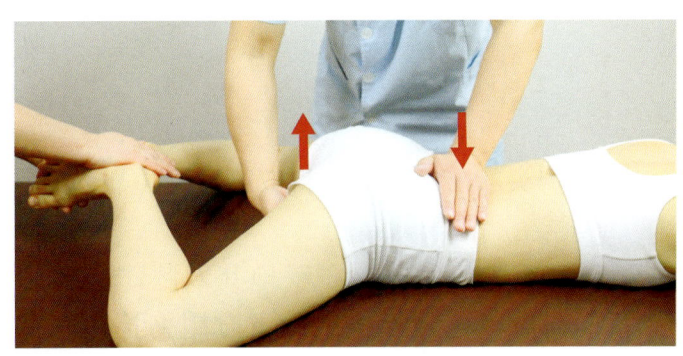

图6-88　青蛙式腰椎矫正法

说明：此手法用于腰椎后凸导致的生理曲度变直、反弓的矫正。

（5）抱膝滚动法

又称不倒翁复位法，适用于胸轴、腰轴过伸，或椎关节向前滑脱式错位、骶椎点头至腰骶成角者。

抱膝小滚法：

体位：患者仰卧，以软枕护头部，双手交叉将双膝紧抱（屈髋屈膝）。

手法：术者站其右侧，左手肘压其膝，右手托其臀部（骶骨部分），两手协调配合，右手将患者臀部托起的同时，左手肘同时往下压双膝，让患者下半身往返滚动，像不倒翁一样。且每次下压患者的膝部时，臀部一次比一次抬得更高些，使过伸的腰轴在运动中渐次复位（图6-89），如此反复3～6次，手法完成。

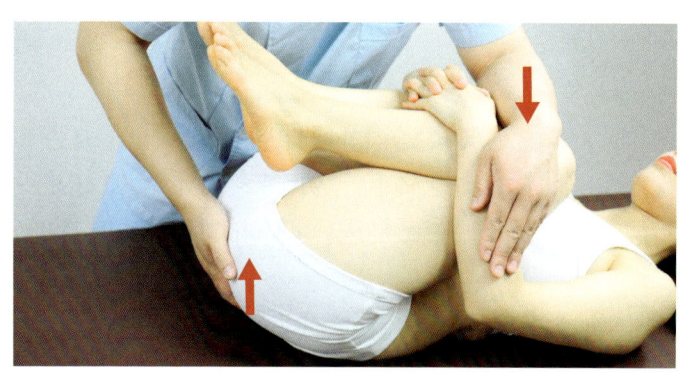

图 6-89　抱膝小滚法

说明：此法适用于下腰段或腰骶部点头错位，治愈后可用此法指导患者自己练习，有预防复发的良好作用。

抱膝大滚法：

体位：患者仰卧，以软枕护头部，双手交叉将双膝紧抱（屈髋屈膝）。

手法：术者站其右侧，左手托其颈部，右手抱其双膝，辅助患者做仰卧起坐，坐起后又卧下，往返滚动，像不倒翁一样。且每次卧下时用力抬起患者的臀部，臀部一次比一次抬得更高些，使过伸的胸轴、腰轴在运动中渐次复位（图 6-90），如此反复 3～6 次，手法完成。

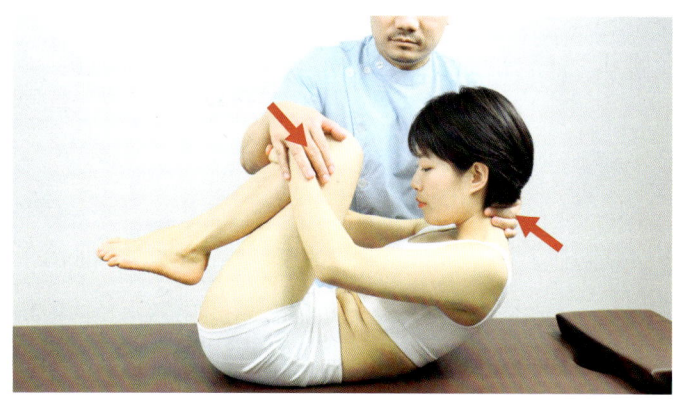

图 6-90　抱膝大滚法

说明：此法适用于调整全脊柱曲度，使过伸的胸轴、腰轴在运动中渐次复位，治愈后可用此法指导患者自己练习，有预防复发的良好作用。

（6）拔罐复位法

体位：患者取俯卧位，术者立于一侧。

手法：针对胸、腰椎内陷的椎体，可采用拔罐复位法，配合火罐（火罐、气罐均可）沿两侧竖直肌闪罐5～6遍。一般寒痹、血癖的部位就是内陷部位，在内陷的脊柱正中留罐（图6-91）。

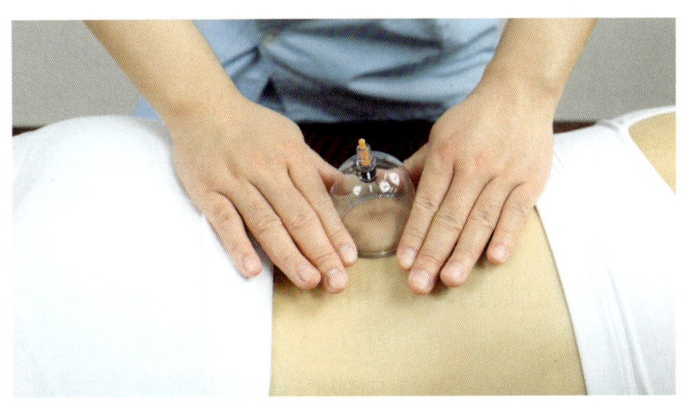

图6-91　拔罐复位法

说明：此法适用于胸椎、腰椎等内陷。

第五节　骨盆的骨骼矫正

正骨整脊疗法认为，身体各个部分的不平衡从外观上很难察觉，如果从力学的角度来观察人体，就可发现作为人体基础的骨盆必须保持在水平位置上，并且两腿应该是等长的，如此当脊柱呈笔直状态时，上半身也不会弯曲。

相反地，如果仔细地观察身体有病变者的两腿，必然长短不一，骨盆也不在水平位上。同时，脊柱随着骨盆的扭转而成比例地弯曲、旋转、倾斜，而造成腰椎、胸椎、颈椎、头颅甚至整个上半身歪斜，姿态不良。如果身体的某处处于异常的弯曲状态，必将导致功能障碍，产生病症。由此可知骨盆与健康有着多么密切的关系。

从生物力学的平衡和对称观来看，当骨盆不平衡（不处于水平状态或扭转时）时，会造成脊椎的弯曲和侧弯改变。由脊髓神经所发出的脊神经包含自主神经及躯体神经，当其因脊椎错位而引起神经压迫或刺激时，将会造成疼痛、内脏神经紊乱等脊柱原因引起的疾病。

即使发生了脊柱侧弯症，等到腰背肩酸痛时，也单纯地认为是肌肉僵硬问题而已。对此，单纯进行局部的治疗，不从整体去矫正身体的歪斜状况，以及不从力学的角度去探讨疾病的根源的话，就不能得到真正、长久的健康。

所以脊椎矫正的最终目的在于追求人体三维的平衡，三维即水平面、矢状面、冠状面。当人体骨骼、关节都恢复到正常、合理的位置上时，则神经不受压迫或刺激，肌肉韧带也不会过度紧张或挤压，如此内科疾病与酸麻疼痛等即可获得改善。

我们的脊椎骨支撑全身重量，骨盆连接着第5腰椎成为整条脊柱的底层平台，平平稳稳地撑托着整条脊柱。双腿的功能犹如大楼的桩柱，成为我们骨盆、脊柱和头的基础。如果我们的双脚长度不一，骨盆的角度更倾斜，直接影响脊椎骨的平衡活动和形态，情况就如楼宇出现长短桩一样，会产生很多结构和功能上的问题。

骨盆由骶骨、尾骨、髂骨、耻骨和坐骨构成，是一个上宽下窄、前宽后窄的环状结构。前方有耻骨联合，后方有两个骶髂关节，环上方有腰骶关节，环下方有骶尾关节等。骨盆可分为两个弓，前弓由髂骨、坐骨和耻骨构成，后弓由骶骨上三节、骶髂关节及由骶髂关节至髋臼的髂骨部分构成，两者均有坚强的韧带附着。骨盆的肌肉包括盆腔内壁的肌肉和盆膈的肌肉，前者在侧壁有闭孔内肌，在后壁有梨状肌、髂肌、腰大肌、腰方肌等。

骨盆除了支持上身体重，又是躯干与下肢的桥梁，骨盆对盆腔内的脏器和组织有保护作用，如膀胱、直肠、输尿管、血管、神经、性器官等，此外，骶髂关节有轻微的移动活动功能，在妊娠和分娩中起着相当重要的作用，而耻骨联合的移动性依靠骶髂关节的移动性。

正常的骨盆有以下10个要素（图6-92）：

● 心形的骨盆开口。

● 相同大小和形状的杏仁形闭孔。

● 两侧骶骨底部连线是水平的。

● 两侧股骨头连线是水平的。

● 两侧髂嵴连线是水平的。

● 两侧髂骨宽度一致。

● 两侧坐骨结节到X线胶片底部的距离相等。

● 骶尖部与耻骨联合在一条直线上，且在耻骨联合上2.51～3.8厘米处。

- 两侧骶髂关节下缘的连线，与通过耻骨联合所做的垂线相等。

- 如果把骨盆从正中分成两部分，两边的结构完全重叠。

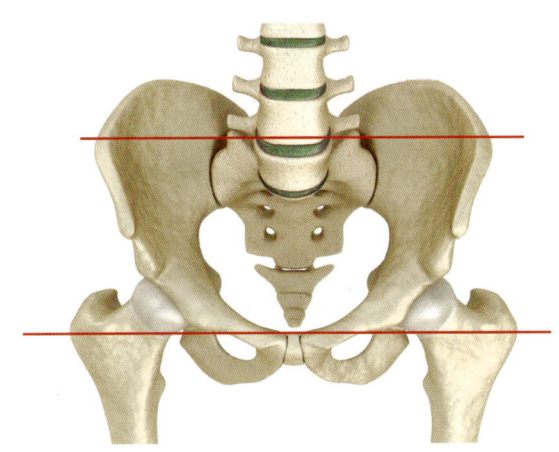

图 6-92　正常的骨盆

骨盆最常见的损伤是组成骨盆的几块骨骼之间的排列出现半脱位而引起的一系列病症，可统称"骨盆旋移综合征"，为几个半脱位的复合叠加。由于骨盆的几块骨骼的半脱位类型甚多，解决的办法只能各自分别考虑，都是向正常的位置予以矫正复位。

骨盆部骨骼移位（错位）的发病原因，男性以外伤为主因，多因滑倒时某侧臀部挫伤或骨盆受较重的撞击伤。其次为患者在慢性劳损、久病卧床、体质虚弱状态下，长时间的姿势不良或轻度外伤而发生本病。女性比男性发病率高，除上述原因外，女性在更年期、妊娠、分娩后，骨盆韧带松弛，因轻度扭挫伤（例如踝关节扭伤）而诱发，或因长时间的坐卧姿势不良而引发骨盆旋移综合征。

我们一般是先松解或激活相关的软组织，再分别根据情况矫正髂骨、耻骨、骶骨、尾骨、坐骨等骨骼的错位，然后再矫正骨盆的前倾、后倾、侧倾和旋转等整体的位置异常。

骨盆倾斜常与腰骶关节、髋关节损伤或错位有关。因此，整复骨盆时，应注意对腰椎、髋关节进行整复，以便更有效地矫正骨盆的倾斜，再辅之以康复训练，以稳定疗效。

一、髂骨的矫正

1. 髂骨前旋移位

侧卧屈髋推髂法：患者取侧卧位，患侧在上，位于上面的下肢屈髋屈膝，位于下面的下肢伸直，术者面向患者前侧，一手掌往前下方推坐骨结节，另一手掌扶住髂前上棘往后上方推，双手同时用力缓缓地推，待感觉推到极限位置时，可采取寸劲，将前旋的髂骨向后恢复至中立位（图6-93）。

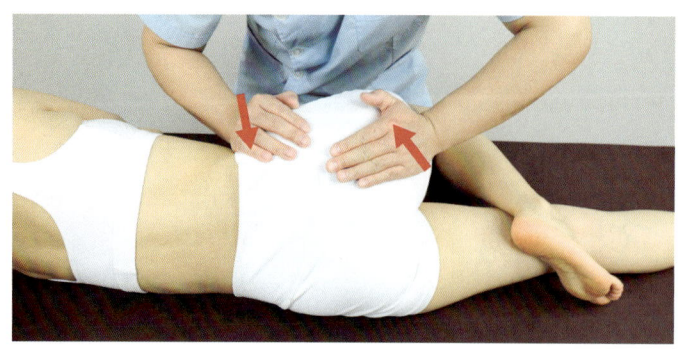

图6-93　侧卧屈髋推髂法

2. 髂骨后旋移位

俯卧屈髋按髂法：患者取俯卧位，患侧下肢屈髋屈膝，另一侧下肢伸直，术者立于患侧，一手掌往后上方推坐骨结节，另一手掌往前下方推按髂后上棘，双手同时用力，待感觉推到极限位置时，可采取寸劲，将后旋的髂骨向前恢复至中立位（图6-94）。

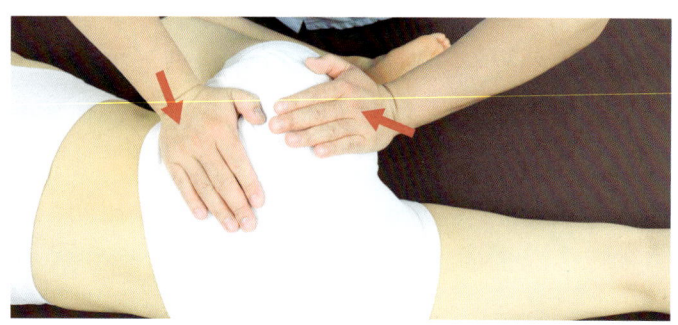

图6-94　俯卧屈髋按髂法

针对髂骨前后旋移的，可选用仰卧前后推压法同时调整，具体手法如下：

患者仰卧平躺，自然放松。术者双手虎口包住两侧髂骨，将旋后侧向前推，旋前侧向后压，在术者双手发力的同时，患者配合术者发力扭腰，扭腰方向与术者发力方向一致，然后保持扭腰后的姿势停顿10秒左右，再缓缓放松，可重复做2～3次，以带动骨盆前后调整（图6-95）。

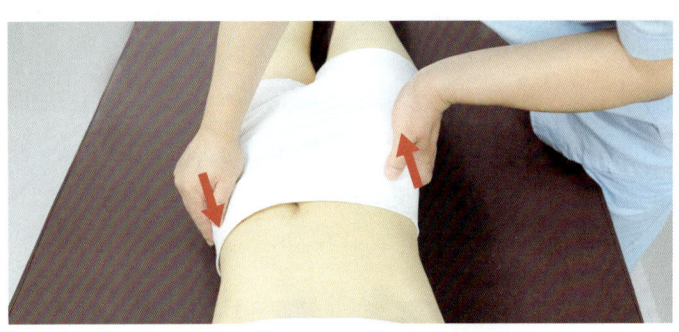

图 6-95　仰卧前后推压法

3. 髂骨内旋移位

仰卧分压法：患者仰卧，双下肢伸直略分开，术者（或助手）左手按于对侧髂骨部，右手按压本侧髂骨，由轻至重渐次加力按压，也可边按压边摇晃（图 6-96）。

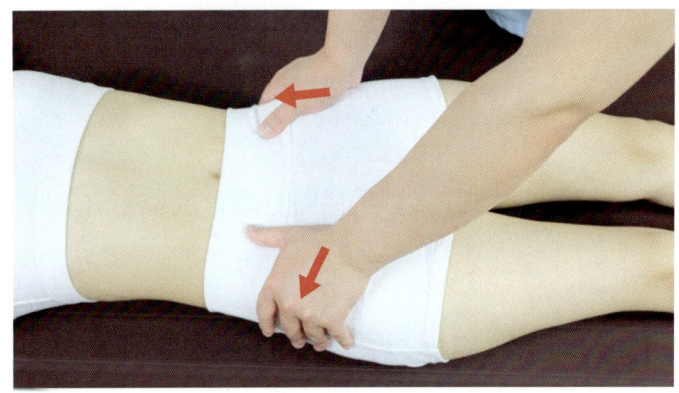

图 6-96　仰卧分压法

4. 髂骨外旋移位

侧卧按压法：患者取侧卧位，将髋膝微屈，术者站其背侧床边，左手扶臀，右肘按压其髂骨部（图 6-97）。再交换侧卧，用肘按压，如此交替进行 2～3 次。

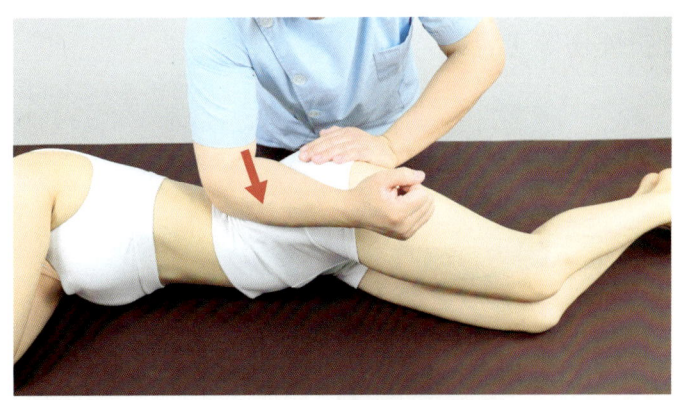

图 6-97　侧卧按压法

5. 两侧髂骨高低不对称

（1）仰卧上下推髂法：患者仰卧平躺，自然放松。术者双手虎口包住髂骨两侧，将上移的一侧向下推，下移的一侧向上推，在术者双手发力的同时，患者配合术者发力，将短的脚跟用力往下蹬，长的脚同时用力往上提，然后保持这个姿势停顿10秒左右，再缓缓放松，可重复做2～3次，以带动髂骨上下调整（图6-98）。

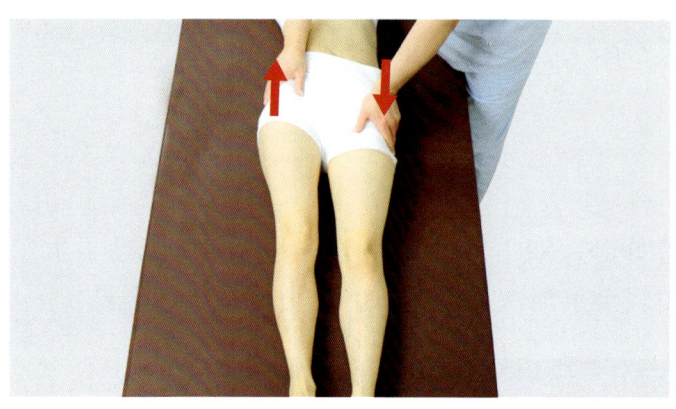

图6-98　仰卧上下推髂法

（2）仰卧旋转拉腿法：本手法既可以矫正两侧髂骨的高低不对称，还可以同时矫正髂骨的旋转移位。

患者仰卧平躺，自然放松。阴脚对应的一侧骨盆通常都是内旋，阳脚对应的一侧骨盆通常都是外旋。我们先矫正阴脚，再矫正阳脚。术者立于一侧，一手握住阴脚脚踝，另一手扶住膝部，使患者屈膝屈髋，向内和向外分别打圈放松髋关节，打圈要旋转到最大幅度，往内外各3圈，放松髋关节，然后向外上方压腿，通过股骨外旋髂骨，再顺势往下迅速拉腿，往下拉的同时要增加往外旋的力，以形成一股往外下方的合力，将内旋的骨盆和阴脚矫正回位（图6-99A）。若是阳脚，将打圈后的压腿改为往内上方，顺势往下拉腿的方向增加往内旋的力，以形成一股往内下方的合力，将外旋的骨盆和阳脚矫正回位（图6-99B）。要注意短的脚即髂骨高的一侧往下拉的力比另一侧要大一些，多拉2～3次（本手法不适宜年龄较大、骨质疏松及骨折外伤等患者）。

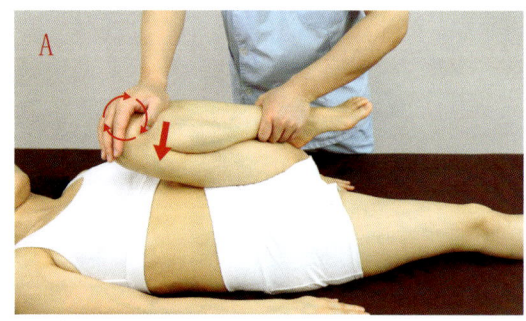 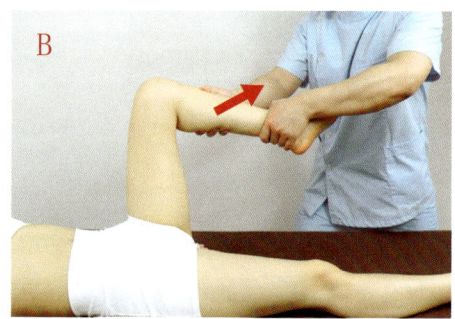

图6-99　仰卧旋转拉腿法

二、骶骨的矫正

1. 骶骨前倾

仰卧压膝拉骶法：患者仰卧，以软枕护头部，双手交叉抱膝，两腿弯曲，双膝靠拢（屈髋屈膝），尽量贴近腹部。术者站一侧，左手掌贴置于患者骶椎下部，右手压在患者两膝之上，并再以术者的腹部压在右手的手背上。左手掌将患者的骶椎前下方拉抬，并将拉抬的重量转经术者的腹部，下压于术者的右手掌背，再下压于患者的双膝上，如此动作反复做3～5次（图6-100）。

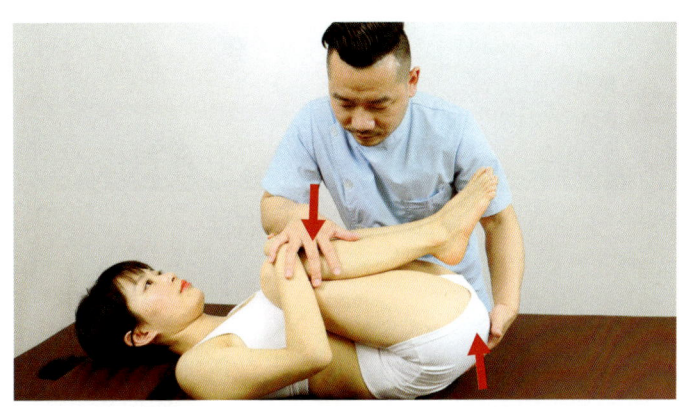

图6-100 仰卧压膝拉骶法

2. 骶骨后仰

（1）俯卧按骶扳腿法：患者俯卧，双下肢伸直，术者立其右侧。术者右手掌按丁后突的骶骨上段，左手将患者双腿托起后伸，并渐扳向后方，术者两手同时徐徐用力，并抬起、放下往返2～4次，待其适应，腰骶部放松后，将其下肢扳至后方最大角度，此时右手掌加大按压力，左前臂加闪动力，将其下肢有限制地扳动一下，如此便可完成复位动作（图6-101）。

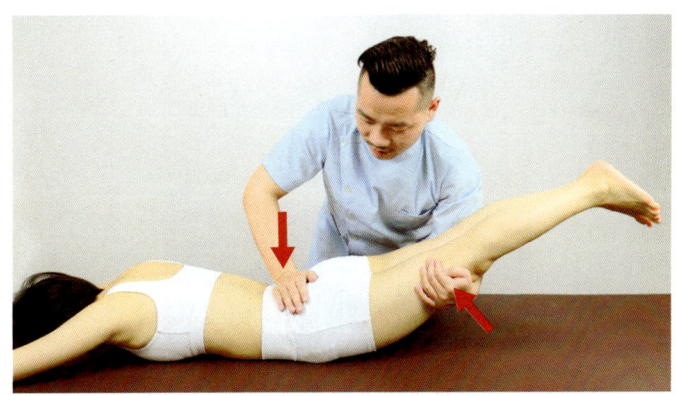

图6-101 俯卧按骶扳腿法

（2）扳髂按骶法：患者侧卧位，贴床一侧，下肢屈髋屈膝，离床一侧下肢向后伸直，术者立于其后。术者一手抓扶其髂前上棘部，另一手掌根按于其骶椎中部，嘱患者放松腰臀部，术者用爆发力，双手同时一推一拉进行扳按，重复2～4次（图6-102）。若为双侧骶髂关节错位，另一侧亦可以同样手法治疗。上法亦可于俯卧位进行。

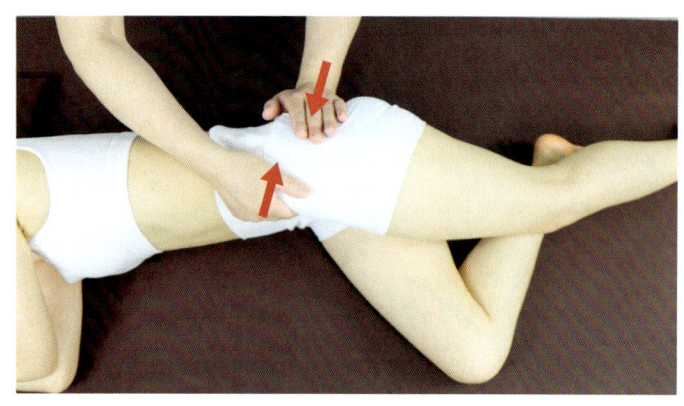

图6-102 扳髂按骶法

（3）提臀撞正法：患者仰卧位，双下肢并拢伸直，术者站立于其下方床上。术者双手同时握住其双踝部，将其双髋屈曲90°从床上提起，使其臀部离床约10厘米，急速放下，使骶椎在床上发生撞击。先轻度撞击，适应后可加大撞击力（图6-103）。此法适用于骶椎向后错位者，不可用于有骨质疏松的老年患者。

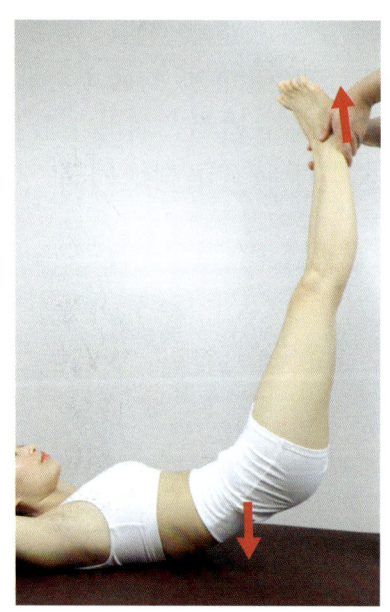

图6-103 提臀撞正法

（4）青蛙式骨盆矫正法：患者取俯卧位，术者分别将患者的两侧腿屈膝往外上方推动，两脚掌相对，由助手固定压住两脚，保持这个体位，此体位被王红锦老师形象地称之为"青蛙式"。如果患者的柔韧性较差，此体位可以适当地放低要求，两侧的膝部可以不用抬到特别高，以患者能承受为度。

术者右手托住耻骨联合处，左手抵住骶骨后仰部分，从上往下，嘱咐患者深呼吸，在患者吐气时，术者右手缓缓发力往上托，左手缓缓发力往下压，在患者呼气末时可稍加闪动力（图6-104）。此手法可用在骨盆后倾中骶骨后仰、髂骨后仰，如要矫正髂骨后仰，可将放在耻骨联合的手移至要矫正的耻骨一侧，托住，另一手按压住同侧髂骨后上方，嘱患者配合呼吸，术者两手同时协调发力即可，矫正完一侧后，再以同法矫正另一侧。

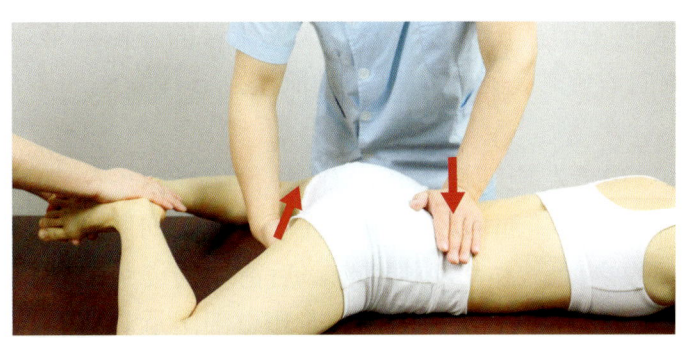

图6-104　青蛙式骨盆矫正法

3. 骶骨旋转

（1）针对骶骨顺时针旋转（左侧向上、右侧向下）或逆时针旋转（左侧向下、右侧向上），可运用俯卧掌根重叠按压法，具体操作如下：

俯卧掌根按压法：患者取俯卧位，全身放松，术者站于一侧。以患者右侧骶椎向下、左侧骶椎下缘向上为例，术者站于右侧髋部，面朝向患者骨盆方向，以前弓步、后箭步的姿势，左手豌豆骨缓慢推开患部软组织后，贴实定于右侧骶椎的下缘（骶骨与尾骨交界处），其余四指朝向对侧上方，右手的拇指与其余四指握左手的手腕关节处，掌根压在左手手背上，术者双手协同发力有节律而缓慢地由右向左、由后向前牵拉颤动，力度由小逐渐到大，当手下有明显阻力感时，向右前方稍加用力按压，然后重复此手法3～5次，手法结束（图6-105）。

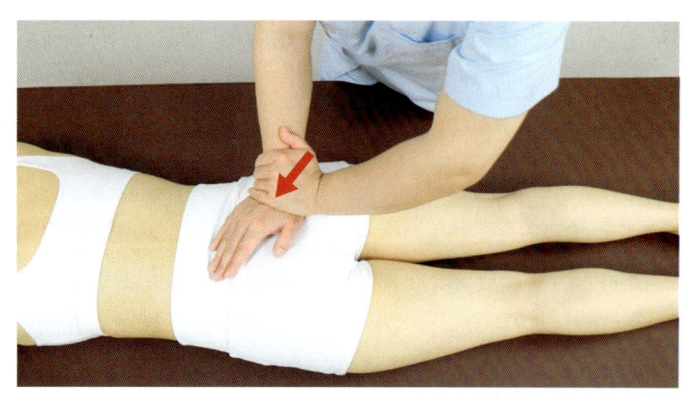

图 6-105　俯卧掌根按压法

（2）针对骶骨左右两侧前后旋转，具体表现为骶骨的左侧向前、右侧向后旋转，或者骶骨的左侧向后、右侧向前旋转，可运用侧卧推骶法，具体操作如下：

侧卧推骶法：我们以患者左侧朝后旋转，右侧朝前旋转为例，患者取侧卧，左侧在上，右侧在下，下侧腿伸直，上侧腿屈曲，上侧脚置于下侧腿的腘窝处，右手放在前方，左手放在胸前或屈肘放在腰腹之间。术者以前弓步、后箭步的姿势立于治疗床的右侧，左手压于患者肩部以稳定患者的身体，右手掌根缓慢推开患部附近软组织，贴压在左侧骶部，由后向前发力，力度由小逐渐到大，当手下有明显阻力感时，再加一个闪动力，然后重复此手法3～5次，手法结束（图6-106）。

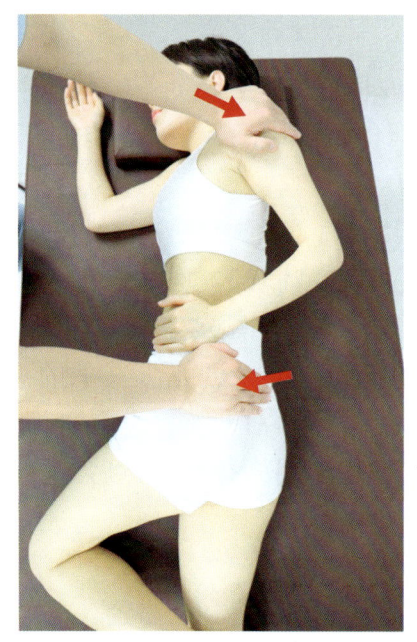

图 6-106　侧卧推骶法

第六章　各部位的正骨整脊手法

以上是髂骨和骶骨移位的矫正手法，但更多的时候髂骨和骶骨的错位不是单一的，是复合存在的，在矫正单一骨骼移位之前我们都要先松解骶髂关节，然后再矫正髂骨、骶骨的移位。对于一些单纯只矫正髂骨和骶骨后疗效不佳的，我们还要考虑骶髂关节是否错位，如有错位，还要矫正骶髂关节。

三、骶髂关节矫正

1. 骶髂关节的松解手法

（1）双手垂直下压法：患者俯卧位，术者立于一侧，双手垂直交叉，一手按于骶椎上部，另一手按于同侧的髂骨后上部，双手交叉用身体的重量下压，持续 6～7 秒，可重复数次。本法使骶髂产生分离，松弛骶髂关节，可缓解腰、骶、髂疼痛（图 6-107）。

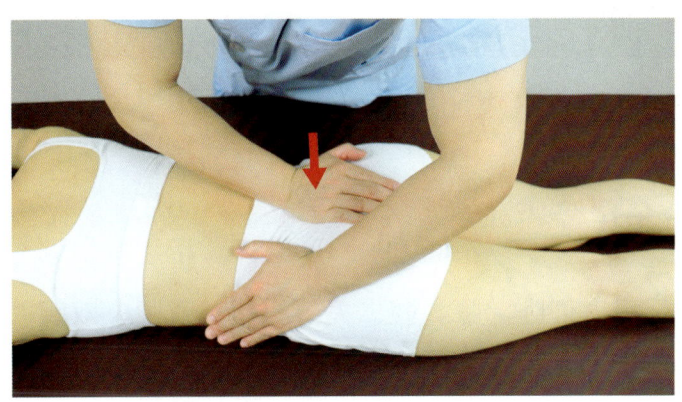

图 6-107　双手垂直下压法

（2）压膝拉髂法：患者仰卧位，术者立于患者一侧，单侧屈髋屈膝，胸部压在患者膝部，双手抱紧患者双髂嵴处，身体前弯，将髂骨拉起至最大限度，持续 6～7 秒，可重复数次（图 6-108）。

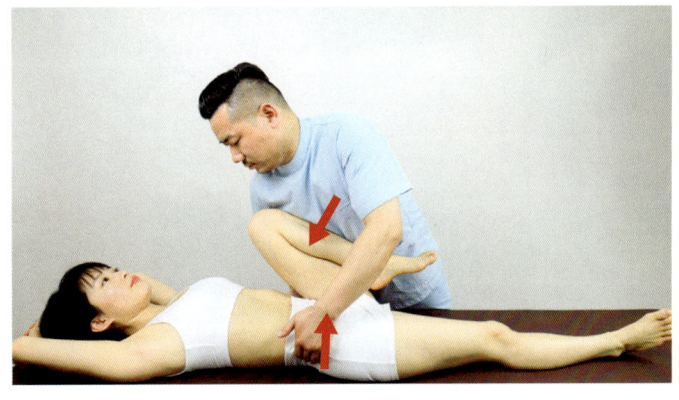

图 6-108　压膝拉髂法

（3）"4"字矫正法：患者仰卧，左腿屈曲，左侧膝盖往左外侧方放下，尽量下放至矫正床的水平位，大腿与矫正床成直角。术者立于患者左侧骨盆的下方，面朝向患者。右手掌压在患者左膝盖上方的内侧位置上。左手掌压在患者右侧髂前上棘处。术者的左手稳定住患者的骨盆，右手将患者的左侧大腿往下压，时间持续30～60秒，可连续做2～3次，同时嘱患者膝盖稍微用力阻抗（图6-109）。

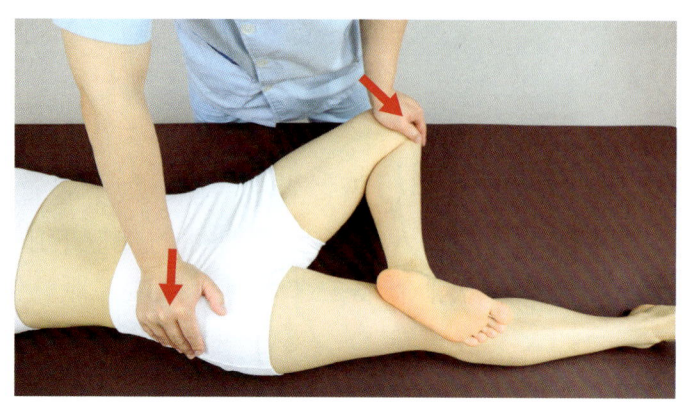

图6-109 "4"字矫正法

2. 骶髂关节错位的矫正手法

（1）摇正骨盆法：患者仰卧，膝、髋二关节屈曲，双膝、双踝并拢、对齐，或双膝并拢对齐，双踝交叉。若术者站其左侧方，则右前臂、手掌横压以扶住其双膝处，左手掌将踝部持握，以稳定住双踝；接着，使其尽力屈膝、髋二关节，并做顺时针和逆时针方向的被动旋转运动。当旋转至左侧方或右侧方时，则尽力使臀部抬起，这就需要加大右手臂按压膝部的力度以及左手臂向左侧斜上方或右侧斜上方推动踝部的作用力，从而使力度可以直接传达至腰、骶关节处。如此反复向左或向右旋转6～9次（图6-110）。此法多用于腰椎下段和骶椎的错位者。

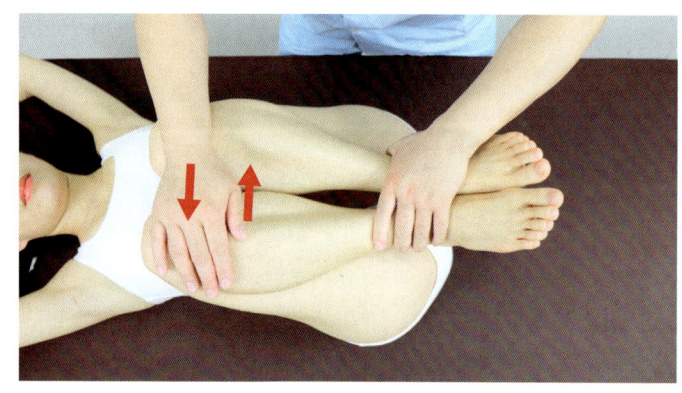

图6-110 摇正骨盆法

（2）按膝推臀复位法

单髋过屈复位法。以右侧为例，患者仰卧，右下肢靠床沿，术者站立于患者右侧。术者右手握患者右踝，左手扶按右膝，助手按压患者伸直的左下肢膝关节处，医者先半屈曲患者的右下肢，内收、外展3～5次，再过屈患者右髋膝关节，用力往对侧季肋部下压，注意，用力要适当，以避免引起同侧季肋部挫伤。此时常可听到关节滑动响声或手下关节复位感。最后协助患者做患肢蹬空动作（图6-111）。此法适用于骶髂关节前错位者。

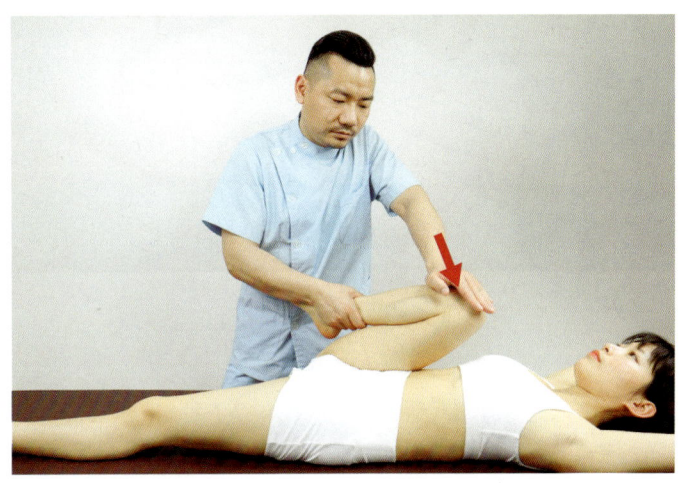

图6-111　单髋过屈复位法

单髋过伸复位法：以右侧为例，患者俯卧，右下肢靠床沿，术者站立于患者左侧。术者右手托起患腿膝上部，左手掌根按压右骶髂关节处。先缓缓旋转患肢3～5次，然后用力上提大腿，使患者过伸患肢；同时，左手用力下压，两手向相反方向扳按。此时可听到关节滑动声或手下有关节复位感。最后协助患者做患肢蹬空动作（图6-112）。此法适用于骶髂关节后错位、体弱及肌肉欠发达者。

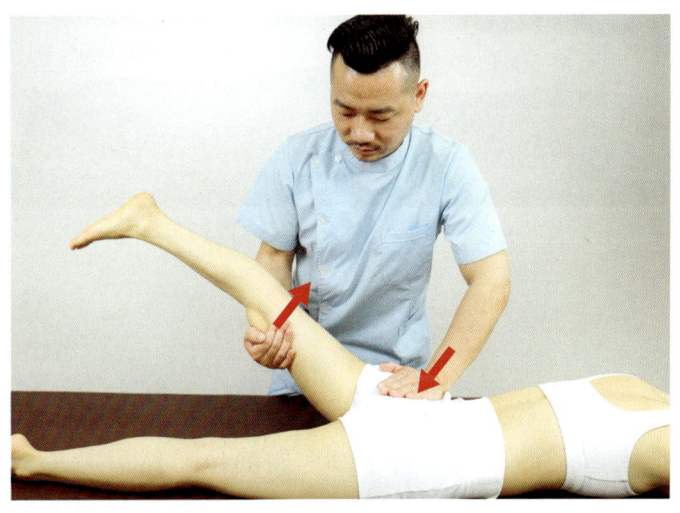

图6-112　单髋过伸复位法

3. 对抗牵推法

患者仰卧，健侧下肢伸直，患侧屈膝屈髋，术者立于患侧。术者一手按压患侧膝部，另一手推患侧臀部坐骨结节向前，使髂骨向后复位（图6-113）。此法适用于骶髂关节前错位者。

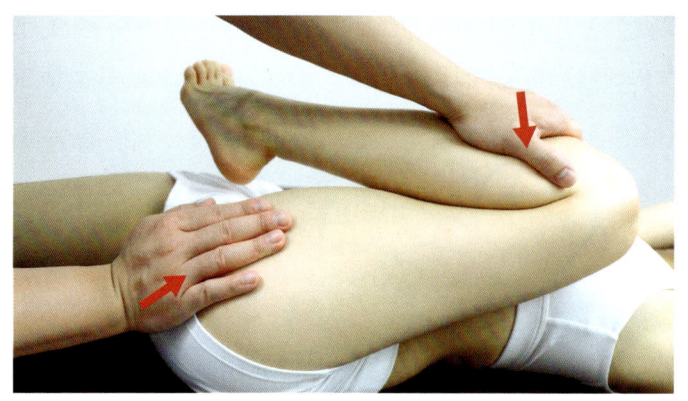

图6-113　对抗牵推法

4. 提膝顶髂对抗法

患者取侧卧位，患侧在上，术者立于患者后侧。术者以左手推按住患者右侧髂骨翼的后部，用左膝髌骨顶住患者右侧髂后上棘，右肘部穿过患者右膝前方，此时提右手向后猛力牵右膝部，左手、左膝同时向前顶推髂骨翼的后部和髂后上棘，多可听到骶髂关节复位的弹响声（图6-114）。此法适用于骶髂关节后错位者。

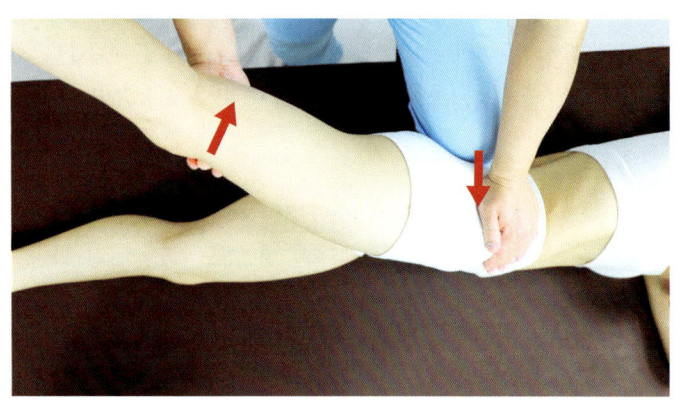

图6-114　提膝顶髂对抗法

5. 拉踝推髂对抗法

患者侧卧位，患侧在上，术者立于患者背后。术者以左手推按住患者右侧髂骨翼的后部，右手握住患者右踝关节上方，将踝关节置于90°屈曲位，然后右手向后快速牵拉右踝部，同时左手向前推按右髂骨翼后部，两手呈相反方向推拉，同样可听到骶髂关节复位的弹响声（图6-115）。此法适用于骶髂关节后错位者。

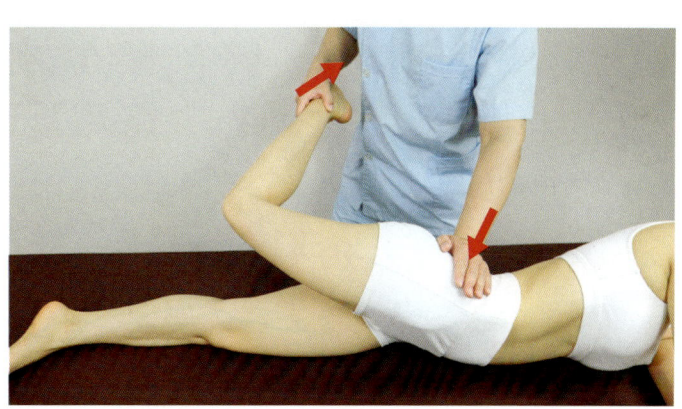

图 6-115 拉踝推髂对抗法

四、耻骨的矫正

耻骨联合为半关节，可有小范围活动，产后易出现两侧上下、前后移位以及分离等半脱位状态。

1. 耻骨两侧高低不对称矫正

患者仰卧，将耻骨低的一侧腿"之"字形平放，术者一手虎口抵住低侧耻骨下缘，另一手包住同侧髂嵴，双手同时往上方缓缓发力，此手法可重复3～5次（图6-116）。另一侧我们以同样的手法操作，操作力度和次数可适当减少，让两侧对称平衡即可。

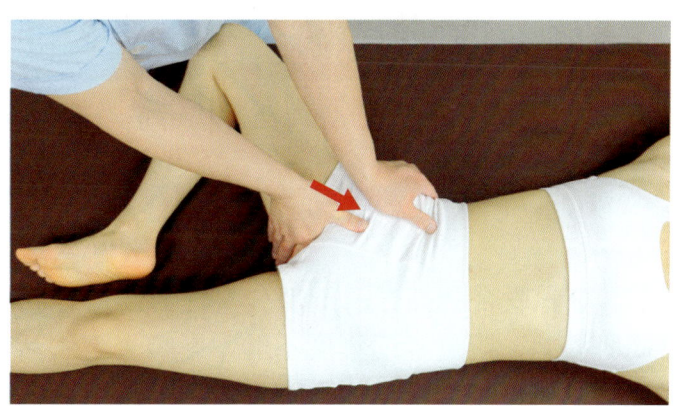

图 6-116 耻骨两侧高低不对称矫正

2. 耻骨两侧前后移位及整体前凸矫正

患者仰卧，将前移一侧腿"之"字形平放，术者一手掌根抵住前移耻骨部往后压，另一手包住同侧髂嵴，同时往前拉，此手法可重复3～5次（图6-117）。

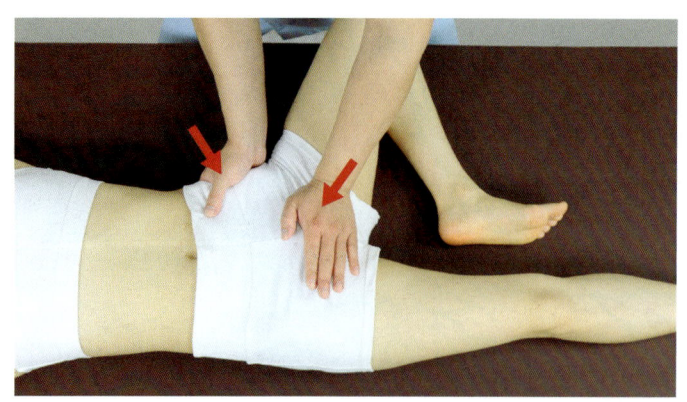

图 6-117　耻骨两侧前后移位及整体前凸矫正

一部分患者的耻骨两侧整体都是往前凸起的，这种情况一般是由于骨盆后倾引起的，在矫正时先将骨盆后倾矫正，然后再矫正耻骨前凸。

我们先将耻骨前凸的一侧按耻骨前移的手法操作，然后再操作另一侧，两侧都操作完成后，再让患者两脚心相对，以掌跟抵在耻骨联合中间往后压，另一手托住腰骶部同时往前发力，此手法可重复 3～5 次（图 6-118）。

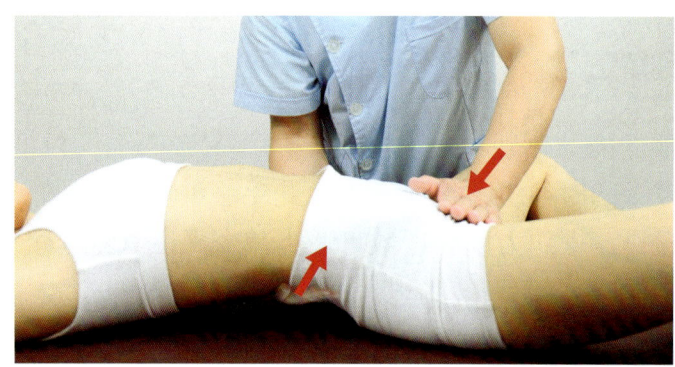

图 6-118　耻骨前凸手法矫正

3. 耻骨分离闭合

女性在生育过程中，耻骨联合会打开，一部分女性的产后自我恢复比较差，以至于耻骨联合间隙增大，盆底肌松弛，阴道紧缩程度不够，影响夫妻生活；严重的会产生疼痛、漏尿等相应症状。我们可以通过闭合耻骨联合，再辅之以康复训练来收缩，以提高夫妻生活的质量。手法如下：

（1）患者仰卧，将左侧腿"之"字形平放，术者一手虎口抵住耻骨联合左侧部往对侧推挤，另一手包住左侧髂嵴，同时往对侧推，此手法可重复 3～5 次。然后再将包住左侧髂嵴的手移至右侧髂嵴，两手同时对挤以闭合耻骨（图 6-119）。操作完一侧后，再以相同手法操作另一侧。

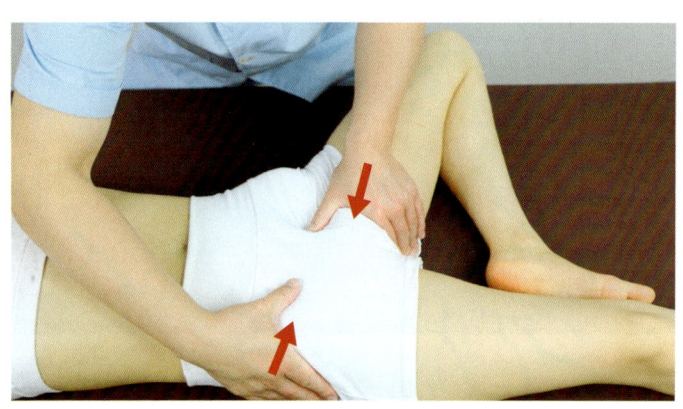

图 6-119　耻骨分离闭合手法

（2）患者仰卧，两脚心相对屈膝，术者双手虎口抵住耻骨两侧，同时往内挤压（图6-120），此手法可重复3～5次。

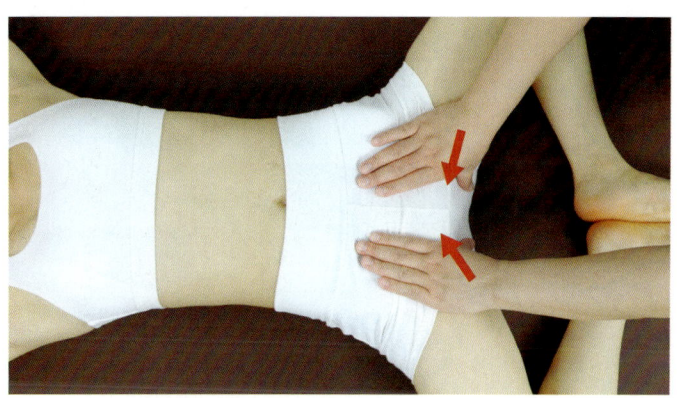

图 6-120　耻骨分离闭合手法

五、坐骨的矫正

1. 坐骨上、下移位

一般坐骨上、下移位都跟骨盆的前、后倾有关系，骨盆前倾会引起坐骨上移；骨盆后倾会导致坐骨下移。常见情况下，我们都会先矫正骨盆倾斜和髂骨，再矫正坐骨，这样效果会更好。坐骨矫正手法如下：

患者取俯卧位，坐骨下移，一侧下肢屈髋屈膝，另一侧下肢伸直，术者立于患侧，一手掌往前下方推按髂后上棘，另一手掌往后上方推坐骨结节，双手同时用力，待感觉推到极限位置时，可采取寸劲，此手法可操作3～5次，将下移的坐骨结节上推回正位即可（图6-121）。如两侧都有下移，操作完一侧再以同样的手法操作另一侧。

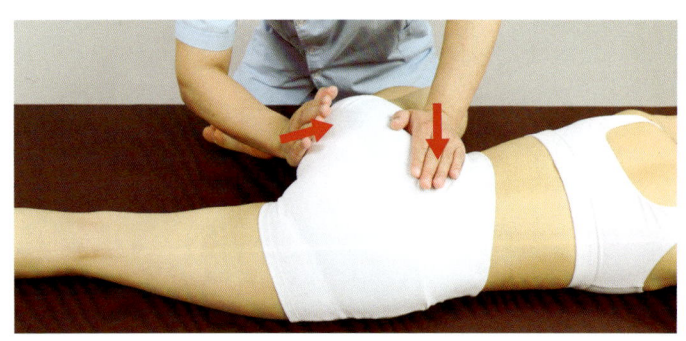

图 6-121　坐骨矫正手法

2. 坐骨内、外移位

（1）坐骨外移：患者取俯卧位，坐骨外移一侧下肢屈髋屈膝，另一侧下肢伸直，术者立于患侧，一手掌包住髂骨侧面往内推按，另一手掌根往内推坐骨结节，双手同时用力，待感觉推到极限位置时，可采取寸劲，此手法可操作 3～5 次，将外移的坐骨结节上推回正位即可（图 6-122）。如两侧都有外移，操作完一侧再以同样的手法操作另一侧。

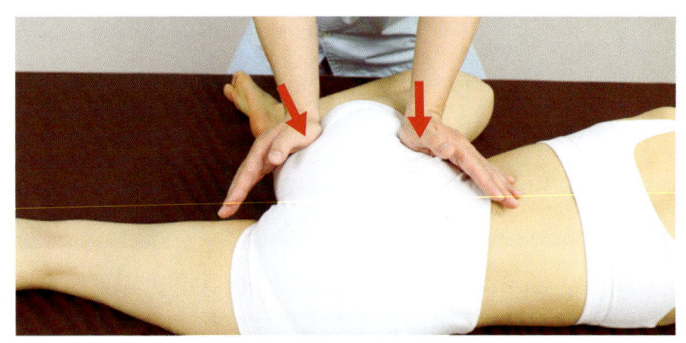

图 6-122　坐骨外移矫正手法

（2）坐骨内移：患者取俯卧位，坐骨内移一侧下肢屈髋屈膝，另一侧下肢伸直，术者立于健侧，一手掌放于患侧髂骨后侧往外推，另一手掌根往外推坐骨结节，双手同时用力，待感觉推到极限位置时，可采取寸劲，此手法可操作 3～5 次，将内移的坐骨结节上推回正位即可（图 6-123）。如两侧都有内移，操作完一侧再以同样的手法操作另一侧。

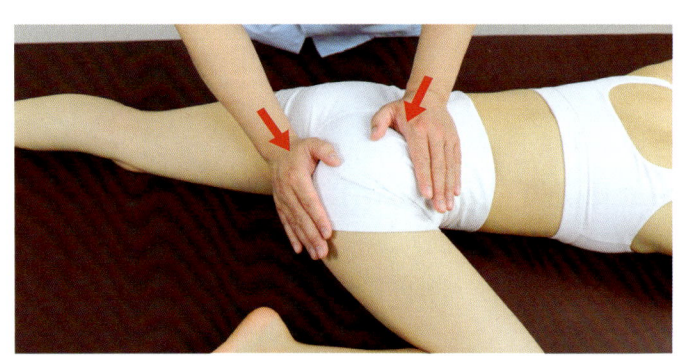

图 6-123　坐骨内移矫正手法

第六章 各部位的正骨整脊手法

六、尾骨的矫正

常见的尾骨移位有左右侧偏、前移和后突等错位方式，侧偏一般跟骨盆侧倾、旋转有关系，前移多由尾椎突然受外力撞击所致，如摔倒后屁股接触地面，或其他硬物撞击尾椎，严重的还会造成尾骨骨折，尾骨移位了要及时矫正，如严重的会产生并发症和后遗症，需要手术治疗。如果尾骨在没有受到外伤的情况下向后突出，一般考虑是尾骨发育畸形，需要进行影像学检查（CT或者核磁），应排查是否器质性病变、肿瘤占位等疾病。如果确定是尾骨发育畸形，影响到正常生活，可以考虑手术治疗。

在排除了上述比较严重、需要手术的情况后，一般常见的尾骨移位，可以通过以下手法来矫正。

1. 尾骨侧偏

患者俯卧，双下肢伸直，术者立于其侧偏的一侧。术者左手大拇指置于尾骨与坐骨缝隙之间，右手将患者同侧腿抬起，并渐扳向对侧，左手同时徐徐用力往对侧推，双手同时用力，此手法可操作3~5次，将侧偏的尾骨推回正位即可（图6-124）。

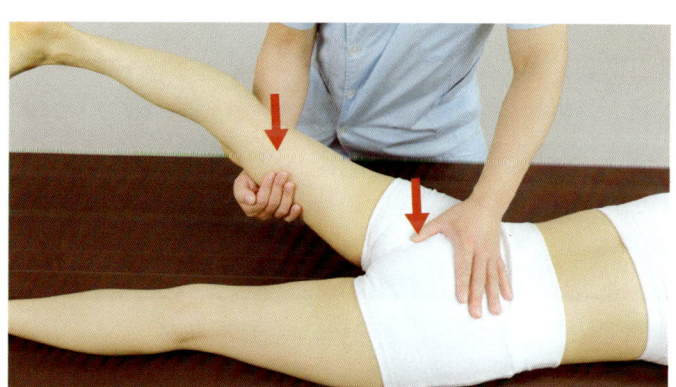

图6-124 尾骨侧偏矫正手法

2. 尾骨前移

患者俯卧，双下肢伸直略分开，术者立于一侧。一手固定骶部，另一手中指伸入肛门内，拇指抵在移位部，当中指摸清向前移位的远端段时，用力向后推顶，即可复位（图6-125）。如有肿痛、瘀血，用消肿止痛接骨药外敷治疗，预防后遗症的发生。

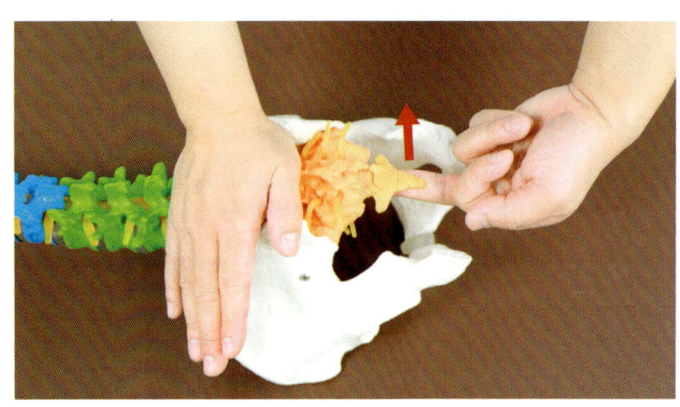

图 6-125　尾骨前移矫正手法

3. 尾骨后凸

患者俯卧，双下肢伸直略分开，术者立于一侧。先以揉、拨、捋等手法松解骶尾关节周围软组织（主要是筋结），然后一手固定骶部，另一手掌根按压尾骨后突部分，从第一节开始，缓缓地往下移动，边揉边压，即可复位（图6-126）。如有肿痛、瘀血，用消肿止痛接骨药外敷治疗，预防后遗症的发生。

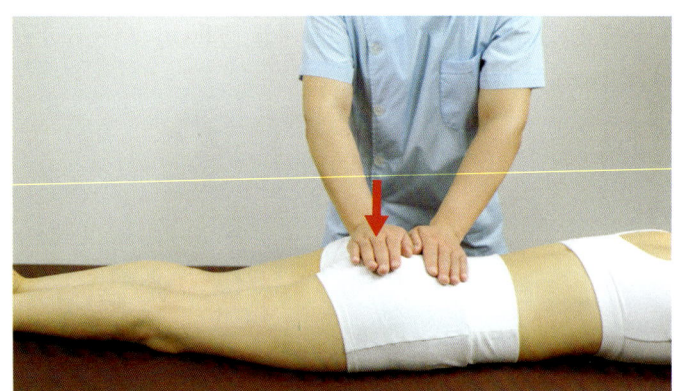

图 6-126　尾骨后凸矫正手法

对于尾骨错位的情况，在手法矫正后应避免久坐，端正坐姿，坐椅子的时候加垫一个软垫防止局部受压。如果尾骨疼痛是骨质增生所导致，对于这种情况可以采取局部理疗，疼痛时可以口服非甾体药物，如扶他林缓释片、芬必得胶囊等，注意休息和避免过度劳累。如果经过上述治疗，症状仍无明显缓解，就应及时到医院就诊。完善相关检查，给予相应治疗。

第六节　四肢关节的矫正

一、肩关节矫正

1. 肩关节和肩胛部应用解剖

（1）肌肉与骨性标志（图6-127）

锁骨皆露在皮下，呈"S"形，外端向后与肩峰相接。肩峰尖端顺其外缘向后内5厘米处，即与肩胛冈相连。肱骨头在肩峰下，由前、外两面向外突出。其上覆盖三角肌，呈圆形轮廓。

肩胛骨喙突在三角肌前缘之深面，对锁骨外中1/3交点之下2厘米处，用指端顺三角肌与胸大肌间的肌间沟，向后下方按压即可触及。其内下缘有胸小肌肌止点附着。外侧缘有肱二头肌短腱与喙肱肌肌止点附着，其功能使肘关节屈曲并协助前臂旋后动作。

肱骨大结节突出于肩峰之外侧方，为肩部最外侧之处。其内上缘有肌腱袖（冈上肌腱、冈下肌腱与小圆肌腱联合腱附着），司肩关节外展和旋转功能。肱骨小结节位于喙突尖外下侧2.5厘米处，指端置于其上并同时做肱骨内外旋转时，可觉其在指下滑动，有肩胛下肌肌止附着，其下为大圆肌肌止附着，两者司协助肩关节内收、内旋活动。

肩胛骨后面，可摸到内上角，为肩胛提肌肌止处，该肌司肩胛骨向内下转动，并上揭肩胛，协同颈椎向同侧旋转；两侧肌肉同时收缩，则可限制颈部的前屈活动。肩胛骨下角及脊柱缘可摸到大、小菱形肌肌止，腋窝缘可触及大、小圆肌肌起。菱形肌功能使肩胛骨内收并使其内下转动（肩胛盂转向下方）。

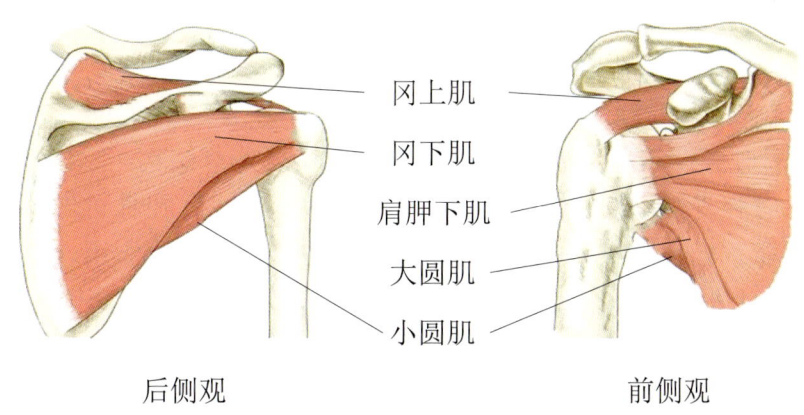

后侧观　　　　　　　　前侧观

图 6-127　肩部肌肉

（2）肩关节

肩关节的狭义概念乃指肩肱关节，其实际活动功能应包括6个部分（图6-128）。

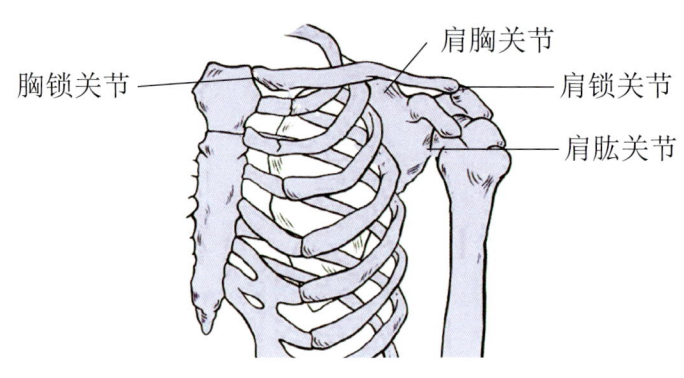

图6-128　肩关节

肩肱关节：也称盂肱关节，由肩胛骨的关节盂与肱骨头连接而成的球窝关节，因肱骨头的面积远远地大于关节盂的面积，且韧带薄弱、关节囊松弛，故肩肱关节是人体中运动范围最大也最灵活的关节。关节盂为上窄下宽的长圆形凹面，向前下外倾斜，盂面上被覆一层中心薄、边缘厚的玻璃样软骨，盂缘被纤维软骨环即关节盂唇所围绕。关节盂唇加深关节盂凹，有保持关节稳定的功能。

胸锁关节：由锁骨内端连接一侧胸骨柄及同侧第1肋软骨所组成胸锁二骨之间有一软骨盘，借此可减少活动中胸骨之振荡。肩关节向各方活动时，都需要胸锁关节的协同。当肩抬高、上臂外展时，锁骨呈上举（30°～40°）、后倾（约35°）及旋转活动（约50°），故该关节因损害而固定不活动时，肩部活动整体上会受到一定限制。

肩锁关节：由肩峰内端与锁骨外端组成，关节内软骨盘往往在老年时完全分化成丝状。该关节可使肩胛骨向上下、内外及前后活动。上臂外展时，并有旋转活动，但活动幅度不大。当此关节受累僵硬时，肩部活动障碍并不明显。

肩胛胸壁关节：由肩胛骨与后胸壁构成，介于第2～7肋骨之间，是肩胛骨与后胸壁之间的连接装置。肩胛胸壁关节具有关节功能，但不具有关节结构。该关节内有肩胛下肌、前锯肌、竖脊肌将肩胛骨与肋骨分开。借助肩胛胸壁关节，肩胛骨可做多方向运动，协助肩关节完成多种功能。当肩肱关节僵硬时，它可起到类似关节的作用，维持一定幅度的肩部代偿活动，如肩部上提、下压，肩胛骨在胸壁转动等，借此可代偿上臂外展动作。因此，肩胛胸壁关节也被视为肩关节的一部分。肩胛胸壁关节功能障碍可能影响肩关节的功能。

喙锁韧带：即为联系肩胛骨喙突与锁骨之间的韧带结构。它不仅能稳定肩锁关节，而且在上臂外展时，可维持锁骨旋转的惯轴运动。锁骨上臂外展时，锁骨惯轴运动障碍能影响肩关节功能。锁骨内端有胸锁乳突肌附着，外端后曲部有喙锁韧带附着，当上臂外展时，肩胛骨在胸上呈外旋活动，肩胛下角外移，此时喙突相应地向下移动。牵拉喙锁韧带使锁骨沿其长轴向后方旋转；同时胸锁乳突肌向上收缩，与喙锁韧带牵拉方向相反，此现象与机器中之惯轴运动相仿，这一运动帮助了肩外展幅度，使肩关节完成整个外展上举动作。

肩峰肱骨间关节：由肩峰下与肱骨头间组成，其间有肩峰下滑囊。

肩关节各向活动功能均与上述关节密切关联，其中任何一个关节损害时，即可不同程度地影响整个关节活动。肩痛和活动僵直的临床征象，可来自肩关节本身疾患，还可由颈椎病、肌筋膜痛或肿瘤所引起。

2. 肩关节的矫正手法

1）肩肱关节（盂肱关节）的手法（以右肩关节为例）

肩肱关节（盂肱关节）的手法主要适用于冻结肩、肩关节错位、肩关节撞击综合征等。其中肩关节错位也称半脱位，是指肩部关节面失去正常的连接关系，而肩关节脱位是指构成关节的关节面完全脱离连接关系。一般错位通过手法复位和康复训练即可恢复；如是外伤导致的肩关节脱位，要结合影像学检查评估病情，在手法复位成功后，应使用三角巾、绷带和石膏等固定装置固定受损关节，使受损关节处于有利于恢复的环境中。必要的情况下还需结合消炎镇痛、活血化瘀的药物，配合物理因子疗法以改善症状。本书以整骨手法为主，肩关节脱位手法就不做详细介绍了，如需查阅，可参考相关书籍。

（1）肩肱关节（盂肱关节）滑动手法

体位：患者取仰卧位，右上肢外展，术者站于患者右侧。

手法：术者双手握于患者肱骨近端，术者微曲双膝夹住患肢肱骨远端内外上髁部。在双膝夹住并牵引肱骨的同时，双手从前向后或从后向前推挤肱骨近端，同时使患肩被动外展内收、前屈后伸（图 6-129）。

说明：此手法是双上肢复合发力，沿上肢长轴的持续牵引力，适用于冻结肩、肩关节错位、肩关节撞击综合征等。

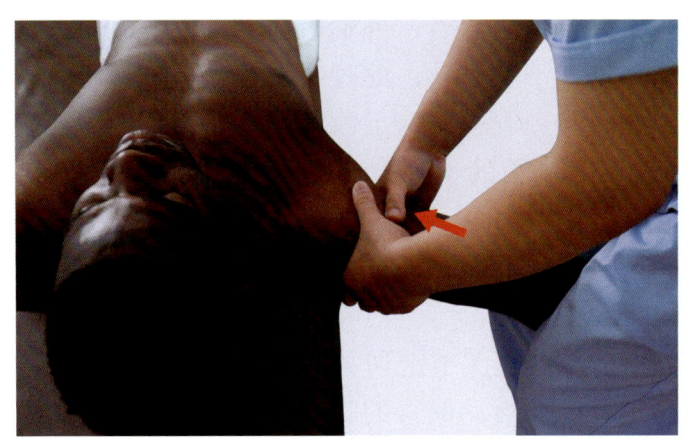

图6-129　肩肱关节（盂肱关节）滑动手法

（2）肩肱关节（盂肱关节）外展牵伸法

体位：患者左侧卧位于整脊床上，右侧朝上，术者立于患者背侧。

手法：术者右手握住患者腕部，左手虎口部握住肱骨近端，将右侧上肢外展，以术者握手掌的手为动点，给予右侧肩关节一牵伸力，并尽可能做外展位上的牵伸运动（图6-130）。

说明：此手法的发力部位是右上肢屈伸肌群，发力方向沿右上肢纵轴方向，适用于冻结肩、肩关节错位、肩关节撞击综合征等。

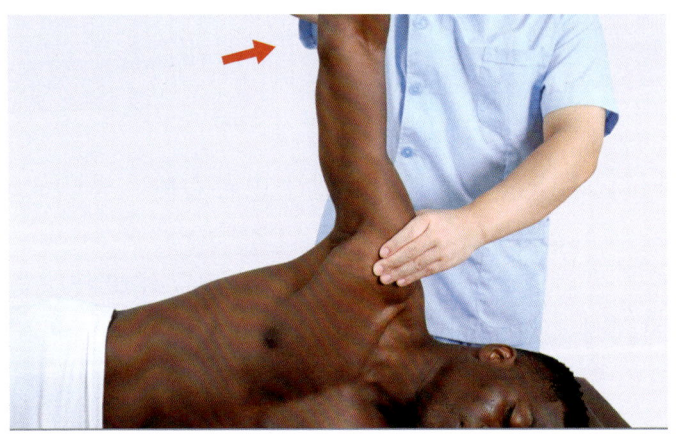

图6-130　肩肱关节（盂肱关节）外展牵伸法

（3）肩肱关节（盂肱关节）跨躯体内收外旋法

体位：患者左侧卧位于整脊床上，右侧朝上，术者立于患者背侧。

手法：术者右手固定于患者右腕关节处，左手固定于患者右肩关节，使患肢屈肘90°并行前屈内收、外旋运动，当患者做此运动到最大限度时，术者右手固定患者右腕部，屈曲肘关节，左手握患者肩关节，运用定点和动点双手，使患者肩关节内收外旋（图6-131）。

说明：此手法的发力部位是术者的右手，发力方向是沿着水平面向内及外，适用于冻结肩、肩关节错位、肩关节撞击综合征等。

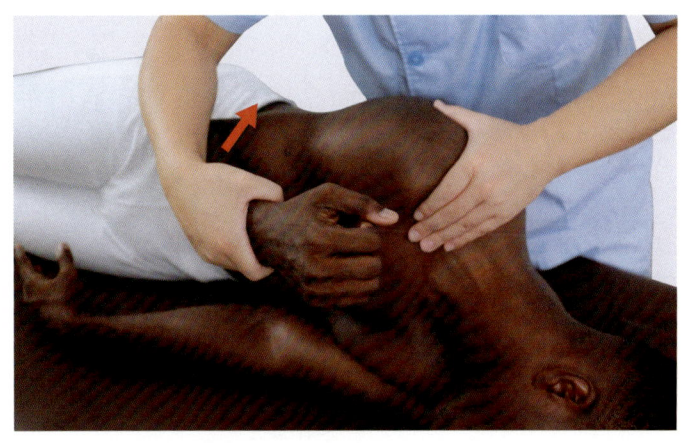

图6-131　肩肱关节（盂肱关节）跨躯体内收外旋法

（4）肩肱关节（盂肱关节）跨躯体外展内旋法

体位：患者左侧卧位于整脊床上，右侧朝上，术者立于患者背侧。

手法：患者右关节屈曲，术者左手固定患者右肩关节，右手握住患者右肘部，运用定点和动点双手，使患者右肩关节外展及于患者背侧内旋、内收右肩关节（图6-132）。

说明：此手法的发力部位是术者的右手，发力方向是向外及沿背部向左侧，适用于冻结肩、肩关节错位、肩关节撞击综合征等。

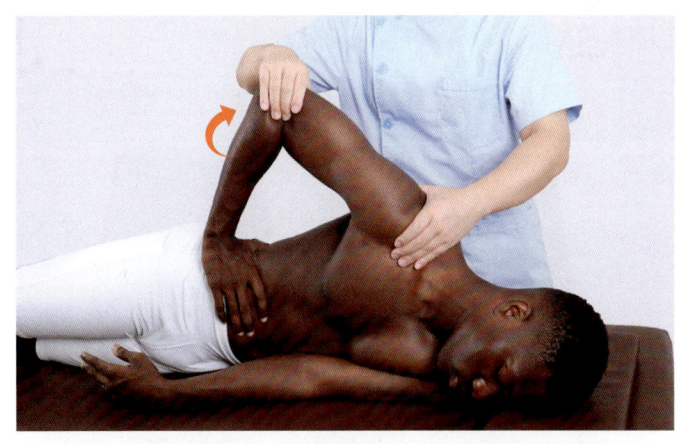

图6-132　肩肱关节（盂肱关节）跨躯体外展内旋法

（5）反手于背归合挤压法

体位：患者左侧卧位于整脊床上，右侧朝上，术者立于患者背侧。

手法：将患侧上肢屈肘并反手于后背，术者侧身面朝患者枕部方向，双手十指交叉，形成半球状紧扣于患侧肩关节，双手的大小鱼际肌紧贴肩关节并同时给予前后归合力（图6-133）。

说明：此手法发力部位为双手掌，发力方向是向前及向后，适用于冻结肩、肩关节错位、肩关节撞击综合征等。

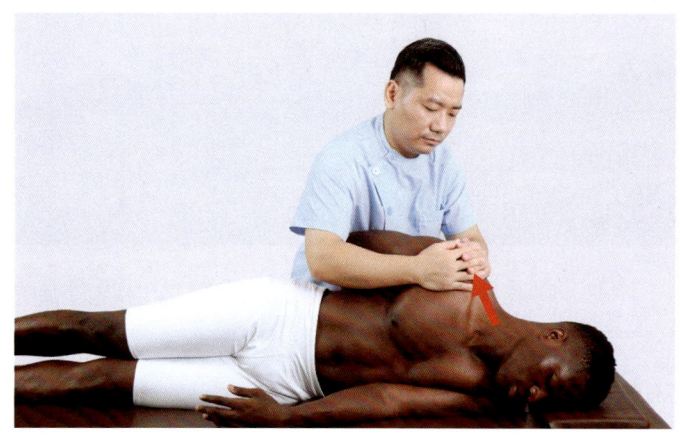

图 6-133　反手于背归合挤压法

2）胸锁关节的手法

（1）前后向滑动

体位：患者仰卧位，上肢放于体侧，屈肘，前臂放在上腹部。

手法：术者站在床头，双手拇指放在锁骨头同内侧前方，其余四指自然分开放在胸前，以拇指向后推动锁骨（图6-134）。

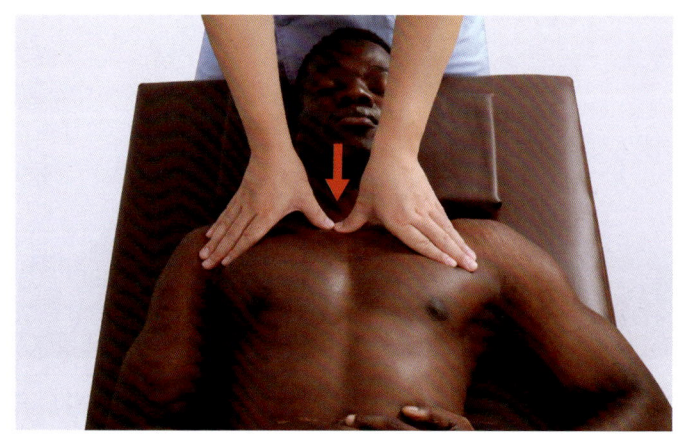

图 6-134　前后向滑动

说明：此手法力度要适当，不可用暴力，可增加锁骨回缩。

（2）上下滑动

体位：患者仰卧位，上肢放于体侧。

手法：术者站在患侧，双手拇指放在锁骨内侧下方，其余四指放在锁骨上方。双手同时将锁骨向上（头部）或向下（足部）推动（图6-135）。

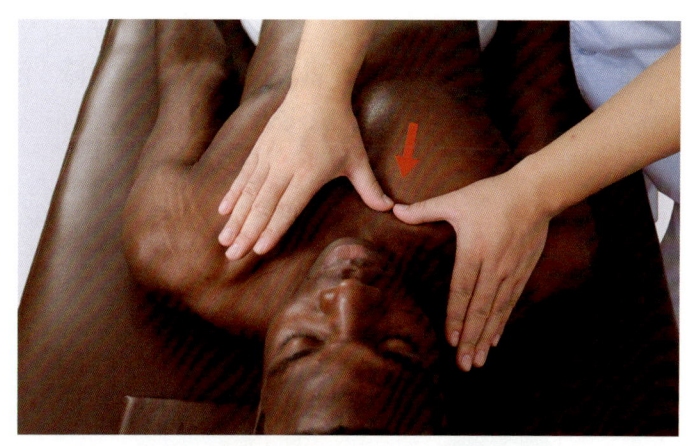

图6-135　上下滑动

说明：此手法力度要适当，不可用暴力，可增加锁骨上下活动范围。

（3）肩锁关节的手法（后前向滑动）

体位：患者坐位，上肢自然下垂。

手法：术者站在患肩后方，内侧手拇指放在锁骨外侧端后面，其余四指放在锁骨前面，外侧手放在肩胛骨肩峰的前后面。术者以外侧手固定肩峰，内侧手向前推动锁骨（图6-136）。

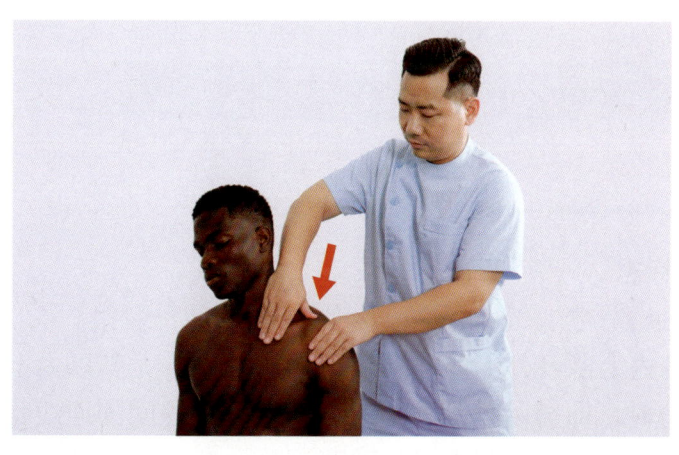

图6-136　肩锁关节的手法（后前向滑动）

说明：此手法力度要适当，不可用暴力，可增加肩锁关节活动范围。

（4）肩胛胸壁关节的手法（松动肩胛骨）

体位：患者健侧卧位，患侧在上，屈肘，前臂放在上腹部。

手法：术者面向患者站立，上方手放在肩部，下方手从上臂下面穿过，拇指与四指分开，固定肩胛骨下角。

术者以双手同时向各个方向活动肩胛骨，使肩胛骨做上抬、下降、前伸（向外）、回缩（向内）运动，也可以把上述运动结合起来，做旋转运动（图6-137）。

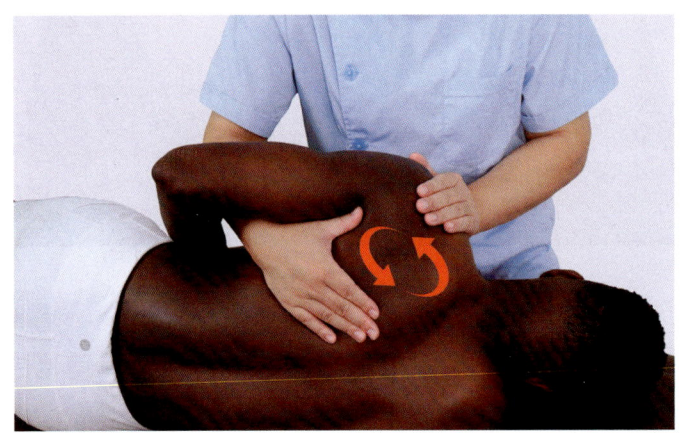

图6-137　肩胛胸壁关节的手法（松动肩胛骨）

说明：此手法可松解肩胛胸壁处粘连，增加肩胛骨活动范围。

二、肘关节矫正

1. 肘部应用解剖

（1）肌肉与骨性标志

肱骨下端的两侧为内上髁及外上髁，容易用手指摸到，尤其以内上髁较为突出而明显。若将肘关节置半屈曲位时，即容易摸到外上髁。内、外上髁间的连线称为上髁间线。屈曲肘关节时，其后方突起的骨尖端部，即为尺骨鹰嘴，其上有肱三头肌腱附着。在内上髁后侧有一凹陷沟槽，其中容纳尺神经，可以清楚地用手指摸到并有滑动感。屈曲肘关节，在外上髁前方约2.5厘米处，即为桡骨头。肘关节伸直时，外上髁与桡骨头陷落入凹陷内，其外缘突起的肌肉为桡侧各伸肌，内缘为肘后肌。真正肘关节的表面位置，相当于外上髁下方1厘米至内上髁下方2.5厘米间的连线上。

若将前臂旋后及肘关节伸直，可见以肘窝横纹线为基底的两侧缘，有两条肌肉隆起，内侧为旋前圆肌，外侧为肱桡肌等，两者走向远端相交，外形似一个三角形。将肘关节半屈曲时，在肘窝横纹线中，可摸到一硬索条状物，即为肱二头肌肌腱；将手指向内侧移动少许，可触及动脉搏动；再移向内侧少许，即为正中神经的位置。在肱二头肌肌腱外侧的桡骨头前，有桡神经越过。

肘关节的内、外上髁及髁上嵴发出前臂伸肌总肌腱、前臂屈肌总肌腱、肱桡肌、旋前圆肌等，肌肉虽多，但除肘后肌外，均非直接作用于肘关节本身，而主要作用于手腕部。因肘部外伤所致的伏克曼（Volkmann）缺血性挛缩，引起手腕严重畸形与功能障碍（图6-138）。

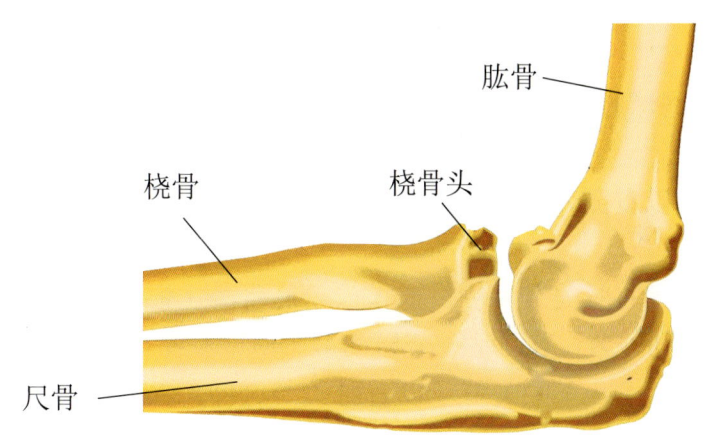

图6-138　肘关节

（2）肘关节

肱尺关节为肘关节的主要部分，由肱骨滑车及尺骨鹰嘴组成，主伸屈功能。鹰嘴突与喙突在伸、屈肘时，合适地容纳在滑车前后部之喙突窝及鹰嘴窝之中。肱桡关节由肱骨小头与桡骨头组成，该关节对肘关节的伸、屈活动不起重要作用，切除桡骨头后，肘关节活动无重大妨碍，但它可以稳定和协助上尺桡关节的活动。近端桡尺关节由尺骨之桡骨切迹与桡骨头组成，主要司前臂旋转动作。

上臂与前臂并不在一条直线上，在肘关节伸直前臂旋后位时，前臂外倾10°～15°使两臂间呈"提携角"。若将前臂半旋前时，此角即消失。

肘关节的主要功能是伸曲活动，在肘关节的前后所覆盖的肌肉比较发达，为了便利关节伸屈活动，其关节囊的前、后部甚为松弛，而两侧之韧带则甚为坚强，防止侧向移动，增加关节稳定。肘部屈曲力量大于伸直力量，其比例约为14：9。肘关节不应有侧方活动，若有，则应视为异常。

观察肘关节是否肿胀，其首先观察肘关节附近的几个凹陷是否消失，如肘窝、三头肌腱的两侧沟、桡骨头窝等。

在肘关节屈曲时，其后方3个骨突起的连线形成等腰三角形，即内、外上髁及鹰嘴；在肘关节伸直时连线成一条直线。这是鉴别肘关节位置是否正常的标志。

若将上臂贴紧体侧，前臂呈旋后位再屈曲肘关节时，则手指刚好接触到锁骨的内侧部，而并非肩部，此乃是肱骨的前面是向着前内方的缘故，而并非由肱骨内旋所致。

2. 肘关节的矫正手法

（1）肱骨外上髁炎（网球肘）的手法

体位：患者取仰卧位，以右侧为例，术者站于患者右侧。

手法：术者左手放于患者右肘关节后侧，拇指放于肱骨外上髁处，右手握于患者右手，先使右关节被动屈伸，以滑利关节，当右肘关节屈曲最大时，术者右手使患者前臂极度旋前，并牵伸右肘关节，达伸直位时术者左手关节予以右肘关节过伸，往往可听见"咔嗒"响声（图6-139）。

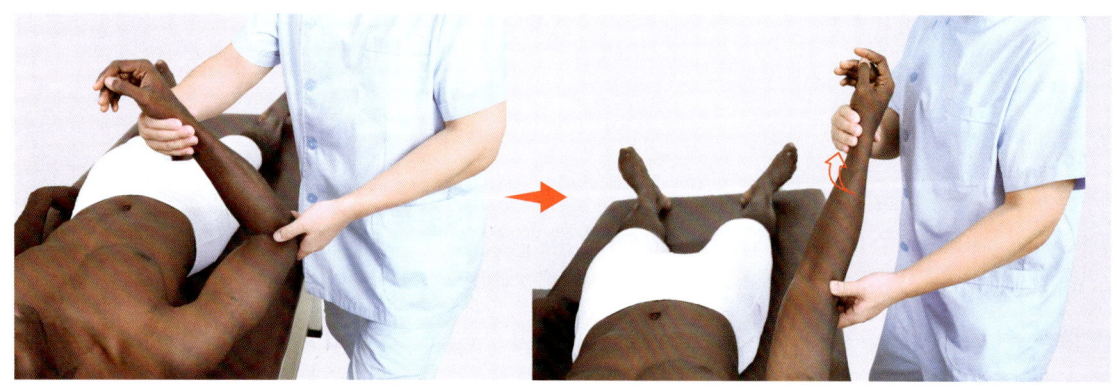

图6-139 肱骨外上髁炎（网球肘）的手法

说明：此手法也称旋牵过伸法，适应证为肱骨外上髁炎，即我们俗称的"网球肘"。典型的网球肘是指肱骨外上髁肌肉附着点的损伤和局部滑囊炎。而大多数患者上述损伤并不明显，其病理主要包括肱桡关节分离和相关肌肉紧张造成肱骨外上髁附着点的牵拉痛。相关肌肉主要包括腕伸肌、指伸肌和旋后肌，个别患者可能还包括肘肌和肱桡肌。触诊肱桡关节外侧间隙的桡侧副韧带有压痛，提示有关节分离（桡骨下移位）。其复位手法：把前臂放在床面上，治疗师用手掌向上反复用力推送桡骨以闭合关节分离，复位成功压痛即可消失（图6-140）。然后触诊肱骨外上髁，如果有压痛提示有肌肉紧张。在上述肌肉肌腹上寻找肌肉条索和压痛点，可采用肌肉定点松解、拉伸或针刺等治疗。肌肉放松后肱骨外上髁的压痛即可消失。作为预防和辅助治疗，患者也可以配合自我肌肉牵拉放松。

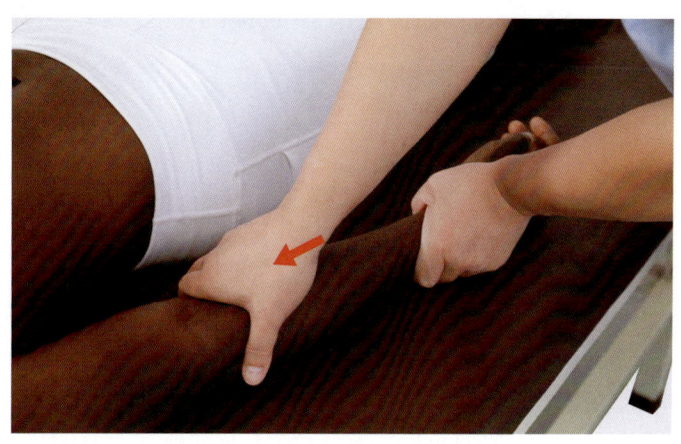

图6-140　旋牵过伸法

（2）肘后滑膜嵌顿的手法

肘后滑膜嵌顿的主要原因是肘关节突然伸直（过伸）造成肘后滑膜的挤压损伤。表现为肘关节伸直痛，肘后肿胀。治疗师用拇指按压在肘后关节缝隙处，令患者伸肘出现疼痛，即表明此处有滑膜嵌顿。具体手法操作如下：

体位：患者取坐位，以右侧为例，术者站于患者右侧。

手法：术者以拇指和食指捏住痛点处的皮肤，把嵌入的滑膜从关节缝隙牵出，疼痛即可减轻或消失（图6-141）。

说明：严重的病例还要考虑肘关节错位和滑膜炎。伸肘受限大多为肘关节错位或滑膜增生造成的并发症，手法复位和封闭治疗后大多可以改善。如果仍然不理想则需要手术治疗。

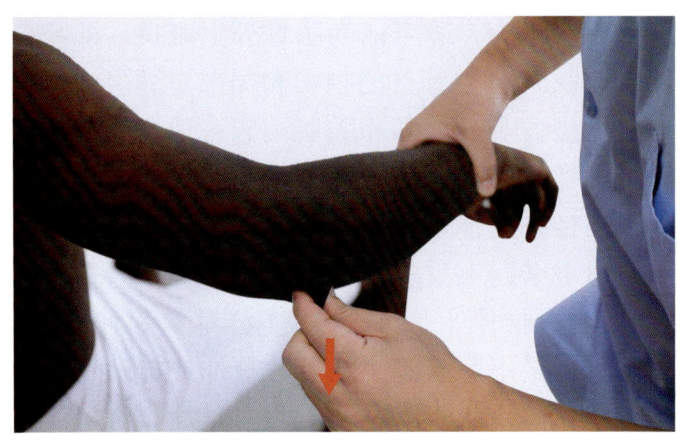

图 6-141 肘后滑膜嵌顿的手法

（3）小儿桡骨头错缝的手法

小儿桡骨头错缝又称"牵拉肘"，俗称"肘错环""肘脱环"，牵拉肘（桡骨小头半脱位）是指小孩的前臂受到突然牵拉时，造成的肱桡关节之间的环状韧带嵌入关节间隙，多发生于5岁以下幼儿，以1～3岁小儿的发病率最高，是临床中常见的肘部损伤，左侧比右侧多见。该病多由过度牵拉小儿手臂所致。伤肘部可呈现半屈曲位，自觉肘外侧部疼痛，前臂呈旋前位而垂于体侧，功能活动障碍，尤其不能旋后、屈伸及取物，且桡骨小头处有明显压痛，X线检查不能发现异常改变。临床检查时，应注意于肱骨髁上无移位骨折鉴别，后者多有跌仆外伤史，局部有不同程度的肿胀。治宜采用牵拉肘复位法，具体手法如下：

体位：家长抱患儿取坐位，术者面对患儿而坐。

手法：术者一手握小儿伤肘，用拇指于肘中部向外、向后按压脱出之桡骨头，同时用另一只手握持患儿伤肢腕部，向下适当用力牵拉，并使前臂旋前、旋后活动，然后屈肘，可听到轻微的入臼声，使患儿手触及伤侧肘部，复位即告成功，疼痛立即消失，患儿即能屈伸伤肢。若复位未成，可使患儿前臂旋前，然后屈肘整复（图6-142）。

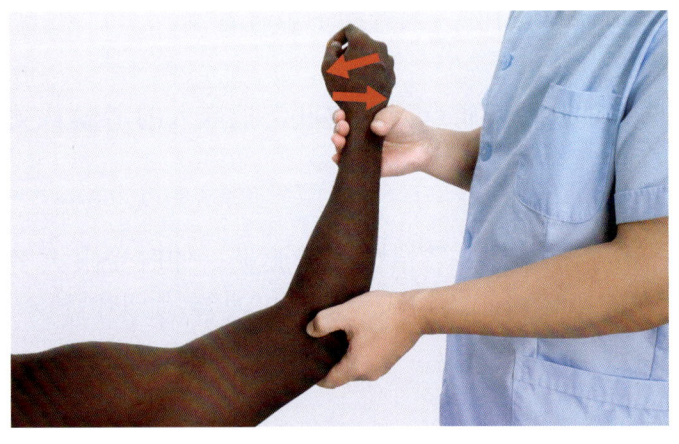

图 6-142 小儿桡骨头错缝的手法

说明：此手法操作后，患儿能够直臂取物即可证明复位成功。复位后，一般不需要制动，可用颈腕吊带或三角巾悬吊前臂2～3天。嘱患儿家长避免用力牵拉其伤臂，在患儿穿、脱衣服时多加注意，以防反复发生而形成习惯性脱位。

（4）桡骨头的矫正手法

体位：患者取坐位或仰卧位均可，术者立于患者需要治疗的手臂一侧。

手法：术者一手拇指点按住出槽的桡骨头，另一手抓住患者的手腕，并使前臂旋前45°（患者拇指朝下），使患者前臂做旋前动作，屈腕，肘关节充分伸展，同时向桡骨头施加压力并使其斜向移动，达到运动终末并完成手法操作（图6-143）。

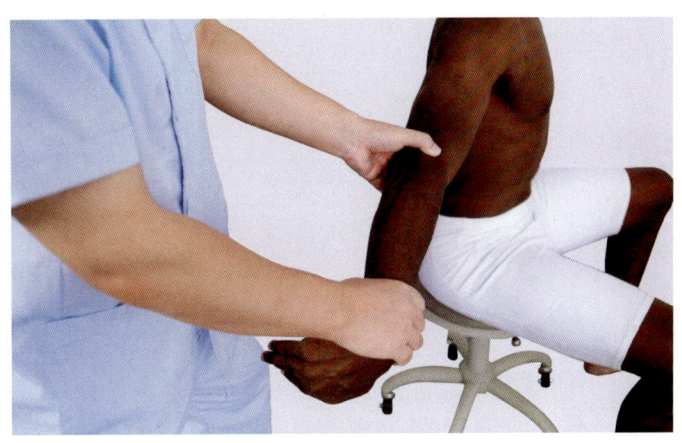

图6-143　桡骨头矫正手法

说明：术者可以将肘部屈曲至90°，手臂紧贴桡骨头，另一手置于患者手腕上，通过旋前和旋后动作来协助完成定位。术者可以预先评估受术肘部的最大伸展度，站立时腹部靠近患者，在手法操作过程中注意感受关节运动终末感，以防过度伸展。

（5）尺桡关节的矫正手法

体位：患者取坐位或仰卧位均可，术者立于患者患侧。

手法：术者以一手半握拳，以拇指和食指支撑肱骨内上髁和肱骨外上髁，另一手握住患者手腕。术者一手下压患者腕部使其肘部伸直，同时另一手在患者肱骨内、外上髁处上推肘部以完成手法操作（图6-144）。

说明：操作要避免肘关节过伸。

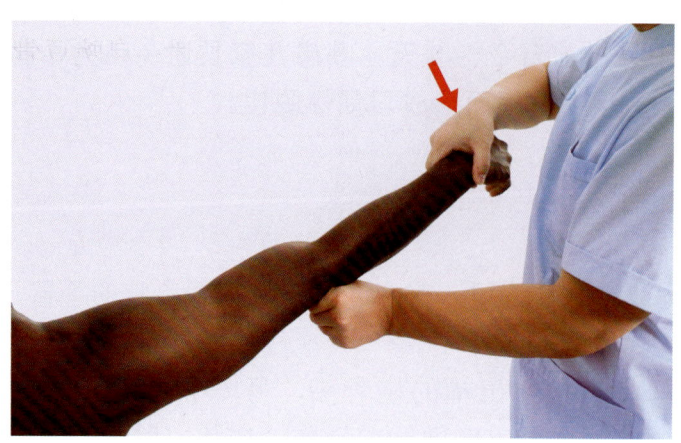

图 6-144　尺桡关节的矫正手法

三、腕关节矫正

1. 腕部应用解剖

（1）肌肉与骨性标志

腕关节位于前臂远端，不像前臂近端有丰富的肌群围绕而不易摸清，但尺骨的全程皆浅在皮下至腕关节处，尺骨与桡骨远端均可清楚地触摸清楚，例如桡骨和尺骨远端的茎突，桡侧茎突尖端平面超出尺侧茎突平面 0.8～1 厘米。此外，桡侧茎突和桡骨远端掌侧呈现一钝性骨凹陷，常为检验桡骨远端骨折复位后，是否完整的标志；桡骨下端背侧面有一隆起，可清楚地触及，即为腕背结节（Lister 结节），拇长伸肌腱即自其尺侧绕过。

肌肉强壮者，在前臂用力（握拳）时，可清楚地看到腕部的多个肌腱立起。从尺侧起始，第一个立起的肌腱为尺侧腕屈肌腱，次为指浅屈肌腱，中间为掌长肌腱，桡侧为桡侧腕屈肌腱，后两者间稍下方即为正中神经。腕背桡侧在拇指用力伸直与外展时，可见尺侧立起的肌腱为拇长伸肌腱，桡侧为拇长展肌腱及拇短伸肌腱，这些肌腱所围成的凹陷处，称为"鼻烟壶"。其基底为腕舟骨的位置，上有桡动脉、桡神经浅支经过。

腕关节掌面可见两条腕横纹。远侧一条相当于腕横韧带的近侧缘，近侧一条相当于桡腕关节平面处。

腕关节掌面桡侧远端腕横纹处，可摸到腕舟骨结节；大多角骨的骨嵴就紧靠着腕舟骨结节的远端；顺着尺侧腕屈肌腱向腕尺侧远端可摸到豌豆骨；自豌豆骨稍下向桡侧一指处，相当于第 4 掌骨尺侧缘之直线上，即为钩骨沟。

手掌两侧有肌肉高起处为大鱼际肌（桡侧）及小鱼际肌（尺侧），中央三角形凹陷处即为掌心。手侧皮肤较厚而无毛；手背皮肤与之相反，松而薄，易滑动，有毛。

手掌纹和指横纹与关节的关系：手掌纹的分布，标志着手部关节屈曲活动的皱纹痕迹。手掌纹有 3 条，即远侧、中间和近侧掌纹。远侧掌纹便于第 3～5 掌指关节屈曲；远侧与中间掌纹便于第 2～5 掌指关节屈曲；唯有斜居于大鱼际尺侧之近侧掌纹，才能使大拇指对掌屈曲。其远侧掌纹位置正相当于屈肌腱腱鞘及尺侧黏液囊之远端。

手指掌侧指横纹的分布，也标志着手指关节屈曲时的皱纹痕迹。一般来说，在指掌侧，近侧指横纹的位置并不代表掌指关节的关节线处，而其真正的掌指关节线被指蹼所掩盖，在指蹼与远侧掌横纹之间，可以摸触及掌指关节，故近侧指横纹应位于掌指关节之远侧，中间指横纹的位置正相当于近侧指间关节，而远侧指横纹则在远侧指间关节的近侧。

在手背侧，掌指关节的关节线相当于指拐之远侧处，屈曲时，其关节线约在指拐远侧 1.25 厘米处；近侧指间关节的关节线，约居于近侧指骨头之远侧约 0.60 厘米处；而远侧指间关节的关节线，约在中间指骨头之远侧 0.30 厘米处。

当掌指关节屈曲时，在手掌所显示的横纹沟，即为掌浅弓之所在部位。掌深弓的标志位置，在掌浅弓近侧 2.0 厘米处，其中心相当于掌凹陷之尖端。

自手掌远端掌横纹的桡侧尽头处，至腕尺侧钩骨沟做一连线，该连线与近侧拇指斜掌纹之交点，即相当于正中神经在手掌部发出至大鱼际肌群的运动神经支行径。此线称为卡普兰（Kaplan）线。

（2）腕与手部关节

腕关节应包括远侧尺桡关节、腕间关节（即两排腕骨之间）及腕掌关节（远排腕骨与掌骨基底之间）。重要的是以桡腕关节及远侧尺桡关节为主，前者主要为伸屈活动，是由桡骨下端关节面、尺骨侧关节盘（三角纤维软骨）关节面及近排 4 块腕骨（即舟骨、月骨、三角骨及豌豆骨）所组成，尤其以舟骨及月骨与桡骨下端的关系更为密切；三角骨与桡骨下端及尺侧关节盘（三角纤维软骨）的接触，几乎不占重要位置。远侧尺桡关节主要为旋转活动（图 6-145）。

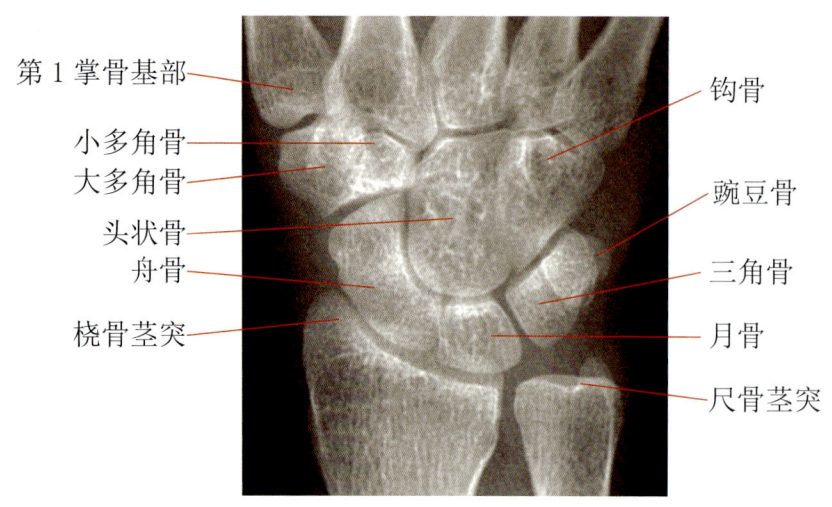

图 6-145　腕与手部关节

手骨头由 8 块腕骨、5 块掌骨、14 节指骨组成。掌骨远端与指骨组成掌指关节，其近端与腕骨组成掌腕关节。指骨间互成指间关节。除拇指只有一个指间关节外，其他指均为两个指间关节。

远侧尺关节主要功能为旋转活动。当该关节发生前后方向半脱位时，对旋转活动无明显障碍，但若发生近、远端方向脱位时（如 Colles 骨折后遗症），则其旋转活动明显障碍。

腕关节疼痛应认真检查其真正病因：
①腕关节损伤，如舟骨骨折、月骨脱位、月骨周围脱位等。
②远侧尺桡关节松弛性半脱位。
③桡、尺骨远端骨折和掌骨基底骨折，前者如 Colles 骨折、尺骨茎突骨折、桡骨远端骨骺损伤。
④尺骨远端三角纤维软骨损伤。
⑤手腕背侧或掌侧腱鞘囊肿。
⑥手背部伸肌腱鞘炎（粘连性或狭窄性），如桡侧茎突狭窄性腱鞘炎。
⑦腕部退行性关节炎、创伤性关节炎、Sudeck 骨萎缩。
⑧腕骨无菌性坏死。
⑨腕骨周围神经（正中神经、尺神经）嵌压症。
⑩关节炎症性疾患，如风湿性、类风湿性、病灶性、绝经期性、结核性关节炎。

各腕骨间的关节囊，腕骨与掌骨间的关节囊，都是相互毗连相通的，倘若一处骨有感染性疾病（如结核），则其易相互蔓延。但大多角骨与第1掌骨之间、三角骨与豌豆骨之间，各有其单独的潜膜囊，因此常可避免感染蔓延。

腕关节活动有背伸、掌屈、尺桡侧偏斜及旋转等动作。腕关节的伸屈活动主要在桡腕关节。在掌屈时，由于还有腕横关节（腕骨间）参与，故可增加掌屈的幅度（约10°）；同时腕关节的尺侧偏斜操作也大于桡侧偏斜，此与桡骨茎突远端低于尺侧茎突有关。腕关节外展桡侧偏时，腕舟骨旋转向前方，月骨移向尺侧关节盘处，其时尺骨茎骨与三角骨的距离增宽；当腕关节内收尺侧偏时，腕舟骨、三角骨均向外侧移动，月骨完全在桡骨关节面上，此时三角骨即与三角纤维软骨相接触；若使腕关节呈半旋后位，腕舟骨即竖起，其纵轴与桡骨纵轴相互平行。腕关节旋前的力量较旋后时强，掌屈的力量较背伸时强，后者的力量之比约为13∶5。

手的神经支配为正中神经、桡神经和尺神经。后者分布于手部的多数小肌肉中，控制手的精微动作。如弹琴、绘画、缝衣等。手部功能障碍的因素，除手本身的疾患外，还可由于远处疾患的影响所致。指的活动，受上述三支不同神经的支配，即正中神经（掌）、桡神经（指外展和背伸）、尺神经（拇指内收）。每一支神经都影响拇指的功能，因此，拇指好比是这三支神经的索引一样，拇指内收由尺神经支配，拇指外展、背伸由桡神经支配，拇指对掌由正中神经支配。

手指掌侧有指深、浅屈肌，后者在前者的浅面经过，两者相互配合的滑车式活动，使手指活动更趋灵活和谐。两腱间有长短腱纽联系，借以起固定作用，长腱纽如肠系膜，有供给营养的作用。屈肌腱被切断时，断端收缩距离较远。

手指背侧有指总伸肌腱，从掌指关节到近侧指骨背面成为伸肌扩张部，以代替掌指关节之背侧韧带。此腱于近侧指节骨的远端分为一个中央腱条和两个侧副腱条，前者止于中间指骨基底，后者两个侧腱与其侧缘所接受的蚓状肌与骨间肌肌腱前行相合，经过近侧及远侧指间关节背面，而止于远侧指骨之基底。伸肌腱被切断时，断端不像屈肌腱被切断时那样明显收缩。

2. 腕关节的矫正手法

（1）远端桡尺关节分离的手法

体位：患者端坐位，术者面向其站立。

手法：术者两手平行，手掌相对，虎口向前，双手拇指指腹左右按压住尺骨小头，其余四指按于腕部掌侧，呈半握拳状拿住患者腕部远端桡尺关节。嘱患者放松上臂，术者两手将腕部做顺时针环转，然后迅速掌屈手腕，紧接着背屈反折，同时双拇指下压尺骨小头，腕部返回中立位，手法告成（图6-146）。

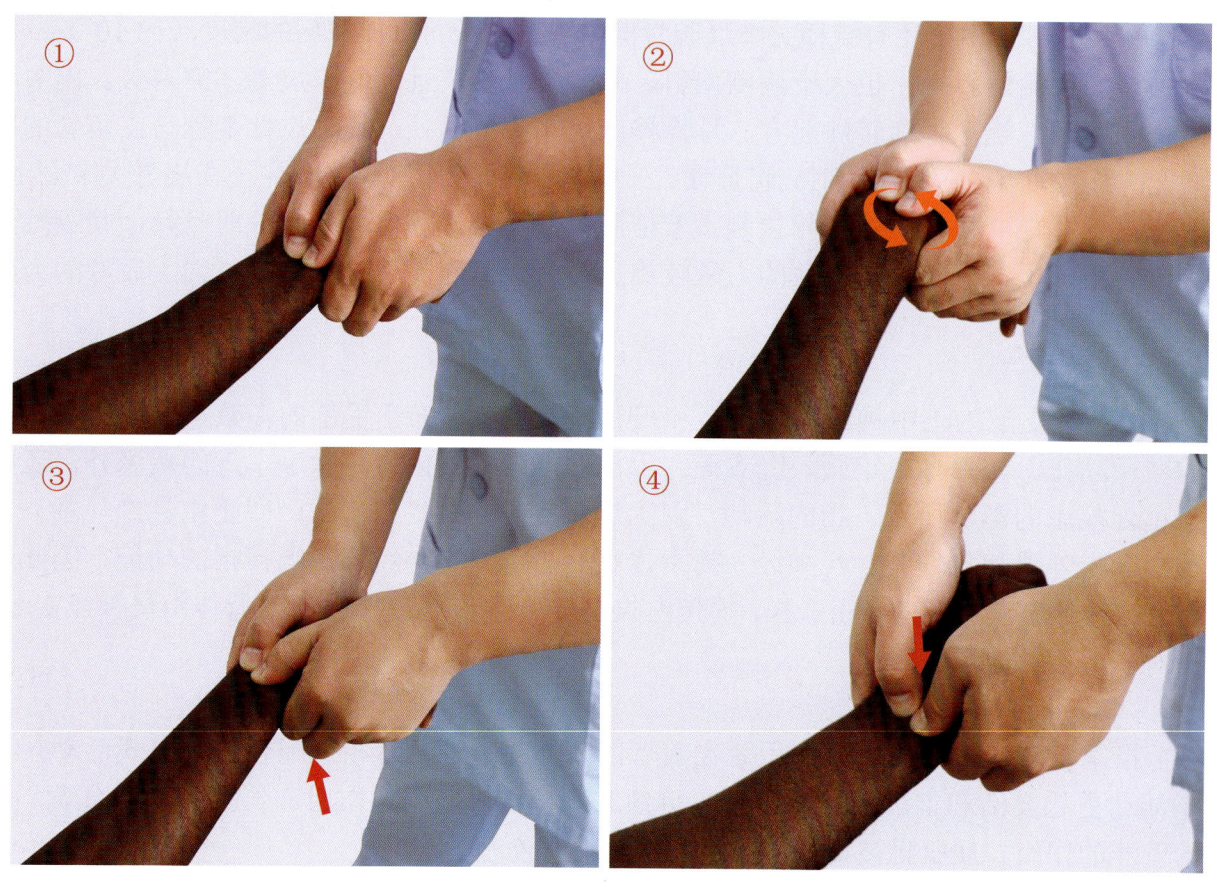

图6-146 远端桡尺关节分离的手法

说明：此手法也称腕部环转反折法，在腕部环转时，术者双手要紧握患者手腕。迅速将手腕掌屈、紧接着反折背屈，拇指顺势下压尺骨头，是该手法的关键，须熟练掌握。手法后2周内，用大布、手绢捆扎制动远端桡尺关节，患肢不要提拎重物。如用软坚中药热敷药贴2周，效果更佳。

（2）桡骨茎突腱鞘炎的手法

体位：患者端坐位，术者面向其站立。

第六章 各部位的正骨整脊手法

手法：术者两手平行，手掌相对，虎口向前，一手拇指指腹按压住患侧腕部桡骨茎突拇伸短肌与拇外展肌腱鞘处，其余四指按于腕部掌侧，呈半握拳状拿住患者腕部远端桡尺关节，另一手握住其患侧拇指，嘱患者放松上臂，术者握拇指之手迅速向尺侧掌屈手腕，使其拇指屈曲并内收，紧接着使其返回桡侧背屈。同时拇指下压桡骨茎突，腕部返回中立位，手法告成（图6-147）。

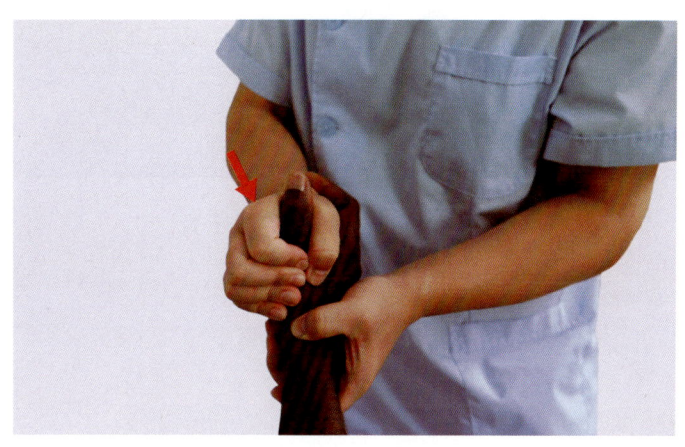

图6-147　桡骨茎突腱鞘炎的手法

说明：此手法也称腕部屈伸反折法，腕部屈伸反折时，医者双手要紧握其手腕。向尺侧掌屈手腕，使其拇指内收，紧接着返回桡侧背屈的动作，是该手法的关键，须熟练掌握。在施行手法后2周内，用大布、手绢捆扎制动远端桡尺关节，患手不要写字、打电脑或提拎重物。如用软坚中药敷，效果更佳。

（3）腕骨错位的手法

体位：患者端坐位，术者面向其站立。

手法：术者两手平行，手掌相对，虎口向前，一手拇指指腹按压住错位的腕骨（舟骨、月骨、三角骨或豌豆骨）处，其余四指按于腕部掌侧；另一手大鱼际肌压在按压错位腕骨的拇指上，呈半握拳状拿住患者腕部远端桡尺关节。术者手迅使其掌屈手腕，紧接着反折背屈，同时大鱼际肌与拇指归挤下压凸起之错位腕骨，可闻及"咔嗒"声响，腕部即回到中立位，手法告成（图6-148）。

说明：此手法也称腕部屈伸归挤法，腕部屈伸反折时，医者双手要紧握患者手腕。迅速掌屈手腕，紧接着反折背屈，同时大鱼际肌与拇指归挤下压凸起之错位腕骨，是该手法的关键，须熟练掌握。手法后2周内，用大布、手绢捆扎制动远端桡尺关节，患手不要写字、打电脑或提拎重物。如用祛瘀软坚中药热敷，效果更佳。

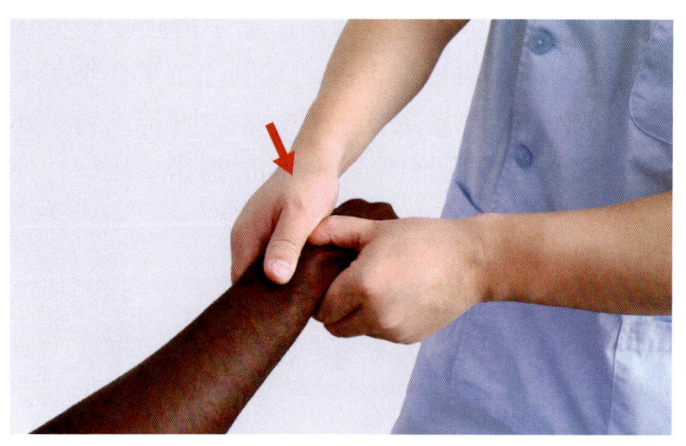

图 6-148　腕骨错位的手法

四、髋关节矫正

1. 髋部应用解剖

（1）肌肉与骨性标志（图 6-149）

髋前部：髂骨嵴上缘仅有肌肉与腱性深筋膜附着，皆可在皮下摸到。髂前上棘在髂骨嵴前端的上部，为缝匠肌肌起，腹股沟韧带外侧端也连于此；髂前下棘为股直肌肌起；耻骨上支前面为内收长肌与耻骨肌肌起，耻骨下支为内收短肌、内收大肌肌起。股内收肌群损害是髋前痛及下肢疼痛的常见原因之一。耻骨结节为腹股沟韧带内侧端附着处，向内即为耻骨嵴及耻骨联合。股骨头在腹股沟韧带中点之微下方。若用手指在其上稍微加压，并使下肢旋转活动时，可觉股骨头在指下滑动。浅面可触及股动脉搏动，其外侧为股神经，内侧为股静脉与淋巴结。

髋外侧部：股骨大转子于髂嵴结节下方，为其最突出部位。其后上部为大转子尖，相当于髂前上棘至坐骨结节连线的中点，亦适对股骨头中央之平面及髋关节中心。大转子的上缘为阔筋膜，紧附于髂骨嵴与大转子之间，故不易触及。若使大腿外展而阔筋膜松弛时，则大转子尖就容易被触及，并可将手指插入至转子间窝内。

臀部：髂后上棘在髂骨嵴之后端，位于臀后上方的一小凹陷内，自髂前上棘沿髂骨嵴向后触摸即达该处。其小凹陷之平面相当于 S2 平面、蛛网膜下隙终末处、骶髂关节中间部。坐骨结节站立时为臀大肌覆盖，沿臀下皱襞内侧微向上处即可触及。其下端之位置与股骨小转子在同一平面，同时也是股方肌与内收大肌坐骨部之分界线。顺坐骨结节可触及坐骨与耻骨下支。尾骨尖在距肛门后上约 3 厘米处可触及。

第六章 各部位的正骨整脊手法

臀大肌表面边界：自尾骨尖至坐骨结节画一直线，其延线约止于股骨干中、上1/3处，此线以示臀大肌下缘；再自髂后上棘与上述直线画一平行线，此线示为臀大肌上缘。若使大腿内旋，于髂前上棘外下方可见隆起的阔筋膜张肌。

髂骨外侧缘下方髂骨翼乃臀中、小肌肌起，该两肌止于股骨大粗隆上面及内侧面，臀中肌是臀部重要肌肉，且能稳定骨盆，兼有髋关节外展、内旋与外旋特殊功能。该肌损害也是坐骨神经痛的重要原因。坐骨神经的表面位置在坐骨结节及股骨大转子间连线的中点偏内侧或在连线的中、内1/3交界处。

梨状肌的表面标志：自髂后上棘至股骨大转子顶端之连线，乃是梨状肌上缘标志，有臀上动、静脉穿出；自髂后上棘至尾骨尖连线之中点，其再至大转子顶端做一直线，即示梨状肌下缘，除有臀下动、静脉外，还有坐骨神经、阴部神经、阴部内动脉、股后侧皮神经及闭孔内肌的神经等穿出，神经、血管若受压迫时，则会出现相应症状。闭孔内肌起自闭孔内侧面闭孔筋膜，止于股骨大粗隆内侧面；股方肌起自坐骨结节外侧面，止于粗隆间嵴后面，该两肌均有髋外旋作用。

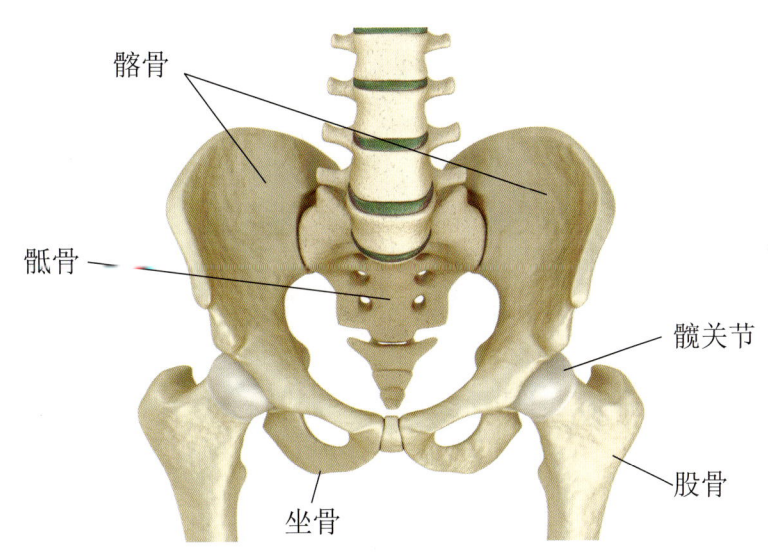

图6-149 髋部的骨性标志

（2）髋关节

髋关节由股骨头与髋臼组成，为全身最深的关节。髋臼围绕一圈纤维软骨，即髋臼唇，增加了髋关节的深度与稳定性。其有坚强的关节囊与韧带附着。髋关节的滑膜衬垫于关节囊之内层，在其远端附着部则反折至股骨颈，圆韧带亦为其所包围，故股骨颈及圆韧带皆位于髋关节囊内、滑膜之外。

髋关节的主要功能是"负重",同时又要维持一定范围关节活动及减轻身体振荡。股骨头与髋臼环抱得很合适,若将髋关节周围肌肉均行切除,股骨头也不易脱出。髋关节周围肌肉虽坚强有力,但其后侧的关节囊较为薄弱,尤其在屈髋90°并内收位时,此时股骨头大部不抵触在髋臼内,若膝前方发生直接外力作用时,髋关节很易发生后方脱位。

髋关节位于全身的中间部分,其所受生物力学的杠杆作用最为显著,因此由于髋关节疾患所致其活动度减少者(如小于30°的活动范围),则很容易引起髋关节疼痛。一侧髋关节疾患时,如关节活动限制、强硬或缩短畸形等,常由对侧髋关节及腰椎来代偿一部分功能;如为两侧髋关节活动受限时,则其腰椎的代偿活动更加增大。易引起腰痛。

股骨颈生物力学作用:股骨颈与股骨干所构成的角度,称为股内倾角(颈干角),成人正常为125°(110°~140°)。如果超越或少于此角度者,称为髋外翻或髋内翻畸形,影响髋关节功能。股内倾角的存在,有助于下肢的重力分布和活动功能,可使体重分布在更广阔的基底部;反之,如果股内倾角消失、股骨颈变短,则躯体的重力由髋臼近平垂直地直接传达到股骨干上,大大地增加了股骨头所承受的压力。

髋关节有外旋畸形存在时,则可从膝屈时所出现的姿势来证实:即患者站立膝屈曲位时,正常足后跟部,应触及并指向同侧臀部;如果触及或指向对侧臀部时,则表示该侧髋部或肢体有外旋畸形。

髋关节有外展、内收或前屈畸形时,可从骨盆倾斜度来判定。①髋外展畸形:患者两下肢直立时,骨盆明显地向患侧倾斜,健侧髂前上棘上升。若将患肢处于外展位,两侧髂前上棘即在同一平面。②髋内收畸形,患者双下肢直立时,骨盆明显地向健侧倾斜,患侧髂前上棘上升。若将患肢处于内收位,两侧髂前上棘即在同一平面。③髋前屈畸形:患者直立时,骨盆明显地向前倾斜,此时腰前凸增大。若将患肢向前提起,则骨盆前倾即行消失,腰前凸程度减小。

腰椎、骶髂关节、髋关节相互关联。腰椎疾患如腰椎间盘突出、腰椎化脓性脊柱炎等,往往在疾患早期,仅表现为髋关节痛;骶髂关节疾患,如骶髂关节炎、骶髂关节结核等,往往也表现为髋关节痛或股骨大转子处疼痛,导致误诊者并不少见;髋关节疾患,如股骨头缺如坏死,髋关节结核,股骨头骨软骨炎等发病早期,往往主诉膝关节痛而非髋关节痛。髋关节邻近疾患,如股二头肌坐骨附着处损伤或炎症,则可引起足跟痛。假如髋关节僵硬,应注意腰部及膝关节的补偿功能是否健全,否则会引起腰痛。

（3）髋关节神经支配

由三方面供给，均来自同一脊髓节段，分别为：①股神经关节支：由关节囊前面进入关节。②闭孔神经关节支：由其内下方进入关节。③坐骨神经关节支：由后方进入关节。

膝关节的神经支配与髋关节有同源性。股神经关节支（来自股肌支），由关节囊前方进入。闭孔神经关节支，由关节囊后面进入。来自坐骨神经之胫神经与腓总神经关节支，由关节的外侧面及后面进入。所以，髋关节疾患临床上往往先出现膝关节痛，诊断上易出现误诊。一般来说，来自髋关节疾患的膝关节痛，若疼痛发生在膝关节前方及髌骨之一侧者，大多由股神经引起；而疼痛在关节后侧者，大多由闭孔神经或坐骨神经引起。以上情况，应排除膝关节本身的疾患所表现的类似疼痛。

2. 髋关节的矫正手法

（1）里缝伤筋的手法

体位：患者取仰卧位，术者立于患侧。

手法：术者用一手虎口按在腹股沟处，另一手握住小腿下端，将伤肢拔直（图6-150A），环转摇晃6~7次。将小腿夹在腋下，拔伸牵引（图6-150B）。然后将伤肢髋膝关节尽量屈曲，使膝尽量靠近胸部，足跟接近臀部，按腹股沟之手改按膝部，用力向下按压。患者健侧侧卧位，同时按膝部之手改按臀部（图6-150C），以拇指顶住里缝（坐骨结节后下方）用力点按，同时握小腿下端之手将下肢拔直（图6-150D）。

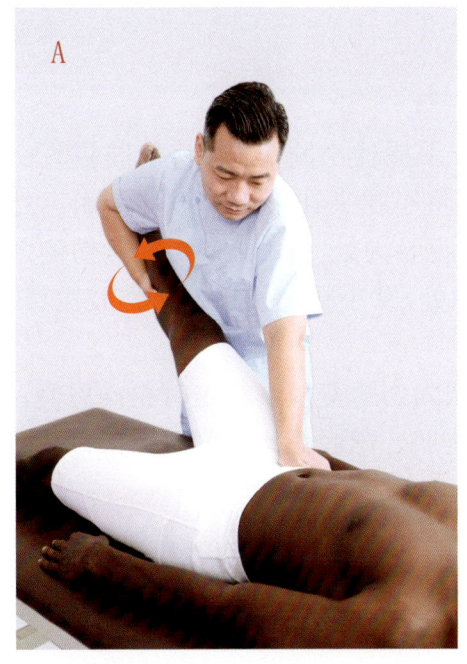 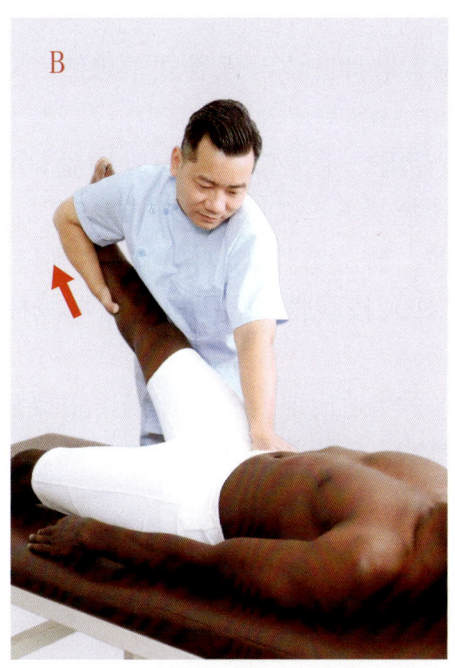

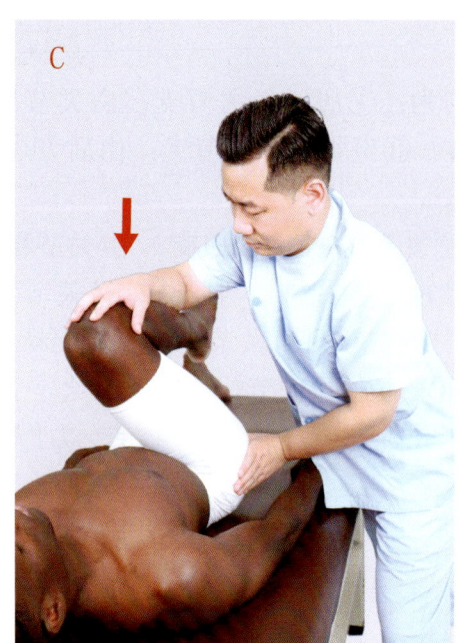
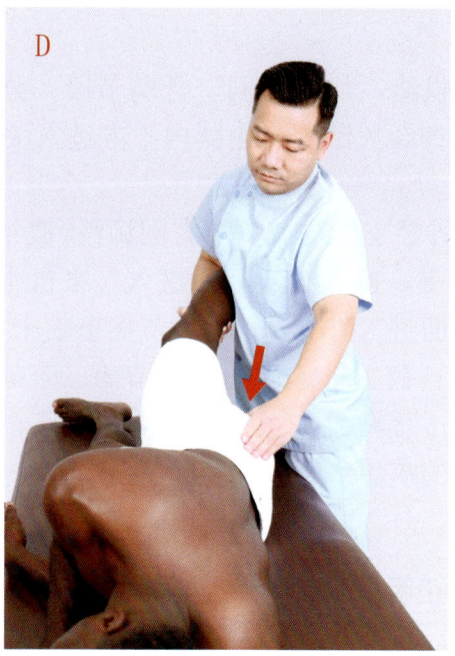

图 6-150　里缝伤筋的手法

说明：此手法适应证为里缝伤筋，主要症状为行走酸软乏力、疼痛、胀满、伤腿变长，重者步履难行、伤足擦地，甚至横着行走。病因为关节囊或关节囊内脂肪、滑膜嵌顿，体征为患肢变长、屈髋外展及旋转活动受限。治疗后要暂时防止患侧外展、外旋活动，尽量卧床。

（2）外缝伤筋的手法

体位：患者取仰卧位，术者立于患侧。

手法：术者用一手虎口按在腹股沟处，另一手握住小腿下端，将伤肢拔直（图6-151A），由外向里环转摇晃6～7次（图6-151B）。再将小腿夹在腋下，拔伸牵引。然后，将髋膝关节尽量屈曲，髋关节外旋，伤侧之足到健侧腹股沟处（图6-151C），伤侧之膝尽量贴近床面（图6-151D）。按腹股沟之手以四指端戳按患处，拿小腿之手迅速将伤肢拔直（图6-151E）。

说明：此手法适应证为外缝伤筋，主要症状为伤腿变短，行走时歪向患侧，髋部疼痛，慢性者髋部弹响。病因为臀肌筋膜炎、阔筋膜张肌、髂胫束损伤、腰骶部病变、神经损伤、大转子滑囊炎、臀小肌损伤等。

第六章 各部位的正骨整脊手法

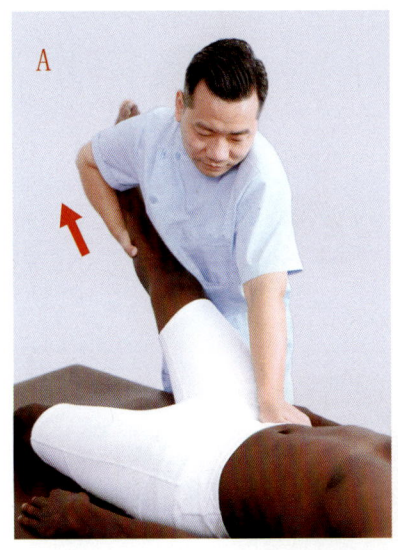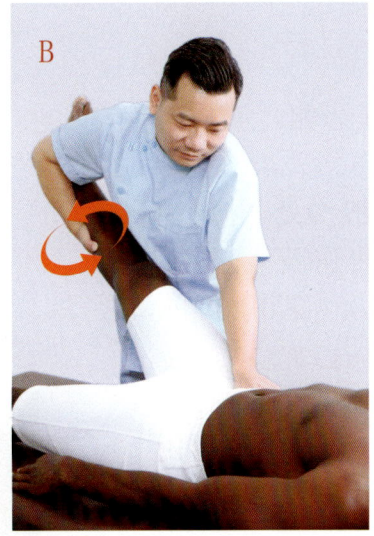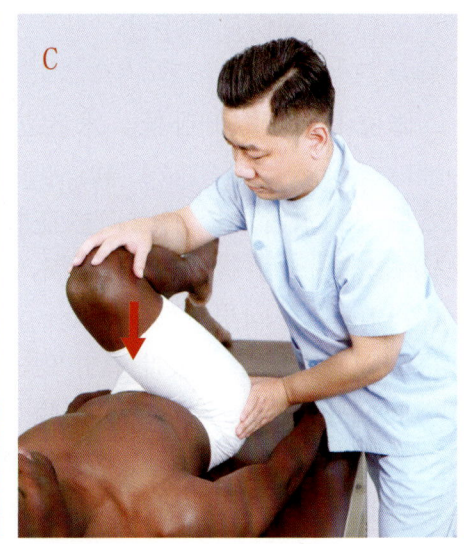
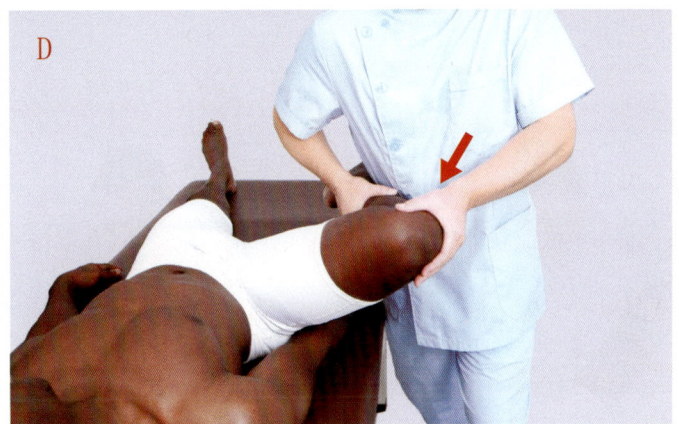
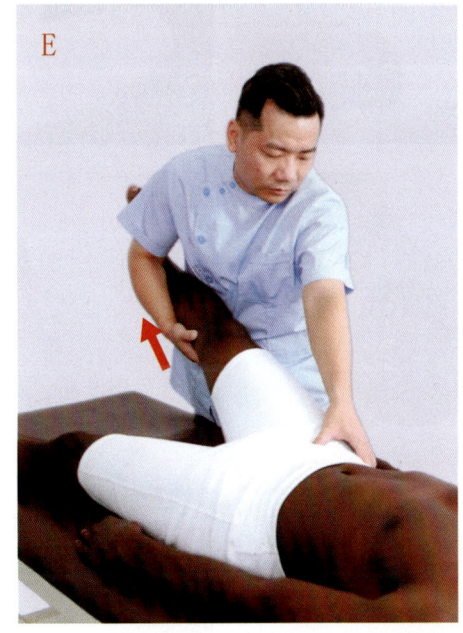

图 6-151 外缝伤筋的手法

（3）前缝伤筋的手法

体位：患者取仰卧位，术者立于患侧。

手法：术者用一手虎口按在腹股沟处，拇指按在伤处，另一手握住小腿下端，将伤肢拔直（图6-152A），由外向里环转摇晃6～7次（图6-152B），再将小腿夹在腋下，拔伸牵引（图6-152C）。然后，将伤肢髋膝关节尽量屈曲，使膝尽量靠近胸部，足跟接近臀部，按腹股沟之手由膝至髂前上棘沿缝匠肌走行按压、捋顺（图6-152D）。最后，拿小腿之手迅速将伤肢拔直（图6-152E）。

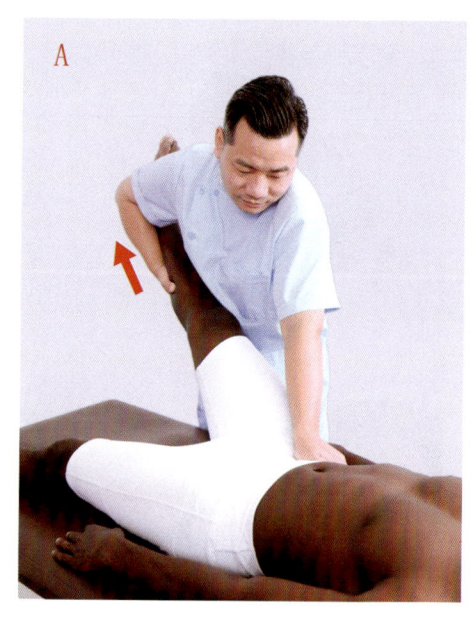
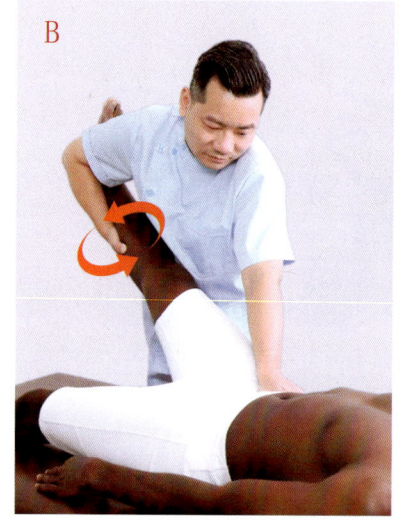
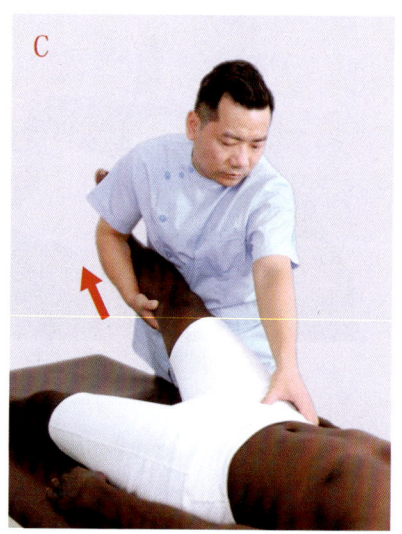
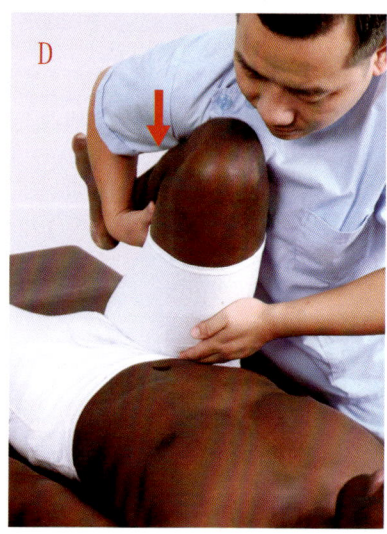
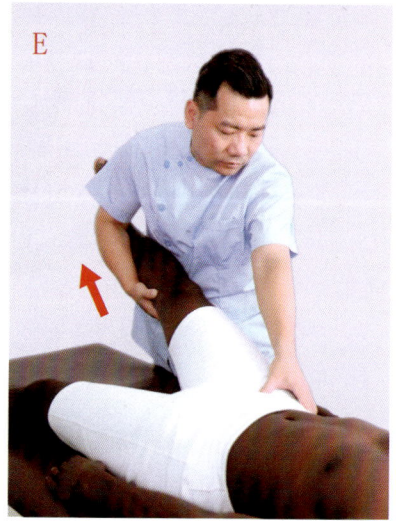

图6-152　前缝伤筋的手法

说明：此手法适应证为前缝伤筋，主要症状为行走向前酸软乏力，只能前脚掌着地，不能足跟着地。病因为缝匠肌损伤。体征为大腿外旋、外展、前屈受限，小腿内旋、屈曲受限。

（4）后缝伤筋的手法

体位：患者坐在床边，术者立于患侧。

手法：术者用一手虎口按在腹股沟处，另一手握住小腿下端，将伤肢拔直（图6-153A），由外向里环转摇晃6～7次（图6-153B）。再将小腿夹在腋下，向斜下方拔伸牵引。然后，将伤肢髋膝关节尽量屈曲，使膝尽量靠近胸部，足跟接近臀部，两手抱患者双肩向前推，使腰尽量前屈（图6-153C）。

说明：此手法适应证为后缝伤筋，主要症状为臀髋部疼痛、行走不能持久。病因为臀中肌、梨状肌、上孖肌、闭孔内肌损伤。体征为外展、外旋受限，直腿抬高受限，秩边、环跳穴压痛。

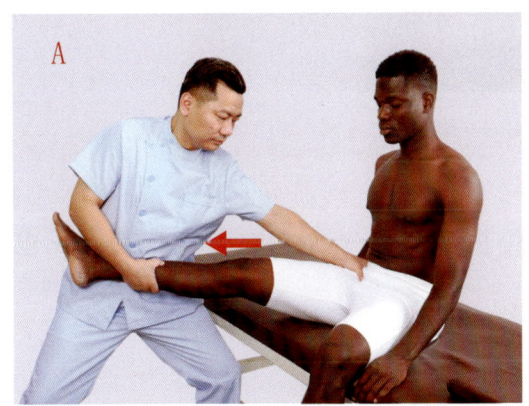
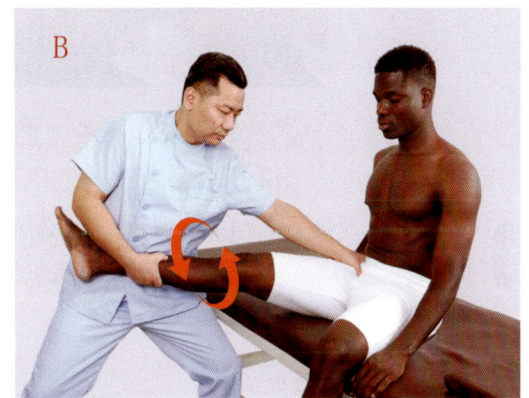
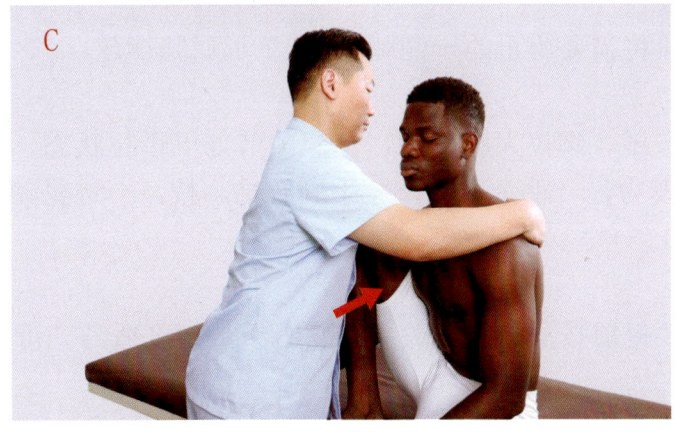

图6-153　后缝伤筋的手法

（5）髋关节（股骨）外旋的手法

仰卧牵拉推腿法：

体位：患者仰卧，需要矫正的一侧腿沿床沿自然下垂。

手法：助手双手抱住大腿下部，牵拉髋关节，使股骨大转子呈半分离状态，术者一手抱住大腿牵拉，助手牵拉大腿和术者抱住大腿牵拉时同时要加一个往内旋的力，形成一股往内旋的牵拉合力，另一手肘同时抵住股骨大转子外旋处往内发力推，术者以另一手肘同时抵住股骨大转子外旋处往内发力推（图6-154）。

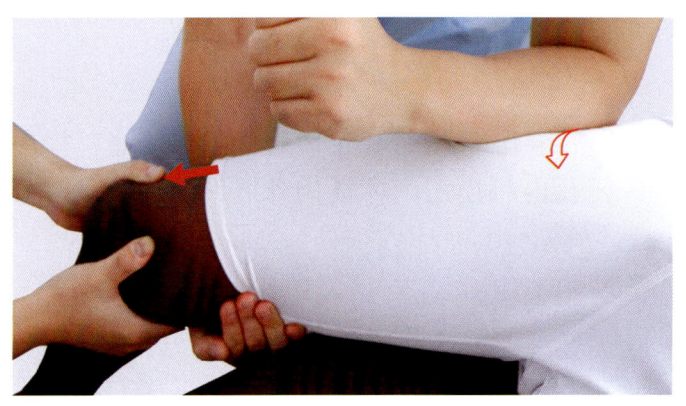

图6-154　仰卧牵拉推腿法

说明：此手法要求助手与术者配合默契，可重复2～3次。如果没有助手，也可以单人操作。

仰卧"V"形推腿法：

体位：患者仰卧，将需要矫正的一侧腿呈"V"形屈膝摆放。

手法：术者一手按压、牵拉大腿外侧，使髋关节处于牵拉状态，另一手同时推按外扩的股骨头，两手协同发力，一手牵、压，一手同时推、按，一边晃动一边推按，使得外旋的股骨头归位（图6-155）。

说明：本手法需要提前按揉放松相关肌肉软组织，力度适当，可重复3～5遍。

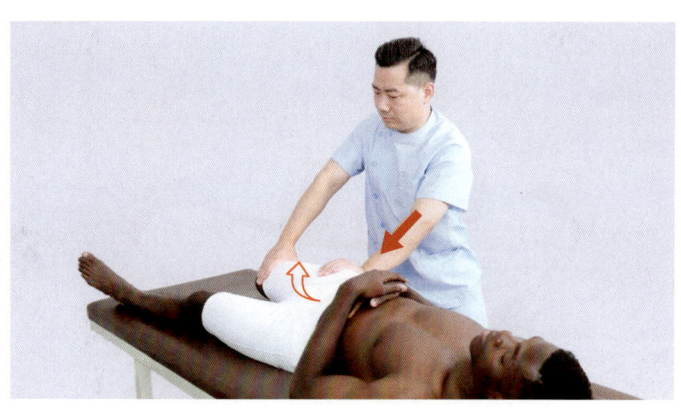

图 6-155　仰卧 "V" 形推腿法

俯卧屈髋推腿法：

体位：患者俯卧，屈髋屈膝，保持髋关节外旋。术者立于对侧。

手法：术者双手掌重叠按压于髋关节的位置，掌根顺着股骨长轴往下推，感受髋关节复位的感觉（图 6-156）。

说明：本手法可根据矫正情况，以合适的力度推按 3～5 次。

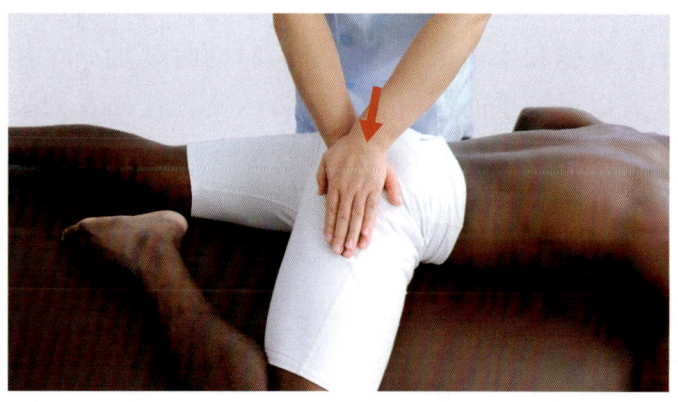

图 6-156　俯卧屈髋推腿法

（6）髋关节（股骨）内旋的手法

仰卧牵拉按压法：

体位：患者仰卧，屈髋屈膝，两脚心相对。

手法：术者两手分别按压于患者两侧膝关节处，压到关节牵拉力的极限时，左右分别晃动两侧，以拉伸内侧缩短、紧张的肌肉和筋膜。然后，在极限处时施以寸劲，将卡压、锁死的关节顿开（图 6-157）。

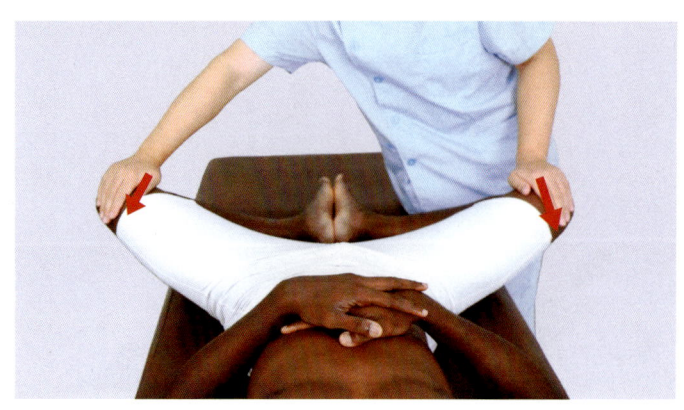

图 6-157　仰卧牵拉按压法

说明：本手法可依据患者的内收肌群的紧张程度和承受力度合理控制力度和时间。

仰卧牵拉推腿法：

体位：患者仰卧，需要矫正的一侧腿沿床沿自然下垂。

手法：助手双手抱住大腿下部，牵拉髋关节，使股骨大转子呈半分离状态，术者一手抱住大腿牵拉，助手牵拉大腿和术者抱住大腿牵拉时同时要加一个往外旋的力，形成一股往外旋的牵拉合力，术者以另一手肘同时抵住股骨内侧处往外发力推（图 6-158）。

说明：此手法要求助手与术者配合默契，可重复 2～3 次，如果没有助手，也可以单人操作。

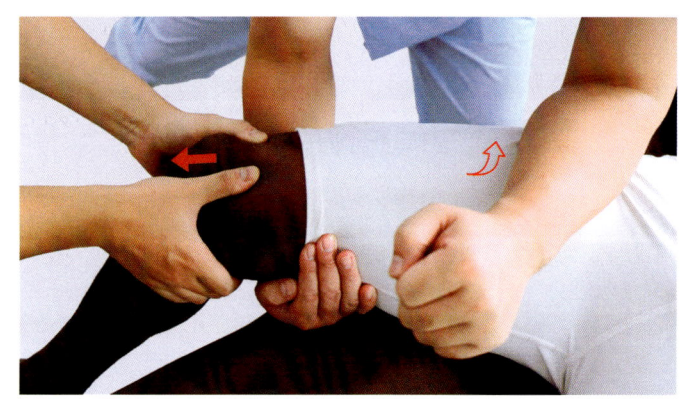

图 6-158　仰卧牵拉推腿法

五、膝关节矫正

1. 膝部应用解剖

（1）肌肉与骨性标志

髌骨位于膝关节前方皮下，轮廓清晰。于膝关节伸直位，股四头肌松弛时，髌骨可被自由地左右推动；当股四头肌收缩时，则不易推动。髌骨上缘与股四头肌总腱相连；其两侧隆起的肌肉，为股内侧肌肌腱与股外侧肌肌腱；髌骨下端连接于髌韧带，止于胫骨粗隆。

髌骨之两侧，有两纵向凹陷，称为内、外侧髌骨旁沟，与髌骨上缘的髌骨上沟相连成马蹄形凹陷。膝关节腔有积液时，此马蹄形沟消失。膝关节置半屈位时，髌韧带之两侧，也有两个凹陷处，外观如"象眼"，髌韧带则如"象鼻"。关节肿胀时，"象眼"消失。当膝关节强度屈曲或股四头肌收缩时，髌韧带两侧隆起，乃为髌下脂肪垫所在，触之有波动，勿误为肿胀。临床上髌下脂肪垫损害是慢性膝关节痛的重要原因之一。

股骨下端：①内收肌结节，顺股骨之内侧缘向下触摸，先可触及一个骨性隆起即内收肌结节，此结节相当于股骨下端骨骺之平面。②股骨内髁与外髁，皆在皮下，可被清晰地触到。

胫骨上端：①胫骨上端的内、外髁也在皮下，可以触及。胫骨上端外侧的最凸出部为胫骨外髁，其稍下并向后3.75厘米处为腓骨小头。②沿髌韧带向下触及骨隆起为胫骨粗隆。胫骨粗隆与腓骨小头在同一平面上。

腘窝位于膝关节后方，其境界鲜明。当膝关节微屈位时，呈菱形凹陷状。菱形的上外缘为股二头肌肌腱，腱后内侧为腓总神经经过，触之可在手指下滑动；其上内缘为半腱肌、半膜肌肌腱；菱形肌的下内、外缘，分别为腓肠肌内、外侧头，其慢性损害可引起膝后方痛，中间有胫神经、腘动脉通过，可触及动脉搏动。

膝关节内侧面，自前向后有缝匠肌、股薄肌、半膜肌、半腱肌附着于胫骨上端的内侧面，其终腱相互呈放射状排列，犹如"鹅掌"，是膝关节前内侧痛的原因之一。膝关节外侧有髂胫束斜过。髌韧带两侧膝关节间隙，可清楚触及。

（2）膝关节

膝关节为负重关节。其关节组成包括股骨下端、胫骨上端、髌骨及腓骨头。整体的膝关节由以下4个关节构成：①股骨外髁与胫骨外髁间的关节；②股骨内髁与胫骨内髁间的关节；③髌骨与股骨髁前面组成的髌骨关节；④胫骨与腓骨上端组成的近端胫腓关节（图6-159）。

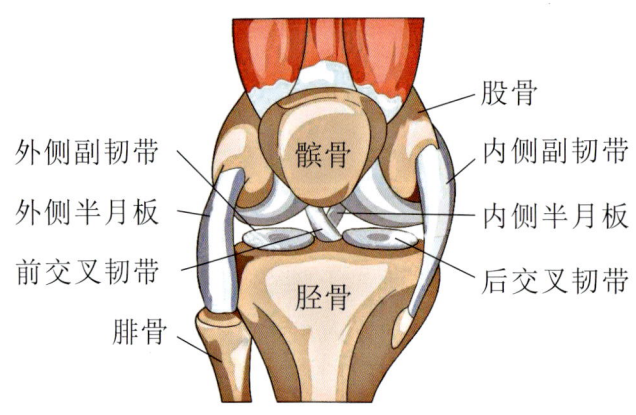

图 6-159　膝关节

股胫关节之间有内侧半月板和外侧半月板，有保护关节软骨面及减少振荡的衬垫作用，且可维持关节的稳定性。还有重要的前十字韧带（前交叉韧带）与后十字韧带（后交叉韧带）。关节的两侧有内、外侧副韧带，都对关节的平衡、灵活和稳定功能发挥重要作用。

膝关节的主要功能是负重，主要活动为伸屈活动。在微屈位时，可有轻度的旋转活动。伸直位时甚为稳定。膝关节正位于下肢的中部，所受杠杆力量也很大，因此容易遭受损伤。

从膝关节结构来看，不十分稳固。它稳固的力量除韧带外，主要是靠股四头肌的肌力。故股四头肌在萎缩无力状态下，不能保持关节功能坚强稳固。反之，膝关节有疾患时，股四头肌也容易发生萎缩。

由于骨盆较为宽大，股骨干向下略呈内倾，与胫骨之间形成一外倾角，约为170°。当股四头肌收缩时，则驱使髌骨有向外移位的倾向。但正常股骨外髁都比股骨内髁向前凸出；股四头肌的内侧头在髌骨的附着点，比外侧头髌骨附着点更远端一些，两者都足以防止髌骨向外移位。

膝关节活动与半月板：半月板介于胫骨与股骨之间，并随着关节的活动而改变着自己的位置和形态。当膝关节活动时，股骨髁沿半月板的上面向前后活动，也就是伸膝时，半月板滑向前；屈膝时半月板滑向后。但当膝关节屈曲位，左右旋转时，半月板固定于股骨髁下面，在胫骨上面转动，一侧半月板向前，另一侧向后。

膝活动叉韧带：交叉韧带分前、后两条，其形状并不是索状的带子，而是呈扇形分开的三角形韧带，即可将每条韧带各划分为前、中、后3部分。当伸膝时，前交叉韧带前部与后交叉韧带后部均呈紧张状态；当膝关节渐渐弯曲呈半屈位时，则转变为前、后交叉韧带的中部紧张；到膝关节完全屈曲时，即为前交叉韧带的后部与后交叉韧带的前部紧张。

也就是说，当膝自伸直位逐渐转变为屈曲位时，膝交叉韧带的紧张部位也在相应有规律地改变，前交叉韧带的紧张部是由前移向后，交叉十字韧带是由后移向前。由此可见，前交叉韧带的功能，在伸膝时可防止胫骨向前及股骨向后移位；后交叉韧带的功能，在屈膝时可防止胫骨向后及股骨向前移位。

髌股关节：平时常注意膝关节的股胫关节或近端胫腓关节，而忽略髌股关节。当膝关节伸直位时，髌骨的位置并非在正中位，它稍偏于关节的外方。其后部的关节软骨面正与股骨外髁相接触。临床上常见的膝关节疼痛，往往是由此关节病变（髌骨软化症）或是髌下脂肪垫（屈膝或伸膝时）受到损害所致。

膝关节伸屈时，伴有小腿旋转活动。正常膝关节完全伸直时，小腿偏外旋位；膝关节完全屈曲时，小腿偏内旋位，借以观察胫骨粗隆位置变化。

2. 膝关节的矫正手法

（1）坐姿屈膝胫股间隙推顶法

体位：患者端坐位，双侧膝关节屈曲，两臂自然下垂，术者坐其对面。

手法：术者两手掌相对，虎口朝上，呈半握拳状抱住患膝。先将双拇指指腹置于髌骨两旁胫股关节间隙，向后上方伸入并触及髌骨下缘粗糙面之髌下脂肪垫，接着推顶髌骨约15次，使其松动。再一手拇指虎口向上托起患膝髌骨，另一手拇指伸入胫股关节股骨内髁或外髁前端，向上用稳力推顶约20次（图6-160），使关节间隙松动增宽，如触到内侧或外侧半月板前角则要向后推压数次，直到松动为止。

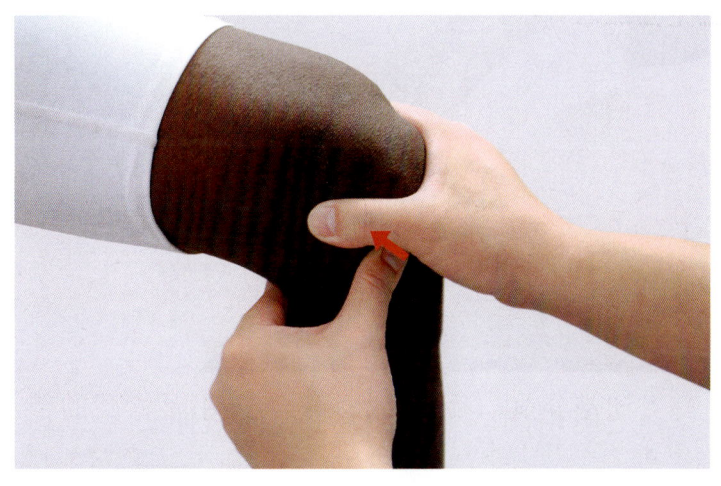

图6-160　坐姿屈膝胫股间隙推顶法

术者双手分别抱住患膝内外侧，两拇指向后推顶内、外股骨髁前侧，两中指向前推压内、外胫骨髁后侧。令患者起立站直，在膝关节行将伸直之际，医者双手拇指与中指前后聚拢归挤，膝关节松动，手法告毕。上述手法可重复2～3遍。

说明：此手法适用于髌骨软化、膝关节骨性关节炎等症。此手法主要运用剪切应力，在膝关节屈曲位、具有前后活动范围的状态下施行手法。术者双手指按部位必须准确，在患者膝关节松弛状态下胫骨制动，而使胫股关节间隙增宽及股骨髁向后移动。患者膝关节由屈曲到伸直之际，双手拇指与中指做归挤手法要恰到好处，使胫骨平台与股骨髁之间的移位整复。操作手法结束后可以嘱患者徒步行走片刻或上、下阶梯，观察其步态及疼痛情况是否缓解。部分患者尚要配合做股内收肌和臀中肌手法松解，以解除膝关节疼痛。

（2）俯卧位屈膝定点拔伸法

体位：患者俯卧位，两手自然放于躯干两侧，患侧膝关节屈曲。术者站立于其患侧床边，面朝足侧。

手法：术者两手掌相对，虎口朝足侧呈半握拳状，以两拇指指腹按压于腓肠肌内侧头或外侧头。助手站立于患者足侧，双手相叠向后扳住患者小腿上部后侧（膝下部），躯干前屈以便将其肩部上方抵住患侧小腿。术者双手拇指用力压住患者膝关节后侧股骨髁腓肠肌内侧头或外侧头附着处，嘱助手两臂及手缓缓用力扳住小腿上部，肩部前顶使膝关节保持屈曲位，使其连同胫骨内、外髁向前移动时迅速发力，术者觉拇指下肌腱松动，手法告毕，将膝关节伸直放平（图6-161）。上述手法可重复2～3遍。

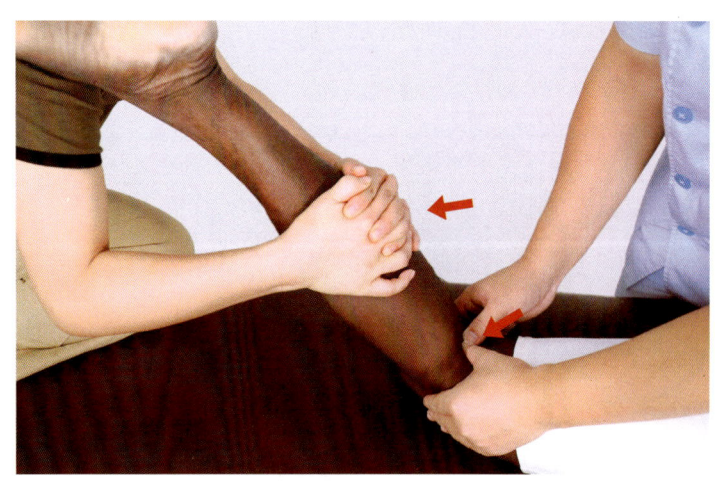

图6-161　俯卧位屈膝定点拔伸法

说明：此手法适用于骨性关节炎、小腿腓肠肌内外侧头挛缩等症，手法运用拉伸应力，在膝关节屈曲位，具有前后活动空间下施行手法。术者双手指按压部位必须准确，在患者膝关节松弛状态下股骨制动，使胫骨髁向前移动，与端坐位屈膝胫股间隙推顶法有异曲同工之妙。助手两手扳动患者小腿，要分次发力，逐次加重，恰到好处，直至膝关节松动及腓肠肌松解，使胫骨平台与股骨髁之间的移位整复。

操作手法结束后可以嘱患者徒步行走片刻或上下阶梯，观察其步态及疼痛情况是否改善。部分患者尚要配合做股内收肌和臀中肌手法松解，以解除膝关节疼痛。对于慢性病患者，应在腓肠肌内、外侧头和髌下脂肪垫（髌骨下缘粗糙面）配合银质针导热疗法或者中药熏洗、热敷，修复受损肌腱筋膜。治疗后期应辅助膝关节功能锻炼，如下肢蹲起动作、半蹲（马步站桩）、膝部环转（白鹤摇膝）等。

（3）膝关节过伸的手法（以右侧为例）

体位：患者取仰卧位，术者立于右侧。

手法：术者右手握患者踝关节上方，左手虎口放于髌骨上方，令患膝进行主动屈伸活动 2 次（图 6-162A），当患者膝关节主动伸大角度时，术者右手用力拉患侧小腿向上，右手垂直下压患者膝关节（图 6-162B），利用患者的主动伸屈性及术者辅助过伸牵拉，做快速过伸膝关节。

说明：此手法适应证为膝关节骨关节炎、膝外翻、膝内翻、膝关节强直等。

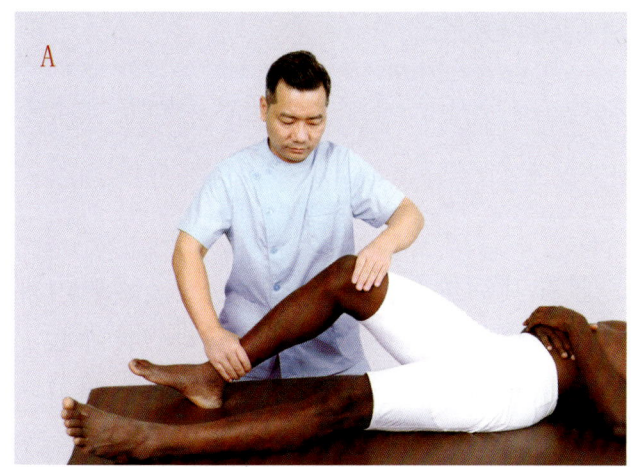 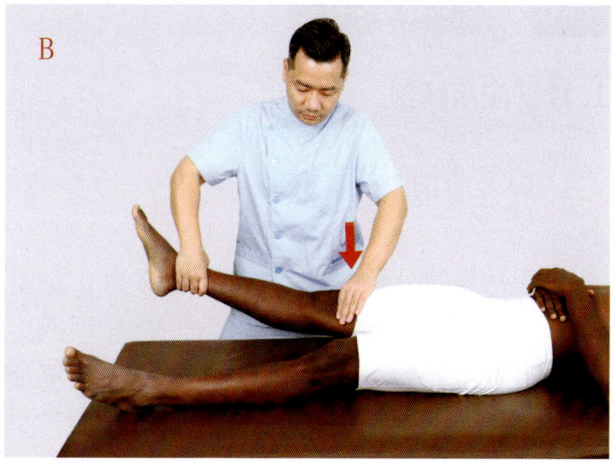

图 6-162　膝关节过伸的手法

（4）膝关节推髌手法（以右侧为例）

体位：患者取仰卧位，术者立于患者右侧。

手法：术者先于患膝关节周围进行拿、揉、滚等手法，充分松解膝关节周围的肌肉和韧带，再行拔伸弹拨法，在牵引的状态下，对膝关节后的肌肉和韧带行弹拨法，双手拇指指腹抵住右膝关节髌骨外侧由外向内推挤（图6-163）。

说明：此手法适应证为髌骨移位、膝关节骨关节炎、膝外翻、膝内翻、膝关节强直等。

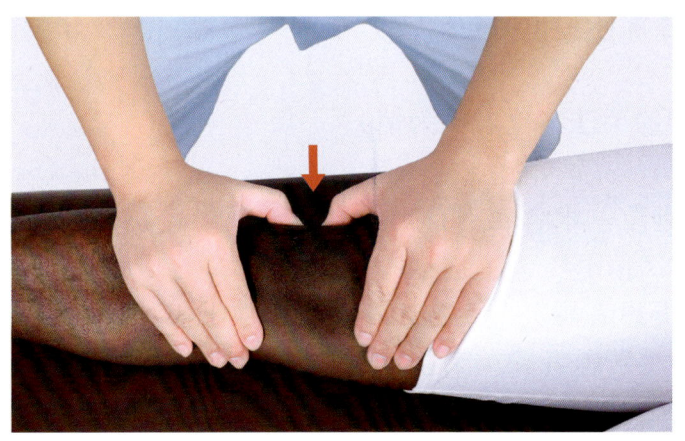

图6-163　膝关节推髌手法

六、踝关节矫正

1. 踝部应用解剖

（1）肌肉与骨性标志

踝关节的外踝较小，低于内踝约0.5厘米，且在其后约2厘米。内踝较大，紧靠内踝前部所触及的骨性部分，相当于距骨颈或距骨头的内侧面。在内踝下1指宽处的骨隆起，即为跟骨载距突，与外踝尖同在一个水平面。在内踝前方3厘米处，可触及足舟骨结节。舟骨前方为第1楔骨，再向前为第1跖骨基底部。

在内踝、外踝的前方及跟腱的两旁，各有沟状凹陷处。当踝关节积液肿胀时，这些凹陷均行消失。

自外踝尖到第5跖骨基底粗隆间连线，其中点正相当于跟骰关节。

站立时，在足背的外侧、外踝的前方，可见一圆形的肌肉隆起，宛如半个核桃。于足趾背伸时，尤为明显，此乃趾短伸肌肌腹。常易误诊为异常的肿块或肿瘤，应引起警惕。

在内踝前方行走的静脉为大隐静脉，在外踝后方行走的静脉为小隐静脉。

自两踝中点处至第1～2足趾之间连线，相当于足背动脉的行径，可触及其搏动。自内踝尖至跟骨内结节连线之中点稍前方处，可触及胫后动脉的搏动。

肌肉附着点：踝关节周围肌肉由内向外依次排列。

位于内踝后下侧的长屈肌，起自腓骨下 2/3 骨面、骨间膜及小腿筋膜，止于末节趾基底，司屈蹈趾；趾长屈肌起自胫骨后面小腿筋膜，止于第 2～5 末节趾骨基底，司屈 4 个足趾；胫骨后肌起自胫骨近端后骨面、骨间膜及腓骨内侧，止于舟骨粗隆、楔骨基底、第 2～4 跖骨底、骰骨底及跟骨下，功能是稳定踝关节。上述一组肌肉共同作用司足内翻、内收，踝管内三肌腱的损害可刺激或压迫胫后神经及其分支，是临床上招致足底痛麻、跟底痛的常见原因。

位于内外踝间与足背部的胫骨前肌，起自胫骨外髁、胫骨前外侧骨面 2/3 骨间膜及小腿前间隔，止于第 1 跖骨基底部内侧与楔骨内侧基底部，司足背屈、足内收内翻；蹈长伸肌起自腓骨内侧面。骨间膜及小腿筋膜，止于趾末节背面，司伸蹈、部分足背屈及内收内翻；趾长伸肌起自胫骨外髁、腓骨前上部、骨间膜及小腿筋膜，止于第 2～5 末节趾骨基底背面，司伸趾、部分足背伸外翻。

位于外踝后下方的腓骨长肌，起自腓骨头上 2/3 外侧面及肌间隔，止于骰骨基底、第 1～2 跖骨底、内侧楔骨基底部，司足外翻外展、部分跖屈；腓骨短肌起自腓骨外侧面下 2/3 及前后肌间隔，止于第 5 跖骨基底外侧面，司外翻外展、部分跖屈。

（2）踝关节与足部关节

踝关节为屈戌关节，由胫骨、腓骨下端内、外踝关节面及距骨合适地相嵌而成。由于外踝较长，因此，它可以完全遮盖住距骨的外侧面；而内踝则较短，仅遮盖住距骨内侧面上部的 1/4。

踝关节的重要韧带：

内侧三角韧带，分深、浅两部。自内踝分别至足舟骨、距骨及跟骨，扇形分出呈尖端在上的"三角形状"，故称三角韧带，甚坚强。

外侧韧带，共分 3 束，即距腓前韧带、距腓后韧带及中间的跟腓韧带。此韧带不如内侧三角韧带坚强，较薄弱，容易引起损伤。

胫腓横韧带，在胫腓骨下端的后部。

踝前、后的韧带，为关节囊前后加强部分。

距骨下关节：由距骨及跟骨间组成，其中包括前、中、后 3 个关节面，在中、后关节间形成距骨下关节。重要的韧带有距跟骨之间的骨间韧带及舟骨与载距突之间的弹力韧带。

距舟（距舟跟）关节：为球形凹型关节，由距骨前部与足舟骨组成。跟骰关节由跟骨前部与骰骨组成。距舟与跟骰关节的重要韧带：①弹力韧带；②分歧韧带，起自跟骨上前部，分别至舟、骰二骨，成为两束，即跟舟束及跟骰束。③跖长、短韧带，分布于跟骰关节的下面。其他小关节为舟骰楔关节、骰跖关节、楔跖关节、跖骨基底间关节、趾跖及趾间关节。

踝关节外踝的位置低于内踝，因此，它们远端的骨骺线也就高低不等，不在同一个平面上。腓骨远端外踝的骨骺线，相当于胫骨远端关节面的平面，故患者患有结核或感染性疾患时，就较容易侵入踝关节内。

距骨上面的关节面前宽后窄。当足置中立位时，距骨与胫腓骨下端的关节面正合适相嵌，但当足呈跖屈时，例如穿超高跟鞋下坡走路或跳芭蕾舞蹈时，距骨上面关节的前宽部即滑出关节之外，关节的后窄部进入关节内，此时关节不稳，外力作用下容易扭伤。当足背屈时，胫腓远端关节则微微分开。以容纳距骨关节前宽部分而进入关节。临床上踝关节容易遭受扭伤，有以下一些因素：①踝关节为人体最基层关节，要分担全身的体重；②内、外踝关节结构力量不匀，内侧副韧带坚强，外侧副韧带薄弱，足内翻背伸力量强，外翻跖屈力量弱；③足跖屈时，距骨前部滑出关节外，关节不稳。

足部关节的主要功能：踝关节主要为足的背伸及跖屈活动；距下关节为足内翻和外翻活动；距舟、跟骰关节为足内收、外展及内、外翻联合动作。诸关节的活动是统一协调的，不能分开，如在内翻动作时必有内收，同理外翻动作时也必有外展；内翻与内收明显时相当于旋后动作，外翻与外展明显时相当于旋前动作。

足弓：①纵足弓。内侧足弓由跟骨内侧部、距骨、舟骨及第 1、2、3 楔骨和跖骨所构成。距骨头与舟骨为弓顶，下方有弹力韧带及胫后肌腱所支托，保护足弓。内弓较高，易活动，但易塌陷。外侧足弓由跟骨、骰骨与外侧 2 个跖骨及其间的联结共同构成。以骰骨为弓之中央。下方有腓骨长、短肌及跖长、短韧带支托。外弓低，与地面平行，活动较少。

横足弓：由跗骨、跖骨之跖面所构成之横行陷窝。若以两足并立时，两横足弓合成一完整的桥形弧弓。足组织构成的足弓全靠强有力的肌肉、韧带所支托，尤其以肌肉更为重要。因此，训练有素的运动爱好者，其维持足弓的肌肉应该是较发达的。

2. 踝关节的矫正手法

（1）踝部跖屈归挤法

体位：患者取仰卧位，患肢膝关节轻度屈曲，踝关节中立位，跟骨着床面。术者站立于患侧床边。

手法：术者双手手掌相对呈空拳状按于踝部前后侧，一手拇指置于外踝最高处，另一手大鱼际肌压于其上；双手中指并列贴于内踝凸起部（内外踝分离）或距骨下关节内侧面跟骨缘（距骨外脱）。嘱患者踝关节渐渐跖屈至最大范围，此时术者双手拇指、手掌和中指迅速发力聚拢归挤，外踝与距骨向内，内踝（或跟骨）向外，将踝关节整复（图6-164）。此刻术者可觉手下有距骨与跟骨移动感，手法告成。此手法可重复1～2遍，直至成功。

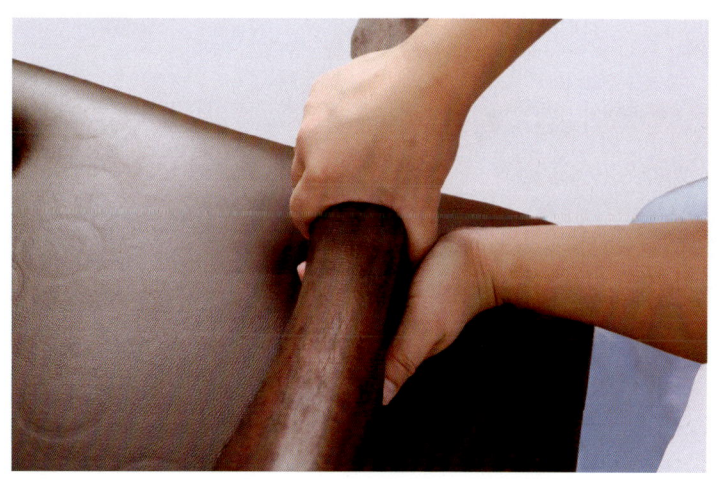

图6-164　踝部跖屈归挤法

说明：此手法适用于踝关节扭伤距骨外脱、内外踝分离等，此手法运用剪切应力，医者双手手指按压位点必须准确，把握发力时机，要在足踝充分跖屈时瞬间归挤。此法用于踝关节急性扭伤或急性损伤后遗，手法后须用绷带固定制动或穿戴护踝3周。急性者手法后可外敷消肿祛瘀中药，慢性者则要用活血化瘀、温经散寒、软坚消结等中药熏洗或热敷后方可施行手法。

（2）踝部跖屈牵伸法

体位：患者取仰卧位，患侧下肢伸直，踝关节中立位。术者面向患者端坐（或站立）于足侧。

手法：术者一手掌托起患肢足踝并握住踝关节两侧（右侧为患足则用左手），其拇指按压于外踝前内侧跗骨窦外，另一手拇指在足底、其余四指在足背面握拿足部中间。助手立于患侧床边，面向足侧，用两手一上一下虎口朝足侧握拿患肢小腿下1/3处，与术者做对抗牵引（图6-165A）。然后，嘱患者足踝放松，术者与助手渐渐用力使患足牵伸至跖屈最大范围（图6-165B），此时，术者按跗骨窦处的一手拇指加压，握拿足部之手迅速发力将踝关节背屈，此刻距骨下关节及跗骨窦处有松动感，手法随即告成（图6-165C）。此手法可重复1～2遍，直至成功。

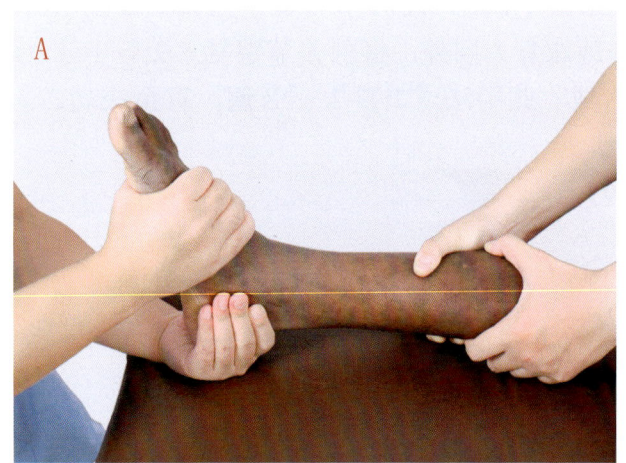
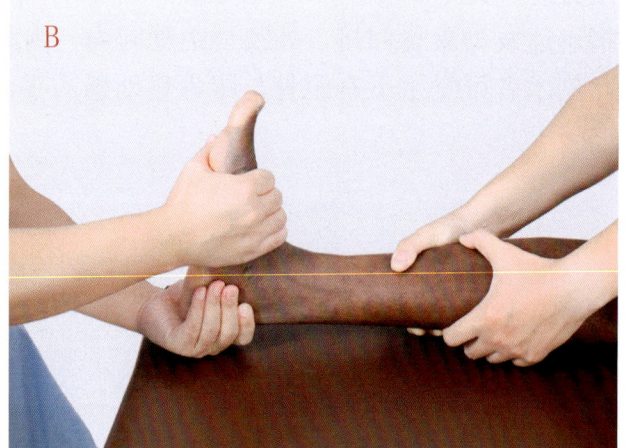
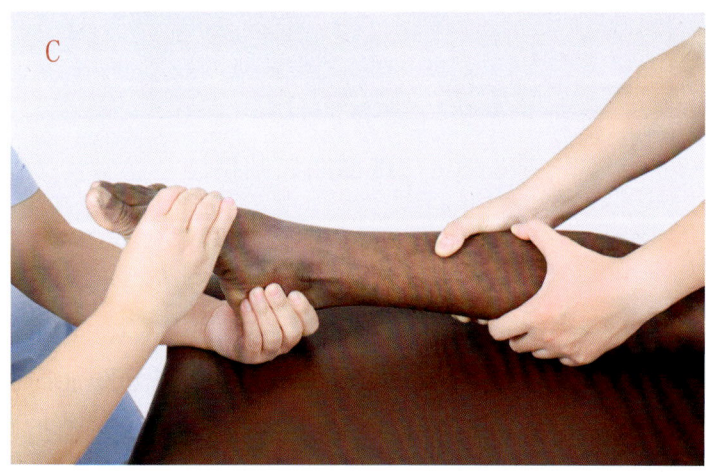

图6-165 踝部跖屈牵伸法

说明：此手法适用于跗骨窦综合征、距骨下关节损伤等，此法运用拉伸应力和剪切应力，医者拇指按压位点必须准确。把握发力时机，要在足踝充分跖屈时瞬间折返至背屈。此法常用于踝关节急性损伤后遗症或跗骨窦慢性损伤，手法后需穿戴护踝2周。手法操作结束后可外贴温经散寒、软坚消瘀膏药，或用中药熏洗、热敷。

（3）踝部外翻位扳法

体位：患者取仰卧位，患侧下肢伸直，踝关节中立位。术者立于患者足侧床尾。

手法：术者以一手掌心向下，虎口朝足趾握住踝关节两侧（患右足则用右手），其拇指按压于内踝后下侧踝管近端；另一手虎口朝足趾、掌心贴住足背内侧缘，握拿患足跖趾关节部（图6-166A）。再嘱患者足踝放松，术者渐渐用力使足踝至跖屈最大范围，并同时将其极度外翻（图6-166B），然后再迅速扳回到足背屈位，此刻按压踝管之拇指可觉指下有肌筋跳动感，以示踝管内肌筋松解，手法告成。

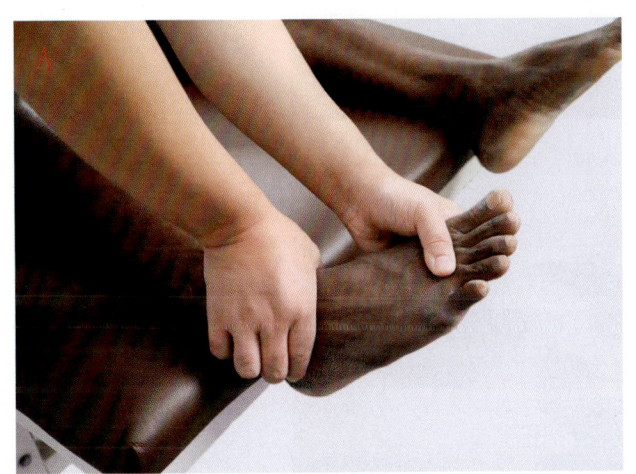 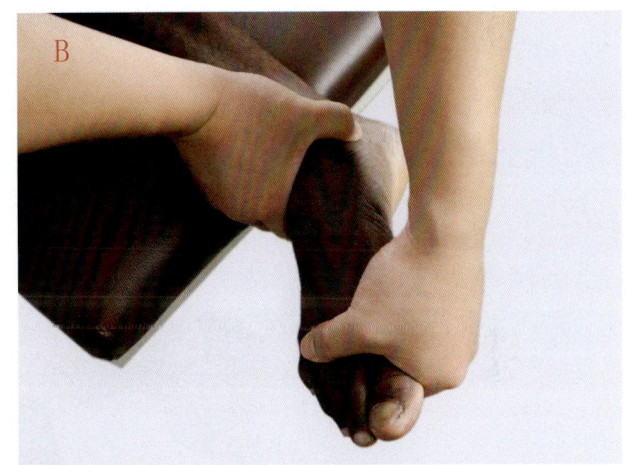

图6-166　踝部外翻位扳法

说明：此手法适用于踝管综合征，此法运用拉伸应力和剪切应力，医者拇指按压位点必须准确，要在踝管近端外，把握推扳发力时机，整个手法分成跖屈、外翻、背屈3步，要瞬间推扳使足踝充分外翻，然后扳至背屈。此法常用于踝管内肌筋急性损伤后遗或慢性损害，手法后须穿戴护踝2周，限制行走。手法操作结束后施散寒、软坚消瘀膏药，或用中药洗敷。有跟底痛者，要配合银质针导热疗法。

（4）踝部内翻位扳法

体位：患者取仰卧位，患侧下肢伸直，踝关节中立位。医者立于患者足侧床尾。

手法：术者以一手掌心向下、虎口朝足趾握住踝关节两侧（患右足则用左手），其拇指按压于外踝后下侧腓骨长短肌腱鞘近端（若为跗骨窦综合征则拇指按于外踝前内方）；另一手虎口朝足趾、掌心贴住足背，握拿患足跖趾关节部（图6-167A）。助手面向患者足侧立于患侧床边，用两手一上一下握拿患侧小腿下1/3处以制动。再嘱患者足踝放松，术者渐渐用力使足踝至跖屈最大范围，并同时将其极度内翻，然后再迅速折返扳回到足背屈位，此刻按压腓骨长短肌腱鞘之拇指可觉指下有肌筋跳动感，以示腓骨长短肌松解，手法告毕（图6-167B）。

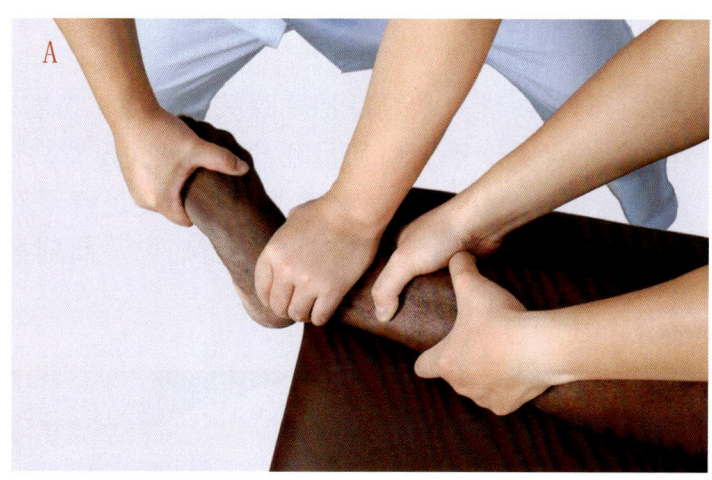

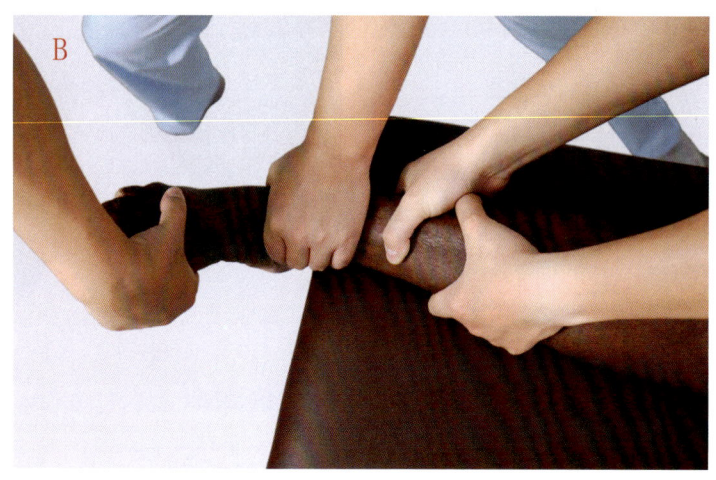

图6-167　踝部内翻位扳法

说明：此手法适用于腓骨长短肌肌腱与腱鞘炎、跗骨窦综合征等，此法运用拉伸应力和剪切应力，医者拇指按压位点必须准确，要在外踝下后方腓骨长短肌腱鞘近端处或是外踝前内方跗骨窦处。整个手法分成跖屈、内翻、背屈3步，把握推扳发力时机，要在足踝充分跖屈时瞬间内翻，然后折返至背屈。这是与踝部外翻位扳法不同之点，前者不必折返。此手法常用于腓骨长短肌腱鞘与肌腱炎、跗骨窦综合征，手法后须穿戴护踝2周，限制行走，避免跑跳与球类运动。手法治疗后可外贴温经散寒、软坚消瘀膏药，或用中药洗敷。重者要配合银质针导热疗法。

第七节　脊柱的日常保健

一、影响脊柱健康的 10 个坏习惯

1. 低头：玩手机、玩 iPad、看报纸

　　主要危害：颈椎、手腕。

2. 久趴：写作业、玩手机、午睡

　　主要危害：颈椎、胸椎、肩关节。

3. 侧身久站：乘车、等车

　　主要危害：腰椎、髋关节、骶髂关节、膝关节。

4. 跷腿：办公、吃饭、看电视

　　主要危害：腰椎、骶髂关节、髋关节。

5. 夹颈：打电话、侧睡

　　主要危害：颈椎、颈肩肌肉。

6. 直腿弯腰：提重物、系鞋带、捡东西

　　主要危害：腰椎、股后肌群、膝关节。

7. 久卧：看电视、玩手机

　　主要危害：颈椎、肩颈肌肉、眼睛。

8. 久蹲：摘菜、洗衣服、擦地等

　　主要危害：腰椎、骶髂关节、髋关节、膝关节。

9. 斜跨：单肩背包等

主要危害：肩关节、颈椎、胸椎。

10. 蜷曲：窝在沙发里打电脑、看书、睡觉

主要危害：颈椎、腰椎。

看了上面这10个生活中影响脊柱健康的坏习惯，我们希望大家能重视起来，俗话说"罗马不是一天建成的"，我们的脊柱就是在日常的不经意中慢慢地发生了形变，以致有一天苦不堪言。

二、脊椎错位和脊柱变形的危害

脊椎错位和脊柱变形不仅影响形体之美，还会造成含胸驼背、高低肩、高低背、长短腿，形象气质受影响，使自信心受挫，同时还会压迫血管和神经，人体的31对脊神经通过脊椎与五脏六腑相连，脊神经支配全身器官的功能，脊椎错位、侧弯会压迫脊神经，导致神经信号传导异常，久而久之，就会出现器官损伤和器质性病变，而形成慢性疾病。比如，颈椎错位易导致脑部血流受限、供氧不足，引起头昏、乏力、失眠、记忆力减退；胸椎错位易导致胸部不能充分扩展，心肺受压，造成心脏病和肺部疾病；胸椎错位还会导致腹腔供血量减少，胃肠蠕动减慢，引起食欲不振、腹胀、便秘等。脊椎错位是导致脊椎疼痛，前胸和后背疼痛，四肢和肩关节疼痛的主要原因，如不重视会给身体健康埋下隐患，因此，脊椎的错位及早发现、及早治疗是十分必要的。

三、脊柱的日常生活护理和预防

避免脊柱受损病症须尽量避免脊柱的外伤性损伤，如摔伤、撞伤、砸伤；还应避免对脊柱过度过大的牵拉、扭转或对脊柱的无戒备的突然刺激；避免超负荷的弯腰提重物，肩挑、举重；避免长期的睡、坐、站、行时的姿态不端，更应留心饮食全面平衡以增强对脊柱的营养。注意保持合理的生活姿势，具体如下：

1. 睡姿

尽量睡硬板床，床上铺得不宜过分松软；枕头高低要适宜，不可过高，过高容易使颈椎受损。睡时身体要自然稍屈地侧卧，尽可能保持脊柱的自然生理弯曲的姿势。

2. 坐姿

坐于凳子或椅子上，两脚踏地自然分开，两腿的膝部不应分开过大，大体仍要保持胸挺、颈直、头正。伏案写字、读书时，也应保持脊柱的正直，不要肩偏向一侧，更不要弯腰、低头伏在桌面上。

3. 站姿

两腿自然伸直，两膝微曲，两脚分开如肩宽，背要挺直、头要正，下颌内收，胸向前挺，两肩后引，收小腹，腿部略微向后突，面带笑容，全身放松。凡有正确站立姿势的人，不仅有利于脊柱的良好保持，也显得一个人端庄、挺拔、潇洒，很有气质。一旦建立起正确的站立姿势，就要持之以恒使之成为一种习惯。

4. 走路姿势

凡能保持正确站立姿势的人，走起路来姿势就容易正确。走路迈脚时，上体仍要保持与站立时相同的姿势，重心平稳前移要始终保持在身体纵轴线上，不要左右摇摆，也不要前俯后仰。两手臂的前后摆动，要自然、均匀，摆臂的幅度也不宜太大。

5. 跑步姿势

健身跑步时，身体不能再像走路时那样挺直，而要求上体稍微前倾，足部落地时以前掌先着地或全脚掌着地，膝关节和踝关节应有一定弹力作用。两脚交替向前跑动时，身体不要左右摆动。两脚蹬地用力大小要均衡，两臂自然弯曲，前后摆动幅度要适当自然。

四、脊柱的日常保健操

此操分为头部运动、肩部运动、胸部运动、腰部运动、腿部运动共 5 节，配合中国古典古筝音乐，动作缓慢，力求到位，适合脊柱需要调理和保健的人群。

1. 颈部运动

（1）前屈后伸：双手置于背后，低头，使下颌部尽量接触颈部；仰头，看天，反复两次（图 6-168）。

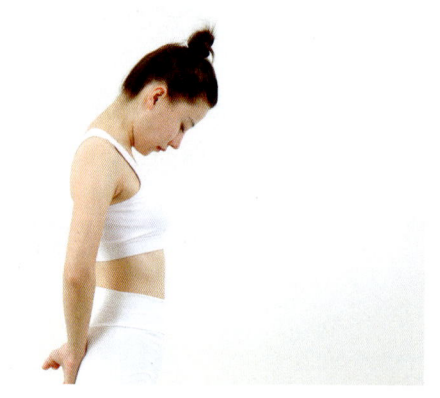

图 6-168　前屈后伸

（2）左右转头：双手置于背后，头先侧转，再将下颌部尽力接触肩部，使颈部尽量侧转，反复两次（图 6-169）。

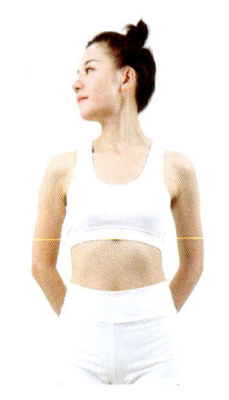

图 6-169　左右转头

（3）左右侧屈：双手置于背后，侧头时耳垂尽量触及肩峰，反复两次（图 6-170）。

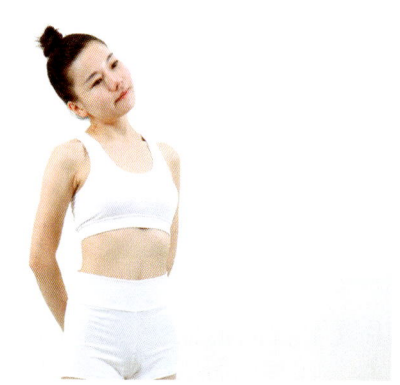

图 6-170　左右侧屈

保健作用：使颈部的关节肌肉得到充分的活动，从而解除颈背部肌肉僵硬，使肌肉活动协调，颈椎关节灵活，长期锻炼能够增强肌力，使之成为调整颈椎平衡关系的一种动力。适用于健康人群，长时间伏案工作，颈、肩、背部软组织劳损的亚健康人群。

注意事项：脊髓型、交感型、椎动脉型颈椎病，以及颈椎间盘突出症患者慎做此组运动，轻型者可在医生的指导下运动。此节颈部运动，运动幅度不宜过大，患者依自身情况而定，舒适为度。颈部锻炼不宜做旋转摇头动作，因摇头动作是在颈项肌松弛状态下进行，此动作可使骨间软组织遭受进一步损伤，使病情加重，故不利。颈部肌肉锻炼宜在颈项肌紧张状态下进行。

2. 肩部运动

（1）单耸肩：双臂自然下垂，先左后右，单肩尽量上耸（图6-171）。

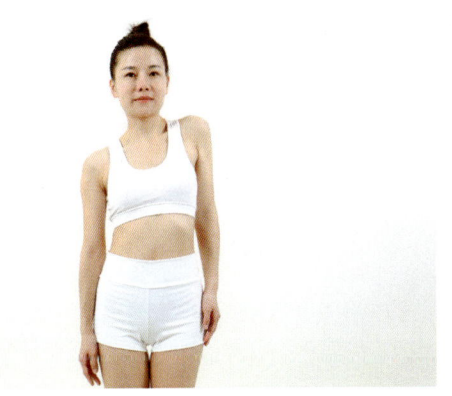

图6-171　单耸肩

（2）双耸肩：双手自然下垂，双肩尽量上耸（图6-172）。

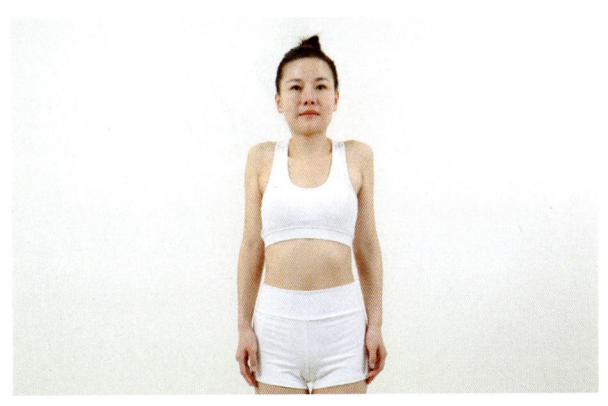

图6-172　双耸肩

(3)体后拉肩：双手屈肘置于背后，左手向左平行牵拉右手腕；左右交替（图6-173）。

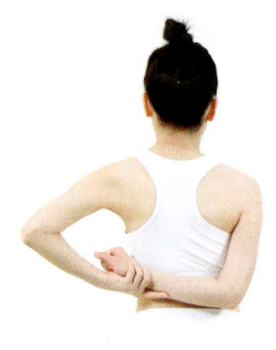

图6-173　体后拉肩

(4)旋转肩肘：两肘弯曲，把两手放在肩头上；向前做小圆圈旋转运动，逐渐增大，直到两肘在胸前范围相触为止，然后反向（图6-174）。

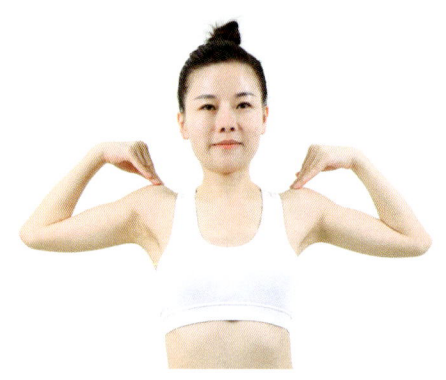

图6-174　旋转肩肘

(5)颈后扩肩：两肘弯曲，两手置于肩头；两手背在颈后相触，停留一拍，两肘外展，与肩平行，重复4次（图6-175）。

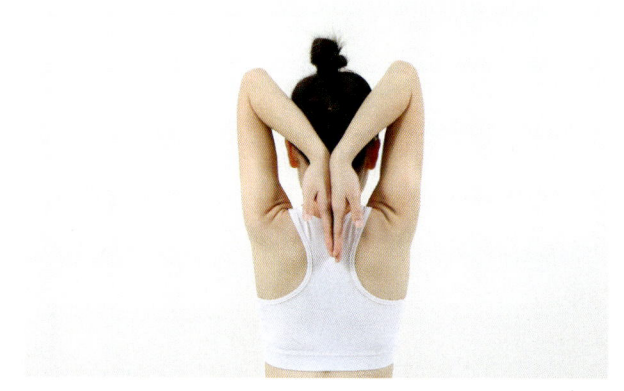

图6-175　颈后扩肩

保健作用：扩展和放松肩部，增加肩关节的灵活度，可以用作肩周炎的预防和康复治疗。同时补养和加强背部、颈部，特别是两肩胛骨周围肌肉的力量。适用于健康人群及肩周炎等亚健康人群的功能锻炼。

注意事项：肩部急性扭挫伤的患者不宜练习。

3. 胸部运动

（1）对肘扩胸：两肘弯曲，含胸，两肘胸前相触；前臂外展；两肘外展，与肩平行，重复4次（图6-176）。

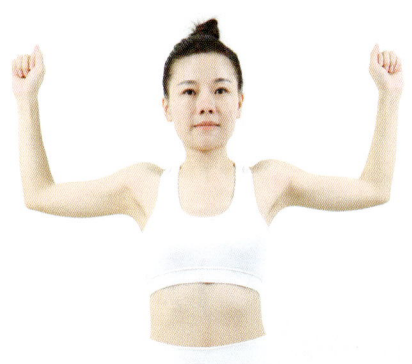

图 6-176　对肘扩胸

（2）含胸拉背：双手平举，手心相对，身前合拢，低头，翻掌尽力前伸（图6-177）。

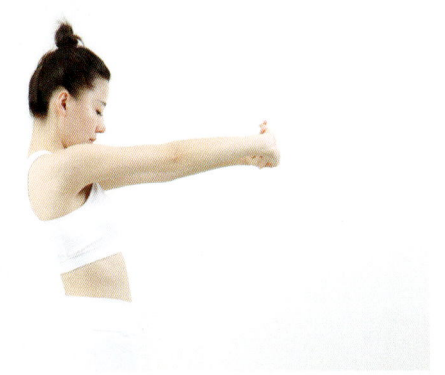

图 6-177　含胸拉背

（3）扩胸拉肩：双手打开，身后合拢，头向后仰，双臂在体后尽力向上向后拉伸（图6-178）。

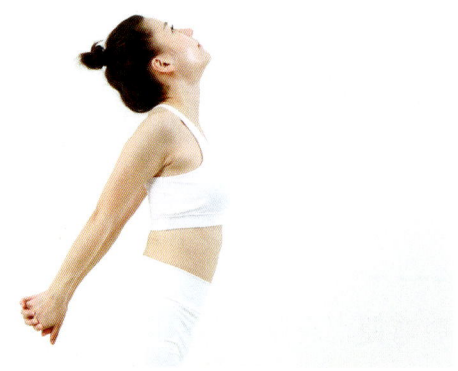

图6-178 扩胸拉肩

（4）举臂侧腰：双臂上举合十，向左侧腰停几秒回位，完成一个八拍，向右侧腰停留几秒回位。手臂和腰部尽量拉伸（图6-179）。

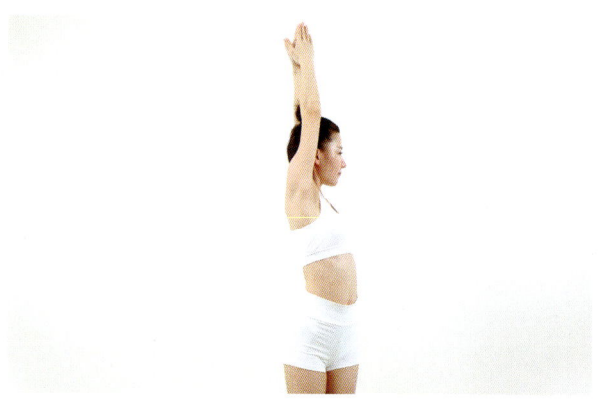

图6-179 举臂侧腰

（5）举臂向上：双臂上举合十，向上拉伸，冥想整个人都在向上挺拔（图6-180）。

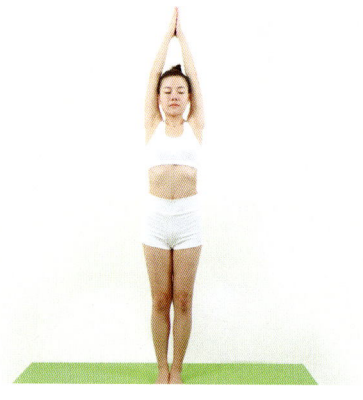

图6-180 举臂向上

保健作用：伸展上肢，扩张胸部，放松背部和腰部僵硬肌肉，改善体态，增加灵活性和柔韧性，提高平衡感，可以缓解肩背部疲劳不适。

注意事项：此项运动是颈、上肢、胸背、腰部的综合协调运动，运动时颈椎病患者幅度不宜过大，适可而止，或在医生的指导下运动。

4. 腰部运动

（1）扭腰运动：双手叉腰，双脚开立，与肩同宽。前两个八拍按照左前右后的方向扭动腰部，然后反向运动（图 6-181）。

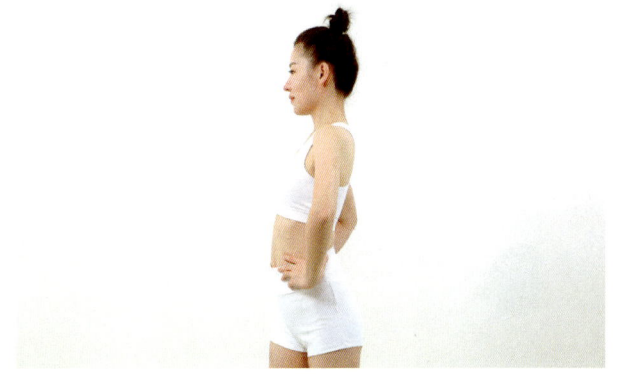

图 6-181　扭腰运动

（2）转体运动：双脚开立，与肩同宽，上身从左向后侧转，左手轻放后腰，右手轻搭左肩，眼睛看对侧脚后跟，回位。反向运动（图 6-182）。

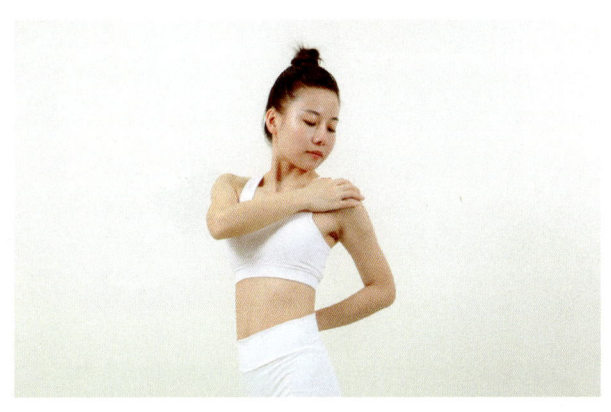

图 6-182　转体运动

(3)凤凰顺翅：双脚开立，与肩同宽，体向前俯，左臂触摸对膝，右臂向外伸展，转头望向伸展臂。左右交替4次（图6-183）。

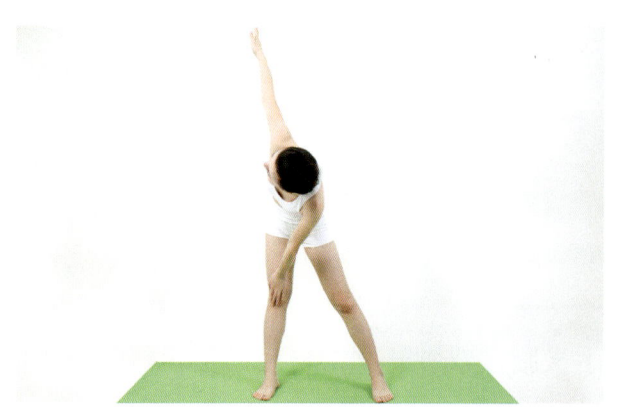

图6-183 凤凰顺翅

(4)前俯后仰：双脚开立，与肩同宽，俯身向下，两手在膝前交叉，眼看双手；举至头顶，两手交叉，身体后仰。反复2次（图6-184）。

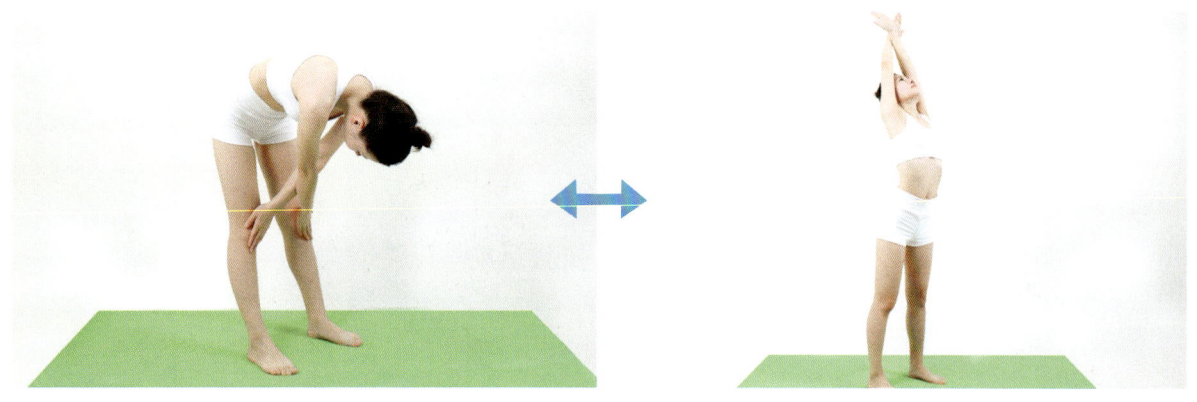

图6-184 前俯后仰

(5)俯身触脚：双脚开立，与肩同宽，体向前俯，两手触摸脚踝，头向下垂，保持一个八拍，让脑部充血，这是保持头脑思维敏捷的好方法（图6-185）。

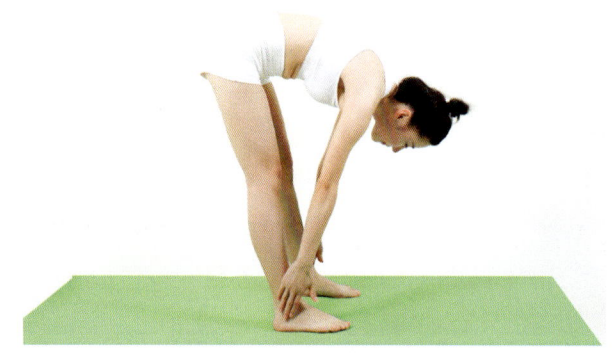

图6-185 俯身触脚

（6）转体推掌：左手握拳，收于腰际，同时右掌向前水平伸出，同时头向后转，然后回位，左右交替（图6-186）。

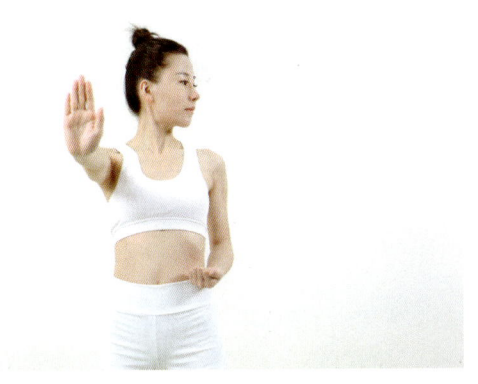

图6-186 转体推掌

（7）弓步插掌：接上推出动作，左腿弓步，左掌自胸前方划过转体收拳于腰际，同时右掌从腰际插出。左右交替（图6-187）。

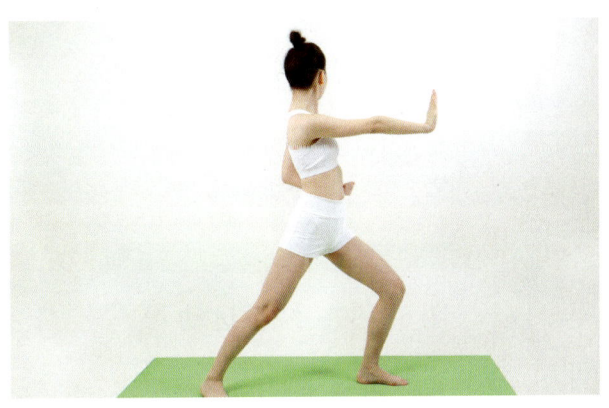

图6-187 弓步插掌

保健作用：能舒筋通络，强筋壮骨，增强腰背部肌力，减轻腰椎的压力，从而可缓解腰部酸痛，达到健腰强筋之目的。

注意事项：此组动作是腰部屈、伸、侧屈、旋转，在锻炼腰部的同时配合上、下肢运动。特别是在俯身触脚时，要量力而行，可手扶膝及小腿。

5. 腿部运动

（1）马步蹲起：双手向前平举交叉，两腿并拢做蹲起（图6-188）。

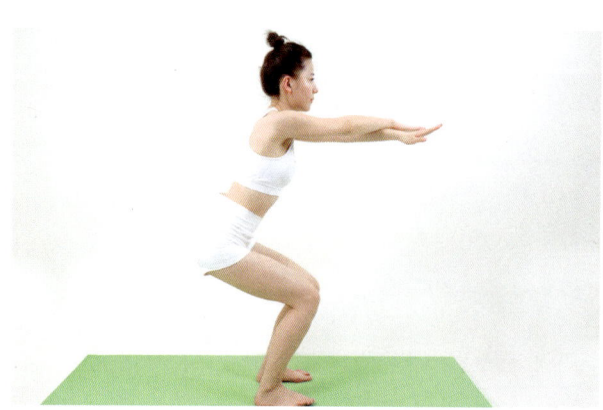

图-188 马步蹲起

（2）绕膝运动：双手叉腰，微屈双膝，自左向后旋转两次，然后自右向后旋转两次（图6-189）。

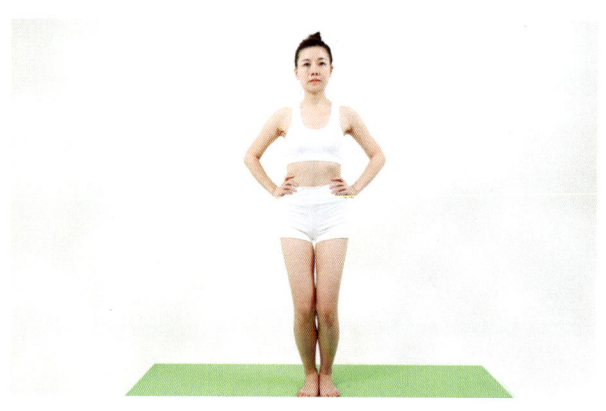

图6-189 绕膝运动

（3）踮脚提臀：双手叉腰，两腿并拢，提臀，双脚后跟抬起，躯干拉直，颈部伸长下颌往上抬。把后背肌肉拉直，相当于引体向上自我牵引。反复4次（图6-190）。

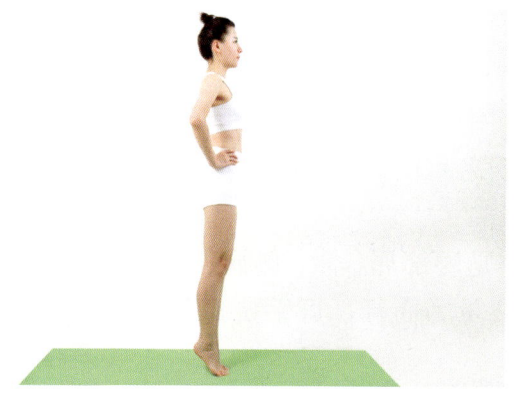

图6-190 踮脚提臀

（4）伸展髋膝

动作一：两腿直立，左小腿向后提起，左手前平举，右手侧平举（图6-191）。

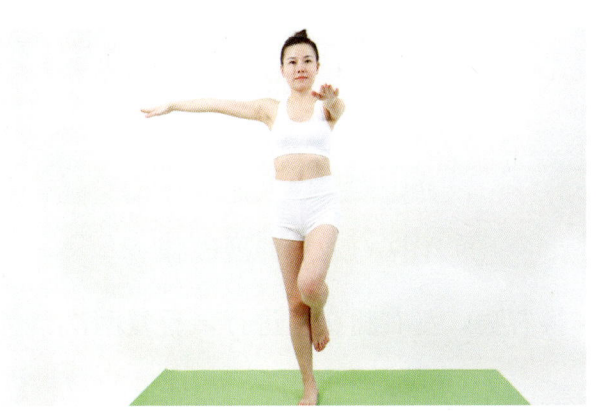

图6-191　伸展髋膝

动作二：左脚向前踢出，足部尽量跖屈，右手前平举，左手侧平举；动作一、动作二重复一次，回位（图6-192）。

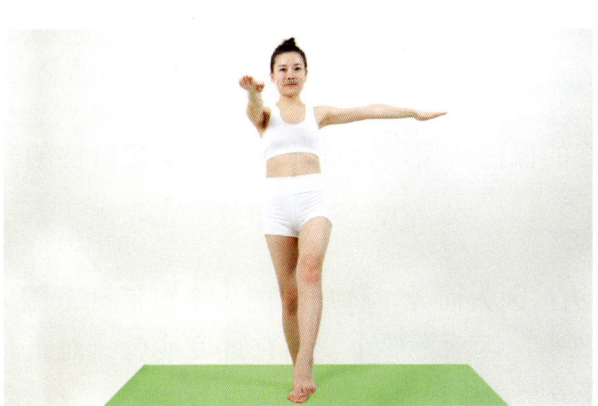

图6-192　伸展髋膝

动作三：双手叉腰，左下肢抬起屈膝，向里、向外依次横踢，回位（图6-193）。

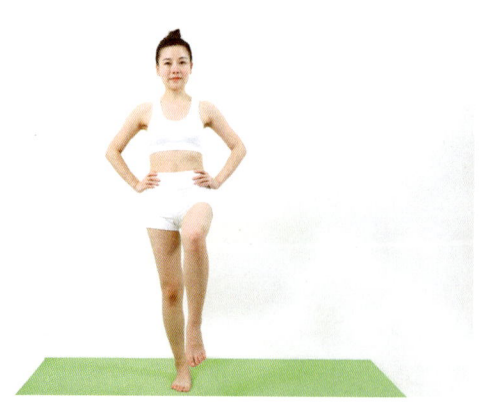

图 6-193 伸展髋膝

至此完成一个八拍，换右腿。左右腿交替进行，反复两次。

保健作用：此节动作模拟踢毽运动，包括了髋关节的屈、内收、内旋、外展、外旋，膝关节的屈、伸，踝关节的跖屈、背屈，并足的内、外翻运动，可增强双下肢肌力，缓解髋、膝、踝关节的僵硬，增加关节活动度。

注意事项：髋、膝、踝骨关节炎的患者以及下肢的扭挫伤患者禁做。此节运动是增加双下肢功能及灵活性的运动，但对于髋、膝、踝关节患有增生性关节炎，风湿、类风湿性关节炎及急性扭伤者均不适合此运动，否则会加重病情。

6. 运动原则

脊柱保健操具有良好的保健作用，锻炼前首先要掌握自己的身体状况，在专业人员的指导下进行。

（1）选择适宜的方法：因人而异，体质好的人士可活动范围大、力度大，体弱的人士动作要缓慢，运动幅度要小，运动量要小，不宜过度疲劳。对于有病损部位的患者，要在运动阶段上有所选择（在分节段中已有提示）。

（2）循序渐进：要在运动时间、运动幅度、运动量上严格控制，掌握循序渐进这个原则。

（3）调匀呼吸：此保健操采用自然呼吸法，以气引力、顺其自然、柔和均匀、毫不勉强、并随活动量的大小而加深加快。

（4）避免风寒：在运动时毛孔开放，风寒之邪可由毛孔进入人体引起疾病。故不要在"风口"上运动，冬天不可脱衣吹风，体虚人士则应在室内运动，以防风寒侵袭。

（5）持之以恒：坚持不懈、持之以恒是获得良好功效的基本保证。

7. 注意事项

本套脊柱保健操在锻炼时应注意以下几个方面：

（1）运动强度以及运动量要把握适度，因人而异。

（2）若在锻炼过程中出现其他疾病，如发热、感冒等应暂停。

（3）在运动后切勿立即进行热水浴、桑拿或蒸汽浴，这样可导致循环血量进一步集中于外周，从而使血压下降、心律失常等。

（4）运动后不应有疲劳感，否则提示运动强度过大。

（5）定期检查，要观察训练效果。

（6）在运动中若出现不适，应终止运动，防止出现不良后果。

（7）衣着要合身，以免影响活动效果。

中国正骨整脊术与体形体态矫正

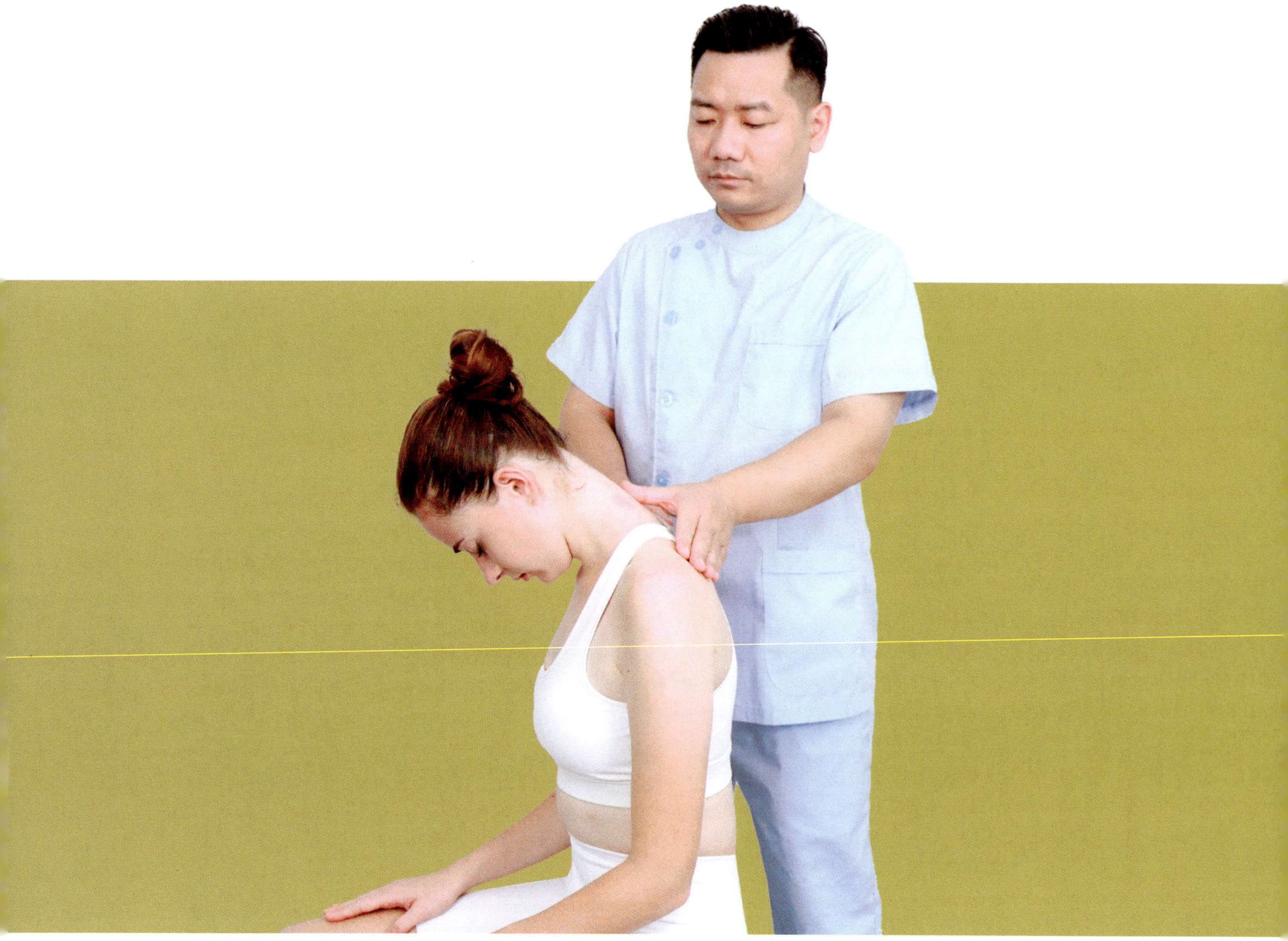

第七章 正骨整脊疗法的应用

第一节　颅骨闭合与矫正

颅骨位于脊柱上方，由 23 块形状和大小不同的扁骨和不规则骨组成（中耳的 3 对听小骨未计入）。除下颌骨及舌骨外，其余各骨彼此借缝或软骨牢固连接，起着保护和支持脑、感觉器官以及消化器和呼吸器的起始部分的作用。以眶上缘及外耳门上缘连线为分界线，将颅分为脑颅和面颅两部分。脑颅位于颅的后上部，包括成对的顶骨和颞骨，不成对的额骨、蝶骨、枕骨和筛骨，共 8 块，围成颅腔，容纳脑。面颅为颅的前下部分，包含成对的上颌骨、颧骨、鼻骨、泪骨、腭骨及鼻甲骨，不成对的犁骨、下颌骨、舌骨，共 15 块，构成眶、鼻腔、口腔和面部的骨性支架（图 7-1）。

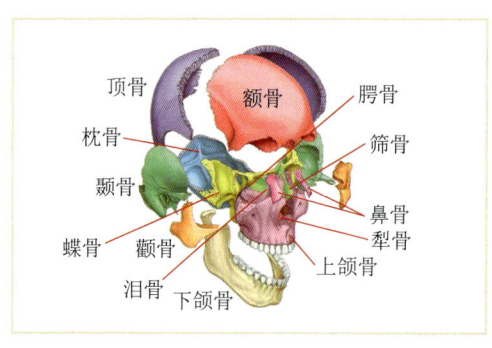

图 7-1　颅骨

近些年来，随着医学科学的发展，很多学者认为人类的颅骨缝并没有闭合，颅骨之间存在开合运动，这种运动可以维持脑脊液的循环和颅内压的稳定，提供神经组织的营养等。

在正常情况下，颅骨每个运动周期结束后是可以做到完全闭合的。但如果受到不良因素影响，或头部受到外力打击等，即可造成颅骨的闭合不全或移位。导致颅骨间缝隙变大，颅骨之间软组织受到牵拉，从而引发顽固性头痛、颜面部不对称甚至畸形。

一、颅骨闭合不全和移位的触诊

判断颅骨是否闭合不全，我们可以在颅骨的结合处用指腹按压触诊即可寻找到闭合不全的颅骨缝隙。触诊时要求指腹沿着骨缝在头皮上反复用力滑行，如果在某些位置出现压痛敏感，则提示该位置有骨缝闭合不全的现象（图 7-2）。

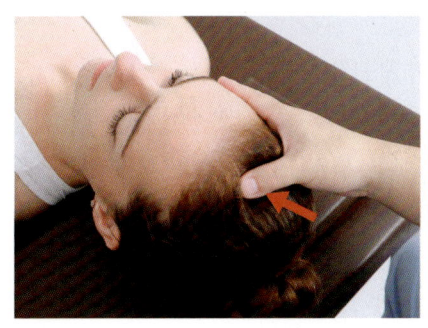
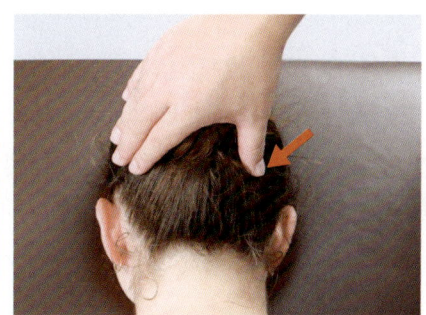
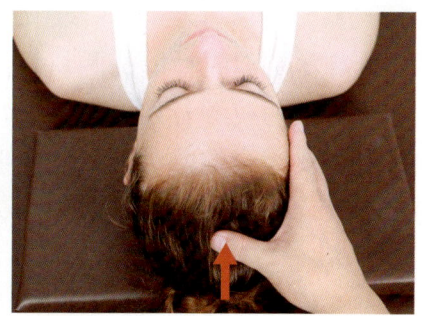
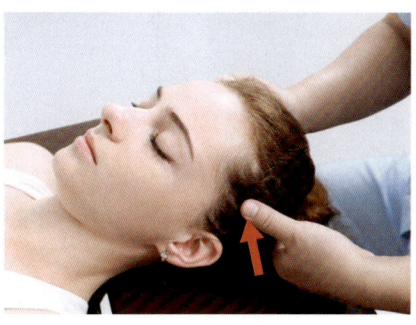
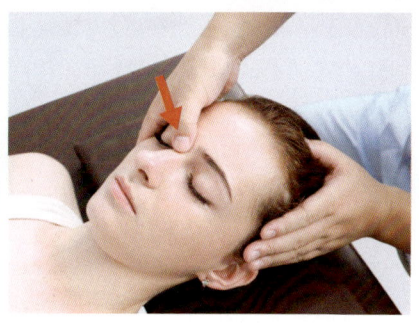

图 7-2　颅骨闭合不全的触诊

人类的颅骨缝包括额骨顶骨缝、顶骨间缝、顶骨枕骨缝、顶骨颞骨缝、蝶骨颞骨缝、额骨鼻骨缝、鼻骨间缝、顶骨蝶骨缝、额骨蝶骨缝、颞骨枕骨缝、颞骨颧骨缝、颧骨额骨缝等（图 7-3）。

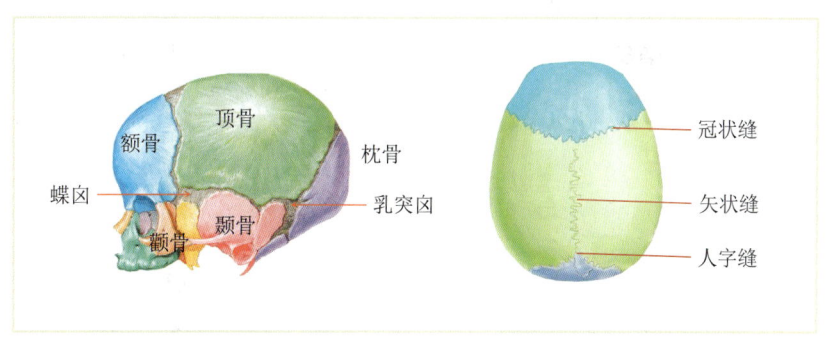

图 7-3　颅骨缝

二、颅骨缝的闭合与矫正

当发现构成骨缝的两块骨闭合不全时，我们可将颅骨相关的肌肉等软组织按摩松解后，然后再把两块颅骨用力闭合按压几次，在按压时要嘱咐顾客配合呼吸，在顾客吸气时双手掌贴附于要闭合的颅骨上，呼气时缓缓发力，呼气末时增加力度顿压，即可使骨缝闭合。颅骨各骨缝的具体闭合手法及发力方向如图 7-4 所示，闭合成功的标志是两侧颅骨对称、骨缝压痛消失。

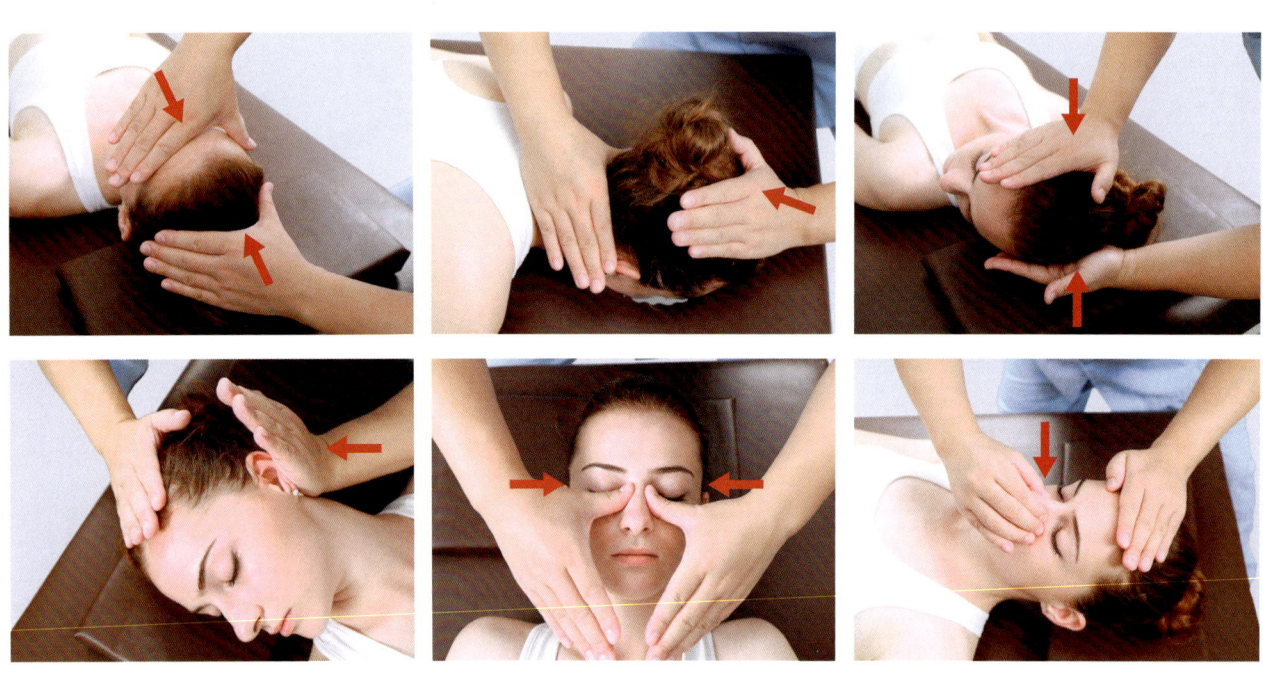

图 7-4　颅骨缝的闭合及发力方向

颅骨错位还包括蝶骨左右移动，术者可用两手中指同时触诊两侧太阳穴，会表现为一侧太阳穴高凸并有压痛（图 7-5）。

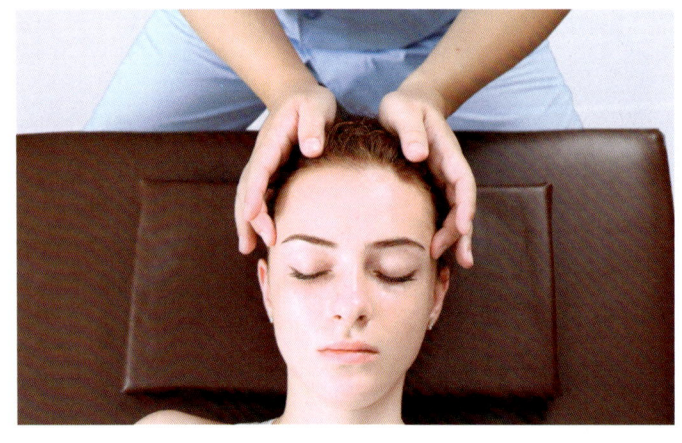

图 7-5　触诊两侧太阳穴

当我们发现蝶骨移位时，可以先将蝶骨相关的肌肉等软组织按摩松解后，再以一只手的手掌心扣在凹陷一侧蝶骨上，同时嘱咐顾客配合呼吸，在顾客呼气时另一只手用小鱼际掌根部从凸侧往对侧推压蝶骨，呼气时缓缓发力，呼气末时增加力度顿压，即可使蝶骨复位，复位成功的标志是蝶骨两侧对称、压痛消失（图7-6）。

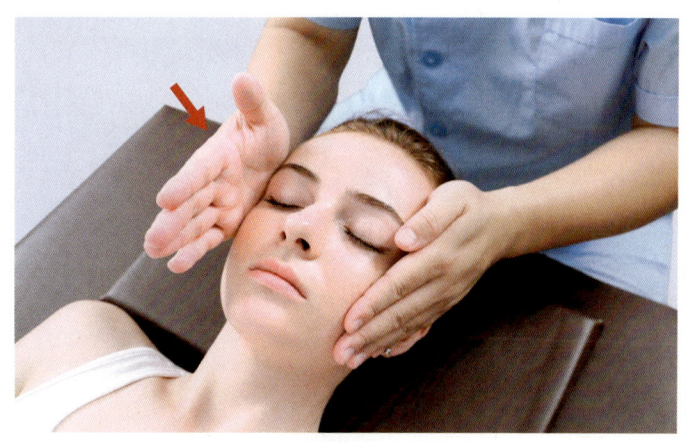

图7-6 蝶骨复位手法

三、脑颅骨闭合不全与头痛手法

引起头痛的原因很多，本书只介绍由于脑颅骨闭合不全和相关肌肉紧张所致的头痛，上述原因引发的头痛占慢性头痛的绝大部分。头痛的原因除了颅骨闭合不全外，还有头部的肌肉紧张及帽状韧带紧张，头部肌肉主要包括枕肌、额肌和颞肌（图7-7）。额枕肌紧张会拉紧帽状韧带，出现头重如裹或头部发凉的感觉。

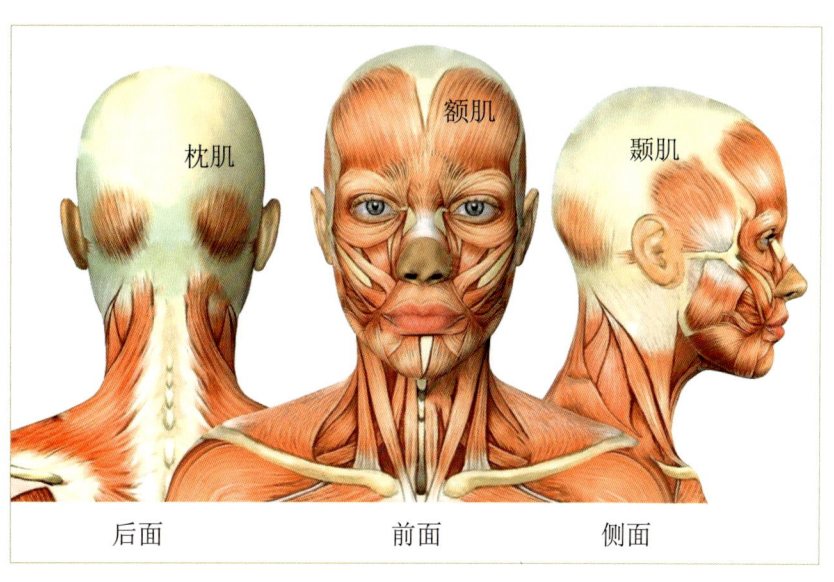

图7-7 头部肌肉

那么，如何判断肌肉紧张呢？紧张的肌肉会表现出肌肉变硬、条索状，有扳机点和压痛。在头部肌肉的位置垂直于肌纤维反复用指腹触诊，当触摸到肌肉条索或结节，并伴有压痛时则可提示有肌筋膜紧张（图7-8）。如医者手感不好时，可以以患者感觉的压痛为主要判断肌肉紧张的标准。

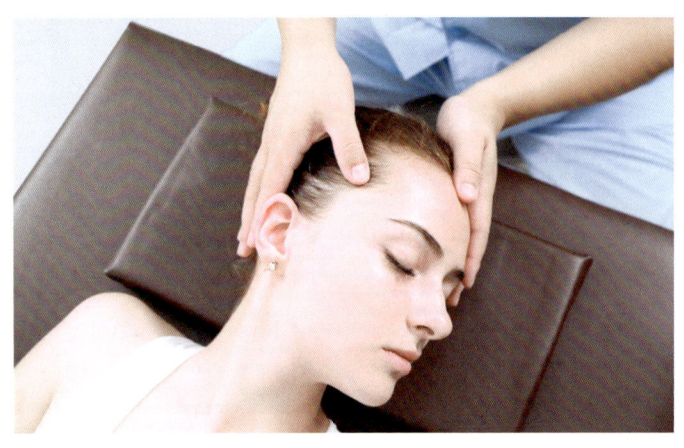

图7-8　肌筋膜紧张判断

沿着肌纤维走向把两个拇指分别放在压痛点的两侧，用力对抗拉伸10～20秒，即可解除肌肉紧张（图7-9）。可以多次牵拉直至疼痛完全消失。对于顽固的肌筋膜紧张引发的疼痛，也可以采用针刺痛点、整脊枪击打痛点、刮痧等方法处理。

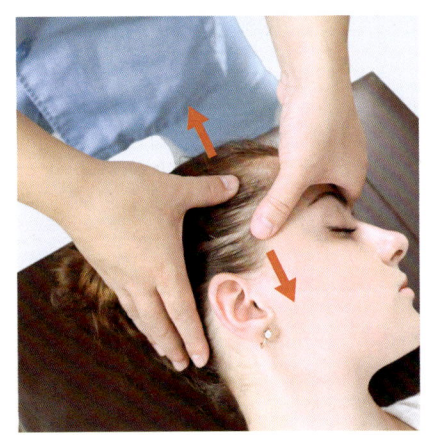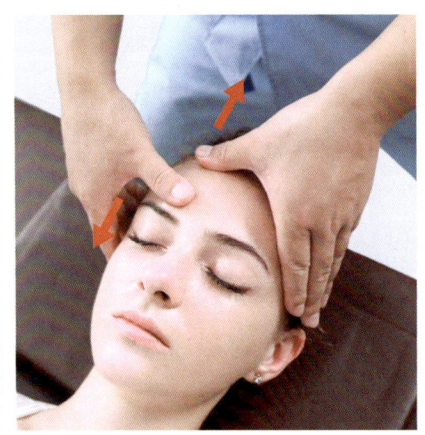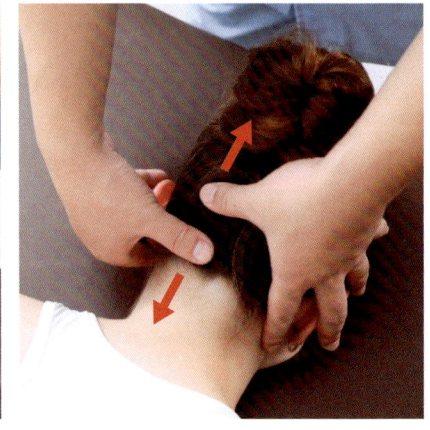

图7-9　拉伸手法

四、面颅骨矫正与美化

首先，对比左右脸判断是否对称，如有不对称畸形，则用掌根推压高凸一侧的面颅骨，使闭合不全的颧骨或上颌骨复位（图7-10）；用手指挤压鼻骨，使之回到中立位（图7-11）；用小鱼际根部推压复位下颌关节（图7-12）。怀疑有上颌骨或鼻骨塌陷的患者，可从口腔内整复（图7-13）。

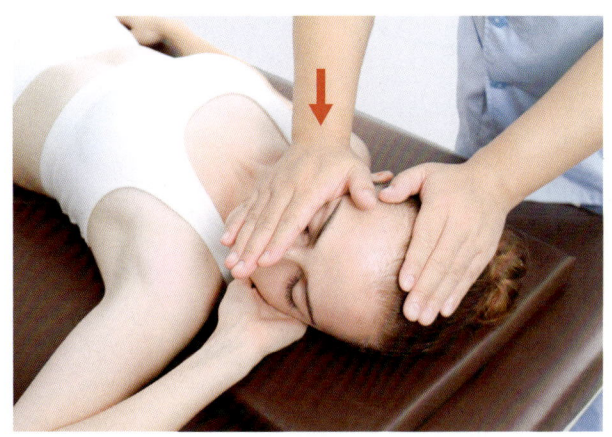

图7-10　颧骨复位手法

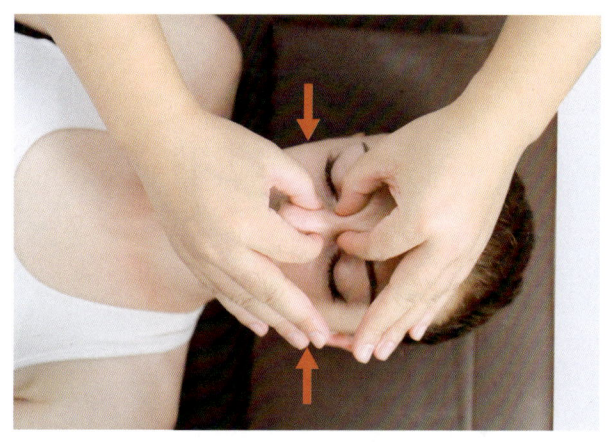

图7-11　鼻骨歪斜手法

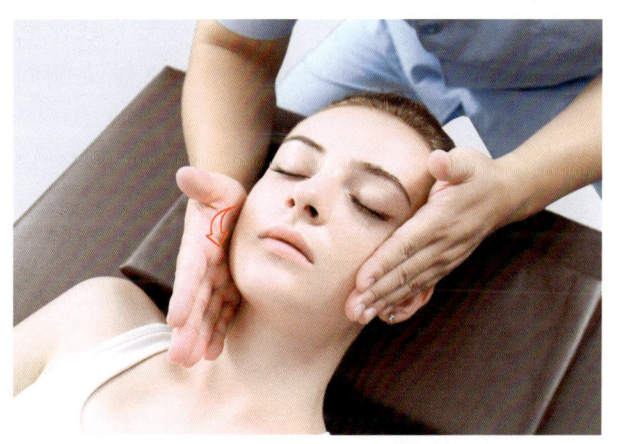

图7-12　下颌关节复位手法

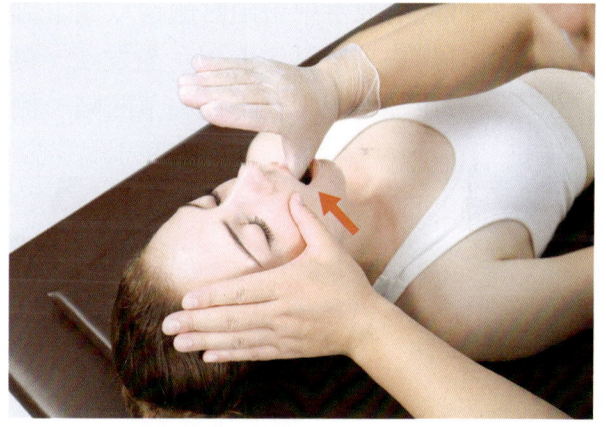

图7-13　鼻骨塌陷手法

其次，是调整面部肌肉的肌张力。双手指按于面部皮肤，沿着肌纤维方向对抗用力，进行定点牵拉肌肉和筋膜组织，放松紧张的肌筋膜，调整嘴歪眼斜等面部畸形。定点拉伸皱眉肌可以减轻眉间川字纹。把手放在口腔内，用手指下压下颌骨来牵拉下颌关节周围的软组织，可以改善下颌关节内软组织的紧张和牵拉，再定点拉伸颈阔肌可以出现尖下颌。本书由于篇幅所限，面颅骨的矫正和美化不做详细的讲解和示范，如想更进一步了解和学习，可参考王红锦老师编著的《小颜整骨术——骨相美人》一书。

五、颞下颌关节紊乱

颞下颌关节紊乱的主要症状是咀嚼时下颌关节不适、疼痛或弹响,不能张嘴大笑或打哈欠。其病因主要为下颌关节错位(向左侧移位多见)和翼内肌挛缩(翼内肌附着在关节盘上)。关节盘前移后不能回到关节窝是造成关节弹响的主要病理。急性期局部组织也可发生急性炎症和水肿(图7-14)。

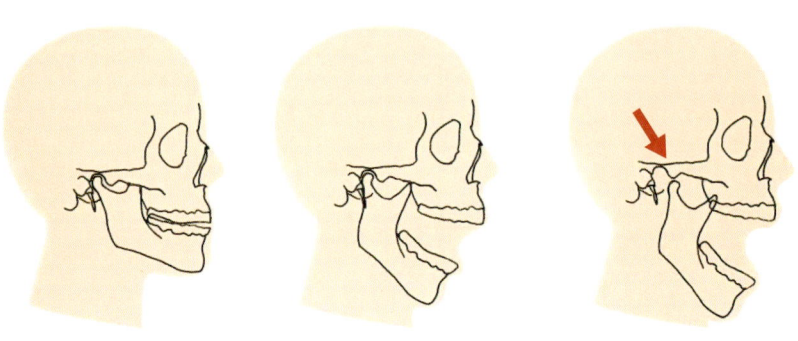

图7-14 颞下颌关节紊乱

诊断时,用双手中指同时触诊双侧下颌关节,对比其形态和压痛程度。下颌关节触诊的位置在外耳道内或外耳道前方。当发现一侧下颌头比另一侧高凸时,即可确诊为下颌头侧向移位。一般压痛多出现在下颌关节凹陷一侧(图7-15)。

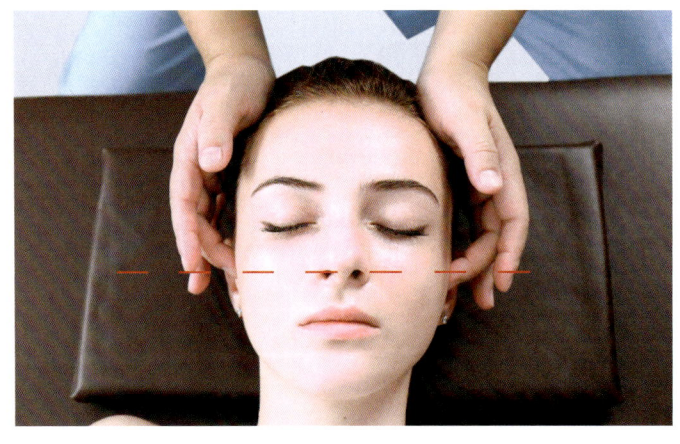

图7-15 颞下颌关节触诊

如果发现左侧下颌头增高时,术者一手空掌放于右侧下颌关节位置,另一手小鱼际根部将左侧下颌关节头向右侧推按,可反复推按2~3次(图7-16)。

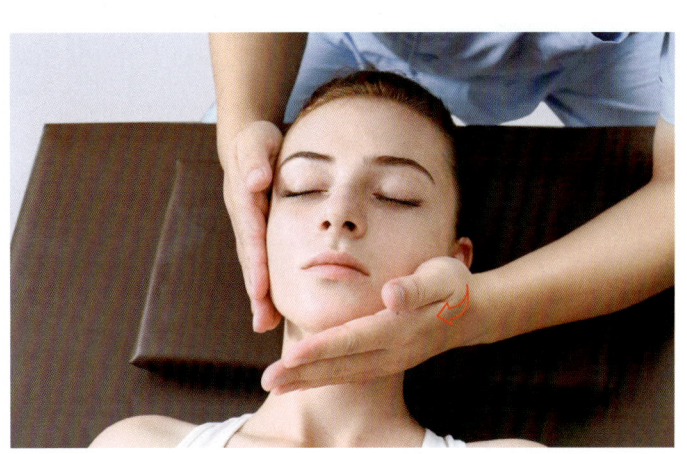

图 7-16　颞下颌关节复位手法

与下颌节紊乱有关的肌肉包括咬肌、颞肌、翼内肌、翼外肌等，治疗时要注意放松。另外引起疼痛的软组织还包括下颌关节囊、下颌骨外侧韧带、茎突下颌韧带、蝶下颌韧带等。关节囊和韧带痛点针刺效果较好。翼内肌位置较深，针刺翼内肌要在颧骨颧骨支的下面直刺或上面斜向下刺入。对于病症顽固的患者，可以用针刀松解挛缩的局部组织。在治疗后，还应该嘱咐患者少吃硬东西或张嘴大笑、打哈欠，调整咀嚼习惯，平衡两侧肌力。

枕骨的矫正实际上是寰枕关节半脱位的矫正。寰枕关节半脱位是指构成寰枕关节的枕骨髁和寰椎两侧块之间的滑车关节面在外力作用下发生相对移位而不能自行复位，影响功能并产生局部的神经、血管和软组织的刺激症状。移位的病理机制如下：

寰枕关节的移位是枕骨在外力作用下的移位，也可是枕骨在寰椎移位、半脱位后的代偿性移位，不论是哪种情况都可调整枕骨。

寰枕关节是由两个滑车关节面构成，其移位形式可理解为球在水杯口上转动而超出正常范围。

关节面的凹凸形成决定寰枕关节只能轻微旋转 5°，过之则形成半脱位。

六、枕骨的矫正

1. 枕骨的检查方法

（1）面对患者，在患者头、颈部摆正的姿势下，注意患者两边的耳垂是否一样的对称、一样的高；如出现不对称、不一样的高则表示枕骨有问题（图 7-17）。

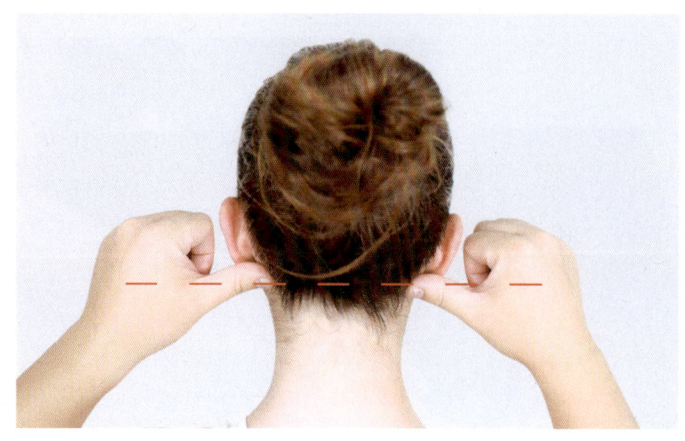

图 7-17 检查两耳垂高度是否一致

（2）X 线片的检视，可从两侧的乳突骨判别；两侧的乳突骨是否一样的大小、一样的角度及一样的投影亮度，如出现不对称则表示枕骨有问题（图 7-18）。

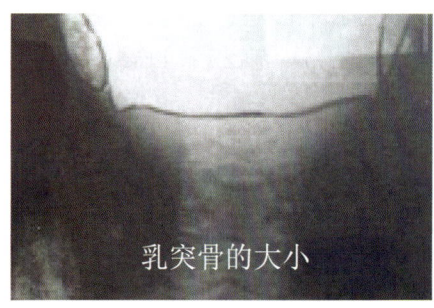
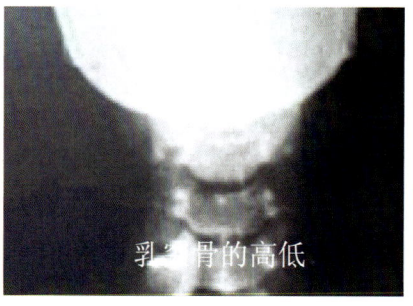

图 7-18　X 线片的检视

（3）患者俯卧，头部摆正，检查者坐于患者头部的上方，两手掌置于患者枕骨的正下方，从患枕骨两边，用食指或中指的指腹，检查枕骨两侧的对称性，肌肉的弹性，两边是否同高、同低或上、下位置是否相对等，如出现不对称、不对等则表示枕骨有问题（图 7-19）。

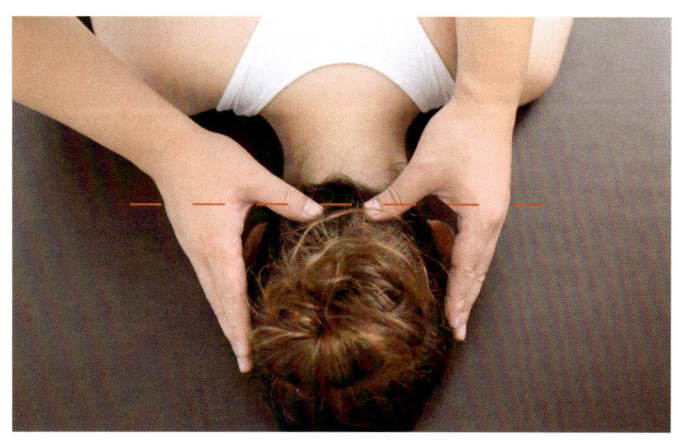

图 7-19　检查枕骨两侧的对称性

2. 枕骨半脱位引起的神经异常

（1）表现症状

寰枕关节移位会出现中枢神经、脑神经及神经系统受压、刺激所显现的症状。引起头痛、面神经麻痹、流口水、视物模糊、眼睑下垂、斜视、视力下降、复视、眩晕、高血压、副鼻窦炎、偏头痛、颜面神经痛、耳鸣、咳喘、舌头的活动、嗅觉异常及眼睛的症状与痉挛、无力、不全瘫痪等。

（2）疼痛反射

局部痛：枕部、上颈急性或慢性疼痛。

局部反射痛：有时向下反射到两肩之间。

皮神经反射痛：在头顶到枕骨之间。

（3）运动受限

会导致颈部前屈后仰受限。

3. 枕骨半脱位的诊断（以下两个半脱位为例）

（1）枕骨前上右上旋的诊断

X线片：枕骨与寰椎后弓的距离变小。

症状：头呈后仰位，前屈受限，后仰时颈痛，下颌不易碰到前胸。

触诊：右侧乳突高，枕后隆突不易摸到，两侧乳突与寰椎后弓的距离不等。

（2）枕骨后上右上旋的诊断

X线片：枕骨与寰椎后弓的距离变大。

症状：头呈前屈位，后仰受限，前屈时颈痛，后仰角度达不到45°。

触诊：右侧乳突高，枕后隆突易摸到，两侧乳突与寰椎后弓的距离不等。

4. 枕骨矫正法

颈枕部矫正疗效好，见效快，属立竿见影的疗法，尤其是眩晕、头痛、颈枕部不适等功能性症状。颈椎的调整较易掌握，应掌握快速的特点。俯卧位最好，患者肌肉放松，看不到矫正者；其次是仰卧，椎间盘、颈椎关节处于不受力状态，安全省力。根据矫正的颈椎部位，掌握好抬头的三维方向的角度，让颈椎向矫正侧侧偏至最大限度，上下左右锁定好，发力要果断。发力所至的部位一定是骨头或关节，而不是肌肉。矫正时稳定手要有一定的牵引动作，使患者的颈部松而不懈，可避免颈肌的拉伤。颈椎的矫正方法较多，可根据患者的病情、半脱位类型、配合情况，以及矫正者的习惯、身材、经验，选用合适的矫正方法。矫正技术的技巧首先是锁定，其次是方向，然后是发力速度，最后是力度。

（1）枕骨矫正法之一

体位：患者呈坐位姿势，将座椅降低，患者头部最好与矫正者胸位平齐。术者站于患者后方的位置，并以身体支撑患者的头与身体。

手法：术者双手交叉由前向后压在患者上颌上，将患者的头靠在胸前固定。术者双手压患者下颌向后上方持续用力，同时用胸向前顶，使整个头部做面部向下和枕部向上的动作，低头向上牵引，持续用力3～5秒，做5～10次（图7-20）。

说明：此法为简易矫正法，适用于枕骨前上半脱位的矫正。患者可自我做类似锻炼。

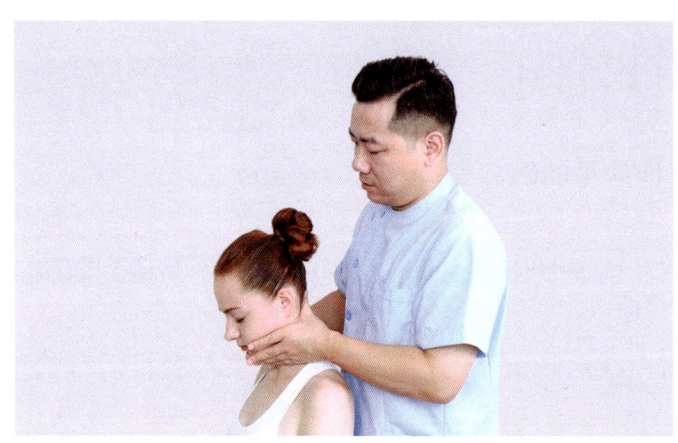

图7-20　枕骨矫正法之一

(2) 枕骨矫正法之二

体位：患者呈坐位姿势，将座椅降低，患者头部最好与矫正者胸位平齐。术者站于患者后方的位置，并以身体支撑患者的头与身体。

手法：术者双手交叉由前向后压在患者上颌上，将患者的头靠在胸前固定。术者双手上提患者下颌向后上方持续用力，使整个头部做面部向上和枕部向下的动作，仰头向上牵引，持续用力3～5秒，做5～10次（图7-21）。

说明：此法为简易矫正法，适用于枕骨后上半脱位。患者可自我做类似锻炼。

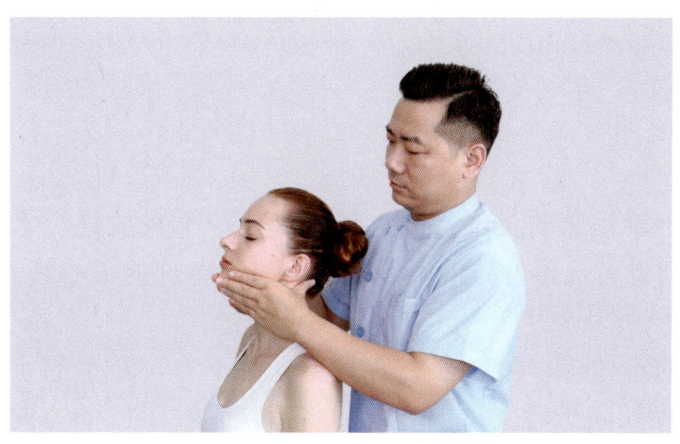

图7-21　枕骨矫正法之二

(3) 枕骨矫正法之三

体位：患者俯卧，矫正床的头部放低，患者下巴向胸部靠近，全身放松。术者以前弓后箭的姿势站于患者左侧，脸朝向患者头部的方向，胸骨移到患者背部的中心线上方。

手法：术者右手的小鱼际，接触在患者右侧乳突上方。左手的小鱼际则置于患者左侧乳突上方，两手的拇指朝向患者头顶的方向。将后枕骨往头顶的方向推动牵引，时间持续30～60秒，最后轻轻地发出顿力，推力的方向是由下往上，向后往前（图7-22）。

说明：此法适用于枕骨往前上方半脱位的调整，前屈受限。矫正前需按摩舒缓患部附近的软组织，颈椎有骨性病变的患者，慎用顿力矫正。

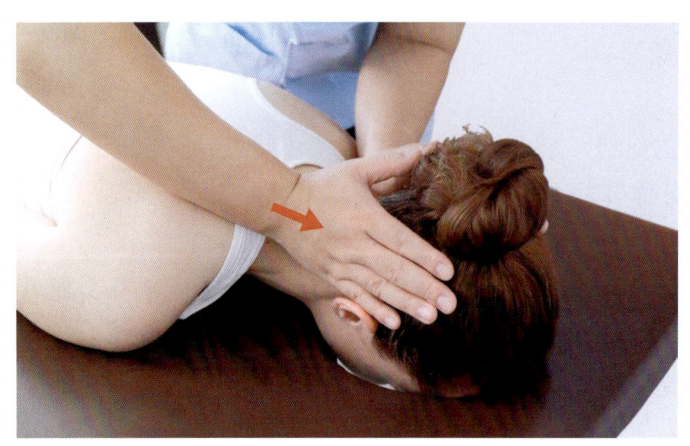

图7-22 枕骨矫正法之三

（4）枕骨矫正法之四

体位：患者俯卧，矫正床的头部提高，患者仰头，全身放松。术者以前弓后箭的姿势站于患者左侧，脸朝向患者头部的方向，胸骨移到患者背部的中心线上方。

手法：术者右手的小鱼际，接触在患者右侧乳突下方。左手的小鱼际则置于患者左侧乳突下方，两手的拇指朝向患者头顶的方向。将后枕骨往下巴的方向推动牵引，时间持续30～60s，最后轻轻地发出顿力，推力的方向是由下往上，由后往前（图7-23）。

说明：此法适用于枕骨往前下方的调整，后仰受限。矫正前需按摩舒缓患部附近的软组织。颈椎有骨性病变的患者，慎用顿力矫正。

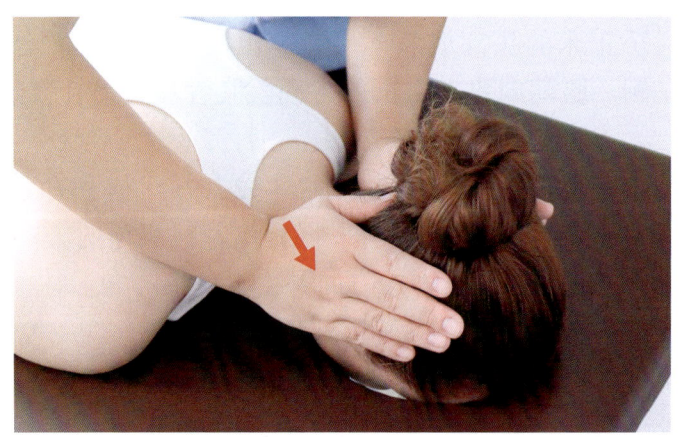

图7-23 枕骨矫正法之四

（5）枕骨矫正法之五

体位：患者仰卧，矫正床的头部放低，将患者的头向左旋转至最大限度，患侧在上。术者站于患侧头部附近，面对患者呈直角，两脚分开呈八字形站立。

手法：术者右手食指的指掌关节接触在患者右乳突骨上方，其他的手指置于枕骨下方，手掌弯曲。左手的食指与中指分开扣住患者的下巴，环指不要压住喉咙，拇指松开，患者头部躺在医师的前臂上。术者左手将患者的头往头顶的方向牵引，手臂配合使患者呈低头位。右手食指的指掌关节由下往上，在患者吐气将尽之时瞬间发力（发力方向为对侧耳尖），完成矫正（图7-24）。

说明：此法适用于头部前屈受限，枕骨右上移位。矫正前需按摩舒缓患部附近的软组织。急性期的枕骨挫伤，不能使用此法。

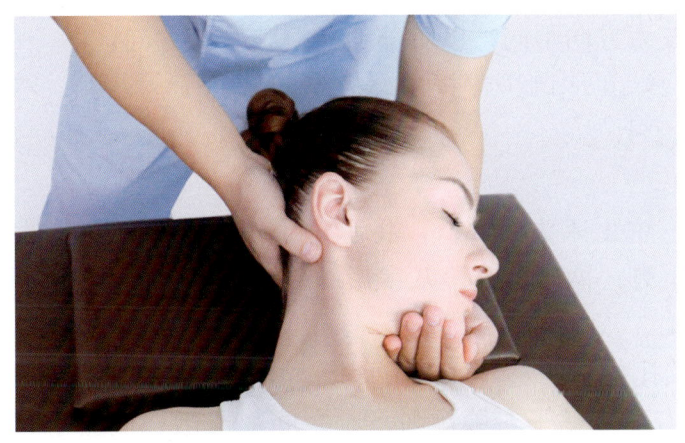

图7-24　枕骨矫正法之五

（6）枕骨矫正法之六

体位：患者仰卧，矫正床的头部放低，将患者的头向左旋转至最大限度，患侧在上。术者站于患侧头部附近，面对患者呈直角，两脚分开呈八字形站立。

手法：术者右手食指的指掌关节接触患者的右侧乳突下方，前臂与患者呈直角，与床平行，手腕微微弯曲。左手的食指与中指分开扣住患者的下巴，环指不要压住喉咙，拇指松开，患者头部躺在医师的前臂上。术者左手将患者的下巴上抬，并往头顶的方向牵引。在患者吐气将尽之时，右手由后枕骨往前面两眼之间的方向瞬间发力（发力方向为斜上方，即患者对侧眼睛的方向），完成矫正（图7-25）。

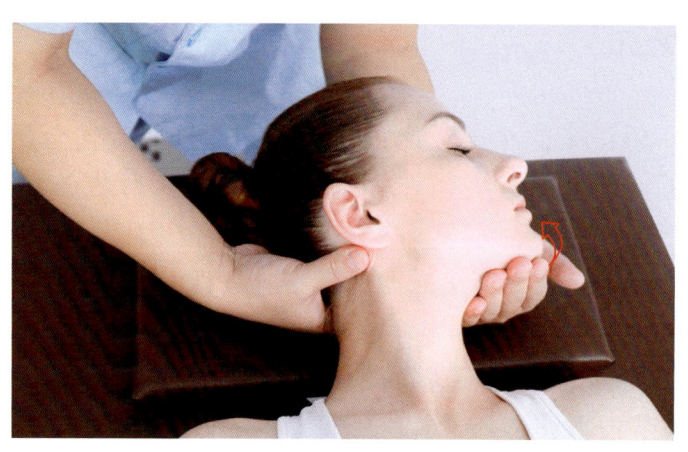

图 7-25　枕骨矫正法之六

说明：此法适用于头部后仰受限，枕骨右上移位。矫正前需舒缓患部附近的软组织。枕骨挫伤急性期不能使用此法。与上法不同的是接触点不同，一个在乳突上方，一个在乳突下方，正好相反；发力方向不同，以肘部朝向调整发力方向。

（7）枕骨矫正法之七

体位：患者仰卧，矫正床头部放低，将患者头部向左旋转至最大限度，患侧在上。术者站于患者右侧头部上方，两脚分开呈八字形站立，膝半蹲，腰部微弯。

手法：术者左手扶托住患者左耳后，用食指、中指勾住枕骨下方，掌心不要紧贴耳朵，以免患者产生压力。右手掌贴于右脸颊与下颌之间，拇指桡侧压于乳突后上方，小指置于下颌处，余三指平均平稳贴在脸颊，两前臂放低，尽靠与床平行。术者左手将患者的头往头顶的方向牵引，手臂配合使患者呈略低头位。右手的指掌关节由下往上，在患者吐气将尽之时瞬间发力（发力方向为对侧耳尖），完成矫正（图 7-26）。

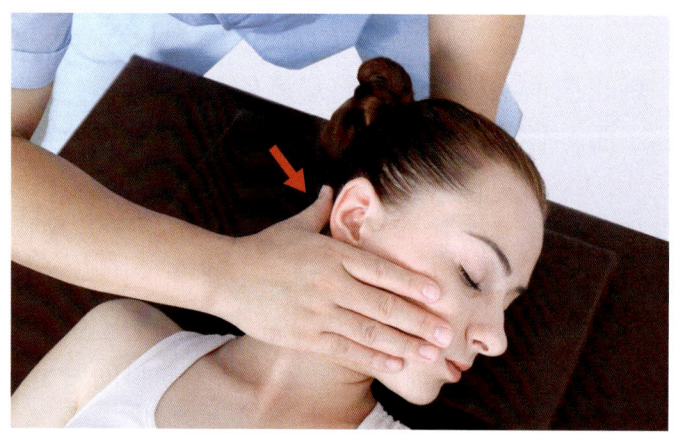

图 7-26　枕骨矫正法之七

（8）枕骨矫正法之八

体位：患者仰卧，矫正床头部放低，将患者头部向左旋转至最大限度，患侧在上。术者站于患者右侧头部上方，两脚分开呈八字形站立，呈半蹲，腰部微弯。

手法：术者左手扶托住患者左耳后，用食、中指勾住枕骨下方，掌心不要紧贴耳孔，以免患者产生压力。右手掌贴于右脸颊与下颌之间，拇指桡侧压于乳突后下方，小指置于下颌处，余三指平均平稳贴在脸颊，两前臂放低，尽量与床平行。术者左手将患者的头往头顶的方向牵引，手臂配合使患者呈仰头位。右手的拇指桡侧端由下往上，在患者吐气将尽之时瞬间发力（发力方向为患者对侧眼睛的方向），完成矫正（图 7-27）。

说明：此法适用于枕骨右后侧受限。矫正前需按摩舒缓患部附近的软组织。急性期的枕骨挫伤，不能使用此法。

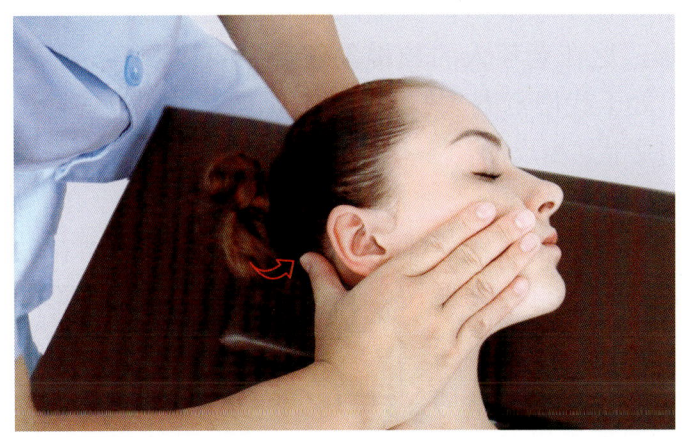

图 7-27　枕骨矫正法之八

第二节　颈椎综合征

颈椎病又称颈椎综合征，是由于颈段脊椎的慢性劳损、急性外伤、老年性脊椎退行性变和颈椎间盘及椎间关节的退变导致颈段脊椎骨关节病理性改变，继发性损伤血管、神经根、脊髓或交感神经，而出现各种症状的临床多发病。中医学把颈椎综合征归属"痹证"范畴。

一、病因病理

颈椎担负着头颈部的频繁活动，又是头部、肩背部、上肢的负重和运动的中轴支柱。全身的神经沿颈椎椎管内上行、下达传导，椎动脉、静脉循环，保证颅脑的血氧供应，颈交感神经支配颈、脑、五官及上肢的血管舒缩、腺体分泌、心律调节等。由此可见，颈椎关节错位能使上述器官发生功能障碍，出现多组综合征。根据发病颈椎节段的不同、关节错位类型的不同、骨性压迫及炎症刺激的不同，发生的症状差异很大，故统称为颈椎综合征，简称颈椎病。

颈椎的生理前凸是后天形成的，颈椎间盘在发育过程中，逐渐形成前厚后薄的形态，其纤维环在椎管部比较薄弱，颈椎后关节面近似水平位，使颈椎生理活动功能（前屈后伸、左右侧屈、左右旋转）比胸椎和腰椎更灵活。颈椎椎体后外侧有钩突，与上个椎体形成钩椎关节，加强了椎体中轴的稳定性。强大的项韧带，又将颈椎约束在一定的活动范围内，因此，正常人的颈椎功能是较灵活而又较稳固的。然而，当退变或外伤造成颈椎失稳后，要重建其稳定性，则比胸腰椎更难。

正常的椎间孔呈椭圆形，由椎弓根的上下切迹形成其上下壁，前壁有钩椎关节，后壁有关节突关节（后关节、椎小关节），当椎间盘发生退变而致椎间隙变窄时，椎间孔的纵径由椭圆形渐变成圆形，这在老年人的颈椎斜位片中可以观察到。由于神经根在圆形的椎间孔中仍可不受压迫而处于代偿范围，故不少老年人虽有椎间盘变性、骨质增生和韧带钙化，亦可以不出现颈椎病的症状。相反的，临床上许多中青年和少年患者，有典型的颈椎病症状，但颈椎 X 线片上因未能发现上述退变而被排除。因此，近百年来，国内外许多学者有了共识，认为"颈椎病的临床表现与颈椎 X 线片显示往往不一致"。龙层花教授的团队在诊治颈椎病初期也遇到这种情况，故从这一问题切入开始研究，寻找其"不一致"的原因并创立新的诊断方法，最终确立了三步定位诊断法，即以患者症状的神经定位诊断为主，将传统的棘突触诊法改为横突（关节突）触诊法，再结合 X 线片的显示进行对比，证明了除椎间盘退行性变、骨质增生、韧带钙化及椎间盘突出等已被国内外学者证实的颈椎病病因外，发现颈椎病最常见的发病原因是颈椎椎间关节失稳，在一定诱因下使椎间关节（后关节、钩椎关节、寰枕关节、寰枢关节及椎间盘）发生超越生理活动范围，不能还纳到原位而发生的"关节错位"，导致椎管矢状径及横径、椎间孔的横径变窄，当椎管、椎间孔变形变窄到达失代偿程度时，损及脊髓、神经根、椎间血管或自主神经，临床上即发病。尚无颈椎退变的年轻人，多由外伤或落枕致病，椎间盘已有退变或突出者，骨质增生、后纵韧带钙化灶，多仍处于代偿范围，可长期不发生症状，当某些诱因引起椎间关节错位后，导致失代偿引起症状而发病。临床上以横突、关节突、棘突触诊法及颈椎 X 线片可显示关节错位。X 线斜位片椎间孔可见关节突、钩突侵入椎间孔而变形，即椎间孔横径变形变窄；正位片可见椎体、棘突偏移，钩椎关节左右不对称；侧位片可见颈轴变形，因椎间盘损害椎间错位致椎间隙变窄，动态观察有滑椎活动（颈部活动至某角度时病椎突然出现不正常的滑动症状或加重）；因椎体旋转错位、侧摆错位使患椎间出现"双边""双突"征。由于关节错位引起症状的患者，就是属于临床症状典型，而 X 线片显示并无骨质增生和退变，或有增生而其部位、程度与症状不相一致者。这种患者漏诊、误诊的主要原因，是目前对于此类≤3厘米的"椎间关节错位"，尚无公认的 X 线诊断和临床诊断标准。此类患者，大部分曾怀疑为颈椎病，进行颈椎 X 线片检查，却因"无异常"而被排除。由于颈椎生理解剖、生物力学及其相邻组织的复杂性，在颈椎病临床诊治中存在许多不易界定的症状，极易与邻近组织器官病变引起的症状相混淆，导致不少患者被误诊误治。

脊椎病的病理分为原发与继发两阶段，可概括为 8 点：①颈椎退变性骨质增生；②颈椎失稳，椎间关节错位；③颈椎椎间盘膨出或突出；④椎周软组织损伤、炎症、变性；⑤神经根炎、变性；⑥椎间血管损伤、痉挛、炎症、栓塞；⑦交感神经损害致内脏、器官功能障碍；⑧脊髓损伤。前 4 点为脊柱病的原发病理，后 4 点属继发病理。现结合上述的病因分型分述如下：

1. 颈椎退变与骨质增生

这是骨关节损伤变形的病因和病理变化，骨质增生是人体骨骼对创伤的一种生理性代偿功能和病理改变，犹如骨折后的骨痂形成机制一样。颈椎的急性损伤、慢性劳损，都能导致骨质增生。龙层花教授团队曾对有外伤史的青壮年患者进行追踪观察，从外伤后半年、1 年甚至 5 年以上的复诊资料观察到，受伤颈椎会出现骨质增生，在骨质增生期间的项韧带、前纵韧带或后纵韧带可见韧带钙化，说明该部位软组织与骨关节是同时损伤的。据前期 100 例正常人颈椎 X 线片研究结果显示，其中骨质增生者占受检人数的 30%，青少年 2 组中有骨质增生的，各组占 2 人，大于 50 岁组 20 人中占 17 人，表明骨质增生随年龄的增长而增多。可见骨质增生是一种生理上的代偿功能，青少年时期的骨质增生不是退变引起，而是因创伤使受伤椎间盘（纤维环、软骨板破裂）提早发生退变，急性创伤愈合后，在退变过程中多无临床症状（代偿期）。中老年期的骨质增生多由颈椎退变，随年龄增长而加重，此时由于椎间盘退变，可见椎间隙逐渐变窄。椎间盘退变使髓核含水量减少，椎间隙变窄，椎间韧带相对松弛而致椎间失稳，颈椎活动时椎间异常错动，随椎间异常活动引发椎间组织继发性创伤而渗出或出血，无菌性炎症的局部刺激，使成纤维细胞活跃，随着血肿肌化、纤维化、钙盐沉积而形成椎体边缘或骨突处生成骨赘。软骨板是椎间盘与椎体连接部分，有半渗透作用，正常成人是通过此渗透作用所交换的体液来维持椎间盘内营养的。当软骨板损伤，即会加速椎间盘变性，此时从 X 线片上可观察到椎间隙轻度变窄或椎间隙后缘增宽（椎间盘膨出所致），根据变性程度可分为 3 期。

早期：椎间盘轻度变性。椎间隙基本正常或轻度变窄，椎体边缘可见轻度骨质增生，此时髓核张力基本正常，前后纵韧带和纤维环局限性变弱，椎间稳定性开始减弱而失稳。

中期：椎间盘中度变性。椎间隙有较明显变窄，椎体边缘或钩突多有较明显骨质唇样或骨赘样增生。此时髓核失水，而纤维环和透明软骨板退行性变，纤维环部分向外膨出，X 线侧位片可见椎间隙后缘增宽，MRI 可见椎间盘膨出或突出。此期继发性损伤前后纵韧带，而使椎间失稳加重。

晚期：椎间盘重度变性。椎间隙明显变窄（＜12毫米），软骨板钙化，骨质增生已形成骨桥。此时椎间盘已无活动功能，椎间失稳已趋稳定，如无严重外伤，一般不会发生关节错位。

既往认为椎体后缘较重的骨质增生，可直接伤及神经根、脊髓，钩突的骨质增生可伤及椎动脉、椎静脉，这是老年人颈椎病的重要原因之一。曾有国外学者对大量尸体做脊椎解剖，结果其中男性50岁以上、女性60岁以上的90%存在椎体骨质增生。可见骨质增生是老年生理、病理的普遍现象。据我们观察，骨质增生只有在严重地侵入椎管、椎间孔、横突孔等直接刺激或压迫而造成损害，或因增生骨刺的刺激引起颈椎周围的软组织紧张、痉挛而间接地刺激（牵扯、挤压）交感神经节、颈动脉窦等而引发病症，故由骨质增生直接引起颈椎病的患者，都是较重的中度以上的增生，侧位片多见深入到椎管，斜位片已进入椎间孔，正位片见其突向横突孔直接压迫到脊髓、血管、神经根，或巨大骨刺伸向椎体前方，伤及食管与气道，较轻的只在颈姿不正时才出现刺激症状，其增生发生的部位与临床表现的神经定位诊断一致者，才可确诊为骨质增生所致的颈椎病，我们将此病因类型，定为第1型，称骨关节损变型。颈椎骨质增生可由X线平片证实，不易漏诊，然后我们临床发现由骨质增生直接导致的症状者相对较少，必须按三步定位诊断鉴别椎间盘膨出、骨质增生的部位、程度，以便分析骨质增生是否为直接致病的原因。据观察，轻度的增生，侧位片在椎体后缘连线以内者，正位片钩突稍变尖，而不是横向增生者，45°斜位片椎间孔中未见其侵入或侵入甚微者，应认为该骨质增生与颈椎病不是直接关系。上下椎体间骨质增生已形成骨桥，而近期摄片未见骨桥断裂或侵入椎管、椎间孔者，说明增生存在已久，其类似先天性椎体融合，该椎间关节已失去活动功能。若近期出现急性发病，多属其上段或下段相邻节段颈椎发病。

2. 颈椎失稳、椎间关节错位

颈椎关节错位是颈椎病发病的主要原因。脊柱是人体负重和运动的轴心，维护脊柱的稳定性，有赖于椎周软组织（包括韧带、关节囊、肌肉、筋膜）和椎间盘的健全。故无论急性创伤还是慢性劳损损伤上述组织，均可导致颈椎失稳。颈椎失稳的病因分述如下。

（1）椎间盘变性造成失稳：这是中老年患者的主要病因。脊柱运动时，椎间盘是轴心，颈椎椎间盘的髓核偏后方，低头时，髓核向后移，如遇用力过猛（挥鞭伤），极易损伤前纵韧带、后纵韧带和纤维环而发生椎间盘损伤和髓核突出。如因屈颈过度或过久，易引起椎间盘膨出。颈椎两侧有钩椎关节，对椎间盘有一定的保护作用，以往曾认为颈椎椎间盘不易突出，自CT和MRI问世后，发现颈椎间盘突出并不少于腰椎。

颈椎间盘损伤后或变性过程中，由于椎间盘退化萎缩而致椎间距离缩短，使椎间韧带及关节囊相对松弛，又因后关节面自前上向后下倾斜的特点，故当椎间盘退变使椎间失稳时，椎体随屈伸活动沿着此斜面发生向后滑移错位，轻者称前后滑脱式错位或称为滑椎，较重的称半脱位,于侧位 X 线片可见椎体后缘连线中断,两椎之间,上一椎后移者,称中断后移,多属老年退变性引起;两椎之间,上一椎前移者,多为外伤性引发。拍摄动态 X 线片(过伸、过屈位)时,可见此现象加重。X 线透视做动态观察,患者颈部伸屈至某一角度时,可见此椎间突然滑移错位,同时出现症状加重现象。

(2)韧带损伤造成的失稳:这是青少年颈椎病的主要原因。前纵韧带和后纵韧带把椎体和椎间盘连接起来,并对此轴心运动范围起约束作用;项韧带附于各颈椎棘突上,对椎间活动时棘突的摆动范围起限制作用,加上其他各椎间短韧带和关节囊的作用,保证颈椎各大小关节在正常生理范围内活动,这是颈椎正常活动功能稳定性的基础。项韧带是较强大的韧带,但处于浅层,且其上附着颈背、肩区多层肌肉,当外伤、劳动或运动时肌肉强烈收缩,极易发生韧带(关节囊、深筋膜)的附着处撕脱性损伤。韧带损伤后可发展为纤维性变、钙化,轻者触诊该处有滚动的筋结或摩擦音,重者 X 线片上可观察到韧带钙化点。或因退变而使受伤韧带萎缩,失去其应有的韧性和张力,棘上韧带萎缩,在棘突触诊时可在棘间呈空虚凹陷感。当椎间失去韧带约束后,椎间关节活动范围失控,而极易发生关节错位。关节错位与关节功能紊乱不同,这两者的相同点是椎间失稳,其不同点是关节功能紊乱虽有关节对位不良,但颈自主活动可使关节复正,而关节错位则不能自行复位。由于椎关节错位小于半脱位,目前放射诊断学尚无公认的诊断标准,这是造成误诊、漏诊的主要原因。近年来,不少人认为颈椎病有年轻化倾向,其实临床上不少学者已逐渐不沿用老年性疾病的诊断标准了。颈椎关节错位的发现解决了近百年来学术上的一个难题——颈椎病的临床表现与 X 线片显示往往不一致。

(3)肌肉损伤造成的失稳:①肌肉是人体运动的动力器官。颈肩背部的肌肉,除能维持脊柱直立、伸屈运动外,还作用于肩胛骨和肋骨升降运动,故上肢的超重劳动或外伤,易造成颈肩背肌肉附着处发生损伤,早期常在损伤局部有无菌性炎症反应,出现局部酸胀痛等症状,因损伤或炎症的程度不同,治疗方法不同,可完全康复或形成不同程度的纤维性变、粘连或钙化。这些病理变化使肌肉的功能发生异常。炎症反应可引起肌肉痉挛而疼痛,纤维化和钙化使组织功能下降而松弛无力,粘连、挛缩可使肌肉失去应有的伸缩性。颈肩背部肌肉多与颈椎相连,左右侧肌力不平衡,会造成颈椎运动时脊柱变形,久之,将进一步引起椎间韧带、关节囊和椎间盘软骨板的损害,而发展成脊椎失稳。②颈椎小关节错位或骨质增生,直接造成神经根受压迫或刺激时,其支配的一侧肌肉,因神经营养障碍而肌力减退、萎缩,另一侧引起保护性肌紧张或反射性肌痉挛,此种肌力失衡起源于关节错位,但反过来又加重关节错位。故治疗此种失稳要以关节复位和缓解肌痉挛并重视疗效为主。

检查肌肉劳损应在其附着处用拇指拨触肌腱,出现摩擦音处为劳损点(纤维性变),肌腹部紧张压痛为肌痉挛。例如,可顺沿痉挛的斜角肌束向上触诊,寻找颈椎的钩椎关节错位处。颈椎肌性失稳,除触诊外,还可通过颈部活动,判断是否肌力减退、颈轴变形而检出。

（4）体质虚弱或其他疾病造成失稳：①中医学认为脊椎综合征是与肝肾亏虚和血虚有关。其中肾虚涵盖了现代医学中的内分泌、神经系统功能及生殖泌尿系统功能。根据临床观察，妇女更年期及男性60岁左右，由于内分泌功能紊乱，其脊椎退行性变进展加快，脊柱椎间关节失稳现象加重。②头、面、颈部的急性炎症疾病，如扁桃体炎、咽喉炎、腮腺炎、上呼吸道感染或糖尿病等均易并发颈椎综合征。炎症通过淋巴、血循环而扩散至椎周软组织（关节囊、筋膜、韧带等）引起组织充血、渗出而致局部水肿，或因久病卧床致软组织松弛无力等，其因果关系尚有待进一步研究。

颈椎处于失稳状态，尚未发病之前，称为颈椎病的代偿期，患者可时有落枕或劳累后颈背部不适感觉，如遇某些诱因，即可急性发病。常见的诱因包括：①轻微闪挫伤；②落枕；③颈肩部受凉；④挥臂或扛提重物；⑤低头、仰头、扭颈工作过度劳累时；⑥上呼吸道感染或其他疾病时（如拔牙、颈附近手术的强迫体位引发）。这是由于颈椎失稳后，易受外力或自身肌力牵拉而致小关节错位，或由于关节活动过度失去韧带的约束力而超越功能范围，如低头时某关节已超过正常活动范围，当抬头时关节不能还纳而错位；椎间盘变性的椎小关节，受重力作用，会顺关节斜面向后滑移而发生错位，或因挥鞭性损伤而致椎间盘突出。椎间错位使椎间孔横径变形变窄，亦可致椎管矢状径变形变窄（黄韧带皱褶）。实验证明，椎间盘变性致椎间孔纵径变成圆形，仍不会损伤神经根；椎间关节错位致椎间孔横径变形变窄，横径变窄小于1/3时可刺激神经根（体位变动时出现症状），变窄小于1/2时对神经根压迫的临床症状加重，颈椎多关节错位使横突孔排列变形而导致椎动脉扭曲。以上各种病理性变化，又可因先天椎管、神经根管的宽窄不同致代偿能力大小各异。

3. 先天性畸形

（1）先天性椎管狭窄，是颈椎病的内因条件，由于神经、血管及脊髓的通道，均较正常人狭小，故无论是骨质增生还是脊椎失稳错位，均比正常人更早发病，病情易反复、加重。龙层花教授团队在100例正常人颈椎X线片中测量的椎管矢状径平均值约为15.3毫米。100例颈椎患者中，最小、最大椎管矢状径之差为10.5～26毫米，椎间孔横径差为6.9～8.8毫米；椎管狭窄者，其颈椎矢状径小于14毫米，椎间孔小于4毫米，故颈椎关节轻度错位，即可出现神经根的刺激或压迫症状。

（2）先天性椎体融合，在颈椎病诊治中较为多见，由于融合的椎体无椎间盘，失去关节活动能力，颈椎活动中必然加重其他椎间关节的活动度，尤以其邻近的上下关节，因劳损较早出现退行性变，或发生小关节功能紊乱现象。全颈椎融合者极少见，亦称先天性短颈。

（3）某些颈椎发育不全，亦易患颈椎病，如齿状突短小、缺如或分离；某棘突、横突游离、脊椎裂、先天性半椎体致脊柱侧凸、后凸等，均可导致局部稳定性差，而加速劳损和退变，发展至失代偿时即发病。此类患者以外科治疗为主。

（4）颈肋属先天畸形，当其对臂丛神经、血管和淋巴管发生压迫或刺激时，即发生颈肋综合征，在颈椎综合征患者中亦不少见。

二、临床表现

颈椎综合征的临床表现十分复杂，与所伤害颈部的神经、血管及周围组织的不同有关，故熟练掌握颈椎及其周围组织的解剖及脊柱力学的特点，是研究和诊治本病的重要基础。临床分型是目前国内外常用的分型，主要以临床症状为基础，故熟悉颈椎病所伤及的神经根、椎动脉、脊髓颈段、颈交感神经，就容易掌握发生的症状。

目前国内外对颈椎综合征的诊断已逐步提高和趋向统一，分型多主张以临床表现分为神经根型、椎动脉型、交感神经型、脊髓型、颈型和混合型，国内外不少专著均有详细论述。有人主张把颈椎综合征细分为若干综合征，有利于与各有关内脏、器官的器质性疾病作鉴别。在多年的临床实践中，多数学者认为，以症状为依据的临床分型法，有利于临床药物治疗和选用理疗方法。临床上，大多数患者属混合型，如椎动脉型与交感型关系密切，脊髓型与神经根型多并发等。临床症状是临床分型法的第一依据，必须熟悉各型颈椎病常见症状，以便分析疾病发生和发展过程，现归纳常见颈椎病症状如下。

1. 颈型颈椎病

（1）颈部症状：颈部不适感及活动受限，主要有颈部疼痛、颈部酸胀、颈部发僵，活动或者按摩后好转；晨起、劳累、姿势不正及寒冷刺激后突然加剧；活动颈部有"嘎嘎"响声；颈部肌肉僵硬；用手按压颈部有疼痛点；按摩颈部有韧带弹响，转动颈部不够灵活等。

（2）肩部症状：双肩发沉；肩部酸痛胀痛；颈部肌肉痉挛，按压颈部有疼痛，有时疼痛剧烈；劳累、久坐和姿势不当时加重。

（3）背部症状：背部肌肉发紧、发僵，活动后或者按摩后好转；背部有疼痛点，按压疼痛明显；劳累和受寒背部不适症状加重。

（4）头部症状：常在劳累后感觉半边头部或者整个头部发紧、疼痛，休息后好转。

2. 神经根型颈椎病

（1）疼痛：头、颈、肩、上肢某几处的定位性疼痛。

（2）感觉异常：上述部位出现麻木感、针刺感等。

（3）活动障碍：头、颈或上肢某关节运动功能受限。

（4）肌萎缩：多见于肩区、上臂或掌部、少数颈肌或手指。

（5）肌痉挛：颈肌、面、肩或上肢某个别肌跳动、肌紧张或摇头、抽搐、呃逆等。

3. 椎动脉型颈椎病

（1）颈源性眩晕，体位改变（如起床、卧床、翻身等动作，颈部转动时出现过头晕，甚至出现黑蒙、摔倒等，或持续性头晕、头胀）。

（2）出现眼肌疲劳、耳鸣、听力下降等。

（3）长期供血不足可出现小脑、延髓枕叶损害症状，如脑性轻瘫、共济失调、眼球震颤等复杂的脑缺血症状。

4. 交感型颈椎病

（1）单或双上肢震颤。

（2）不定时、选择性出现摇头、眨眼、视物模糊、鼻塞、过敏等多种症状。

（3）常伴顽固性失眠。

（4）部分出现心律失常、血压升高或降低、类心绞痛发作等症状。

（5）排汗异常：局部多汗或无汗、皮肤瘙痒。

（6）血管调节失常：面部、上肢充血、苍白、烧灼感、冷感、肿胀感。

（7）霍纳综合征表现：瞳孔缩小、眼睑下垂、眼球内陷、眼压低，同侧面部无汗和温度升高，泪腺分泌增多或减少。

5. 脊髓型颈椎病

除神经根型颈椎病的症状外，还出现下肢无力发僵、跛行、踩棉花感等症状，重症患者可出现高位截瘫或单瘫、呼吸麻痹等危重症状。

6. 混合型颈椎病

同时具有两型或两型以上的临床表现。

三、诊断与椎间关节错位类型

1. 诊断要点

颈椎病的诊断随着发病机制的深入认识而有所改进，重要的是增加了颈椎骨关节错位作为诊断的内容。现将诊断要点归纳如下：

（1）具有各型颈椎病的临床表现中的1项或多项者。

（2）颈部活动范围有障碍者。

（3）颈椎触诊：横突、关节突、棘突有偏歪，且椎旁有压痛者；项韧带或与病椎相连的肌肉有劳损（与骨附着处有摩擦音、弹响声）者、有椎旁肌紧张或有硬结等病理阳性反应物者。

（4）转头加力试验、颈神经根紧张试验、头颈牵引或下压试验，有1项或多项阳性者。

（5）颈椎X线片：①排除骨折、脱位、结核、肿瘤及嗜酸性肉芽肿等手法治疗的禁忌证，若有先天性畸形，应分析与发病的关系。②观察椎关节错位表现：侧位片示有颈轴变异，椎体后缘连线出现中断、反张、成角（滑脱式错位），或双边、双突征（旋转式错位），寰椎后弓呈倾位、仰位，或旋转（三边或四边征）、前滑脱等关节错位影像；正位片示椎体侧摆侧弯；张口位示寰枢、枕寰关节有否错位征，出现寰齿侧间距一宽一窄，枢椎的齿突与棘突有偏歪；斜位片出现个别椎间孔横径变窄、双突征。③骨质增生严重侵入椎管、椎间孔、横突孔；或椎间隙变窄、椎旁韧带钙化；过伸、过屈侧位片示椎体轻度滑脱现象；CT、MRI显示，椎间盘膨出或突出，后纵韧带骨化、黄韧带皱褶等造成脊髓或脊膜受压损害。

（6）有椎动脉受累者，可做脑彩超、脑血流图、椎动脉压迫试验、椎动脉造影或MRA检查。

（7）疑有椎间盘突出者，可做肌电图、CT或MRI检查。

（8）有脑、脊髓损害或高血压、眼、耳、鼻、喉症状者由专科行鉴别诊断。

2. 三步定位诊断法

以上各项归纳起来，又以①病史、症状（即主诉，神经定位诊断）；②触诊（触诊、检查定位诊断）；③X线诊断（影像定位诊断）为三步定位。对以往认为病因不明的头面部器官疾病及上肢的疾病，只要排除器质性病变者，都可按颈椎病的三步定位检查，颈椎有损害而导致该器官发生病变者（交感神经节受颈椎错位伤害），可确诊为颈椎相关性疾病。

3. 椎关节错位类型

小关节错位是颈椎病中最常见的病因，颈椎椎间关节除椎间盘外，还有一对钩椎关节及一对后关节，不同的作用力可导致关节错位方向不同，常见的椎关节错位分为以下几类：

（1）前后滑脱式错位。

（2）左右旋转式错位。

（3）侧弯侧摆式错位。

（4）倾位、仰位式错位。

（5）混合式错位，兼有上述各型中两型或两型以上者。

（6）钩椎关节错位。

（7）后关节滑膜嵌顿（颈椎关节常见的几种错位类型详见本书第六章第二节"颈椎的矫正"相关内容）。

4. 颈椎间关节错位的临床症状、体征鉴别

现将关节功能紊乱型，在各椎间关节错位时，常见临床表现及触诊常见体征如表7-1所示，以便初学者做参考。此仅为临床常见表现，还有许多特殊表现，未能列入表内。骨关节损变型及软组织损变型的定位诊断也可参考此表，但无横棘突偏歪（关节错位）表现。

第七章 正骨整脊疗法的应用

表 7-1 常见临床表现及触诊常见体征

椎间关节	常见症状	功能障碍	横（棘）突触诊	压痛点	①摩擦音 ②硬结
枕寰	前头痛或全头痛、头晕或眩晕（重者可有脑神经损害症状）、枕下小肌挛缩或痉挛（摇头），眼、鼻症状	头前屈或后仰受限、落枕、斜颈	第1颈椎横突左右不对称	哑门穴翳明穴处	①肩胛提肌（肩胛内上角处）；②第1、第2颈椎横突后缘
寰枢	前头痛或头顶痛、头晕失眠、眨眼、夹肌挛缩或痉挛	头左右转动明显受限、斜颈	第1颈椎横突左右不对称，第2颈椎棘突偏歪	哑门穴翳明穴处，第2棘突旁	①肩胛提肌（肩胛内上角处）；②夹肌（第5、第6颈棘突旁）
C2～C3	偏头痛、后头痛、耳大神经分布区痛（下颌、耳内、耳周）、枕部麻木、耳鸣、听力减退、失眠、舌咽不适、视物模糊、心悸	头后伸、转头受限、滑膜嵌顿时头颈强迫体位	C2～C3椎间关节突隆起	天柱穴、翳风穴、C2～C3横突前后、缺盆穴	①肩胛提肌（肩胛内上角处）；②C2～C3横突后侧多为条索状硬结或球状肿块
C3～C4	头痛、肩背痛或头晕伴恶心、颈肌紧张、前中斜角肌紧张、可出现臂丛神经刺激症状（全手麻木）、落枕	颈部活动受限（后伸为主）、耸肩受限	C3～C4关节突隆起、横突左右偏歪	C3横突前后、肱二头肌短头处、胸大肌处	①肩胛提肌（肩胛内上角处）。C3～C4棘突旁；②C3～C4横突后侧、前、中斜角肌
C4～C5	沿桡神经分布区疼痛（上臂、肘、前臂桡侧、拇、示指）麻木，握力减退、手掌肿胀感、肩区沉重感、颈连肩背痛、呃逆、恶心、呕吐、血压低或突然升高、胸痛不适、心动过缓	颈部侧屈受限、急性期后伸受限、前屈时背痛	C4～C5关节突隆起、横突偏歪	C4横突前后、缺盆穴、新设穴、冈上肌	①C4～C5棘突；②C4～C5横突后侧、斜角肌、冈上肌
C5～C6 C6～C7	沿桡神经或正中神经分布区疼痛麻木、肩周痛（外、后侧为主）、肩背沉痛、冷感、冈上肌或肩胛各肌萎缩、持物落地	同C4～C5	关节突隆起、棘突横突偏歪	C5～C6横突前后侧、天宗穴、冈上肌、大小圆肌、后斜角肌	①C5～C6棘突旁、小菱形肌（肩胛冈内侧沿）；②后斜角肌、三角肌等
C7 T1～T2	沿尺神经分布区疼痛麻木，颈根部、肩背部沉重、冷痛、冷或热感、上肢无力或尺神经支配的肌肉挛缩、胸闷、气短或哮喘样发作、霍纳综合征或雷诺现象	头颈前屈受限，侧屈受限，而转动多无碍	C7、T1～T2棘突偏歪	C7、T1～T2棘突旁、横突前后、肩井穴、天鼎穴、缺盆穴等	①C7棘、横突旁软组织、菱形肌（肩胛内缘）；②后斜角肌

四、颈椎病的治疗

颈椎病的治疗分为手术治疗及非手术治疗两大类，只有严重的脊髓压迫或非手术治疗无效者，才应考虑手术治疗。近年来，非手术疗法越来越受患者青睐，且疗效显著。正骨整脊疗法是以脊椎病因理论为指导，应用中西医结合的综合疗法，祛除脊椎病因，解除临床症状，从而达到治愈颈椎病的目的。

正骨整脊疗法的基本原则：①祛除或减轻神经、血管刺激和压迫；②消炎（无菌性炎症）止痛；③治疗软组织劳损，以恢复颈椎稳定性；④加强锻炼，以增强颈椎有关肌肉的肌力，恢复颈部活动能力；⑤强调枕头对颈的保护作用，提倡用保健枕，纠正不良睡姿；⑥避免诱因，预防复发。

颈椎病是一种容易复发的退行性疾病，为了提高疗效及降低复发率，选用 2～4 种疗法组合进行，较重的患者可同时应用中西药物治疗。一般疾病的发展过程分为急性期和恢复期。

急性期指颈椎病急性发作初期，病情进行性加重，或虽经多方医治但无效，症状处于较重阶段。此期除必须选准主治法外，治疗的适度和手法的技巧也是取得疗效的重要因素。一般 15 天病情可得到控制。

恢复期是指颈椎病症状已开始减轻至可忍受程度，但症状仍处于时轻时重或时好时发的阶段。此期骨关节对神经、血管等组织的压迫、损害已减轻或缓解，主治法作为巩固、提高疗效的保证手段，每周治疗次数可减少或停用；继发性损害的神经根炎、关节炎及各受累器官的功能尚未康复，故应加强辅治法。当颈椎骨关节对神经、血管、周围软组织的伤害缓解后，受伤害的组织病理变化程度不同、创伤修复机制个体差异、治疗方法等因素，与颈椎病恢复期的疗效均有直接关系。因此，恢复期的首要任务是及早促使颈椎失稳的康复。此期主治法以酌情减少治疗频率、加强软组织的康复治疗、预防复发为重点。

骨关节损变型急性期以头颈牵引法为主治法，可辅以微波、红光、磁疗、离子导入、针刀、针灸等疗法，建议用保健枕；恢复期以头颈牵引法为主治法，辅以水针、红光、离子导入、针刀以防止复发，建议练颈保健功或太极拳。关节功能紊乱型急性期以正骨推拿法为主治法，辅以红光、磁疗、蜡疗、针刀、火罐、电兴奋、超声波等疗法，建议用保健枕；恢复期以正骨推拿法为主治法，辅以水针、电针、针刀、电兴奋疗法防止复发，建议练颈保健功。软组织损变型急性期以超声波、水针、推拿、针刀等为主治法，辅以红光、蜡疗等，建议用保健枕；恢复期以红光、磁疗、针刀、针灸防止复发，建议练颈保健功。当中，主治法是祛除颈椎病的骨性压迫、刺激的有效疗法。椎周软组织无菌性炎症是骨关节伤害所致的渗出、出血、神经根炎症反应、关节炎症等继发性病理变化，可选用 1～2 种辅助疗法，以促进炎症的消散、吸收。祛除骨关节对神经、血管的刺激和压迫，是治疗颈椎病的首要措施，故称主治法。只要选用准确，应用得当，不用辅治法亦可取得疗效。但是，针对骨关节病变对其有关的神经、血管、软组织等的伤害所致的无菌性炎症，加辅治法能加速炎症吸收，使症状迅速减轻。病情严重的（灼性神经痛、基底动脉供血不足及脊髓损害者），应用脱水药能使椎间关节、椎管等处周围水肿迅速吸收，神经根炎改善，疼痛迅速控制；应用中西药物对症治疗，有利于神经、血管损害的恢复，中医辨证施治，补肾壮骨、舒筋活血有助于颈椎失稳的康复。反之不用主治法而只用药物或辅助法治疗，虽能改善或缓解症状，但有相当多的患者极易复发，甚至加重使病程迁延不愈。

1. 头颈牵引法

适用于骨关节损变型，视病情选用快速法或缓慢法。

快速法：适用于颈椎病的初次发作，落枕、外伤诱发；颈部肿胀疼痛较轻而上肢麻痛较重者。用超头颅重量的牵引力（QY-7 型牵引椅可用 16～20 千克），5～10 分钟/次（图 7-28）。

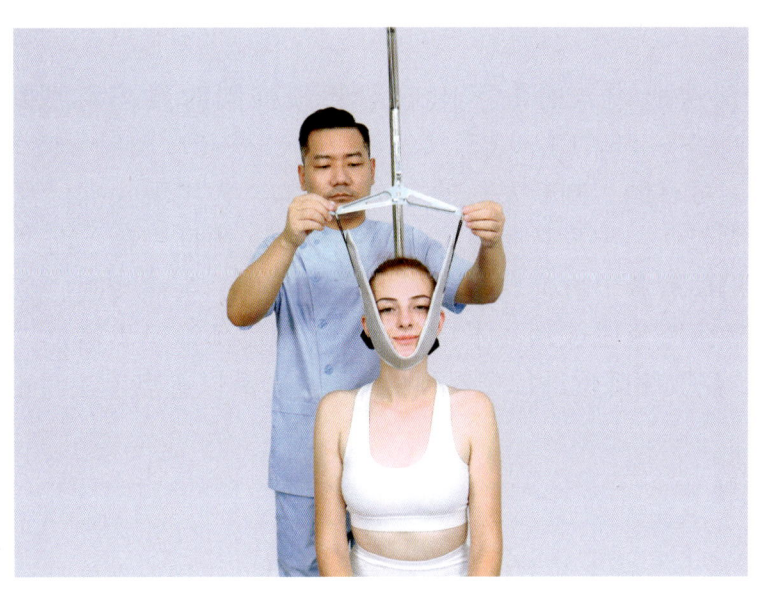

图 7-28　头颈牵引法

缓慢法：病程长，体质虚弱；有骨质疏松者；颈部僵硬，肿痛明显者，不宜用快速法。缓慢法是从较轻的牵引力（QY-7 型牵引椅 12～16 千克）开始，渐渐适应而加重至 16～20 千克。或按骨科常规做卧床持续牵引法，5～8 千克开始，渐加重至 12～18 千克，儿童酌减。

快慢结合法：对重症的住院患者，快速牵引有效而不易巩固者，可用此法。即每日或隔日做1次快速法，或每日卧床持续牵引3～8小时，5～12千克，10～30天，可使病情减少反复。

2. 正骨整脊疗法

适用于关节功能紊乱型，对于急性期技巧更为重要，轻者可进行第一步放松手法和第二步正骨手法即可；重症或颈痛、活动受限明显者，应卧位进行第三步强壮手法和第四步痛区手法。其中，第二步正骨手法要根据不同的错位形式来酌情选用（颈椎矫正具体手法详见本书第六章第二节"颈椎的矫正"相关内容）。

（1）单椎某型错位

一般只选1种正骨手法即可，但若为混合式错位和倾仰位错位时，则应用2～3种正骨手法和牵引下正骨法。

（2）成组错位

某颈肌（中、深层肌肉）的上下附着端的颈椎同时发病称成组错位，常见的有C1～C4，C2～C5，C3～C5，C1～C5，C2～C6，C3～C7，C4～T2等形式。先询问患者症状出现的先后，可有助于判断发病的主次。例如，先出现头痛，几天后出现左肩沉重不适，此为上颈椎先起病，因未及时复位，颈肌紧张（颈椎失稳）而继发性引起中下段颈椎错位。反之，先出现肩背上肢症状，后发展出现头晕、头痛或眼、鼻、喉症状者，则为下位颈椎先发病，经颈肌紧张或颈姿不良而继发上中段颈椎受累错位。正骨推拿对此类患者应采用卧位治疗，先取侧卧位进行受累颈椎的复位，后以重点手法纠正发病的主要关节。

（3）多关节错位

3段颈椎以上发病者，称多关节错位。从发病经过、症状出现先后分析出哪个关节先发病，因肌力失衡而发展成多关节损害的，要弄清哪些肌肉受损害，以使治疗方向明确。

凡上中下3段发病的，多为中段先起病，影响上下关节，恢复时一般上下好转快，原发关节因病理变化明显，成为根治时的主攻难点。要先治上位关节，以利于头部活动或用牵引下正骨法纠正中、下位颈椎错位，早期采用水针疗法，以便迅速稳定脊柱失稳状态。

（4）多种类型错位

多种类型错位是指一患者几段颈椎间发生不同类型错位，较常见于中年有外伤史患者。例如，C5～C6椎间盘变性并发前后滑脱式错位，同时发生C2～3椎间左右旋转式错位者，症状多较复杂，无论症状分型还是病因分型都属混合型。正骨推拿应用左右侧卧位先行纠正上位颈椎左右旋转式错位（C1～C4，受累处），然后用牵引下正骨法纠正前后滑脱式错位（C5～C6）。此类患者是到处求医、迁延不愈的重症患者，可用快速复位法，使其症状迅速改善，增强信心。必须让患者懂得发病机制，以便协助改善不良姿势，及早改用颈保健枕。急性期过后，即开始水针治疗软组织劳损点及练颈保健功，便能顺利治愈此类疑难患者。若只用单一方法，会反复发作，而致病情逐渐加重，最终手术疗法亦难以奏效（多次手术未愈者，常见于多关节、多类型错位损害者）。

（5）中下段颈椎椎间盘突出者

可坐位先行用第1步手法将颈、肩、背部软组织充分放松后，即作牵引下正骨法，根据触诊及X线片的分析选用摇正法、推正法或侧按法。

举例，颈椎退行性变并发上、中、下段颈椎多关节错位常规治法。

纠正C7～T3错位。

放松手法：选用俯卧冲压法，俯卧位，胸前垫软枕。松解菱形肌、冈上肌、斜方肌等。

正骨手法：将头颈悬吊于床外，按关节错位类型，选用旋转分压法，或直接冲压法，侧向扳按法调正侧摆错位，反吊按压手牵引法等。

纠正C1～C2错位。

放松手法：仰卧位，松解两侧颈肌、枕下小肌群。点穴取风池、肩井等穴。

正骨手法：①平牵、提牵；②仰头摇正法；③有侧摆错位者加用侧扳按牵抖法；术者变换左右手后重复②和①。

纠正C3～C6错位。

牵引下正骨法：坐于QY-7型牵引椅上，套好牵引带，调好牵引力（16～20千克）。①C6～T2摇肩法：对低头摇正法未能纠正的C3～C6椎间错位，亦可用摇肩法调整。②C2～C6低头摇正法：小幅度轻摇，由上而下逐节摇正（常规放松法），左右各1～2次，旋转错位部做重复摇正2～3下，无骨质疏松者可加闪动力。③侧向扳按法：例如右侧肩臂痛者，触诊示C4～C5向左侧摆时，先牵拉左上肢，按压C4～C5右侧，牵拉侧扳的幅度小些（此时错位加大），称为"松解"，再拉右上肢使其颈部呈侧凸，术者按压C4～C5左侧，加力向右按压，侧扳时幅度大使其复位，重复2～5下。④推正法：颈轴变直者推C3～C5，由上而下逐节由后向前推正2～3遍。颈轴反张部应重复推正3～5下。颈轴成角或外伤所致前滑脱者，由前向后，左右侧轮换推正手法。

正骨手法完成后，卧位行强壮手法和痛区手法。

五、颈椎病的康复锻炼

颈椎病的治疗方法有很多，除了手术治疗和非手术治疗外，日常加强运动锻炼也很重要。锻炼的方法要长期坚持，每天早晚各练习1次，每次10分钟左右，直至患者症状减轻或恢复健康为止。颈椎病患者的康复锻炼方法如下。

1. 左顾右盼

患者取坐位或站位，双手叉腰，头颈轮流向左、右旋转。每当转到最大限度时，稍稍转回后再超过原来的幅度。两眼亦随之尽量朝后方或上方看，两侧各转动10次（图7-29）。

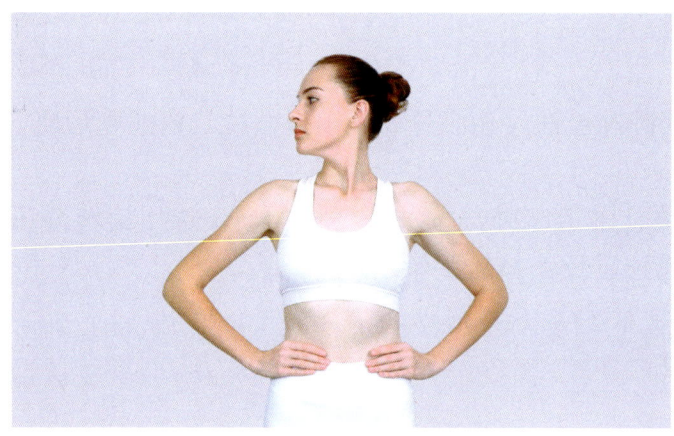

图7-29　左顾右盼

2. 仰望观天

站位或坐位，两手叉腰，头颈后仰观天，并逐渐加大幅度，稍停数秒钟后还原。共做8次（图7-30）。

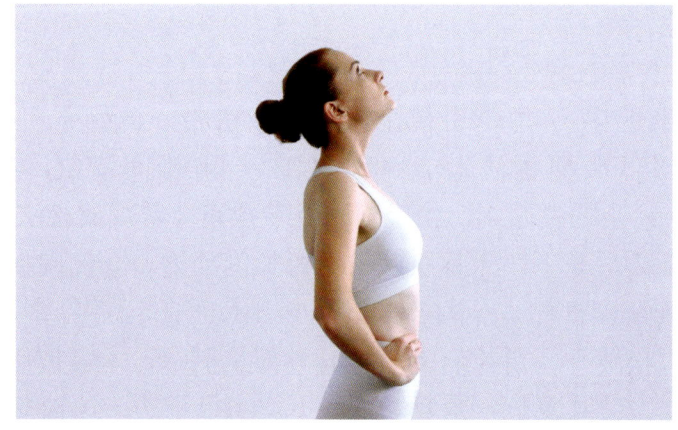

图7-30　仰望观天

3. 颈臂抗力

患者取站位或坐位，双手十字交叉紧抵头后枕部。头颈用力后伸，双手则用力阻之，持续对抗数秒钟后还原，共做6~8次。另一种方法：取站位或坐位，两手于头后枕部相握，前臂夹紧两侧颈部，头颈用力左转，同时左前臂用力阻之，持续抵抗数秒钟后放松还原，然后反方向做，各做6~8次（图7-31）。

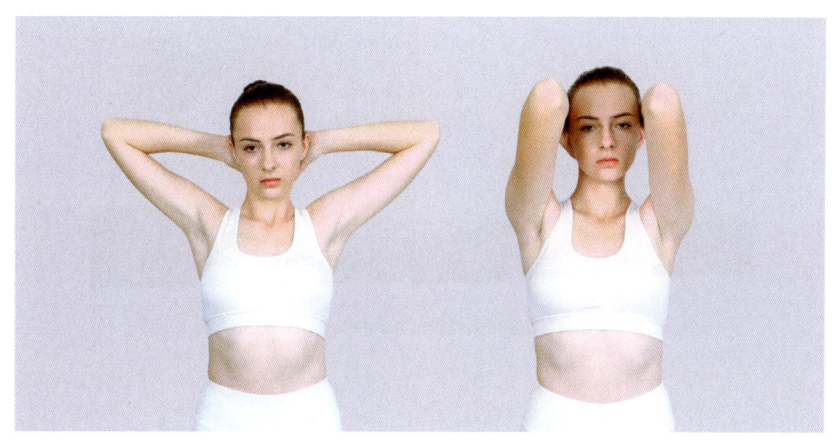

图 7-31　颈臂抗力

4. 转身回望

患者取站位，右前弓步，身体向左旋转同时右掌尽量上托，左掌向下用力拔伸，并回头看左手。还原后改为左前弓步，方向相反，动作相同。左右交替进行，共做8~10次（图7-32）。

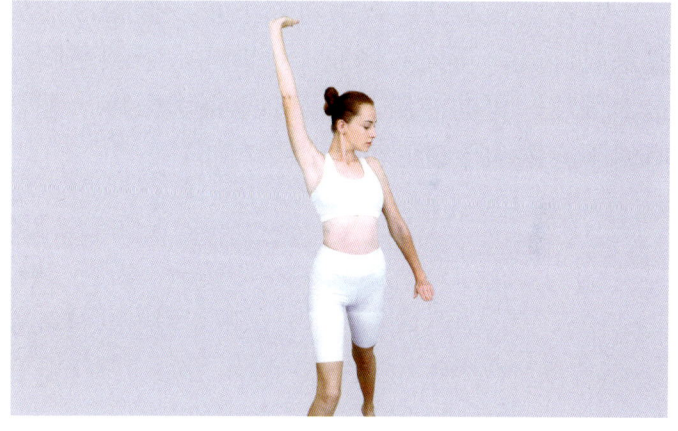

图 7-32　转身回望

5. 环绕颈部

患者取站位或坐位，头颈放松转动，依顺时针方向与逆时针方向交替进行。共做6次（图7-33）。

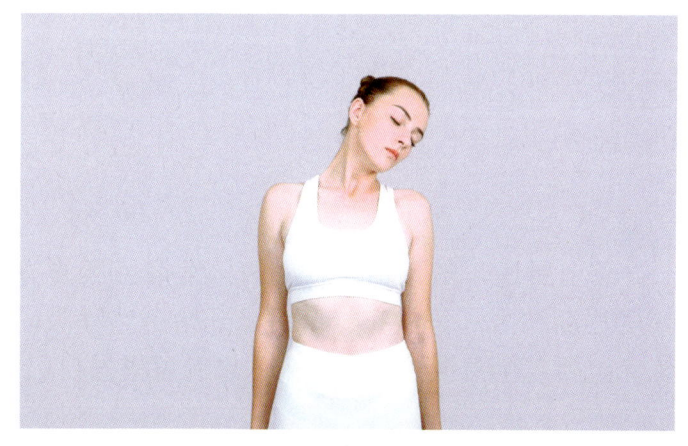

图 7-33　环绕颈部

6. 飞燕点水

患者俯卧于床上，两臂放在身体两侧，双腿伸直，头和上、下肢同时向上挺起，上、下肢要伸直，逐渐向上跷起不要屈曲，整个动作呈飞燕点水状（图7-34）。

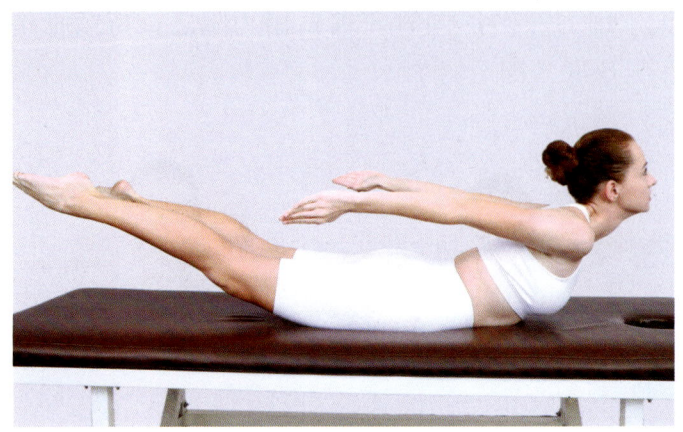

图7-34　飞燕点水

7."米"字操

患者直立站立，双手自然下垂，挺胸，抬头，目视前方；颈部向左侧屈，同时吸气，复原时呼气，再向右侧屈；颈前屈，下颌贴胸；颈后伸到最大限度；头向左斜上方摆动至最大限度，再向右斜上方摆动至最大限度，配合呼吸；向左斜下方摆头至最大范围，再向右斜下方摆动至最大范围（图7-35）。

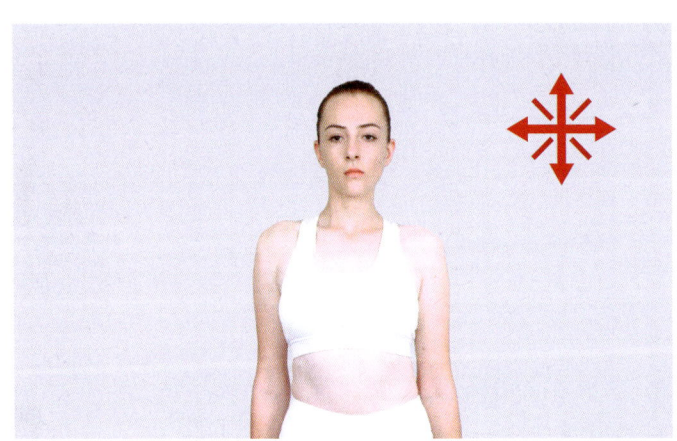

图7-35　"米"字操

综上所述，是颈椎病患者的日常锻炼康复方法，上述各种动作均需要缓慢进行，活动幅度逐渐加大；每做完一节后，开始自然呼吸，间隔片刻后再做下一节。此外，颈部的锻炼一定要与全身锻炼结合起来，患者可根据自己的爱好选择适合自己的锻炼方法。

六、颈椎病的预防

在临床中针对颈椎病的治疗，关键在于预防和延缓症状加重，同时要改善平时不良的工作以及生活习惯，进行相应的功能锻炼来预防颈椎病的发生。对颈椎病的预防，主要包括以下几方面。

1. 注意颈肩保暖

预防风寒湿邪侵袭肩颈部。在秋冬季节，许多人会注重身体的保暖，但容易忽略颈肩保暖，建议不要穿太低领的衣服，如果脖子周围有凉的感觉，最好戴一条围巾保护颈椎，也不易落下颈椎病。炎热季节时，空调温度不能太低，同时也要注意夜间睡眠时防止颈肩部受凉。必要时配合热疗，如中药热敷、红外线或热水浴均可减轻疼痛，有助于颈肩部疼痛的缓解。

2. 要保持正确的工作和生活姿势

避免颈部不正常体位，防止颈部肌肉的持续静力性收缩，颈椎病的主要诱因是姿势不正确，良好的姿势能减少劳累，避免损伤。低头时间过长，使肌肉疲劳，颈椎间盘出现老化，并出现慢性劳损，会继发一系列症状。最佳的伏案工作姿势是颈部保持正直，微微地前倾，不要扭转、倾斜；避免长时间久坐，工作时间超过 1 小时，应该休息几分钟，做些颈部运动或按摩；不宜头靠在床头或沙发扶手上看书、看电视。

适度地锻炼肩颈部，可采用运动舒缓法来锻炼。每次锻炼可能有局部酸胀和轻微疼痛，但不宜引起剧烈疼痛，被动运动切忌使用暴力强制进行，以免引起局部损伤。锻炼必须每日坚持，持之以恒，才能取得良好效果，可以参考本节的颈部康复锻炼方法。

3. 睡眠时选用合适的枕头

睡觉时不可俯着睡，枕头不可以过高、过硬或过低。枕头中央应略凹进，颈部应充分接触枕头并保持略后仰，不要悬空；习惯侧卧位者，应使枕头与肩同高，防止不正确的睡眠姿势引起颈椎问题发生或加重。

4. 保持积极乐观的心态，适当运动

对颈椎问题带来的焦虑、抑郁情绪及时进行心理疏导和自我调节，保持积极乐观的心态。千万不要一闲下来就躺着、坐着，而是要适当地活动，身体的舒展有利于血液流通，还有利于改善睡眠，对颈椎的保护能起到很好的作用。秋冬运动要热身，注意运动强度。

5. 避免颈部的损伤

颈部的损伤也会诱发本病，除了注意姿势以外，乘坐快速的交通工具，遇到急刹车，头部向前冲去，会发生"挥鞭样"损伤，因此，要注意保护自己，不要在车上打瞌睡，坐在座位上时可适当地扭转身体，侧面向前；体育比赛时更要避免颈椎损伤；颈椎病急性发作时，颈椎要减少活动，尤其要避免快速地转头，必要时用颈托保护。

6. 积极预防颈椎病和颈部感染等问题

要重视颈椎病的早期症状，如果有一些脖子不舒服、手指发麻等情况，要及早就医，检查治疗，防止疾病进一步发展。同时要预防感染，积极治疗颈部感染和其他颈部疾病。

第三节 肩周炎

老年性肩关节周围炎简称肩周炎，好发于50岁左右的老年人，故俗称五十肩。因发病后致肩关节活动障碍，又称冻结肩。中医认为受风寒湿邪侵袭，称为漏肩风、凝肩。

一、病因病理

其病因尚不十分明确，故认为与局部外伤、受凉、慢性劳损和退行性变有关，通常认为可继发于肱二头肌腱炎、冈上肌肌腱炎及肩峰下滑囊炎，也有认为与感染灶、内分泌有关。发病大多为隐匿发展，也可急性起病，女性发病率比男性高，且右肩多发。本病有自愈倾向，但也可复发或左右交替发作，亦有双肩同时发作者。

病理变化主要表现为肩关节周围组织纤维性变、粘连，关节滑膜增厚，滑囊间粘连，肩周受累致肌肉萎缩或痉挛，肌腱及韧带亦可逐步变性。

二、临床表现

本病有外伤史的较少，多于晨间起床，穿衣服时发现肩部疼痛。发病初期，患肢上举、外展及旋转时疼痛加剧而活动受限；有的只有酸沉不适或只有某一动作不适；有的如刀割样或撕裂样剧痛，常于夜间加重，影响睡眠，严重者双手不能自理生活。

三、脊柱病因的作用机理

肩周炎多缠绵难愈，反复发作，部分肩周炎是由颈胸椎错位引起的。根据临床观察有如下特点。

（1）凡无外伤者，其发病年龄在50岁左右的中老年人，多与脊椎退行性变发病年龄相一致。

（2）多数患者无外伤史，而出现一侧或双侧肩周某一或多处剧痛，疼痛位置多固定不变，夜间常加重或伴放射至前臂或手部疼痛，起床活动可以自行减轻。受累肌肉多见于三角肌、肱二头肌、胸小肌、冈上下肌、大小菱形肌、大小圆肌、背阔肌及肩袖部滑囊，压痛点多在肌腱与骨附着处或支配该肌的神经敏感点上，触诊可扪及条索状物且压痛明显，此组肌群均属C5～C8和T1、T2神经根支配。放射痛范围亦与C5～C8和T1、T2前支支配范围相符。

（3）交感神经受损害，是本症出现关节剧痛、血液循环障碍、恶寒怕风、滑囊炎、肌痉挛等症状的主要病因。早期为痛性关节活动受限，后期多为关节长期失用，肌腱挛缩，或发生关节滑囊炎，造成肩周粘连而致关节活动障碍。

为了弄清本症与脊柱病因的关系，按三步定位诊断法观察。每例患者经神经定位诊断，均做颈椎触诊检查，早期患者均可在C3～C7椎旁的横突前方找到压痛点（在锁骨上窝触诊，沿紧张的斜角肌向上触摸，至其附着的横突部）。X线片，在下颈上胸（少数为上位颈椎）45°斜位片，可见患侧一个或多个椎间孔中的钩椎关节移位，或钩椎关节并发后关节错位使椎间孔变形变窄（横径），病程较长或年龄较大的可见钩状突骨质增生。用正骨推拿（牵引下正骨法为主）纠正颈椎钩椎关节错位，疼痛可迅速缓解；改用保健枕后，能改善夜间加重的上肢放射痛。早期患者，痛性关节活动障碍，可在正骨后迅速改善，晚期粘连性关节活动障碍者，除治疗颈椎外，需加强肩关节局部治疗，包括松解粘连、功能锻炼、改善局部循环、治疗肌萎缩等。因此，我们初步认识，老年性肩周炎属一种特殊类型的颈椎病椎间盘变性并发钩椎关节错位。发病的主要原因是椎间盘早期变性，椎间失稳状态下，睡姿不良的诱因作用下，引起钩椎关节的向前或侧摆错位，使脊神经根的前根或前后根同时受累。一般的颈椎病，多为后关节错位（斜位X线片可见上关节突侵入椎间孔），出现颈肩臂疼痛，无运动功能障碍。肩周炎的主要特点是疼痛同时出现肩关节活动受限。脊神经前支在椎间孔外不远处发出交通支，与交感神经相联系，并发出脊膜返回支再入脊管，支配管内骨膜、硬脊膜、硬膜外血管、后纵韧带及关节囊等敏感组织。钩椎关节错位直接压迫或牵张刺激，伤及脊膜返回支，引起肌肉痉挛性的剧烈疼痛。若能早期诊断，及时纠正骨关节错位，解除对神经的刺激、压迫，肌肉痉挛缓解，肩痛即可缓解，此期间的关节活动受限将随疼痛消除而完全康复。如果错位未及时纠正，将导致脊膜返回支损害，而引起其支配的椎间孔内无菌性炎症及肩关节周围滑囊渗出水肿，加剧了椎间孔内水肿而继发性加重前后根神经受压，进而加重肩周肌群痉挛性疼痛，形成恶性循环，发展成肩关节周围炎。由于病变以椎间孔内口前壁（钩椎关节）损伤为主，故前根的运动神经纤维受损较重，而使关节活动明显受限。

四、诊断要点

我们采用龙层花教授团队的三步定位诊断法,具体如下。

1. 神经定位诊断

根据肩痛局部的肌肉,做出第一步的神经定位诊断,例如,疼痛在三角肌、肱二头肌属C5、C6颈神经支配,初步定位C5颈椎发病,若疼痛在锁骨下窝处,多为后斜角肌痉挛,应定位为C7～T1,如此类推。

2. 触诊定位诊断

肩周炎发病在椎体前侧的钩椎关节,常规检诊多在颈后侧,故难以查到阳性体征,现总结如下方法,可发现阳性体征。

(1)患者端坐位,术者立其后侧,双手扶其肩部,食指按其锁骨上窝处,轻力触摸,查出紧张的斜角肌(前、中斜角肌易发现,后斜角肌在斜方肌下方,应细心检查,以免漏诊)。

(2)术者立其患侧,一手拇指按住上述检出的斜角肌,使其更显紧张,另一手拇指沿此紧张的索状肌束由下而上探查,直达该肌止点的横突处(前、中斜角肌止于横突前结节,定位准确,后斜角肌止于横突后结节,应以横突前压痛点为准)。

(3)该横突部常有痛性小结节,钩突前侧压痛。

(4)颈椎活动受限,伸屈、转颈受限,侧屈受限较重。

(5)测量患肩活动受限情况:轻者只有某一动作受限,重者则上举、外展、后伸、后旋均受限,记录受限角度和活动时引起疼痛的肌肉。

3. X线定位诊断

拍摄颈椎正侧位和斜位片,若有可疑病变者(椎间盘突出、结核、肿瘤等)加MRI或CT检查。排除手法禁忌证后,分析椎间关节退变、失稳、钩椎关节错位、后关节错位和椎管矢状径变窄表现与发病的关系,观察颈胸椎退行性变的程度与发病的关系。明确三步定位一致的发病颈椎及关节错位类型,制定正骨整脊疗法方案。

五、肩周炎的治疗

1. 正骨整脊疗法

牵引下正骨法能较易纠正钩椎关节错位。放松手法后，患者坐在QY-7型牵引椅上，用16～20千克做牵引，先用牵引下侧扳按法，后用牵引下摇正法（摇肩法和摇头法）和斜角肌反向运动法，5～10分钟结束。去除牵引后，仰卧床上做患侧肩臂部痛区手法，每日1次，10次为1个疗程，轻症或初起者可不必按疗程，治愈即止。

如无牵引椅，可在卧位做整脊复位手法。除颈椎常规手法外，加用"定点"于错位横突前侧做拗角扳按法。发病初期或轻症患者可选对顶法。患者取坐位，术者立其患侧前方，用拇指按于前移位的横突前方，将患者头侧屈靠在术者手背部，嘱患者用力将患肩上耸，术者定点拇指同时向内后方按压（反向运动法），1～3次用力即可立即改善（颈椎矫正具体手法详见本书第六章第二节"颈椎的矫正"相关内容）。

2. 推拿理疗法

如非颈椎病所致的肩周炎（肩关节扭挫伤），仍以肩关节局部理疗为主，不必加颈椎正骨推拿手法治疗。推拿理疗手法如下：

（1）患者仰卧或坐位，术者立于患侧，用滚法或一指禅推法在患侧肩前部及上臂内侧操作治疗，往返5～10次，配合患肢外展、外旋的被动活动，重点在肩前部使用本手法进行治疗（图7-36）。

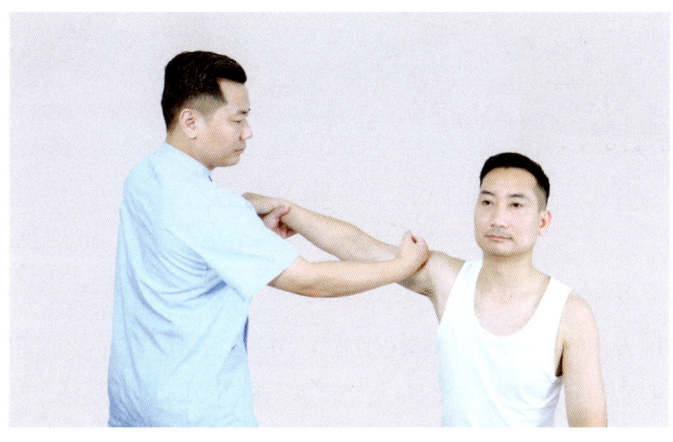

图7-36　滚法

（2）患者仰卧或坐位，患肢在上，术者一手握住患肢的腕部，另一手在肩外侧和腋后部施滚法，配合按、拿肩髃穴、肩贞穴及患肢上举、内收等活动，往返操作5～10遍（图7-37）。

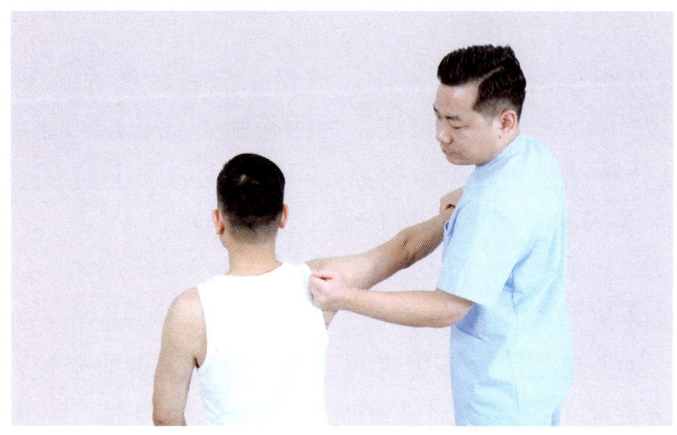

图7-37　小鱼际滚法

（3）患者坐位，术者站立其后，在项部及肩胛部施滚法或一指禅推法，配合患肢后弯、上抬的被动运动，反复操作5～10遍；然后再拿肩井穴部位5～10遍（图7-38）。

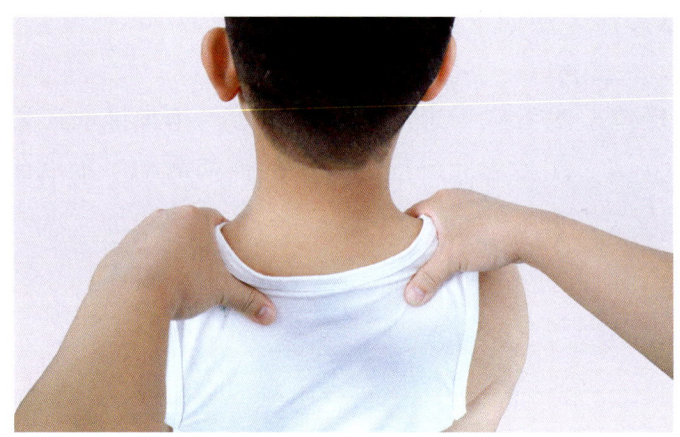

图7-38　一指禅推法

（4）如肩部冷疼延及手指者，患者取坐位，术者立其患侧，一手握患肢腕部，另一手轻柔肩峰部，从痛点向周围扩大，并捏揉天宗穴、肩井穴，反复5～10次。再掌擦肩部，以热为度（图7-39）。

第七章 正骨整脊疗法的应用

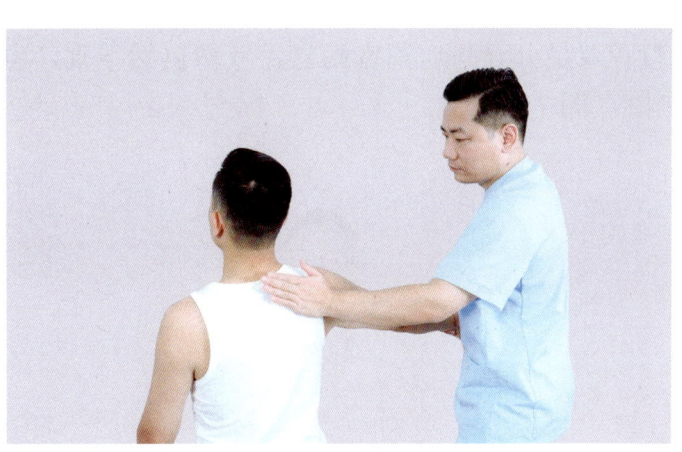

图 7-39　揉法

（5）如肩部僵硬，活动受限严重者，患者取坐位，术者立其患侧，术者一手扶住患者肩部，另一手握住其腕部，做摇动法，并使肩臂旋转至最大允许范围，操作 3～5 分钟。再用双手握住患者手腕部做均匀上下抖动 1～3 分钟（图 7-40）。

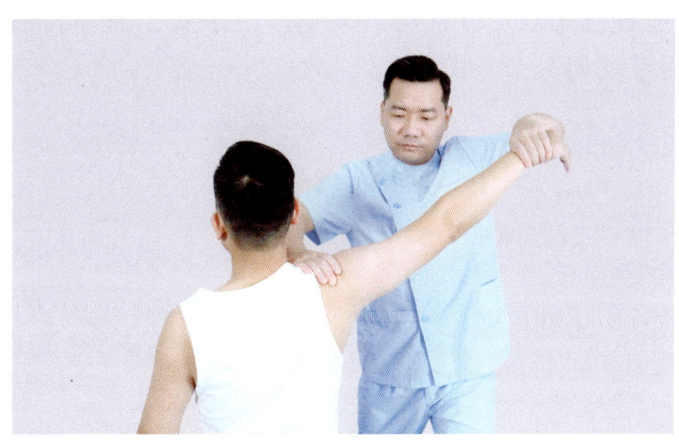

图 7-40　摇动法

3. 康复功能锻炼法

（1）手指爬墙：患者双足分开与肩同宽，面向墙壁或侧向墙壁站立，用患侧手指沿墙徐徐上爬，使上肢抬举到最大限度，反复进行，逐渐增加高度，直到恢复正常（图 7-41）。

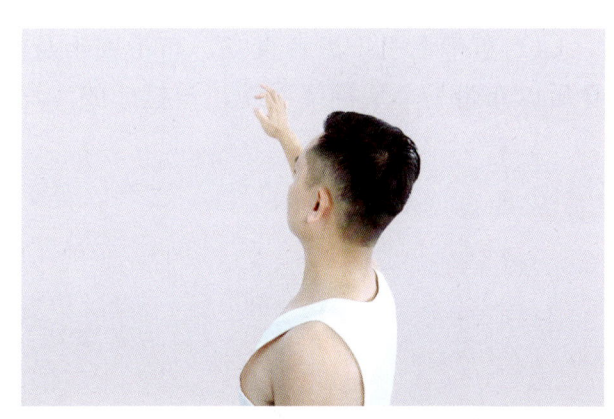

图 7-41　手指爬墙

（2）上肢回旋：患者双足分开与肩同宽站立，双臂自然下垂，患肢以肩关节为圆心做顺时针和逆时针交替画圈（图7-42）。

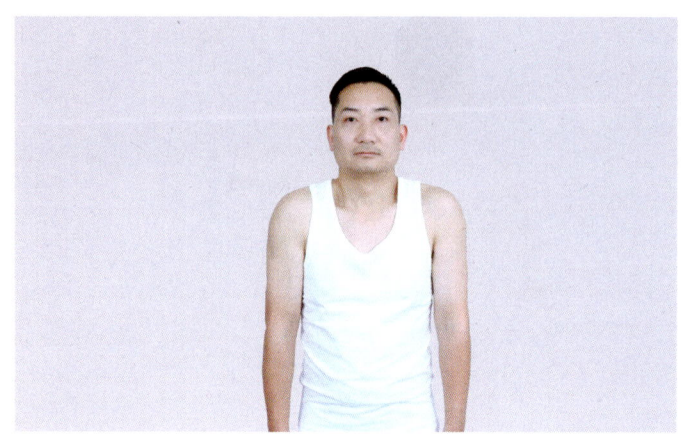

图7-42　上肢回旋

（3）体后拉手：患者直立双足分开与肩同宽，两手置于身体背后，健手握住患手向上托举，一拉一推，均需带动肩关节（图7-43）。

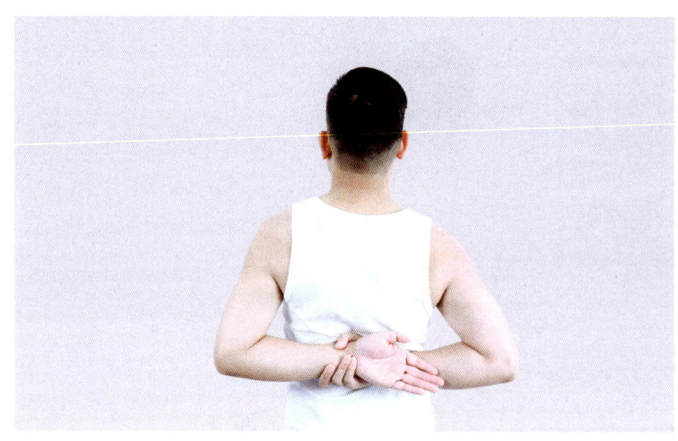

图7-43　体后拉手

（4）布带牵引：患者直立，布带置于身体的前后，健手置于身前牵拉布带一头，患手在身后以布带另一头环绕手腕，一拉一放，均需带动肩关节（图7-44）。

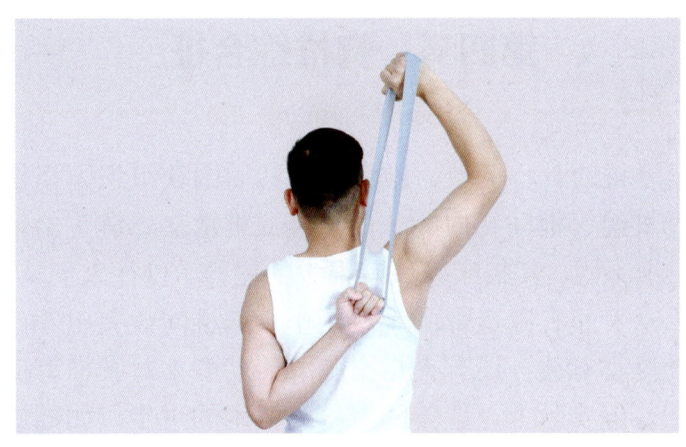

图 7-44　布带牵引

4. 其他辅治法

急性期可选用止痛作用好的理疗，选用微波或超激光治疗颈椎部，中频或电针在肩周痛点治疗，可减轻局部疼痛；剧痛者可加用药物口服或脱水疗法。

六、肩周炎的预防

◆防寒保暖：肩周炎在寒冷天气下，局部肌肉或小血管会出现收缩，收缩后会导致血液循环不畅通，导致炎症的回流消散受阻，患者应避免直吹空调或者在睡觉时露肩膀。

◆注意预防相关疾病：如糖尿病、颈椎病或者外伤导致上肢骨折的固定时间比较长，均容易导致关节囊粘连，所以需要注意预防，以免关节囊粘连后导致关节活动受限。

◆改变不良姿势，避免过度劳累及提重物，如避免长期伏案睡觉、趴在桌上或者外展等动作，否则长时间之后也会导致肩关节周围软组织的慢性劳损，劳损之后容易导致局部无菌性炎症。

◆急性期好转后（疼痛减轻后），及早做康复训练，但必须渐次增加运动量，循序渐进，不可操之过急。

◆如发现一侧肩颈部不适，及早改用颈保健枕，纠正半俯卧（抱肩状）的不良卧姿及单向侧卧习惯，应改为仰卧为主，左右侧卧为辅，以免另一侧肩周炎发病。

◆持续进行康复功能锻炼，需要持之以恒，但避免过度，外展、上举、屈伸或内外旋等动作都可以起到防治肩周炎的作用。

第四节 胸椎综合征

胸椎综合征是胸段脊椎的骨、关节、椎间盘及其周围软组织因损伤、退行性变而导致胸段脊髓、神经根及交感神经（椎间孔内的节前纤维或椎前交感链）出现继发性损害。由于发病胸椎不同，受累的组织不同，其临床表现有很大的差异。以往人们认为胸椎受胸廓的保护，而不易受到损害；有人从X线脊髓造影中观察到不少胸椎间盘突出者，却很少有临床症状，指出这与胸椎屈伸活动度小有关；还有人指出胸廓活动度小对胸椎有良好的保护作用，认为胸椎间盘很少发生劳损。但实际上，近年随着诊断技术的进步，如螺旋CT、三维成像和MRI在诊断上的应用，学者指出胸椎间盘损害并发胸椎关节错位，导致的胸椎综合征与胸椎病因有关的疾病也是临床上的多发病和常见病。

背痛的病因十分复杂，胸椎综合征患者70%以上有背痛（颈背或腰背痛）症状。颈椎综合征和腰椎综合征较重的患者，多并发胸椎综合征。胸椎综合征之所以尚未引起多数医学者的重视和承认，原因是多方面的。首先是颈背痛或腰背痛，经按颈或腰椎病的治疗，背部同时获得治疗，亦可使胸椎综合征同时缓解，一般人认为，这种易于缓解的临床症状，归属于颈椎病或腰椎病症，而忽视了胸椎综合征。且多数医者认为，这类疾病不会造成对生命的危害，故只作为一种慢性疾病，而不予以重视，以致成为胸脊段及其周围软组织慢性损害及退行性变加速发展的条件。

人们一生中以双手劳动，背扛肩挑、低头弯腰的工作多，活动频繁，劳累过度后，极易引起肩胛区及颈胸、腰背联结部的软组织发生劳损而不适，只要稍做数日的休息或治疗，症状可自行缓解，故一般患者本人不重视此类伤痛。在青少年时的运动损伤或意外伤，也是造成背部椎关节周围软组织损伤的原因，这些经常发生的损伤，经过短时间的治疗，症状消除即算治愈。一般医师不重视胸段脊椎造成力学失衡的严重后果，故极少指导患者加强脊柱力学平衡的康复锻炼，致使很多人胸椎过早地发生退行性变，而引起相应节段交感神经支配的内脏功能受损害，过早地丧失劳动力。更重要的原因，则是常规的胸椎X线平片检查还存在一些困难，其与胸腔脏器、肩胛、肋骨等显影重叠多，使胸椎综合征的关节错位诊断缺乏足以引人重视的客观指标，是目前的最大障碍，即使最新技术如CT及MRI显像等都尚未能满足此项要求，这是一项值得进一步研究的课题。

一、病因病理

胸椎有12个，每个椎间有6个小关节，即后关节、肋小头关节（或称脊肋关节）和肋横突关节各1对，椎体间还有椎间盘，故整段胸椎有大小关节84个之多。由于胸椎各关节活动度较小，都属微动关节，而背阔肌、斜方肌、大小菱形肌和骶棘肌等支持上肢强力活动，都附加于胸椎上，故上肢活动及腰背负重，使胸椎承受的剪性应力较强，当外伤、突然的扭转、突发的俯仰闪挫或劳动姿势不良、用力过猛，当旋转力、伸展力或压力超过椎间软组织

第七章 正骨整脊疗法的应用

的弹性限度时，当两组肌肉意外情况引起不协调的猛烈收缩时，极易使这些只适宜于微动的小关节发生劳损而逐渐造成活动范围失控导致关节错位、半脱位或滑膜嵌顿，成为胸椎综合征的主要病因。

胸廓由胸段脊柱、胸骨与12对肋骨组成，上7对肋骨与胸骨构成胸肋关节，8～10肋逐个与上一肋连接形成滑膜关节，第11、12肋游离。胸骨柄与锁骨构成胸锁关节。胸部的挫伤（撞击、扭挫伤）除直接损伤前胸部外，暴力亦可通过肋骨传至胸椎而损害椎小关节，临床上常见的胸部外伤后遗症多属于此类损害，这类反复发作的慢性胸痛，按三步定位诊断法确诊者，治脊疗法可有特效。

胸椎的连接与颈椎相同，但其前纵韧带、后纵韧带及棘上韧带均比颈段薄弱，肋小头关节由放射韧带连接于上下椎体及椎间盘上，使关节稳固性加强。当此组韧带损伤后，椎间关节即失稳。

胸背部有丰厚而强大的肌群，担负着上肢活动及伸展脊柱的作用。据我们临床观察，成年人的背肌劳损发病率较高。斜方肌、背阔肌等浅层肌肉均较强大，除外伤外，一般劳损较少；中层肌肉如菱形肌、半棘肌及深层的多裂肌、骶棘肌（尤以中间柱的最长肌）较为薄弱，易受劳损；中深层肌肉均附着于胸椎棘突或横突上，损伤后的肌肉附着处若创伤修复差，将形成硬结或成为纤维性变，肌力因而减弱致使胸段脊椎受自身肌力的失衡而活动变形，久之必然导致胸椎出现代偿性的侧凸或各型关节错位，成为胸椎的肌性失稳。

胸椎椎间盘较薄，且髓核多在中央，其生理上活动度较小，故胸椎椎间盘突出比颈、腰椎少见（严重外伤亦可发生）。当老年性脊椎退行性变时，胸椎椎间盘亦发生退变，导致周围韧带相对松弛而造成失稳，尤其在更年期内分泌失调，加剧退行性变，故45～55岁的女性，60～70岁的男性，此期间常出现胸背痛及胸闷、气短、心悸及胃肠功能紊乱等症状，此期间，检查内脏，多无明显器质性病变，如能及早采用治脊疗法，减缓各内脏由功能紊乱向器质性损害的发展，达到抗衰老的作用，具有良好效果。

胸椎的外伤与异常活动都会导致或加重椎间盘及其附件的损害，出现或加剧椎体及关节的骨质增生。从生理学观点看，骨质增生是局部损伤的一种代偿性改变，能分担椎体的部分应力，但骨质增生在椎间活动中（尤其异常活动）将刺激或压迫椎间孔内组织及椎周的软组织，成为继发性损害的起源，此种病因引起的腰背痛在老年患者中是较常见疾病，多诊断为"肥大性脊椎炎"。总而言之，由于胸椎失稳，在诱因作用下发生椎关节错位，使椎间孔横径狭窄，造成压迫或刺激，或因骨质增生的直接压迫，损害了神经根（前根中含交感神经节前纤维）、脊髓（胸髓侧角为交感神经低级中枢）；或因椎关节错位引起椎周软组织紧张而牵拉、扭转、推移，引起椎旁交感神经链（节）受到刺激；或由于损害导致椎间软组织无菌性炎症而引起神经根炎症过程，均为胸椎综合征的病因。

二、三步定位诊断

1. 临床表现

神经（症状）定位诊断：

● 疼痛。背痛、胸痛、肝脾区痛、腹痛、上肢（尺神经区）麻木疼痛、肋间神经痛。根据疼痛部位归属的肋间神经，明确发病胸椎，例如，腹痛在脐部，属第10胸椎。

● 感觉异常。肩背部麻木感、蚁走感、瘙痒感、灼热感等。

● 运动障碍。双下肢无力、背肌不自主跳动。

● 活动受限。胸椎活动范围变小，颈肩部活动受限。

● 自主神经功能紊乱。多汗或无汗（局部、半身或全身）、胸闷、心悸、头晕、失眠、胃肠功能紊乱等。内脏疾病的神经定位诊断，请参阅有关各章节。

● 脊髓受累时，出现下肢截瘫、单瘫、感觉减退或感觉分离。

2. 触诊定位诊断

（1）棘突触诊。椎间盘和小关节损害发生错位时出现棘突偏歪移位，并椎旁压痛，无压痛者，应考虑为先天性棘突变异。错位形式："前后滑脱式错位"，棘突前凹或后凸；"左右旋转式错位"，上下两个棘突偏歪方向相反；"弯侧摆式错位"，棘突单个或系列向左或向右侧偏移；"倾位仰位式错位"，邻近棘突间出现变宽或变窄现象，上宽下窄者为仰位，上窄下宽者为倾位；"混合式错位"，兼有上述两种以上错位表现。

（2）椎旁压痛及软组织紧张（肌硬结）。患椎旁一侧或双侧有压痛，这是胸椎综合征的重要体征，急性发作时，压痛明显，慢性患者压痛较轻（按压时有轻度酸胀感）。棘突间两侧的短肌（多裂肌或棘肌）或背部肌肉（最长肌、菱形肌、背阔肌）紧张，形成索状硬结（痉挛），拨动时有痛感或舒适感。

（3）背部软组织劳损点。患椎有关的软组织慢性劳损（急性外伤期除外）是胸椎综合征的发病病理基础，多有棘上韧带剥离，触诊时于棘突间有摩擦音或筋结滚动感，若韧带萎缩则为空虚感；与患椎连接的肌肉附着点（例如，菱形肌的肩胛内缘及最长肌起止点处）有摩擦音者为软组织退变，有硬结者多为机化或肌腱挛缩。

（4）脊髓损害。脊髓损害者可出现损害平面的感觉、运动障碍。

（5）交感神经受损。交感神经受损者，应先由有关专科排除该脏器的其他疾病，原因不明者或自主神经功能紊乱引起者，可按交感神经节段的胸椎检查，符合胸椎综合征损害节段的，考虑其脏器功能障碍是胸椎综合征引起的。例如，频发性室性期前收缩者，进行内科检查，只有心电图改变，而心脏尚无明显的器质性病变，患者 T2～T5 胸椎关节有错位表现者，应确定为胸椎综合征引起的心脏神经功能紊乱，可选用正骨整脊疗法。

3.X 线片检查

首先排除胸椎结核、肿瘤、骨折等病变。胸椎综合征，除按常规观察椎间盘退行性变及椎体骨质增生外，对于关节功能紊乱者，正位片观察患椎错位，主要从棘突、关节突、肋小头关节的排列是否异常，有无偏歪、左右上下是否对称；椎体有无倾、仰表现（观察椎体上下缘有无特殊增宽变窄的"双边"征）。侧位片可观察椎间孔、各小关节排列。但由于肩胛骨及胸内脏的重叠而影响观察，且目前尚缺乏胸椎关节的诊断标准。必要时应用断层摄影、CT 三维重建或 MRI 检查。

4. 实验室检查

有助于鉴别诊断，胸椎综合征实验室检查一般无明显异常表现。

三、病因分型

1. 骨关节损变型

多发于老年患者，具有胸椎综合征症状，病情缓慢发展，时轻时重，常于久坐久卧时加重，起床活动后渐好转，但疲劳时又发作或加重，休息后又可改善或消除症状。触诊患椎棘突无明显偏歪，椎旁有压痛，叩击有酸痛又有舒适感。X 线片表现椎间盘变性及椎体骨质增生，无关节错位征。传统称为肥大性脊椎炎。

2. 关节功能紊乱型

多发于青壮年患者,具有胸椎综合征症状,病情多因外伤突然发作,或因过劳、姿势不良、受凉等诱因而时愈时发;触诊,患椎棘突有偏歪或侧凸、驼背或直背等变形,椎旁明显压痛,胸椎活动受限,或活动时在某一方向可诱发症状;X线片示无椎间盘变性和骨质增生,或有改变但与神经定位诊断不在同一节段上。本型患者是急性背痛和慢性背痛的常见病因。单一关节错位引发肋间神经痛者,俗称"岔气",实为肋间神经痛。

3. 软组织损变型

好发于有严重软组织损伤者,背部的中、深层肌或筋膜因外伤或肌纤维炎形成坚实的块状硬结,亦可引起局部神经、血管的压迫或刺激,出现胸椎综合征的临床症状。触诊,除软组织硬结局部有压痛,且可诱发症状外,棘突无偏歪,椎旁无压痛,X线片示胸椎正常,或骨质增生部位与神经定位诊断不相符。此型患者以往归类于背部软组织劳损、胸部外伤后遗症或肌筋膜炎等疾病,不属于胸椎综合征范围。我们观察本型患者虽少,但常由此引起脊柱力学失衡而发展成关节功能紊乱型或混合型。如能早期按胸椎综合征诊治,既可及早解除患者疾苦,亦可防止发展为重症的胸椎综合征。

4. 混合型

好发于中老年患者,病情多为突然发作,或以往有轻微不适而突然加重。骨关节损变型并发关节功能紊乱型者多,3型混合者较少,但往往病情较重。

四、胸椎综合征的治疗

胸椎综合征的治疗有手术疗法和非手术疗法,非手术疗法包括正骨推拿、药物疗法、物理疗法。我们认为手术疗法适用于重症胸段脊髓损害的骨关节损变型或混合型患者,对软组织损变型及关节功能紊乱型者,经非手术疗法无效者,亦可应用手术疗法,如软组织松解术或椎板切除减压、脊椎融合等。

1. 正骨整脊疗法

（1）主治法

骨关节损变型:以牵引法为首选。治脊床或牵引床均可,无牵引床时,用拔伸法牵引。有骨质疏松者,用医疗体育中的单杠或双杠悬吊法,配练习床上腰背保健功或练习郭林新气功中的慢步行功法等。

关节功能紊乱型：以正骨整脊为首选。正骨整脊必须按错位类型，选用整脊复位手法（具体手法详见本书第六章第三节"胸椎的矫正"相关内容），有骨质疏松者，不宜用正骨手法时，最好用治脊床治疗，有效而较安全，亦可用医疗矫形体操作为自我复位法（包括太极拳、气功中的动功等）。

软组织损变型：根据硬结的性质选用，如外伤后形成的软组织硬变，微型外科、针刀松解有显著疗效，或用水针疗法（30%的胎盘组织液2～4毫升，加入10%的葡萄糖注射液后分2～3点注射）配以推拿松解法有效，亦可选用音频电疗、电针疗法或超声波疗法等。

混合型：多首选正骨整脊疗法和牵引疗法联合应用，或用于脊床治疗，均有特效。

（2）辅治法

急性期多配以局部热疗为佳，骨关节损变型者，首选短波电疗法，用胸背并置法，范围较小的可用微波圆形辐射器、半导体激光、超激光等；关节功能紊乱型可应用红外线照射。局部肿胀、压痛重者可选用超声波疗法或磁疗（动磁场较好）、针刀等。

恢复期：本病各型发病基础，均有椎周软组织劳损，及早应用水针疗法，能促使椎间关节稳定性康复。加强背肌锻炼，既可使椎间关节功能恢复，又增强背间各组肌群的肌力，使因肌力减弱而失稳的胸椎加速康复。此时药物治疗，能发挥良好效果。因骨关节对其周围的血管、神经的机械性压迫已消除，应用药物治疗血管的损害和促使神经功能的恢复，会大大加速疾病的康复过程，尤其对内脏功能障碍的患者，即使以往应用对症而无效的药物，此时再度应用，往往可收到满意的效果，能使受累脏器功能恢复正常。因此，我们常于急性期以治脊疗法为主，恢复期采用正骨整脊疗法加药物疗法的内外兼治法，取得更好的疗效。

五、胸椎综合征的康复训练

胸椎病在临床上发病率相对于颈椎和腰椎比较低。主要发生于经常久坐、久站或者长期进行体力劳动的人群，胸椎的锻炼方法与颈椎和腰椎相似，常见包括躯体腰前屈、胸椎后仰拉伸、平板支撑、俯卧位支撑、胸椎滚轴练习以及日常体育锻炼等。

1. 躯体腰前屈

人体站立的情况下，双脚与肩同宽，两手交叉，向前躬身，背部的肌肉有拉伸的感觉。在此基础上可以向左侧扭转或者向右侧扭转胸椎（图7-45）。

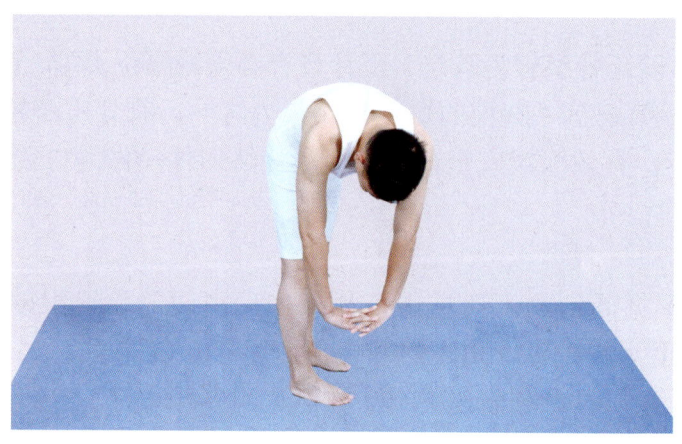

图 7-45 躯体腰前屈

2. 胸椎后仰拉伸

人体呈站立位，双手交叉置于身后，使两侧的肩胛骨向内收紧，可以锻炼胸椎局部的肌肉。可以在跑步后或者锻炼后进行相应的拉伸（图 7-46）。

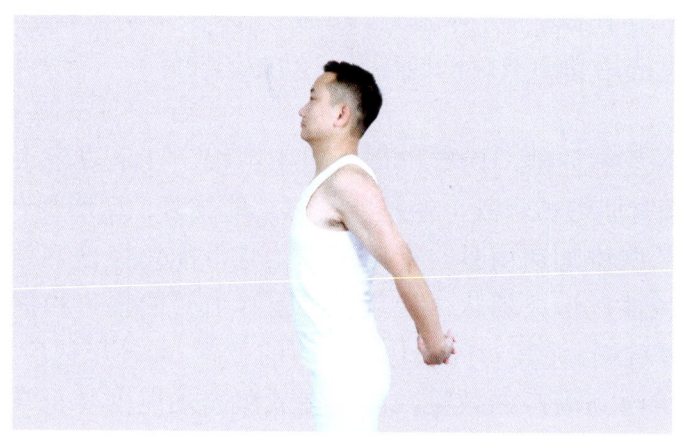

图 7-46 胸椎后仰拉伸

3. 平板支撑

平板支撑是一种锻炼后背肌肉的方法，通常呈俯卧姿势，使身体呈一线保持平衡（图 7-47）。但是此类锻炼方法对腰腹部的力量有一定要求，长期坚持对胸椎后方的肌肉有一定的锻炼效果。

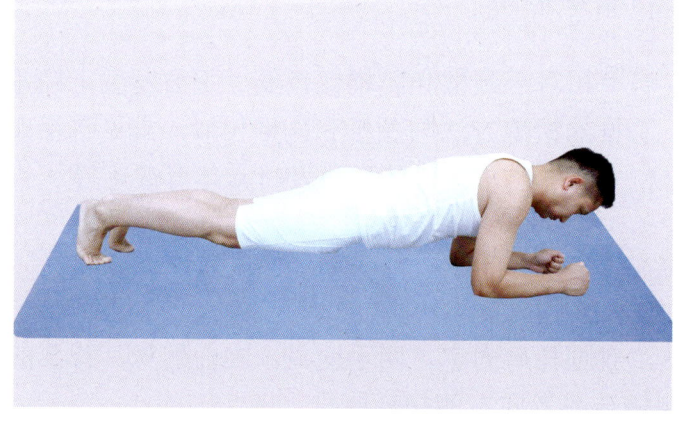

图 7-47 平板支撑

4. 俯卧位支撑

俯卧位通过四点支撑法和五点支撑法,弓背向上抬高脊柱。也可以进行小燕飞的运动练习,一般取俯卧位,面部朝下,以肩关节为支撑点,双臂向前向上抬起的同时,将头部抬起,也有助于锻炼胸背肌(图7-48)。

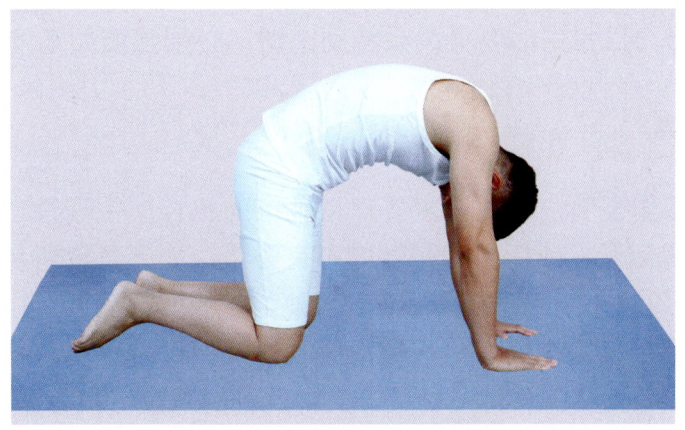

图 7-48　俯卧位支撑

5. 胸椎滚轴练习

滚轴是一种中间空心,表面是减压包膜材质的按摩锻炼器材,使用滚轴时需要保持仰卧姿态,将滚轴放置在背部,身体躺在滚轴上,用双脚和滚轴将整个身体支撑起,对于胸椎病也有一定改善(图7-49)。

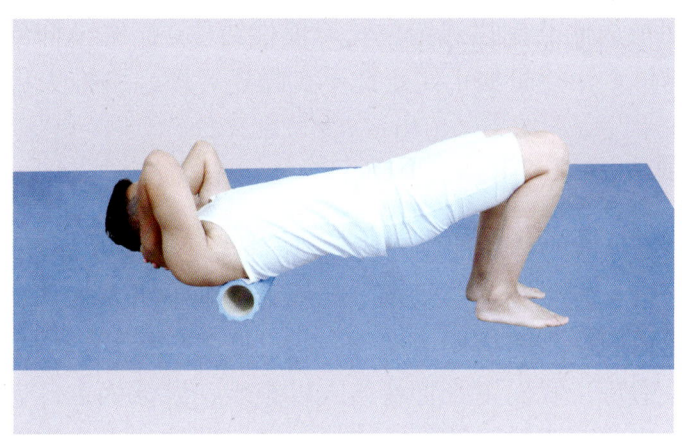

图 7-49　滚轴

6. 日常体育锻炼

可以选择慢跑、游泳、立定跳远等综合运动,能够锻炼全身的肌肉,尤其对胸椎后方的肌肉,也可以起到锻炼作用。

胸椎病的康复锻炼要坚持，一般情况下需要每周 3 次。坚持锻炼一段时间后，会感到局部的疼痛感减轻，活动能力会逐渐增加，长期坚持才能取得良好的锻炼效果。

六、胸椎综合征的预防

胸段脊椎慢性劳损与日常生活姿势关系特别密切，必须强调如下几点。

1. 保持正确的工作姿势

日常以坐为主的工作姿势，应注意坐姿保持胸椎的正直（生理性自然背弓），尽可能避免一侧肩部高，一侧肩部低，或侧凸和扭转的不良姿势，如无条件避免时，业余应加强平衡运动锻炼。在骑车时（自行车、摩托车、汽车驾驶）姿势亦很重要，由于行车的颠簸，常见向后高耸，久之易损伤上段胸椎而发生前后滑脱式错位。做特殊姿势的重体力劳动人员，如矿工、车工、搬运工、司机及放射科技术员等人群，我们观察劳损好发在 T6～T11 者最多，多因背阔肌的强力收缩而劳损和胸椎侧屈性劳动，造成椎关节错位，而损害第 5～10 胸交感神经。我们认为这类劳损的预防，主要是加强脊柱平衡性保健功的锻炼。

2. 保持良好的睡眠姿势

睡眠姿势对胸椎保健也十分重要，双肩及双髋是人体横径最大的部位，故仰卧时胸椎保持正直姿势，侧卧时出现侧屈，有人喜侧卧且以偏右睡为主（或以偏左卧为主），均易使胸椎某几节发生劳损，而形成侧凸侧摆式错位（习惯性错位）；喜半仰卧或半俯卧的人，其胸椎易发生左右旋转式错位。治疗时如不纠正此不良睡姿习惯，胸椎失稳就难以彻底治愈。

3. 体育运动的注意事项

球类运动是一种锻炼身体的群众性体育运动，但球类运动多以单臂运动为主（足球例外），网球和篮球运动员的劳损多发生在菱形肌及上胸椎处，其中用右臂者胸椎向右偏歪，而用左臂者胸椎向左偏歪，更说明剧烈的挥臂运动与上胸椎发生劳损及错位是有直接关系的。对胸椎综合征患者的全身性锻炼，我们主张青壮年人以跑步、游泳为主，老年人以太极拳、气功或站桩功、快速步行为宜。对职业运动员，主要强调运动前认真做好准备运动，运动后应做好放松运动并注意选几个平衡姿势锻炼，对胸椎有良好的保健作用，这对延长职业运动员的运动寿命会有帮助。

第五节　腰椎后关节错位

腰椎后关节错位又称腰椎关节功能紊乱，是常见的腰痛或腰腿痛病因之一。过去常被误诊为"腰肌劳损"，采用一般理疗或封闭可使症状减轻，但由于关节未得到复位，所以，疗效难以提高，反复发作使病情迁延难愈。采用正骨整脊手法可取得较好效果。

一、病因病理

腰椎急性扭挫伤或慢性劳损是本病的主要病因，老年性脊椎退行性变（椎间盘变性和椎周软组织变性）导致的椎间失稳则是老年人的常见病因。

腰段脊柱在躯干中是负重最大的，腰椎后关节呈矢状面，周围包以薄而紧的关节囊，活动时除受关节面的方向限制外，还受椎周各韧带的牵制，当负重、弯腰、侧屈、扭转等动作不协调或超重时，使后关节超正常范围活动，就会损伤关节囊及椎周韧带。这种急性腰扭伤多见于青壮年做重体力劳动时因姿势不正确而引起，或遇运动创伤和意外伤而引发。此时，关节错位与软组织损伤是同时发生的。由于创伤而出现急性创伤性关节炎，或因错位致椎间孔变形变窄，伤害神经根而引起腰痛或腰腿痛。也有不少无明显外伤史的，由于腰部的棘上韧带、多裂肌、腰方肌或骶棘肌等软组织慢性劳损，使腰椎关节承受不正常的作用力，久之，继发性损害关节囊、椎间韧带而导致腰椎关节失稳，当弯腰过久或扭转腰部用力时，引起腰椎关节错位而突然出现剧烈腰痛。这种多有反复发作，时发时愈的病史。

腰椎后关节错位，轻的症状由于关节囊的损伤、关节无菌性炎症导致，只有局限性腰椎旁疼痛和压痛，此时可通过卧床、腰部适宜的活动或热疗、敷贴止痛膏等而迅速自愈。如果错位较大，导致周围软组织损伤较重，创伤性渗出，使周围组织水肿甚至血肿，椎间孔变窄压迫或刺激周围神经和自主神经，引起神经根炎，就可能引起一系列复杂的症状。除腰肌痉挛而出现的腰痛外，还会沿神经分布区出现腹痛、下肢麻木疼痛、下肢冷厥感或烧灼感，有些还导致肠痉挛、肠功能紊乱（腹泻或便秘）或引起痛经等疾病。

腰椎后关节错位后，如不及时治疗，可因脊柱生物力学的改变而引起椎间盘的继发性损害，成为腰椎间盘突出的发病原因之一。

二、临床症状及体征

1. 腰痛

一侧或双侧腰旁疼痛，常常因不慎弯腰或侧身提物引起，急性发作时整个腰肌僵硬（腰肌痉挛），有时夜间睡眠时翻身发作疼痛而不能转动，有时沿腰椎旁向一侧臀部放射。

2. 板状腰

腰弓前凸消失（又称板状腰、平腰），患者往往用手撑腰、痛苦面容，活动受限，特别是前屈、后伸，不慎活动时有触电感并剧痛，酸软乏力，甚至跪跌落地。

3. 触诊

腰椎棘突偏歪（有左右旋转式、前后滑脱式、侧弯侧摆式、倾位仰位和混合式5种错位），棘上韧带有剥离、摩擦音及压痛，椎旁软组织有硬结或条索状物，腰肌紧张痉挛，一侧后关节处压痛明显。

4. X线片

侧位片可见腰轴变直、过伸、反张，椎间孔变窄，上关节突进入椎间孔1/3以上，出现双边、双突、双凹征，或椎体后缘连线出现中断前移或后移位；正位片可见腰段脊椎侧凸，小关节间隙左右不对称，棘突旋左或旋右等变异；有骨质增生及先天性畸形现象者，应结合临床分析其是否与发病相关。

三、诊断及鉴别诊断

1. 诊断

◆符合上述临床症状与体征，腰部活动受限（伸屈、侧屈、转体，活动受限可提示关节错位的方向）。

◆触诊棘突偏歪，局部肌紧张、后关节或棘间有压痛是主要体征。

◆直腿抬高试验和颈静脉压迫试验阴性，拾物试验阳性。

◆X线片排除骨折、脱位、结核和肿瘤，并有小关节错位显示（见体征）。

◆排除内脏疾病引起的腰痛。

2. 鉴别诊断

◆腰肌劳损。症状类似，压痛点多在腰肌肌腹而不在椎旁和棘间，检诊和X线片均无小关节错位体征，慢性腰痛，劳动时加重，休息时好转，热疗效果较好。

◆腰椎间盘突出。症状一般较重，疼痛沿坐骨神经或股神经走行放射，咳嗽、打喷嚏可诱发疼痛、直腿抬高试验和（或）股神经张力试验阳性，病程较长者，患肢肌肉萎缩，脚趾背伸力减弱等。

◆腰椎骨折、结核、肿瘤，应根据病史、临床化验、X 线片检查做出鉴别。

四、腰椎后关节错位的治疗

腰椎后关节错位的治疗，分为非手术疗法及手术疗法两大类。手术疗法适用于非手术疗法无效的患者，临床上绝大部分患者应用非手术的物理综合疗法，疗效良好。

正骨整脊疗法的治疗原则，与颈胸椎综合征相同，纠正关节错位是取得疗效的关键，而治疗软组织劳损是根治本病的重要措施，因此，应用物理综合疗法要比单项理疗效果明显提高。

1. 正骨整脊疗法

正骨整脊分 4 步进行。第 1 步放松手法，第 2 步正骨手法，第 3 步强壮手法，第 4 步痛区手法，按病情轻、重、缓、急选用手法。4 步手法用于重症及慢性患者；轻症用第 1、第 2 步手法即可。急重患者手法第 1 步宜轻，第 2 步选用缓慢复位法后再用快速复位法，可减少手法的不良反应（疼痛加剧）；慢性重症患者应加强第 3 步及第 4 步手法（腰椎矫正的具体手法详见本书第六章第四节"腰椎的矫正"相关内容）。

2. 牵引疗法

用于因椎间盘变性并发腰椎后关节错位、前后滑脱式错位、倾位仰位式错位及混合式错位者。先做正骨推拿后加牵引，可提高疗效。或治脊床牵引、正骨推拿同时进行。

3. 物理治疗法

急性期腰肌痉挛者，于手法前或牵引同时进行。慢性期腰肌软弱者，选用干扰电疗法或热疗（可在手法后进行），以减轻手法的疼痛反应；有腰椎退行性变的老年患者，可选用较深透的热疗以改善血液循环，如微波、短波电疗等；急性扭伤发病者，手法后选用动磁疗法或中频电疗法，有良好的解痉及消炎止痛作用，远红外线、红光、激光均具解痉止痛和活血祛瘀作用，家庭可用热敷或中药熏洗。

4. 水针疗法

对反复发作的患者，于急性期过后，及早应用水针疗法治疗软组织劳损，能促使腰椎关节失稳得到康复。

5. 康复训练

当腰椎后关节错位已基本复正后（活动受限基本解除），即可开始做腰椎矫形运动及腰背肌锻炼。康复后仍应坚持腰保健功的锻炼以巩固疗效。

6. 药物治疗

急性期可选用解痉、止痛类药物治疗，重症患者可用脱水疗法；恢复期可对症选用舒筋、活血、补肾的中药方作全身性调理，内外兼治能提高疗效。

轻症患者只要1次正骨整脊复位，如不复发亦不必用综合疗法；一般患者只需正骨推拿、热疗及水针疗法综合治疗即可；重症和慢性较难康复者，应采用全套综合疗法；有严重外伤史或青少年起病已形成脊柱侧凸变形的患者，应有计划地分疗程做出治疗方案，可连续2～3个疗程（每个疗程20次，疗程间休息7～10天），学生可利用寒暑假期，每年做2个疗程，至完全恢复正常为止，非治疗期间应坚持脊柱侧凸的矫正体操锻炼。

第六节　腰椎间盘突出

腰椎间盘突出又称腰椎髓核突出症，简称腰突症，是临床常见病、多发病。好发于劳动（运动）强度大的青壮年。本症是腰椎间盘因外伤或退变等原因，引起纤维环部分或全部破裂，导致髓核向外突出、脱出，压迫神经根或脊髓，引起一系列神经症状，出现一侧或双侧腰腿窜痛，十分痛苦，有马尾神经损害时，可出现大小便障碍症状（图7-50）。本症不及时治疗，往往长期影响生活和劳动。以往本症以手术疗法为主，自20世纪60年代以后，应用物理综合疗法治疗以来，非手术疗法取得较满意效果。

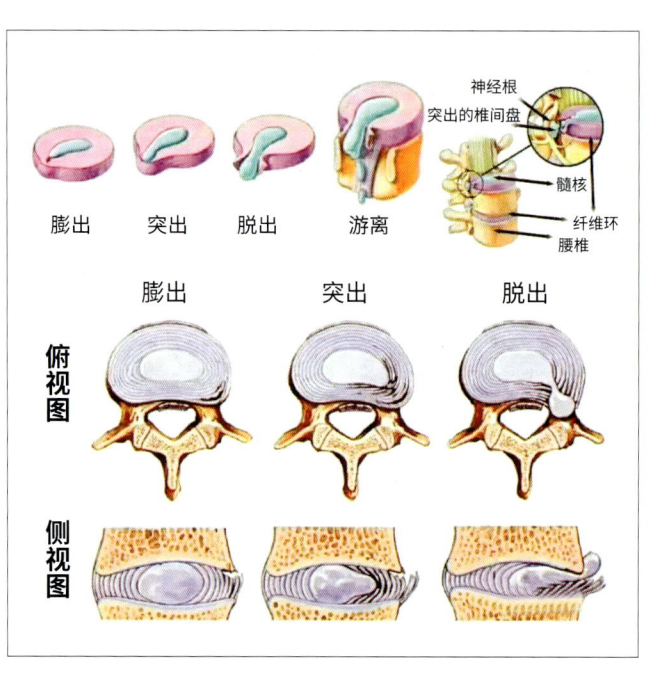

图 7-50　椎间盘病变过程

一、病因病理

本病发生的原因主要是在腰椎间盘退变（20～30岁后开始）的基础上，由于外伤，包括急性创伤或生活劳动中的扭闪腰部、慢性劳损或因"寒凉"使韧带和肌肉紧张而促使椎间盘纤维环发生损伤破裂。40～55岁的人，许多已有较明显的腰椎间盘变性，椎间盘虽有膨出或较轻突出，可完全无症状（代偿期）；一旦受轻伤，其中一个或数个节段髓核轻微加重突出，即可突然引起剧烈腰腿痛发作。若纤维环裂缝较大，可发生较大的突出或碎片的脱落移位。突出物直接压迫神经根或脊髓，或因局部出血、水肿渗出等化学因子的刺激、免疫反应等而引起一系列神经根及局部组织疼痛、紧张、功能障碍的症状和体征。突出物多发生在一侧，亦有发生在中央而引起双侧腰腿痛。

本症发病年龄在20～50岁最多，男性比女性多。20岁以前或年龄较大，不做重体力劳动者发病率则较少。发病部位以L4～L5、L5～S1之间较多。L1～L3，椎间盘发病较少，如发作，称高位腰椎间盘突出。

二、临床症状

腰背部疼痛：多数于腰部扭闪后突然出现，下背部比较明显，有的屈腰位经休息后可逐渐减轻或消失。重症者卧位难以找到舒适卧姿而影响睡眠。

下肢放射性疼痛：很多患者腰背疼痛消失后，有一个时期无症状，但是恢复工作后感到一侧下肢放射性疼痛，从臀部开始逐渐扩展到大腿后侧、小腿后侧或外侧，有的发展到足背、足跟、足底部等，咳嗽、喷嚏或大便用力时疼痛加重。少数人显示两侧下肢放射疼痛，个别患者为单纯腰痛或腿痛。

下肢麻木：尤其病情较长者，多有主诉的麻木区，L3～L4突出在大腿前面，L4～L5突出在小腿外侧、足背，L5～S1突出在小腿后侧、足跟或足底出现麻木区。

下肢发凉和肌萎缩：影响马尾神经者出现大小便功能障碍。

以上症状早期通过物理综合疗法可获满意效果，但有的患者再经外伤或工作较劳累或受凉，上述症状可复发加重，有的反复出现可达数次甚至10余次，10～20年之久。症状逐渐加重，则应及早改用手术治疗。

三、主要体征

1. 腰脊柱侧凸

有的资料统计80%～90%显示功能性侧凸，多凸向患侧，少数凸向健侧，这是由于髓核突出在神经根腋部时脊柱向健侧歪，突出神经根肩部时脊柱向患侧歪。也有少数病例的侧凸时左时右，多属中央型突出者。腰脊柱生理前凸减小或消失，平腰，甚至腰向后弓。

2. 腰椎活动受限

多数后伸受限，有些前屈、侧凸也受限，其活动受限的方向、大小和突出物的病理改变与神经根的受压的关系起决定的作用。

3. 椎旁明显压痛点

让患者处于坐位或俯卧位，尽可能使肌肉放松，先在棘突由上而下按压检查，后按压脊柱两旁，患者不但感到突出椎旁有明显深压痛，而且向下肢放射。中央型腰椎间盘突出，按压时多向两下肢放射。腰部压痛点对确定诊断和定位有极其重要的意义，触诊可有棘突偏歪、骨盆旋移等错位征。

4. 直腿抬高试验或股神经张力试验阳性

一般来说，单纯抬高受限而无神经放射疼痛不能属于阳性，如两侧抬高均受限亦有放射性疼痛者，可考虑为中央型突出。趾背伸试验阳性，颈静脉压迫试验阳性。

5、患侧腱反射异常

L3～L4突出膝腱反射、L5～S1突出跟腱反射减弱或消失。

6. 神经、肌肉病变

神经受损而致感觉障碍，或肌肉萎缩而致肌力减退，伴椎管狭窄者有间歇性跛行，重症者可发生单肢或双下肢瘫痪。

7. 影像学检查

（1）X线片检查

正位片：显示脊柱侧凸，椎间隙两侧的宽窄不相等，其增宽处相当于侧凸的顶点。

侧位片：腰前凸减小或消失甚或反张，椎间隙变窄（晚期退变结果），有的前窄后宽或前宽后窄。

斜位片：侧位片有假性滑脱者，加摄斜位片，以鉴别是否并有峡部不连。

（2）CT、MRI 检查：可确诊突出的位置、大小及形态，较易确诊。

（3）脊髓造影检查：必要时可做，现已较少应用。

（4）电诊断与肌电图检查：有助于确定诊断和帮助定位诊断。

四、诊断及鉴别诊断

1. 诊断

主要根据好发年龄、外伤史、主要症状、体征及 X 线片，典型的腰椎间盘突出诊断不难。非典型的要注意观察和鉴别诊断，通过 CT、MRI 检查可确诊。

2. 鉴别诊断

腰腿部的软组织损伤：如腰腿部同时有扭、挫伤可以出现腰痛和腿痛，但患者有明确外伤史，没有沿神经干走行的放射痛，疼痛或压痛部位多在伤处和肌肉处。咳嗽、打喷嚏无加重表现，直腿抬高或股神经张力试验阴性。

梨块肌损伤综合征：该病腰部无症状和体征，疼痛及压痛在梨状肌投影范围内，梨状肌紧张试验阳性而直腿抬高试验阴性，局部阻滞或小针刀治疗效果好。

坐骨神经炎：本病常由风湿痛、受凉等因素而致坐骨神经发炎，且无外伤劳损史，夜间加重，活动和卧床休息后疼痛无变化，腰椎检查无阳性体征。

腰骶椎体变异：如腰椎骶化、骶椎腰化、腰椎峡部不连等，可有腰腿痛，但一般无神经根刺激症状，X 线片可资鉴别。

腰骶部肿瘤严重：腰骶部疼痛，进行性加重，夜间痛重，平卧不能减轻，X 线片可见骨质破坏，脊髓造影可见倒杯状阴影，CT、MRI 检查可诊断。

腰骶部肌筋膜炎：此病患者压痛点集中，下肢无知觉改变，直腿抬高试验阴性，痛点阻滞、针刀松解有效。

腰椎或骶髂关节结核：部分人有坐骨神经痛症状，结核者有消瘦、血沉快，X 线片有冷脓肿形成和骨关节破坏。

腰椎椎管狭窄有神经性间歇性跛行，一般仅能行走500米或更少一些，休息后可再走少许，在无椎间盘突出时可无知觉改变，直腿抬高试验阴性，X线片、CT、MRI检查可明确诊断。

五、腰椎间盘突出的治疗

腰椎间盘突出的治疗分为手术疗法及非手术疗法两大类。重症或非手术疗法无效患者，应及早采用手术疗法。绝大多数患者应用物理综合疗法可取得满意疗效，本节重点介绍物理综合疗法。

物理综合疗法的基本治则：新近发生创伤而发病者，运用正骨手法力争使椎关节复位和促使髓核还纳，辅以制动、消炎消肿、促进椎周软组织创伤康复的理疗。短波或超声波，干扰电疗、激光、针灸和磁疗均有良好疗效；髓核破裂脱出（后纵韧带损伤／断裂）或虽无脱出但已钙化者、已无还纳条件者，首选正骨推拿手法，纠正患椎及其相关的脊椎错位，最常并发的是骨盆旋移综合征，从而改善椎管狭窄，恢复其代偿空间；使受压的神经根移位，祛除突出的椎间盘对神经根、脊髓的压迫、损害。用脱水疗法或物理疗法（同上述），加速神经根及椎间盘周围的无菌性炎症的消散吸收，使神经根疼痛得到迅速减轻或消除；恢复腰椎及下肢的活动功能，防止复发。

1. 正骨整脊疗法

腰椎间盘突出的非手术治疗，首先对椎间盘突出患者，按三步定位诊断法检查其有无并发，下段胸椎、腰椎及骨盆是否并发关节错位，有错位者应先用正骨推拿纠正关节错位，再用牵引床做牵引（有旋转式错位者，未纠正即做牵引会造成新的损伤而使伤情更重），若无明显错位或有轻微滑脱式错位，则可用重力牵引（超体重），牵引后在腰腿部使用一般推拿手法即可。并发骨盆旋移综合征者，若为腰骶成角骶椎"点头"者，仰卧牵引时令患者取屈髋屈膝位为宜。

正骨整脊分4步进行。第1步放松手法，第2步正骨手法，第3步强壮手法，第4步痛区手法。技术重点在第2步手法，第2步常规程序：①摇腿揉腰法使后关节沿轴心转动，初步纠正其排列偏歪（旋转式及侧凸式错位），属缓慢复位法，患者易于接受。②侧卧扳按法是加强摇腿揉腰法对旋转式错位的矫正，属快速复位法。在缓慢复位法后应用，此时即使较重症的患者亦可接受而使后关节复位。③牵抖冲压法是快速复位法，对有腰弓反张或单椎后凸并侧摆式错位者最适用，用力适当，还可促使髓核部分还纳或神经根移位。④双手重叠冲压法或间接分压法是加强和补充牵抖冲压法的作用，双向分压法用于腰轴成角（椎体倾仰式错位者）。⑤俯卧按腰扳腿法用于单椎侧摆式错位，抱膝滚动法用于腰弓过伸者。⑥无牵引床机械设备时，可由助手2人在治疗床上做俯卧式或仰卧式手法牵引。根据病情每日1次或隔日1次，15次为1个疗程。有治脊床设备的，治脊床具有"摇腿揉腰法""牵抖冲压法""旋转分压法"的正骨推拿法、牵引疗法和全脊热疗法，20分钟内完成3项综合治疗。

此外，坐式旋转复位法或背晃法均可治疗部分患者，手法简便。总之复位是取得疗效的关键，必须认真进行。但要取得良好疗效，应强调三步定位诊断及分析是否合并后发生关节错位，错位类型要诊断准确，才能取得满意的疗效。牵引后症状加重者，多合并后关节错位，注意选用正骨整脊疗法，手法应简化，但是常因错位或嵌顿而难以复位而须按4步手法进行。有并发多关节多类型椎关节错位，并发骨盆旋移综合征者，腰椎和骨盆都需要进行整复手法（腰椎和骨盆的矫正手法详见本书第六章第四节"腰椎的矫正"、第五节"骨盆的骨骼矫正"相关内容）。

2. 辅助物理疗法

腰椎间盘突出的坐骨神经痛：①椎间盘突出时发生的局部创伤、出血、渗出而继发性损害局部软组织（椎周韧带、骨膜、脊膜及关节囊等）引起局部无菌性炎症过程；②突出物压迫损害神经根、脊髓及马尾神经，压迫重引起腰、臀部及下肢麻木不适，若损害引起神经根炎，则有剧烈的放射性疼痛。牵引及正骨推拿祛除压迫后，加速椎周软组织及神经根无菌性炎症的吸收，是止痛的重要措施。牵引、正骨推拿合并应用各种热疗、电疗、磁疗、光疗、针灸及超声疗法等，均可取得良好的协同作用。无菌性炎症是继发性的，若不治好椎间盘突出，即使用多种理疗也难以达到消炎止痛的目的。故理疗仍属辅助治疗。应根据病变程度及应用目的而选用。急性期腰肌痉挛、板硬，为了使牵引、推拿顺利进行，此时可用表浅性热疗、蜡疗、磁疗等配合，目的是促使腰肌放松（解痉）和减轻牵引、推拿引起的软组织反应，当神经根受压迫减轻，则可选用深透的热疗，如微波、短波、超声或超激光疗法对治疗深部的关节炎、神经根炎有良好效果；恢复期为促进腰椎关节功能及神经功能的恢复，可选用各种中、低频电疗及电针疗法，使腰腿麻痛加快消除；肢体功能要完全达到康复，最重要的是在康复期应用医疗体育，加强腰背肌锻炼及自身悬吊练习，可选用腰背保健功、站立功、游泳等锻炼项目，但要注意体育运动中，1年以内，不要做跳高、跳远及球类运动，以免椎间盘突出复发。

3. 水针疗法

椎间盘突出的局部应用水针疗法，能加速病情好转和预防复发，一般在急性期过后开始综合应用。10%的葡萄糖注射液20～30毫升，配复合维生素B注射液2毫升，混合后用5号细长封闭针头，分别在患椎棘突上下棘间旁开1横指处（相当于华佗夹脊穴）进针达多裂肌、棘肌或在椎板黄韧带后方处注射，每个点注射10～15毫升。对并发倾仰式错位或在椎间盘变性（狭窄）基础上发病的，可在狭窄的棘间中点注射（注入棘间韧带处），用快速推注法。

4. 药针介入疗法

腰椎间盘突出急性发作期疼痛剧烈，或恢复期麻木难以消除的，可用此疗法。在B超引导下，应用细长针头将消炎镇痛液（0.125%～0.25%的利多卡因液20毫升＋复合维生素B注射液2毫升＋地塞米松注射液5毫克）由椎板内切迹或棘突之间注入侧隐窝内，再用针刀、带刃针或圆头针松解侧隐窝及椎管外诸组织，此法配合手法复位效果更好。

六、腰椎间盘突出的康复训练

腰椎间盘突出急性疼痛期缓解后再开始进行锻炼。因急性腰痛和急性腰骶神经根病症状轻的患者大部分可以通过休息自然转归，而症状过重的患者又无法耐受，故不推荐在发病最初的1～2周内进行运动锻炼治疗，如症状不再随时间加重，将治疗推迟至症状持续3周时开始是比较合理的安排。

1. 练习一

俯卧的基础练习（其他练习的前置练习）如下。第一步：身体俯卧平躺，双臂放在身体两侧，保持伸直和放松，头转向一侧；第二步：保持这一姿势，做几次深呼吸，然后完全放松肌肉2～3分钟。练习频率：每天6～8组，中间间隔时间要均匀，约2小时一组（图7-51）。

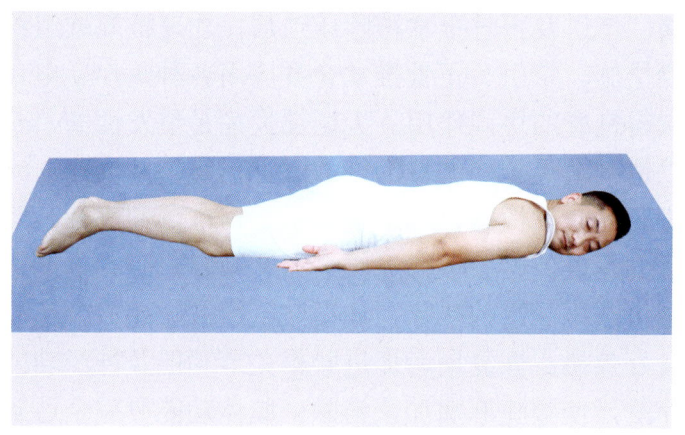

图7-51　俯卧基础练习

2. 练习二

做了俯卧练习一后再做练习二，同时作为练习三的预备动作。第一步：保持练习1的姿势；第二步：将手肘放在垂直于肩膀之下的地方，使上半身支撑在前臂之上；第三步：深呼吸几次，然后尽量完全放松腰部的肌肉，保持2～3分钟。练习频率：同练习1一样，也是每2小时做一次（图7-52）。

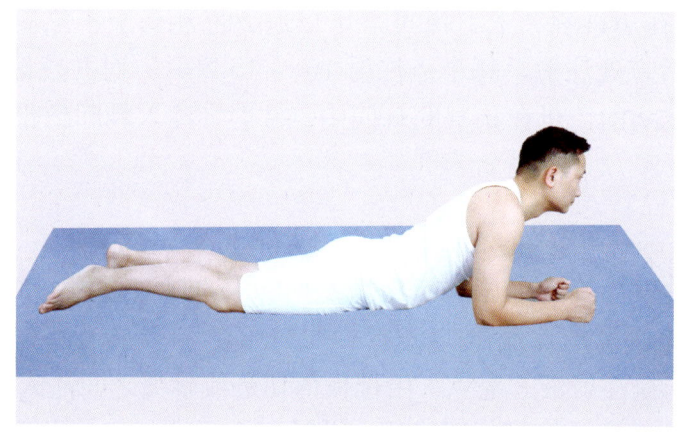

图7-52　俯卧上半身支撑

3. 练习三

在第一次进行练习三（卧式伸展练习）前，应该先做一次练习一和练习二。第一步：保持俯卧的姿势，面向前方；第二步：将双手放在肩膀之下，摆出俯卧撑的姿势。第三步：伸直手臂，在疼痛可以忍受的前提下尽量撑起上半身；第四步：练习到背部伸展到最大程度，手臂也要尽量伸直。练习频率：一组 10 次，每天 6～8 组（图 7-53）。

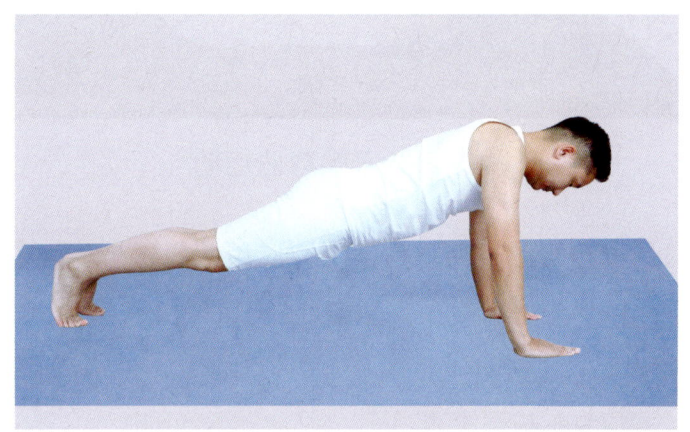

图 7-53　俯卧撑

4. 练习四

站立伸展运动，这个运动在完全康复后，也是很好的预防复发的锻炼方法。第一步：双足分开站直，双手放在后腰部，四指靠在脊柱两侧；第二步：躯干尽量向后弯曲，使用双手作为支点。练习频率：随时可做（图 7-54）。

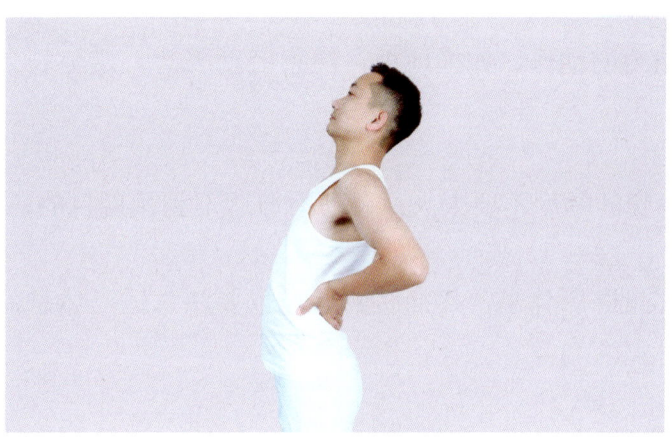

图 7-54　后仰运动

5. 练习五

平躺弯曲运动，这个练习可以用来治疗下背部受伤或劳损引起的僵硬感。第一步：平躺于床，双腿弯曲，双脚放平；第二步：使双腿靠近胸部；第三步：双手抱住双腿，在疼痛可以忍受的前提下轻柔而缓慢地将两膝尽量靠近胸部（图 7-55）。练习频率：每组重复 5～6 次，每天 3～4 组。

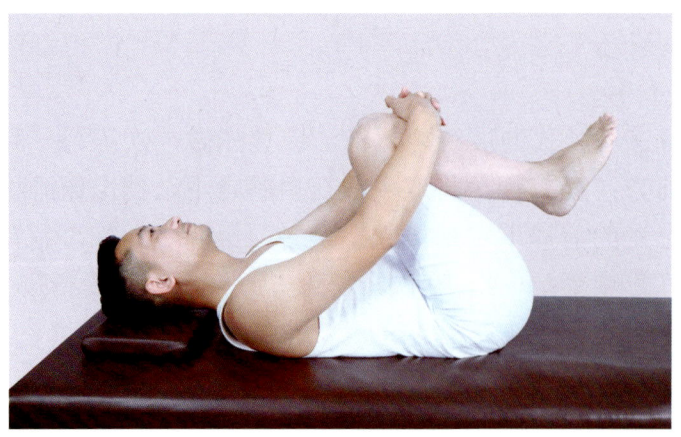

图 7-55 平躺弯曲运动

麦肯基疗法的原理是符合腰椎生物动力学的，应用此原理可将腰椎间盘突出的髓核向前松动，从而减少压迫神经的概率。

七、腰椎间盘突出的预防

◆睡硬板床，睡硬板床可以减少椎间盘承受的压力。

◆保持良好的生活习惯，注意腰部保暖，避免着凉和贪食生冷之物，不要长时间在空调下。

◆长期伏案工作者需要注意桌椅的高度，定期改变姿势。

◆不要做弯腰又用力的动作，如拖地板，注意劳动姿势，避免长久弯腰和过度负重，以免加速椎间盘的病变。

◆锻炼时，压腿弯腰的幅度不要太大，否则不但达不到预期目的，还会造成椎间盘突出。

◆急性发作期，尽量卧床休息，疼痛缓解后，也要注意适当休息，不要过于劳累，避免加重疼痛。

◆加强腰背肌的锻炼，如游泳、小燕飞、五点支撑等活动。

第七节 腰椎滑脱

腰椎滑脱是指因椎体间连接异常，上位椎体于下位椎体表面发生部分或全部的滑移。简单地说腰椎滑脱是指一个椎体在另一椎体上向前或向后移位（图7-56）。腰椎滑脱一般为前滑脱。后滑脱好发于L5和L4，约占95%，其中L5发生率为82%～90%，其他腰椎少见。一些外伤或退行性滑脱可多节段同时发生，甚至出现向后滑脱。

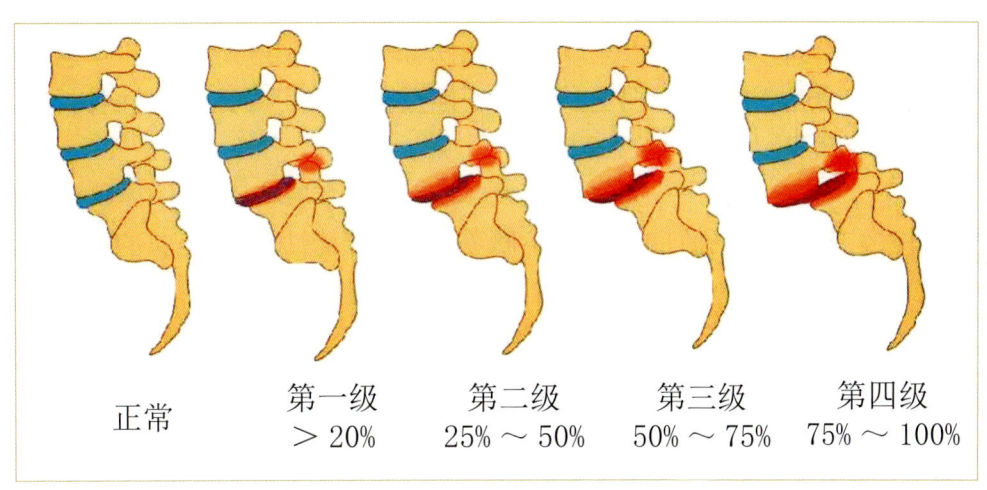

图7-56 腰椎滑脱

发生腰椎滑脱后，患者可以没有任何症状，仅仅在拍片时发现；也可能会出现各种相关症状，如腰痛、下肢疼痛、麻木、无力，严重时可出现大小便异常。滑脱较重的患者可能会出现腰部凹陷、腹部前凸，甚至躯干缩短、走路时出现摇摆。

一、腰椎滑脱的原因

腰椎滑脱可以是先天性的，也可能是后天性的，主要原因如下。

1. 先天发育不良

腰椎胎生时有椎体及椎弓骨化中心，每侧椎弓有两个骨化中心，其中一个发育为上关节突和椎弓根，另一个发育为下关节突、椎板和棘突的一半。若两者之间发生不愈合，则形成先天性峡部崩裂，又称为峡部不连，局部形成假关节样改变。行走以后由于站立可使上方的脊椎向前滑动，称为脊椎滑脱；也可因骶骨上部或L5椎弓发育异常，而产生脊椎滑脱，其峡部并无崩裂。

2. 后天性原因

（1）创伤性：腰椎峡部可因急性外伤，尤其是后伸性外伤产生急性骨折，多见于竞技运动现场或强体力劳动搬运工。

（2）病理性骨折：病理性骨折系全身或局部病变，累及椎弓，峡部，上、下关节突，使椎体后结构稳定性丧失，发生病理性滑脱。

（3）疲劳骨折或慢性劳损：从生物力学角度分析，人体处于站立时，下腰椎负重较大。导致前移的分力作用于骨质相对薄弱的峡部，长期反复作用可导致疲劳性骨折及慢性劳损损伤，诱发腰椎滑脱的产生。

（4）退行性改变：由于长时间持续的下腰不稳或应力增加，使相应的小关节发生磨损，发生退行性改变，关节突变得水平，加之椎间盘退变、椎间不稳、前纵韧带松弛，从而逐渐发生滑脱，但峡部仍保持完整，故又称假性滑脱。多见于50岁以后，女性发病率高于男性3倍，多见于L4，其次为L5。

总之，除了先天性滑脱外，目前多数学者认为腰椎滑脱主要是由外伤和劳损引起的。先天性滑脱占33%，峡部裂引发滑脱占15%，最多见的是退行性滑脱。手法治疗主要是针对退行性滑脱。

二、腰椎滑脱的临床症状

大多数腰椎滑脱没有症状。患者的症状和体征与滑脱类型、腰椎稳定情况、滑脱程度、年龄、性别等因素有关。体征可表现为腰椎前凸增大、病椎处棘突压痛等。退行性滑脱多见于50岁以后发病，随年龄增长，发病率增加，患者可有腰骶部疼痛，酸胀感可向大腿后方或整个大腿放散。腰椎稳定性较差时疼痛有如下特点：休息时意识到疼痛和下肢僵硬感，活动后可稍缓解，长时间站立，蹲起活动后疼痛加重，再休息后又缓解。伴椎管狭窄时可有下肢疼痛，各种运动感觉障碍，肌肉僵硬，皮肤刺痛、麻木等。有时出现间歇性跛行。伴椎间盘突出时，神经牵引征阳性。峡部崩裂性滑脱多见于50岁以下，可有腰背痛和下肢痛，腰部过伸时可加重或诱发疼痛。合并椎间盘突出时可出现根性痛。

三、腰椎滑脱的影像表现

X线片对腰椎滑脱的诊断和治疗方案的制定十分重要。采用侧位、左右斜位及功能位X线片是必要的。侧位片可了解滑脱程度，斜位片清晰显示峡部病变，动力性拍片即腰部过伸屈位拍片可判断出腰椎不稳定的程度。断层拍片、CT对峡部病变的确诊率较高，CT可明确有无椎管狭窄、椎间盘突出症等并发症，椎管造影、核磁等检查可根据需要选用。

四、腰椎滑脱的诊断

长期反复下腰痛，站立或弯腰时疼痛加重，卧床减轻，部分病人出现坐骨神经痛，少数严重者有下肢肌力减弱、肌萎缩、痛觉减退、二便失禁等。腰部后伸活动受限，腰椎前增大，患椎棘突压痛。

根据上述症状体征，怀疑病发严重时，拍腰椎侧位、斜位 X 线片，可明确诊断，有的需做 CT、核磁检查，以明确是否合并椎管狭窄及椎间盘突出症等并发症。

五、腰椎滑脱的治疗

1. 正骨整脊疗法

正骨整脊疗法是腰椎滑脱的非手术治疗中最重要的治疗方法之一，适用于 1°～2°腰椎向前滑脱而无椎弓根崩裂者，若腰椎滑脱超过 3°，则多有椎弓根崩裂，宜行手术矫正，复位疗效差，且易造成骨折部位新的损伤，当属禁忌。

脊椎矫正对腰椎滑脱有较好的疗效，主要是加强脊椎关节的活动能力，改善神经血管的受压牵拉，调整整个脊柱，减轻滑脱脊椎的受力。先以揉法、点按法、拨法、滚法、摇腿揉腰等放松背、腰、臀、腹部及下肢的软组织，我们再根据腰椎的滑脱情况酌情选用适合的手法来矫正。如腰椎是往前的滑脱错位，可从双手间接分压法、牵抖冲压（仰卧）法、仰卧压腹冲压法、仰卧压腹冲压法、抱膝小滚法、抱膝大滚法、拉腿压腘推骶法、拔罐复位法等手法中酌情选用自己比较熟练的手法；如腰椎是往后滑脱错位导致的腰椎生理曲度变直或反弓，我们可从俯卧按腰扳腿法、双手重叠直接冲压法、牵抖冲压法、拇指或掌根按压法、背抖法、青蛙式腰椎矫正法等手法中酌情选用自己比较熟练的手法（具体手法详见本书第六章第四节"腰椎的矫正"相关内容）。

手法矫正也可配合其他治疗，如理疗、灸法等。同时，患者必须进行功能锻炼，避免参加腰部负重、扭转、弯腰用力等活动。

2. 手术治疗

如果腰椎滑脱的患者出现了神经症状，而且通过正规的物理治疗后症状无明显缓解，仍然有长期的腰痛和其他滑脱的伴随症状，即保守治疗无效，严重影响生活和工作，就应该考虑手术治疗。

六、腰椎滑脱的康复训练

腰椎滑脱症患者的康复锻炼主要目的在于恢复和增强脊柱的功能，增强腰背肌的肌力，发挥机体代偿功能。我们知道，在正常情况下，腰椎和腰肌共同支持上身的体重并维持脊柱的功能活动。当腰椎滑脱形成结构上失稳，通过腰背肌锻炼后，可形成强有力的腰背肌"腰围"，从而代偿和支持了椎体的负重功能，并最大限度地发挥脊柱活动的生理功能。可见，加强腰背肌锻炼，可加速新陈代谢，改善血液循环，增加腰肌的弹性及力量，对防治腰痛有着举足轻重的作用。

患者仰卧于床上，尽量屈膝屈髋，于胸前用双手指交叉抱住双膝，使腰椎呈屈曲状，家人用一个手掌托住病人双足底部，另一手掌托住病人颈背部，在双手用力的同时，嘱病人配合用力，做前后滚动10～30次，然后用力屈伸下肢3～5次。每日这样锻炼2～3次。患者也可自行练习这样的"滚动操"（图7-57），练功次数应从少到多，从轻到重，逐渐加大运动量，切勿急于求成。早期练功可出现腰部胀痛感，一般2～3天后即可消失。如果是腰椎往后滑脱，则不宜做"滚动操"，宜做"燕飞式"（图7-58）或"拱桥式"（图7-59）操。

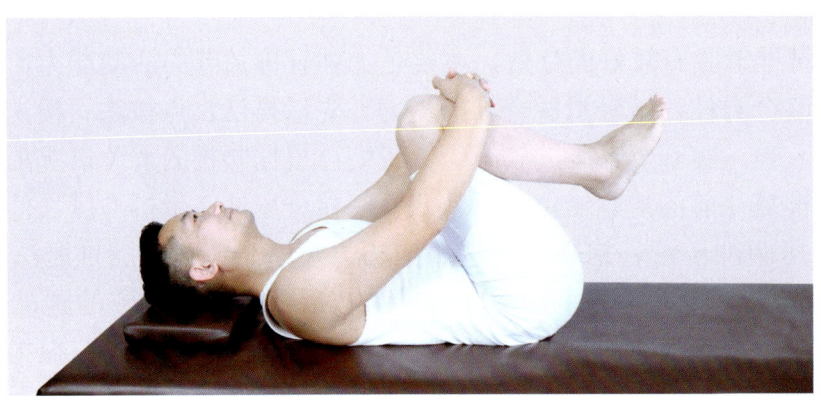

图 7-57　滚动操

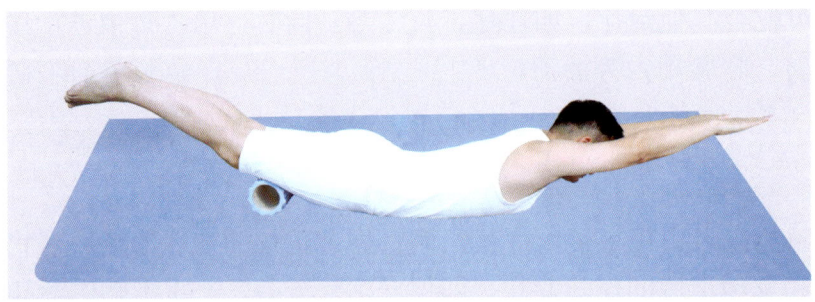

图 7-58　燕飞式

第七章 正骨整脊疗法的应用

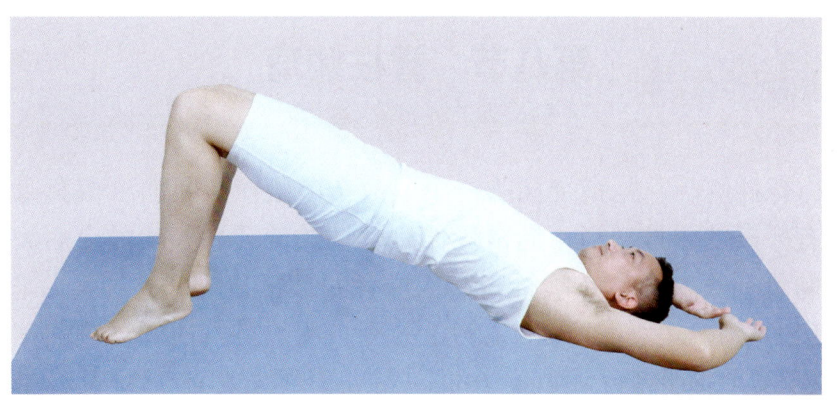

图 7-59　拱桥式

老年人，尤其是患有骨质疏松症的人，做这样的锻炼操时动作应轻缓，千万不要用力过猛。同时，患有肿瘤、结核、脓肿以及较严重的脑、肝、肾、肺、心脏等方面疾病者不要做这样的锻炼。妇女妊娠期以及月经期不要这样锻炼。

功能锻炼是防治腰椎滑脱症特别是退行性滑脱的一个重要手段和有效因素。目前，很多学者认为适合有效的功能锻炼可通过生物力学的原理来解释。另外，根据生物力学最新理论研究，腰椎滑脱症是一种有自愈倾向的疾病，也就是我们常说的自我重建，即利用脊髓、神经的宽容、逃逸等现象，椎体、小关节及韧带的增生、钙化，使椎体间相对稳定，达成一种新的平衡状态，这就是我们在临床工作中经常见到有些患者在老年后能够自愈的原因。

七、 腰椎滑脱的预防

● 减少腰部过度旋转、蹲起等活动，减少腰部过度负重。这样可减少腰椎小关节的过度劳损、退变，在一定程度上避免退行性腰椎滑脱的发生。要尽量避免提重物、弯腰、剧烈的运动（如踢足球、打篮球等）、高强度的训练（如大量的跑步、有氧运动等）。

● 要保持合适的体重，尤其是减少腹部脂肪堆积。体重过重增加了腰椎的负担及劳损，特别是腹部脂肪堆积，增加了腰椎在骶骨上向前滑脱的趋势。

● 进行适当的运动，学会如何正确地去捡起地上的物品和类似的日常生活动作。加强腰背腹肌肉的功能锻炼。腰背腹肌肉的强劲可增加腰椎的稳定性，拮抗腰椎向前滑脱的趋势。

● 在日常生活中，腰椎滑脱症患者不要乱找人踩、扳，以免出事。患者禁穿高跟鞋，要根据情况采取腰部理疗、腰部支具、围腰保护等自我保护措施。

● 无论是采取保守治疗还是手术治疗，一定要按照医生指导的要求进行，这一点非常重要。如果对于从事的职业或娱乐活动是否有限制存在疑问，一定要向医生咨询，他们可以提供合理的建议，从而防止再次引起腰痛发作。

第八节　脊柱侧弯

脊柱侧弯也称脊柱侧凸，是指脊柱的一个或数个节段在冠状面上偏离身体中线向侧方弯曲，形成一个带有弧度的脊柱畸形，通常还伴有脊柱的旋转和矢状面上后突或前突的增加或减少，同时还有肋骨、骨盆的旋转倾斜畸形和椎旁的韧带和肌肉的异常，它是一种症状或X线征，可由多种疾病引起。我们最为常见的是原因不明的特发性脊柱侧凸（约占全部脊柱侧凸的80%），它好发于青少年，尤其是女性，常在青春发育前期发病，在整个青春发育期快速进展至青春发育结束，在成年期则进展缓解，有时则进展停止。由于多数脊柱侧凸的病因不明，患者通常还伴有神经系统、内分泌系统以及消化系统的异常。所以我们不能简单地认为脊柱侧凸症就仅仅是脊柱的偏移弯曲。脊柱侧弯是一种症状，有很多原因可致脊柱侧弯症，各有特点，为了治疗有效，必须分清种类，对症治疗。

一、脊柱侧弯的发病机理

脊柱侧弯是一种发病机理未明的脊柱畸形，其发病机制目前认为与下列因素有关。

1. 遗传因素

特发性脊柱侧弯的流行病研究表明，其发生存在着明显遗传因素的影响。目前虽有不少资料证明遗传因素在特发性脊柱侧弯发生发展中的作用，但对其具体遗传模式尚不明了。

2. 激素影响

特发性脊柱侧弯女孩的身高比同龄对照组高，使人们想到生长激素可能为病因之一，有人发现生长激素和促生长因子的释放在特发性脊柱侧弯患者中有明显的增高。

3. 生长发育不对称因素

脊柱前后柱生长不对称；肋骨生长不对称和肋骨血供不对称；侧凸主弧的凹侧椎板、关节突和椎体发育异常。

4. 结缔组织发育异常

在特发性脊柱侧弯的患者中可以发现结缔组织有胶原和蛋白多糖的质与量的异常。这究竟是侧弯的原发因素，还是继发因素尚无定论。

5. 神经－平衡系统功能障碍

人体平衡系统的功能是控制作用于人体上的各种重力和维持在各种不同状态下的平衡，在这个平衡系统反射弧中的某个反射环节上出现功能障碍，脊柱就有可能发生侧弯来调整或建立新的平衡。

6. 神经内分泌系统异常

有人发现鸡的松果体切除可诱发脊柱侧弯，这种侧弯可用褪黑素来预防。神经内分泌学说提出血清褪黑素的降低可能是发生脊柱侧弯的重要起动因素，并与脊柱侧弯的进展相关。

7. 其他原因

一些临床观察发现，特发性脊柱侧弯人群的母亲年龄大于对照组，即高龄母亲的后代易患特发性脊柱侧弯，且进展也快。另外铜代谢异常在特发性脊柱侧弯的发生中也可能起着某种作用（铜是胶原成熟中的一种元素）。

二、脊柱侧弯的病理变化

脊柱侧弯的病理改变，涉及脊柱骨及其相关结构病因不同，病理变化也不同。不同原因的侧弯可有以下共同的病理变化。

1. 脊柱的变化

椎体呈楔形改变，既有左右楔变，又有前后楔变；有时多个椎体楔形变，左右楔变造成侧弯，前后楔变造成后凸畸形。常见两者同时存在，形成侧后凸。椎体在凸侧增大，向凹凸侧旋转，凸侧的椎弓根也随之增长，同侧横突及椎板也随之隆凸，使胸腔的凸侧变狭窄。棘突偏向凹侧，凹侧的椎弓根变短，椎管变成凸侧边缘长而凹侧边缘短的三角形。脊髓不位于椎管正中央而偏向凹侧，紧贴于凹侧椎弓根旁。

2. 椎间盘的变化

椎间盘在凸侧增厚，凹侧变薄，因此椎间盘的形态也是楔形改变。纤维环的层次也是凸侧多于凹侧，髓核有向凸侧移位的现象。

3. 肋骨的变化

随着凸侧椎体向后方旋转，肋骨也随之隆起，临床上称为隆凸，亦称剃刀背。凸侧胸腔变窄，凹侧肋骨向前方移位；凸侧肋间隙变宽，凹侧肋间隙变狭窄。肋骨本身也有变形，不为扁形而呈三角形。在凸侧胸廓前面因旋转畸形而偏低，凹侧胸前面隆凸起来。有时凹侧的肋软骨也有隆凸现象。

4. 肌肉韧带的变化

手术时发现双侧椎旁肌没有明显的差异；在深层的肌肉中，有些附着于肋骨横突上的小肌肉，有轻度瘢痕挛缩现象，局部无水肿及炎症现象。有变化的小肌肉常常是在凹侧最严重处；凹侧的肌肉，包括肋间肌也无明显的改变。在显微镜下有些肌肉有变性，横纹消失，肌核减少，间隙纤维增生等。

5. 内脏的变化

主要是心脏和肺脏，为胸腔变形压迫所致，对手术有重要的意义，因为多数畸形程度稍重的病人产生心肺功能不全，特别是合并有胸后凸减少或胸前凸的病例。

三、脊柱侧弯的分类

脊柱侧弯的分类，按病因可区分为功能性和器质性两种，或称非结构性和结构性者。非结构性者指由于某些原因所致的暂时性侧弯，一旦原因被除去，即可恢复正常。如原因不能被清除，长期存在，在发育过程中也可由非结构性的侧弯变成器质性的侧弯。一般这种病人在平卧时侧凸常可自行消失，拍摄X线片，脊柱骨均为正常。

1. 非结构性或功能性的脊柱侧弯

姿势性侧弯：由于身体姿势不正，如坐姿不正，长期偏向一方，习惯长期用一侧肩负重等原因所造成。如果及时纠正姿势，这种侧弯很快可以恢复正常。

腰腿疼痛：身体一侧腰神经受刺激引起椎旁肌痉挛造成脊柱倒向一边，如胸椎间盘突出症、马尾肿瘤所引起的侧弯。这种侧弯严格命名应为倾斜，椎体并无旋转畸形，如把压迫在神经根上的椎间盘或肿瘤切除，脊柱倾斜即可消除。

双下肢不等长：如小儿麻痹后遗症或骨骺发育不等造成肢体不等长，引起骨盆倾斜，继而发生腰椎的侧弯，实际上是一种代偿性侧弯。令病人坐下或患肢垫平后侧弯则随之消失。

癔症性侧弯：侧弯为一种症状，癔症如能治疗，侧弯也随之消失。

髋关节挛缩：髋关节挛缩受刺激引起骨盆、脊柱歪向一边。

炎症刺激：如阑尾炎等炎症刺激使得脊柱两侧肌肉紧张度不一样，拉歪脊柱形成。

2. 结构性或器质性脊柱侧弯

特发性脊柱侧弯最多，一般统计为70%～80%，先天性的为5%～10%，其他侧弯共为10%，神经肌肉性的约为2.16%。

（1）特发性脊柱侧弯症又称原发性脊柱侧弯，最常见，发病原因尚不清楚，所以称之为特发性。由于发病年龄不同，可分为3类：

婴儿型：年龄在 4 岁以下，此型特点为半数发生在 3 岁前，主要在胸椎，56% 左右为男性。92% 为左侧弯。这些病例中多数病人会在发育过程中不经治疗而自然纠正，只有一部分病人会发展加重。

概念：婴儿特发性脊柱侧弯是 3 岁以下病人脊柱结构性侧方弯曲。男性多于女性，主要发生在胸椎。婴儿脊柱侧弯的头颅扁平面位于侧弯的凸侧。脊柱侧弯的患儿常有智力发育迟缓、腹股沟疝、先天性髋关节脱位、先天性心脏病等疾病。婴儿脊柱侧弯可分为进展型和自愈型两种类型。

诊断与治疗：自愈型占幼儿特发性脊柱侧弯病人的 70%～90%。也可以在几年内经治疗或未经治疗而自愈（结构性自愈）。当侧弯较轻时还没有可以鉴别两种类型的严格标准。当初诊时 Cobb 角大于 37°，侧弯就可能是进展型的。相反，当初诊时 Cobb 角只有 10°～15°时，它就可能是自愈型脊柱侧弯。Mehta 研究出一种根据肋椎角（RVA）的变化鉴别幼儿特发性脊柱侧弯中进展型与自愈型侧弯的方法。RVA 的测量方法是画一条畸形顶点椎体终板的垂线，另一条线通过相应肋骨头中点和肋骨颈中点，两条直线形成的角就是 RVA。RVA 差（RVAD）就是凹侧 RVA 与凸侧 RVA 值的差。Mehta 发现进展型脊柱侧弯 RVAD 总是很大。任何初始 RVAD 大于 20°的侧弯在证明是其他类型之前都被认为是进展型的（图 7-60）。

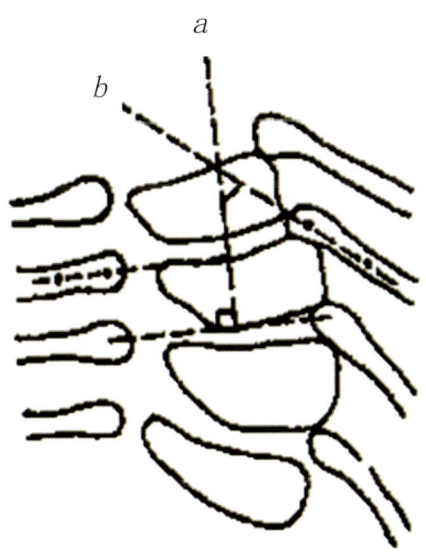

图 7-60　肋-椎骨（R-V 角）

诊断婴儿型侧弯是不是进展型，至少需要观察6个月才能确定。正如Mc.Master等提出的，理想的治疗是使婴儿处于俯卧位。一旦发现存在弯曲，就要根据弯曲的类型确定治疗方法。自愈型侧弯（RVAD小于20°）只需要观察，每4～6个月进行体检和放射线检查1次，直至侧弯自愈。如果RVAD大于20°，并且临床检查发现侧弯不柔软，在证明是其他型侧弯之前应按进展型侧弯处理。通常为3岁以下的幼儿制作合适的胸-腰-骶矫形器（TLSO）或颈-胸-腰-骶矫形器（CTLSO）。如果矫形器很适合，多数幼儿侧弯能够阻止进一步发展，并且在骨骼生长的早期阶段得到明显改善。如果侧弯很严重，或即使戴矫形器侧弯也继续发展，就应该考虑进行仅包括结构性或原发侧弯的小范围前后路融合。尽管做了手术治疗，也应该使用矫形器控制脊柱直到骨骼发育完成。假如没有后凸畸形，有必要行前后路联合融合以预防"曲轴现象"的发生。

少儿型： 年龄在4～10岁之间，由于此年龄组病儿生长发育较旺盛，所以脊柱侧弯畸形发展加重较快，需严密观察，此型侧弯多凸向右侧。

概念：少儿型特发性脊柱侧弯发生于4～10岁。在此年龄组中病儿发育较旺盛，脊柱侧弯发展加重的速度可能较快。类型多样，常常凸向右侧。女性多见。

诊断与治疗：侧弯小于20°时，适合中医整骨手法矫正和继续观察，每4～6个月进行体检和拍摄站立前后位X线片。非手术治疗的成功率差异很大。侧弯小于35°且RVAD小于20°的病人经手法矫正和部分时间佩戴Milwaukee支具治疗效果极佳。

对开始治疗时侧弯大于45°和RVAD大于20°的病人，最终全部需要进行脊柱融合。Dimeglo发现出生后前5年脊柱自T1～S1每年增长2厘米以上，在5～10岁期间每年增长0.9厘米，在青春期每年增长1.8厘米。前柱的生长使椎体和间盘向凸侧膨出，并以后柱融合部为轴旋转，导致矫正角度丧失，椎体旋转增加、肋骨隆凸复发。如果考虑融合的病人是9岁或10岁，髂嵴粗隆还没有形成，并且是初经前期，还有很大的生长潜力时，应考虑进行前后路联合融合术，以防止"曲轴现象"的发生。需要做前后路融合手术的准确指征还没有确定，所以在对幼儿和少儿特发上脊柱侧弯病人制定手术计划前应考虑"曲轴现象"。病人中"危险人群"（Risser征 0～1级，Tanner 2级以下，明显的三维畸形）在进行后路器械内固定手术和前路融合时，应先行前路弯曲顶点周围的生长抑制和融合，以防止"曲轴现象"的发生，骨盆三向生长未闭是一个重要的危险因素。

青少年型： 青少年特发性脊柱侧弯是指发生于青春发育期前后的脊柱结构性侧弯畸形，年龄在11岁至发育成熟之间。通常因站立位时姿态不对称而被发现，但确切的证实需摄站立位全脊柱X线片。目前常用Cobb角10°作为诊断脊柱侧弯的最低标准。

AIS在成年前将进展是一个公认的自然规律，其进展程度主要取决于生长潜能和脊柱侧弯的部位类型，其共同的规律有：

①发病越早,进展的可能性越大。

②在月经前,进展的危险性较大。

③发病时的Risser征越低,进展的可能性越大。

④双弯型脊柱侧弯比单弯型更易进展。

⑤脊柱侧弯发现时的度数越大,越易进展。

以往曾经认为,病人一旦进入成年期,脊柱侧弯就不再进展。然而近年大量的长期随访说明,脊柱侧弯进入成年期后仍有65%～75%的病人进展,特别是骨骼成熟时的Cobb角大于30°,顶椎旋转大于30°的AIS。最易进展的是50°～80°的胸弯,每年可进展0.75°～1°。胸腰弯也很具进展性,后期几乎均发生L3～L4旋转半脱位。腰弯大部分向后凸型侧弯进展,脱位易发生于L4～L5,旋转、Cobb角、侧弯区矢状面形态和L5与骨盆的相互关系决定了腰椎侧弯的进展。双弯型的侧弯在成年后可长期保持平衡,进展加重的发生较迟。腰弯的进展较胸弯明显,可在上下两弯间出现交界性后凸畸形。

上述3型中又以青少年型最为常见,女性多于男性,是我们中医正骨整脊矫治的主要对象。

(2) 先天性脊柱侧弯

先天性脊柱侧弯是由于脊柱在胚胎时期出现脊椎的分节不完全、一侧有骨桥或者一侧椎体发育不完全或者混合有上述两种因素,造成脊柱两侧生长不对称,从而引起脊柱侧凸。往往同时合并其他畸形,包括脊髓畸形、先天性心脏病、先天性泌尿系畸形等,一般在X线片上即可发现脊椎发育畸形。可分为3类:

形成不良型:虽然分节完成,脊椎发育不完全,造成半椎体,如为一侧半椎体或楔形变,即可形成侧弯,半椎体可为单发也可为多发,多发的可以相连在一起,也可以间开几个脊柱骨的距离,因此产生比较复杂的畸形。

分节不良型:即胚胎期脊椎发生的分节不完全,脊椎有一部位仍相联系,形成骨桥,因相连部位没有骨骺,不能发育,而对侧骨骺发育正常,因此形成椎体的楔形改变,造成侧弯。

混合型:同时合并上述2种类型。

此外，椎板裂合并脊柱侧弯也是一种特殊类型，先天性椎板裂的程度不一，有的合并有脑脊膜膨出，有的没有。在病变区脊柱表面皮肤上常有一撮毛发，有时皮下有脂肪瘤或血管瘤，侧弯多数位于胸腰段和腰段。有时脊髓也有畸形，常见的如脊髓纵裂。先天性脊柱侧弯也可以合并脊柱以外的畸形，如先天性心脏病、先天性髌骨脱位、先天性足畸形、先天性泌尿系畸形等。由于从小就有畸形，到青少年时期，畸形加重；普遍发育不良，身高只有正常人的 2/3 左右。

（3）肌肉神经性脊柱侧弯

这是由于神经和肌肉方面的疾病所致肌力不平衡，特别是脊柱旁肌肉左右不对称所造成的侧凸，最常见的是小儿麻痹后遗症、大脑痉挛性瘫痪、进行性肌萎缩等。由于脊柱旁肌肉的肌力减弱或消失，患者往往不能自主坐稳，常需用双手支撑于椅子旁才能坐稳。另外因肌肉无力，脊柱呈侧弯及后（或前）凸，如果做下颌牵引，脊柱容易变直，因此手术效果较好，也能解放其双手，使其坐稳。

（4）神经纤维瘤病合并侧弯是一种特殊类型的脊柱侧弯。皮肤上常有牛奶咖啡斑。

脊椎骨有发育不良，所造成的畸形很严重，侵犯节段不多，常呈锐角，因此继发性截瘫病例也很多见。治疗比较困难，常常需行手术将整个脊柱固定。由于植骨不易生长，需选用牢固的多点固定的矫正装置。

（5）间质病变所致脊柱侧弯

如马方综合征及埃-当二氏综合征均属于间充质病变。马方综合征的病人中，有 40%～75% 的病人合并脊柱侧凸。特点是侧弯严重、常有疼痛，有肺功能障碍，临床表现为瘦长体型、细长指（趾）、漏斗胸、鸡胸、韧带松弛、扁平足及主动脉瓣、二尖瓣关闭不全等。埃-当二氏综合征的特征为颈短。

（6）后天获得性脊柱侧弯

如强直性脊柱炎、脊柱骨折、脊柱结核、脓胸及胸廓成形术等胸部手术后引起的脊柱侧弯。

脊柱侧弯按弯曲方向则可分为：

侧凸： 即部分脊柱棘突偏离身体中线称脊柱侧弯，有左侧凸、右侧凸及 S 形弯、C 形弯。

第七章　正骨整脊疗法的应用

后凸： 指胸段脊柱后弯超过生理曲线范围者。

鞍背： 是指局部某椎体被破坏，椎体突然向后凸起。

圆背： 是指整个脊柱像弓一样向后凸起。

畸胸： 分两种，一种是胸骨向外凸起，另一种是胸骨向内凹陷。

由腰椎横突一面高一面低或胸骨扭曲形成，这种弯曲是最复杂，最难矫正的。

四、脊柱侧弯的诊断

1. 发病情况

脊柱侧弯作为一个临床症状，首次大多被家长或老师无意中发现，表现为一侧肩胛骨向后突出、双肩不等高，初次发现常在 10～13 岁。脊柱侧弯的早期发现、早期治疗有很重要的意义，可防止畸形发展严重。早期发现主要靠父母、幼儿园老师和小学老师，应对有关人员普及脊柱侧弯早期表现常识。

2. 临床症状

初诊的脊柱侧弯都以背部畸形为主要症状，特别表现为站立时姿态不对称，如双肩不等高、一侧肩胛骨向后突出、前胸不对称等。但严重的脊柱侧弯可导致胸廓旋转畸形、上身倾斜、胸廓下沉、躯干缩短，以及由于胸腔容积下降造成的活动耐力下降、气促、心悸等，少数病人可出现腰痛。部分病人的脊柱侧弯是无意中发现的，临床畸形可以不明显。早期脊柱侧弯表现有（图 7-61）：

（1）双肩不等高，肩胛一高一低。

（2）脊柱偏离中线侧弯，一侧胸部出现皱褶皮纹。

（3）骨盆倾斜。

（4）前弯腰时两侧背部不对称。

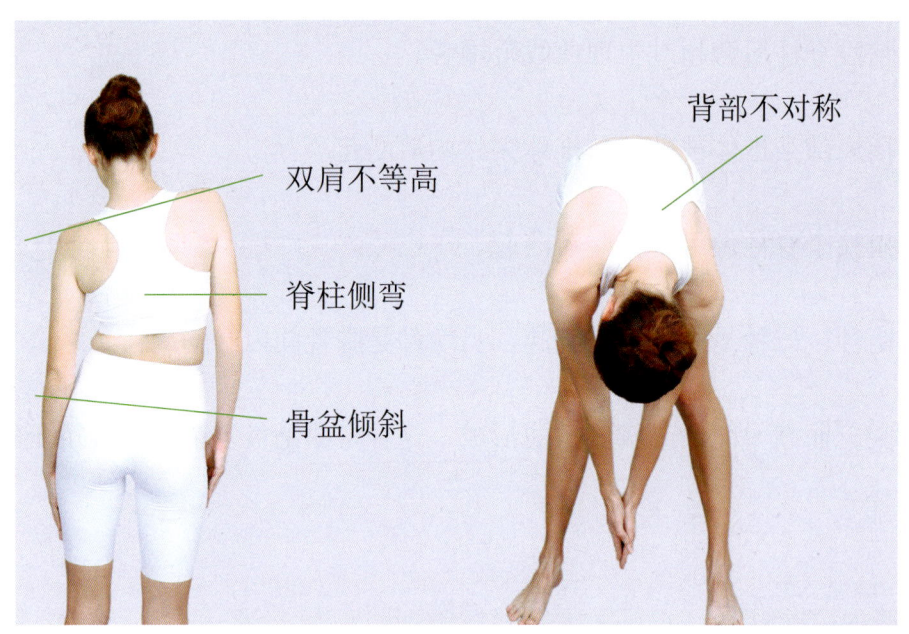

图 7-61　早期脊柱侧弯表现

3. 有无家族史

虽然目前尚未明确与遗传的关系，但临床观察发现脊柱侧弯具有一定的遗传倾向。而了解平时的健康状况、智力水平、母亲的妊娠分娩史对于排除非特发性脊柱侧弯有重要意义。例如，了解患者的出生史及有无小儿麻痹症发病史，可以帮助区分难产引起的脑瘫和脊髓灰质炎后的脊柱侧弯。同时要了解脊柱侧弯的发病年龄及病程进展情况。特发性脊柱侧弯大多发病在青春发育期，而且在快速生长期进展迅速。神经肌源性脊柱侧弯可以在任何年龄发病，且在生长发育停止后，侧弯仍继续发展。另外，女孩的月经状况对评估侧弯进展和指导治疗更是必不可少。

4. 体格检查

由于特发性脊柱侧弯是排除性诊断，必须进行详细的临床体检以排除由其他原因造成的脊柱侧弯。对首次就诊的病人，病史中应询问出生史、家族史、营养以及与本病有关的疾病。对脊柱侧凸出现的年龄、发展速度、主要症状，如易疲劳、运动后气短、呼吸困难、心悸、下肢麻木、走路不便、大小便困难等应予详细分析。神经系统检查最为重要，要排除各种神经系统合并疾病，如脊髓空洞症、小儿麻痹等。主要检查部位是头、颈、躯干和四肢，应做详细系统的检查并做好记录。下肢是否等长，站立身高与坐高均须记录，以便在随诊中应用。学龄儿童应当每年由校医检查1次，检查采用弯腰试验。让患儿脱上衣，双足立于平地上，立正位。双手掌对合，置双手到双膝之间，逐渐弯腰，检查者坐于小孩前或后方，双目平视，观察患儿双侧背部是否等高，如果发现一侧高，表明存在侧弯伴有椎体旋转畸形所致的隆凸。

一般情况：充分暴露上身，仅穿短裤，观察患者的健康状况、语音语态、第二性征、步态、皮肤状况以关节松弛和僵硬情况。病人除身高略高于同龄人外，以上一般情况均为正常。

躯干：站立位下测量双肩是否水平，以及臀部裂缝至经C7重垂的距离。观察胸椎是否有生理后凸的减小或前凸。让病人前屈时，可明显显示出胸廓的旋转畸形和肩胛骨的不等高，俗称剃刀背畸形。

神经系统：特别注意沿着背部中线皮肤部位是否有色素病变、皮下肿块、脂肪瘤、血管瘤、黑痣、局部皮肤凹陷和毛发等，这些体征强烈提示存在脊柱脊髓的发育性畸形。仔细检查腹壁反射和两下肢的肌力、感觉和可能存在的病理反射或局部肌群麻痹。每一个脊柱侧弯的病人都必须有详细全面的神经系统检查，特别是严重的侧弯。应当估计有无截瘫的可能，早期常为痉挛性瘫痪，如有腱反射亢进和病理反射出现，逐渐改变为弛缓性瘫痪，大小便失禁。神经系统检查在合并脊膜膨出伴椎体畸形、神经纤维瘤病、脊髓空洞症、脊髓纵裂等特别病例中更为重要，应当术前有详细的记录。一般根据上述检查收集资料，对脊柱侧弯可做出正确诊断和分类及分型，为制定治疗方案提供科学依据。

5. 影像学检查

X线片检查最为重要，一般借X线片的帮助能区别侧凸的原因、分类以及弯度、部位、旋转、骨龄、代偿度等。

常规X线片：应包括站立位的脊柱全长正、侧位摄片。球管到脊柱的投射距离为2米。下端包括双侧腰骶关节及髂骨翼，上端包括几个下颈椎。

摄仰卧位侧弯位片：可测定侧弯及旋转可以自行校正的度数。首先固定骨盆，使脊柱尽量弯向凹侧，然后向凸侧弯曲，分别摄前后位X线片。

牵引位摄片：让病人平卧X线台上，作头颈部与双下肢反向牵引，摄正侧位X线片，用此片与站立位片相比较，相差的角度即为校正度。

特殊体位的X线片：由于弯度大，椎体重叠，不能看清脊椎的结构变化，有时连椎间盘也看不清，一般平片会掩盖许多先天性畸形。用Stagnara投射法，常可清晰区别先天性或特发性侧凸。在摄片之前，在透视下旋转病人取看到脊椎最清楚时的旋转位置摄片，所得X线片更为清楚。这是一种经常使用的方法。

侧位片：可以看出后凸畸形或前凸畸形。在半椎体、先天性分节不良中均极重要。

特殊造影：许多先天性侧凸，不但脊椎有畸形，脊髓本身也常有改变。脊髓造影可以发现脊髓纵裂、骨嵴形成、椎管狭窄等。对有截瘫的病人，脊髓造影更为重要，可以显出部分或全部梗阻，可以显示压迫脊髓的骨质部位和压迫程度。

CT 扫描和 MRI：磁共振可更有效地分清脊髓的病变，有无合并脊髓空洞症，但由于脊柱弯曲和旋转，横切面影像常不清楚。

对 X 线片的阅读和判断：

（1）凸侧向哪一边就称哪一侧弯。如凸向右侧，定名为右侧弯。特发性脊柱胸侧弯一般凸侧向右，如为左侧凸则可能有脊髓空洞症或先天性脊柱病变。

（2）上、下端椎。如主弯的凸侧向右，凸侧椎间隙变宽；上方为代偿性弯曲，其凸侧椎间盘也变宽；两段弯曲移行处椎间盘间隙较平行，其下方紧邻椎体为移行椎，此移行椎则称为上端椎，这是主弯曲线的上端。同样，也有一个移行椎在其下方的椎间隙双侧等宽，这个脊椎定名为下端椎。上端椎和下端椎之间为主侧弯曲线。

（3）顶椎。侧弯中段最突出的脊椎定名为顶椎，为侧凸之顶峰。根据顶椎位置，给侧凸定名：原发性弯曲的顶椎位于 C1～C6 者称为颈段侧凸，位于 C7～T1 者称为颈胸侧凸，位于 T2～T11 者称为胸段侧凸，位于 T12～L1 者称为胸腰段侧凸，位于 L2～L4 者称为腰椎侧凸，位于 L5、S1 者称为腰骶椎侧凸。有时原发性侧凸呈 S 状，上、下两个弯度相同者称之为原发性双侧凸，一般上段为胸段侧凸，下部为腰段侧凸，或胸腰段侧凸。

（4）原发侧弯。即主弯。应和继发性侧弯或代偿性侧弯区别：一般最长和弯度最大的弯曲是原发性的；向侧方弯曲最大，牵引位照相时变化最小的是原发性弯曲；如果 X 线片上有 3 个弯度，一般中间的一个是主弯；如果有 4 个弯曲，其中部的 2 个称为双原发性弯曲；凡是椎体有旋转的，旋转中心部位的弯曲是为原发性，对于代偿性弯曲的脊椎，一般椎体没有旋转；原发性弯曲不可能因为被动倾斜或体位变更而变直。代偿性弯度则很容易因体位变化而改变弯度。

（5）脊柱侧弯各曲线的测定方法。常用的方法为 Cobb 法（图 7-62），为国际上统一使用的方法。Cobb 法：首先在 X 线正位片上确定主弯的上端椎和下端椎，在上端椎的椎体上缘画一条平线，同样在下端椎椎体的下缘也画一条线。对这两横线各做一垂直线，这两个垂直线的交角就是 Cobb 角，用角度尺精确测定其度数。有时，由于椎体重叠，椎体边缘很不容易画出，可用骨密度较高的双侧椎弓根下缘的连线作为标准画线。Cobb 角用于术后和随诊 X 线片时，必须用同一上端椎和下端椎来画线才能做比较。

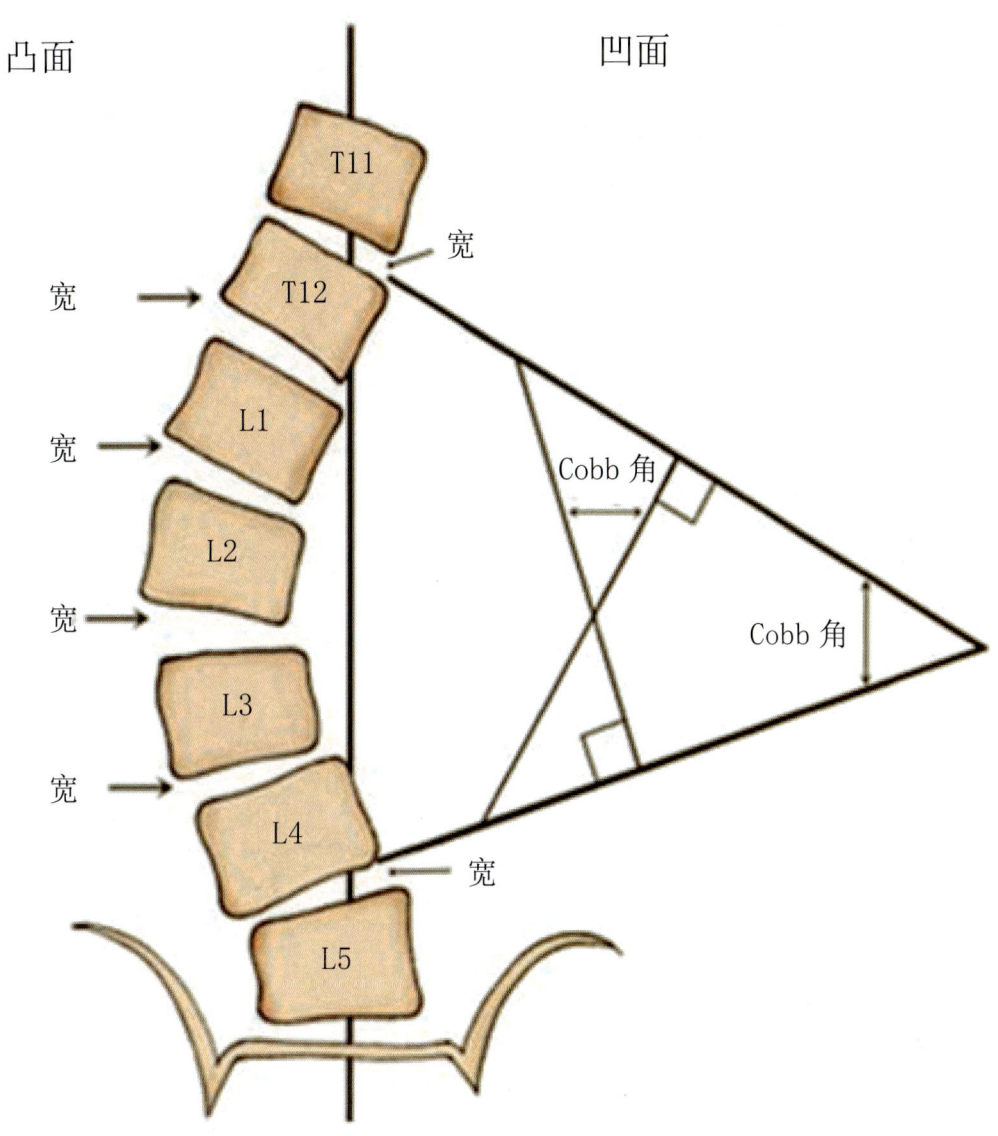

图 7-62　Cobb 测量法

（6）椎体旋转度的测定。在脊柱侧弯中，病变中心的椎体常有不同程度的旋转畸形。根据双侧椎弓根的位置，可以分成5等份（图7-63）。0°即阴性者，双侧椎弓根的位置正常；最严重者为4°，即右侧椎弓根旋转到椎体中线的左侧；如右侧椎弓根正位于椎体中线上则为3°。

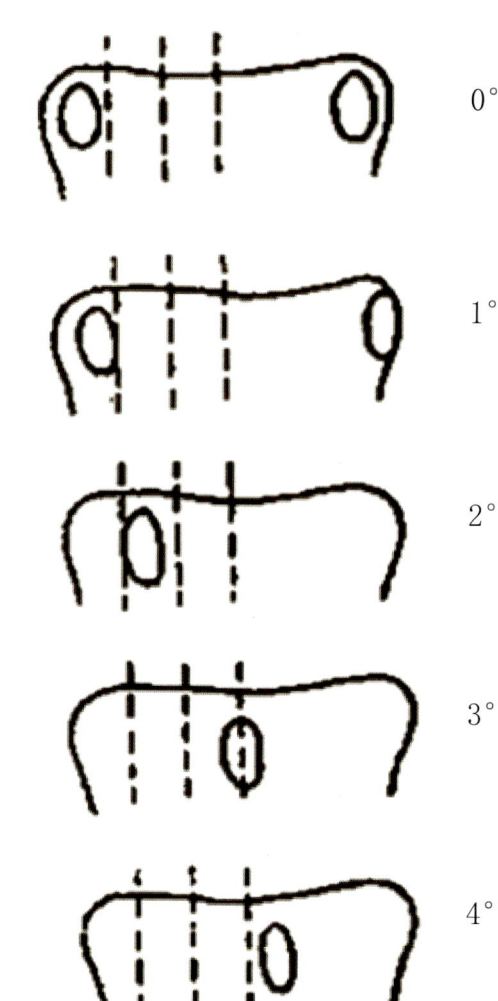

图 7-63 脊柱侧弯旋转度测量法

（7）骨龄。治疗时，必须知道骨是否能继续生长，继续生长与骨龄有关。女孩骨生长发育成熟期为 16.5 岁，男孩则比女孩要多 15～18 个月。因此，要摄左手及腕的 X 线片，观察骨骺（特别是三角骨是否闭合）发育的年龄，以及骶髂骨嵴骨骺是否成熟，称为 Risser 方法。把髂前上棘到髂后上棘的总长度分为 4 段，由前向后数，前 1/4 有骨骺出现为 1°，前 1/2 有骨骺出现为 2°，3/4 者为 3°，4/4 者为 4°，骨骺下方的软骨完全骨化融合者为 5°。这个骨骺为全身闭合最晚的一个骨骺，闭合年龄为 24 岁。如果已经达到 5°，说明脊柱骨不再发育了，侧凸畸形也就不会发展了。

（8）侧弯分段诊断。以顶椎的位置，可分为胸段、胸腰段、腰段侧凸及双弯等。

五、青少年脊柱侧弯的危害

1. 影响身高

青少年出现脊椎侧弯后,原本挺直的脊椎弯曲了,自然就会影响身高发育,造成发育不良、个子长不高。

2. 外观畸形

脊柱侧弯后,会出现两个肩膀高度不一样以及驼背等情况,导致身体外观畸形。

3. 影响心肺功能

脊柱侧弯后出现腰背疼痛,产生骨刺,压迫脊髓或神经,引起截瘫或椎管狭窄,导致限制性肺病,影响胸廓发育,压迫心肺,进而引起心肺功能障碍或衰竭。

4. 影响女孩胸部发育

对女孩来说,脊柱侧弯会导致双侧乳房发育不均匀、一侧肋骨突出。

5. 导致脊柱受力不均衡

脊柱弯曲引起脊柱两侧受力不平衡,容易出现腰痛,少数严重的患者可能出现脊髓受压,发生瘫痪。

6. 造成自卑心理

脊柱侧弯不仅对孩子的身体带来负面影响,同时也会带来心理的影响,很多孩子因为脊柱侧弯而羞于见人,产生自卑心理,严重情况下会形成自闭性格。

六、如何及早发现孩子脊柱侧弯

简单的"弯腰检查法"可以早期帮助判断孩子是否有脊柱侧弯:在孩子洗澡或更换衣服时,站立位先观察肩部是否等高,胸廓是否对称。然后孩子背对家长,双腿站直,抬头挺胸,观察腰背部是否对称。然后弯腰成90°,再次观察孩子的背部两侧是否平整对称,如果一侧较高,此时就要引起重视了,这可能就是医学上通常所说的"剃刀背"。通常情况下脊柱侧弯的弯度越大,"剃刀背"越明显。通过拍摄一个前后位全脊柱的X线片,就可以明确诊断。对于青春期发育的女孩,脊柱侧弯也可能导致两侧乳房发育不对称,通过观察孩子胸部的情况也能帮助及早发现是否有脊柱侧弯。

由于脊柱侧弯晚期侧弯角度过大,手术治疗难度大且疗效有限,所以脊柱侧弯的防治最关键的就是早发现、早诊断、早治疗,家长可以定期对孩子进行脊柱侧弯筛查。还可以通过一些简单易行的自测方法,初步判断孩子是否患上了脊柱侧弯。

1. 高低肩

脱去衣物，观察直立状态下两侧肩是否等高（图7-64）。

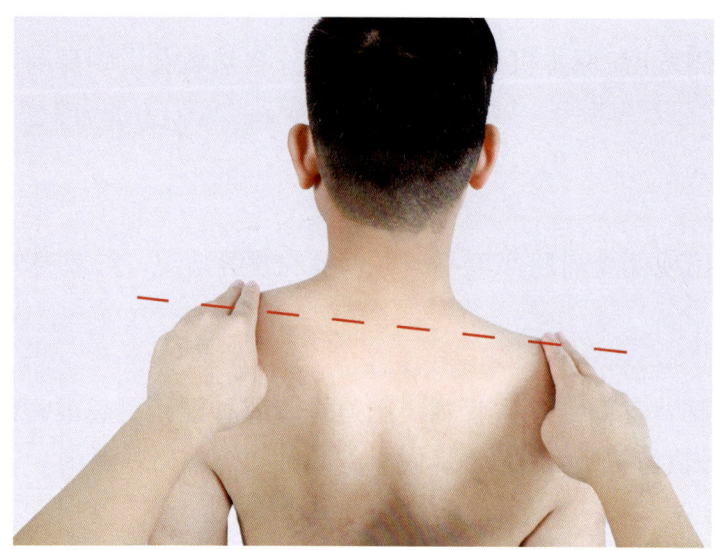

图7-64　高低肩

2. 肩胛骨凸起

让孩子保持直立状态，观察两侧肩胛骨是否突出，肩胛骨下侧是否等高（图7-65）。

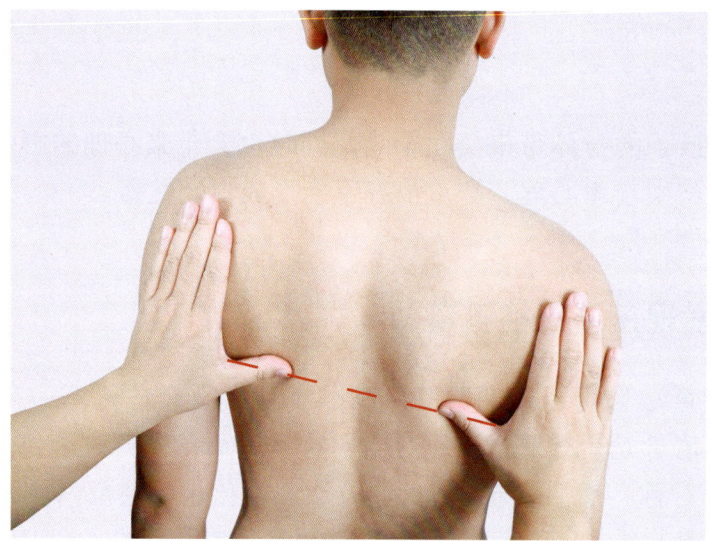

图7-65　肩胛骨凸起

3. 背部畸形

让孩子向前弯腰，双手自然下垂，触摸他两边的背部（即我们说的膀胱经的位置），看是否等高（图7-66）。

第七章 正骨整脊疗法的应用

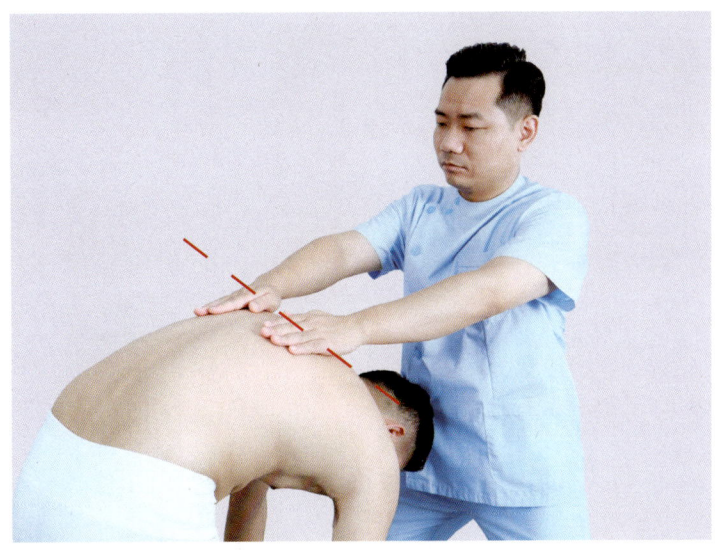

图 7-66 背部畸形

4. 两侧腰部不对称

触摸并对比孩子两侧的腰部是否有隆起，高的一侧为侧弯的一侧（图 7-67）。

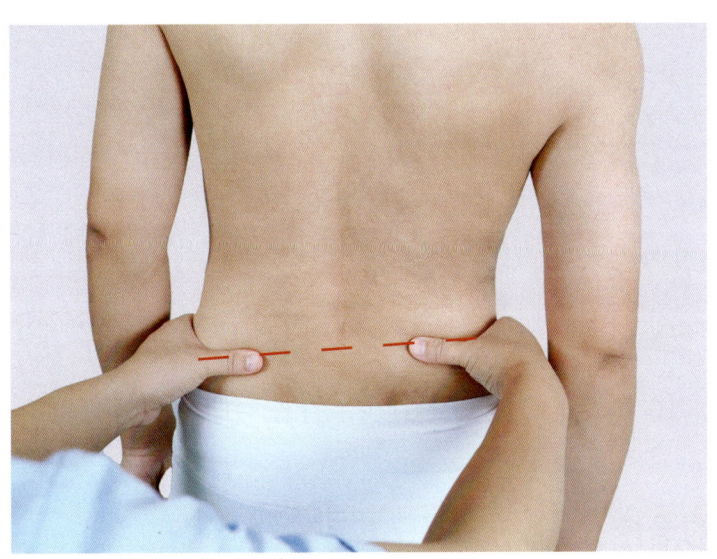

图 7-67 两侧腰部不对称

5. 胸廓不对称、异常隆起和凹陷

正常的胸廓左右对称，如果出现胸廓左右不对称、鸡胸、漏斗胸及肋骨隆起等现象，应警惕脊柱侧弯的存在（图 7-68）。

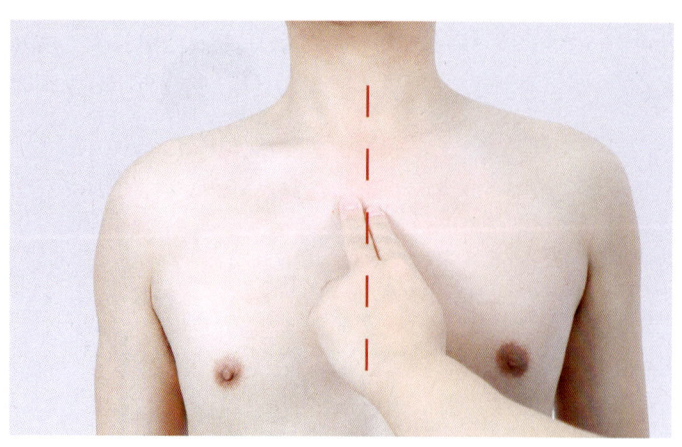

图 7-68　胸廓不对称、异常隆起和凹陷

6. 脊柱偏离中线、脊柱弯曲和身体倾斜

对于脊柱明显侧弯的患者通过观察患者直立时的姿势即可进行判断；对于轻微脊柱侧弯的患者需要通过触摸棘突了解脊柱是否弯曲（图 7-69）。

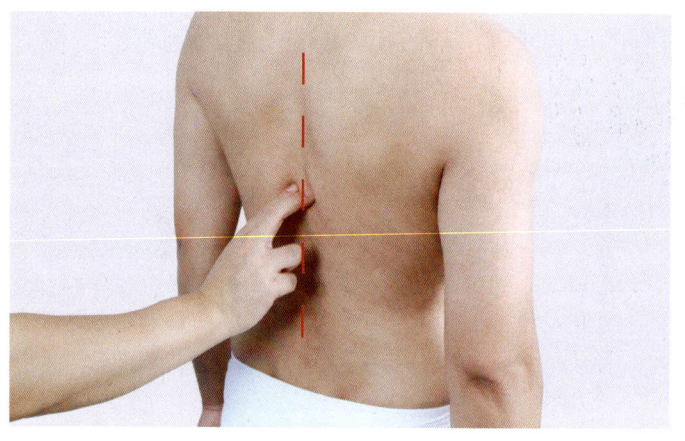

图 7-69　脊柱偏离中线、脊柱弯曲和身体倾斜

七、脊柱侧弯的治疗

1. 特发性脊柱侧弯的治疗原则

对于特发性脊柱侧弯，治疗上应根据畸形发展时的年龄、发展速度、侧弯度数、生长发育程度、外观畸形、躯干平衡及未来发展趋势等因素，选择非手术和手术治疗。但总的治疗原则为：在青春发育终止前尽可能地选择非手术治疗；遇到必须在此前进行手术的患者，也应先采取非手术治疗方案以推迟手术年龄。

非手术治疗是治疗脊柱侧弯的早期手段，目的是防止脊柱侧弯加重，避免胸廓畸形发育，避免出现心、肺、胃、肠、膀胱等严重的内脏刺激症状。其方法有很多种，如正骨、按摩、理疗、悬吊牵引、支具等。

手术治疗是针对非手术治疗效果不好、脊柱侧弯度数过大、出现明显内脏刺激症状的患者，以 Cobb 角 40°作为选择手术治疗的标准。但实际上，医生是否决定选择手术及采用何种手术方案，还要考虑患者的骨龄、生长发育状态、弯曲的类型、结构特征、脊柱的旋转、累及的脊柱数、顶椎与中线的距离，特别是外观畸形和躯干平衡等因素。

2. 脊柱侧弯的治疗方法

（1）正骨整脊疗法

正骨整脊手法可以起到剥离韧带粘连，矫正脊椎关节错位，理顺筋膜，通经活络，改善肌肉营养，加强肌肉中的新陈代谢，增强肌肉弹力的作用，改善气血循环，使软组织和韧带得以软化，骨骼和关节位置得以矫正。

（2）牵引

可加大椎体间隙，使已发生粘连的组织剥离，达到复位的目的。

（3）支具固定

经牵引后使用必要的支具迫使已复位的脊椎稳定不变，不发生回缩变化，也有扩大椎体间隙的作用（图 7-70）。脊柱侧弯矫形器（也叫支具和外固定架）的适应证为：①脊柱侧弯科布（Cobb）角为 20°～45°，且骨骼未发育成熟以前的特发性脊柱侧弯患者（14 岁以下少女人数较多）。②先天性脊柱裂、先天性半椎体、脑瘫、小儿麻痹后遗症等引起的脊柱侧弯。③需手术治疗的脊柱侧弯严重者（Cobb 角大于 45°），术前穿戴矫形器用于防止畸形的发展（另：一般手术以后也需要佩戴用于术后保护）。

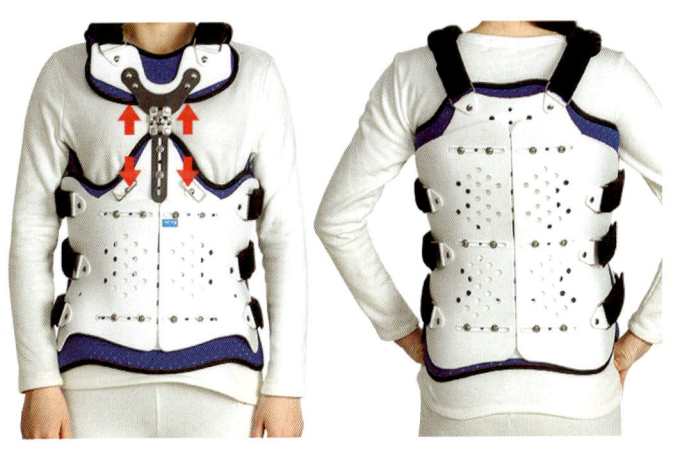

图 7-70　支具固定

（4）电疗

利用电磁疗法，增加对病变部位的吸收功能，改善气血循环，可剥离组织粘连和防止发生再粘连。

（5）药物

根据不同病情及病人体质，采用不同药物、药量予以辅助配合治疗。

（6）手术

如果侧弯旋转过大，出现明显压迫脊髓的症状，应采取手术治疗，目前常用打钉固定的方法。目前比较成熟的手术是两种：一是内固定架矫正，二是外固定架矫正，骨外固定技术又叫伊利扎诺夫技术，发源于俄罗斯，被我国引进并改良，成功矫正各种复杂的骨畸形。

综上所述：脊柱侧弯（Cobb角小于45°）是可以采用脊柱侧弯矫形器来保守治疗的，大于45°考虑手术治疗。

八、脊柱侧弯的治疗

早发现是矫正的关键，特别是易患本病的女孩。在时间上主要有两个阶段最重要：孩子上小学的阶段，也是脊柱侧弯最初发生的年龄，这时候，要注意孩子的腰背；另一个阶段是女孩月经初潮时，根据临床观察，女孩子脊柱侧弯度加大，往往是在月经初潮以后，随着身高发育而弯曲度不断加大。因此告诫家长一定要注意，孩子来月经了，不但要教给她有关的卫生知识，还要检查她的脊柱（每月检查不少于1次）。

脊柱侧弯源自腰椎，主要是椎旁肌肉结构和病理改变，特别是椎旁四维肌肉（以腰椎体前部左右各一的腰大肌为前二维，以腰椎体后部左右各一的竖脊肌为后二维）结构和病理改变。腰椎旁四维肌肉中一维或几维肌肉出现病理改变，腰椎受力不平衡，从而出现椎体旋转，腰椎生理曲度变直，正面观腰椎侧弯，为维持中轴平衡，胸椎必然反向旋转侧凸，颈椎也与胸椎反向旋转侧凸而致颈曲紊乱。整个脊柱的椎曲紊乱又加重了椎旁肌的病理改变，椎旁肌的病理改变既是脊柱侧凸的病理基础，又是病理改变结果。由此认为胸椎的侧凸源自腰椎的侧弯，整个脊柱侧弯的根本在腰椎。

脊柱侧弯的中医整复综合矫正以理筋、调曲、练功为治疗原则。理筋主要包括药熨颈背、胸背、腰背，针灸，捏脊疗法配合推拿按摩。腰椎是脊柱运动力学的基础，腰大肌对腰椎不仅有支撑载荷的作用，更主要的是腰椎运动和维持腰曲的主要肌力。因此，临床上可通过调动腰大肌的肌力来调整腰曲和纠正腰椎的侧弯。

对表现为胸椎侧弯为主的青少年特发性脊柱侧弯，应根据维系腰椎运动力学的前后左右的四维肌力来加以纠正。并且在综合矫正后要重视功能锻炼，每次嘱咐患者不仅在治疗时需自主行功能锻炼，而且自主行功能锻炼要贯穿在以后的日常生活中，主要以扩胸运动、跨步、俯卧撑功能锻炼为主，每天练功不少于1小时。无论是治疗还是自我锻炼，主要目的是改善椎旁肌功能，恢复脊柱肌力的平衡，维护脊柱平衡稳定，从而恢复和控制脊柱侧弯。

1. 正骨整脊疗法

脊柱侧弯的正骨整脊疗法主要分为理筋调曲手法和正骨整脊手法，每日1次，10～30日为1个疗程。矫正手法如下：

（1）理筋调曲手法

按摩放松：患者取俯卧位，腰背部尽量放松。上胸部及两髂前上棘分别垫软枕，使身体中部稍似悬空，患者两手臂屈肘置于头前。术者立于患者右侧，先用揉法、滚法和一指禅等手法在颈、胸、腰、背部沿脊柱及其两侧的膀胱经侧线及夹脊穴和骶髂关节周围进行往返按摩治疗，按摩颈椎时改仰卧位，在两侧项韧带、肌肉等部位，医者以双手拇指指腹对痛点、筋结等处行点按、弹拨和推揉。时间为15～20分钟，以手下有微热，局部肌肉有感为度。

弹拨理顺：肌肉放松后，着力于脊柱两侧僵硬的骶棘肌上用力深揉，尽量将肌肉推动。接着持左掌根置于右拇指上帮助用力，右拇指压于骶棘肌旁肌间隙并从下向上沿肌纤维推动，以松解肌肉筋膜粘连。然后以左手四指叠于右手指上，用指尖对脊柱两侧肌群做横向的、垂直于肌纤维的弹拨，对有筋结条索的地方做重点治疗。再取与肌纤维相同方向行理顺手法，由上而下反复5次。

推捏夹脊：以双手掌从脊中向外下分推腰部、臀部，用双拇指直推两侧竖直肌和棘旁两侧华佗夹脊3～5遍。然后行捏脊手法，沿胸椎棘突以下捏脊松筋，每天1次，每次20分钟。捏脊疗法配合推拿按摩主要是可使多经得气，激发多经气血运行，舒筋活络、活血化瘀。增强竖脊肌为主的背后肌群和中枢神经的兴奋，不仅可增强肌力，也能缓解肌痉挛，促进神经功能恢复，改善局部血液循环。

按压经穴：双手叠在一起由脊柱第二胸椎平面向下按压脊柱双侧骶棘肌，直至骶髂关节平面，自上而下反复，重复10次，重点施术于疼痛区域，同时点按腰背膀胱经诸穴和夹脊穴。按压时要和缓有力，配合病人呼吸，呼气时下压，吸气时放松。随后术者一手压臀部，另一手分别向上扳左右大腿中下段，每侧5～8次。

镇痛拉筋：患者俯卧位，助手立于床上，拉患者双下肢向后上牵引，同时做左右摆动，术者顺势推揉双侧骶棘肌。

（2）正骨整脊手法

根据患者的情况，我们一般先矫正骨盆旋移错位，手法可参考本书第七章第十节"骨盆旋移综合征"的手法；然后选用合适的手法矫正腰椎，腰椎的矫正手法可参考本书第六章第四节"腰椎的矫正"手法；腰椎矫正后，再选用合适的手法矫正胸椎、胸骨及肋骨等胸廓旋移的部位，具体可参考第六章第三节"胸椎的矫正"手法；累及颈椎也有侧弯、旋转等错位类型的，可参考第六章第二节"颈椎的矫正"手法，从中选择术者比较熟练、适合症状的整复手法。

对髋关节受累者可采用揉法和滚法放松髋关节及大腿前内侧肌肉，然后被动活动髋关节，分别做屈曲、伸直、内收、外展、内旋、外旋等动作，待关节活动至大限度时，再维持一定时间，具体以患者可耐受为度。对于腰背部的肌肉萎缩部位行滚、按、推、拍打等推拿按摩手法，促进萎缩肌肉恢复。后以按法、拍击法结束背部手法治疗。

2. 药熨疗法

药熨指用热材料（药物或热敷料、热水袋等）敷贴患处，随患者自觉热度而移动位置，使局部皮肤红活，以促进局部血液循环，改善组织新陈代谢，缓解痉挛和疼痛的外治法。

3. 拔火罐治疗

配合火罐沿两侧竖直肌闪罐5～6遍。寒痹、瘀血甚者予留罐。

4. 针灸治疗

选穴以颈、胸、腰椎段触诊出现侧弯处的两侧华佗夹脊穴为主，一般取穴在腰椎华佗夹脊穴，腰背部双侧，下肢患侧。依病变部位还可选用风池、大椎、肾俞、气海、大肠俞、腰阳关、八髎、环跳、承山、阳陵泉、委中、阿是穴等。患者俯卧位，腹下垫薄枕，尽量让其全身放松，局部消毒后，夹脊穴毫针直刺达骨面，均出现酸胀麻感。对阿是穴和肌肉、筋膜附着处按之有囊性感的部位，采用骨空针法一穴3针，且行电针强刺激。每日交替取穴，10次为1个疗程。在颈枕部风池压痛处毫针针刺应斜向上直达枕骨骨面。

九、脊柱侧弯的康复训练

1. S 型脊柱侧弯病人的伸展运动

（1）平躺俯卧型之一

先请患者俯卧，协助者再将患者的髂嵴固定住压好，再请患者将右手尽量伸直去摸膝盖，而左手尽量向前越过头部伸直以牵拉两侧的背肌（图 7-71）。

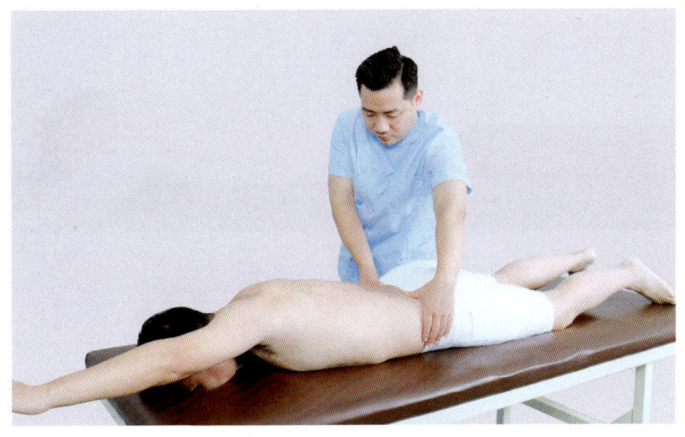

图 7-71　平躺俯卧型之一

（2）平躺俯卧型之二

患者俯卧，协助者将患者的髂嵴固定住压好，再请患者双手抱着后头部，再稍微抬高头胸部向右侧弯曲身体（图 7-72）。

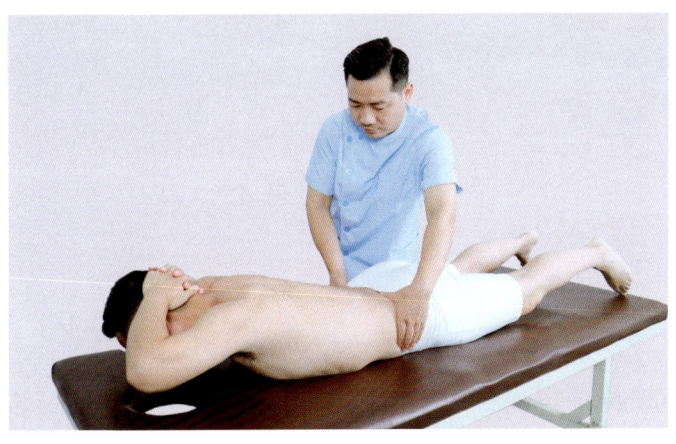

图 7-72　平躺俯卧型之二

（3）平躺俯卧型之三

患者俯卧，请患者用双手抓住床沿以固定胸部于床上，协助者再将患者的双大腿抱起来稍微抬高，再向左侧弯曲身体（图7-73）。

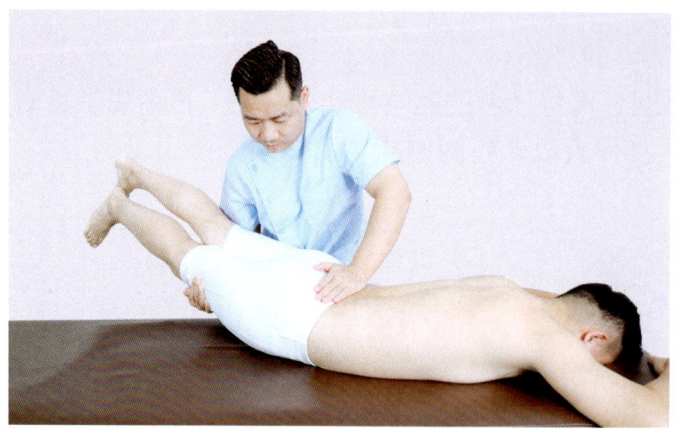

图7-73　平躺俯卧型之三

（4）跪坐型之一

先请患者跪坐于自己的脚跟上，身体再向前俯趴在地板上（用以稳定腰部的侧弯曲线），腹部紧贴着大腿，身体再尽量向前伸展，两手臂向前尽量伸直（图7-74）。

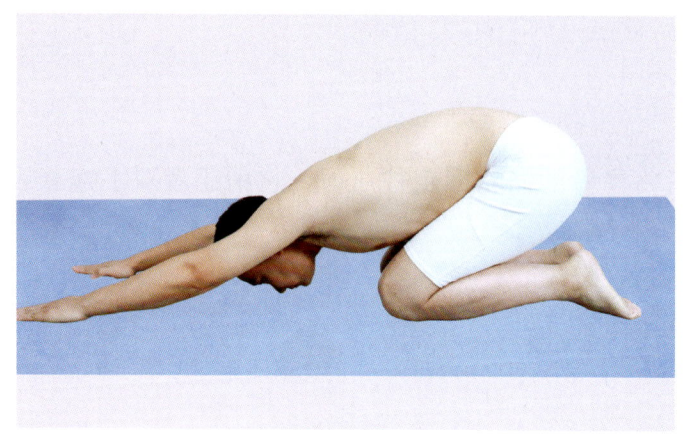

图7-74　跪坐型之一

（5）跪坐型之二

同"跪坐型之一"一样，再次将双手掌一步跟着一步走向右侧，以使弯曲身体呈向右侧弯状，并且保持这个姿势1分钟后，再慢慢恢复原位（图7-75）。

第七章 正骨整脊疗法的应用

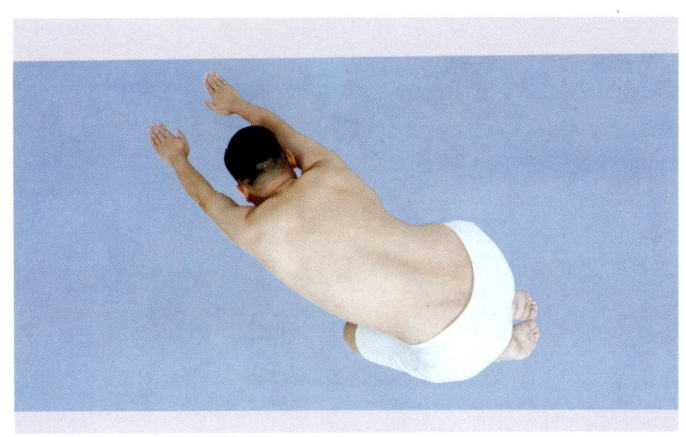

图 7-75　跪坐型之二

（6）侧躺型之一

请患者右侧躺（患者为胸部向右侧弯曲线），头部勿超过床沿，协助者再用双手固定住病人的髂嵴，勿使患者前后晃动，再用毛巾卷成筒状垫在胸部脊椎侧弯的脊椎向右突出的地方，再请患者左手向前伸直越过头部，牵拉一段时间之后再放松休息（图 7-76）。

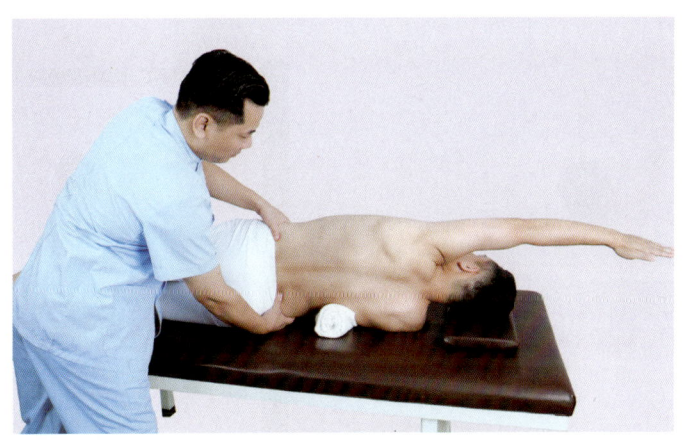

图 7-76　侧躺型之一

（7）侧躺型之二

请患者右侧躺，头及上胸部要越过床沿，协助者再用双手确实固定住患者的腰部髂嵴，再用毛巾卷成筒状垫在胸部脊椎侧弯的脊椎向右突出处，再请患者双手向前伸直越过头部向右下弯曲，尽量支撑到不能支撑为止，再由协助者扶好休息（图 7-77）。

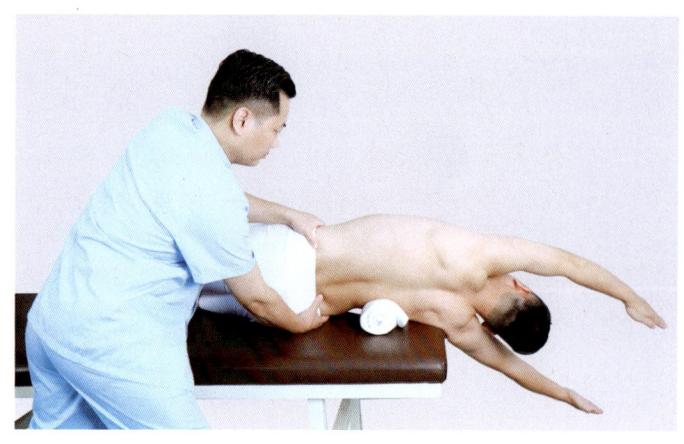

图 7-77　侧躺型之二

（8）脊柱伸展运动之一

请患者面向墙壁站好，双脚距离墙壁约 15 厘米，双手臂举高过头并且将双手掌贴于墙上向上伸展（图 7-78）。

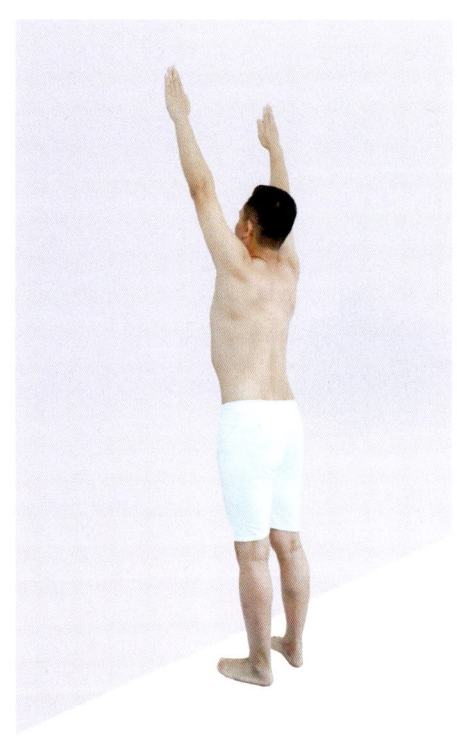 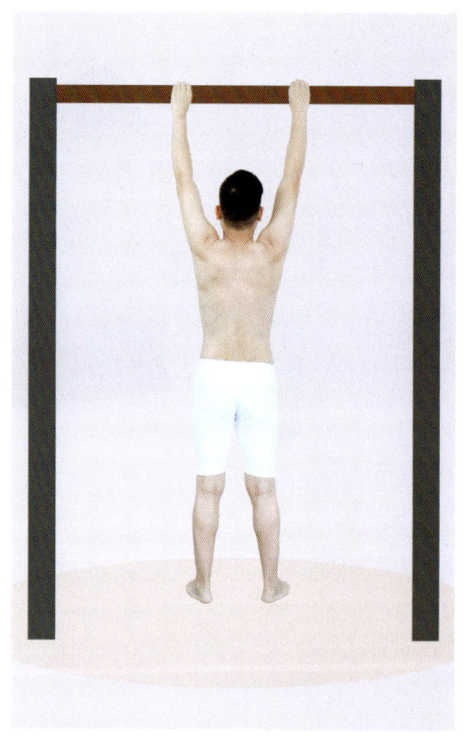

图 7-78　脊柱伸展运动之一　　图 7-79　脊柱伸展运动之二

（9）脊柱伸展运动之二

双手吊单杠让身体自然垂下伸直（图 7-79）。

（10）背直肌肌力加强运动

这是辅助性的运动，当前述的运动做完，有效地控制了脊椎侧弯后，再请患者平躺、双手各置于两侧，再请患者弓起背部，支撑30秒后再放下休息，而后循环重复之（图7-80）。

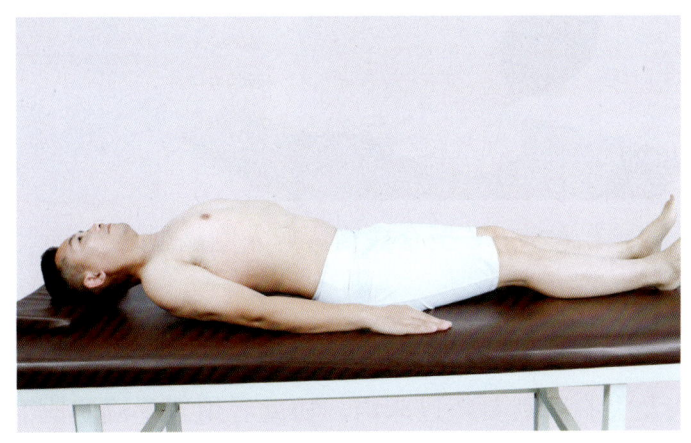

图7-80　背直肌肌力加强运动

（11）躯干及髋关节伸直肌肌力加强运动

这也是属于辅助性运动。请患者平躺俯卧，双手各置于两侧，再请病人弓起背部，抬高双大腿及双手臂，支撑一小段时间之后再放松放下休息，循环几次（图7-81）。

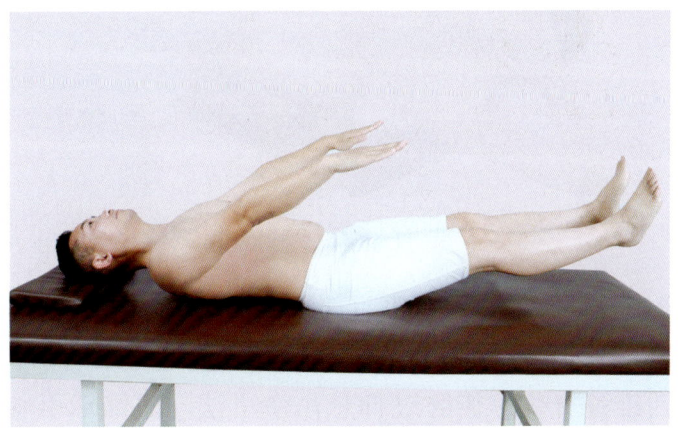

图7-81　躯干及髋关节伸直肌肌力加强运动

2.C型脊柱侧弯病人的肌力加强运动

（1）侧躺型之一

请患者左侧躺，头部勿超过床沿，协助者用双手固定住患者的髂嵴，勿使患者前后晃动，再叫患者向右侧弯，把上半身抬高，并且右手尽量伸直来摸右膝部，维持一段时间再放松放下（图7-82）。

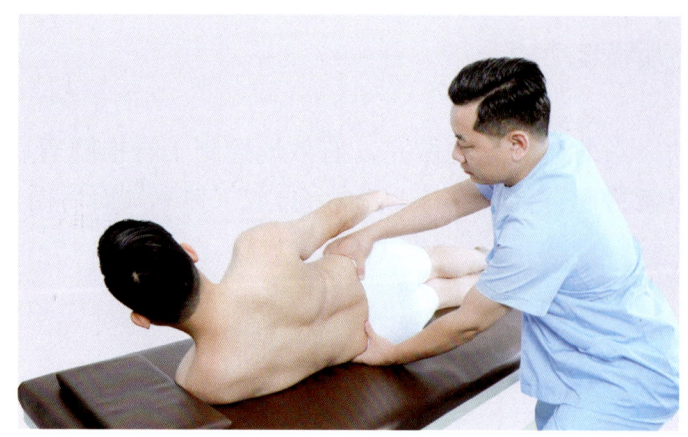

图 7-82　C 型脊柱侧弯病人侧躺型之一

（2）侧躺型之二

请患者左侧躺，头及上胸部则要超过床沿，协助者用双手确实固定住患者的髂嵴，再用毛巾卷成筒状垫在胸部脊椎侧弯的脊椎向左凹入处，再请患者双手抱着头部，然后做向右侧弯的运动，向上抬起头及胸部来对抗重力（图 7-83）。

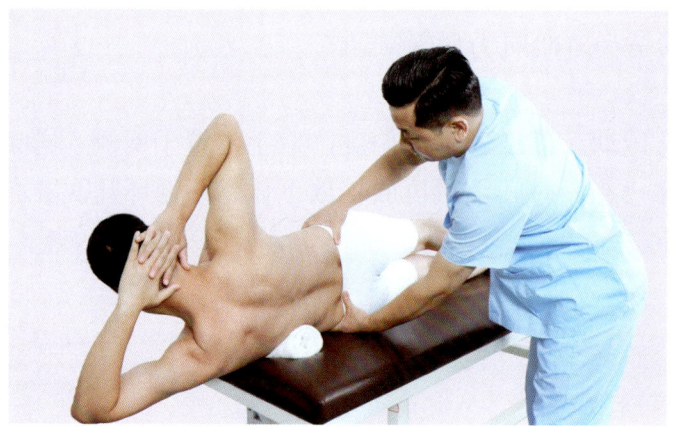

图 7-83　C 型脊柱侧弯病人侧躺型之二

以上就是脊椎侧弯康复训练的方法，要注意一定要有人在旁协助动作，在操作时，请确实做好协助者的工作，这样才能确保运动的成效，并且能避免二次伤害。也可配合采用韦以宗教授发明的"以宗四维整脊仪"俯卧过伸悬吊牵引法，四维牵引胸腰椎每天 1 次，每次 30 分钟。此方法不仅可以调整腰椎的侧弯，也可调整胸椎的侧弯。

十、如何预防青少脊柱侧弯

1. 科学的身体锻炼

青少年的体育锻炼对生长发育影响显著。体育锻炼的内容要多样化，全面增强后背肌肉群的力量。除了上好体育课、做广播操外，每天都应坚持至少 1 小时的其他体育锻炼。尽量多参加诸如单双杠、平衡木等活动项目，使背部肌肉对称发育，对预防脊柱弯曲有良好的作用。

2. 良好的学习方式

良好的学习方式包括正确的读写姿势和高度适合的桌椅。正确的读写姿势是指身体距离桌子一拳远，眼睛距离书本一尺远，身体坐正，书本放在身体正方偏右（适合于右手写字的人）。正确的坐姿应该是双脚平放地面时，小腿与大腿垂直，大腿与地面平行。应根据孩子身高变化，及时调整课桌椅高度，避免因长期坐姿不正诱发脊柱侧弯。

3. 适当的书包重量和背包方式

背包过重和错误背包方式可能造成青少年背部损伤和肌肉疲劳。处于生长发育高峰期的孩子背包过重可能引起脊椎不正常发育。同时，肌肉可能因极度紧张而疲劳，脖子、肩膀和背部容易受到伤害。因此，建议把背包重量控制在背包者体重的10%以下，合理放置书包内物品也很重要，最重的物品应放在最贴近背部的位置，建议孩子尽量用双肩背包，可以分散背包重量，减少体型扭曲的可能性。尽量拉紧背包带，背包时应始终把背包位置保持在后背肌肉最强壮的中部。

4. 健康的生活方式

孩子睡的床不应过软，枕头应以低而柔软为好。睡觉时，宜让孩子的整个肩背部一起置于枕头上，以减轻颈部的屈伸力。避免用单肩背书包，长期背单肩包可能导致孩子高低肩，继而发生脊柱侧弯。平时可以适当地食用全谷物和含钙的食物，多吃蔬菜水果，睡前补充钙量和维生素，注重加强营养、增强体质，同时要注意晒太阳，有利于将维生素D活化，帮助钙的吸收。

5. 多关注孩子的身体和心理健康

对脊柱侧弯患儿，父母要关注其病情变化，同时更需要观察其心理变化情况。因为脊柱侧弯患儿常伴有发育障碍及身体缺陷，易受到他人嘲笑，容易产生自卑、抑郁等情绪。同时由于治疗过程痛苦且漫长，给患儿及家人带来很大心理及经济负担，因此需要保持积极、乐观的心态配合治疗。

第九节　强直性脊柱炎

强直性脊柱炎以背部疼痛、僵直为特征，其病变主要累及骶髂关节、腰椎、胸椎及颈椎，约半数患者四肢关节也可受累。由于其临床病理及X线改变均与类风湿关节炎不同，故目前已公认其为一种独立的结缔组织病。

由于强直性脊柱炎是较为常见的疾病，病程缠绵，且易造成残疾，故应争取早期诊断，早期治疗。对 16～25 岁青年，尤其是青年男性，如出现下述症状，则应特别警惕有无强直性脊柱炎的可能。

▲腰痛、腰僵 3 个月以上，经休息不能缓解。

▲单侧或双侧坐骨神经痛，无明显外伤史、扭伤史。

▲反复发作的膝关节或踝关节肿痛，关节积液，无明显外伤史、感染史。

▲反复发作的跟骨结节肿痛或足跟痛。

▲反复发作的虹膜炎。

▲无咳嗽等呼吸道症状，无外伤史的胸部疼痛及束带感，胸廓活动受限。

▲脊柱疼痛、僵硬感甚至活动功能受限，无明显外伤史、扭伤史。

▲双侧臀部及髋关节疼痛，无明显外伤史及劳损史。

▲突然发生的脊柱及四肢大关节疼痛、肿胀、活动功能障碍。

过去认为本病是类风湿关节炎的一种类型，由于其重点累及脊柱，故将之称为中枢型类风湿关节炎或类风湿脊柱炎。近年来，人们对本病的认识越来越深入，发现本病从性别、好发年龄、好发部位及病变特点等方面看，均与类风湿关节炎有明显不同，尤其是本病患者的血清中一般不存在类风湿因子，而组织相容性抗原 HLA-B27 的阳性率却甚高，说明本病完全不同于类风湿关节炎。近年来，国内外均已将强直性脊柱炎作为一种独立的疾病。

当然，严格说来，强直性脊柱炎的命名也并不是十分确切。因为本病受累的组织器官并非仅仅局限于脊柱、髋关节、膝关节等四肢关节甚至眼睛、心脏、肾脏、肺脏等脏器均有可能被累及。

本病在不同人种、不同地区，发病率也不尽相同，平均患病率约占人口的 0.1%。本病多发于 16～25 岁人群，男女性别比率约为 10∶1。本病主要发病于青壮年，但也可在儿童或青春期起病，常与幼年型类风湿关节炎相混淆，男性多发，有明显的家族倾向。近年来发现本病患者 95% 为组织相容性抗原 HLA-B27 阳性。

虽然部分患者在初诊时可能以膝关节、髋关节、踝关节疼痛就诊，并不主诉腰背痛，但X线检查显示骶髂、髋关节已出现骨质改变。因此，我们说，本病一般先侵犯骶髂关节，以后沿脊柱呈上行性发展，逐渐累及腰椎、胸椎甚至颈椎。受累脊柱段出现疼痛、僵硬感及进行性脊柱活动受限，如病情得不到控制，则椎间盘、关节突关节和椎间韧带均会发生骨化，使脊柱形成骨性强直，甚至是不同程度的固定性驼背畸形，本病对人类健康的危害极大。

强直性脊柱炎病程迁延，不少患者在治疗过程中存在急躁情绪，对坚持长期治疗缺乏足够的思想准备，情绪变得十分悲观，失去信心放弃治疗，是很危险的，一定要克服急躁情绪，治疗及时恰当，树立起战胜疾病的信心。

因疼痛长期卧床的强直性脊柱炎患者，脊柱与四肢强直较快，除全身疼痛、僵硬感症状严重、疼痛明显者外，均应尽力活动各关节，坚持做扩胸、深呼吸、脊柱及下肢运动等局部和全身性的功能锻炼，以防止和减轻关节粘连、僵直和肌肉萎缩。因病情严重不能起床的患者，经用药后病情会得到控制，可以在床上做些适当的功能锻炼，争取早日下地活动。

注意保持生理姿势，防止发生脊柱畸形和僵直。在休息时要保持适当的体位，应睡硬板床，取仰卧位，不垫枕头；在站立或坐位时，应尽量挺胸收腹；伏案时桌子要高一些，椅子要矮一些。凡能引起持续性疼痛的体力活动均应避免。

一、强直性脊柱炎的诊断

中青年男性患者多见。男女比约为10∶1。腰背疼痛、晨起腰背部僵硬感明显，活动不便超过3个月，并经休息不能缓解。

病变从骶髂关节和下腰椎开始，逐渐向胸椎、颈椎发展，僵硬、疼痛，活动受限。最后整个脊柱发生强直，严重屈曲畸形，胸、腹腔容积缩小，心肺和消化功能明显障碍，站立和行走困难，病程可长达10年以上。

X线片检查：骶髂关节处出现硬化，关节间隙模糊或消失，颈、胸、腰椎早期出现骨质疏松，小关节间隙模糊，以后椎间各关节普遍钙化增生，形成"竹节"样改变。

活动期血沉增快，部分患者类风湿因子可阳性。95％以上患者HLA-B27检测为阳性，对诊断具有特异性。

二、强直性脊柱炎的治疗

1. 正骨整脊疗法

适当进行牵引治疗,做局部、半身、全身各关节推拿和正骨整脊治疗,有疏通经络、减轻疼痛、行气活血、滑利关节的作用,还能增进关节功能,防止骨质疏松和关节畸形。每日1次,可分疗程间隔长期坚持应用。矫正要点如下:

(1)矫正的次数宜多。

(2)早期虽然较疼痛,也要坚持。

(3)急性期、活动期要配合药物。

2. 理疗

如电疗、磁疗、红外线照射、中药蒸熏疗等,有增强局部血液循环、消炎、消肿、止痛、解痉作用。

3. 保持良好生活习惯

坚持锻炼,主动进行脊柱和大关节的功能锻炼;保持正确的姿势,睡觉时尽量保持功能位,以减缓关节僵硬和钙化的进程。

4. 药物治疗

症状明显时可用消炎止痛药,如保泰松、吲哚美辛、布洛芬等,如有溃疡病者慎用,中药雷公藤片剂口服,也可口服阿司匹林肠溶片,具体按医嘱进行。

5. 针刀松解治疗

在棘突间、横突间注射麻醉药后,用针具刺入松解,结合手法复位进行治疗,1~2周1次。

6. 手术治疗

对于严重驼背畸形、大关节强直者可考虑截骨矫形或人工关节置换术,但要严格掌握适应证。

第七章 正骨整脊疗法的应用

三、强直性脊柱炎的预防

▲虽然现阶段不能治愈，但多数病人能生活得很好。

▲对病人进行有关疾病科普教育有利于控制病情。

▲早期诊断非常重要，尤其是对关节外表现的早期认识和治疗更是如此。

▲非甾体抗炎药可以控制疼痛和炎症反应。

▲每日体疗有益于保持良好的生理曲度，减少畸形和维持良好的胸廓扩张度；游泳是很好的全身运动。

▲急性期卧床休息，急性期过后，做适当活动，保持各关节功能位置和挺胸抬头的姿势，防止关节畸形。

▲对病人进行心理的、社会的和家庭的支持有利于治疗。

▲对 AS 的家族史进行了解和对 AS 病人亲属进行体格检查，可能会发现家族聚集性和 AS 病人亲属中被误诊或未诊断的病人。

第十节 骨盆旋移综合征

骨盆旋移综合征简称盆移症，是指骨盆由于体位、负荷和重力等因素的影响而产生错位，压迫、牵拉、刺激骨盆内的血管和神经，使相对应的肌肉、韧带发生张力及功能的改变而引起一系列的临床症状。

骨盆旋移综合征是由骨盆诸关节发生扭、挫伤，引发无菌性炎症病变的一组临床综合征。盆移症的发病原因，男性以外伤为主因，多因滑倒时某侧臀部挫伤或骨盆受较重的撞击伤。其次为慢性劳损、久病卧床、体质虚弱状态下，长时间的姿势不良或轻度外伤而发生本病。女性比男性发病率高，除上述原因外，女性在更年期、妊娠、分娩后，骨盆韧带松弛，因轻度扭挫伤（例如踝关节扭伤）而诱发，或因长时间的坐卧姿势不良而引发骨盆旋移综合征。

一、病因病理

引起骨盆旋移综合征的常见病因：先天性的发育异常及产道挤压，车祸、外伤、滑倒撞击，腰骶骨的先天异常，姿势和体位的不正（如跷二郎腿），长期惯用一侧肢体（如惯用右脚踢球），长期超负荷运转，难产致骨盆环损伤，或产后过早参与不当的活动，或原有骨盆环损坏，产后加重了原来的病变或身体虚弱，分娩时骨盆正常扩张未能及时复原，不当的性生活姿势等。

骨盆由骶骨、双侧髋骨（髂骨、坐骨和耻骨）组成，是人体中轴的座基。人站立时，体重沿脊柱下传，经第5腰椎传至骶骨，经骶髂关节分力于左右髂骨达髋关节，再经双下肢而达地面；若在坐姿时，则经骶髂关节分力传至两侧髂骨、耻骨和坐骨部；人体活动时，腰骶关节和骶髂关节成为脊柱与下肢联系的枢纽，是重力分配的主要环节；人在步行时，骨盆随左、右下肢迈步而旋转扭动，以协调身体使之更灵活和省力。

骶髂关节呈耳状面，其间有不规则的凸起和凹陷相交错，故称丛合关节，关节间隙是个崎岖不平而迂曲的间隙，关节周围有强大的骶髂前后韧带、髂腰韧带、骶结节韧带、骨间韧带和骶棘韧带等连接，正常时是十分稳固的。骶髂关节属微动关节，骶骨可做"点头"和"仰头"的伸屈微动，亦可随骨盆的倾斜而做"顺时针"或"逆时针"方向的侧屈轻微摆动，髂骨可沿此关节面做上下滑移和轻度旋转。

坐骨神经和股后皮神经的神经束紧贴在骶髂关节的前侧，梨状肌附于骶骨中段外侧沿，坐骨神经在梨状肌下方通过；部分交感神经由腰、骶椎旁前侧下行与S4发出的副交感神经组成神经丛支配降结肠、乙状结肠、直肠和泌尿生殖器官。

盆移症受损相关部位常见的有：①骶髂关节错位；②腰骶关节错位；③并发耻骨联合错位；④腰椎间盘突出并发盆移症；⑤骨盆旋移综合征导致脊柱力学失衡，使脊椎（颈椎、胸椎、腰椎）多关节功能紊乱；⑥骨盆旋移综合征继发的髋、膝、踝关节力学失衡而致的劳损性骨关节病等。骶椎的错位机制与颈腰椎相同，也由损伤时的各种体位姿势所决定，主要是骶椎的异常错动引发的。

骶髂关节是脊柱和下肢联系的枢纽，是重力传递的环节。在直立姿势，当体重加于楔形的骶骨时，有使骶骨往前下移、髂骨往外侧分开的趋势。在正常情况下，骶骨的这种移动可牵张其周围的韧带，造成骶髂关节更紧密地对合。当骶髂关节有损伤和慢性劳损，关节周围韧带松弛，关节韧带对骶骨往下移、髂骨往外侧分开的对合力减弱时，在暴力或不协调外力的作用下，导致关节错开移位。一般情况下，骶髂关节的这种移位多能自行复位，患者仅表现为关节韧带扭伤的局部症状。一旦滑膜嵌入关节间隙或关节韧带有严重创伤，则错开移位的关节不能自行复位而产生临床症状。由于骶髂关节移位，带动了耻骨联合的分离，骨盆中的一些肌肉（如梨状肌、髂肌、闭孔肌等）与一些神经（如髂腹下神经、坐骨神经、阴部神经等）以及自主神经（主要为副交感神经等）均会受到损伤，也可以影响盆腔内的脏器（如膀胱、直肠、生殖器等），以上这些组织或器官受到移位关节的直接挤压，或炎症、淤血的刺激而产生一系列症状或功能障碍。

二、临床表现

骨盆旋移综合征的临床表现较复杂，早期以骨盆和下腰椎的症状为主，病程长导致脊柱侧凸、过伸、驼背变形造成全脊柱多节段平衡失调后，临床症状涉及全身，十分复杂。简言之，凡因腰臀部外伤或不明原因，发生急性或慢性腰腿痛、坐骨神经痛、下肢无力、肌肉萎缩、下肢循环不良等均应考虑此病。重症或急性损伤者，卧位翻身困难，坐和站立时常以健侧负重的强迫体位，起立和坐下及翻身等变换骨盆体位动作时，下腰、骶髂部疼痛加剧。平卧时患侧下肢不能伸直，晨起初期，腰腿痛症状加重，活动后可减轻。腰椎间盘突出并发骨盆旋移综合征者，咳嗽或打喷嚏等腹压增加时会出现下肢放射性疼痛。

骨盆旋移综合征症状较重者可因骨盆移位或炎症刺激局部神经，引起盆腔及身体其他部位的脏器产生功能紊乱，而出现相应的症状。其中右侧骨盆移位型（右髋关节紧张型）表现为副交感神经紧张，肝脏和肠胃功能低下，消瘦、腹泻、易患妇科疾患等；左侧骨盆移位型（左髋关节紧张型）表现为交感神经紧张，心肺功能低下，肥胖、便秘、易患感冒等；混合型移位表现为偏食，体重变化大，便秘和腹泻交替出现，并伴有前两型移位的全身症状。其具体症状表现如下。

1. 心血管系统

眩晕、心动过速、脑出血或脑血栓、高血压、低血压、高血脂、心动过缓、心绞痛、心律失常、心肌梗死、胸痛、静脉曲张、水肿（眼睑、脸、手、小腿、脚）、出血等。

2. 呼吸系统

鼻窦炎、气管炎、哮喘、咽喉异物感、发痒、鼻出血、咳嗽、呼吸困难、胸部压迫感、易患感冒等。

3. 消化系统

偏食、吞咽困难、食欲不振，食管狭窄感、腹部膨胀感、恶心、吸气、反胃、胃灼热、肠鸣、胃下垂感、肝病、胆囊炎、胆石症、膜腺炎、十二指肠溃疡、阑尾炎、过敏性结肠炎、过肥、过瘦、便秘、腹泻、便血、痔疮等。

4. 泌尿生殖系统

肾、膀胱和输尿管结石，遗尿、尿频、尿急、尿痛、夜尿症、痛经、闭经、月经不调、不孕症、子宫内膜炎、阴道炎、盆腔炎、前列腺炎、遗精、阳痿、早泄等。

5. 感觉运动系统

近视、斜视、视物障碍、视野缩小、青光眼、白内障、震颤性麻痹、走路姿态不稳、三叉神经痛、枕后神经痛、肋间神经痛、坐骨神经痛、肩酸、颈项僵硬、落枕、耳鸣、半身不遂或麻木、腰背疼痛、腱鞘炎、关节腔积液等。

6. 自主神经功能障碍

头痛、偏头痛、头晕、头沉重感、多汗、少汗、无汗、盗汗、口渴、打鼾、嗳气、放屁、夜游症等。

7. 其他问题

皮肤黏膜感觉异常、皮肤粗糙痛痒、色素沉着、湿疹、药疹、皮炎、皱纹多、白发、脱发、斑秃、齿槽脓肿、匙形甲、甲沟炎、足癣、鸡眼等。

婴幼儿吐乳、夜啼、易感冒、食欲不振、发育不良、便秘、腹泻、易发热、咳嗽、鼻塞、流清涕等。

全身酸痛、困倦、易疲劳、易怒、性情急躁、睡眠不实、失眠、健忘、多梦、精力不集中、低热、贫血、畏寒等。

三、临床体征

歪臀跛行是特征性姿势。

阴阳脚：患者仰卧床上，双下肢自然伸直略分开，约与肩宽，放松双足，表现一侧外旋称"阳脚"，是由髂骨后旋位使髋关节后移所致，另一侧相对内旋称"阴脚"，是由髂骨前旋位使髋关节前移所致（为形象易记，按中医定位法，内为阴，外为阳）。

长短脚：患者仰卧，双下肢伸直并拢，双踝间中点与脐、鼻中点成一直线，术者将其足做背屈运动，如两足跟不等长，即为"长短脚"。是由骶椎顺时针或逆时针方向侧摆，髂骨与骶骨间的上下错动引起的，分析其损害，是腰骶关节的侧摆式错位，或由骶椎侧摆致骶髂关节间的髂骨向上、下错位。要注意脊柱侧凸亦会引起"长短脚"，故应进一步检查腰三角和骶三角，做出鉴别。骶三角检查法：病人俯卧，术者测量其两侧髂后上棘与骶尾关节间的等腰三角形，若左右不等腰长，即为阳性（骶髂关节上下错位），错位侧的骶髂关节部多有压痛或叩击痛，结合X线片诊断可确诊；若此三角形左右边等长，局部无压痛，应检查髂后上棘与各腰椎棘突间的等腰三角形，以鉴别长短脚是否由腰椎间盘突出、脊柱侧凸所引起。

骶骨"点头"（倾位式错位）或"仰头"（仰位式错位）是由腰骶关节滑脱式错位引起。骶椎"点头"是腰骶关节向前错动，致骶椎过伸成角，L5～S1 呈成角＞35°；骶椎"仰头"是腰骶关节向后错动，形成平腰或后突反张。

压痛点检查：骨盆旋移主要以骶髂关节错位和腰骶关节错位为主，耻骨联合是受其影响发生分离、上下错动或左右两侧的前后错动。凡有关节损伤和无菌性炎症时，可在关节部触到明显压痛点，范围局限固定，急性期压痛明显，病程长或慢性期压痛轻，或按压时，患者诉说既痛又舒服。耻骨联合有错位时，亦有压痛，当骶髂关节、腰骶关节复位后，耻骨联合会自行随之复正。骨盆旋移呈"阴脚"的大腿内收肌多有痉挛和压痛，手法松解后可消除。

坐立弯腰试验：此法可作为腰骶关节错位抑或骶髂关节错位的鉴别诊断方法，若立位弯腰时，出现腰腿痛，坐位弯腰不痛，属本病的骶髂关节错位体征；若坐立位均痛，病变多在腰椎而不是骨盆；若立位弯腰疼痛重，坐位弯腰明显减轻，则病变以骨盆为主，但腰椎亦有病变。如仍未能鉴别时，可用动态检查出骶髂关节有无失稳，从而确定病变部位。此法取坐位或立位，术者双拇指按住其双侧髂后上棘部，令患者弯腰，受损害的侧关节向上移动幅度增大，可考虑为腰及骨盆均有损害。床边试验、骨盆挤压试验、骨盆分离试验、四字试验等可助鉴别诊断。

四、X 线片检查

骨盆正侧位平片为常规检查。

排除肿瘤、结核、嗜酸细胞肉芽肿、强直性脊柱炎，排除外伤性骨盆骨折、脱位等推拿禁忌证。

观察、测量腰骶关节和骶髂关节，与上述检诊所得结果综合分析，以确诊其错位类型。旋转式错位、侧摆式错位、滑脱式错位和混合式错位，均会在平片上显示位置异常。骨盆正位片示：①髂骨旋前时变窄，旋后时变宽，髋关节旋前时股骨颈变短，旋后时股骨颈变长，可见左右骶髂关节紊乱或有炎症，与临床"阴阳脚"表现吻合，证明是骶髂骨间发生前后旋转式错位。②腰椎棘轴与骶椎正中嵴不在同一垂直线时，多由腰/骶关节侧摆式错位造成，显示 L5～S1 椎间隙左右不等宽，此为骶椎"顺时针"或"逆时针"方向侧摆偏移；或显示两侧髂嵴不等高的，与临床"长短脚"表现吻合，证明为骶椎侧摆式错位。③骨盆或腰椎侧位片观察：骶骨呈"点头"或"仰头"位，结合正位片，注意两侧骶髂关节面结构是否紊乱，有无致密性骨炎。证明腰骶关节发生滑脱式错位。④关节错位形态不同，耻骨联合错位方向各异（前后、上下、扭转、分离），有可疑者，增加拍摄骨盆矢状位片，可见左右耻骨发生前后错位。以上 3 步定位诊断如仍未明确，应做进一步检查：CT、MRI 和实验室检查。

五、骨盆关节的错位类型

既由骶椎发生错位所形成，亦可因腰椎或髂骨的错位而发生，与颈腰椎关节错位相似，但更为复杂。错位类型分为旋转式、侧摆式、滑脱式（倾仰式）和混合式4种类型。骨盆诸关节正常时互相制约而更稳固，一旦发生错位时亦互相影响，故在诊断时，应注意查明诸关节错位的主次轻重。治疗时要有重点，又要全面调理，才能取得满意疗效。

骶椎的左（右）旋转式错位，发生在骶髂关节时，髂骨旋前（后）或骶骨旋后（前），检诊可见"阴阳脚"，术者触摸其双侧髂嵴，能分清左右髂骨旋前（隆起）、旋后（低平），触摸髂后上棘与前侧方向相反（混合式错位有不同变化）；发生在腰骶关节时，触诊有L5～S1棘突旋转式错位征，重症者导致脊柱侧凸。

骶椎侧摆式（顺时针/逆时针方向）错位时，检诊可见两侧髂前上棘不等高和"长短脚"，病程长者，引发脊柱侧凸。结合骨盆X线片做出分析：①只有腰骶关节侧摆式错位；②只有骶髂关节侧摆式错位；③腰骶关节和骶髂关节均有错位。

腰骶关节滑脱式错位（骶椎点头或仰头）——向前滑脱式错位者，触诊腰/骶部成角凹陷压痛，若仰卧位双足均为"阳脚"，可能为骨盆分离，耻骨联合变宽；向后滑脱式错位者，俯卧触诊腰/骶部呈平坦或后突，有叩击痛。

混合式错位。兼有上述两种错位类型的表现，或变形较复杂。

六、骨盆旋移综合征的体态

1. 骨盆移位的3个阶段

（1）骨盆移位的第一阶段：俯卧位时，髂嵴和两肩连线为右高左低。由于移位的骨盆向后扭曲，看上去右臀比左臀高，右髋关节内旋，右腿比左腿短。站立或步行时，正常者应该是左右下肢平均负担体重，但此时右腿变短，为了均衡负重，身体不得不向右倾斜。为了使倾斜的身体不致倾倒，左腿就得负担起一半以上的重量，为了保持全身的平衡，胸腰段脊椎就得向右侧弯曲，颈部脊椎向左侧弯曲，致使头偏向右侧。由于移位的右侧骨盆向前旋转，因此看上去左侧骨盆比右侧高，右肩受弯向右侧脊椎的影响，向前方移位，整个身体呈左向螺旋状。

（2）骨盆移位的第二阶段：如果第一阶段状态长期持续，负担过重的左腿逐渐疲劳，在右腿尚能负担的情况下，又逐渐把重心移向右腿。这时，已经内收内旋的髋关节逐渐变成外展外旋，右腿也就随之变长。由于重心右移，脊椎又得偏向左侧。然而，已经右弯的脊椎不能复原，只能靠上部脊椎左弯来维持平衡，这就是整个身体呈"S"形弯曲的原因所在。

这样一来，为了保持脊柱上部弯曲的平衡，两肩连线自然地变成左高右低，两肩同时向前倾斜并向右侧扭，这种体态俗称"水蛇腰"。

（3）骨盆移位的第三阶段：如果病情进一步恶化，尽管是右侧骨盆移位型，然而于卧位观察，就会发现本来应该短的右腿却和左腿一样长了，甚至还长于左腿。这种现象是企图保护左腿所造成的。即使两腿无长短之差，也会表现出左侧骨盆移位的特征。像这样左、右骨盆混合在一起的移位，称为混合型移位。长此以往，随着人体重心在两下肢之间从右到左，再从左到右地反复移位，骨盆的移位也随之加重，脊柱也呈现出复杂的弯曲状态，两髋关节也在不断移位。

骨盆与脊椎的移位进一步发展，可导致肩关节移位、肘关节移位、腕关节移位、趾关节移位。开始仅仅是骨盆的歪斜，但会给全身各关节带来不同程度的影响。所以，对骨盆移位应当引起高度的重视，以便能及早排除导致其他脊椎半脱位、错位的隐患。

2. 骨盆移位的各种征象

（1）骨盆移位在面部和身体动作中的表现有：一只眼睛细小，上眼睑一双一单，上下眼睑一个肿胀、一个舒展，一侧眉毛下垂，单侧额皱纹下垂，单侧出现眉间纵向皱纹，鼻梁不垂直，鼻孔不等大，人中沟不直，一侧鼻唇沟消失，口角不在同一水平，下巴偏向一侧，两耳不在同一水平，有一侧下垂等。这些症状若在面部出现一个或几个，提示骨盆移位的可能。

（2）骨盆移位在身体上的表现有：头形不正，一眼就能看出单肩下垂，两臂不等长，水蛇腰，K形腿、D形腿、O形腿、X形腿，双足不等大，腰带不在水平线上，斜颈，走路姿势不自然，单侧乳房明显变小，有难产史。

（3）右侧骨盆移位的姿势表现：俯卧位时，髂嵴连线偏向右上，用双手拇指按压髂嵴，就能感到右侧偏高，按压时形成的皮肤皱纹偏向右上，右髋关节难以张开。俯卧时右臀明显偏上，左腿会无意识弯曲，右腿伸直。仰卧时两腿交叠，左腿在右腿上，右腿伸直，左腿弯曲，左足外展，足尖贴近于床板，而右足尖与床板尚有一段距离。侧卧时，双腿交叠，左腿在上。坐位时上半身向右歪，头就会自然向左歪斜。双腿交叉时右腿总是在后，如有意识地把右腿放在左腿前，就会有不自主地向右歪，头就会自然向左歪斜。如把左腿放在右腿上，会有困难且易疲劳。双腿不交叉时，左腿比右腿外展明显。两腿并拢，左足尖位于右足尖前方；如果是女性，并拢两腿时身体会向左倾斜。站立时，因为右腿短，则左侧骨盆变高，髂嵴连线左高右低。行走时，身体重心会偏向左足，为了保持平衡；脊柱则向右弯曲，身体向右倾斜，受其影响，左肩也会下垂，为了取得全身平衡，头反而向左偏斜。一眼就能看出肩下垂的人，其脊柱已弯曲得相当严重，应尽早进行调整脊椎的治疗。下楼时，左腿有向外画弧的感觉，即使是走得很慢，左腿也是甩着走。

（4）左侧骨盆移位和混合型移位的姿势表现：初期的表现与右侧骨盆移位相同，但左右相反。无论是左侧骨盆移位还是右侧骨盆移位，都可能发展成混合型移位。因此，对不能归于上述两型者，就要考虑为混合型移位。

（5）其他征象：无论哪种类型的骨盆移位，除上述的典型改变外，还有一些不太引人注意的细小变化，对确定骨盆移位有一些参考价值。

①体形、毛发的异常：右侧骨盆移位者，体形消瘦、头发白；左侧骨盆移位者，体形肥胖，秃顶；混合型移位者，某个时期消瘦，后来又变胖，或先胖后瘦，头发稀少而有白发。

②肚脐的偏斜情况：右侧骨盆移位者，肚脐偏向右侧；左侧骨盆移位者，肚脐偏向左侧。

③坐便姿势：右侧骨盆移位者，坐下后左足尖位于右足尖前方，左足的外展也大于右脚；左侧骨盆移位者，与右侧相反；混合型骨盆移位者，左右侧移位的表现交替出现。

④根据症状确定：右侧骨盆移位者，右侧头痛，右眼视力减弱，右侧鼻塞，右侧牙痛，右中耳炎，右肩酸痛，右颈酸痛，右背痛，右腕关节活动困难，右侧肋间神经痛，右侧腹痛、腹泻及痛经等，总出现右侧上半身的症状。左侧骨盆移位者，与右侧出现的症状相反，腹泻变成便秘。混合型骨盆移位者，上半身和下半身的症状左右同时存在或交替出现，便秘和腹泻反复发生。

⑤下肢的支撑情况：右侧骨盆移位者，双脚分开与肩同宽，腰下弯，双手尽量接近两脚，右腿的肌肉有激烈的拉痛感；或者坐位，以腿伸直分开，让胸部尽量接近右下肢，此时右下股出现激烈的拉痛感。

⑥手指的张开情况：右侧骨盆移位者，双手除拇指外，其余四指并拢，拇指尽量张开，右手拇指与食指之间的角度比左手小；将双手五指尽量张开，右手拇指与小指形成的角小于左手，再比较食指与中指的角，也是右手小于左手。左侧骨盆移位者，其改变与右手相同。

⑦脚趾情况：右侧骨盆移位者，因为左脚负担过重，所以左足脚趾明显外展，甚至位于第2足趾的上面或下面；左侧骨盆移位者与右侧者相反，改变在右脚上；混合型骨盆移位者，双足脚趾同时外展程度比单侧严重。正常人的体重均匀地分布在左右脚上，所以足趾不出现外展，即使有也很轻微。

⑧鞋底的磨损情况：右侧骨盆移位者，因为右足不敢持重，体重大部分由左足承担，所以左鞋底磨损较重，但不是均匀磨损；左侧骨盆移位者，与右侧相反；混合型移位者，左右鞋底的一侧磨损严重。

七、骨盆旋移综合征的治疗

急性外伤初期，排除骨折、脱位后，卧床休息，可用中西药物（解痉、消肿、镇痛），磁疗、针灸（消肿、止痛），剧痛者，用脱水疗法。24～48小时或软组织创伤好转后，应用正骨整脊疗法。正骨整脊疗法适用于：

▲单纯骨盆旋移综合征。

▲腰椎间盘突出并发骨盆旋移综合征。

▲颈胸腰椎多部位椎关节功能紊乱，经局部治疗疗效难巩固，有骨盆旋移者（骶、蝶、枕共轭系统失调者）。

▲盆腔内脏功能障碍患者，经专科排除危重器质性病变，有骨盆旋移综合征者。

▲髋、膝、踝关节退变性骨关节病，经局部治疗疗效差者，应诊查腰椎（包括胸腰交界区）和骨盆，确诊后一并治疗。

1. 正骨整脊疗法

先以揉法、滚法、摇臀揉腰法等放松背、腰、臀、腹及腿部肌肉，然后再施行正骨整脊手法。以屈髋屈膝旋髋按压法纠正骶髂关节旋转式错位（阴阳脚），俯卧牵抖冲压法纠正骶骨"点头""仰头"滑脱错位，若骶骨、髂骨、耻骨、坐骨、尾骨等骨骼及关节还有其他形式的错位，再根据错位类型予以矫正（具体手法详见本书第六章第五节"骨盆的骨骼矫正"部分），若合并有腰椎错位，再根据错位类型施行腰椎矫正（具体手法详见本书第六章第四节"腰椎的矫正"相关内容）。复位后作"强壮手法"和"痛区手法"，施行软组织筋结的弹拨、拿捏，点穴法，内脏病者加"捏脊疗法"。

2. 深部热疗

选用微波或短波电疗，或中药热敷、熏蒸、激光照射，每日1次，每次20分钟，加速无菌性炎症消退，改善局部血液循环，达到消炎止痛辅助治疗作用。

3. 药物治疗

急性疼痛期可应用塞来昔布等止痛药物及脱水药物治疗，同时可根据中医辨证论治，采用补肝肾、祛风通络、活血化瘀等中药治疗。

4. 针灸等传统疗法

电针、艾灸、拔罐、小针刀等传统治疗方法可舒筋通络,加速骨盆软组织的康复。

5. 康复锻炼

(1) 仰卧位屈膝屈髋左右摆动5～10下,由"阳脚"侧用力摆向"阴脚"侧,幅度宜大,用力由轻渐重(图7-84)。

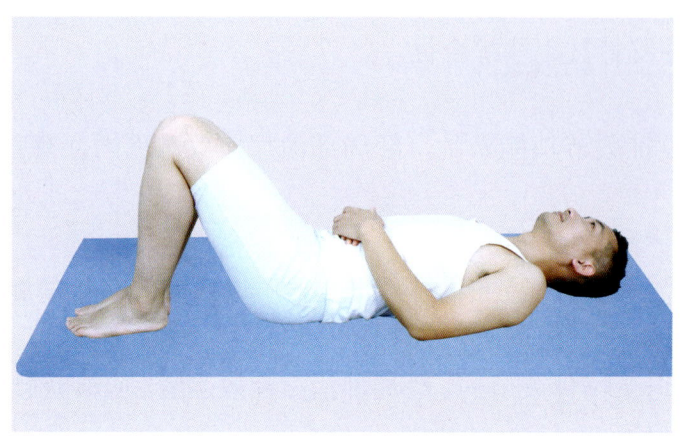

图7-84 仰卧位屈膝屈髋左右摆动

(2) 仰卧抬臀:双手抱颈,双下肢伸直,将臀部抬起、快速放下10～30下,放下时往床上撞击骶部,由轻至重,该法适合于骶椎"点头"式错位。骶椎"仰头"者,此法改用屈髋屈膝位,放下时往床上撞击骶部,由轻渐重(图7-85)。

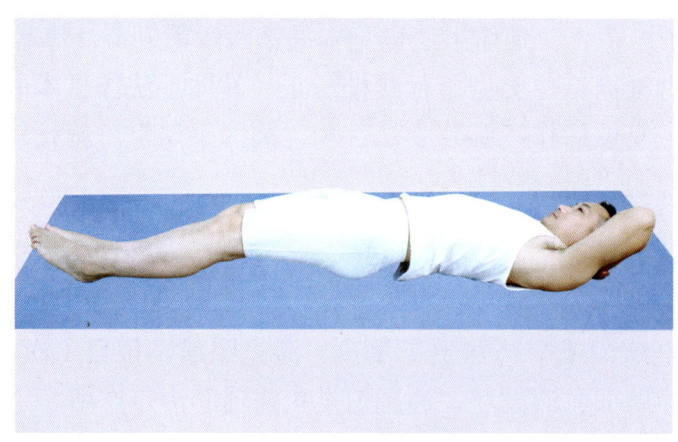

图7-85 仰卧抬臀

(3) "阴脚"侧内收肌群自我揉捏,至紧张的肌肉放松为佳(图7-86)。

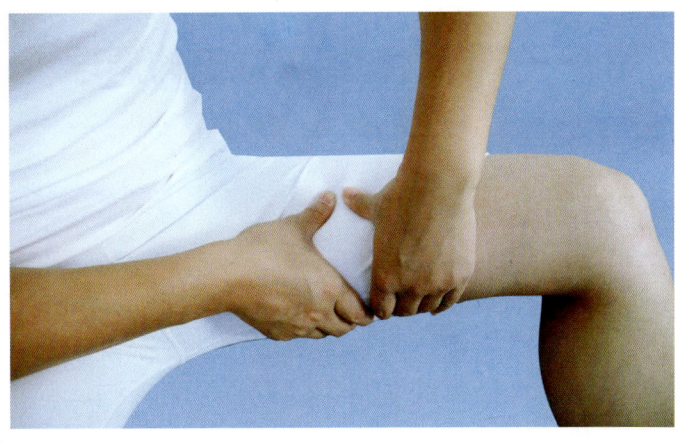

图 7-86　"阴脚"侧内收肌群自我揉捏

（4）因穿高跟鞋而引发骶椎"点头"者，可教其练"抱膝仰卧起坐法"，每日练 1～2 次，每次练 10 下（图 7-87）。

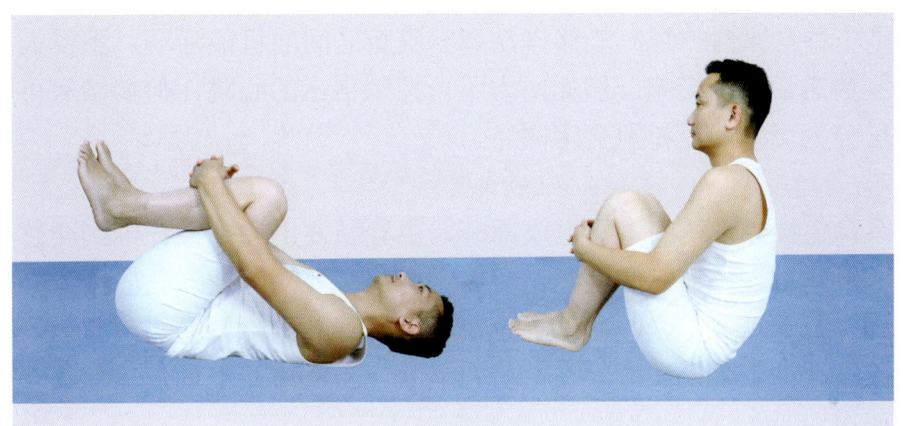

图 7-87　抱膝仰卧起坐法

（5）骶椎"仰头"者，每日练跪坐 10～30 分钟，"点头"者，练盘腿坐 10～30 分钟（图 7-88）。

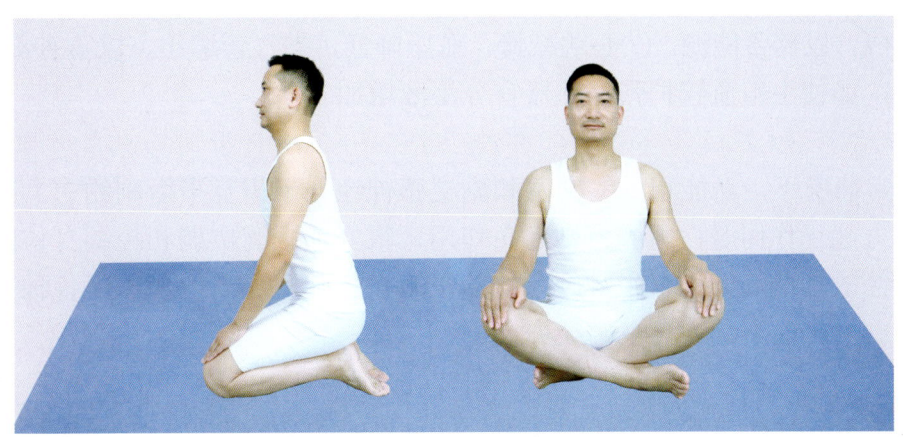

图 7-88　跪坐及盘腿坐

第十一节 内科相关杂病的调理

一、自主神经紊乱的矫正

自主神经是能够自动调整与个人意志无关的脏器的作用和功能的神经,在自主神经中,可分为交感神经和副交感神经。自主神经系统亦称植物神经系统。它包括中枢自主神经系统和周围自主神经系统,中枢自主神经系统包括大脑皮质、下丘脑、脑干的核及脊髓各个节段的侧角,周围自主神经系统包括交感神经、副交感神经节前纤维、节后纤维及内脏神经节。其功能主要是支配内脏器官(消化道、呼吸道、心血管等)和内分泌腺、汗腺,调节内脏功能和腺体分泌。自主神经系统的任何部位受到损害和刺激均可导致自主神经紊乱。自主神经紊乱可引起全身各系统的症状,这些症状可为独立性疾病,亦可为某种疾病的伴随症状。

自主神经是一种自律性神经,能够自动调整脏腑之间的机能活动,不受人主观意志的控制,但容易受到情志活动的影响,例如,人不可控制自己的心跳,但情绪等可影响它。在自主神经中,又可分为交感神经和副交感神经。

交感神经系自主神经系统的重要组成部分,由脊髓发出的神经纤维到交感神经节,再由此发出纤维分布到内脏、心血管和腺体。交感神经的主要功能使瞳孔散大,心跳加快,皮肤及内脏血管收缩,冠状动脉扩张,血压上升,小支气管舒张,胃肠蠕动减弱,膀胱壁肌肉松弛,唾液分泌减少,汗腺分泌汗液,立毛肌收缩等。当机体处于紧张活动状态时,交感神经活动起着主要作用。

副交感神经系统的作用与交感神经作用相反,它虽不如交感神经系统具有明显的一致性,但也有相当关系。它的纤维不分布于四肢,而分布于汗腺、竖直肌、肾上腺、甲状腺、子宫等。副交感神经系统可保持身体在安静状态下的生理平衡,其作用有3个方面:①增进胃肠的活动,消化腺的分泌,促进大小便的排出,保持身体的能量。②瞳孔缩小以减少刺激,促进肝糖原的生成,以储蓄能源。③心跳减慢,血压降低,支气管缩小,以节省不必要的消耗,协助生殖活动,如使生殖血管扩张,性器官分泌液增加。

人体在正常情况下,功能相反的交感和副交感神经处于相互平衡制约中。在这两个神经系统中,当一方起正作用时,另一方则起负作用,很好地平衡协调和控制身体的生理活动,这便是自主神经的功能。如果自主神经系统的平衡被打破,那么便会出现各种各样的功能障碍。这被称为自主神经紊乱或自主神经失调。

例如,交感神经功能异常增强和持续时,循环系统的功能亢进,便出现了心悸、憋气、血压升高等症状。相反,由于交感神经的功能减弱,便会引起消化不良、食欲不振的症状。当副交感神经的紧张长时间持续时,便会出现身体倦怠,站立时头晕目眩,容易疲劳等症状。

因为自主神经是贯通全身的，因此自主神经的症状也遍及全身，除去前述的那些症状之外，还会出现头痛、头晕、低热、畏寒、血压忽高忽低、呕吐、便秘、腹泻、失眠、耳鸣、腰痛、肥胖、消瘦、肩周炎、目眩、手脚发痛、肌肉跳动、胸部有压迫感等症状。这些症状不是单独出现的，而是若干症状汇合后出现的，这便是自主神经失调症状的特征之一。

自主神经紊乱是常见的一种病症，以前多归结于情志失调、内分泌紊乱等原因。事实上，脊椎的因素更具主要地位。整个自主神经在其路径上的每一环节受到刺激都可引发交感神经兴奋或副交感神经兴奋，因此脊椎的半脱位使神经受到牵拉、压迫、炎症刺激必然是主要原因，调整脊椎半脱位，尤其是颈胸椎，是治疗自主神经紊乱的最直接方法，应受到足够的重视，必然会成为脊椎矫正疗效最好的病症之一，也是最具有广阔作为的领域之一。

二、更年期综合征的矫正

更年期女性常见的症状为热感，从胸部向面部和双上肢迅速蔓延，有时伴有心慌、出汗。还有的病人以夜间潮热为主，常常是半夜醒来，浑身大汗，潮热和夜汗发生的原因都是雌激素缺乏，导致血管收缩舒张运动处于无序状态。

心悸，也就是"心慌"，也是更年期最常见的症状之一。更年期妇女说这种感觉简直就像"做贼心虚"，很不是滋味儿。当外界突然有响动，有时动静并不大，自己却感到一阵心慌，心脏"突突突"地跳个不停，需要很长一段时间才能渐渐平静下来。反复做心电图检查，做24小时心电图，甚至做平板运动试验，结果大多正常。更年期的精神、神经症状较多，表现多种多样，如焦虑、抑郁、烦躁、易怒、易哭、失眠、疲乏、皮肤蚁走感等，总觉得成群的蚂蚁在皮肤上、头发里爬来爬去，很难受，经皮肤科检查却并无异常发现。

腰酸背痛、四肢关节痛更是更年期妇女多见的症状。研究表明，更年期的激素分泌减少，使骨质趋于疏松，骨关节囊松弛、肌肉韧带的舒缩功能下降，以及微循环的功能减退使关节失稳、疼痛。早期的骨丢失多发生在脊椎，在重力的作用下，脊椎骨有被压缩的倾向，使人感到似乎弯腰、驼背更舒服一些。这样竖脊肌就必须持续紧张，对抗这种压缩倾向。久而久之，肌肉持续收缩不缓解，则腰酸背痛。如果骨质疏松继续发展，则有可能发生骨质疏松性骨折。脊椎关节的失稳、半脱位也会造成自主神经的紊乱，引起精神、情绪方面的症状。

脊椎矫正对改善脊椎关节的功能、调节自主神经，尤其是交感神经的功能有非常好的功效，对更年期综合征有改善症状、减轻痛苦的作用，应作为疗法之一。

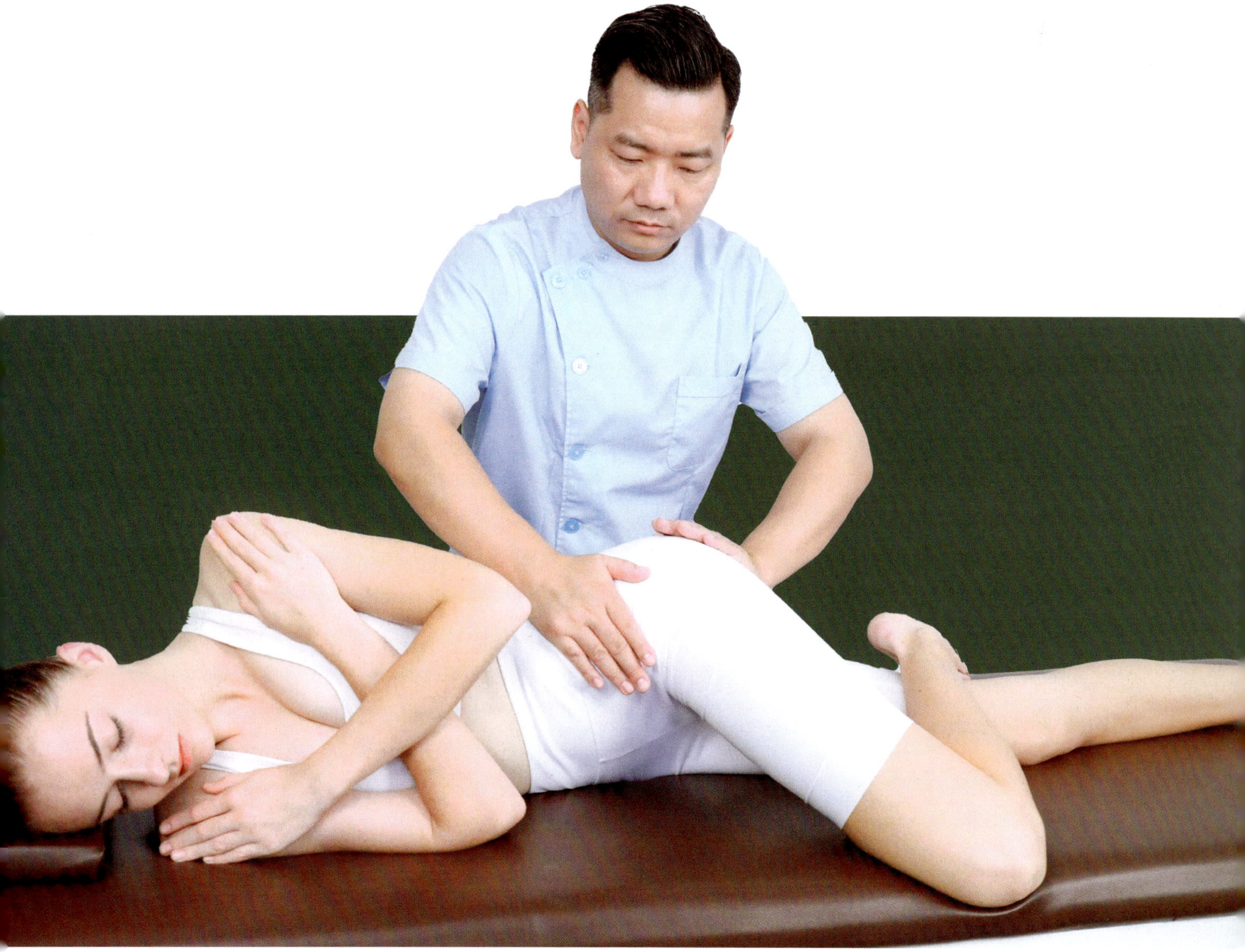

第八章 体形、体态的矫正

第一节 头前伸

现在很多人由于长期伏案工作或低头玩手机，导致形成头前伸的异常体态。这是因为长时间的异常姿势导致肌肉失衡造成的，可以引起颈肩部的疼痛和不适，严重的会导致脊柱结构发生改变，出现颈椎曲度变直甚至反弓。

正常的颈椎生理曲度以寰椎的上缘线与T1的下缘线的夹角63°（或在半径17厘米的弧内）左右为宜，这样的角度给头颅最合理的支撑。现代人对颈椎的破坏最为严重，引发颈椎变直的主要原因是长时间低头或仰卧位枕头过高。头部前屈位可引起项韧带松弛和前纵韧带紧张，最终导致颈椎椎体后移，整体表现为颈椎变直甚至反张，这样的曲度是很多人会发生颈肩疼痛、酸困的原因。颈曲的消失是颈椎病的早期表现，最好把颈椎病消灭在萌芽状态，也就是说把颈曲恢复好。

颈椎曲度消失，还可使颈部的长度变短，血管、神经变迂曲，黄韧带等因皱褶而使椎管变窄。因此，调整颈椎曲度有利于脊髓压迫的改善，椎管狭窄的减轻。使颈椎抗损伤、抗疲劳的能力增强，对自主神经紊乱的调节也非常有效。

一、什么是头前伸

在自然放松站立的时候，从侧面看，外耳孔和肩峰应该是在一条垂直地面的直线上。而一个完美的站姿，除了上面两个骨性标志物，股骨大转子、胫骨外侧的结节、膝关节前面（髌骨后方）、外踝前2厘米也应该在这条力线上（图8-1）。

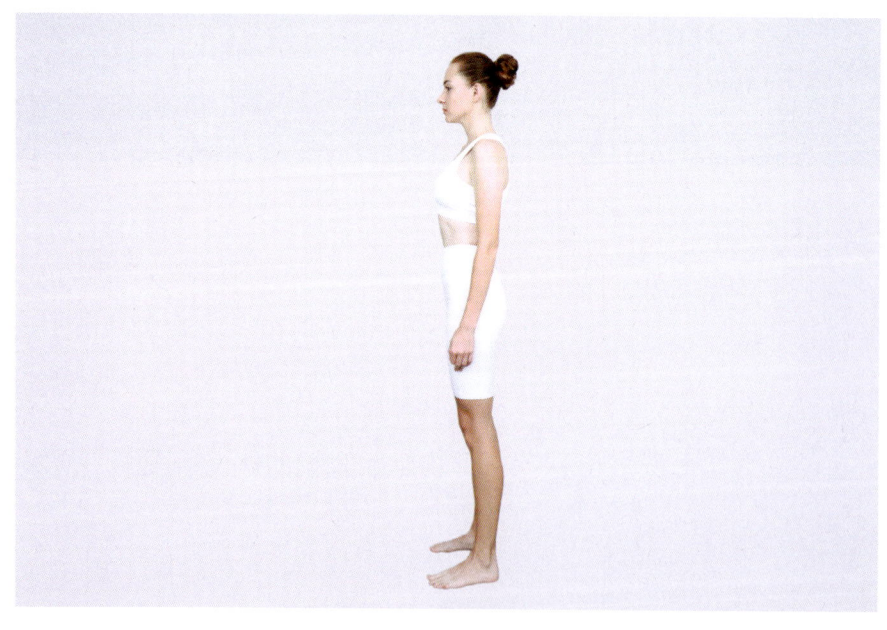

图 8-1　正常体态

如果我们从侧面观察到外耳孔移动到了肩峰的前面，那就说明存在头前伸的异常体态（图8-2）。

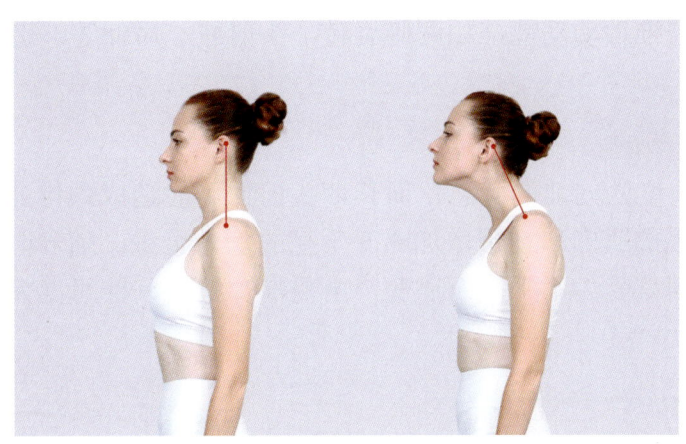

图8-2 正常体态和异常体态

二、头前伸的形成原因

长时间伏案工作、玩手机会习惯性地将头往前、往下看，加上不良的坐姿站姿就导致了颈部相关肌肉开始失衡，出现头前伸的现象。头前伸的人群往往伴随驼背、圆肩一同出现，也就是上交叉综合征。这些主要是由于肌肉力量不平衡引起的，也就是身体前方的肌肉过于紧张导致肌肉缩短，身体后方的肌肉被拉长导致肌力不足。

三、头前伸的危害

头部位置对机体健康影响较大，正常人群的头部自正面或侧面观察时，均应处于躯干中央位置。若发生头前伸症状，它会在外观上影响我们的体态美观和气质，同时长期的脖子前倾更容易导致肌肉劳损、关节炎、椎间盘病变、驼背的出现，可能造成疼痛、颈椎活动受限、颈椎退变和脑供血不足等危害，严重影响我们的健康，需要我们重视起来，及时矫正和预防。

1. 影响美观

当人体头部前伸、脖子向前拉长时，颈部会新陈代谢不好，脖子粗，颈椎大包隆起，长期的脖子前倾更容易导致含胸驼背的现象，严重影响我们的体态美观和气质状态。

2. 产生疼痛

长期头前伸可对枕颈部肌肉造成一定程度的牵拉，导致局部软组织充血、水肿、痉挛，甚至出现纤维化，患者可产生急性疼痛表现，若未及时治疗可转为慢性疼痛，并逐渐波及双侧肩胛区与背部上方。

3. 颈椎活动受限

头前伸时可牵拉颈椎肌肉组织，肌肉、韧带在疲劳状态下会增加颈椎小关节压力，导致韧带拉伤并影响患者颈椎运动功能，如两侧旋转，头前屈、后伸等，造成颈椎活动受限。

4. 颈椎退变

正常人群的颈椎曲度为向前的状态，而长期头前伸可能造成颈椎曲度变直反弓，颈椎每前伸2.5厘米，会给颈部肌肉和韧带增加4.5千克的额外重量。随着时间的推移，会引起慢性肌肉劳损，颈部椎间盘受力不平衡而退变，出现椎管狭窄、椎间盘突出等继发性损害。

5. 脑供血不足

随着颈椎前倾，颅骨底部和颈椎顶部的神经因所处区域变窄，受到挤压而压力增加。尤其是女性，颅骨底部和颈椎顶部的空间会比男性狭窄，更容易出现头痛。头前伸严重的患者，局部血管狭窄影响供血，可引发脑供血不足，进而导致机体出现头痛、头晕、眼花、耳鸣、心慌、心悸、视物不良等脑供血不足症状。

6. 肺容量减少

头部前倾姿势会通过影响呼吸，导致氧含量下降，肺容量减少，出现呼吸不顺畅、身体氧含量下降等问题。

四、头前伸的康复训练

如果患者的头前伸只是颈部肌肉力量不平衡导致的体态问题，没有颈椎、胸椎和肩等关节错位问题，处理起来就比较容易。我们可以通过纠正错误的生活姿势，进行康复训练就可以得到很好的改善。康复训练的原则就是放松紧张缩短的肌肉，强化拉长薄弱的肌肉。具体训练动作如下。

1. 胸部肌肉拉伸

找一个门框或墙壁拐角，用右手扶在门框上，手臂弯曲为90°角，右脚向前走一小步，身体前倾。然后身体前倾，胸部肌肉有拉伸感，保持30秒，换边进行，重复3组（图8-3）。

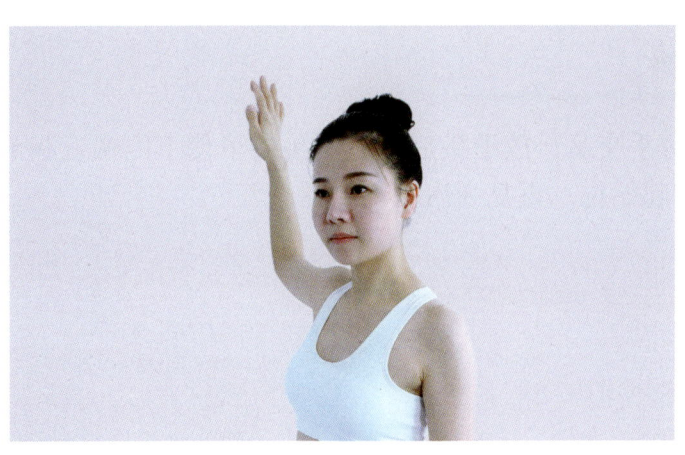

图 8-3　胸部肌肉拉伸

2. 胸锁乳突肌拉伸

把手绕过头顶摸对侧耳朵后,将头缓慢往同侧侧屈至最大极限后,抬起下巴,头向同侧回旋,直到感觉颈部另一侧前方的肌肉拉长,保持 30 秒(图 8-4)。

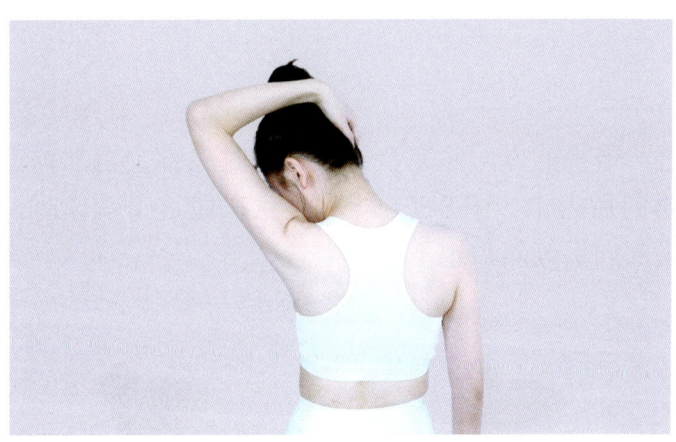

图 8-4　胸锁乳突肌拉伸

3. 斜角肌拉伸

把手绕过头顶摸对侧耳朵后,将头缓慢往同侧侧屈至最大极限后,抬起下巴,头向同侧回旋,直到感觉颈部另一侧前方的肌肉拉长,保持 30 秒(图 8-5)。

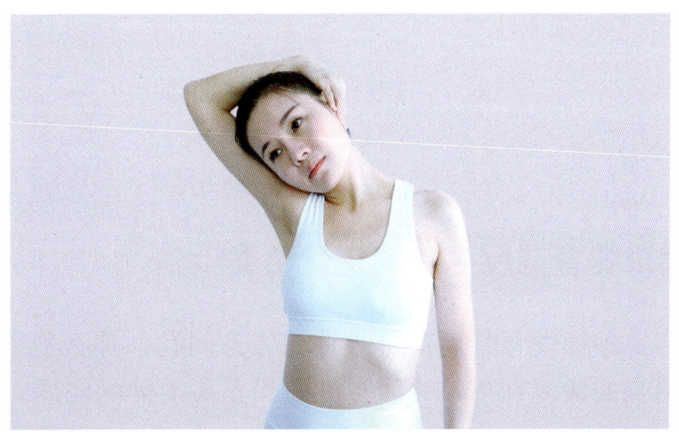

图 8-5　斜角肌拉伸

4. 头夹肌、颈夹肌拉伸

坐位或站立位，两手交叉，放于头后，然后头向下使下巴贴近胸部，但手上不要用力，保持30秒，缓缓回到起始位。重复3次以上（图8-6）。

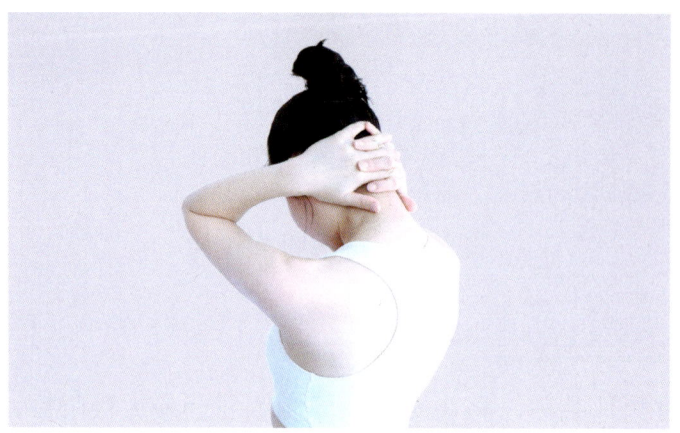

图8-6　头夹肌、颈夹肌拉伸

5. 颈深屈肌力量训练

坐在椅子或凳子上，平视前方，并完全放松。此时头部会自然前凸；缓慢且平稳地向后移动头部，直到不能再向后为止（图8-7）。需注意在做这个动作时，不要将下巴翘起，保持平视前方，不要让头部向后倾斜，也不要向上看。

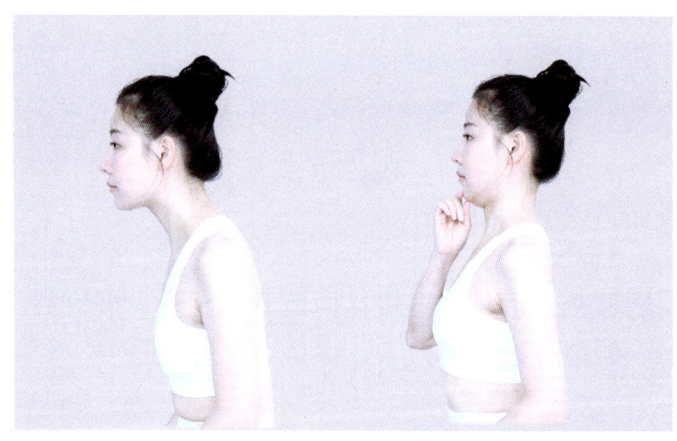

图8-7　颈深屈肌力量训练

五、头前伸（颈椎变直或反弓）的正骨整脊手法

如果患者的头前伸是颈椎变直甚至反弓导致的体态问题，那么我们就要将变直、错位的颈椎矫正，再辅之以恰当的康复训练，才能更好地纠正头前伸的问题。

第八章 体形、体态的矫正

健康的颈椎都具有向前弯曲的 C 形曲线。但生活中长期的不良姿势，很容易导致颈椎出现骨性畸形。比如，当长时间的头前伸、低头等异常姿势使脊柱结构发生改变时，就会导致颈椎曲度变直甚至反弓。颈椎变直是指颈椎的前凸 C 形弧度减小变直；颈椎反弓是指颈椎变直后继续发展，变成后凸 C 形。

如果一个人的颈椎曲度发生变化，肉眼也能大致分辨出来。正常情况下，耳朵应该在肩膀的正上方；耳垂线落在肩中点前侧是颈椎变直；耳垂线落在肩膀前面是颈椎反弓（图8-8），X 线片也能直观地看到颈椎曲度的变化，如图 8-9 所示，第一张为正常的颈椎，第二张为变直的颈椎，第三张是轻度反弓的颈椎。

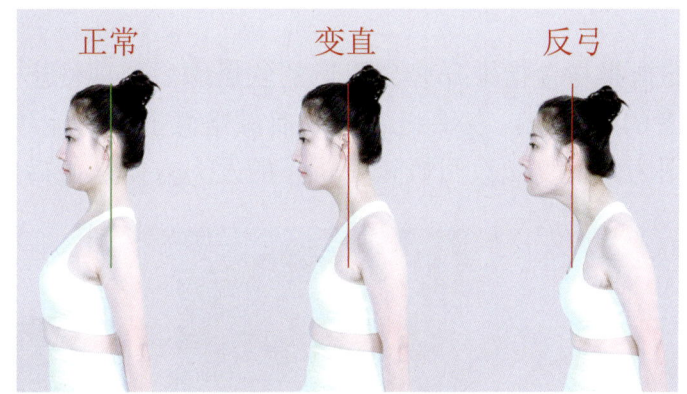

图 8-8 颈椎曲度变化

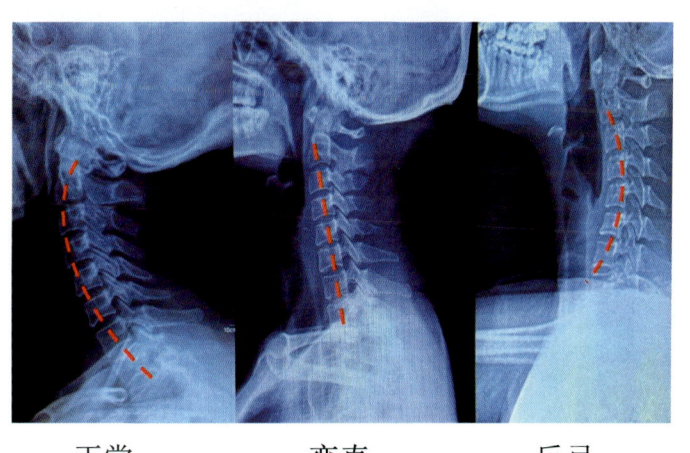

图 8-9 颈椎 X 线片

当出现颈椎曲度变直甚至反弓时，我们就需要通过正骨整脊手法矫正颈椎的变直、反弓，然后再辅之以康复训练，才能恢复颈椎的正常生理曲度。

对于颈椎曲度变直、反弓，需要专业的医生诊治，按照颈椎综合征的诊疗程序操作。首先，排除禁忌证，确定颈椎错位类型和程度；然后，手法松解肩颈部相关肌肉、筋膜等软组织。最后，再矫正颈椎错位，恢复颈椎曲度。颈椎错位可以先矫正相关颈椎的侧弯（侧摆）、左右旋转等错位方式；然后，再重点矫正颈椎后凸的错位，以恢复曲度。颈椎错位手法可参考本书第六章第二节"颈椎的矫正"，颈椎曲度调整手法如下。

1. 颈曲调整手法之一

体位：患者俯卧，矫正床的头部调低，下巴微向前伸成仰头位。术者立于患者左侧腰旁，面朝向患者头部。

手法：术者右手的拇指与食指推开患部附近的软组织后，顶住患处 C4 左右两边的关节突。左手掌扶贴在患者的前额上，左手将患者的前额略微上抬，让颈椎向前伸展。右手轻缓地下压，两手相对用力，反复做数回矫正，矫正的发力方向是由后向前（图 8-10）。

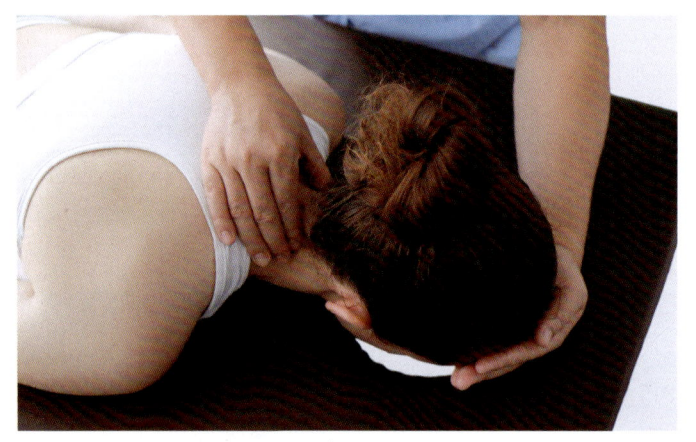

图 8-10　颈曲调整法手法之一

说明：此法适用于颈椎前屈弧度减小、消失、反张，特别适合 C4～C6 的矫正。矫正前要舒缓、松解患部附近的软组织再做矫正。

2. 颈曲调整手法之二

体位：患者取仰卧位，术者立于患者头前，面向患者。

手法：术者以左手为稳定手，从左侧轻扶患者耳后枕骨，保持患者头部的中立；矫正手的食指第一节桡侧为接触点，先放在 C6 棘突，再滑向 C5，紧顶在 C5 棘突上，同时矫正手尺偏近 90°，肘部落在床面以下，稳定手与矫正手形成相对的力，在患者呼气末突然发力（图 8-11）。术者矫正手的肘部一定要在床面以下，以保证发力的方向垂直于颈部。力量发出后有一个停顿，正是停顿后产生的惯性使椎体移位。稳定手保持头部不旋转，不发力。发力前接触手不得松懈，矫正手要尺偏。

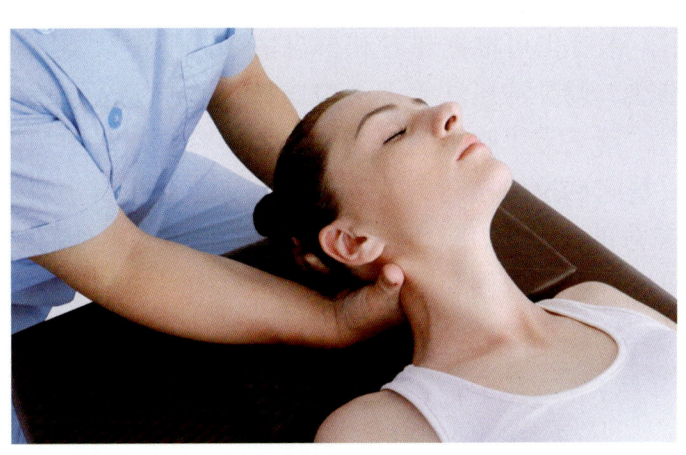

图 8-11　颈曲调整手法之二

说明：此法适应于颈椎生理曲度变直导致的僵直、酸胀、疼痛等。

3. 颈曲调整手法之三

体位：患者俯卧，将矫正床的头部调低，下巴微向前伸成仰头位。术者立于患者左侧腰旁，面朝向患者头部。

手法：术者右手豌豆骨推开患部附近的软组织后，顶在患处 C4 棘突上，左手握右手腕部以加固，两肘微屈。两肘突然伸直向前下方发力，推动颈椎向前。可闻连续响声（图 8-12），发力后迅速离开矫正处。

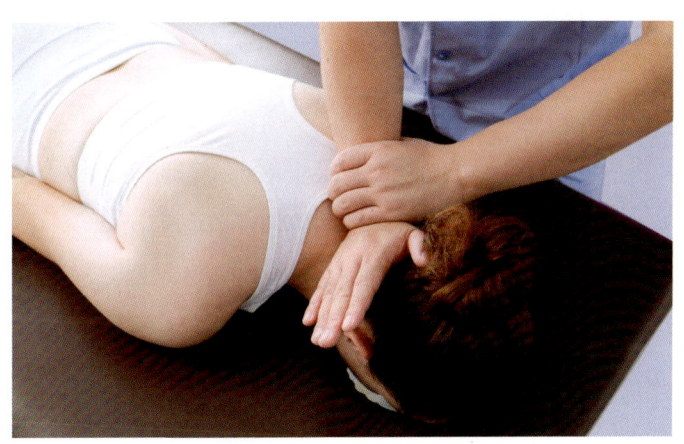

图 8-12　颈曲调整手法之三

说明：此法适用于颈椎前屈弧度减小、消失、反张，特别适合 C4～C6 的矫正。矫正前要舒缓、松解患部附近的软组织再做矫正。

如以上手法不适用，术者也可根据患者和自身情况，酌情从侧卧摇肩法、侧卧推正法、坐位推正法、侧头推正法、俯卧冲压法等手法中选择合适的手法来矫正（可参考本书第六章第二节"颈椎的矫正"、第三节"胸椎的矫正"相关内容）。对于颈椎后移位的复位也可以配合牵引，牵引时要反复向后拉伸松动关节。对于头前伸合并后背筋膜上移的，还应配合背部筋膜拉伸，两手抓握背部皮肤，用力向下拉伸（图8-13）。如肩胛骨、胸腰段甚至骨盆都有移位，那就需要将肩胛骨、脊柱和骨盆都要矫正过来，再辅之以康复训练，以维持全身的骨架平衡和稳定。

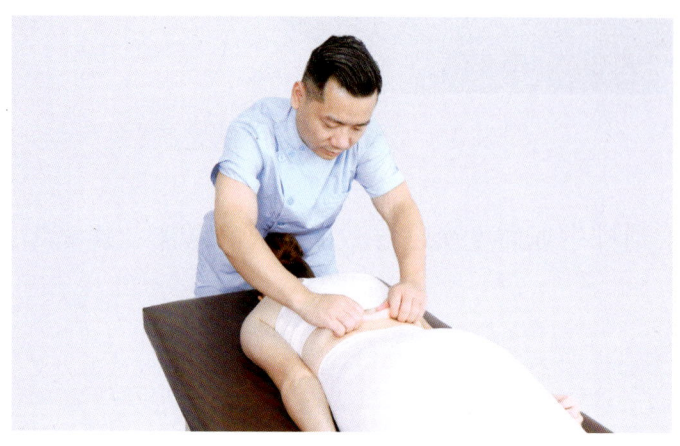

图8-13　背部筋膜拉伸

六、颈椎变直或反弓的康复训练

颈椎曲度变直在通过手法矫正后，再辅以康复训练，以稳定疗效，有效恢复颈椎正常生理曲度，预防颈椎病。具体的康复训练方法如下。

1. 关节重建

握住一条小毛巾，然后放在脖子的中间，双手轻轻向前拉，让脖子感觉到一丝压力，慢慢仰头，将头抬到极限位置，然后慢慢低着头回到正常位置，连续做1分钟为1组，中间可休息1分钟，然后再做1组，每次可做2～3组（图8-14）。

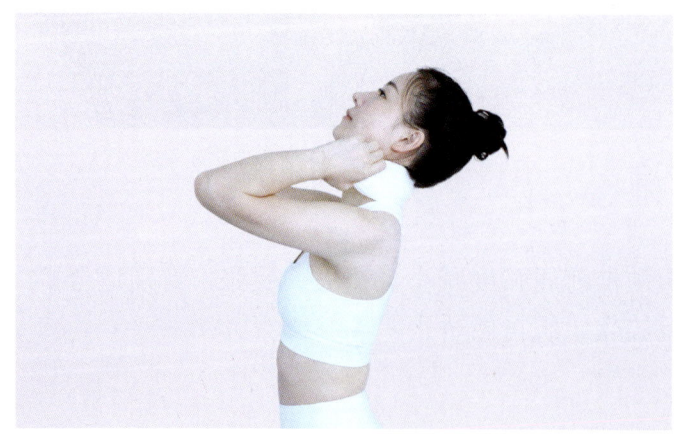

图8-14　关节重建

2. 肌力放松

身体坐直,放松,然后找到锁骨的位置,把手放在锁骨的正上方,用手往里按,这时就会有酸痛感,每次按压 1 分钟左右(图 8-15)。

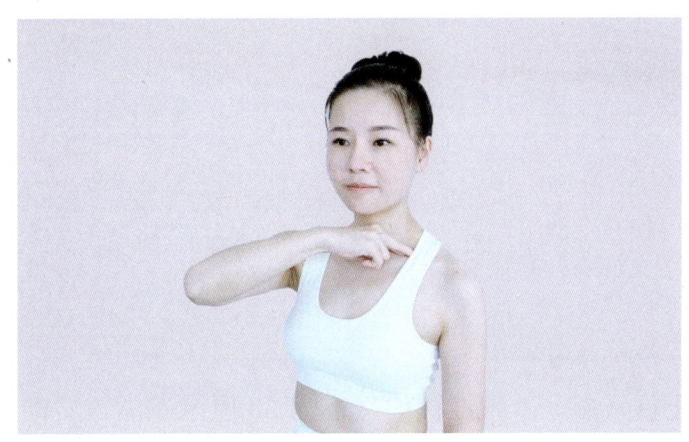

图 8-15 肌力放松

3. 肌腱拉伸

牙齿轻轻咬合,然后将头部抬起,保持此姿势,然后将头侧向一侧,这样你就会感到颈部两侧有拉伸感,持续 30 秒,每侧各做 4 组(图 8-16)。

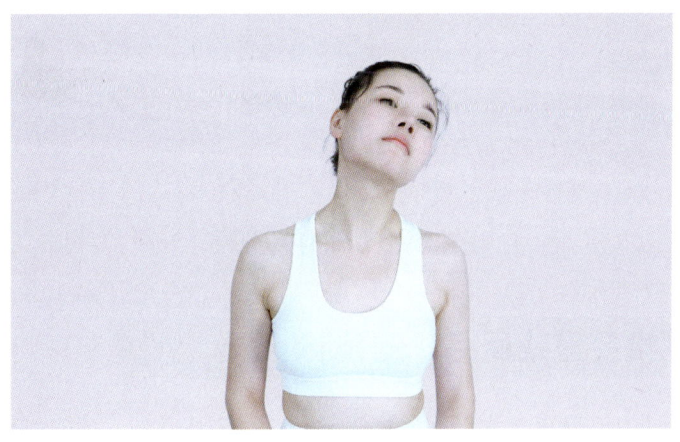

图 8-16 肌腱拉伸

4. 功能性增强

俯卧在床上或瑜伽垫上,牙齿轻轻咬住,仰头至较大弧度,此时胸口稍微抬起一点,头、眼都向左斜上方 45°去看,保持 5~10 秒,再往右斜上方 45°去看,保持 5~10 秒,然后再往左斜上方去看,这样反复交替训练,这是模拟小孩最初形成的颈椎段动作,这个动作需要做一个比较大的弧度,一般 8~10 个为一组,中间可休息 1 分钟左右,每次可做 2~3 组(图 8-17)。

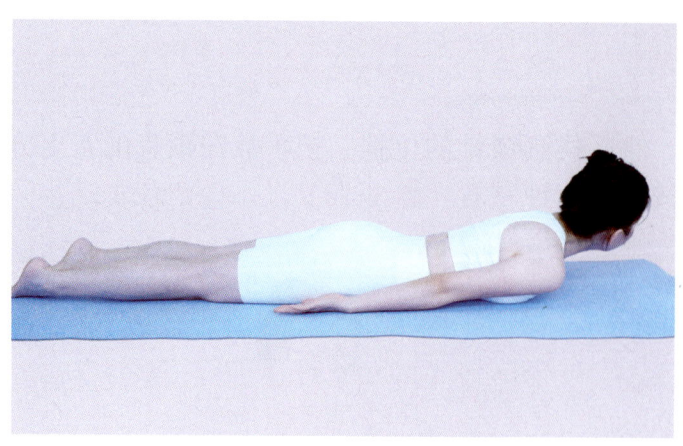

图 8-17　功能性增强

5. 曲度还原

每天使用颈椎矫正枕（瓶）。颈椎枕的直径为 20 厘米左右，质硬不变形，能够自发热。颈椎枕衬垫部位应放在后移位椎体的后方，一次使用持续时间为 30～60 分钟。不能耐受可适当缩短时间（图 8-18）。

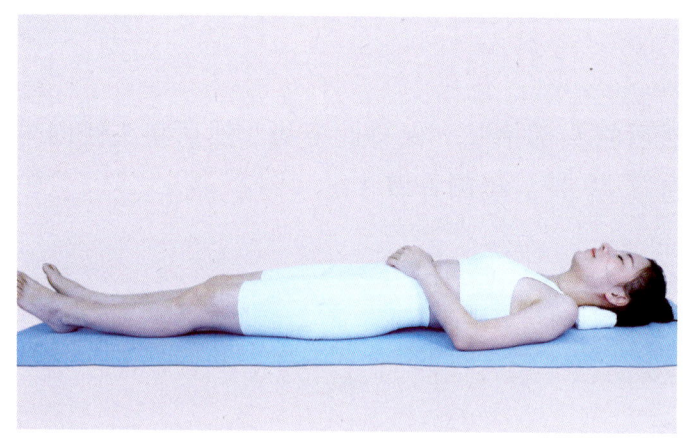

图 8-18　曲度还原

七、头前伸（颈椎变直或反弓）的预防

头前伸（颈椎生理曲度变直）的预防主要是针对病因进行，通过改变日常不良姿势，加强颈部肌肉锻炼，积极治疗原发病，避免头颈部外伤等措施可有效减少该病的发生。

1. 避免长时间低头工作

长期低头工作易造成颈后部肌肉、韧带组织劳损，屈颈状态下椎间盘的内压大大高于正常体位。因此要定期改变头颈部体位，当头颈向某一方向转动过久之后，应向反方向运动，并在短时间内重复数次，这样既有利于颈部保健，也利于消除疲劳。定期远视，待眼部疲劳消除后再工作，对眼睛和颈椎均有必要。调整工作台的高度和倾斜度，如工作台过高或过低都会使颈部仰伸或屈曲，这两种位置均不利于颈椎的内外平衡。长期伏案工作者应开展工间操活动，使处于疲劳状态的颈椎定时获得内外平衡。

第八章 体形、体态的矫正

2. 睡眠时选用合适的枕头

睡觉时不可俯着睡，枕头不可以过高、过硬或过低。枕头中央应略凹进，颈部应充分接触枕头并保持略后仰，不要悬空；习惯侧卧位者，应使枕头与肩同高，防止不正确的睡眠姿势引起颈椎问题发生或加重。

3. 避免头颈部外伤

人们在体育锻炼、日常工作、交通活动中易遭受颈部外伤，应做好自我防护。早期颈部外伤患者若有椎旁肌压痛，或X线片显示椎体前有阴影时要引起高度重视，外伤后患者要早期积极治疗。

4. 加强颈部肌肉力量锻炼

适当增加运动，可以加强颈部肌肉力量锻炼，做颈部康复训练（参考上述头前伸、颈椎变直或反弓的康复训练），以保持颈椎的正常生理曲度。

第二节 颈肩部"富贵包"

一、什么是富贵包

"富贵包"的称呼是从美容界开始流传开的，所谓富贵包，指的是在人体的第7颈椎和第1胸椎棘突周围有隆起凸出的硬包块，在低头的时候最为明显，因这类突起在肥胖人群中比较多见，古人认为这种囊性突起是一种富贵的象征，因此，起名为富贵包。

富贵包的产生与人体的生理结构有直接关系，因为人体颈椎相对的活动范围比较大，也比较灵活，可以前伸、后屈、旋转。而人体的胸椎是活动范围比较小、相对稳定的结构，因此在第7颈椎和第1胸椎之间，会出现脂肪堆积、韧带钙化，这多数是见于经常低头玩手机、看书的人群，导致这个部位血运不良有直接的关系，久而久之便会在这个部位出现囊性的突起。

富贵包和头前伸多相伴出现，主要是由C7、T1后移位和胸锁乳突肌紧张引起，常与下颈段不适同时发生，也可以与颈背部其他症状伴发，治疗时也要考虑肩胛骨和胸腰椎移位的矫正。

二、富贵包的形成原因

1. 生理结构性原因

富贵包的产生与人体的生理结构有直接关系，颈椎生理曲度向前凸，胸椎生理曲度向后凸，一前一后，在C7和T1部位形成一个转折。上段胸椎后凸过大或者颈椎前探，势必会引起转折点过弯，造成该处肌肉膨隆，形成所谓的"富贵包"（图8-19）。

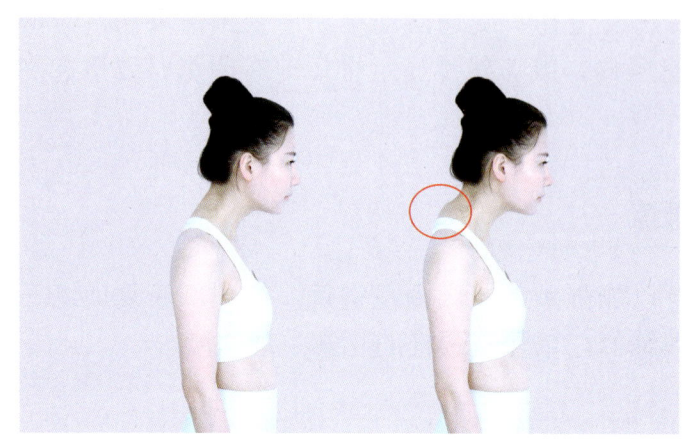

图8-19 "富贵包"的生理结构性原因

2. 肌肉疲劳造成姿态改变

对一部分人来说，颈椎和胸椎生理曲度是正常的，但也会出现富贵包，这种情况大多是颈胸椎肌肉张力不足引起的，这部分人正常的姿势是肩背前垂，脑部后坠，人为造成转折点曲度过大，一旦挺胸抬头站直后，富贵包就消失了。

3. 过多低头和脂类代谢异常

低头或者头部前倾，都会促使富贵包的形成。富贵包的形成与人们常含胸低头看手机、伏案工作等日常习惯密不可分。长期劳损或者低头伏案工作，造成颈背部产生更强烈的刺激以及累积性伤害，导致局部常常出现慢性炎症，软组织增生、肥厚，从而导致出现相应的包块；由于慢性炎症也会刺激颈背部脂肪进行异常的分布和沉积，导致大量脂肪沉积，包块状隆起增大，富贵包越来越大。

三、富贵包的危害

"富贵包"的形成与长期低头有很大关系,研究发现,头部每前倾10°,颈部后侧的张力就会增加3倍,富贵包通常会加重颈椎病,引起颈部疼痛。颈椎具有"牵一发而动全身"的地位,受损的颈椎压迫神经就会导致手麻,压迫血管就会导致头晕。如果长时间脑供血不足,还会加重头晕,特别是突然起立、改变体位时,就会引起直立性的低血压。

"富贵包"产生酸麻胀痛是由于相关的神经激惹、压迫和钳夹,甚至出现卡压症状。支配颈胸交界后部小肌肉群的神经主要是脊神经的背支,这些神经从椎间孔发出后内侧支,支配脊椎附近的肌肉,外侧支则走行较远,可支配肩胛上背部的肌肉和皮肤感觉。所以当"富贵包"越大,说明骨性包起和肌筋紧张痉挛越严重,对脊神经背支的刺激就越严重和明显,尤其是外侧支,更是引起上背广泛酸胀痛和"富贵包"区域麻木、麻痹等感觉异常或消失的主因。另外,背支还与交感链相交关联,而颈交感的星状结节和胸交感链也在横突前方的椎体旁,也容易受压迫激惹,所以不仅仅是酸麻胀痛,还可能有胸闷心慌、失眠、心跳加快、心律不齐、血压升高等交感神经激惹的症状出现。

四、富贵包的矫治

1. 正骨整脊疗法

对因为脊柱结构改变导致的富贵包,需要专业的医生诊治,按照颈椎综合征的诊疗程序操作。首先,排除禁忌证,确定颈胸椎错位类型和程度;然后,松解富贵包周围肌群、筋膜等软组织;最后,再施行正骨整脊疗法,矫正颈椎、胸椎错位,调整颈胸椎错曲度,消除隆起。

施行正骨整脊手法时先矫正相关颈椎、胸椎的侧弯(侧摆)、左右旋转等错位方式,患者俯卧位,术者食指、中指合并在一起上下滑动触诊C6~T4棘突,如果棘突对应不整齐且周围有压痛,提示有椎体侧摆或旋转(图8-20)。矫正手法如下:

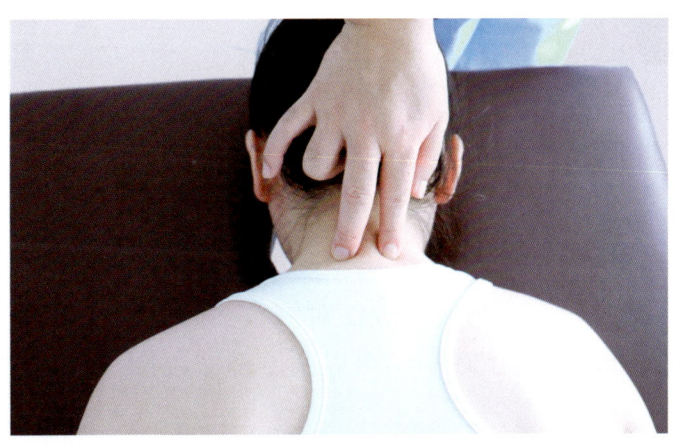

图8-20　颈椎触诊

患者俯卧位，术者用小鱼际根部（或拇指）按压在下位椎体横突上，另一手放在头的侧方，把患者头部推向对侧以打开关节，然后旋转头部到极限，两手同时冲击用力进行复位，复位成功则压痛消失（图8-21）。

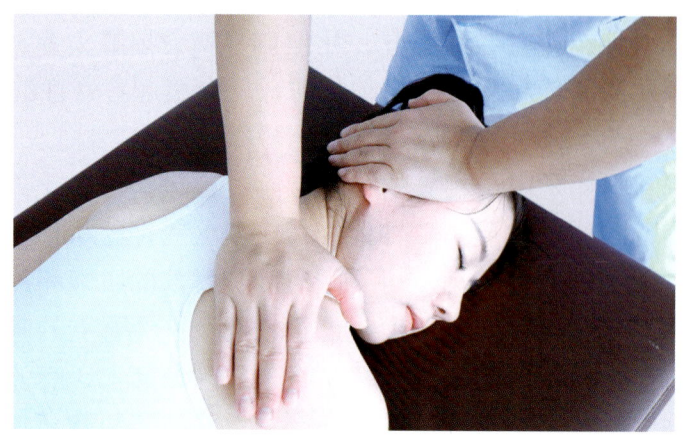

图8-21　关节复位

然后，再重点矫正颈、胸椎后凸的错位，以恢复曲度。患者俯卧位，双手食指和中指同时触诊C6～T5两侧的横突（关节突），有高凸和压痛提示椎体横突有后移位（图8-22）。矫正手法如下：

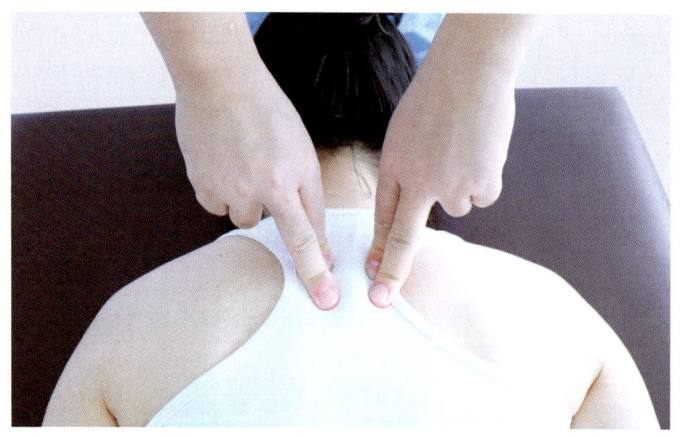

图8-22　胸椎触诊

（1）矫正手法一：用于C6～T1横突后移。患者俯卧，治疗师用一手小鱼际根部（或拇指）按压在患者后移位的横突上，另一手放在对侧头部向后移位横突一侧旋转头部到极限，然后两手同时冲击用力完成复位。上述手法可以两侧都做，并且可以重复2～3次（图8-23）。

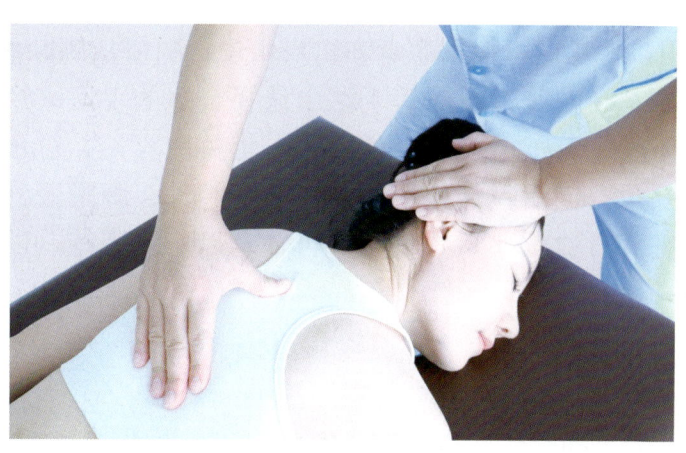

图 8-23 矫正手法一

（2）矫正手法二：用于 T1～T3 横突后移。患者俯卧，头转向胸椎后移横突对侧，治疗师一手握住另一手手腕，用手尺侧面向下切压后移的关节突（图 8-24）。

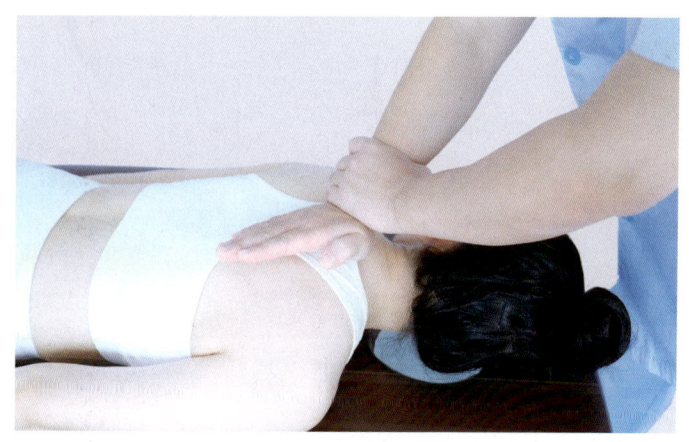

图 8-24 矫正手法二

（3）矫正手法三：用于 T2～T5 后移。患者坐位，双手十指交叉抱于颈部，治疗师双手从腋下穿过抓住患者前臂，膝盖顶在患者 T2～T5 棘突位置，膝盖向前顶压同时拉拽患者上臂，完成上位胸椎后移位的复位手法。此手法可以连续做 2～3 次（图 8-25）。

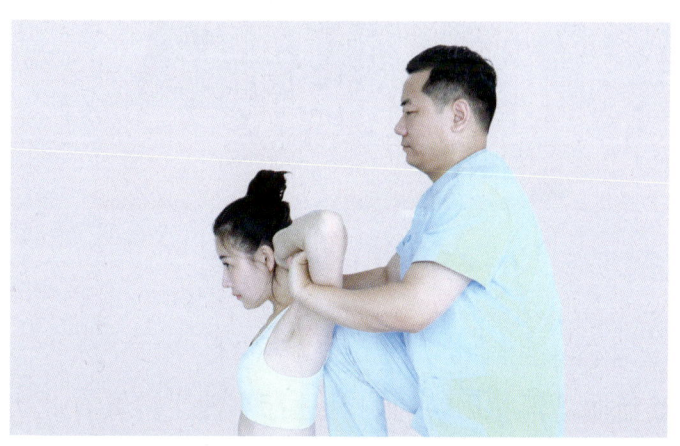

图 8-25 矫正手法三

如以上手法不适用，术者也可根据患者和自身情况，酌情从侧卧摇肩法、侧卧推正法、坐位推正法、侧头推正法、俯卧冲压法等手法中选择合适的手法来矫正（可参考本书第六章第二节"颈椎的矫正"、第三节"胸椎的矫正"相关内容）。对颈椎后移位的复位也可以配合牵引，牵引时要反复向后拉伸松动关节。如肩胛骨、胸腰段甚至骨盆都有移位，那就需要将肩胛骨、脊柱和骨盆都要矫正过来，再辅之以康复训练，以维持全身的骨架平衡和稳定。

2. 中医刺络拔罐和艾灸

颈肩部"富贵包"的"硬结块"可以用中医刺络拔罐和艾灸的方法来软化和缩小。

（1）刺络拔罐：采用刺络拔罐时，先针对局部进行无菌消毒，然后用三棱针点刺出血，将火罐置于出血处，留罐10～15分钟即可（图8-26）。

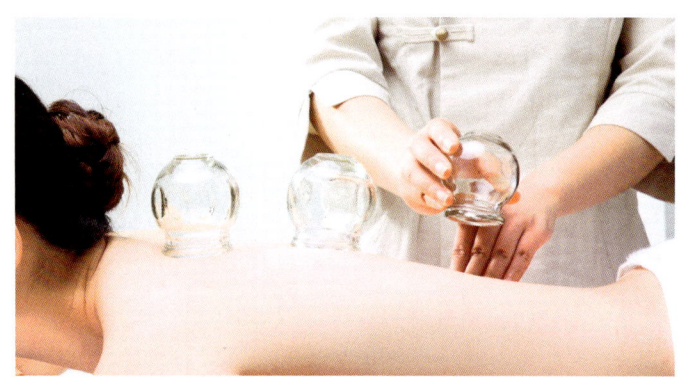

图8-26　刺络拔罐

（2）艾灸疗法：将艾绒点燃以后放于温灸器中，然后将温灸器放在富贵包处，10～15分钟，以局部皮肤潮红为度（图8-27）。

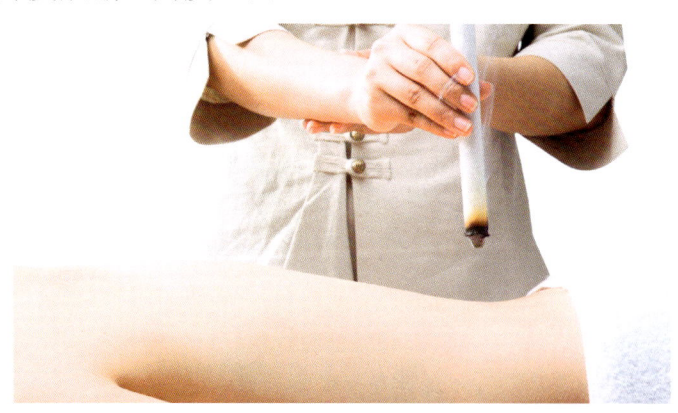

图8-27　艾灸疗法

3. 中药热敷

患者可以采用舒筋活血、消肿化瘀的中药进行热敷，将具有此类作用的中药，例如，三七、茜草、郁金、姜黄、川芎、乳香、没药、丹参、伸筋草、透骨草、海桐皮，放于布袋中，将布袋放于锅中加热蒸透，敷于富贵包处，每日1～2次，有明显的消除肿胀的作用。

五、富贵包的预防

1. 注意日常生活中的不良姿势

日常生活中要保持正确的站姿、坐姿，避免含胸驼背，工作电脑主动垫高，眼睛平视，减少长时间低头看手机或使用电脑，在工作学习过程中，多活动活动脖子；此外，选择合适的枕头，维持正常的颈椎生理曲度。

2. 坚持针对性的康复锻炼

（1）靠墙站式收下巴：双腿打开与肩同宽，靠墙站立；延展脖子后侧，可用手指辅助将下巴往后推；头靠墙、保持整个背部与头部紧贴墙面。每次保持5～10秒（图8-28）。

（2）延展胸椎，拉伸胸部肌肉：可利用墙面或门，保证脊柱的延展；弓步双手臂推墙面，身体向前，打开胸腔。每次配合呼吸15次（图8-29）。

（3）双臂上拉：直立，双脚并拢，全身收紧，双手自然上举后双臂交叉，手腕翻转使掌心相对合十。手臂内侧紧贴耳朵，身体微微下沉，吸气，脚趾抓地，身体尽量向后伸展。每次保持10～15秒（图8-30）。

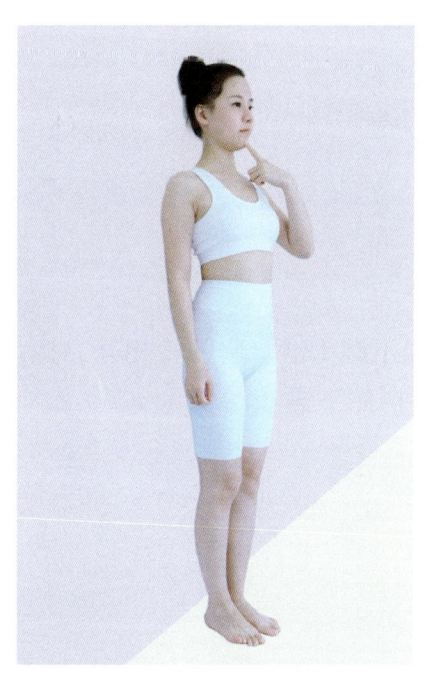
图8-28　靠墙站式收下巴

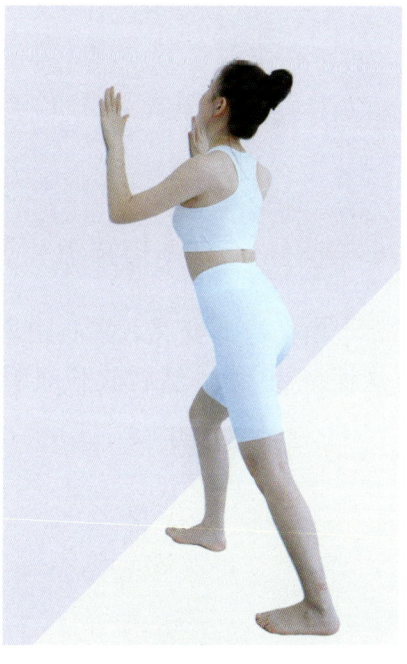
图8-29　延展胸椎，拉伸胸部肌肉

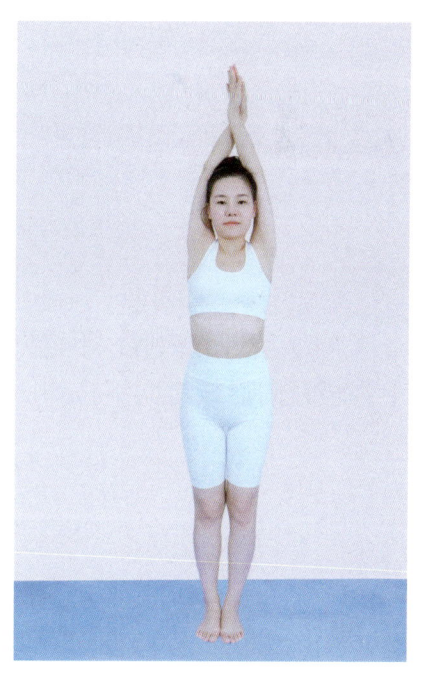
图8-30　双臂上拉

（4）伸展运动：正坐，双腿向前伸直并拢紧绷，脚尖向身体的方向回勾，感觉小腿肚有被拉伸，脚跟蹬地，同时双手十指交叉相扣，手心向上翻转，手臂伸直，尽量充分向上伸展，脊椎被拉伸。每次保持10～15秒，可获得拉伸脊椎、缓解背部疲劳的效果（图8-31）。

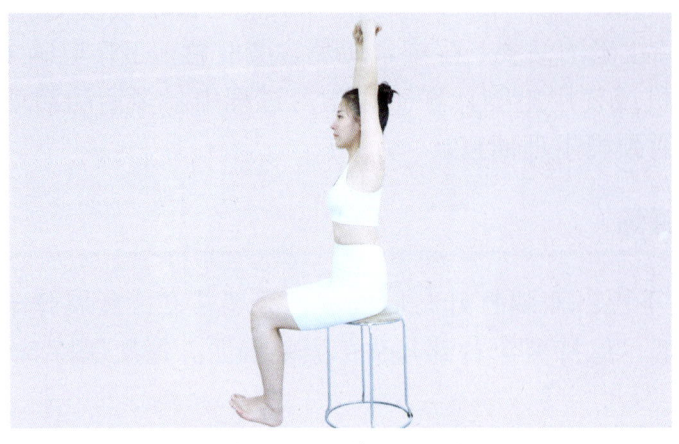

图8-31　伸展运动

（5）活动肩颈部：双手臂向上举起，身体向左或向右侧弯，或者双手向后打开，让肩颈部的关节肌肉运动起来（图8-32）。

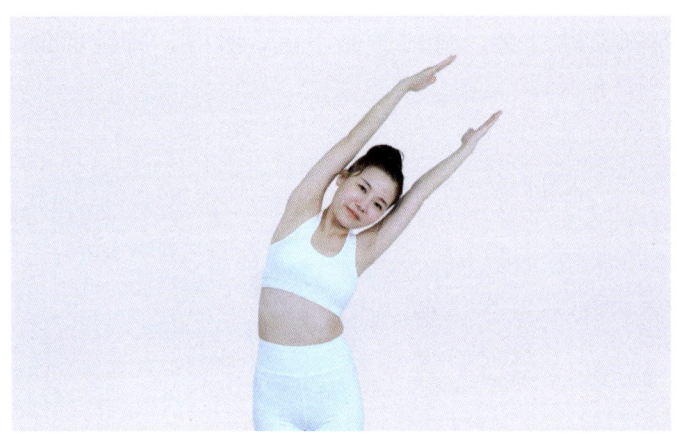

图8-32　活动肩颈部

（6）肩胛骨内收：手臂向后，十指在身后交叉，掌心由里向下翻180°，肩胛骨相互靠拢，手臂轻轻向后或者向下拉伸。每次保持30秒，然后放开双手，自然下垂（图8-33）。

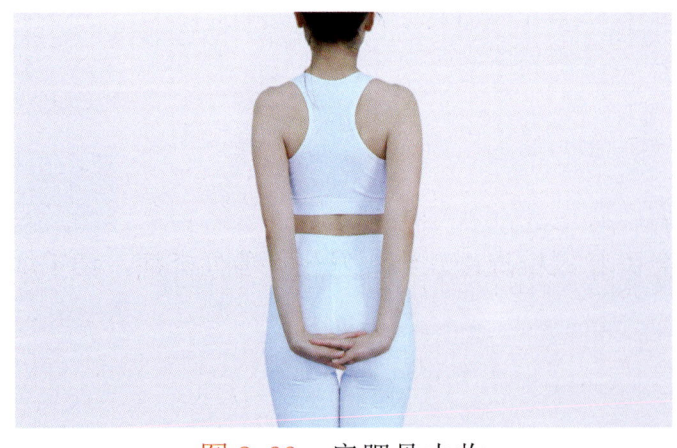

图8-33　肩胛骨内收

第三节 肩背、胸廓部的体态异常

肩背部常见的异常体态问题有高低肩、耸肩、溜肩、肩胛骨外翻、圆肩（含胸）驼背、高低背等，胸廓部的常见体态异常有肋骨外翻，这些体态异常问题都会在一定程度上影响我们的体态美观和气质，同时会导致脊柱变形、各种急慢性疼痛、脏器生理功能下降等一系列的健康问题，我们要重视，及时矫正和康复训练，让身体快速恢复健康和美丽。

一、高低肩

高低肩是肩部两边高低不一的现象（图 8-34）。肩颈除了承担关节活动的生理功能，还和一个人的体态、气质密不可分。处于职场的中青年群体，长时间固定姿势，缺乏锻炼，再加上不良的生活习惯，高低肩的出现越来越普遍。

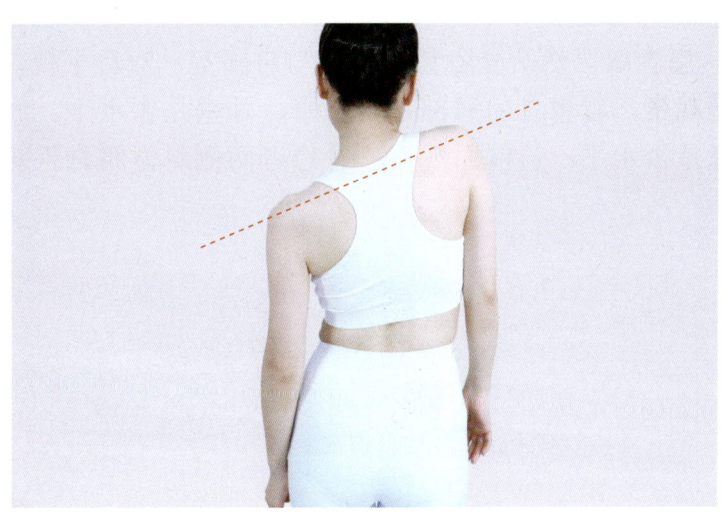

图 8-34　高低肩

1. 高低肩的形成原因

（1）不良的生活习惯。长时间左侧卧或右侧卧、总把头偏向一侧、习惯用单肩背包、长时间歪着头打电话、用电脑和鼠标使身体歪向一侧等都会引起高低肩。

（2）肌力不平衡。肩部活动有菱形肌和斜方肌，还有肩胛提肌等肌肉控制，一旦肌力不平衡势必引起高低肩，其主要症状是肩膀一高一低，偏高一侧肩胛提肌比较紧张。肌肉长期处于紧张状态，会引起颈椎周围软组织发生无菌性炎症，韧带增生退化，甚至会出现退行性改变。随着病情发展可引起功能障碍，减少颈椎正常曲度，严重时可压迫颈椎间的血管和神经，从而引起侧颈肩部出现酸胀麻痛等症状。

（3）脊柱变形。脊柱侧弯是引起脊柱变形的主要原因，脊柱变形可导致高低肩。此类患者的脊柱偏向一侧，常常伴有脊柱和胸廓旋转，从正面看双侧肩膀不一样高。脊柱侧弯通常发生在腰椎和胸椎段，胸椎段出现异常弯曲和旋转会使得胸廓活动变得狭窄，肺扩张受到限制，从而影响心肺功能。脊柱侧弯也可能发生在腰椎和骨盆部，出现腰椎侧弯和骨盆旋移症等。另外，严重的脊柱侧弯会导致椎体发生退行性改变，椎管和椎孔变得狭窄，易导致椎间盘突出，同时脊椎和神经会受到压力，最终引起肢体麻木、四肢无力以及头晕。

（4）先天性因素。先天性高低肩属于先天性畸形，肩胛骨在比较高的位置，健康一侧的肩关节低于患侧，患侧活动受到限制，常常合并肋骨、胸椎和颈椎畸形。这种情况下应及时诊断，早期手术治疗，同时也要正确指导患者做肩部功能康复训练，能有效改善高低肩的问题。

2. 高低肩的检测

（1）直立检查：患者取自然站立姿势，双足与肩同宽，双目平视，双肩放松，两臂自然下垂，术者从后面观察，看患者的肩部是否水平、耳垂是否水平、肩部到耳朵的距离是否一样、肩胛骨下缘是否水平；从前面观察，看患者两侧斜方肌是否对称、锁骨是否水平等（图8-35）。

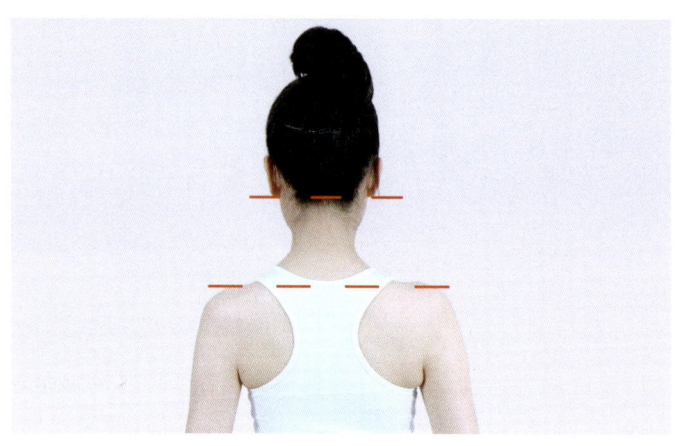

图8-35　高低肩的直立检查

（2）弯腰检查：患者两脚脚跟并拢，双腿伸直，双手合一躯干前屈90°，从上至下，观察脊背部两侧是否有高低不平。正常脊柱是在一条直线上，躯干两侧对称，如果脊柱不在一条直线上，后背左右不平，躯干两侧不对称，可能是脊柱侧弯，需进一步检测脊柱和骨盆（图8-36）。

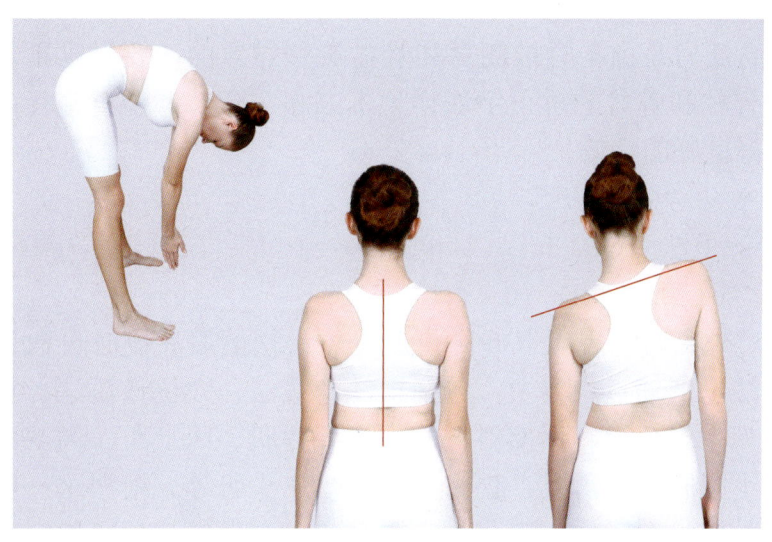

图 8-36　高低肩的弯腰检查

3. 高低肩的危害

（1）影响人体的形态美观和气质。高低肩可影响人们的体态美和气质，不管穿什么样的衣服，都显得不正式或吊儿郎当。

（2）肩颈部疼痛。高低肩导致肩部相关肌肉过度紧绷，或脊柱侧弯引起的脊柱变形等会导致颈椎侧弯更为严重，所以颈肩部易发生慢性疼痛。

（3）引起慢性头痛。肩颈部位疼痛恶化时，疼痛会蔓延到头部，从而引起慢性头痛。

（4）颈椎退化。没有及时解决高低肩问题，长期不正确的姿势会使颈椎承受过重的负荷，从而引起颈椎部位退化，严重时可形成骨刺。

（5）腰痛和长短腿。高低肩会使骨盆移位，打破腰部肌力平衡性，从而引起腰部疼痛。另外，骨盆移位也会使骨盆旋移，导致腿长发生变化，出现长短腿的现象。

4. 高低肩的矫正

高低肩主要分为两种情况：一种是由于不正确的肩部发力姿势和方式引起的；另一种是由于脊柱侧弯、骨盆旋移引起的高低肩，其实质是脊柱侧弯畸形。

第一种情况的高低肩形成的主要原因：经常用同一侧的肩膀挎背包、书包或肩扛、手提重物，使一侧肩关节周围的软组织长时间地处于紧张状态，久而久之，则使肩部下肌群紧缩，上臂肌群拉长而成斜肩，从而导致两肩高低不一的畸形。矫正的方法是对肩部两边的肌肉、筋膜等软组织进行按摩，使痉挛的肌肉松弛，然后通过拉伸来矫正高低肩，再辅之以康复训练后即可达到矫正的效果。

第二种情况的高低肩是由于脊椎侧弯和骨盆旋移导致的，要先以正骨整脊疗法矫正歪斜的脊柱和骨盆（脊柱和骨盆的矫正手法详见本书相关章节），再施行高低肩的矫正手法和康复训练即可取得良好的疗效。

（1）肩部的松解手法

松解肩前侧和肩外侧时，患者取仰卧位或坐位；松解肩后侧时可取俯卧位或坐位。肩部软组织的松解手法以舒筋点穴为主，包括揉法、拨法、穴位按压法、拍法等。颈肩部常见的肌肉损伤主要为中斜角肌、颈部斜方肌、肩胛提肌、冈上肌、冈下肌、锁骨下肌、胸大肌、胸小肌、大小圆肌、三角肌、肱二头肌、肱三头肌等。根据这一解剖特点，施治者大多选用局部穴位如风池、天柱、肩井、肩髃、肩贞、肩髎等颈肩部穴位及相关病变肌肉进行手法操作，并在颈三角或C5～T1的棘突旁等容易损伤的部位寻找压痛点或筋结，用舒筋点穴手法松解相关病损部位。

（2）肩部的拉伸手法

患者俯卧，术者将患者一侧手臂的大臂双手握住，往外牵拉，拉到极限后，静力保持，停留15秒左右（图8-37）。患者仰卧，术者一手掌置于肩峰处，另一手放于头侧，两手同时发力牵拉肩颈部肌肉，静力保持15秒左右，在高侧肩部可以适当增加牵拉时间，在低侧肩部可以适当缩短牵拉时间（图8-38）。然后，术者将患者手臂抬至上方，双手握住大臂往上牵拉15秒左右，两侧分别牵拉，在低侧可以适当增加牵拉时间，在高侧可以适当减少牵拉时间（图8-39）。用手掌根和虚拳叩击放松肩前部，由轻渐重，时间为1～2分钟。

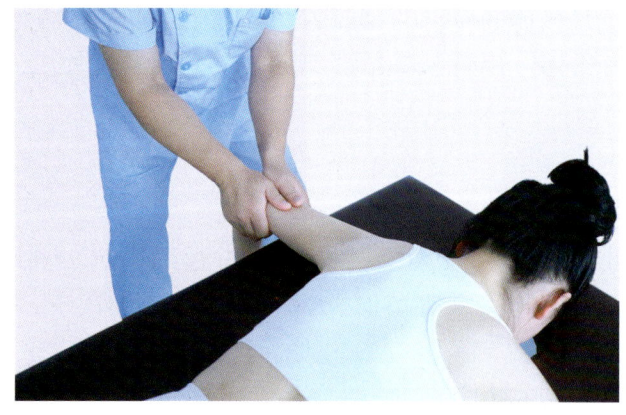

图8-37　肩部拉伸手法（1）

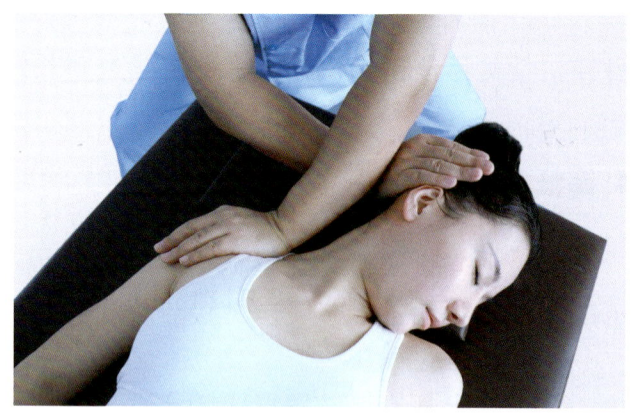

图8-38　肩部拉伸手法（2）

第八章　体形、体态的矫正

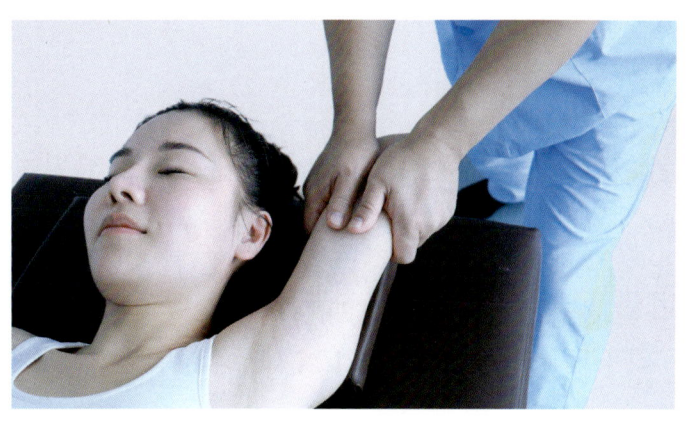

图 8-39　　肩部拉伸手法（3）

（3）高低肩的整复手法

高侧肩部整复手法：患者俯卧，患侧手置于后背，术者立于患者高侧肩部的一侧，一手从患者腋下穿过，手掌抵住高侧肩胛下角，另一手掌推住肩关节，双手合力同时往前或后下方打圈推揉，若是后侧肌肉紧缩，则重点往前下方打圈推揉，若是前侧肌肉紧缩，则重点往后下方打圈推揉，可反复操作 5～8 遍，直至高侧肩部上推至正位（图 8-40）。

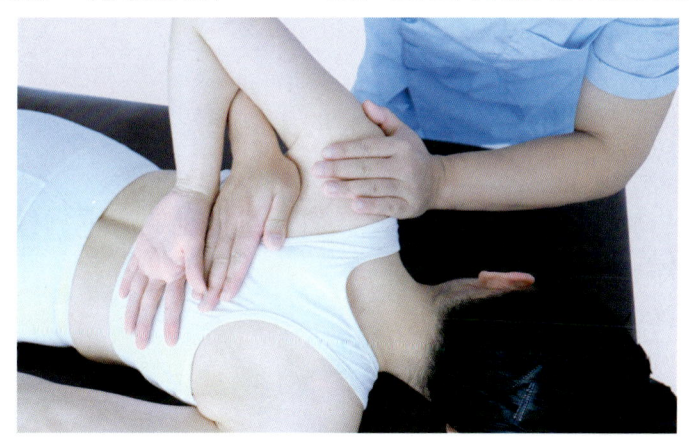

图 8-40　高低肩整复手法

低侧肩部整复手法：患者俯卧，患侧手置于后背，术者立于患者低侧肩部的一侧，一手从患者腋下穿过，手掌抵住低侧肩胛下角，另一手掌推住肩关节，双手合力同时往前或后上方打圈推揉，若是后侧肌肉紧缩，则重点往前上方打圈推揉，若是前侧肌肉紧缩，则重点往后上方打圈推揉，可反复操作 5～8 遍，直至低侧肩部上推至正位（图 8-41）。

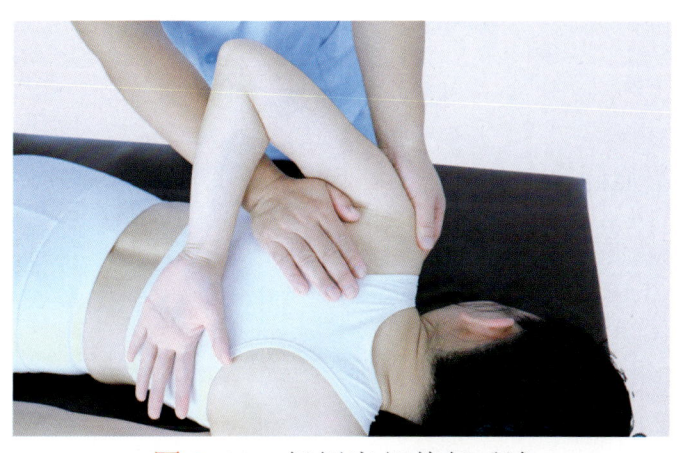

图 8-41　低侧肩部整复手法

5. 高低肩的康复锻炼

高低肩的康复训练动作速度不宜太快太猛，要持之以恒，练习过程中可休息，并要根据情况逐渐增加运动量，从而取得康复佳效，具体的康复训练方法如下：

（1）两脚开立，与肩同宽，上体直立。两手持哑铃下垂于体侧。然后吸气，同时两臂做侧平上举，然后呼气放下还原，重复 10～12 次，练习 4 组（图 8-42）。

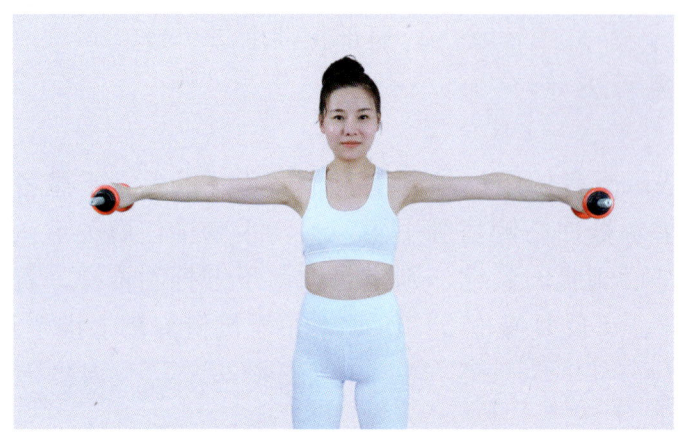

图 8-42　高低肩的康复锻炼一

（2）两脚开立，与肩同宽，上体直立，低肩侧手持哑铃或重物做单臂耸肩，另一侧手叉腰。重复 10～15 次，练习 4 组（图 8-43）。

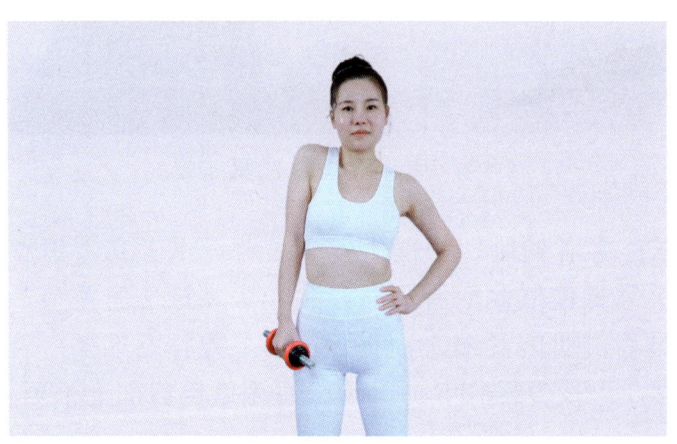

图 8-43　高低肩的康复锻炼二

（3）两脚开立，与肩同宽，上体直立，低肩侧手持哑铃或重物做单臂肩上推举，另一侧手叉腰。重复 10～12 次，练习 4 组（图 8-44）。

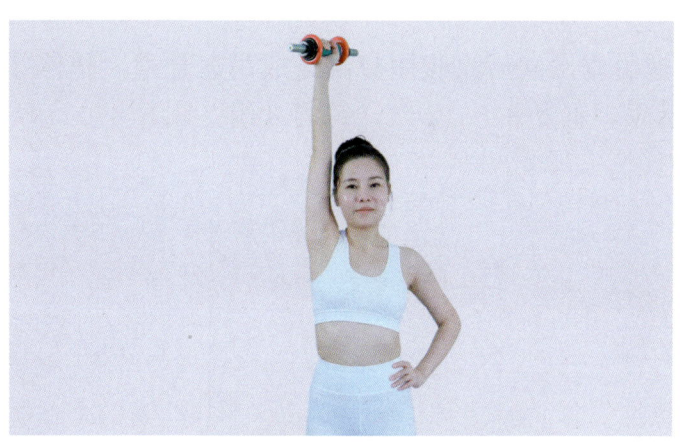

图 8-44　高低肩的康复锻炼三

（4）单杠双臂正握悬垂 10～15 秒（或默数 15～25 个数），练习 3 组（图 8-45）。

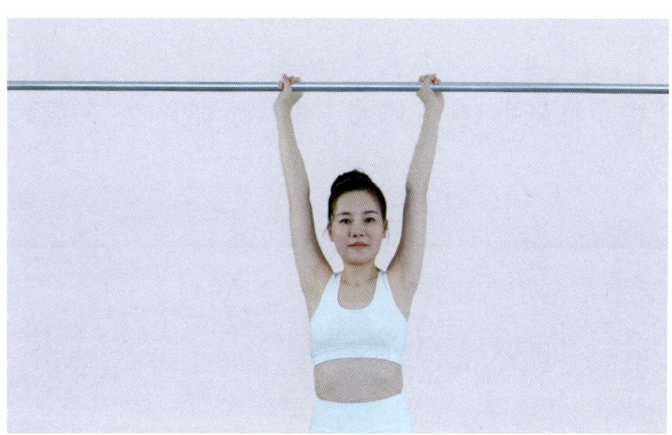

图 8-45　高低肩的康复锻炼四

（5）单杠双臂正握悬垂颈后引体向上 8～12 次，练习 3 组（图 8-46）。

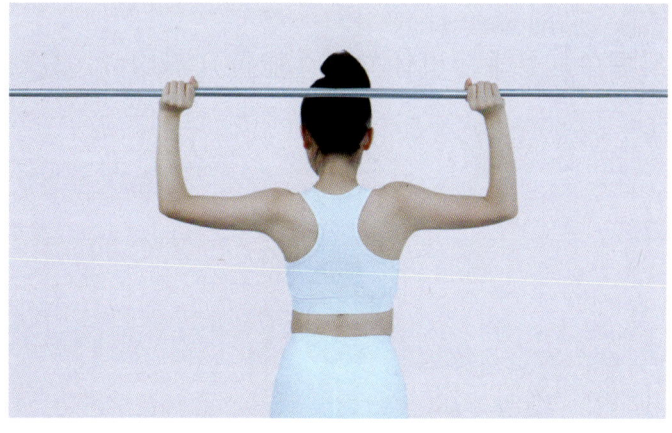

图 8-46　高低肩的康复锻炼五

（6）单杠双臂正握悬垂，向后收腹团身翻臀成吊肩悬垂，稍停3～5秒钟，接着再向前提臀翻转还原成正悬垂。重复8～12次，练习3组（图8-47）。

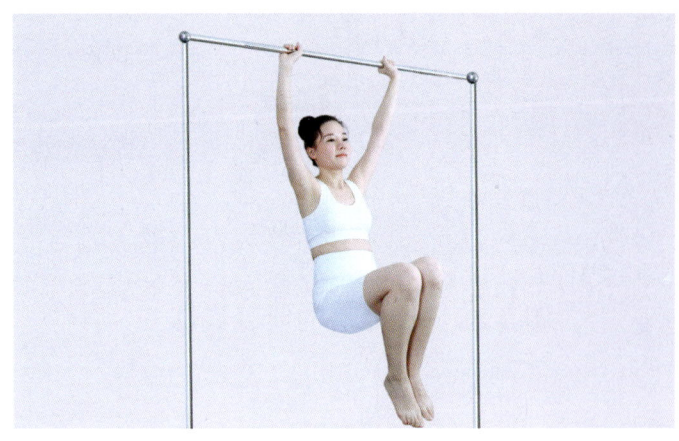

图8-47　高低肩的康复锻炼六

（7）低肩侧单臂正握单杠悬垂10～15秒（或默数15～25个数），练习3组（图8-48）。

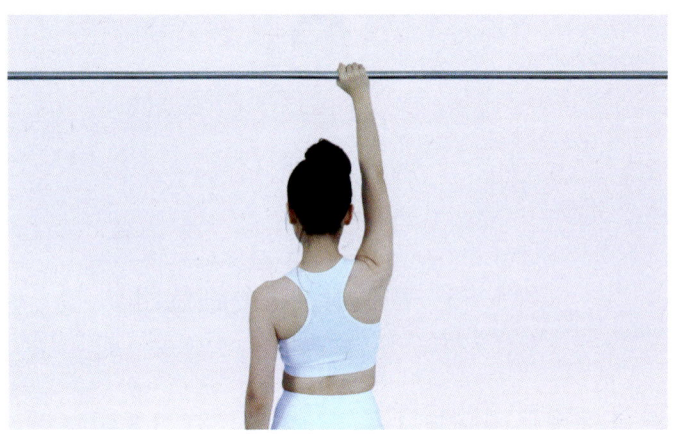

图8-48　高低肩的康复锻炼七

（8）低肩侧单臂反握单杠悬垂后引体向上（能拉几下均可，只要向上拉用力即可），练习3组（图8-49）。

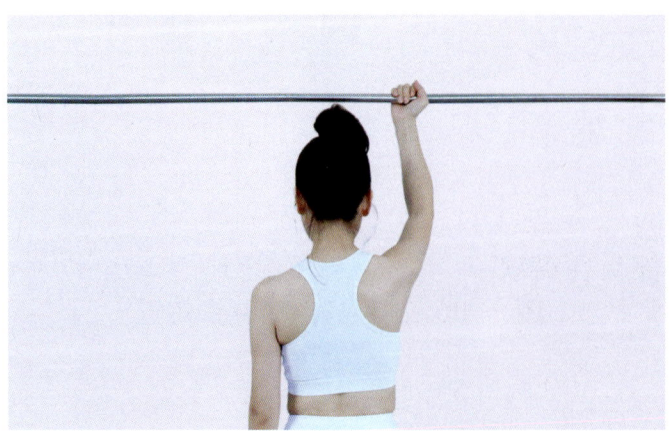

图8-49　高低肩的康复锻炼八

6. 高低肩的预防

对于高低肩，在手法矫正后，坚持康复锻炼，日常生活、工作中要注意两肩经常交换使用，纠正坐、立、走等不良的身体姿势和生活习惯，就可有效地预防高低肩，保持良好的肩部形态了。具体预防措施如下：

（1）避免不良的工作习惯。注意坐姿，平时注意要端正座椅，不要斜座，这样可以保证两边肌肉同时松劲，养成良好的习惯；长时间使用电脑的人右手由于需要握鼠标，会比左手用力，容易形成高低肩，一般来说惯用手（如右手）的肩膀会更低一些，而将电脑放置侧方，需侧身使用电脑的职场人则更容易出现上述问题。同时要避免在休息时趴在桌子上睡。

（2）端正走姿，尽量避免单肩背重包、单手提重物。在平时走路时，一定要仰头挺胸，端正走姿，略抬高自己较低的那个肩；尽量避免单肩背重包、单手提重物，长期一侧肩膀和手臂发力，易导致两边的不平衡，出现高低肩。

（3）放下二郎腿、减少穿高跟鞋。长期跷二郎腿和穿高跟鞋的危害有很多，其中长期跷二郎腿会导致骨盆和脊柱的左右失平衡、高跟鞋会导致前后失平衡，出现继发性脊柱的畸形，外形受到明显的改变，从而产生高低肩、骨盆倾斜、腰背部酸痛等症状。

（4）保持正确的睡觉姿势。这是大家容易忽略的一个问题，在人体正常生理曲线图中，臀部、背后脊柱和后枕部并不在一条直线上，经常侧睡容易造成脊柱侧弯，导致高低肩、长短腿等疾病。严重的也会造成被压迫的一半身体麻木僵直，颈部、腰部神经疼痛等。对于喜欢在床上看书、用手机的人群，要注意避免侧躺和用一侧手肘撑起身子看这类姿势。

二、耸肩

耸肩是一种上提肩胛骨的姿势，患者在耸肩的时候其颈部和双侧的上肢基本保持不动，但是患者双侧的肩部有明显的上提，并且会有内收、内旋的活动，这就叫耸肩。在耸肩到达最高点的时候，患者双侧的肩部往往离双侧耳朵比较近，这种姿势可以是一种生理现象，也可以出现在某些疾病中（图 8-50）。

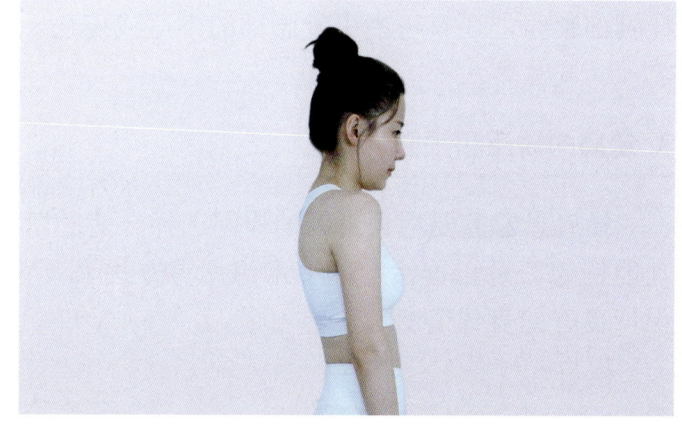

图 8-50　耸肩

1. 耸肩形成的原因

（1）生理性耸肩：可能是一种姿势习惯，比如西方人经常会有耸肩的动作，表示自己很无辜，不知道。

患者长时间处于慢性焦虑、抑郁或者突然受到惊吓时会导致心理比较紧张，容易出现肌肉突然或者不自主抽动，出现耸肩的现象。肩部肌肉（上斜方肌、肩胛提肌等）持续紧张或者受凉、过度劳累，也会让患者耸肩。

（2）病理性耸肩：见于儿童相关的病变，比如多动症或者舞蹈症，就有可能看到耸肩这种动作。

颈椎病导致神经根的相关刺激，会持续产生一侧或双侧肩部肌肉的紧张，有可能出现耸肩现象。另外，肩关节周围的肌肉萎缩也会引起耸肩的现象。

患者出现上呼吸道感染、扁桃体炎或者鼻炎等疾病时，可能会对身体造成不同程度的刺激，导致肌肉出现频繁的无目的抽动从而引起耸肩表现。这时可针对病因选择抗生素药物以及抗病毒药物等进行治疗，如甲硝唑、罗红霉素以及恩替卡韦等，治疗好疾病后耸肩症状即可消失。

2. 耸肩的危害

（1）影响美观和气质：如果经常耸肩或长期保持耸肩的状态，就会使斜方肌处于不断发力的状态，可能会造成斜方肌酸痛，如果持续时间较长，斜方肌就会凸起，影响美观和气质。

（2）导致肩部、腰部不适或疼痛：肩胛骨的稳定是所有上肢运动的基础，而耸肩的状态下肩胛骨却恰好处于一个不稳定的状态中，因此，会有可能引发肩部的疼痛或不适；长期处于耸肩的状态，背阔肌处于被拉长且紧张的状态，连接在腰段的处于紧张的背阔肌会让腰部紧张，还有可能引发腰部的不适或疼痛。

3. 耸肩的矫正和预防

耸肩患者需要根据不同的原因选择合适的矫正方法，一般可以根据情况选择手法矫正、功能锻炼、矫正器治疗、手术治疗等方式来改善，同时在日常生活中也要改掉不良习惯，保持良好的身体姿势和生活习惯。

（1）手法矫正：通过肩部松解、拉伸、整复手法能够改善肌肉紧张僵硬，促进血液循环，改善组织代谢，就能够有效缓解肌肉痉挛紧张，使耸肩得到矫正（可参考本节"高低肩的矫正"，其中"整复手法"都按"高侧肩部整复手法"操作）。

（2）康复锻炼：在日常生活中可以加强肩部肌肉拉伸和锻炼，能够改善斜方肌紧张、痉挛，解除耸肩动作，加强斜方肌锻炼，能够避免斜方肌劳损和出现坚硬，长时间坚持就能得到改善（可参考本节"高低肩的康复锻炼"）。

（3）佩戴矫正器：如果出现严重的耸肩，可以在手法矫正和康复锻炼的基础上再佩戴矫正器的方式来改善，矫正器主要能够达到拉伸紧致的效果，同时还能够增强肌肉的拉力，长时间坚持就能够使耸肩得到矫正。

（4）手术：如果是肌肉萎缩严重且无法通过手法、锻炼等方式纠正的病理性耸肩，需要及时去医院通过手术松解萎缩的肌肉来矫正。

（5）预防：对于耸肩的现象，在手法矫正后，坚持康复锻炼，日常生活、工作中注意纠正坐、立、走等不良的身体姿势和生活习惯，就可有效地预防耸肩，保持良好的肩部形态了（可参考本节"高低肩的预防"）。

三、溜肩

"溜肩"又称"垂肩""斜肩"，当肩部与颈部夹角大于90°、颈肩交会点水平线与肩线的夹角≥20°时，我们称之为溜肩（图8-51）。主要原因是肩部锁骨和肩胛周围附着的三角肌、胸大肌、背阔肌、斜方肌等不发达，使锁骨和肩胛骨近端下垂。长时间的伏案工作，让上斜方肌非常紧张，时间久了，溜肩会越来越严重。溜肩一般伴随的体态是含胸、驼背等，对体形和气质都有很大的影响。溜肩可以说是不良体态中比较常见的一种现象，它不仅让整个人显得颓废、没气质，而且也会引起颈椎病、肩周炎等问题，影响我们的健康，要及时矫正过来。

与溜肩相区别的肩部形态有平肩和直角肩，都是现代女性比较推崇的肩部形态。"平肩"是指自然站立位，以颈点和肩膀交会的转折点为顶点，如果肩线与颈肩交会点水平线夹角≤15°，就是平肩。"直角肩"是在平肩的基础上，如果肩膀和上臂外侧轮廓线的夹角接近90°，那么就是现代女性非常推崇的"直角肩"。"直角肩"更显背部挺拔轻薄，给人以自信大方之感，更适合现代女性独立自主、自信优雅的气质。

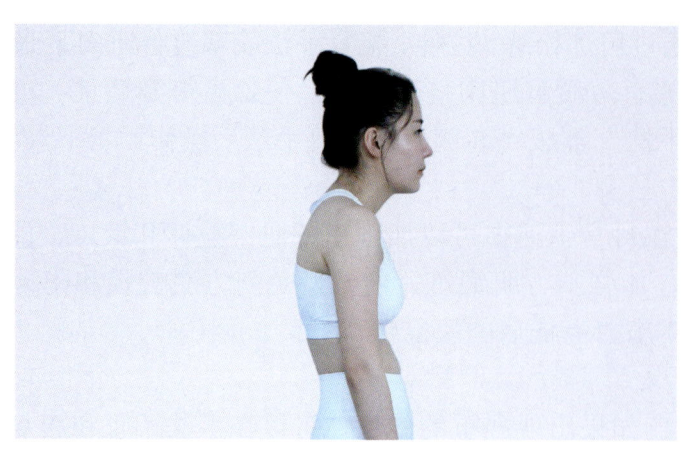

图 8-51 溜肩

1. 溜肩的手法矫正

通过肩部松解、拉伸、整复手法能够改善肌肉紧张僵硬，促进血液循环，改善组织代谢，就能够有效缓解肌肉痉挛紧张，使溜肩得到矫正（可参考本节"高低肩的矫正"，其中"整复手法"都按"低侧肩部整复手法"操作）。

2. 溜肩的康复锻炼

在日常生活中可以加强背部肌肉的拉伸和锻炼，能够改善斜方肌紧张、痉挛，解除耸肩动作，加强斜方肌锻炼，能够避免斜方肌劳损和出现坚硬，长时间坚持就能得到改善。具体锻炼方法如下：

（1）耸肩法：患者站立或坐着的时候，上体保持正直，两肩同时尽量上提并保持3～5秒，然后放松，每组12～15个，每次3～5组，此法双手持适当重物锻炼更佳（图8-52）。

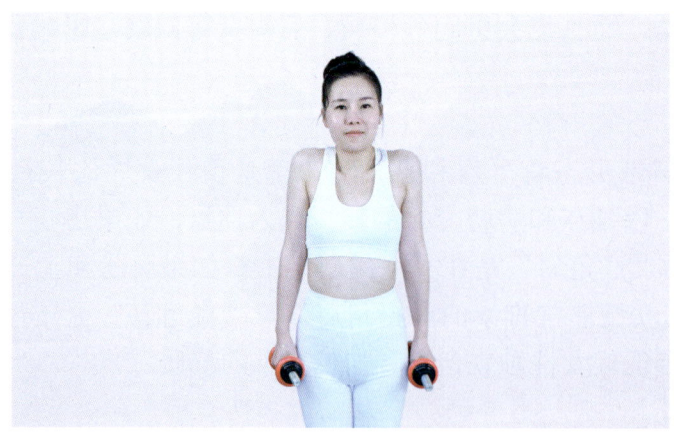

图 8-52 耸肩法

（2）两臂侧上举法：在耸肩的基础上，两手持适当重物侧上举，每组12～15个，每次3～5组（图8-53）。

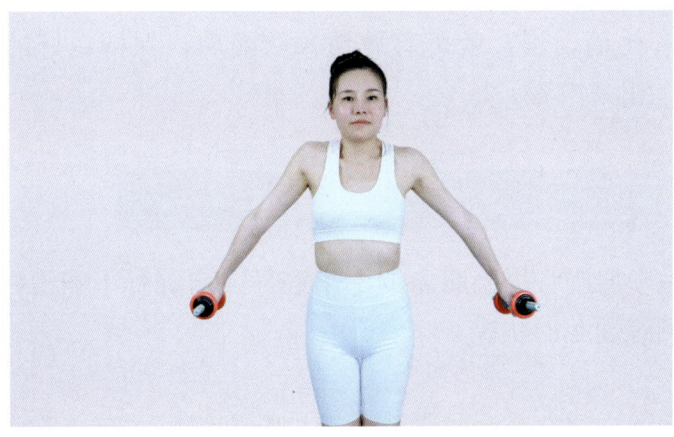

图8-53 两臂侧上举法

（3）臂上举法：两脚开立，与肩同宽，两手持适当重物上举，每组12～15个，每次3～5组（图8-54）。

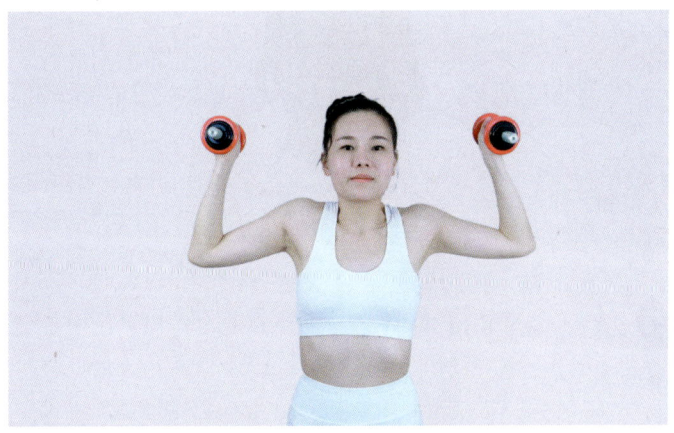

图8-54 臂上举法

（4）俯卧撑法：俯卧于床上或平地上，练习俯卧撑，每组12～15个，每次3～5组（图8-55）。

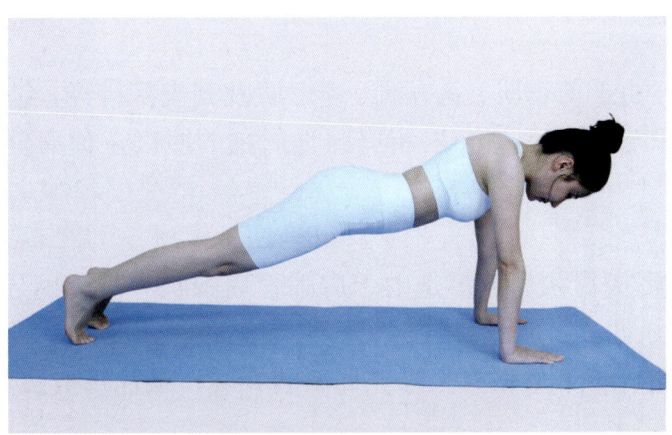

图8-55 俯卧撑法

3. 溜肩的预防

对于溜肩的现象,在手法矫正后,坚持康复锻炼,日常生活、工作中注意纠正坐、立、走等不良的身体姿势和生活习惯,就可有效地预防溜肩,保持良好的肩部形态了(可参考本节"高低肩的预防"相关内容)。

四、翼状肩胛

翼状肩胛指的是由于肩胛骨周围肌力的不平衡导致肩胛骨不能很好地紧贴胸壁,而出现了肩胛骨下角或者内侧缘翘起的状况。

正常的肩胛骨和胸壁之间存在一种微动关节即肩胛胸壁关节,它是平贴在肋骨架上的,是肩关节正常活动的重要组成部分,肩胛骨的运动就是由肩胸关节及其周围的肌肉、韧带等软组织完成的。肩胛骨协同肱骨完成肩关节正常的旋转运动,并为上肢推、拉、伸以及投掷等动作提供稳定的基础,所以维持肩胛骨的动态稳定非常重要(图 8-56)。

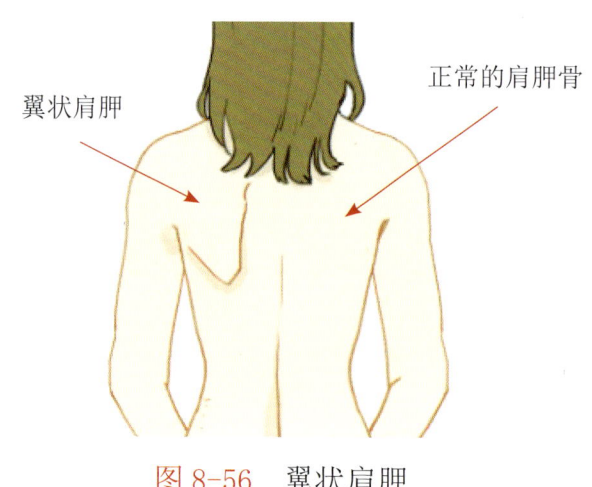

图 8-56 翼状肩胛

1. 翼状肩胛的形成原因

(1)病理性原因:由于前锯肌、斜方肌、菱形肌及其支配神经,包括胸长神经、副神经、肩胛背神经等的受损和营养不良都会累及肩胛骨周围的肌肉,使肩胛骨失去正常的稳定性而形成翼状肩。

(2)肌肉失衡:形成翼状肩大多是由于肩胛骨周围肌力不平衡导致的现象,这些肌肉主要包括胸小肌、斜方肌、菱形肌、前锯肌。当胸小肌相对紧缩,前锯肌、菱形肌、斜方肌中部相对虚弱时,肩胛骨下角和内侧缘会远离肋骨架,从而形成翼状肩胛。

2. 翼状肩胛的危害

（1）疼痛：翼状肩胛可能会导致肩胛骨周围的肌肉力量不平衡，出现肩胛骨周围疼痛的现象，也可能会降低肩关节的灵活性。

（2）力量减弱：由于翼状肩胛骨造成肩胛骨不稳定，因此上肢发力时可能会导致力量减弱。

（3）引发颈椎病：翼状肩胛周围的肌肉力量不平衡，容易造成颈椎、胸椎的退变，导致颈肩部的酸痛，还可能会引发颈椎病。

（4）影响美观：翼状肩可能会造成视线错觉，侧面看像驼背，从而影响美观。

3. 翼状肩胛的矫正和预防

（1）翼状肩胛的手法矫正：通过肩部松解、拉伸手法能够改善肌肉紧张僵硬，促进血液循环，改善组织代谢，就能够有效缓解肌肉痉挛紧张，激活虚弱的肌肉，平衡肩胛周围肌肉力量，使翼状肩胛得到矫正（可参考本节"高低肩的矫正"中肩部的松解手法和肩部的拉伸手法）。

（2）翼状肩胛的康复锻炼：在手前屈时所出现的翼状肩胛，这也是比较常见的一种。针对这种类型，主要是前锯肌和斜方肌不能很好地协调工作，或无力而出现的翼状肩胛。针对这种情况，一般采用锻炼前锯肌的方法，只有当前锯肌力量恢复时，其翼状肩胛才会消失。具体的康复训练方案如下：

前锯肌激活。平板支撑，腹部收紧，让身体呈一条直线。前锯肌发力，双手推地，让肩胛骨贴近胸椎。保持15秒，还原。接着吐气时前锯肌发力，把身体撑起，保持15秒，再还原（图8-57）。

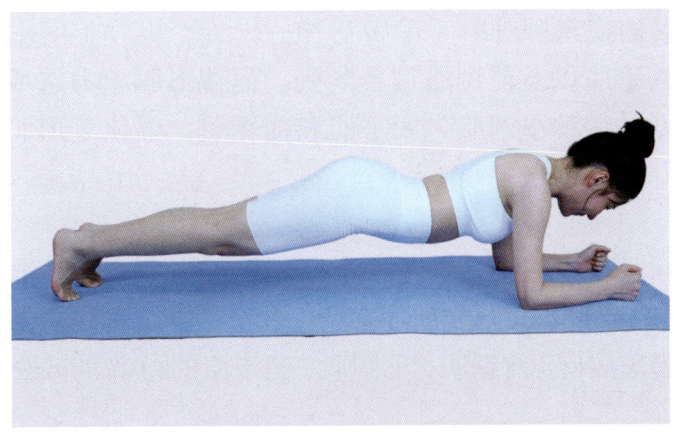

图8-57 前锯肌激活

对抗练习：俯卧位，伸出一只手臂举过头顶，手向下按地面的同时向远处延展。延展到最大限度回收，继续按压地面同时向远处延展。15次一组，一边做4组（图8-58）。

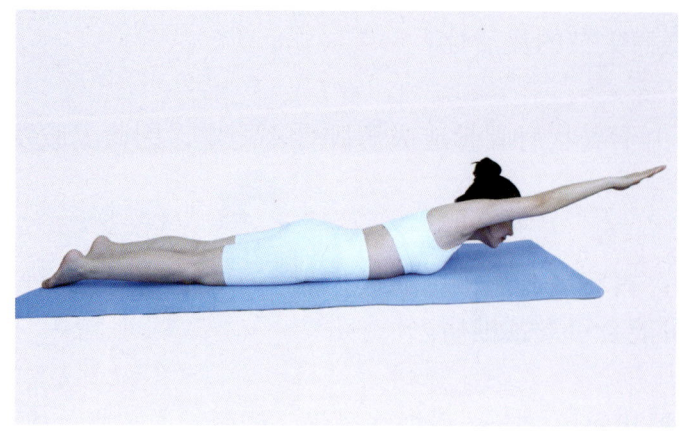

图8-58　对抗练习

弹力带前上举：仰躺，屈膝双脚踩地，一手握住弹力带一段，固定住。另一只手握住弹力带，吐气腹部收紧，手向远处延展。吸气回收手臂，吐气腹部收紧，再次延展（图8-59）。

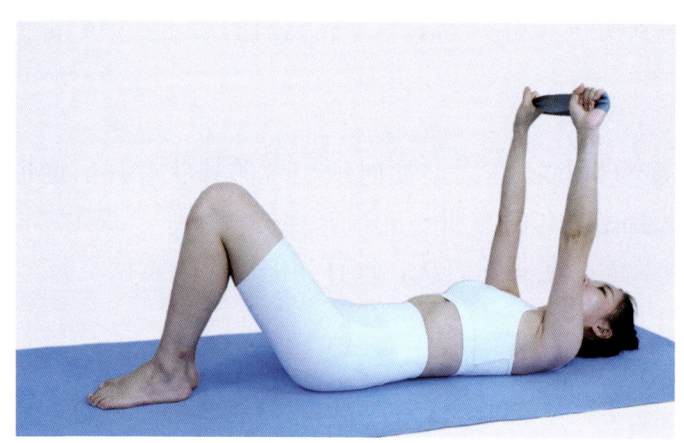

图8-59　弹力带前上举

当手从腹部背到后面摸肩胛骨时（手臂后伸、内旋、内收）所出现的翼状肩胛。这种情况是由于小圆肌、冈下肌以及前锯肌过于紧张，而菱形肌无力造成的。针对这样的翼状肩胛，我们采取的方法是松解小圆肌、冈下肌和前锯肌，强化菱形肌。具体的康复训练方案如下：

松解前锯肌、小圆肌、冈下肌：准备一根泡沫轴，侧身躺，将泡沫轴置于侧肋上，上下滚动（图8-60）。疼痛位置可以停留，保持6个深呼吸，再接着滚动。小圆肌和冈下肌可以通过磁疗棒或筋膜球放松（前锯肌、小圆肌、冈下肌的松解也可选择按摩手法来松解）。

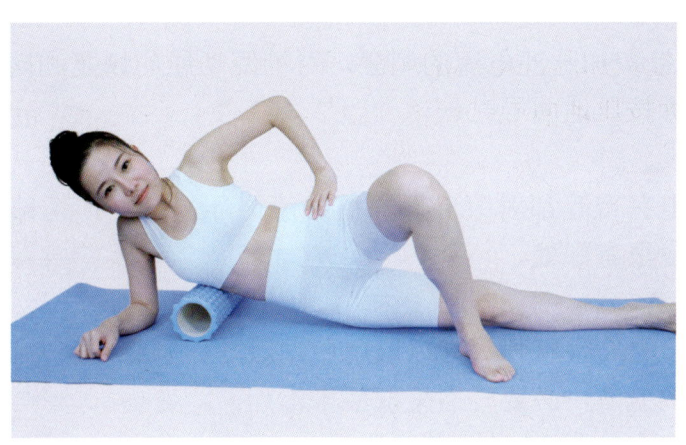

图 8-60 松解前锯肌、小圆肌、冈下肌

菱形肌激活：俯卧，吸气不动，吐气腹部收紧，肩胛骨向中间收紧，让肩膀远离地面。吸气回落，吐气腹部收紧，肩胛骨内夹。15 次一组，做 4 组（图 8-61）。

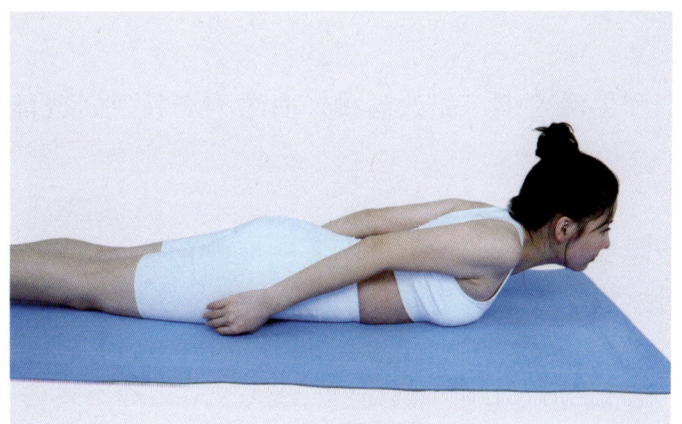

图 8-61 菱形肌激活

俯身"T"字：趴在床上，让胸部以上置于床外。腹部收紧，身体呈一条直线。两手握拳，大拇指朝上。肩胛骨内夹，带着手臂向天花板方向抬起。20 次一组，做 4 组（图 8-62）。

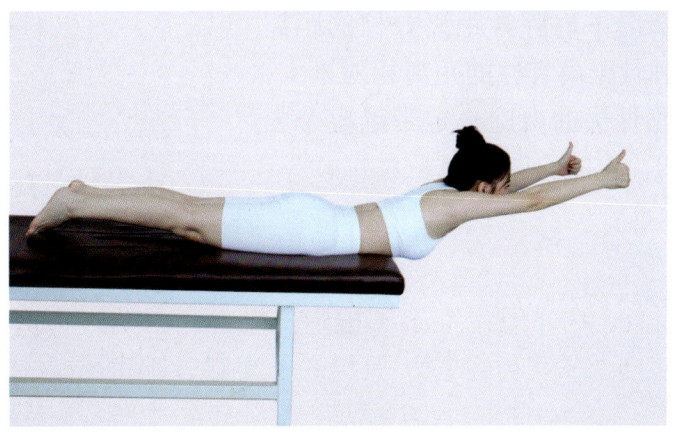

图 8-62 俯身"T"字

（3）其他疗法：针灸加脉冲电流的刺激，对神经功能的恢复和防止肌肉萎缩，有肯定的效果。

深部热透理疗、电兴奋等都对改善局部的血液循环、增加损伤部位的营养、促进损伤神经和肌肉功能的恢复很有好处。

如是神经麻痹引起的翼状肩胛，可以服用甲钴胺片、腺苷钴胺片、维生素 B_1 片等药物营养神经，减轻神经的麻痹，必要时需采取手术治疗。

（4）翼状肩胛的预防

▲背包不宜过重，背包带也不宜过紧，更不能太细，以免对肩局部压力过大而损伤胸长神经和副神经。在背负行走过程中，要有适当的休息，使局部得到一定的间歇，以松解压迫，有利于神经机能恢复。

▲要改变一些生产和生活习惯，如改肩挑、身背为车拉等，既能提高劳动效率，又可以减少致病因素。

▲纠正不良坐姿和睡姿，坐时应抬头挺胸，腰椎后方可以放置一个低枕头；睡时则建议尽量采取平卧位，且床垫不可过软。

▲坚持康复锻炼，日常生活、工作中注意纠正坐、立、走等不良的身体姿势和生活习惯，就可有效地预防翼状肩胛，保持良好的肩部形态了。

五、圆肩（含胸）驼背

圆肩是指肩部内旋即肩胛骨前伸、肱骨内旋的一种体态问题，正常情况下肩胛骨距离脊柱的距离是7～9厘米。如果肩胛骨距离脊柱的距离相对过大，就是肩胛骨前伸了；肱骨头的内旋必定带动整个上肢的内旋，这就是圆肩，也叫含胸（图 8-63）。

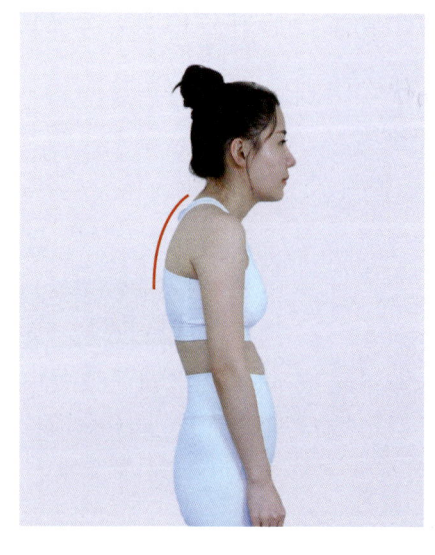

图 8-63　圆肩（含胸）

驼背是指胸椎曲度增大，向后凸出，背部呈弧形的一种体态问题（图 8-64）。驼背的表现是脊柱出现了不正常的过度后凸弧线，常发生于胸椎、颈椎和骶骨。胸椎一般会向后凸出并形成一个轻度的后凸角度，一般来说，这个角度范围是 20°～ 50°。如果角度过大，就属于明显的驼背了。驼背多见于年老脊椎变形、坐立姿势不正或佝偻病、强直性脊柱炎等疾病，驼背能够被纠正称活动性驼背，不能够被纠正称固定性驼背。

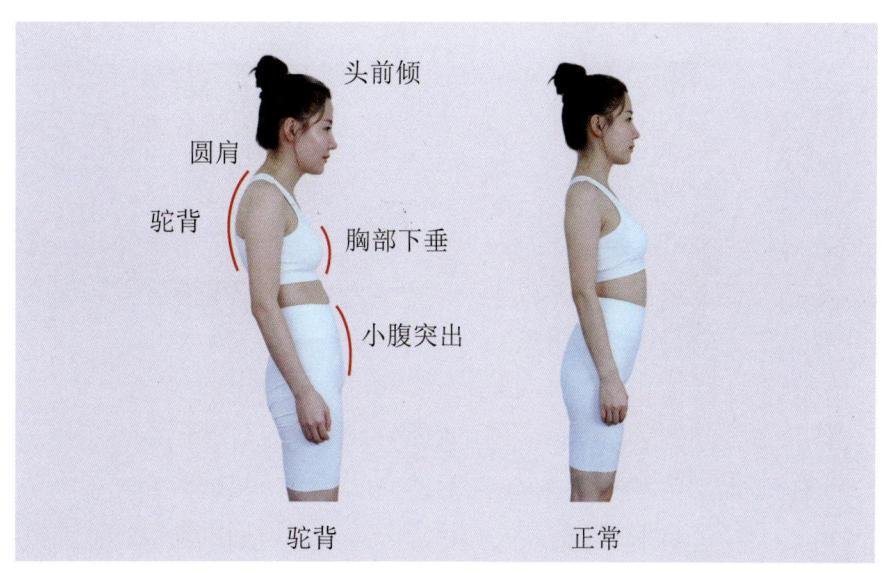

图 8-64　驼背

当出现驼背的体态时，两个肩胛骨就会向前出现前伸，而前伸的肩胛骨就会推动肱骨头向前转动造成圆肩出现。因此，圆肩、驼背通常会同时出现，一般还伴有头前伸、颈前引等问题，又称为"上交叉综合征"。

1. 圆肩驼背的形成原因

在现实生活中，圆肩驼背的问题，大家应该都已不再陌生，比如佝偻的花甲老人，他们圆肩、驼背、头前移的姿势一定让人印象深刻，但圆肩驼背绝非老年人的"专利"，在很多长期伏案，缺少运动的年轻人中更为多见，尤其是年轻的女性。但缺少运动绝非圆肩驼背的独有标签，即使在那些每周去健身房 3 次，常年在健身房锻炼的运动爱好者身上也并不罕见。不管运动或不运动，只要错误的姿势在那儿，不良的体态就会出现。如果因为医生或理疗师对此无知，盲目建议患者进行跑步、游泳或骑自行车锻炼，不但不能改善相应疾病的症状，反而会导致问题进一步恶化。

圆肩驼背的形成原因包括先天畸形和后天习惯两种，后者可能是长期姿势不正确、肌肉力量不平衡或肌肉萎缩等因素所致，还需要根据不同的形成原因来针对性矫治。

（1）脊柱病变

主要是由于遗传、退行性病变、炎症刺激等因素，导致脊柱受损，从而出现含胸驼背。常见于脊柱侧弯、强直性脊柱炎、椎体压缩等。由于上述情况属于骨性结构异常，故单纯通过手法矫正和功能锻炼并不能起到矫正作用，因此，建议拍摄全脊柱正位片和侧位片，确定病变部位，遵医嘱进行手术治疗（图8-65）。

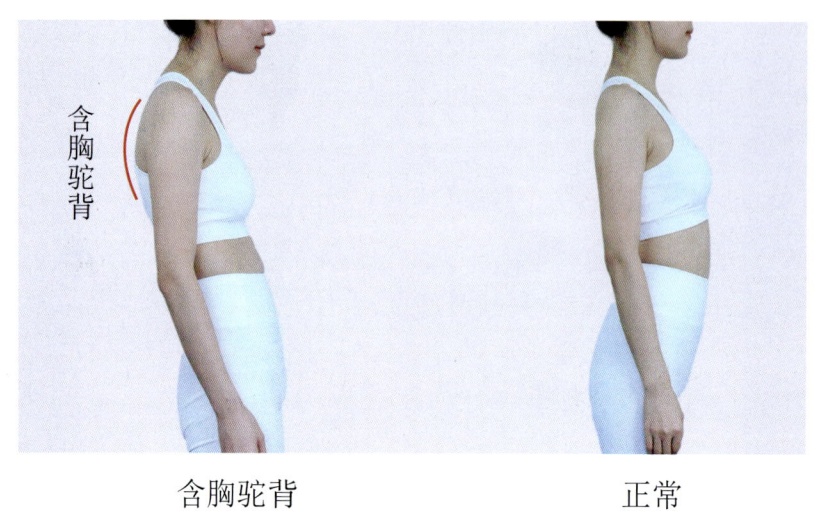

含胸驼背　　　　　　　　　正常

图8-65　含胸驼背与正常体态的对比

（2）长期姿势不正确

日常生活及工作中的坐姿、站姿，如长时间低头玩手机、看书等不良的生活习惯，青少年人群则多是由于经常趴着写字或上课时身体东倒西歪，桌椅、电脑、枕头的高低不符合自身要求或背过重的背包及单肩包，久而久之就会影响体态，出现含胸驼背的异常体态，长期的不良姿势导致的含胸驼背可施行手法整复和康复锻炼来矫正（图8-66）。

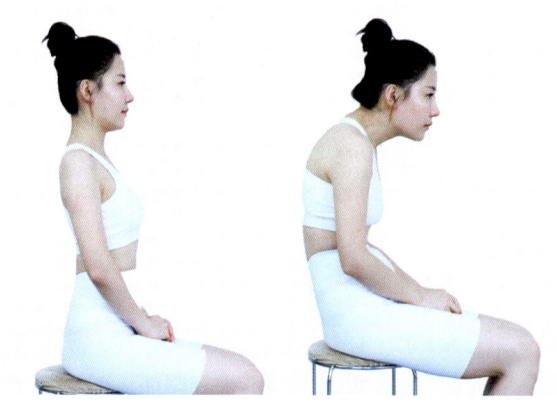

图8-66　姿势不正确导致的含胸驼背

（3）肌肉力量不平衡或肌肉萎缩

胸肌和上斜方肌过紧，而下斜方肌和深层颈屈肌太弱，两边肌肉力量的不平衡导致了姿态变形；背部肌肉过少或强度不足，导致肌肉无法拉起腰背，从而出现含胸驼背的情况（图8-67）。这种情况导致的含胸驼背，需在手法整复的基础上，再坚持康复训练来矫正含胸驼背的体态。

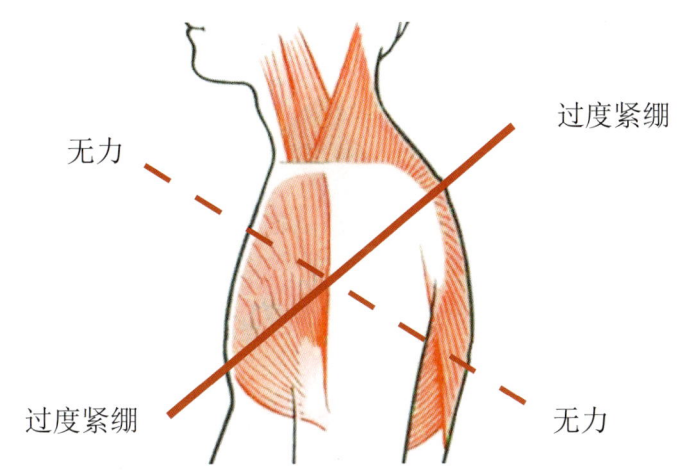

图 8-67　肌肉力量不平衡或肌肉萎缩导致的含胸驼背

2. 圆肩驼背自测

（1）靠墙自测法（图8-68）

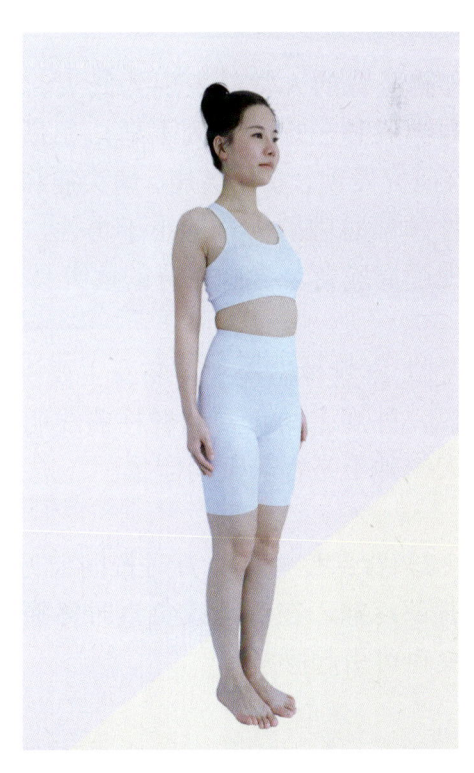

靠墙站立，尝试让脚跟、臀部、后脑勺同时贴着墙壁，平视前方。若出现下面任一情况，即说明存在驼背问题：

肩膀不能紧贴墙壁；

头需要后仰才能使后脑勺接触墙面；

测量头颈部与墙面的最大距离，3～5厘米说明有一点含胸，如果大于5厘米说明有驼背问题。

图 8-68　靠墙自测法

（2）双臂翻握法（图 8-69）

站立，收腹挺胸，先将左手从左肩膀处反伸向后背，右手从后腰处反伸向后背，双手相握；然后将右手从右肩膀处反伸向后背，左手从后腰处反伸向后背，双手相握。如果在这两种姿势下，两侧的手都能完全相握，是最好的，说明肩背比较健康，不存在驼背问题；如果都握不住，说明可能有驼背、圆肩的问题，或背部比较胖；如果一边能握住，一边握不住，说明可能有驼背、高低肩的问题。

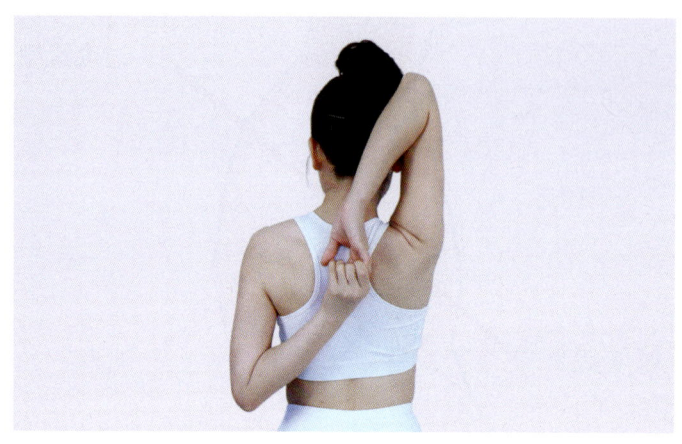

图 8-69　双臂翻握法

3. 圆肩驼背的危害

含胸驼背的人常常表现为低头、含胸、弓腰，在形体上给人一种不美观的印象，同时还会导致人体出现一系列不适，如颈背部紧张疼痛，甚至头痛头晕、呼吸困难、心慌胸闷等。有研究发现，女性头痛、偏头痛和颈椎疼痛远多于男性，可能与上交叉综合征密切相关，因女性颈部肌肉的力量远小于男性，但头部的重量却几乎相当，在同样的身体姿势下更容易出现圆肩驼背。含胸驼背的危害具体如下：

（1）影响体态美观。驼背主要发生在胸腰段，呈现弧形驼背，一般以胸椎后凸畸形最为明显，外观上与正常的脊柱曲线明显不同，可引起身高变矮，造成体态失衡，在形体上就给人一种不是很美观的印象。

（2）背部疼痛。驼背时椎间前方压力增加，椎体前部变为楔形，后方韧带受到牵拉可引起背部疼痛，在劳动或负重时疼痛加重，严重时疼痛可呈持续性，久坐时由于腰椎代偿性前突也可引起腰痛。

（3）脊椎变形。驼背时会造成椎体小关节增生、肥大、内聚，黄韧带肥厚、褶皱、骨化等引起椎管狭窄。椎体楔形变严重，引起胸椎后凸畸形，脊髓可受到前方的压力出现下肢疼痛、无力等。

（4）影响青少年发育和成长。含胸驼背多发于青春期，如果是在生长发育阶段含胸驼背，会影响其正常的生长发育，特别是脊柱的生理弯曲发生变化，进而导致胸廓及心肺功能逐步发生异常改变。早期可无明显症状，晚期危害较大，建议家长若发现孩子呈现含胸驼背，应及时检查和矫治。

（5）导致心肺等脏器生理功能下降。含胸驼背会影响心肺的功能，特别是对呼吸功能的影响，长期呼吸道受阻、循环不畅易引发心血管疾病，尤其是存在肺气肿、肺心病的中老年患者，驼背时会造成肺活量明显下降，会影响患者生活质量，比如不能长时间平卧、上下楼或做快走等剧烈运动。

4. 圆肩驼背的矫治

大部分含胸驼背人士会伴有上交叉综合征，或者说大部分的含胸驼背都是上交叉综合征在背部的表现。由于上交叉综合征引起的驼背的主要表现是胸椎的中上段后凸，也有少部分驼背人士的胸椎中上段比较正常，中下段甚至到腰椎都是后凸的。无论何种原因引起的含胸驼背，均会影响姿态美观，严重的还会导致胸廓变形、胸腔变小，影响心肺及消化系统功能，妨碍日常生活。凡脊柱和肩胛骨无畸形及严重损伤的驼背，可采用中医手法整复和康复训练加以矫正。

（1）圆肩驼背的手法矫正

软组织松解或激活手法：以推揉、点按、拿捏等按摩手法松解或激活前胸、后背、肩颈部的相关肌肉软组织。

整复手法包括：

背部及胸廓整复： 胸椎整复手法可选用卧位冲压法、坐位扩胸膝顶法、俯卧旋转分压法等；如胸椎的中下段后凸，可选用胸椎整复手法中的坐位后伸推顶法、坐位旋转复位法、推正法、坐位牵引整复法和俯卧牵引整复法等；对于胸肋关节错位、背部肋骨后凸的还要配合使用胸肋关节整复法，具体手法可参考本书第六章第三节"胸椎的矫正"相关内容。

肩部整复： 在软组织手法按摩后，先施行摇肩法，一手扶肩部，另一手握腕部，均匀和缓地旋转上臂，称为摇肩法。由于医者的习惯及根据临床辨证所需，肩摇法可分为扶肩握腕摇肩法和扶肩握肘摇肩法，两者的作用大致相同。摇肩法操作手法如下：

患者坐位，伸直患臂，医者立于患者肩后侧，一手扶肩部，另一手握患侧腕部或肘关节，用握腕手导引肩关节，均匀和缓地旋转摇动上臂，使肩关节逐渐加大活动范围，操作时着力的大小应根据凝肩的程度而灵活掌握。握腕时，患腕手心朝内，臂略屈曲，以握腕的手带动整个肩部旋转，手法结束时，以扶肩手固定于上，以握腕手下拉腕臂抖动，使肩关节伸动而加强疗效（图8-70）。

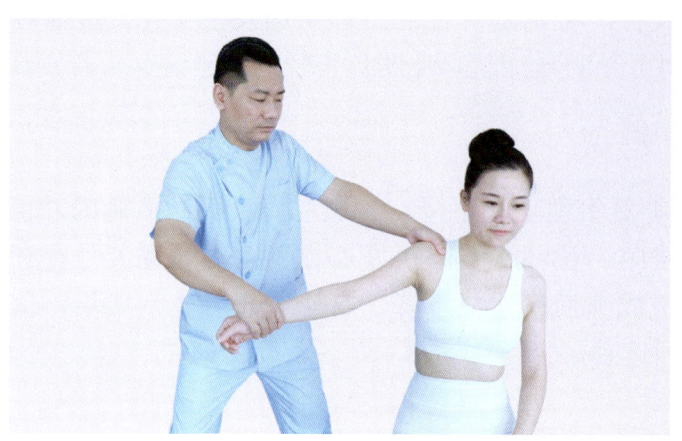

图8-70　摇肩法

旋转摇动需在肩关节的正常生理活动范围内进行，必要时可加用扯抖法，但在施用扯抖法前要先使肩关节周围软组织放松，此法多在揉、拿、点手法之后施用，以减少患者疼痛，年老体弱者慎用。如肩关节有错缝、移位，可参考本书第六章第六节"四肢关节的矫正"中"肩关节矫正"的手法。

在摇肩法操作完成后，再行肱骨外旋手法，王红锦院长形象地把它称之为"招财猫手法"，具体手法如下：患者取仰卧位，患侧上肢外展屈肘，手置于上方。医者站于患侧，双手分别一上一下握于患者肱骨近端和远端，在双手夹住并牵引肱骨的同时，双手从下往上外旋肱骨（图8-71）。

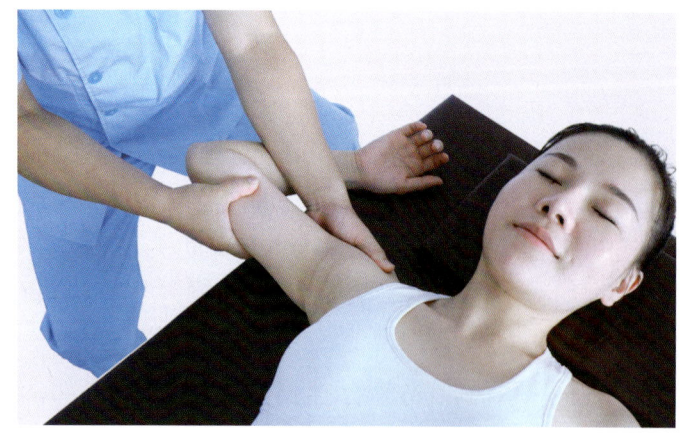

图8-71　肱骨外旋手法

第八章 体形、体态的矫正

（2）圆肩驼背的康复训练

含胸驼背的康复训练主要是松解过度紧绷的肌肉和强化较弱的肌肉，紧绷肌群包括胸锁乳突肌、斜方肌上束、胸大肌、胸小肌、背阔肌、肩胛提肌、斜角肌等，较弱肌肉包括深层颈屈肌、菱形肌、斜方肌中下束、前锯肌、使肩外旋的肩袖肌群。具体训练动作如下：

拉伸上斜方肌：取坐姿或站姿均可，将一只手放在头的另一侧，头向肩膀靠近的同时手施加一点压力，但不要太用力，保持这个姿势30秒，动作重复3次（图8-72）。

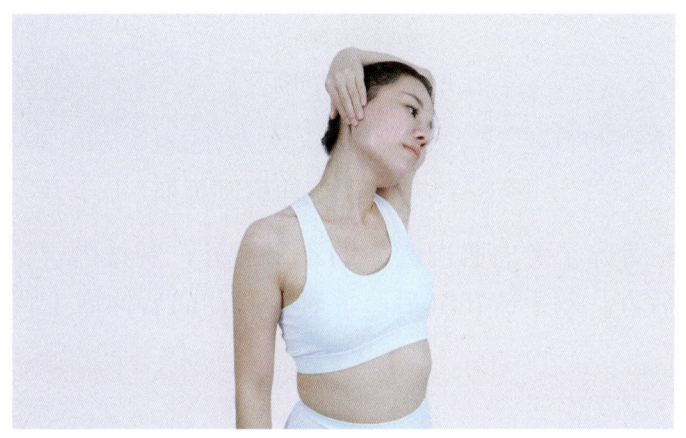

图8-72 拉伸上斜方肌

胸部拉伸（门框拉伸）：站在门框旁，用前臂抵住门框垂直部，采取左右腿前后弓箭步站立，保持背部挺直、肩关节及肘关节呈直角，缓慢向前移动身体拉伸胸部肌肉，每次拉伸30秒，重复2～3次，然后进行对侧拉伸，注意拉伸时肘关节不要过度超伸（图8-73）。

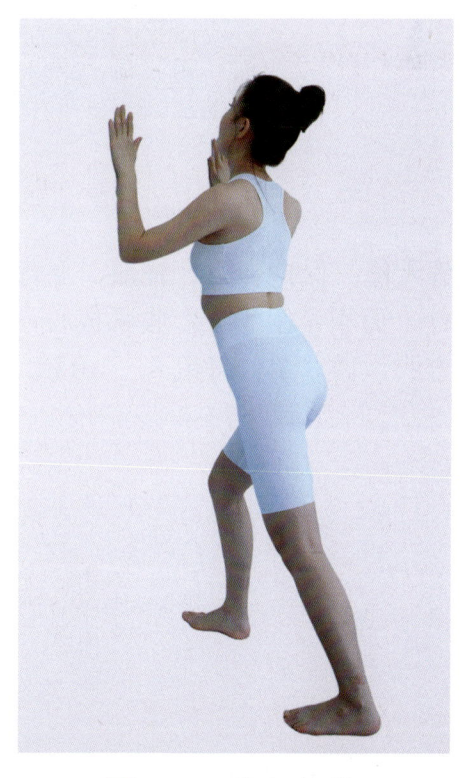

图8-73 胸部拉伸

坐姿拉伸肩胛提肌：坐姿开始，右手抓住椅子底部，下巴朝同侧腋窝靠近，头向左旋转。借助左手力量进一步拉伸，直到感觉脖子右侧有轻微的拉伸，保持这个姿势15秒，动作重复3次后换另一边（图8-74）。

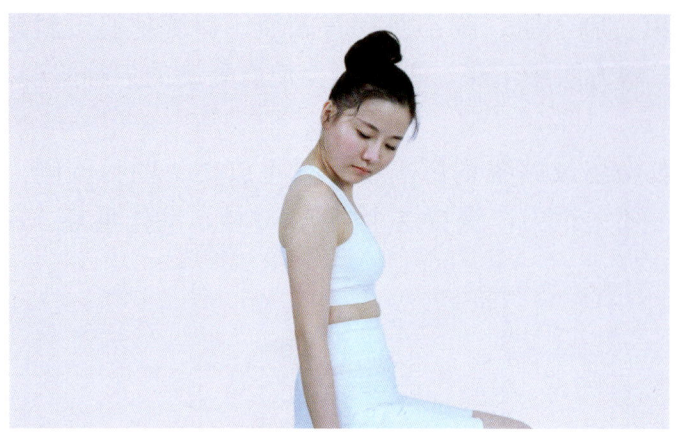

图8-74　坐姿拉伸肩胛提肌

胸椎伸展：圆肩驼背除了考虑肌肉力量的不平衡外，胸椎的灵活度也不能忽视，将泡沫轴或椅子卡在背部后方，双手放在脑后，手肘张开，向后伸展上背部，保持这个姿势30秒（图8-75）。

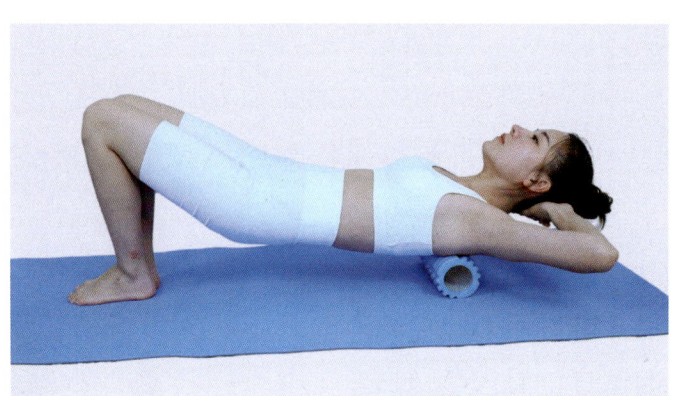

图8-75　胸椎伸展

墙壁天使：保持脚跟、臀部、上背部、肩膀、手臂和手靠始终靠墙，用肩的力量带动手臂滑行，而不是手主导，收紧核心，避免下背部拱起，动作一开始就要沉肩，避免激活到上斜方肌，做3组，每组8～10次（图8-76）。

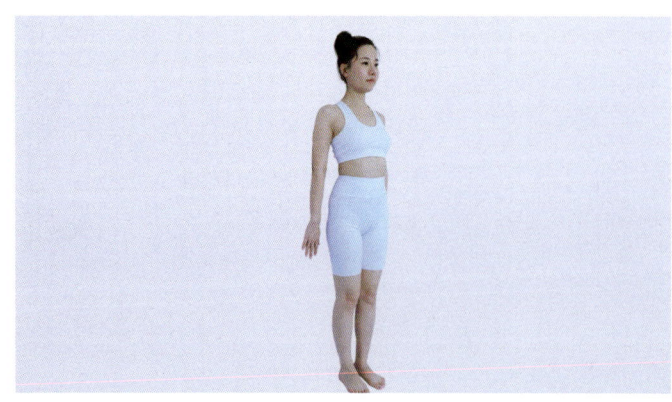

图8-76　墙壁天使

地板眼镜蛇：俯卧，双手置于身体两侧，确保身体呈直线，脚趾直指地面，腹部收紧。头部慢慢离开地面并伸展上背部，将肩胛骨向后和向下拉，然后将拇指伸向天空，同时保持肘部伸直。保持最高位置两秒钟，然后慢慢回到起始位置，过程中不要让下背部过度拱起，做3组，每组8～10次（图8-77）。

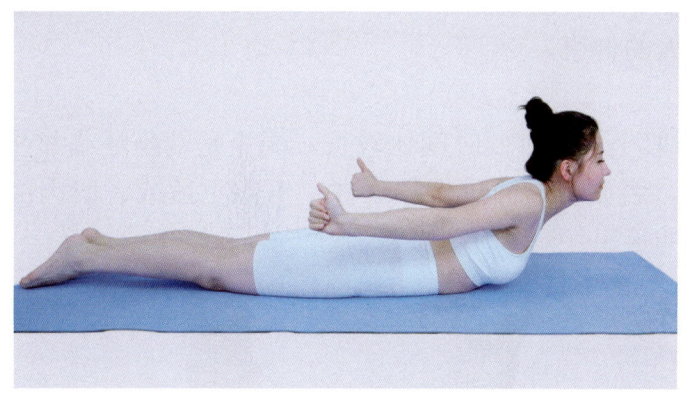

图8-77 地板眼镜蛇

踮脚尖推墙：面对墙于0.5～0.9米处矗立，脚下垫一砖，两足尖靠拢，上身前倾，以掌推墙，5秒后直立，重复多次（图8-78）。目的在于放松颈部脊柱紧缩的韧带和肌肉。每天坚持做1～2遍，可较快地对姿势性驼背矫治见效。

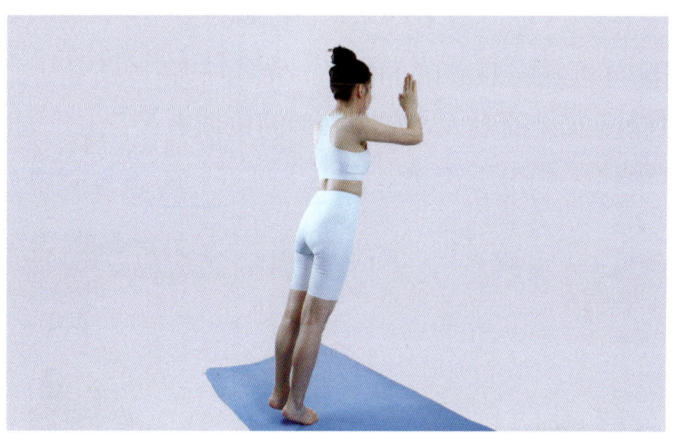

图8-78 踮脚尖推墙

使用形体矫正鞋：形体矫正鞋也叫形体训练鞋，这种鞋是前高后低的，和前面所述将前脚垫高矫正驼背的方法是相同的，与倒走矫正驼背的道理是一样的，只是这种方法更简便，更生活化和经常化，便于长期坚持。这样的鞋在国外很普遍，在欧美地区称为"地球鞋"，在香港被称为"瘦身健体鞋"，形体训练鞋在外观上与普通的鞋基本相同，可以作为日常生活用鞋。

5. 圆肩驼背的预防

预防圆肩驼背要坚持保持正确的体态，正确的上半身姿势应该是无论在坐位还是在站位，都应是挺拔的，即下颌微收、头在肩膀之上、肩在躯干之中偏后，正所谓挺胸颔首，双肩打开的姿势。在这里做一个延伸，人的体态可分为坐卧立行4种基本体态，其正确与否，无时无刻不在影响着人的健康。

（1）坐姿：人一般坐着的时候时间比较长，无论是端坐还是靠坐，或是伏案而坐，都应该选择正确的体态，否则极易导致脊柱弯曲、肩部不适或者肌肉劳损等症状的出现，甚至酿成一些内脏器官的疾患（图8-79）。

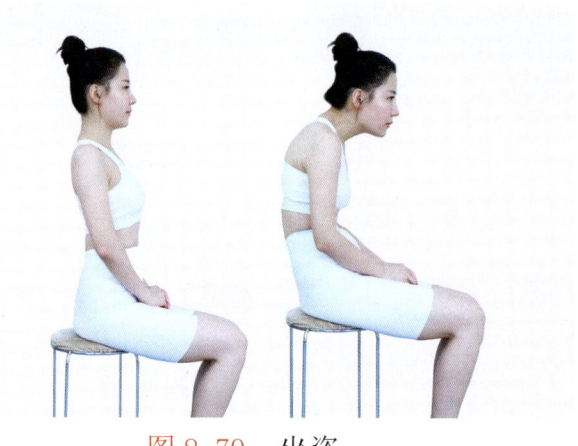

图8-79　坐姿

（2）卧姿：右侧卧可以减轻对心脏的压迫，有利于肠胃蠕动。睡眠时，脚勿空悬或者放高处。特别是心衰及咳喘发作的老人，最宜取半侧位或者半坐位，同时用枕将后背垫高（图8-80）。

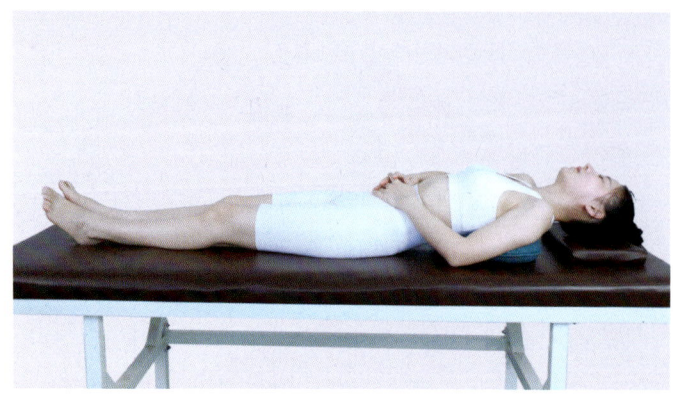

图8-80　卧姿

（3）行姿：正确走路的姿势应该是头抬起，肚子别向前挺，臀部缩拢，两脚平行，脚尖向前，两臂前后摆动，步伐适中，走起来均匀有力；行走时腹肌有节奏地收缩，膈肌上下运动加强，会使肺功能增强，促进血液循环，调节神经系统功能，使人感觉轻快、舒适、无痛楚（图8-81）。

第八章 体形、体态的矫正

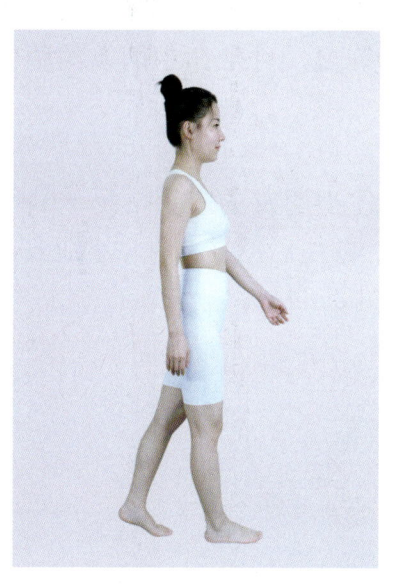

图 8-81 行姿

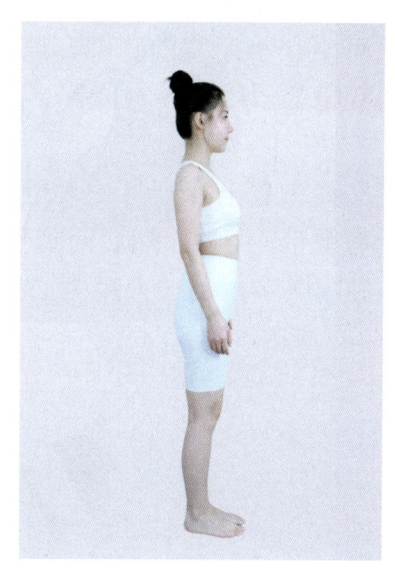

图 8-82 立姿

（4）立姿：立姿是检验活动能力和精神状态的一个重要标准，是不容忽视的。站立时宜保持自然和平稳的状态，上肢下垂，挺胸收腹，下肢用力均匀且不宜固定在某一侧（图 8-82）。

6. 青少年含胸驼背的康复训练

有些小朋友不能每天坚持训练，可由家长协助训练和监督。并经常提醒小朋友养成挺胸立背的习惯。以下是一套需要家长协助的驼背纠正训练方法：

（1）双手扶墙压肩胛带练习：双手举过头顶，比肩略宽，扶住墙壁。手不动，上身尽量向前压，同时把胸部挺起，凹腰。这个练习要经常做，养成挺胸立背的习惯（图 8-83）。

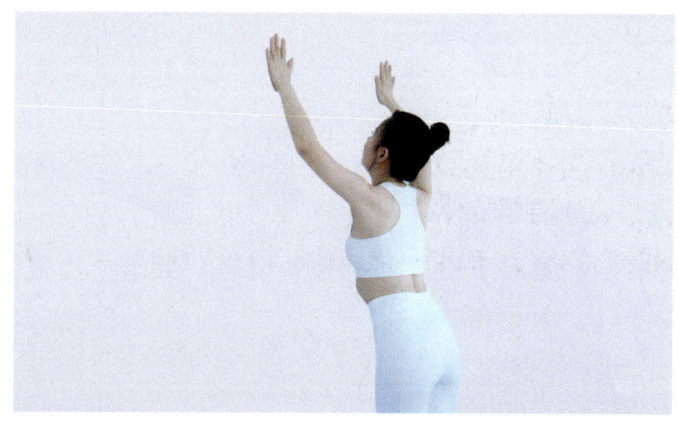

图 8-83 双手扶墙压肩胛带

（2）开肩胛带练习：此动作可以由大人或小朋友帮助练习，起到矫正的作用。小朋友俯卧地上，另一人可坐在小朋友的腿部，若大人帮助练习，可坐在小朋友的腿侧，一只腿可轻压在小朋友的双腿上，以便固定位置。

小朋友双臂交叉夹头起上身，另一人用一只手抓住小朋友的双手，另一只手顶住小朋友的背部，往后掰肩胛带，4拍。然后回到预备姿态，再往后掰，4拍。小朋友必须抬头挺胸，双臂伸直，松弛肩关节，另一人用力必须均匀（图8-84）。

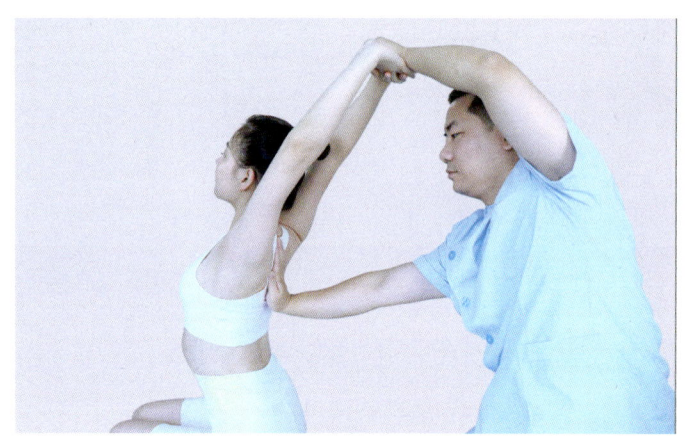

图8-84　开肩胛带

（3）下腰开肩练习：小朋友俯卧地上，直膝绷脚，双手夹头伸直，另一人站立其身后。小朋友双臂夹头伸直，抬起上身下后腰，另一人抓住其双臂往下轻压。注意肩关节放松，不要憋气。然后回到预备姿态（图8-85）。

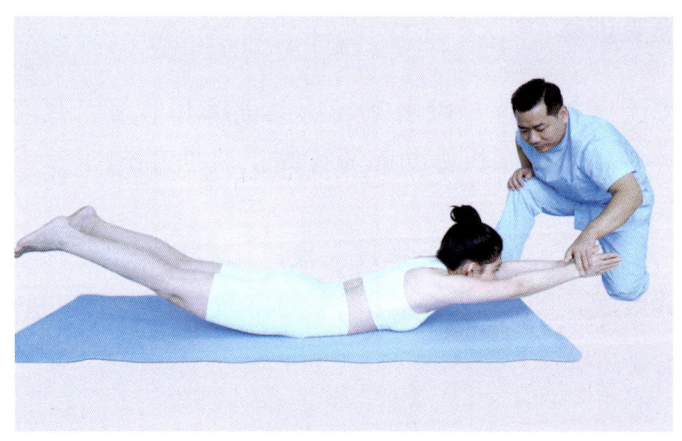

图8-85　下腰开肩

（4）伸臂开肩练习：双脚平开直立，两手交叉上举，掌心朝上。两臂伸直用力往后掰，同时立起后跟，胸部向前挺。然后下后跟回到预备姿态。要求：反复做16次。呼吸：向后掰膀子时吸气，还原时呼气（图8-86）。

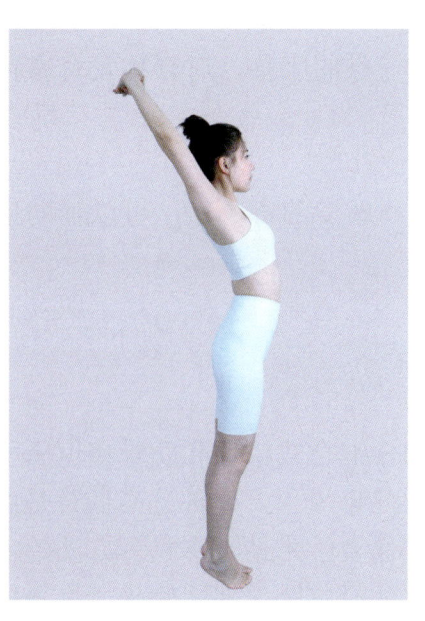

图 8-86　伸臂开肩

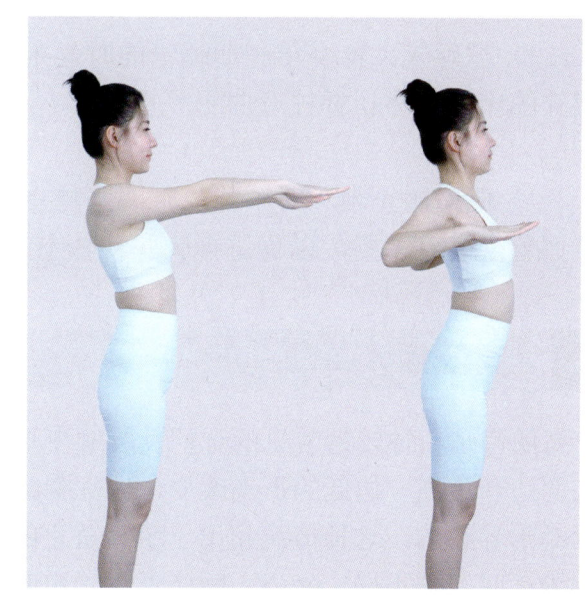

图 8-87　扩胸伸臂

（5）扩胸伸臂练习：双手前举与肩平。双臂屈肘向后用力扩胸 2 次，胸前挺，肩胛骨后锁，2 拍。回到预备动作，2 拍。要求：4 拍做一次，做 8 次。呼吸：扩胸时吸气，还原时呼气（图 8-87）。

7. 青少年含胸驼背的预防

（1）姿势、习惯。平时看书写作业的时候，注意挺胸，眼睛距离桌面书本 33～35 厘米，离得太近不仅对脊柱不好，也很容易造成近视。走路的时候也要挺胸抬头收腹，让肩膀舒展开，走路姿势放松一些。

（2）运动、锻炼。每天坚持半小时以上的运动锻炼，本身就是对身体好的一个习惯。如果为了预防或者矫正驼背现象，建议以舒展上半身的运动为主。在学校里课间可以轻松做一些扩胸运动、背手挺胸、坐位挺背等简单的舒展运动，如撑墙挺腰和伏地挺腰等运动。

撑墙挺腰：面对墙壁，与墙保持 30～50 厘米的距离，两手撑住墙，不要垫脚，腹部尽量贴着墙（吸气），再把腰向后挺（呼气），就像是撑着墙面做俯卧撑一样，每次向后挺腰的动作坚持 20 秒，重复 10 次。

伏地挺腰：趴在瑜伽垫（或干净地面）上，把两条腿伸直并拢，两手支撑身体，慢慢直起上身，保持腹部贴地。抬起头，直视前方，保持 20 秒。重复 10 次。

（3）睡硬床。青少年时期睡觉的时候用稍微硬一点的床垫，对脊柱发育有帮助。如果是很软的床，容易让脊柱弯曲更严重。

（4）佩戴矫正带。对不能长时间坚持良好坐姿和站姿的青少年，可以辅助穿戴驼背矫正带调整坐姿和站姿，以促进含胸驼背体态的纠正。

六、高低背

高低背是一种较为常见的脊柱及胸廓变形，是胸椎混合式错位和肋骨移位所引起的背部左右两边一边高一边低的形态改变，也称胸廓旋移（图 8-88）。一部分高低背是由于脊柱、胸廓畸形导致的，这种情况超出了手法矫正的范围，需要手术结合支具等方法治疗。一部分是因为平时习惯不好，坐姿、睡姿不正确引起的，比如经常跷二郎腿侧坐，将身体的重量放在一侧；或者凳子是旋转活动的，经常旋到一侧使身体扭曲；还有一部分是因为睡觉多用蜷缩扭曲的姿势等。这部分人的脊柱本身并没有伤病，因为长期不正确的姿势导致胸椎"曲线"、肋骨后侧移位而形成高低背。

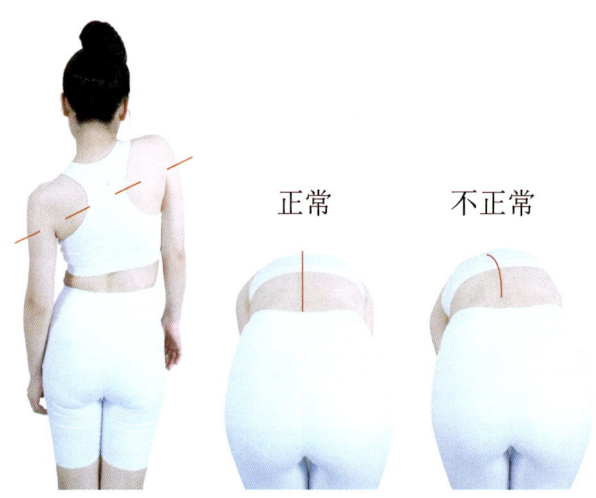

图 8-88　高低背与正常体态对比

一般高低背的患者都伴有驼背和脊柱侧弯的情况，高低背和驼背的本质都是脊柱侧弯，只是它们身体形态的表现形式不同。一般高的一侧的背对应的前面胸廓这一侧会低，而低的一侧的背对应的前面胸廓会高。高低背的矫正手法和训练方法如下：

1. 高低背的矫正手法

如果患者的高低背是脊柱侧弯引起的，需先矫正脊柱侧弯，脊柱侧弯的矫正手法参考本书第八章第四节的脊柱侧弯矫正手法；如果是驼背合并高低背，先按本节驼背的矫正方法矫正驼背，再矫正高低背。对于背部两侧肋骨高低不对称的情况可先整复肋椎关节，然后将胸廓前面的胸肋关节整复，再将前后及两侧高低不对称的肋骨整复推平，让胸廓和背部恢复正常完美体态，肋椎关节、胸肋关节及肋骨平推等胸背部整复手法可参考本书第六章第三节"胸椎的矫正"相关内容。

2. 高低背的康复训练

高低背的康复训练同驼背训练方法相同，然后再增加一个躯体旋转动作，具体如下：患者站立或者端坐，双手侧平举，背部较高一侧向前做旋转运动，转到最大幅度后，保持15秒，再旋转到另一侧，左右协调，背部高的一侧次数需要比另一侧多做3组（图8-89）。

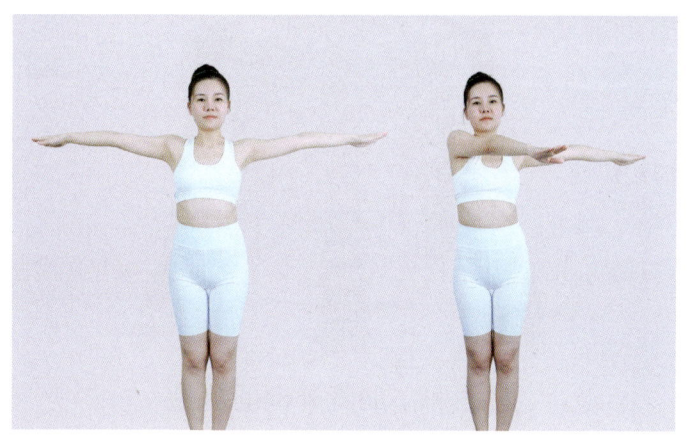

图 8-89　躯体旋转

七、肋骨外翻

我们身体的12对肋骨，正常体态下左右是基本对称的。后段全部与胸椎相连接，前段只有第1～7肋与胸骨相连接，一般称为"真肋"，第8～10节肋通过软骨相连，但是没有连接到胸骨上，因此称为"假肋"；第11、12肋前段是游离状，称为"浮肋"。这里我们所说的肋骨外翻，主要是指第7～10根肋骨向外凸起，像鼓了两个大包（图8-90）。

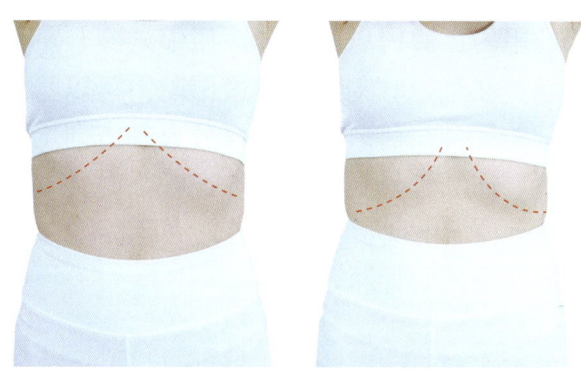

图 8-90　肋骨外翻

患者平卧，最下缘的肋骨超出身体的外缘，就叫作肋骨外翻。肋骨外翻是由于胸骨最下方的两条肋骨不是跟胸骨连在一块的，而且在吸气、呼气时的腹部运动幅度比较大，肋骨比较软的情况下会出现肋骨外翻的现象。婴儿肋骨有个生理性外翻，随着发育会逐渐接近成人，还有可能就是肋骨发育畸形等。所以，肋骨外翻不等于佝偻病，佝偻病的临床表现没有肋骨外翻。

诊断是不是肋骨外翻，测量肋骨角度是关键，一般两侧肋骨间夹角正常是 90°或稍小于 90°。如果超过 90°，说明有肋骨外翻，但是轻微的肋骨外翻问题不是很大，角度超过得越多，肋骨外翻就越严重，就需要重视了（图 8-91）。

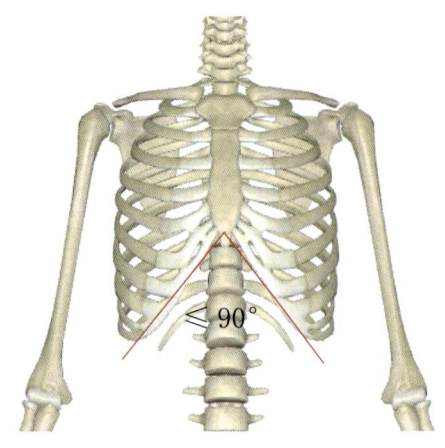

图 8-91　肋骨外翻的测量

1. 肋骨外翻的形成原因

肋骨外翻除了发育畸形外，在发育期间的呼吸方式和生活习惯不正确都会导致肋骨外翻。比如，小孩子的裤腰太紧，且系得太高，长期压迫肋骨的发育会造成婴幼儿肋骨外翻。

成年人肋骨外翻有很多原因，但其中最主要也是首先应该解决的问题是膈肌呼吸障碍。膈肌是呼吸中最重要的吸气肌，它呈一个半圆形的屋顶状，被肋骨包围着。我们 80% 的吸气功能大多来源于膈肌，自然呼吸时膈肌要收缩，吸气时膈肌下降，会让胸腔产生更多的空间，从而扩张肺部，这时我们胸廓的肋骨是朝四面八方打开的。但这个空间还不足够，进一步增大胸腔的空间需要来自腹部的阻力，腹内压的增加，压缩的腹容量及伸展的腹部肌肉产生被动的张力避免膈肌下降到腹腔。在某一时刻，这种腹部阻力可以稳定膈肌顶部，从而使膈肌持续收缩、提起下 6 肋，肋骨的提升在前后直径和内外直径方向上更加扩大了胸腔，也就使得我们的呼吸能够变得更深厚。而肋骨外翻的人一般在呼吸时会缺乏腹内呼吸空间，基本上停留在胸腔的位置，也就是膈肌收缩出现了功能障碍。并且肋骨的打开方式都是向前、向上，缺乏其他平面的扩张，因此容易导致肋骨翘起。

2. 呼吸测试

屈膝平躺在垫子上，一手放置胸口，一手放置小腹处。自然地做深呼吸，感觉自己是吸气时胸腔隆起较大，还是腹部隆起，由吸气时腹部向腹腔里收缩（图 8-92）。

之所以要做呼吸测试，是因为之前说了肋骨外翻最主要是膈肌呼吸功能障碍导致的，而我们人体所有的肌肉活动都是神经系统控制的结果。

第八章 体形、体态的矫正

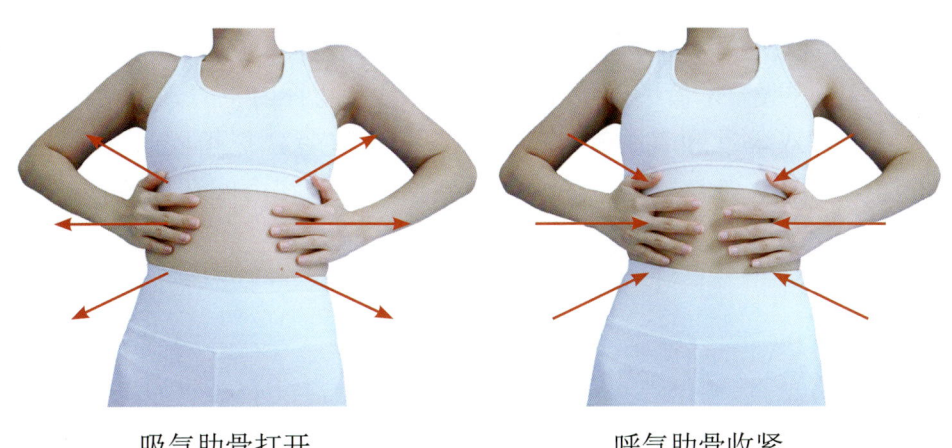

吸气肋骨打开　　　　　　　　呼气肋骨收紧

图 8-92　呼吸测试

如果吸气时腹部不会隆起，那么就是呼吸模式出了问题；如果会腹式呼吸，但是平躺状态下还是会有肋骨外翻的状态，那么就是神经肌肉控制的问题。

3. 肋骨外翻的危害

（1）影响美观。肋骨外翻会导致肋骨畸形，影响美观。肋骨外翻如果角度比较大，一般很难使胸形集中，所以就会导致胸部外扩或者凸出，会影响到外部形象。

（2）影响呼吸系统。肋骨外翻会使胸廓的生长受到阻碍，进而会妨碍肺的发育，一旦人体内肺的生长受到阻碍，人的体内气体交换就会受到阻碍，肺活量会减小，进而导致呼吸道感染，或者容易出现感冒、咳嗽不止等症状。

（3）影响脊椎和乳腺的健康。肋骨外翻导致胸椎挤压，不利于乳腺的发育，容易导致乳房的疾病。另外，肋骨外翻导致腹肌拉长，腰肌腹肌力量不均衡，容易导致腰肌劳损。肋骨外翻导致胸部肋骨发育畸形，外伤的风险性也有所提高。肋骨外翻还会导致腰椎过度前凸，影响肾脏发育。改变腰椎的生理曲度，也会导致腰椎发生病变。

4. 肋骨外翻的矫治方法

（1）肋骨外翻的矫正手法

如患者的肋骨外翻合并有脊柱错位，那么我们可以先矫正胸椎、肋椎、胸肋等关节，具体手法可参考本书第六章第三节"胸椎的矫正"相关内容。然后，再以手法矫正肋骨外翻，肋骨外翻矫正手法如下：

患者仰卧屈膝，双手置于头部两侧，自然放松。术者立于旁，先用按揉法放松腹部和肋间肌。嘱咐顾客深呼吸，术者的双手大拇指置于患者肋骨内下方，其余四指贴于肋骨面，当患者吸气时，术者双手掌顺着肋骨下的方向往中间夹紧，拇指同时往内下方用力，在患者吸气末时再加一个闪动力，形成一股合力将外翻的肋骨往中间和内侧调整（图8-93）。

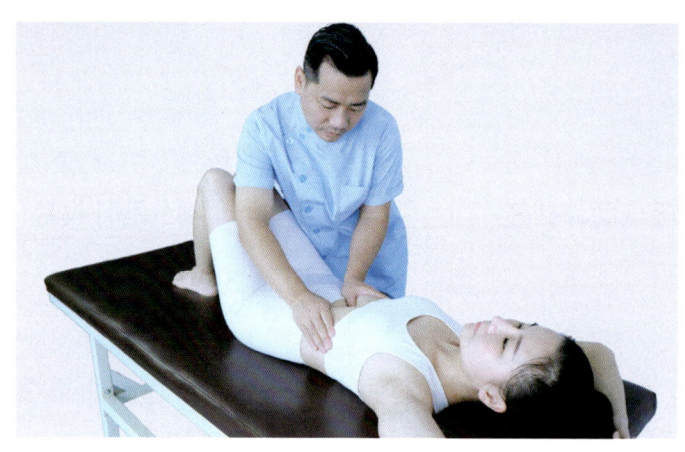

图8-93　肋骨外翻矫正手法

如果患者年龄较小，骨骼仍处于发育期，可以佩戴专业矫正器，建议平时多抚摸外翻肋骨，从腹部向上，顺着肋骨的长势，慢慢触摸，不能用力过猛，每天2～3次，每次5分钟左右。

（2）肋骨外翻的康复训练

从表象看，肋骨外翻和我们的身体姿态、核心肌群无力有关，但是问题的根源实际上都是呼吸机制出了问题。呼吸是我们的生命基础，当呼吸出了问题，整个身体的稳定机制都将出现紊乱。所以肋骨外翻只调整表面的姿势、核心很难充分改善，从根源着手才是最佳方案。

在施行完矫正手法后，要嘱咐患者调整为腹式呼吸方式，做有助于扩展胸廓、增强呼吸功能的康复训练操。训练操具体如下：

鳄鱼式呼吸：俯卧在垫子上，双腿自然打开放松，双手交叠额头搁在手背上。吸气时肚子用力顶向地面，整个后背向天花板撑开。想象自己的躯干像气球一样充满气体，停顿2秒再用力并且深长地呼气。注意一定要鼻子吸气，完成5次深呼吸为一组（图8-94）。

第八章 体形、体态的矫正

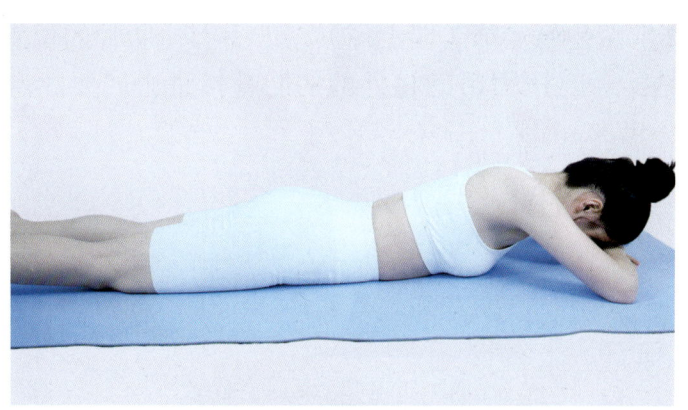

图 8-94 鳄鱼式呼吸

仰卧臂屈伸：双腿屈膝，腰椎自然放松，双手掌心相对指向天花板。吸气鼓肚子，呼气双手向垫子方向伸展拉长，但是不要完全落在垫子上。同时肋骨向腿的方向下降，让后背自然地贴到垫子上，胸口到腹部有被拉拽住的感觉（图8-95）。

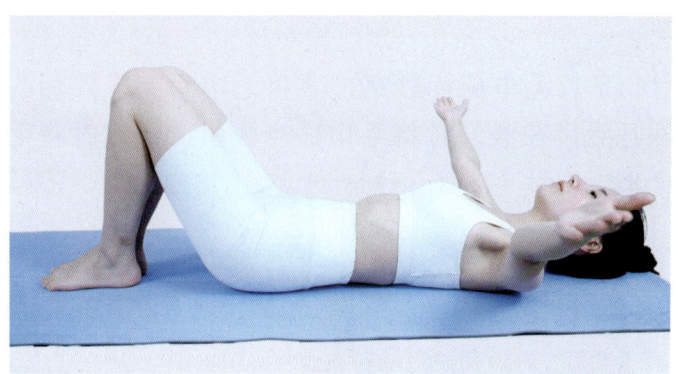

图 8-95 仰卧臂屈伸

横向加压呼吸：双手张开握住最下沿凸起的四根肋骨，手掌稍微给肋骨一点点压力。吸气横向推开自己的手掌，呼一半气让肋骨向中间回缩；保持住再轻吸一口气，呼气二次加压将肋骨向中间推到收缩最紧的位置，让手指互相靠拢，同时收紧小腹，注意这个动作有两次呼吸，第二次一定要充分地把肚子气吐光（图8-96）。

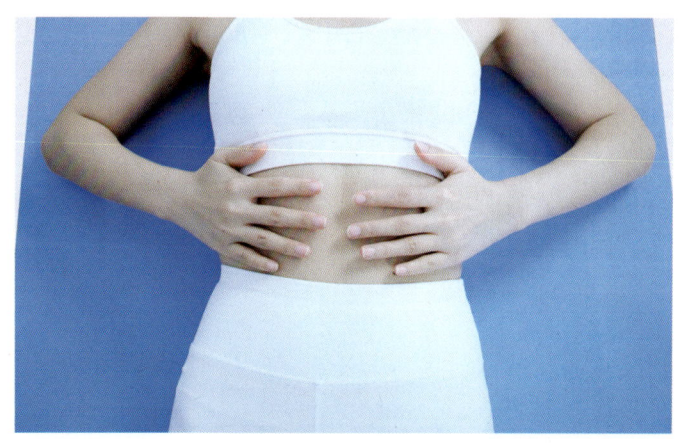

图 8-96 横向加压呼吸

上段腹肌训练：腰椎贴住稳定球（瑞士球），一手握住肋骨的位置，呼气卷起的同时，握住肋骨的手掌轻微地给一点压力帮助将外翻的肋骨推进去。要注意下巴收紧，托住头部的手掌不要用力（图8-97）。

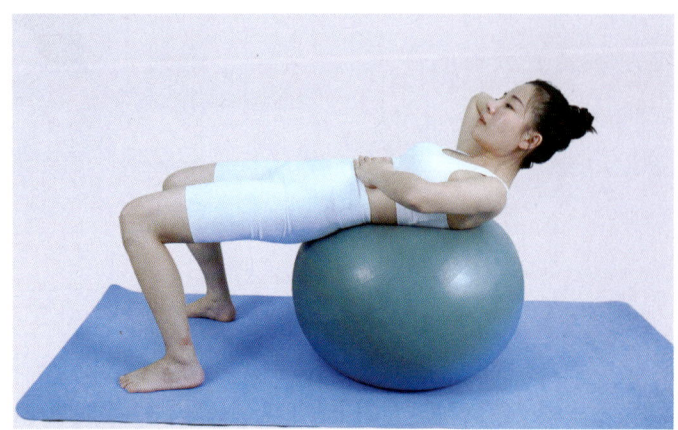

图8-97　上段腹肌训练

毛巾收缩肋骨：用一条长毛巾从背后穿过，将毛巾两头于外翻的肋骨前用双手握紧，以能承受为度，配合深呼吸，在吸气时将毛巾适当收紧，呼气时将毛巾适当放松。如此反复做15～20个，每日3～4组（图8-98）。

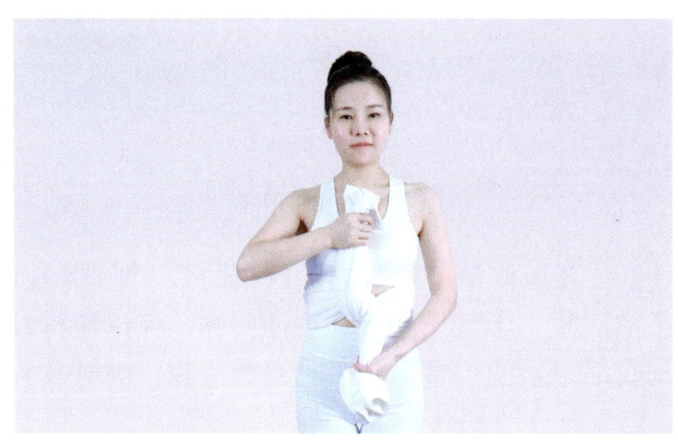

图8-98　毛巾收缩肋骨

慢跑运动：慢跑有助于增强内脏活动，扩大呼吸量，改善胸廓发育不良状况。

第八章 体形、体态的矫正

（3）补钙和维生素 D

肋骨外翻的患者要及时补充钙和维生素 D，可以纠正骨代谢的平衡，促使外翻的程度得到矫正。建议在儿童和青少年时期适当地补充维生素 D 和钙，促使骨骼钙化，使软骨层的钙化得到保证，降低肋骨外翻的发生概率。

（4）物理疗法

肋骨外翻的患者可以通过理疗、热敷等方法纠正部分肋骨外翻的情况，同时还能够减轻炎症反应，不但能够使肋骨外翻的情况得到缓解，而且能够使不适症状有所减轻。

（5）手术治疗

肋骨外翻，如果一直都得不到有效的矫正，则会出现外翻严重的情况，导致肋骨外形异常，有时甚至会导致严重的胸廓畸形，以及心肺等脏器受到压迫，此时则要到专业的医院通过手术进行矫正。

第四节　骨盆倾斜体态

一、什么是骨盆倾斜

当骨盆周围相关的肌肉、筋膜等软组织状态失衡或者筋骨错位后，骨盆容易出现倾斜等失衡问题。同时，骨盆倾斜也会加重筋骨错位等症状。骨盆倾斜的形式主要有前倾或后倾、侧倾、旋转等，并且很多时候骨盆的倾斜不是单一的形态，而是多种形式的结合。

1. 骨盆前倾或后倾

骨盆的前倾或后倾称之为下交叉综合征，也被称作远端或骨盆交叉综合征，是由肌肉系统的失平衡而引起的骨盆及下肢的运动链受损而导致的症候群，常会累及下腰部、骨盆、髋、膝以及踝关节。

（1）骨盆前倾

骨盆前倾是骨盆位置偏移的异常现象，较正确的骨盆位置向前倾斜一定的角度。骨盆前倾最明显的症状是臀部后凸，腰臀比、BMI 值（BMI 指数是身体质量指数，简称体质指数，是目前国际上常用的衡量人体胖瘦程度以及是否健康的一个标准）和体重都在正常范围，小腹仍旧前凸。

骨盆前倾会让腹部向前突出，耻骨向下，坐骨向后向上拉高，臀部后凸明显，主要原因是骨盆受力失衡，有部分肌肉过度紧张，有些肌肉则松弛无力被牵拉向前倾，常见于产妇。可导致腰椎弧度变大，腰部应力集中，导致长期下腰痛等症状。同时影响全身脊椎的力量分布，导致颈、肩肌肉疲劳后出现疼痛，也导致下肢力线改变，出现髋、膝、踝关节处疼痛。

（2）骨盆后倾

站立时，髂前上棘与耻骨联合连线所构成的平面在健康状态下应为垂直地面的角度。骨盆后倾时，骨盆位置向后倾斜一定的角度，此时耻骨联合的位置位于髂前上棘的前方。

骨盆后倾是骨盆位置偏移的异常现象。具体指髂前上棘与耻骨联合连线所构成的平面，较正确的骨盆位置向后倾斜一定的角度。骨盆后倾会让坐骨向下，耻骨向上，腰椎向后突出来，容易导致不同程度的小腹前凸同时伴有驼背和腰部酸痛（图 8-99）。

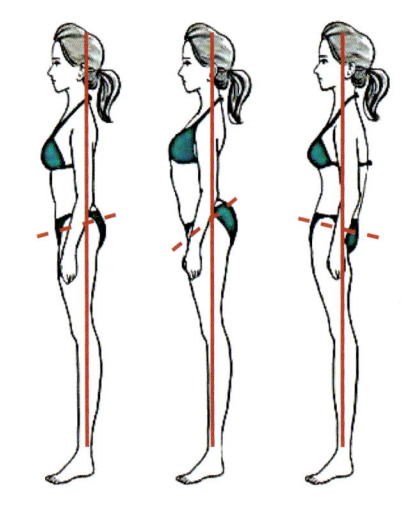

正常状态　　骨盆前倾　　骨盆后倾

图 8-99　骨盆前倾或后倾与正常体态的对比

2. 骨盆侧倾

骨盆一高一低则是骨盆的侧倾，通常通过观察髂嵴的高度来判断骨盆的侧倾。正常情况下两侧髂嵴高度是一样的，如果出现一高一低的情况则出现骨盆侧倾。常见原因有腰方肌缩短，长短腿，腰椎或骶髂关节病变。这样的侧倾，会出现骨盆两侧髂骨不同高度、长短腿、高低肩，双腿并拢的时候可能膝盖高度不一等现象（图 8-100）。

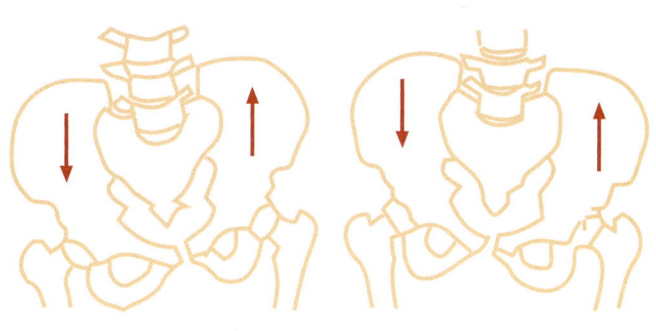

图 8-100　骨盆侧倾

3. 骨盆旋转

骨盆旋转是以腰椎为中心进行旋转，即单侧骨盆做内旋和外旋，以腰部为中心扭转躯干的动作。主要由臀大中小肌、髋外旋肌、阔筋膜张肌形成力线，向对侧旋转。旋转方向一侧的这些肌群处于紧张的状态。

骨盆旋转移位会导致走路出现旋转步态，步幅大小不一致，进而出现大小臀、下肢粗细不一致、胸廓代偿性旋转等问题。当骨盆总是向一侧旋转幅度较大时，由于人体的代偿与平衡机制，胸廓会倾向于向另一侧旋转，长此以往会出现其他连锁反应，如肩胛骨不对称、单侧肋骨外翻等（图 8-101）。

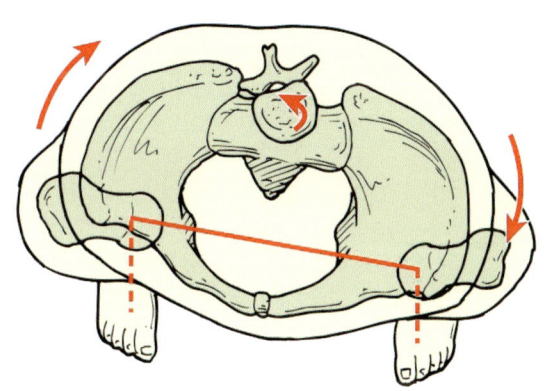

图 8-101　骨盆旋转

二、骨盆倾斜的形成原因

在现代人的生活方式中，很多大家常见的生活场景都会导致骨盆位置出现倾斜，而骨盆长期在异常位置中，会导致部分肌肉过度活跃和紧张，而另外一些肌肉则过度松弛无力。

可以想象一下拔河比赛，如果一方力量更强，中间的彩带就会移向这一方。肌肉不平衡是同样的道理，过度活跃的肌肉会把骨盆拉向自己，而过度松弛的肌肉又因为没有被激活或者力量不足，无法和这些肌肉对抗，所以就导致骨盆出现了倾斜移位。

引起骨盆倾斜的常见病因：先天性发育异常、产道挤压及发育畸形，车祸、外伤、滑倒撞击，腰骶骨的先天异常，长时间的姿势和体位不正（如跷二郎腿），长期惯用一侧肢体（如惯用右脚踢球），肥胖等；在骨盆倾斜问题方面，女性比男性发病率高，除上述原因外，女性在更年期、妊娠、分娩后，骨盆韧带松弛，因轻度扭挫伤（例如踝关节扭伤）而诱发，或因长时间的坐卧姿势不良而引发骨盆歪斜。

现实中，往往存在下述多种现象叠加的状况，这使控制骨盆运动的肌群之间的不平衡变得更复杂，造成各种体态问题。

1. 先天因素和发育畸形

先天性的发育异常及产道挤压，腰骶骨的先天异常等会导致骨盆出现倾斜。如果患者在生长发育过程中出现盆骨发育畸形，如髋臼发育不良，可以导致盆骨倾斜以及髋关节活动受限、患肢短缩。此时，可以考虑通过手术重建髋臼，恢复髋关节正常的活动，配合术后康复锻炼纠正盆骨变形。

2. 骨折

如果是盆骨发生骨折，导致盆骨变形，会伴有剧烈疼痛、活动受限和局部淤血。一般使用盆骨兜固定或者手术切开复位内固定，可以恢复骨折对位对线，使骨折达到解剖复位或者功能复位，能够尽量将盆骨变形纠正回来。

3. 滑倒或撞击

滑倒或撞击（车祸）等因素使某侧臀部挫伤或骨盆受较重的撞击伤（排除骨折、骨裂），导致骨盆部骨骼部分或全部出现错位，引起骨盆倾斜错位。

4. 长期的不良生活姿势

长期的不良生活姿势和习惯会导致骨盆倾斜，比如长时间的坐姿不正、跷二郎腿、背单肩包、穿高跟鞋，长期惯用一侧肢体（如惯用右脚踢球）等都会导致身体失衡和代偿，导致骨盆出现倾斜。

5. 生育和性生活

生育对于女性体态，特别是骨盆位置的影响是非常显著的。一方面，在孕期，女性身体

第八章 体形、体态的矫正

的重心和承受的负荷发生变化；另一方面，由于激素作用，骨盆区域的韧带和肌肉比正常情况下更加松弛。这两方面因素都使得骨盆位置的稳定变得更困难。在骨盆倾斜问题方面，女性比男性发病率高，难产致骨盆环损伤，或产后过早与不当的活动，或原有骨盆环之坏损，产后加重了原来的病变或身体虚弱，分娩时骨盆正常扩张未能及时复原，不当的性生活姿势等都会导致骨盆倾斜。

6. 损伤未完全康复

比如有些女性经常出现崴脚，若没有完全恢复，日常的动作模式会发生变化，特别是在站立、步行和运动中，逐渐通过踝关节向上发展出一系列的代偿现象，因此可能导致骨盆位置的异常。

7. 肥胖

肥胖同样会带来身体重心的变化和承受负荷的增加，而骨盆又是身体力传导的枢纽，异常的承重模式可能导致骨盆位置的异常。

8. 其他部位异常

在我们的大量实践中，由于天生的长短腿、X 或 O 型腿、扁平足等导致的骨盆位置异常不在少数，这是因为腿部和足部的结构会直接影响身体的承重模式，从而使得骨盆出现适应性的代偿。

三、骨盆倾斜的危害

因为骨盆是人体的中心位置和核心区域，不论在人站立、坐、行走的时候都具有非常重要的作用，出现肌肉不平衡和骨盆位置异常之后，不但影响美观，甚至会加重脊椎、下肢的负担，影响全身多处骨骼、肌肉的健康，造成腰椎、肩颈、膝关节疼痛等问题。

1. 影响脊椎

人体的正确姿势是在直立时，肩及骨盆水平平行及双下肢等长。在这种姿势下，身体的重力经过耳、肩、髋及外踝的中点，为自枕骨粗隆引至地面的垂直线。而习惯的工作姿势，使身体的内外平衡受到破坏，由于骨盆在坐位、站立和弯腰时都是力学代偿的重要枢纽，因而骶骨的生理力学（呼吸时的屈伸）也会受到很大影响，呼吸紊乱，导致体力衰退，老化加速，继而发生神经－免疫力－内分泌紊乱，多种多样的脊椎病也相继发生。

盆骨的位置是比较特殊的，它正处于人的中间部位，起着连接上半身的脊椎和下半身的双腿的作用。如果盆骨是不正的，那么在上半身承担重物的时候，脊椎就会往前面发生倾斜，负担的重物越重，对于脊椎的扭曲就越厉害，稍不注意就可能导致脊椎出现变形的问题。

骨盆歪斜会牵拉腰部周围的肌肉向左右扩张,使得腰部神经受到压迫而引起腰痛。另外,从腰部通过后背一直到肩部的肌肉若发生僵硬,势必影响血液的流通,引起肩膀疼痛(图8-102)。

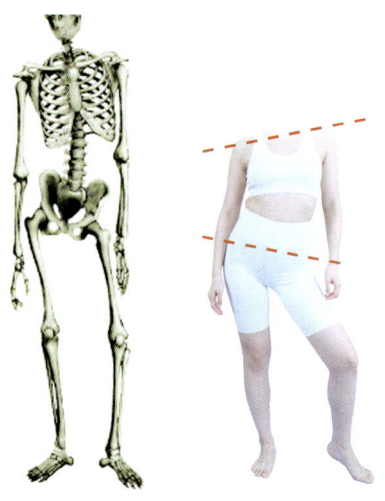

图8-102 骨盆倾斜

2. 影响骨盆形态、脏腑功能及体形

骨盆歪斜后,会导致骨盆变形、盆底功能减弱,引起内脏下垂,小腹凸起,臀部横向发展、下垂等,进而破坏身体曲线。另一方面,骨盆与脊柱、股骨及位于头后部的枕骨等骨骼联动。如果骨盆出现变形,这些骨骼也会随之产生移位而妨碍其发挥正常作用,不仅会给位于其附近的腹部周围和臀部,甚至给全身的比例均衡带来影响。骨盆变形会给髋关节带来负担,导致关节出现移位,形成X、O型腿。另外,由于骨盆倾斜会导致全身的倾斜,容易出现含胸驼背、塌腰、臀下垂等问题。

骨盆支持着腹部,具有保护内脏及生殖器官的重要功能。骨盆变形会影响盆腔内的脏器及生殖器官(图8-103)。骨盆歪斜可能导致子宫和卵巢以及阴道等器官的位置发生变位,大大地降低了受精的概率和胚胎能够正常生长的机会,在分娩的时候也会因盆骨不正而产生很多的问题。骨盆的歪斜使其中的子宫、卵巢和肠胃等器官本来的形态受到压迫、扭曲,以致体液流动的机能受到阻碍,甚至部分失去作用,出现肥胖、月经不调、痛经、妇科炎症、便秘等问题。

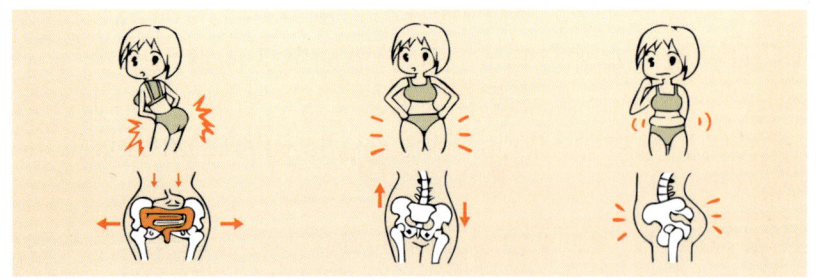

骨盆扩大使臀部变大　　骨盆歪斜使下半部不平衡　　骨盆前倾形成大肚腩

图8-103 骨盆倾斜对体态的影响

3. 影响面部美观和对称

通常情况下骨盆不正的人脸部也会受到影响，因为左右的肢体不对称反映在脸上，就会导致脸部出现不对称的情况。

如图8-104所示，骨盆向左，那么脊椎也就会相应地向右旋转，这个转动不在腰椎就在胸椎，抑或在颈椎。所以，骨盆的旋转就会带来腹部肌肉及筋膜向相反方向的旋转，肩膀相对就会带着头部向相反的右侧旋转，进而影响到脸的对称性。

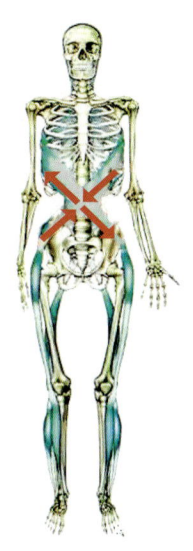

图8-104 骨盆倾斜对面部的影响

4. 产生其他亚健康问题

骨盆倾斜会影响人体的自律神经，导致人体容易出现慢性疲劳、体寒等亚健康问题。由于骨盆的倾斜，血管受到压迫，阻碍了温暖的血液正常的循环流通。加之，原本在正常工作状态下产生并放出热量的肌肉会因骨骼的变形而拉长，这时肌肉会为恢复原有的状态而紧张起来，这样会造成慢性疲劳。肌肉紧张、僵硬后，造成血液和淋巴液的流动不畅，身体会出现发冷、畏寒等亚健康问题。

四、骨盆倾斜的检测

常见的骨盆位置异常的类型有4种，分别是骨盆前倾和后倾、侧倾、旋转。我们可以通过站立位的观察和卧位的检测，来评估骨盆倾斜的类型。

1. 站立位的检测

（1）骨盆前倾和后倾的检测

靠墙站立，观察腰部和墙面的空隙大小，正常状态为手掌的厚度，小于这个厚度为骨盆后倾，大于这个厚度则为骨盆前倾（图8-105）。

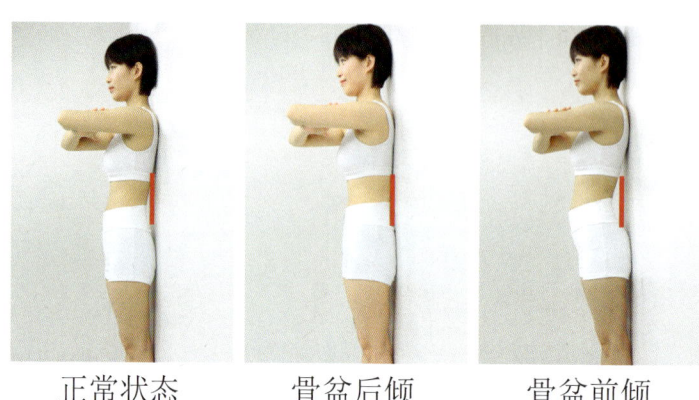

正常状态　　　骨盆后倾　　　骨盆前倾

图8-105　骨盆前倾和后倾的检测一

找到髂前上棘（骨盆上沿最前侧的位置）和耻骨联合的位置，那么可以采用这个更加精确的方法。即通过观察在自然站立时髂前上棘和耻骨联合的相对位置，如果在同一条铅垂线上，说明骨盆没有前倾或后倾；如果髂前上棘在耻骨联合之前，那么说明骨盆前倾；如果髂前上棘在耻骨联合之后，那么说明是骨盆后倾。骨盆的前后倾往往也伴随身体其他关节在矢状面（即前后）的代偿，比如圆肩探头、膝超伸等（图8-106）。

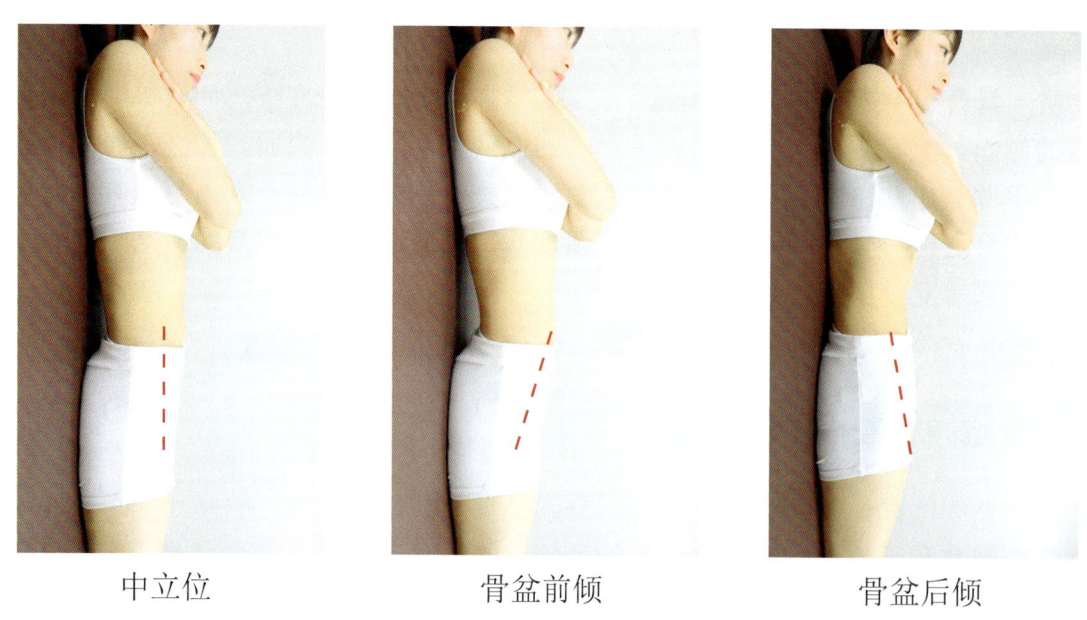

中立位　　　　骨盆前倾　　　　骨盆后倾

图8-106　骨盆前倾和后倾的检测二

(2)骨盆侧倾的检测

触摸并标记两侧髂前上棘（骨盆髂嵴的最前侧）的位置，观察在正常站立时这两点的高度是否一致。骨盆侧倾往往伴随身体其他关节在额状面（即左右）的代偿，比如高低肩、髋内外旋、膝内外翻等（图8-107）。

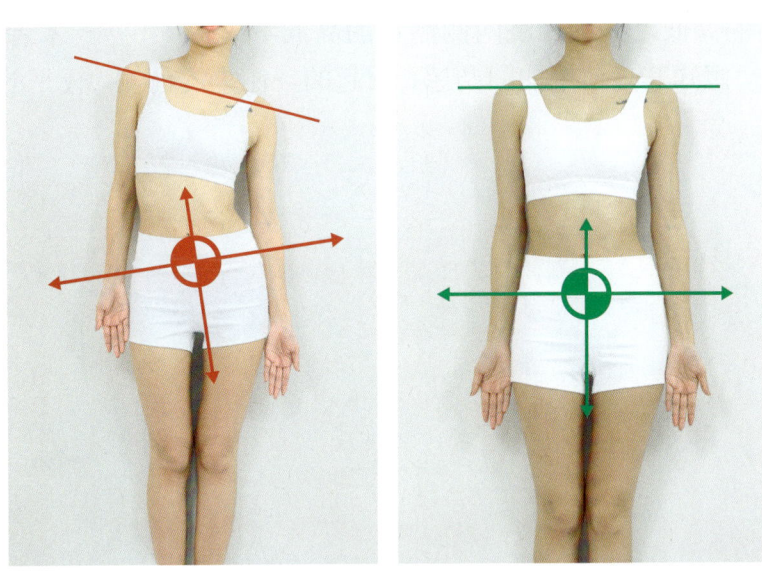

图 8-107　骨盆侧倾的检测

(3)骨盆旋转的检测

以最自然的站姿站立，观察两侧髂前上棘的前后关系，两脚脚尖的前后关系，若发现前后不一致，特别是伴随前脚内旋和后脚外旋时，说明很有可能存在骨盆旋转问题。图8-108所示为骨盆旋转时的下肢形态（俯视时顺时针旋转，即左侧向前，右侧向后）。

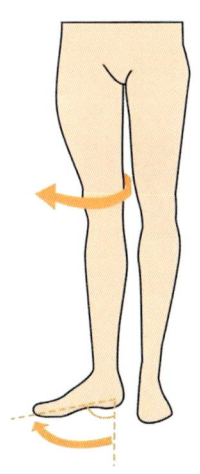

图 8-108　骨盆旋转的检测

2. 卧位的检测

（1）患者取仰卧位，自然放松，肚脐和髂前上棘的连线应呈等腰三角形，如果一侧的髂骨上移，两边的髂前上棘和肚脐之间就形不成等腰三角形了，两侧髂前上棘到肚脐之间的连线就会一边长一边短，说明短侧的髂骨上移了（图8-109），就能判断出骨盆的哪侧高、哪侧低了。也可采用手指触诊比较法来判断，术者将双手食指置于患者两侧髂前上棘最上方，比较两侧手指的高低，即可知晓两侧髂骨的高低（图8-110）。术者将双手掌同时平放于患者髂前上棘上，感知其是前侧的凹凸感，凸起的一侧为旋前侧，较平的一侧为旋后侧（图8-111）。

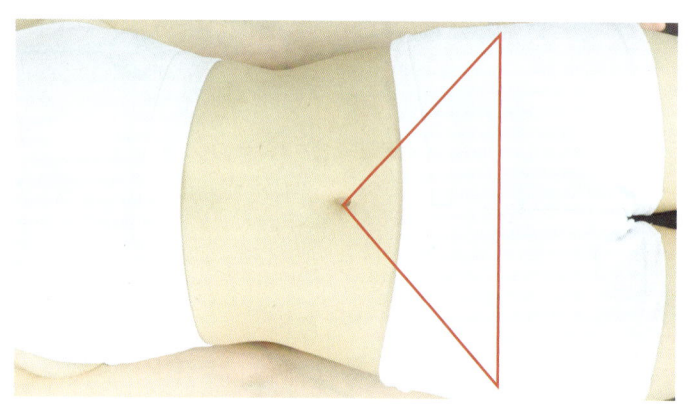

图8-109　髂骨上移的检测

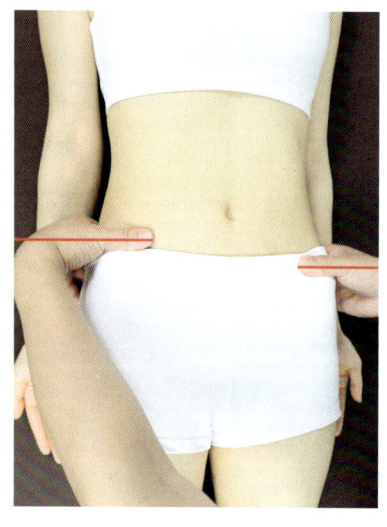 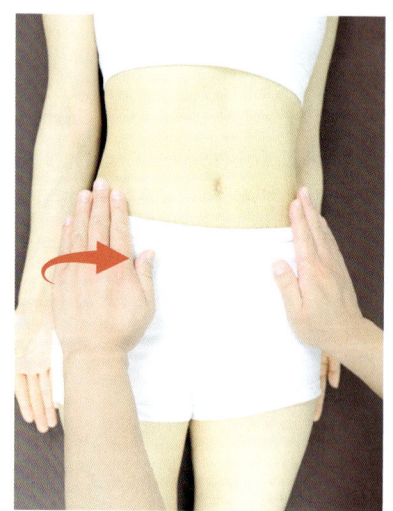

图8-110　髂骨高低的检测　　图8-111　髂骨旋转的检测

第八章 体形、体态的矫正

（2）患者取仰卧位，检查长短腿和阴阳脚。术者将其双脚提起15厘米左右晃动，再自然放下，如有长短脚的情况出现，长脚侧的髂骨向下移位，短脚侧的髂骨向上移位。对应髂骨高的一侧的膝盖也会比另一边高，肚脐眼也会歪斜，偏向骨盆高的一侧。长短脚的检查也可采用俯卧检查，患者俯卧，将两侧膝部并拢，双脚屈曲置于同一水平线上，即可轻松对比出长短脚，进而判断骨盆两侧的高低（图8-112）。脚尖朝内的为阴脚，向外的为阳脚，一般阴脚侧的髂骨朝内旋，阳脚侧的髂骨朝外旋（图8-113）。当然，有时候膝关节或腿部有外伤瘢痕、手术瘢痕或其他原因导致的筋膜粘连时，通过长短腿和阴阳脚来判断骨盆的旋移就会有偏差，甚至可能得出的结论完全相反，术者要全面诊断，综合判断，避免出现错误的诊断。

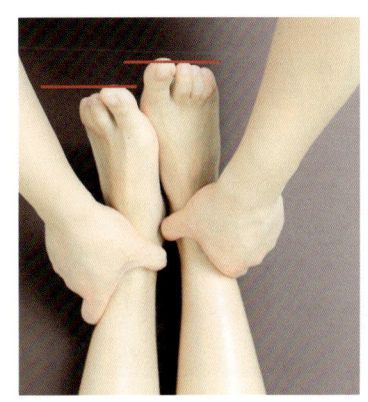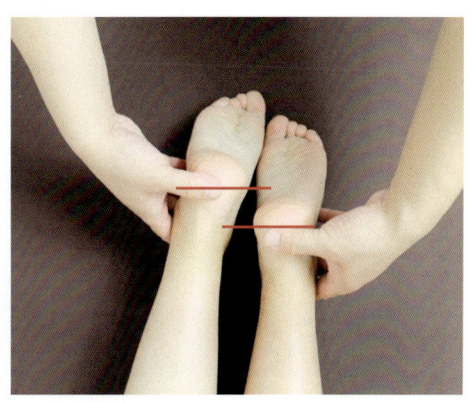

图8-112　长短腿的检测

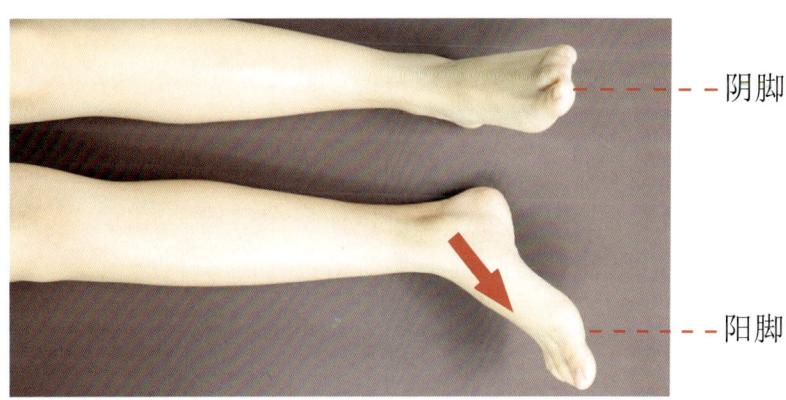

图8-113　阴阳脚的检测

（3）患者取仰卧位，自然放松，观察髂前上棘与耻骨的水平线对比，如果两侧髂前上棘前凸，耻骨比较平甚至往后，腰部与治疗床之间的间隙很大，那么就是骨盆前倾（图8-114）；如果两侧髂前上棘比较平，耻骨前凸，腰部与治疗床之间的间隙很小，甚至没有缝隙，那么就是骨盆后倾（图8-115）。

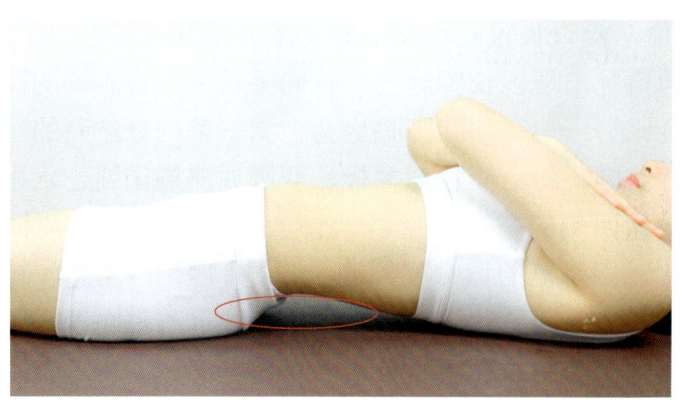

图 8-114　骨盆前倾

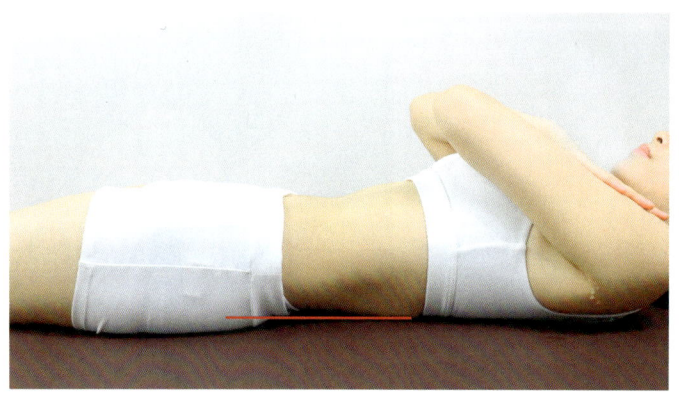

图 8-115　骨盆后倾

（4）患者取俯卧位，两侧髂后上棘与骶尾骨关节处的连线形成骶三角，骶三角应是等腰三角形，如果形成的不是等腰三角形，两边的连线长短不一致，说明骶骨有顺时针或逆时针摆动，通常称为骶髂关节错位。两侧髂后上棘与腰椎棘突连线应是等腰三角形（可从腰5棘突开始连线，根据诊断需要，顺着往上可以作多个等腰三角形），如果两边连线不等长，说明除了骨盆有旋移外，还合并有腰椎小关节错位（图8-116）。

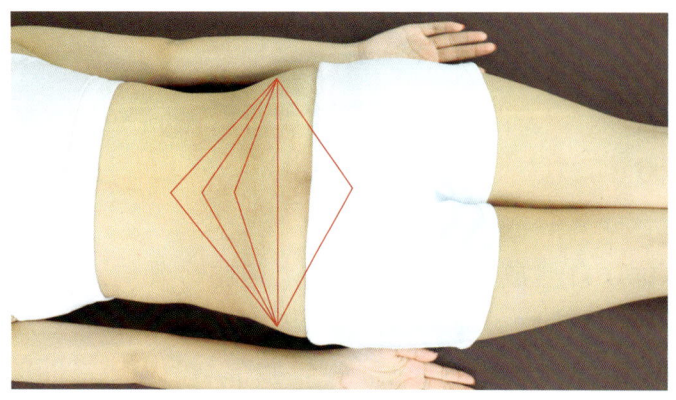

图 8-116　骨盆的俯卧位检测

第八章　体形、体态的矫正

五、骨盆倾斜的矫正手法和康复训练

对于骨盆的倾斜，我们一般是先以推、揉、点、按等手法松解或激活相关的肌肉软组织，再分别根据情况矫正髂骨、耻骨、骶骨、尾骨、坐骨等骨骼的错位（具体矫正手法可参考第六章第五节"骨盆的骨骼矫正"相关内容），然后再矫正骨盆的前倾、后倾、侧倾和旋转等整体的位置异常。骨盆倾斜常与腰骶关节、髋关节损伤或错位有关，因此，在整复骨盆时，应注意对腰椎、髋关节进行整复，以便更有效地矫正骨盆的倾斜，再辅之以康复训练，以稳定疗效。骨盆倾斜的矫正手法和康复训练方法分述如下：

1. 骨盆前倾的矫正

骨盆前倾的体态特点：与理想体态相比，有明显的骨盆前倾和腰椎过度前弯（图8-117）。一些有啤酒肚的人、孕妇和穿高跟鞋的办公室女性经常出现这样的体态。无论是啤酒肚还是胎儿都有重量，由于重心前移，就会将身体拉向前方，但是正常走路时不可能弯着腰，于是会用腰的力量将身体拉回来，最后就造成了"前挺后撅"的"假翘臀"姿态。长期这样的姿态会导致肌肉不平衡，形成交叉部位肌肉强弱变化。较强、紧张的肌肉是髂腰肌、竖脊肌；较弱、放松的肌肉是腹肌群、臀大肌。

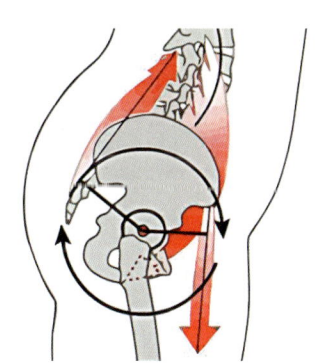

图8-117　骨盆前倾的体态特点

当神经对一块肌肉的控制增强，就会自然抑制这块肌肉的拮抗肌的控制。比如，在下交叉综合征中髂腰肌的募集增强并缩短，那么就会减少对于拮抗肌（臀大肌）的控制。腹肌被拉长，控制变弱，那么神经对于它的拮抗肌（竖脊肌）的控制则增强。

我们可以先通过按摩手法处理肌肉软组织的不平衡，然后通过正骨整脊手法矫正骨盆前倾，让骨骼先回归到正确的位置，最后再进行针对性的康复运动训练加强稳定骨盆。

（1）矫正手法：我们可以先以推、揉、点、按等手法松解或激活相关的肌肉软组织，再以正骨整脊手法矫正腰椎和骨盆。腰椎矫正手法可根据腰椎错位方式，选用俯卧摇臀揉腰法、侧卧定位斜扳法、双手间接分压法、牵抖冲压法（仰卧）、仰卧压腹冲压法、仰卧压腹冲压法、抱膝滚动法、拉腿压腘推骶法等术者比较熟练、适合症状的整复手法，具体手法可参考本书"腰椎的矫正"相关内容；骨盆矫正手法可根据髂骨及骶骨的移位方式，选用侧卧屈髋推髂法、仰卧分压法、仰卧压膝拉骶法、摇正骨盆法等手法，如耻骨、坐骨、尾骨也有移位，可根据情况选用术者比较熟练、适合症状的整复手法，具体手法可参考本书第六章第五节"骨盆的骨骼矫正"相关内容。

（2）康复训练：骨盆前倾小腹松弛，会显得突出，因此对于腹肌的强化是十分重要的。下背痛也是常常会出现的，因为持续处在一个紧绷的状态，进行放松也是十分必要的。康复训练动作如下：

弓箭步拉伸：弓箭步，上身挺直，整个重心往前放，双手抬起向后上方伸展，增加拉伸幅度，保持 5～10 秒，两边各进行 2 次（图 8-118）。

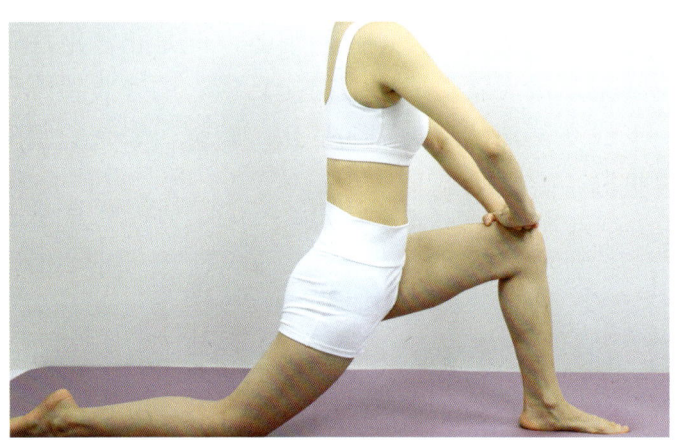

图 8-118　弓箭步拉伸

猫式伸展：跪于垫上，双脚与髋同宽，背部平行于地面，手臂和腿都各垂直于地面。呼气，做骨盆向下卷动，只伸展腰椎，吸气，还原。在呼气时向斜上方伸展胸椎和颈椎，吸气还原。每次可保持 5～10 分钟，每天 1～2 次（图 8-119）。

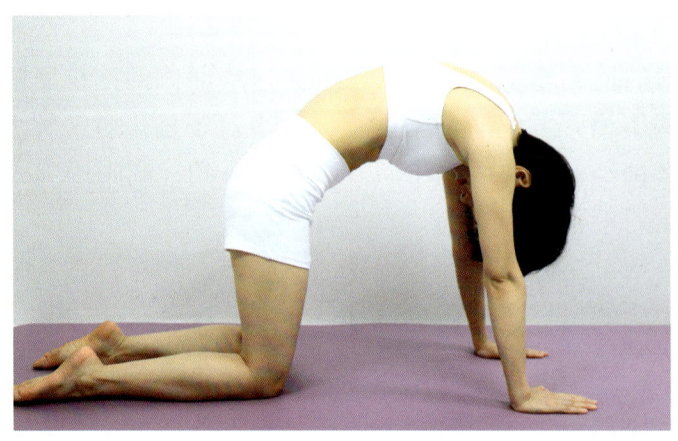

图 8-119　猫式伸展

单腿臀桥：平躺在瑜伽垫上，双腿弯曲，双脚放在地上。然后抬起一条腿并伸直。用脚部发力，挺直臀部，使其离开地面。将臀部挺到尽可能高的位置后，稍事停留，然后慢慢将臀部放回起始位置，以上是一次完整动作，重复动作 10～15 个，一侧完成后，两腿交替，每次 3 组（图 8-120）。

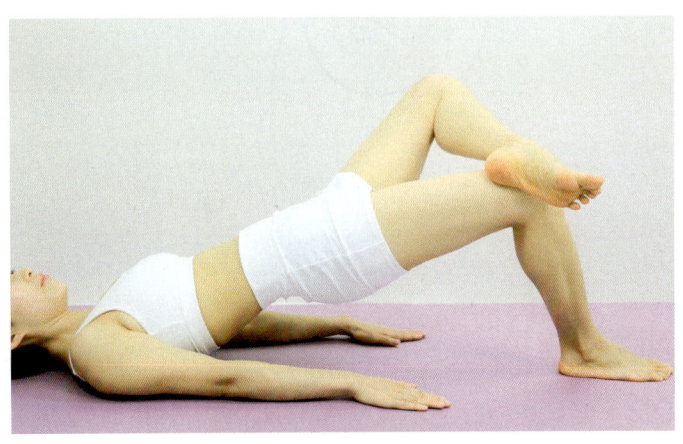

图 8-120　单腿臀桥

卷腹：平躺在瑜伽垫上，膝关节弯曲呈 90°，双手可交叉放于胸前，也可呈抱拳手势放于太阳穴两侧。慢慢向上弯起双肩和躯干，使其靠近膝盖。注意，要让背部弯曲，但不要试着抬起整个背部，使其完全离开地面，只需向前呈蜷缩状态，让胸腔靠近骨盆即可。在动作的最高处，有意给腹部额外的挤压，以达到充分的收缩。然后放松，放低双肩，回到起始位置。每组做 20～30 个，每次 2～3 组（图 8-121）。

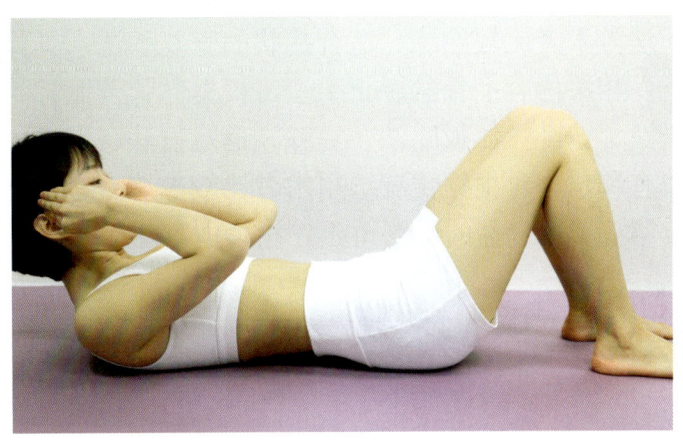

图 8-121　卷腹

2. 骨盆后倾的矫正

骨盆后倾典型的姿势是驼背、臀下垂，这种姿态会导致重心向前，让膝关节承受更多重量，最终可能导致受伤概率增加，磨损严重。另外，由于骨盆部位是承载生殖功能和撑托脏器的重要位置，所以骨盆后倾还会影响内分泌和生理循环等。肌肉表现：腹肌、髂腰肌、腰背部的肌肉力量弱，腘绳肌处于紧张的状态（图 8-122）。

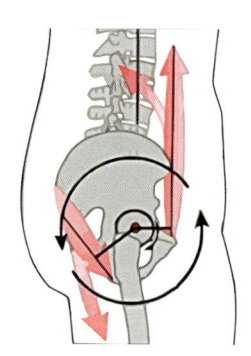

图 8-122　骨盆后倾的体态特点

这类型的人腘绳肌的紧绷度比较高，臀部肌肉力量较弱，所以骨盆处于往后方下沉的状态，导致看起来像是屁股下垂的感觉；而腰背部的肌肉、髂腰肌与腹肌的弱化会导致不能维持骨盆的位置而使骨盆后倾，重心在后；上半身为了维持前后平衡，因此会产生驼背状况。

我们可以先通过按摩手法处理肌肉软组织的不平衡，再通过正骨整脊手法矫正骨盆后倾，让骨骼先回归到正确的位置，最后再进行针对性的康复运动训练以加强稳定骨盆。

（1）矫正手法：我们可以先以推、揉、点、按等手法松解或激活相关的肌肉软组织，再以正骨整脊手法矫正腰椎和骨盆。腰椎矫正手法可根据腰椎错位方式，选用俯卧摇臀揉腰法、侧卧定位斜扳法、俯卧按腰扳腿法、双手重叠直接冲压法、牵抖冲压法、拇指或掌根按压法、青蛙式腰椎矫正法等术者比较熟练、适合症状的整复手法，具体手法可参考本书第六章第四节"腰椎的矫正"相关内容；骨盆矫正手法可根据髂骨及骶骨的移位方式，选用俯卧屈膝按髂法、侧卧按压法、俯卧按骶扳腿法、提膝顶髂对抗法、青蛙式骨盆矫正法等手法，如耻骨、坐骨、尾骨也有移位，可根据情况选用术者比较熟练、适合症状的整复手法，具体手法可参考本书第六章第五节"骨盆的骨骼矫正"相关内容。

（2）康复训练：骨盆后倾时往往腘绳肌紧绷度很高，臀部肌肉很弱。此外腰部肌肉以及髂腰肌也相对薄弱，因此应该相应地去进行强化。康复训练动作如下：

坐姿抬腿：坐在垫子上，骨盆端正，脊柱立直，双腿伸直，双脚并拢；身体前屈，收腹，上背部饱满；双手在双腿两侧手掌撑地，吸气抬双脚双腿向上离地，呼气落下，反复循环，呼吸可以根据自己的节奏选择吸气抬或者呼气抬双脚双腿。每组做 20～30 个，每次 3 组（图8-123）。

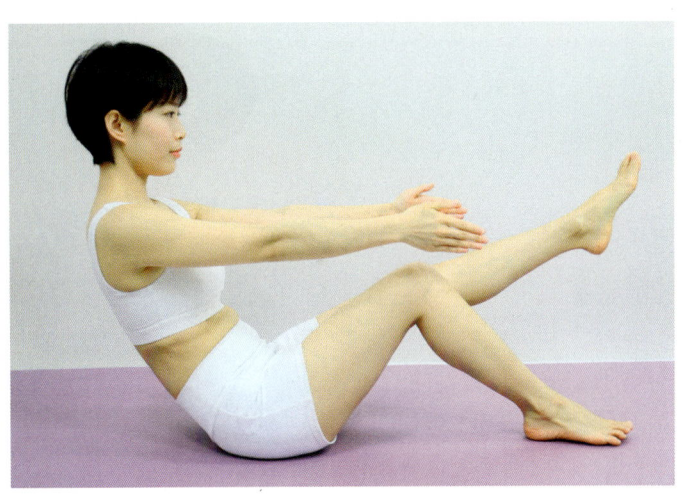

图 8-123　坐姿抬腿

俯卧式小燕飞：在硬床或瑜伽垫上取俯卧位，面部朝下，双臂以肩关节为支撑点，轻轻抬起，手臂向上的同时轻轻抬头，双肩向后向上收起。与此同时，双脚轻轻抬起，腰骶部肌肉收缩，尽量让肋骨和腹部支撑身体，持续3～5秒，然后放松肌肉，四肢和头部回归原位休息3～5秒再做。每组20～30个，每次2～3组（图8-124）。

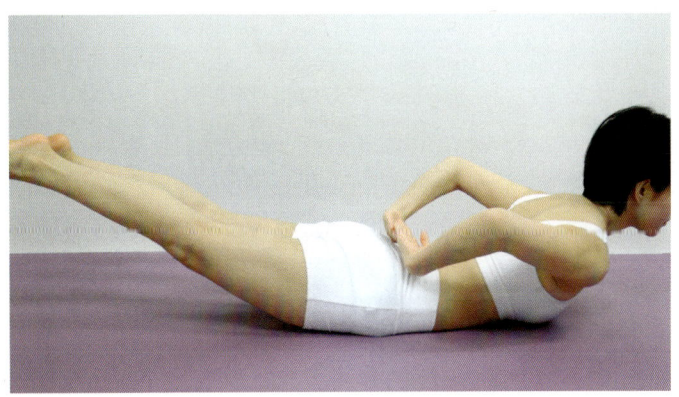

图 8-124　俯卧式小燕飞

上犬式：俯卧在瑜伽垫上，双脚分开与髋同宽，双手放在下肋骨旁边。伸展双腿并将脚指甲向下压以激活股四头肌。将大腿内侧旋转向上，同时将外侧脚踝收紧到中线，手和脚向下压。吸气，伸直手臂并抬起双腿。双臂垂直于地面，双脚固定，双腿活动，将胸部向前向上拉。双手压实地面的同时将肩膀向后拉。确保颈部曲线是中背部和上背部曲线的延续。保持呼吸，然后放松，此动作每次可保持1～2分钟（图8-125）。

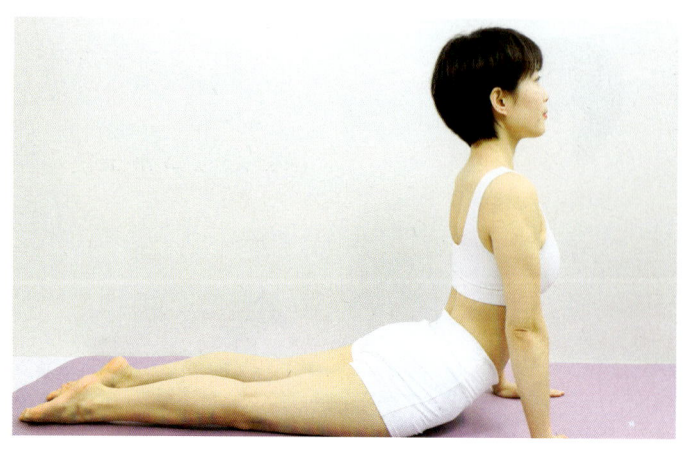

图 8-125　上犬式

仰卧抱腿：仰卧在瑜伽垫上，双腿屈髋屈膝 90°，一只腿"别"过来架在另一只腿膝盖上方，双手抱住另一只腿，然后往后拉，保持下背贴住地面，不要起来，当你感觉到臀肌有被拉伸的感觉时在此位置停留 20～30 秒，进行静态伸展，保持呼吸匀称不要憋气，不要拉到疼，有明显拉伸感即可（图 8-126）。

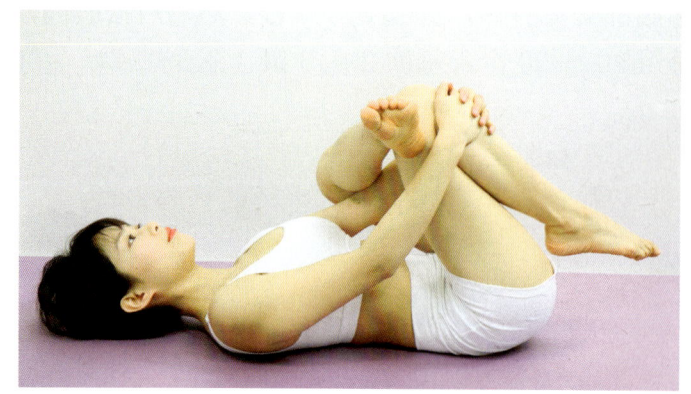

图 8-126　仰卧抱腿

3. 骨盆侧倾的矫正

骨盆侧倾是人骨盆左右两侧不在同一水平线上，即骨盆左右高低不同。引起骨盆侧倾的原因是骨盆上方的腹内斜肌、腹外斜肌及腰方肌，将骨盆向上提拉，对侧骨盆下方的臀小肌、臀中肌将骨盆向下方提拉，导致骨盆朝一个方向侧倾。形成骨盆侧倾的原因包括外伤或先天发育引起双下肢不等长，长期站立、姿势不当引起的脊柱侧弯，也可以是先天性髋关节脱位，长时间不处理以后有可能导致骨盆产生侧倾。骨盆侧倾常伴随着脊柱侧弯、高低肩或歪头的临床表现，甚至有可能引起腰痛，使身体活动不稳定，严重影响日常的生活活动。

第八章 体形、体态的矫正

骨盆侧倾的人看上去整个人有些歪歪扭扭：脊柱侧弯、高低肩、腿看起来不一样长……甚至可以看到两侧臀部明显高低不一，重心也不是均匀分布在两条腿上的，会造成一系列负面影响，比如，左右肌力不平衡，使身体变歪，导致大小胸、背部肌肉大小和厚度不同、两侧腹肌不一样大，限制力量的进一步均衡发展，也会因为日常生活的不良习惯，逐渐把骨盆侧倾的危害放大。

我们可以先通过按摩手法处理肌肉软组织的不平衡，再通过正骨整脊手法矫正骨盆后倾，让骨骼先回归到正确的位置，最后再进行针对性的康复运动训练以加强稳定骨盆。

（1）矫正手法：我们可以先以推、揉、点、按等手法松解或激活相关的肌肉软组织，再以正骨整脊手法矫正腰椎和骨盆。腰椎矫正手法可根据腰椎错位方式，选用俯卧摇腿揉腰法、侧卧定位斜扳法、定位摇正法、后伸按压推正法、牵引肘推正法、定点侧旋法、掌根复位推法等术者比较熟练、适合症状的整复手法，具体手法可参考本书第六章第四节"腰椎的矫正"相关内容；骨盆矫正手法可根据髂骨及骶骨的移位方式，选用仰卧上下推髂法或仰卧旋转拉腿法、侧卧推骶法、摇正骨盆法等手法，如耻骨、坐骨、尾骨也有移位，可根据情况选用术者比较熟练、适合症状的整复手法，具体手法可参考本书第六章第五节"骨盆的骨骼矫正"相关内容。

（2）康复训练：骨盆侧倾主要是单边骨盆偏上，另一侧则随之下沉。这种结果多是单侧腰部、腹部肌肉过于紧张，使得一侧骨盆上偏，而另一侧则下降。此外还有可能是单侧的外展肌紧绷程度强导致该侧骨盆下降，而另一侧抬起。康复训练动作如下：

体侧屈运动：盘腿端坐，双手放在体侧地上。左手向左侧方滑出，上体左侧屈，右臂上举，随之向左侧摆振，反复向左侧屈摆 4 次，还原；换右侧做 4 次。侧屈时臀部不动，动作要做得慢而有节奏。体侧屈运动主要锻炼腰方肌，每组 20～30 个，每次 2～3 组（图 8-127）。

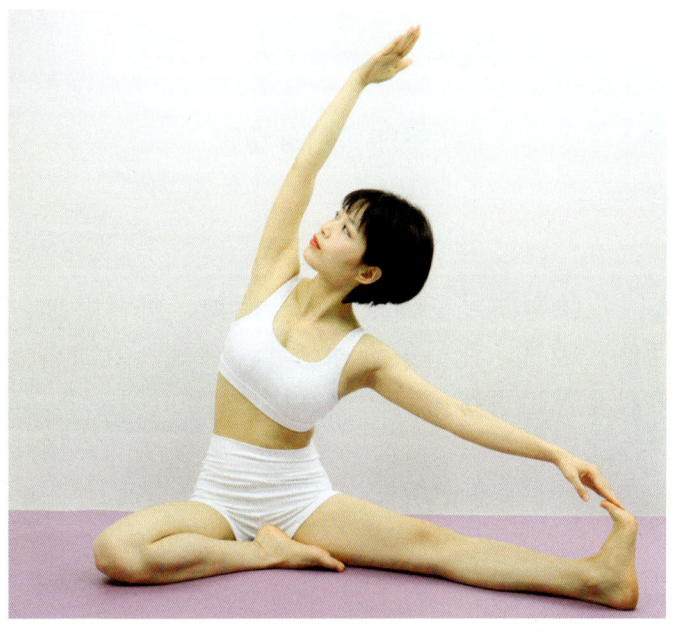

图 8-127　体侧屈运动

俯身跪姿侧抬腿：取俯卧位，保持一个俯身的跪姿，一侧手肘与同侧膝盖撑地，另一只手辅助支撑身体向右侧抬起另一侧腿，完成一个侧抬腿的动作。左右轮换，每组做 20～30 个，每次 2～3 组（图 8-128）。

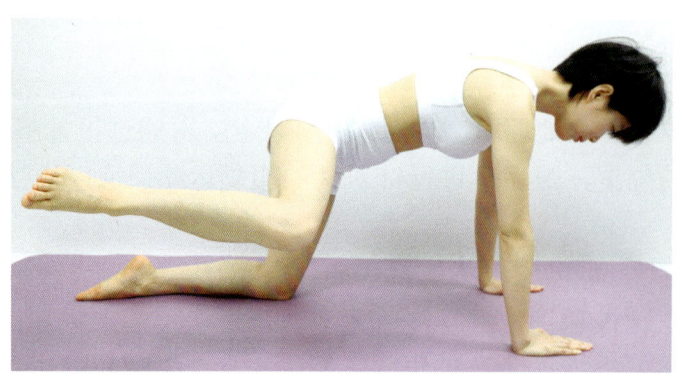

图 8-128　俯身跪姿侧抬腿

侧身卷腹：屈腿侧卧于垫上，右臂伸直与躯干垂直放于垫上，左臂屈肘放在左耳旁，用力将左肩拉近腰胯，稍停顿下落时将左侧腹肌拉长，右侧腰腹始终贴紧地面，下落时吸气，卷腹时呼气。发力时，侧腹部有强收缩挤压感，速度越慢收缩感越强，腰部始终放松，不应有紧绷感，左右两侧各进行 20～30 次，每次 2～3 组（图 8-129）。

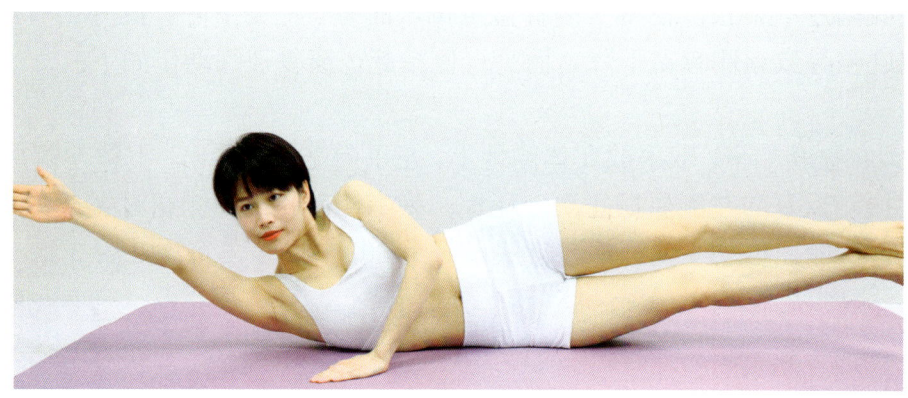

图 8-129　侧身卷腹

单腿鸽子式：坐姿，左膝弯曲，左脚跟靠近会阴处，脚背贴地，右腿向后伸直，脚背贴地，双手放在身体两侧。吸气，让整条脊柱延展；呼气，双肩自然放松，指尖向下，持续拉伸，保持 30～60 秒，然后再练习另一侧（图 8-130）。

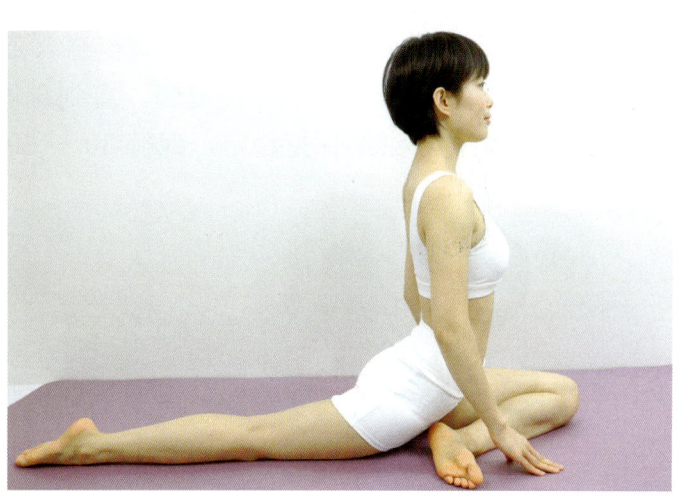

图 8-130　单腿鸽子式

4. 骨盆旋转的矫正

骨盆旋转是指骨盆在冠状面以脊柱为轴心进行旋转。为了维持身体躯干的平衡，躯体会出现扭转。常见于健身爱好者、爱跷二郎腿和长期侧坐偏向一侧者，由于错误的训练动作和不良生活姿态导致身体两侧、上下肌肉的力量不平衡，从而出现骨盆旋转。

骨盆旋转会导致神经、肌肉、韧带出现牵拉损伤。同时常常伴随着脊柱侧弯，会导致椎体旋转错位，椎间隙变窄。严重者甚至扭转挤压内脏器官。

我们可以先通过按摩手法处理肌肉软组织的不平衡，再通过正骨整脊手法矫正骨盆旋转，让骨骼先回归到正确的位置，最后再进行针对性的康复运动训练以加强稳定骨盆。

（1）矫正手法：我们可以先以推、揉、点、按等手法松解或激活相关的肌肉软组织，再以正骨整脊手法矫正腰椎和骨盆。腰椎矫正手法可根据腰椎错位方式，选用俯卧摇臀揉腰法、侧卧定位斜扳法、成角定点旋转法、旋转摇扳法、旋转顶推法、旋转掌按法、掌根旋转按压法、寻隙复位法等术者比较熟练、适合症状的整复手法，具体手法可参考本书第六章第四节"腰椎的矫正"相关内容；骨盆矫正手法可根据髂骨及骶骨的移位方式，选用仰卧分压法或侧卧按压法、侧卧推骶法、"4"字矫正法、对抗牵推法等手法，如耻骨、坐骨、尾骨也有移位，可根据情况选用术者比较熟练、适合症状的整复手法，具体手法可参考本书第六章第五节"骨盆的骨骼矫正"相关内容。

（2）康复训练：骨盆旋转是以腰椎为中心进行旋转，即单侧骨盆做内旋和外旋，以腰部为中心扭转躯干的动作。主要由髋部外旋肌（梨状肌、上孖肌、股方肌、闭孔内肌、闭孔外肌）、臀大中小肌、阔筋膜张肌形成力线，向对侧旋转。旋转一侧的这些肌群处于紧张的状态。康复训练动作如下：

V 字支撑：坐在瑜伽垫上，双腿并拢伸直，头挺胸，腰背挺直，双手放在瑜伽垫上。开始向上抬起双脚，身体也缓缓向后倾斜。一直向上举起双腿，直到身体形成 V 字后，向前展开双手。稳定后，将双手放于双腿两侧，继续保持稳定，保持 30～60 秒（图 8-131）。

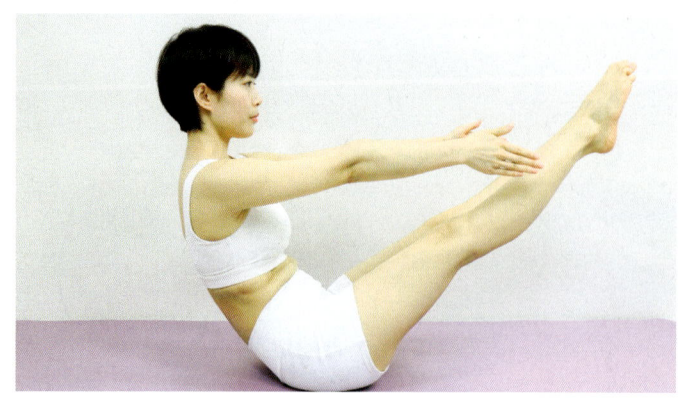

图 8-131　V 字支撑

坐姿转体：坐位，屈膝，右手固定于左膝关节，左手放于背后，吸气保持，呼气做躯干旋转。每组 15～20 个，每次 2～3 组，左右交替训练（图 8-132）。

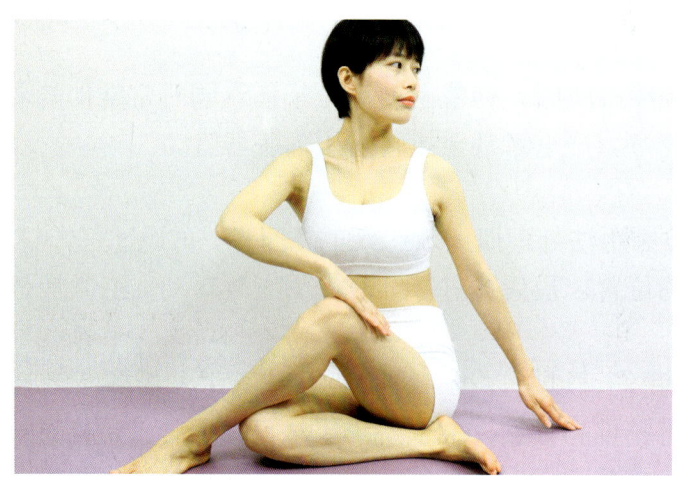

图 8-132　坐姿转体

平板支撑：俯卧，双肘弯曲支撑在地面上，肩膀和肘关节垂直于地面，双脚踩地，身体离开地面，躯干伸直，头部、肩部、胯部和踝部保持在同一平面，腹肌收紧，盆底肌收紧，脊椎延长，眼睛看向地面，保持均匀呼吸，收紧腹部，注意腰部不能下塌或拱起，足尖承重。每组保持 30～60 秒，每次训练 2～3 组，组与组之间间歇不超过 20 秒（图 8-133）。

第八章　体形、体态的矫正

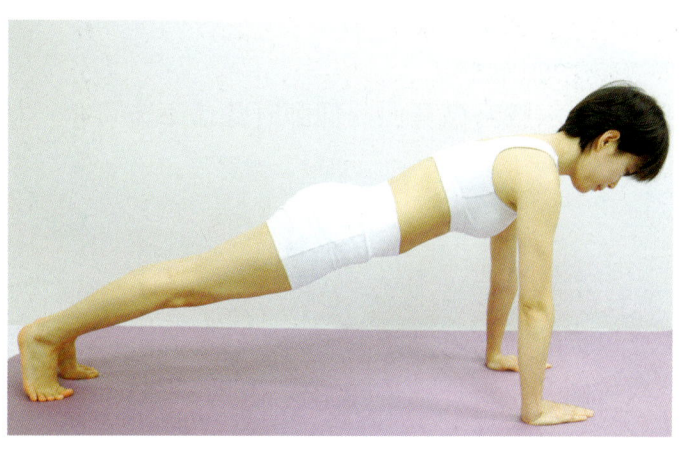

图 8-133　平板支撑

六、骨盆倾斜的预防

骨盆倾斜通过手法矫正和康复训练后，还要注意生活姿势和习惯的改善，尽量避免久坐，多运动，还有像塌腰、撅臀、跷二郎腿、长期伏案工作等这些不良习惯也要尽快改掉，这些行为都是导致骨盆歪斜的主要因素，这样骨盆才能更好地保持平衡，比如坐姿、站姿、走姿都要注意，具体如下。

1. 坐姿

生活中注意坐姿，坐着时，椅子的高度适中，保持膝盖与臀部同高，紧贴椅背或者脊柱挺直与椅背有一定距离，两脚能平踩地面为宜，不要坐在过高或离工作台面太远，以防上身前倾或背部拱起。如果是坐在沙发上，不能全身瘫坐在沙发上或盘腿坐。

2. 站立、行走

长久站立时应抬头挺胸，保持脊柱自然的生理弯曲，不时换脚，同一姿势不要保持太久，特殊岗位除外。行走时应收下颌、抬头、脚尖向正前方，但如果上下楼梯时不应采取此种行走姿势，否则容易损伤膝盖，另外不要穿高跟鞋行走太久。

3. 睡眠姿势

在厚实的床垫上侧睡时，双膝略微弯曲，仰卧时膝盖下方可垫一枕头。不要躺在柔软、中间下陷、无支撑力的床垫或褥子上。

4. 开车姿势

座椅前移，保持膝盖和腰部同高，以两手同握方向盘开车，有条件可以用靠垫或成卷的浴巾保护腰部，不要坐太后面开车，伸长脚踩踏板或伸直手臂开车，这样会减少腰背脊椎的曲度。

5. 抬举姿势

抱小孩时应先蹲下来，再抱起来；抬举物品时贴近身体，用腿发力，举物不要高过胸部，必要时垫以脚垫，抬较重物品时找人帮忙，注意脚部平稳，避免中途重心失衡，抬重物时切忌双腿直立，避免举物过肩。

第五节　上、下交叉综合征

一、上交叉综合征

1. 上交叉综合征

上交叉综合征是一种典型的肌肉失衡模式，由矢状面上的姿势不对称引起的慢性运动系统疼痛综合征。

肌肉失衡表现在位于背侧紧张的上斜方肌和肩胛提肌与位于腹侧紧张的胸大肌和胸小肌前后交叉；薄弱的颈部前侧深层屈肌和薄弱的中下斜方肌前后交叉（图8-134）。过紧的肌肉为胸大肌、胸小肌、背阔肌、肩胛提肌、斜方肌上束、胸锁乳突肌、斜角肌等；过弱的肌肉为菱形肌、斜方肌中下束、前锯肌、使肩外旋的肩袖肌群、深层颈屈肌等。这些肌肉力量失衡、强弱不一，将挛缩紧张的肌肉和拉长无力的肌肉连成一条线，从侧面来看就形成了一个交叉"X"，所以称作上交叉综合征。

第八章 体形、体态的矫正

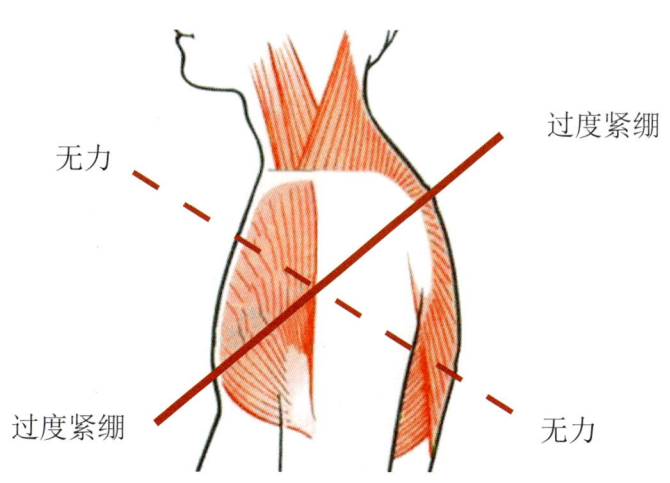

图 8-134 上交叉综合征的体态特点

这种失衡模式造成了关节功能的紊乱，并且表现出特定的姿态变化，包括头部前伸、颈椎前凸和胸椎后凸畸形增加、肩部上提并前伸（圆肩）、肩胛骨外展以及翼状肩胛。常见症状有颈肩部紧张性的酸痛，手臂的麻痛，甚至出现头痛、头晕、胸闷、心慌等。上交叉综合征在专科属于一种常见病、多发病。上交叉综合征的发病率女性远比男性要高，因为女性颈部的肌肉力量远小于男性，同时因女性大部分采用的是胸式呼吸，而男性用的是腹式呼吸，胸式呼吸很容易导致颈前和胸前肌肉的紧张，从而引发该病。

2. 上交叉综合征的形成原因

上交叉综合征主要与久坐、运动不当等长期姿势不良有关。长期伏案工作，头部容易前探超过肩膀，处于头前伸姿势，且双上肢处于内旋位，长期保持这一姿势，就容易形成上交叉综合征，出现典型的圆肩和头前伸。另外，锻炼不当也易导致上交叉综合征，对于有些健身爱好者，过于追求"倒三角"的身体形态，其胸大肌会过于发达而忽略了对上背部肌肉的训练，会导致前胸的肌肉和肩部过于紧张而其下背部肌肉过弱，造成胸前和背后肌肉失衡，长久会形成含胸驼背。

还有一部分女性的上交叉综合征是由于心理因素造成的，在踏入青春期之后，女性在生长期激素的分泌令胸部发育，乳房胀大，逐渐变得坚挺丰满。有些少女由于无法接受这种生理转变，害怕在别人面前展露发育中胸部的线条，于是刻意做出身体前倾、垂头、弓背等动作来作掩饰，造成含胸驼背的问题。

3. 上交叉综合征的诊断评估

（1）姿势评估

头前引的评估方法：耳垂在肩峰的正下方是正常的，如果耳垂超过肩峰一指的距离就是头前伸（在评估前先评估有没有圆肩症状，如果在圆肩状态下耳垂在肩峰正下方也是头前伸）（图8-135）。

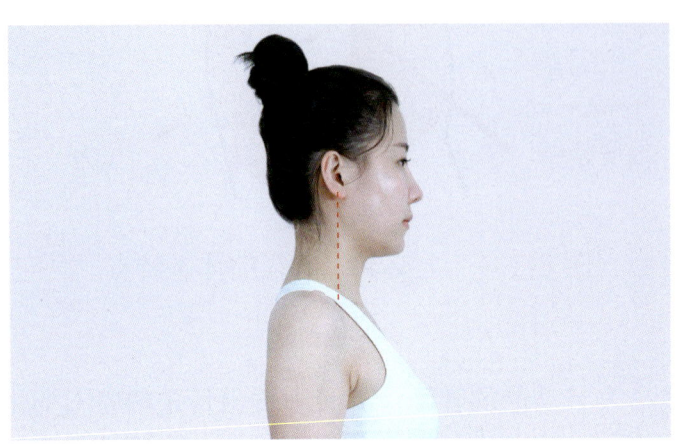

图8-135 头前引的评估

圆肩的评估方法：

肱骨内旋：在自然放松状态下手肘窝位置斜向前45°为正常（图8-136）。

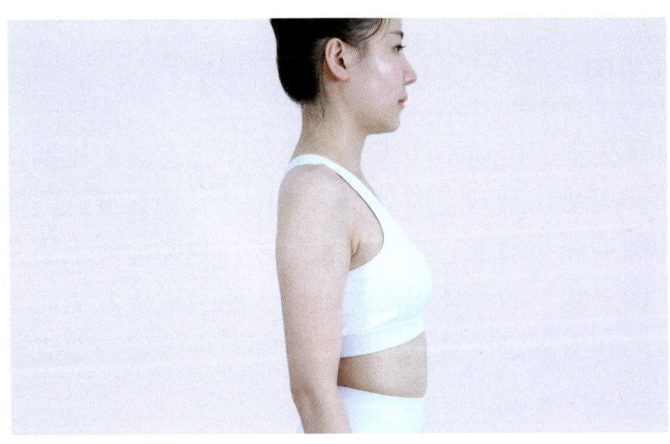

图8-136 圆肩的评估（肱骨内旋）

肩胛骨前引：在自然放松状态下，找到肩胛骨内侧缘与脊柱之间能够放进四指便是正常的，超过四指就是圆肩（图8-137）。

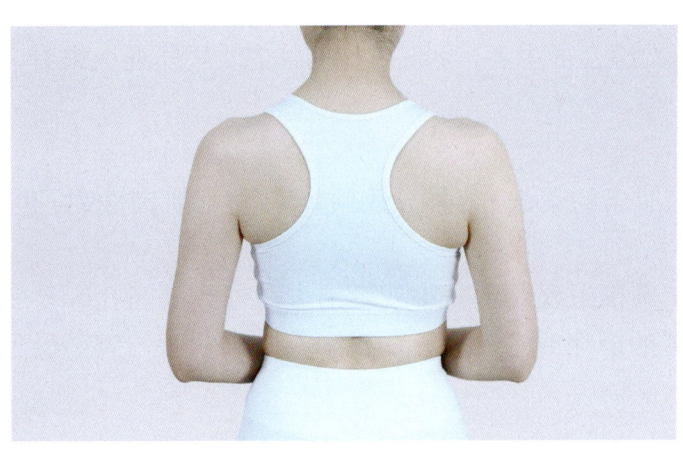

图 8-137　圆肩的评估（肩胛骨前引）

驼背的评估方法：在自然放松状态下，低头找到颈椎上凸起的一块骨头和 T7 棘突之间放一块夹板，角度在 15°。超过 15°就是驼背（图 8-138）。

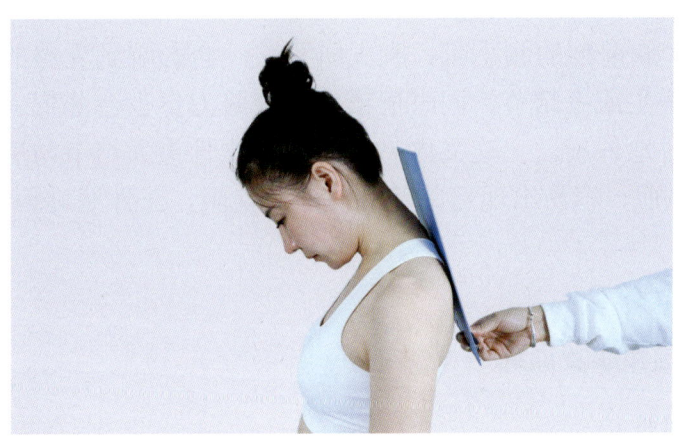

图 8-138　驼背的评估

（2）肩胛骨运动有无异常：关节活动度；肩胛骨运动的一致性；斜方肌上、中、下部的激活模式；肩胛骨的位置；有无疼痛。

（3）胸大肌、胸小肌是否紧张：以手触摸患者胸大、小肌看是否有明显酸胀疼痛，患者仰卧位看肩与床面距离，相距床面越高说明越紧张。同时可以外旋患者肱骨，看相应活动度，活动受限，范围变小，说明胸大、小肌紧张。

4. 上交叉综合征的危害

上交叉综合征不仅在形体上给人一种不是很美观的印象，还会导致人体出现一系列不适，如颈背部紧张疼痛，甚至头痛头晕、呼吸困难、心慌胸闷等。女性头痛、偏头痛和颈椎疼痛远多于男性，可能与上交叉综合征密切相关，因女性颈部肌肉的力量远小于男性，但头部的重量却几乎相当，在同样的身体姿势下更容易出现上交叉综合征。

▲影响美观，上交叉综合征患者，呈现前屈的体态。从外观上来看，缺乏气质，没有朝气，不太美观。

▲因为颈前和胸前肌肉的紧张，容易导致颈、肩、背部肌肉酸痛，也会出现胸骨部的疼痛。

▲因为头部前引，颈椎生理曲度变小或者消失，导致椎间孔容易变窄，严重的时候刺激到神经，容易出现手臂的麻痛或者头痛。如果影响到椎动脉，容易导致脑供血不足，而出现头晕。

▲上交叉体态，含胸驼背导致胸间体积缩小，影响心肺功能，导致心肺功能下降，容易出现胸闷、心慌。

▲上交叉体态会导致腹腔容量变化，影响消化和营养吸收，可造成便秘。

▲因圆肩姿势时，胸前部的胸小肌、胸大肌紧张，会影响到乳腺的淋巴回流，容易出现女性乳房下垂、乳腺增生或者结节，同时肩部的外旋肌力量也会降低。在做肩关节外展运动时，肱骨头不能够及时地外旋。上交叉体态容易产生肱骨头大结节与肩峰的撞击，挤压到冈上肌、肱二头肌、长头肌，容易出现肩关节外展活动受限，在外展过程当中产生肩关节撞击，从而出现肩痛。

5. 上交叉综合征的矫治和康复训练

（1）矫治手法

上交叉综合征是因上半身姿势异常而导致的一系列临床症候群，临床可以根据不同症状及病理表现分别诊断为颈椎病、颈源性眩晕、偏头痛等疾病，但如果只是对症治疗，未认识到上交叉综合征的病因，病机变化，不但效果不好还容易复发，如果能够从上交叉综合征这一高度着眼，不但能够治疗疼痛的具体部位，还能从因上半身姿势异常导致拮抗肌、协同肌同步病变的角度进行综合调整，很多令人头痛的疾病将能应手而愈，也可以达到让身材健美的终极目标。

因此治疗可以归属于上交叉综合征的任何头颈肩背的脊柱疾病，均应遵循在对症治疗的基础上，放松或拉伸紧张的胸大肌、胸小肌、背阔肌、肩胛提肌、斜方肌上束、胸锁乳突肌和斜角肌，激活或强壮被拉长了的菱形肌、前锯肌、斜方肌中下束、冈下肌、小圆肌和深层颈屈肌的大原则。

上交叉综合征的肌力平衡矫正在于强化肌力弱的肌肉、拉伸张力高的肌肉。我们先以掌揉法、拇指揉法交替进行，亦可用其他手法，如滚法、按法、拿法、拍打法等对相关肌肉进行按摩，将紧张的肌群放松，将无力的肌群激活强化，然后再施以合适的正骨整脊手法矫正头部前伸、颈椎前凸和胸椎后凸、圆肩和翼状肩胛等问题，正骨整脊手法可参考本书相关章节。

（2）康复训练

正确的康复训练，不但可以强化软弱的肌肉，还可以放松紧张僵硬的肌肉、韧带和关节。针对上交叉综合征患者肌肉不平衡的状况，应针对紧张的肌肉进行拉伸，对软弱的肌肉进行强化，同时应对过度后曲的胸椎进行伸展。

下巴后移缓解颈椎弯曲：将牙齿微微合拢，下巴缓缓向后移动1～3厘米，直到肌肉有些紧张，双肩同时放松。持续5～10秒，重复3次，可以有效预防和缓解颈椎弯曲（图8-139）。

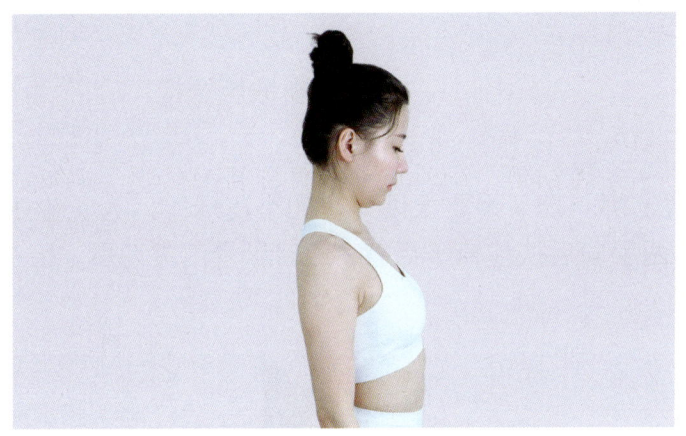

图8-139 下巴后移缓解颈椎弯曲

肩胛骨收缩后背挺拔：两臂伸直与肩平，之后，两臂弯曲，手掌朝上，与肩平行，这样会让肩胛骨紧缩，同时前胸开阔，两肩伸展。坚持5秒，重复5次。如果做起来困难或者身体感到疼痛，可以将手掌的高度适当降低，随着锻炼时间的增加，再逐渐抬高（图8-140）。

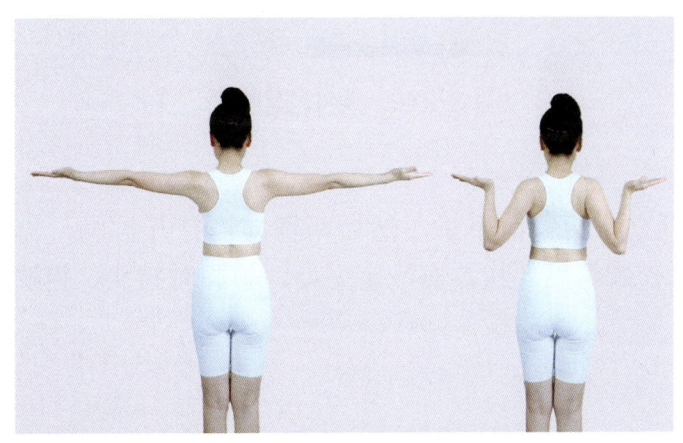

图8-140 肩胛骨收缩后背挺拔

骨盆倾斜锻炼脊椎：这招主要是通过锻炼骨盆而强健脊椎。放松髋关节，臀部微微凸起，将拇指放在最低的肋骨处，将其他手指放在髋关节上，然后，慢慢收缩臀部并缓缓向前运动，让两侧的髋骨和肋骨最低点处在同一垂直线上，坚持5秒，每次重复3次（图8-141）。

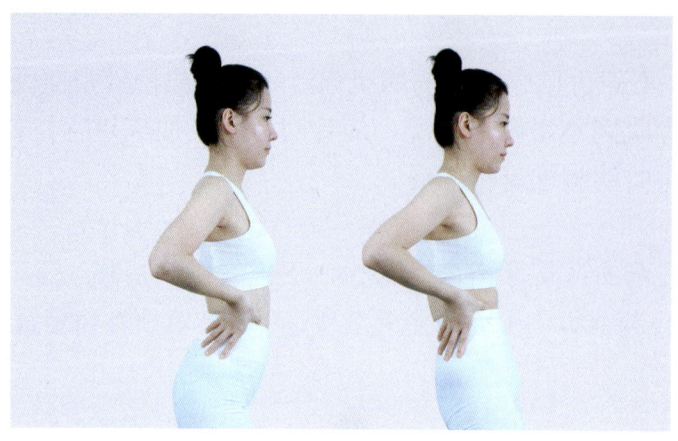

图8-141　骨盆倾斜锻炼脊椎

坐位挺腰背：椅背上绑一物（不要太硬），如小皮球等，人正坐于椅子上，臀部尽量靠里边，后背顶住物体，两手向后扶住椅子后背，然后尽量内夹两臂，抬头挺胸。4拍完成1次，做6～8次（图8-142）。

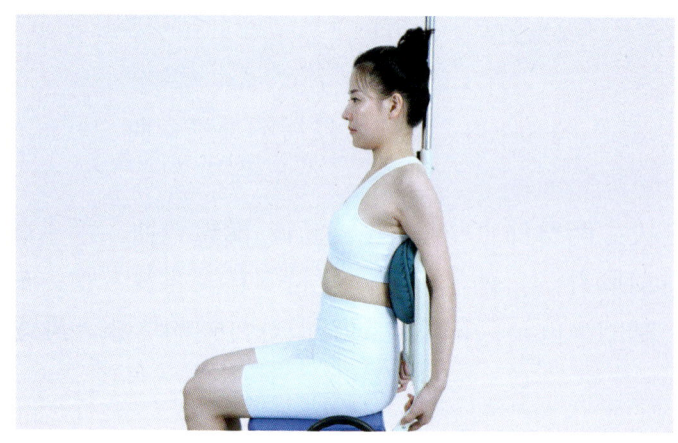

图8-142　坐位挺腰背

扩胸运动：两腿开立，两臂前平举，然后两臂向侧打开扩胸，再还原，如此反复练习16～20次。要求向后扩胸速度要快，有一定力度，扩胸时抬头、挺胸、收腹（图8-143）。

第八章 体形、体态的矫正

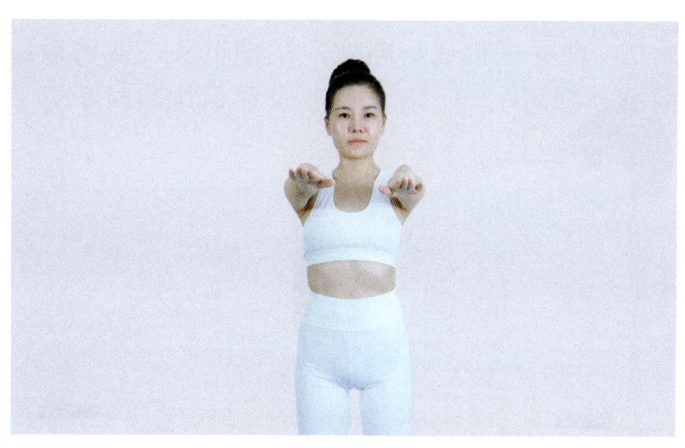

图 8-143 扩胸运动

俯卧两头起：俯卧地上，膝关节伸直，绷脚尖，两臂前举，两臂与两腿同时从两头抬起，腰背肌肉紧缩，然后还原，做 8～12 次。要求起时两腿夹紧，抬头挺胸（图 8-144）。

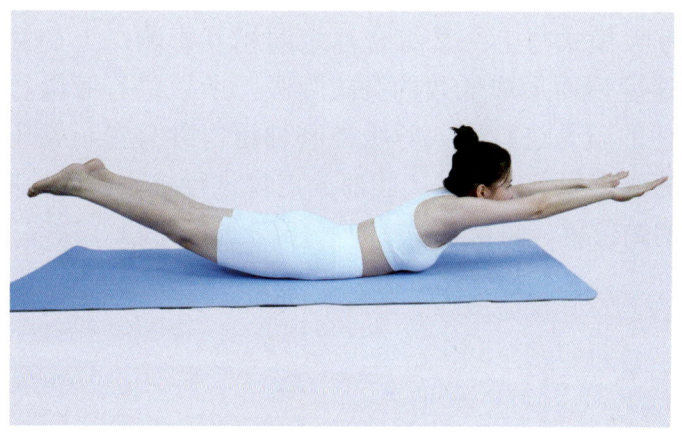

图 8-144 俯卧两头起

仰卧拱背：仰卧，两臂于体侧伸直拉地，背部离地，用力向上挺胸，保持 2 秒钟，再还原，做 8～10 次。要求挺胸时，背部离地面至最高点，脖子不能放松（图 8-145）。

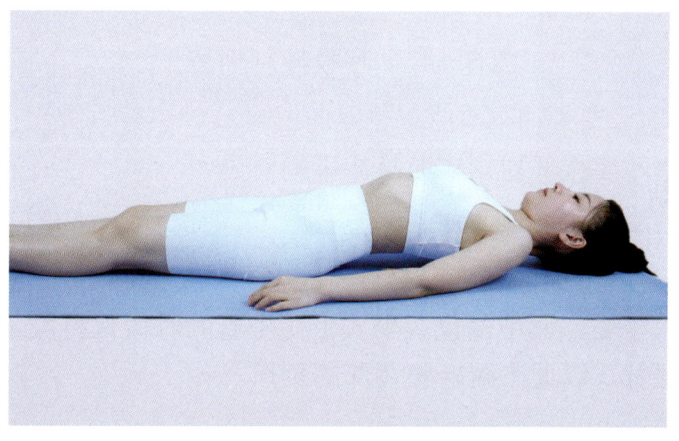

图 8-145 仰卧拱背

持棍绕肩：两腿开立，两手握棍比肩略宽，举棍过头，双臂后绕，木棍落至后背，然后双臂再从后背绕至前胸。练习12～15次。要求前后绕肩时手臂要伸直，挺胸收腹（图8-146）。

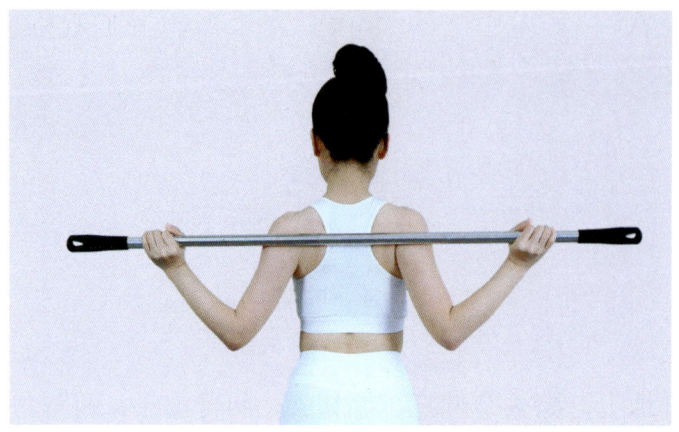

图8-146 持棍绕肩

呼吸控制训练：呼吸模式与上交叉综合征之间相互影响，上交叉综合征极易形成辅助呼吸过多，膈肌激活速度慢而形成低效的胸式呼吸，所以进行呼吸控制训练是改善不良姿势的重要部分。最简便的就是进行腹式呼吸控制训练，并且在日常生活中也坚持正确的呼吸模式。呼吸控制训练动作如下：仰卧，腹部放重物进行抗阻呼吸；吸气，鼓肚子，憋气5秒；呼气，腹部回到初始位置，每次训练10～15分钟，每日2次（图8-147）。

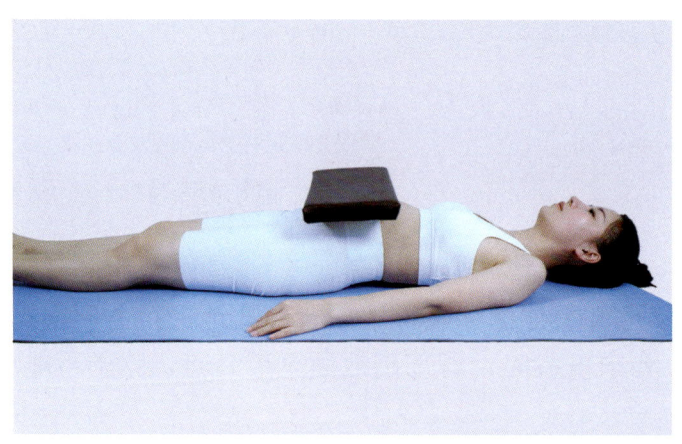

图8-147 呼吸控制训练

6. 上交叉综合征的预防

（1）纠正不良坐姿：错误的坐姿是导致上交叉综合征高发的常见原因之一，所以在生活中必须多多注意个人坐姿，其中建议久坐人士在坐着的时候保持腰部挺直，并且每隔一段时间就应该适当放松腰部，以此来减轻腰背部的负担。

（2）正确运动：超负荷运动会导致胸大肌过分发达，而其他肌肉就会出现力量失衡，在这个时候上交叉综合征就会高发。因此，建议大家在运动的时候要把握正确的方法，避免长期过量训练某一个部位。此外，在运动之后最好可以及时放松。由于上交叉综合征的患者经常有肌肉紧张的问题，定期拉伸和放松肌肉是帮助人们避免上交叉综合征的最佳方法。如果没有拉伸肌肉的习惯，患者可以通过瑜伽、普拉提等运动改善不适。

（3）调整心态：自卑等心理会导致人们总是保持蜷缩的姿势，以致上交叉综合征高发，调节好个人心态可以让人们保持舒展，降低发病率。患者还可以通过深呼吸的方法，让胸部保持舒张。

其实上交叉综合征的预防方法并不复杂，关键在于是否有重视。此外，由于上交叉综合征的出现和日积月累的错误习惯有关系，患者必须重视个人习惯，积极预防。对部分已经患病的人士，则建议在手法矫正的基础上通过康复训练和改正不良生活习惯等方式，让上交叉综合征慢慢恢复正常。

二、下交叉综合征

1. 下交叉综合征

下交叉综合征又称骨盆综合征，是因为骨盆周围肌肉发生了肌肉失衡导致的一系列症状，表现为屈髋肌、竖脊肌短缩紧张，臀肌、腹肌力量减弱。由于长时间保持异常的姿势，或者由于身体重心的改变导致骨盆向前倾斜，临床以腰痛、膝盖腘窝疼痛以及脚踝疼痛为主要表现，姿势评估以腰椎前凸增加、翘臀、膝过伸，甚至是扁平足，颈、胸、腰椎生理曲度增加为主。

2. 下交叉综合征的形成原因

下交叉综合征主要与久坐、运动不当等长期姿势不良有关。长时间没有合理运动或身体前后两侧肌肉不平衡，易引发局部异常，出现髋部前侧肌肉、软组织短缩而后腰肌肉力量不足的现象。另外，体重过重或腹部过度肥胖以及妊娠期女性易出现下交叉综合征，主要是由于腹部过重导致身体重心前移而后腰肌肉收缩将身体向后牵拉，进而出现代偿运动。如果经常保持这样的体态，会对腰椎和膝关节造成很大的压力，造成损伤，同时由于重心的前移，也会导致膝超伸。

3. 下交叉综合征的诊断评估

出现下交叉综合征时，位于背侧紧张的胸腰伸肌和位于腹侧紧张的髂腰肌、股直肌前后交叉。腹侧薄弱的深层肌肉和薄弱的臀大肌前后交叉。紧张（较强）的肌肉为髋屈肌、竖脊肌、腘绳肌；松弛（力量减弱）的肌肉为腹肌、臀肌（图 8-148）。

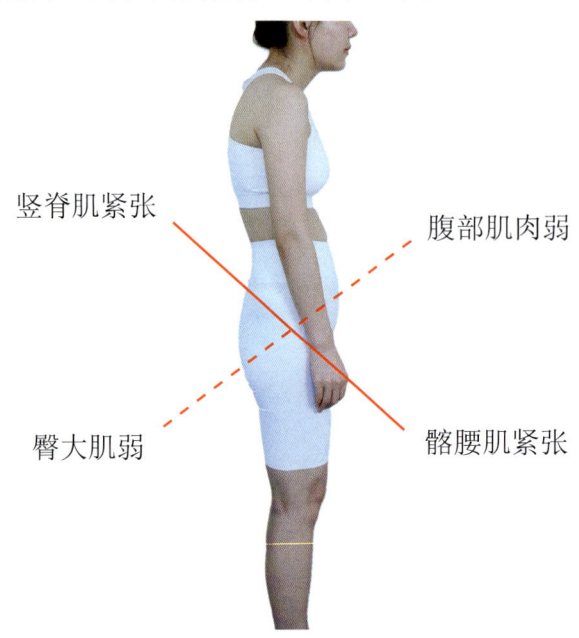

图 8-148 下交叉综合征的体态特点

这种失衡模式导致关节功能紊乱，主要在 L4～L5 和 L5～S1 阶段、髋关节、骶髂关节。最后观察到特定的姿态变化，包括骨盆前倾、腰椎前突增加、髋屈曲、腘绳肌紧张等。

（1）姿势评估

评估骨盆的位置：正常的骨盆位置是在人体的中立位置，表现为髂前上棘和髂后上棘在同一水平线上，或者髂前上棘略低于髂后上棘，如果髂后上棘高于髂前上棘超过 5°，骨盆就是前倾（图 8-149）。

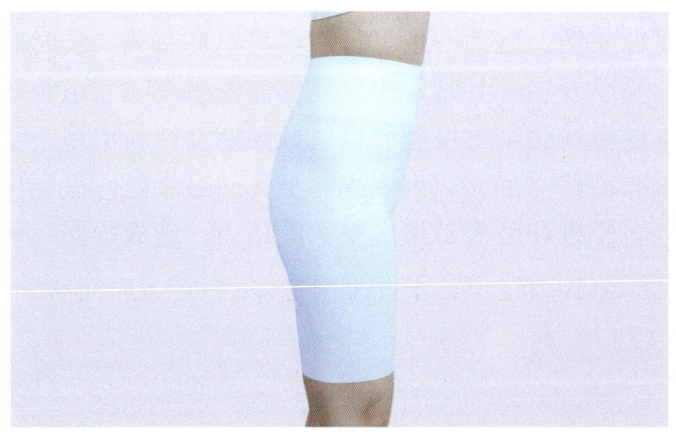

图 8-149 评估骨盆的位置

检查患者是否有膝关节过伸，是否有扁平足，是否有翘臀。当骨盆前倾之后，人体的重心向前，为了维持身体姿势的稳定和平衡，人体会出现一系列的代偿，比如通过膝过伸来代偿人体的重心向前（图 8-150）。

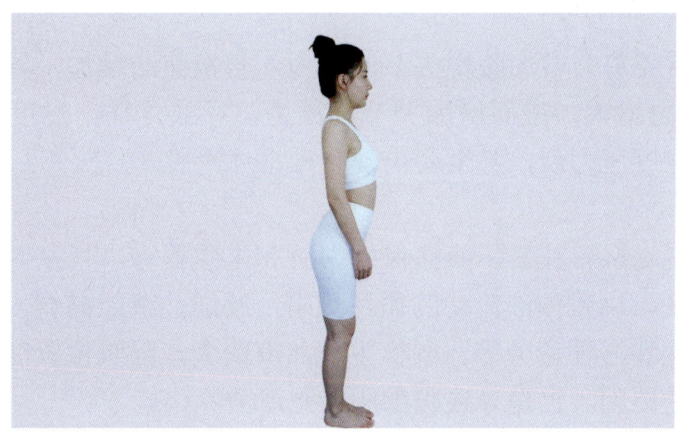

图 8-150　评估体态变化

（2）评估肌肉的弹性：看看屈髋肌群是否有痉挛短缩。可以运用托马斯试验（Thomas 试验）进行评估，具体操作是患者尽量把腰骶部放于床边，然后慢慢躺下，一侧下肢屈髋屈膝到最大，并且双手抱住，自然放松，此时如果出现另外一侧下肢大腿抬离超过水平线，则表示髂腰肌有短缩紧张，如果大腿是在水平线，而小腿不是垂直下垂的，表示股四头肌有短缩痉挛。

（3）评估伸髋肌群和腹部肌群的肌力：正常仰卧位下，腰椎是稍微离开床面的，当伸髋肌群和腹直肌无力时，让患者抗阻力屈曲髋关节时，此时腹直肌和伸髋肌群无法稳定骨盆，人体就会出现一系列的代偿，即增加腰椎的生理曲度，用腰椎韧带的弹性、骨骼的挤压来抵抗屈髋的阻力。当腹直肌的活动不足时，由屈曲肌群的收缩使骨盆向前运动，腰椎前凸也会随着骨盆的前倾而增加。仰卧位下固定患者的下肢，让患者起身时，会发现患者先伸直腰部，出现腰部抬离床面，有时患者甚至很难通过这种方式起身。

4. 下交叉综合征的危害

◆体态问题：身体处在错误姿势下，体态问题随之而来，如腹部前凸、臀部上翘异常（并非指臀大肌形态饱满，而是骨盆前倾导致臀部向后撅起）。腰椎曲线过大，影响整个脊椎与下肢的线条，如 X 型腿、O 型腿等。下交叉综合征会给腰椎和膝关节带来压力，造成腰部或膝盖疼痛，同时因为重心偏移可能还会引起膝关节超伸，甚至引发脚踝功能障碍和足底筋膜炎。不正确的体态造成局部肌肉过于紧张，影响身体运动能力，造成不必要的受伤风险。

◆肌肉疼痛：由于不能很好地收紧腹部核心肌，日常生活中拎重物或者搬东西时，腰部肌肉需过度用力，再加上腹部肌肉无力，很容易出现疼痛，时间久了还会出现腰肌劳损。更有甚者，直接导致腰椎小关节错位，慢慢直不起腰，疼痛难忍。站立时，腰椎肌肉和筋膜长时间紧张会出现疼痛。另外，在较硬床面躺平时，腰部悬空，长久躺卧也可能出现不舒服或疼痛。

◆关节疼痛：异常姿势会增加腰椎关节的压力，腰椎前凸增加，导致骶骨水平角增加，L5和骶骨的向前剪切力增大，进而增加关节间压力，导致疼痛。过度前凸的腰椎，不稳定性增加，当上肢承受过度压力后，甚至会出现腰椎椎体滑脱。

◆影响脏器：骨盆支持着脏器，能够保护内脏和生殖器官。骨盆倾斜会导致子宫、卵巢和胃肠等器官形态改变，以致体液流动的循环受阻，肠蠕动机能减弱，致使胃肠功能紊乱，还容易造成痛经、便秘和慢性疲劳等。脊椎生理曲度变大，膈肌位置变化压迫内脏，往腹腔下移，既是腹部凸出的原因，也是导致腹部脂肪肥厚的原因。

5. 下交叉综合征的矫治和康复训练

（1）矫治手法

下交叉综合征的肌力平衡矫正在于强化肌力弱的肌肉、拉伸张力高的肌肉。我们先以掌揉法、拇指揉法交替进行，亦可用其他手法，如滚法、按法、拿法、拍打法等对相关肌肉进行按摩，将缩短或紧张的肌群放松（缩短或过紧的肌肉：竖脊肌、背阔肌、腰方肌、髂腰肌、股直肌），将拉长或弱化的肌群激活强化（拉长或弱化的肌肉：腹横肌、腹内外斜肌、腹直肌、臀大肌、臀中肌、梨状肌、腘绳肌），然后再施以合适的正骨整脊手法矫正骨盆倾斜，颈、胸、腰椎错位和生理曲度，髋、膝、踝关节和扁平足等问题，正骨整脊手法可参考本书相关章节。

（2）康复训练

正确的康复训练，不但可以强化软弱的肌肉，还可以放松紧张僵硬的肌肉、韧带和关节。针对下交叉综合征患者肌肉不平衡的状况，应针对紧张的肌肉进行拉伸，对软弱的肌肉进行强化，同时应对核心的力量进行训练，以促进下交叉综合征的康复并巩固疗效。

牵伸竖脊肌：双膝跪于一块瑜伽垫上双手向前，弓背屈髋将头部尽量靠近双膝，直至竖脊肌有牵扯感，保持15～30秒为宜（图8-151）。

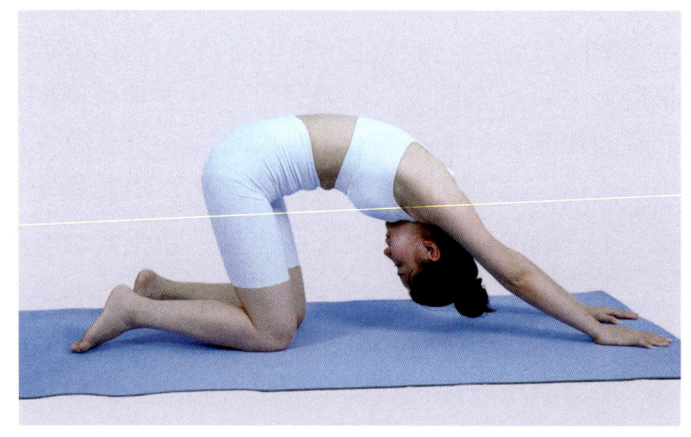

图8-151　牵伸竖脊肌

牵伸髂腰肌：弓步，腰背挺直，前腿膝屈＜90°，后腿往后，小腿贴于垫子。重心前移，使双腿打开幅度增加。保持骨盆中立位，不要前倾，感觉腹股沟处有牵拉。每次30秒，每组2～3次，每天2～3组（图8-152）。

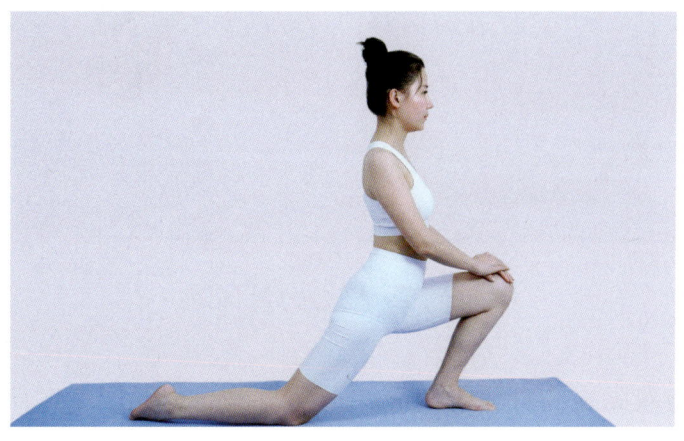

图8-152　牵伸髂腰肌

强化臀大肌：开始位置：仰卧，骨盆中立位，膝关节屈曲，双脚放松。呼气：收腹，卷动骨盆离开地面向上。吸气：不动。呼气：下落。要领：要配合呼吸，保持骨盆中立位；肩峰、股骨大转子、膝盖保持在一条直线上。每次30个，每天3～5组（图8-153）。

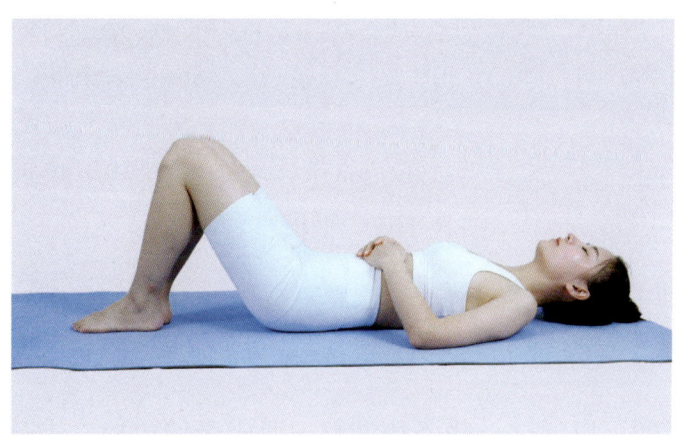

图8-153　强化臀大肌

核心力量训练：卷腹：仰卧位，将身体抬至与地面呈约45°，保持5～10秒，10个一组，重复3～5组。要注意的是，双手环抱颈部保护颈椎，当身体向上移动角度过大时，会导致髂腰肌过度参与，反而会使放松的髂腰肌更加紧张（图8-154）。

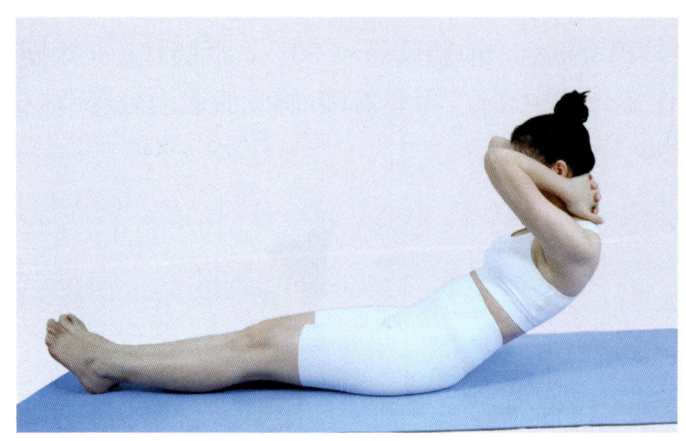

图 8-154　核心力量训练

平板支撑：手肘与双脚支撑身体于地面，身体与地面平行，注意保持肩髋膝踝一条直线以及不要出现塌腰、弓背等错误动作。一次 30 秒，5 次一组，重复 2～3 组（图 8-155）。

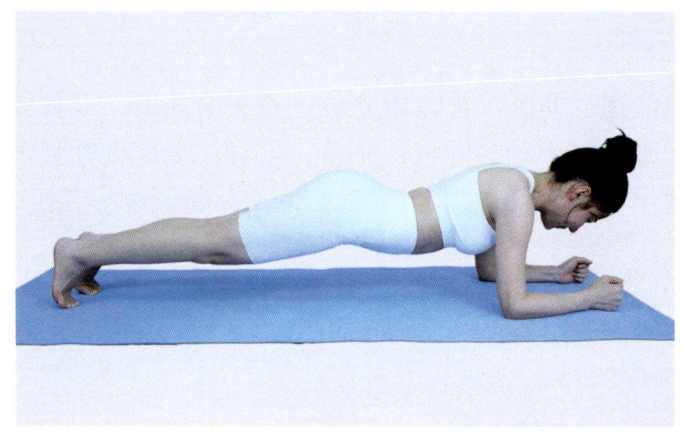

图 8-155　平板支撑

6. 下交叉综合征的预防

在日常生活中，我们可以通过一些姿势调整、肌肉牵伸放松、力量训练来改善和预防下交叉综合征。尤其是上班族，建议在休息时间多做运动，在日常生活中矫正不良坐姿和站姿，保持良好的生活习惯和姿势。

正确的坐姿应该是坐位时，头部水平中立位，耳朵的垂线通过身体重心。保持腰椎轻微前凸，腰部可以垫一个软枕，防止过度弯曲。双脚自然放在地面，千万不要跷二郎腿。

正确的站姿要挺胸收腹，收紧臀部，把身体重心放在足中偏后的位置。尤其对于久站的人群，如果平时姿势不正确，则很容易出现体态的问题。

下交叉综合征的预防方法并不复杂，关键在于是否有重视。此外，由于上交叉综合征的出现和日积月累的错误习惯有关系，患者必须重视个人习惯，积极进行预防。对于部分已经患病的人士，则建议在手法矫正的基础上通过康复训练和改正不良生活习惯等方式，让下交叉综合征慢慢恢复正常。

第六节　四肢的异常体态

一、肘屈曲与肘过伸

1. 肘屈曲

（1）什么是肘屈曲？

肘屈曲体态的患者站立时肘关节屈曲程度远大于正常状态。从患者侧面或后方观察时，这个特征非常明显。正常肘关节的静息位置经常为肘部屈曲30°，同时前臂旋前10°，但是，静息位时肘部的屈曲水平各有不同。此外，肘部无法伸展的患者静止时都具有明显屈曲的肘部体态，表现出大于30°的静息位体态，且大部分患者无任何不适症状（图8-156）。

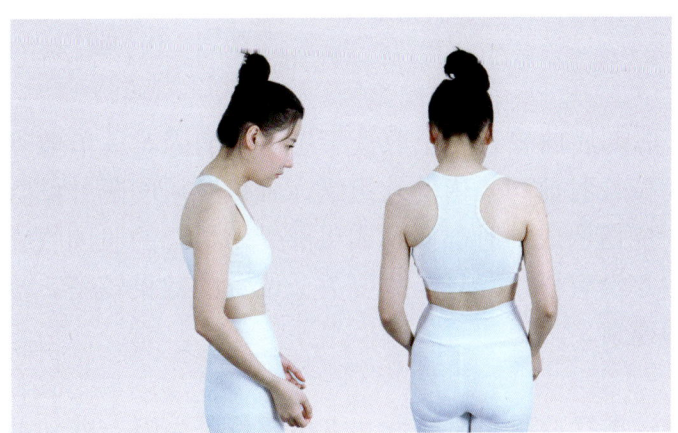

图 8-156　肘屈曲的体态特点

（2）肘屈曲的形成原因

患者站立时肘部屈曲程度较为严重，其原因有很多，最常见的是肘部僵硬。肘部僵硬是指肘部伸展活动范围下降30°，屈曲活动范围小于120°。骨和软组织形成力学阻碍导致肘部伸展不足，还有很多其他原因，例如，肘部屈曲90°，长时间固定后导致适应性肘屈肌缩短和伸肘肌拉长，肘关节囊内病变常为关节囊、肌肉及其附属韧带的挛缩造成，烧伤可能导致皮肤丧失延展性。有时可以观察到，经常参加体育运动的人士，特别是肘屈肌活动过度的运动人士，站立时肘部屈曲程度大于正常状态，这就是由于训练导致了肘屈肌缩短。外伤或手术常导致骨骼间撞击和肘部伸展受限。关节炎患者关节表面改变可使肘部伸展范围受限。头部外伤也会导致肘屈肌缩短。

（3）肘屈曲的危害

大多数日常活动（如洗漱、穿衣、烹饪和清洁）中，可在肘部屈曲30°～130°完成。除非肘部永久固定在一个位置，否则这种体态不太会影响日常活动。但是，为了达到正常功能状态，患者会运用肩部和手腕实施代偿性运动，这可能导致这些关节及其与之相关的肌肉出现问题。

肘部伸展受限的后果之一是会影响旋前和旋后功能。患者在完成需要这些动作的特定任务时，可能会受到妨碍（例如，在锁里转动钥匙或使用螺丝刀）。肘部不能完全伸展非常影响负重能力。在这种体态下，通过屈曲的关节承重与通过伸展的关节承重相比会更不稳定，而且对肌肉和韧带会造成更大的压力。

这种体态会限制训练或运动能力。例如，肘部伸展受限会影响持拍类运动和重量训练类活动（如俯卧撑和肩推）的表现。如果持续这样的活动，会增加关节损伤的可能性。

（4）肘屈曲的矫正

是否能有效地治疗肘部屈曲患者完全取决于患者的病因。关节僵硬是肘部手术后的常见症状。在这种情况下，拉长肘前间隔内的软组织，强化肘后间隔并结合关节松动，是可行的治疗建议。但是，由于烧伤造成的肘部僵硬或头部受伤引起的肌肉收缩，手法治疗很难起作用。这并不是说手法治疗没有作用，只是改变关节位置的效果较差。治疗关节炎导致的肘部屈曲患者时，需要小心谨慎。

按摩手法主要是通过按揉放松屈肘肌群、点按穴位，先沿上臂和前臂做摩法、推法及捏拿法，重点是肱二头肌、肱三头肌、肱桡肌、桡侧伸腕长肌和短肌，若有异常改变的软组织，常规施以分筋、理筋、拨络等法；然后用拇指点按曲池、肘髎、尺泽、手三里和阿是等穴位，逐渐加强力量，并在相关穴位用拇指进行弹拨或是揉压。重点是按摩屈肘肌以使之延长，弹拨不要用力过度，动作要柔和舒缓，患者减轻痛苦后可以用擦法放松肘部和前臂，亦可用拍打的方式。如果肘关节有错骨缝即小关节半脱位的情况，可参考本书第六章第六节"四肢关节的矫正"中肘关节的矫正手法。

按摩松解后再配合被动拉伸屈肘肌，对大多数患者都能达到较好的缓解。我们首先拉伸肘部屈肌，然后进一步拉伸屈腕肌。要注意的是，需进行一次旋前和旋后的评估，并在确定受限位置后使用被动拉伸。术者的手握住患者手进行旋前旋后的拉伸运动。对于创伤后和手术后肘部僵硬，尤其是软组织而非骨骼受限引起的僵硬，建议实施每天 3 次静态拉伸，每次 30 分钟。慢性挛缩对拉伸的反应较差，肘部活动范围的改善程度可能较小。

（5）肘屈曲的康复训练

鼓励患者在肘伸展位上休息。肘部屈曲患者可以将肘部放在垫子上，借助手和前臂的重量轻轻拉伸肘前的软组织。平时主动拉伸屈肘肌。最有效的方法是抓住一个门框或杆，进行肩内旋、肘伸展和前臂旋前（拇指朝下）的动作。对于某些患者而言，这可能是一个比较困难的姿势。一个简单的开端是，让患者每天用另一只手帮助关节伸展。拉伸屈腕肌也是有效方法，因为这些肌肉穿过肘关节的前部表层，拉伸它们可以促进肘部伸展（图 8-157）。

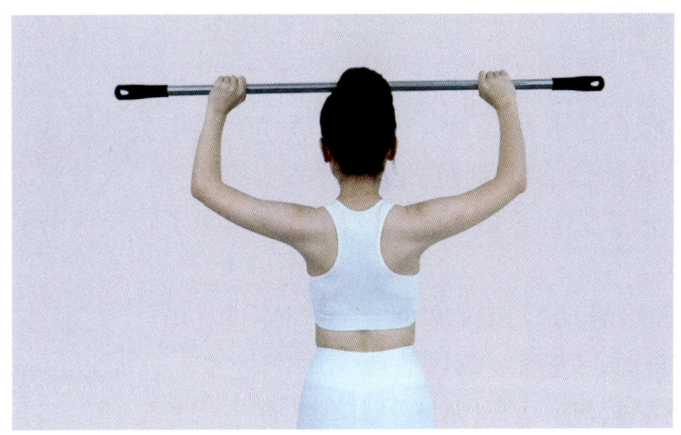

图 8-157　肘屈曲的康复训练

促使肱三头肌收缩，通过交互抑制机制促进主要屈肘肌放松，这样也有益于拉伸屈肘肌。肱三头肌拉长后就会相对无力，在非负重情况下进行肱三头肌肌力训练有益于矫正由于软组织缩短而造成的屈肘姿势。另一种方法是在坐位时使用弹力带。但是需注意，握持动作会使用屈腕肌和屈指肌，其中大部分会穿过肘关节前部，可能加重肘部屈曲，因此应尽可能减少握持动作。

2. 肘过伸

（1）什么是肘过伸？

肘关节伸直，是在它允许的范围内伸直。正常情况下，小臂和大臂沿轴向呈一条直线。根据解剖的相关定义，肘关节完全伸展时的幅度为 0°，在成年人中，肘部均有轻度伸展，大概是 0°～10°，伸展超过 10° 即被认为是过度伸展。这种体态在一个人站立且手臂松弛的时候不容易被发现。当患者主动完成肘部伸展时，过伸体态便比较明显，能观察到伸展范围的结束位置明显超出正常伸展的程度（图8-158）。

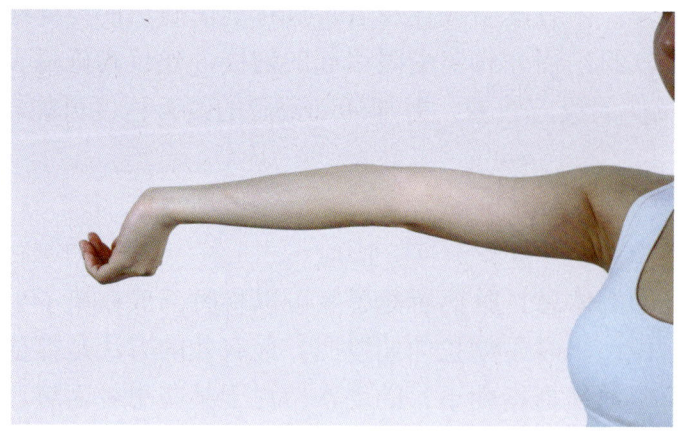

图8-158 肘过伸的体态特点

（2）肘过伸的形成原因

骨性结构原因：肘关节由肱尺关节、肱桡关节和上尺桡关节组成，其中肱尺关节是一种枢轴关节，提供肘关节大部分的稳定性并控制肘关节的屈伸。尺骨近端的结构包括冠状突、鹰嘴突和滑车切迹等。冠状突紧急扣住肱骨的滑车，加强了肱尺关节的强度。

此外，肘关节正常的活动度为过度伸直5°到屈曲145°，大部分的日常活动会限制在30°～130°，肘关节伸直时，鹰嘴突落进鹰嘴窝的凹处里，这时过度地伸直会受到鹰嘴突和鹰嘴窝的骨头结构的自然限制。又因为每个人都具有个体差异性，当患者的鹰嘴突过浅或鹰嘴窝过深或者两者都有的时候，肘关节大概率会发生过度伸直。

肌肉柔韧性过强及力量过于薄弱：控制肘关节屈和伸的肌肉分别有肱二头肌、肱肌、肱桡肌、旋前圆肌、桡侧腕屈肌和肱三头肌、肘肌。当这些控制肘关节屈伸的肌肉（特别是肱二头肌和肱三头肌）过于薄弱且柔韧性过强时，肘关节就会表现得松弛和过伸。研究表明较弱的肌肉导致了更大的关节过度活动，肱三头肌的松弛导致了肘部的松弛。

（3）肘过伸的危害

在肘部过伸这种体态下，手臂前部的软组织拉长，后部的软组织缩短。在需要阻力或承重的活动中，关节的稳定性降低，软组织的损伤风险加大。在关节进一步伸展的位置，鹰嘴被迫进入鹰嘴窝，可能导致受伤，造成肘关节不稳，引起关节炎、尺神经炎、肘部撞击综合征等。由于肩部和腕部承受额外的压力导致生物力学发生改变，会引起肘部或上肢其他关节疼痛，这种体态是过度活动综合征的结果，可能存在一系列肌肉骨骼和非肌肉骨骼的症状，包括本体感觉缺陷。在需要上肢参与的运动中容易引起损伤，有研究显示，肘关节的过伸引发了排球运动员的损伤，也有例子表明肘的过度屈伸激发了尺神经炎。

第八章 体形、体态的矫正

（4）肘过伸的矫正

沿上臂和前臂做摩法、推法及捏拿法，重点是肱二头肌、肱三头肌、肱桡肌、桡侧伸腕长肌和短肌，若有异常改变的软组织，常规施以分筋、理筋、拨络等法。如果肘关节有错骨缝即小关节半脱位的情况，可参考本书第六章第六节"四肢关节的矫正"中肘关节的矫正手法。在按摩松解后再配合被动拉伸肱三头肌和伸腕肌，对大多数患者都能达到较好的缓解。

如果症状严重，保守治疗无效，且严重影响生活和工作的，需要行手术治疗予以矫正，术后开始3～6周内，抬高患肢，做做握拳、腕关节活动、前臂肌肉等长收缩等练习，可以预防关节僵硬。6～10周内开始慢慢地做肘关节被动训练。10周后，开始配合主动运动，两者交替训练，增加肌肉力量。

（5）肘过伸的康复训练

对于这种体态，很重要的一点是建议患者进行自我训练矫正。指导患者如何保持肘部适度伸展（中立位0°），帮助患者识别肘部伸展超出该位置的情况（例如，坐位时手置于背后休息；从游泳池一侧伸出一只手臂做"杠杆"支撑；跪着擦洗地板时一只手支撑；和孩子一起玩耍或者锻炼）。识别和纠正导致肘部过伸的活动。例如，睡觉时避免将手臂放在背后、枕头或床沿上休息；学习如何使用肘部关节安全地承重；不要过度伸展肘部，练习如何在肘中立位上负重活动。

指导患者避免关节过度伸展，且练习首先在非负重情况下进行，然后进行抗阻练习，最后练习简单的承重活动。建议患者进行适当的屈肘肌肌力训练。专业健身人士也会指导在进行常规力量训练时如俯卧撑、胸部按压、肩推和肱三头肌伸展时如何避免过度伸展。

在进行肱二头肌屈曲练习以强化屈肘肌的同时，再辅之以综合训练。具体训练动作包括哑铃屈肘训练、哑铃伸肘训练、基础支撑练习、平板支撑、凳子肱三头肌练习、瑞士球飞鸟、瑞士球支撑等，以上训练可以根据实际情况，按照循序渐进的原则逐步增加训练量。训练过程中一定要时刻注意不要在肘关节过度活动的状态下做练习，反之在稍微屈曲的位置下练习，对肘的本体感觉有促进作用。

肘关节是整个上肢的中间关节，除了对周围肱二头肌、肱三头肌等肌肉进行训练，还要对肩部、腕部进行训练，只有肩关节稳定性较好时，肘关节才会减少对肩关节的代偿，从而发挥出自身最大的功能。

另外，如果觉得肘关节过伸太多，稳定性很差的话，建议在刚开始训练的时候佩戴护具或进行贴扎。护具选择比较多，可以选择护肘的肘套，也可以选择专门限制活动度的护具，当然如果这些你都没有的话也可以用绷带、三角巾等来进行简单的包扎以限制过度活动；肌内的保护，在限制肘关节过伸的同时，还能在肘关节屈曲的时候给予促进。

二、假胯宽

1. 什么是假胯宽

"胯宽"是指胯骨所在位置的宽度;"假胯宽"是指骨盆下侧、大腿上侧的骨盆连接处突出,横向变宽,堆积大量脂肪,导致股位下降,腿粗腿短,下半身显得沉重。"假胯宽"是后天形成的,会降低臀部腿部比例,使人看起来腿短、小(图 8-159)。

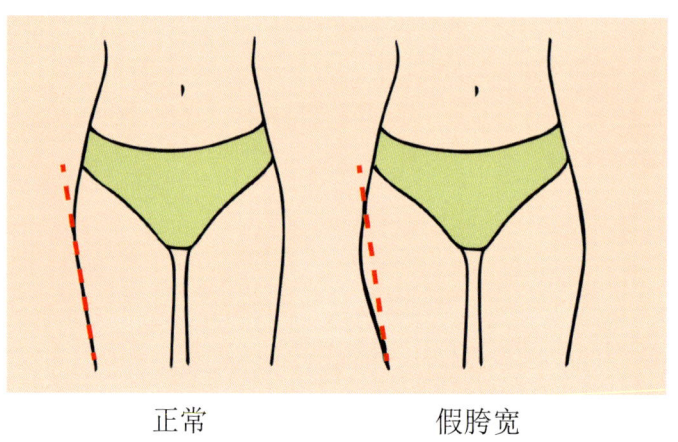

图 8-159 假胯宽和正常体态的对比

要了解假胯宽,我们先来了解假胯宽哪个位置。真正的"胯"在我们髂骨最外侧边缘的位置,如图 8-160 中箭头所示的位置即为"胯"真正的位置,在腰际下边,和腰部、大腿柔和衔接。

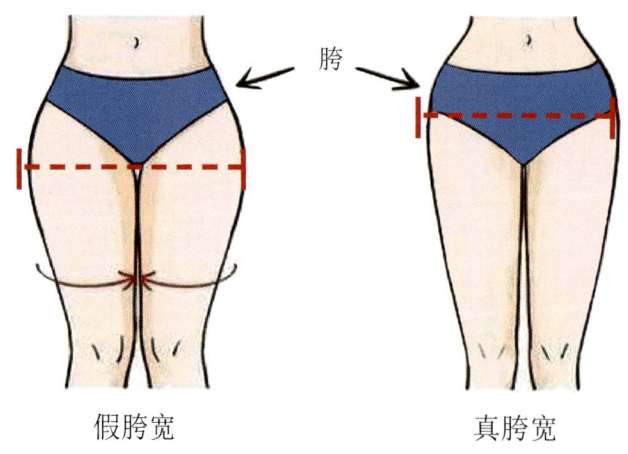

图 8-160 胯的位置

"假胯宽"主要是由于臀中肌无力、髋关节内旋所导致。当股骨内旋,大腿外侧的肌肉——阔筋膜张肌就会被股骨大转子顶出来,负责髋外展的肌肉——臀中肌无力,阔筋膜张肌产生代偿,导致髋部肌肉失衡紊乱,久而久之,大腿外侧肌肉过度紧张,从而显得粗壮。

而所谓"假胯"，就是说腿部突出的位置并不是真的胯，而是因为那里过宽，让我们误以为是胯，所以被称为"假胯宽"。假胯位于真胯的下方，大腿根部的外侧，其实是股骨大转子突出，股骨与身体中心线偏离角度较大，主要是后天因素造成的。从视觉效果上看，真胯宽因为位置较高且宽，和细腰形成对比，会显得腰细腿长。假胯宽大腿外侧凸起，身材看起来就成了五五分（图8-161）。

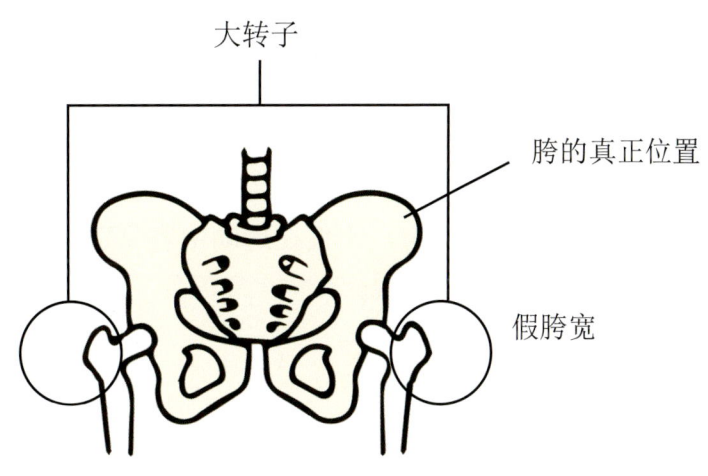

图8-161　假胯宽的位置

2. 假胯宽的形成原因

（1）不良生活习惯。假胯宽除了很少一部分是骨骼发育等先天因素外，主要由后天不良习惯造成。比如，长期走路内八字，坐着的时候习惯膝盖内扣、跷二郎腿等不良习惯导致髋关节过度内旋，加上臀肌无力，大腿的肌肉参与程度很高，它就会越来越发达，久而久之，容易造成大转子逐渐突出，形成"假胯"。久坐、不爱运动也会导致臀部松弛下垂，髋部会显得位置较低，也会造成视觉上的"假胯宽"。

（2）下肢整体力学失衡。骨盆倾斜导致身体核心肌群不能保持平衡，臀部肌肉力量失衡；足踝内侧纵弓塌陷或扁平足，导致走路时出现"拧胯"，使股骨大转子外凸，导致假胯。

（3）脂肪堆积过多。大腿是最容易堆积脂肪的部位之一，女性由于激素原因更容易在大腿根部和大腿外侧堆积脂肪，使肌肉看起来更加松垮。

（4）怀孕、生产。对于一些本身没有骨盆问题的女性，在经历过生宝宝这一人生大事之后，也可能出现"假胯宽"的问题。这也是为什么很多宝妈在产后都能明显感受到自己的体型产生了变化，即使体重恢复，却总感觉自己体型发生了说不出来的变化：腿变短了、屁股变大了、裤子不合身了、衣服怎么也穿不出以前的感觉；容易疲劳，关节尤其是腰椎很容易出现疼痛。

妊娠期时随着腹部增大，髋屈功能受到限制，准妈妈为了适应重心的改变，一直处于一种被动髋伸状态，导致了生物力线的变化。髋关节长期处于一种内旋的状态，导致胯部位置在视觉上下降，严重者甚至会出现嵌套在髋臼窝内的股骨头脱离，出现一种"半脱臼"状态。

怀孕期间孕激素和松弛素的分泌导致骨盆关节处的韧带松弛无力。臀大肌松弛导致脂肪更容易在股骨外侧附着、堆积。臀中肌无力导致不能将两侧股骨紧紧拉住，导致股骨失控，出现向外侧旋，股骨大转子的尖端向外倾斜，严重的甚至发展成X型腿。

产后带来的假胯宽问题往往伴随着关节和肌肉的问题，膝关节、踝关节、髋关节的稳定性差会导致运动中关节疼痛的出现，甚至出现髋关节弹响、耻骨联合疼痛的症状。而臀部肌肉无力，就会无法为身体提供核心稳定，不仅在运动中容易造成损伤，仅仅是站立都会给腰椎过大压力和负荷，出现久站腰痛的情况。

3. 如何判断真胯宽和假胯宽

检测三要素：是否出现臀部外扩、大腿外翻、大转子外凸（图8-162）。

真胯宽：骨盆最侧面的上端被称为"胯"，身体较宽的位置在腰际下边和腰部及大腿能够流畅衔接，会显得整个人腰细腿长，下半身比例匀称好看，身材也会呈S形曲线，这就是真胯宽。

假胯宽：假胯宽的位置在大腿根部，看上去比较突兀，在视觉上会造成胯部位置下移、臀部下垂，使腿的长度从大腿根开始，大长腿瞬间变成小短腿，整个人看起来不仅会比实际矮，还会让大腿显得很粗壮，容易给人形成"腰粗屁股扁胯宽"的感觉。

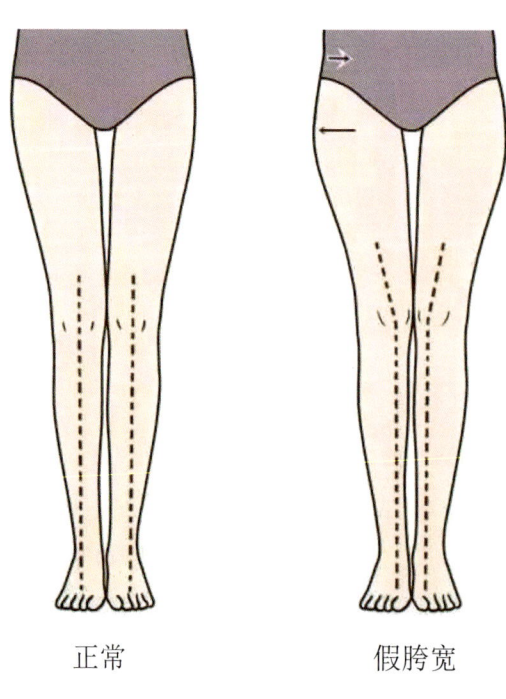

图8-162　假胯宽的判断

4. 假胯宽的危害

（1）影响健康

从健康的角度来讲，假胯宽会导致膝关节、踝关节、髋关节稳定性较差，易增加日常受伤的风险，具体如下：

- ◆臀部肌肉无力：腰部负担过度，久坐和站会导致腰痛。

- ◆膝关节内扣：容易加大半月板磨损导致膝盖疼。

- ◆足部重心变化：足外翻和足弓塌陷。

- ◆踝关节稳定性差：易关节疼痛，走路易崴脚。

- ◆髋关节不正位：出现下肢发麻等。

（2）影响美观

从美观的角度来看，假胯宽会影响形体的美感，具体如下：

- ◆显腿粗、腿短。

- ◆导致臀部无力、松弛凹陷、扁平。

- ◆导致腿型问题，如 X、K 型腿等。

5. 假胯宽的矫正手法和康复训练

既然我们已经知道，假胯宽的形成既有骨骼的原因也有肌肉软组织不平衡的原因，因此针对假胯宽的矫正也应从正骨整脊手法矫正和康复训练两个方面进行。

（1）矫正手法

假胯宽如果合并有骨盆倾斜，髋关节、膝关节、踝关节、足弓等部位的问题，那就先将骨盆倾斜矫正，具体可以参考本书第八章第四节"骨盆倾斜体态"的矫正手法；然后，再分别矫正髋关节、膝关节、踝关节和足弓，髋关节、膝关节、踝关节的矫正手法可参考本书第六章第六节"四肢关节的矫正"相关内容，足弓的矫正手法可参考本书本章节的相关内容。假胯宽的重点手法在髋关节，在操作完髋关节（股骨）外旋的手法后，我们可以增加将髋骨内旋的手法，具体如下：

俯卧推髋法：患者俯卧位，仍然保持屈髋屈膝，髋关节外旋的状态。这时可以观察到髋骨位置有高起的地方，将高起的地方往前、往内方推。本手法可根据矫正情况，推按3～5次（图8-163）。

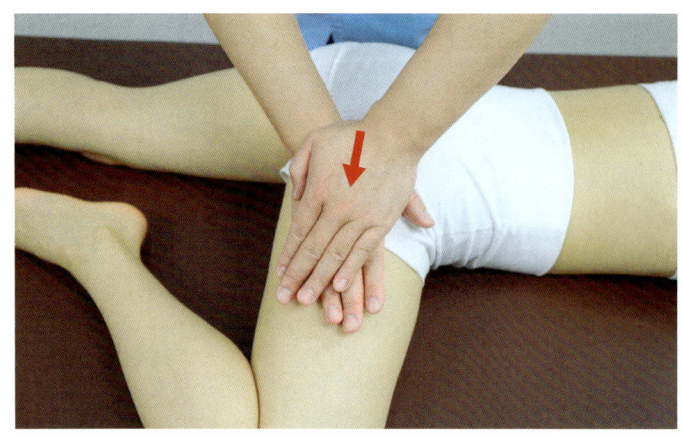

图8-163　俯卧推髋法

侧卧按压收髋法：患者侧卧位，下面一侧屈膝屈髋90°，上面一侧伸直髋关节，将患者上侧的腿尽可能地抬高，做一个髋骨收紧的按压动作。本手法可根据矫正情况，按压3～5次（图8-164）。

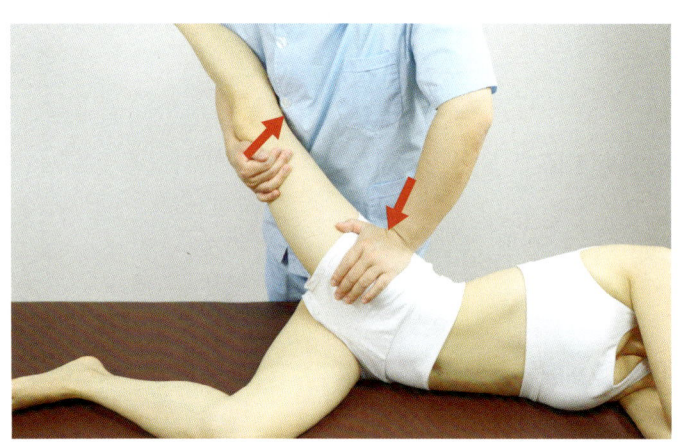

图8-164　侧卧按压收髋法

（2）康复训练

假胯宽矫正手法完成后，在平日里需要养成好习惯，双腿不内扣、不跷二郎腿，不久坐等。同时可以通过运动训练方案改善髋部不稳定，增加髋部灵活性和臀腿力量帮助股骨回归正位。

有大腿内旋问题的患者，在各种腿部参与的运动训练中，都要时刻提醒自己，刻意让大腿外旋至正中位，不要在内旋状态下完成动作，让身体和大脑重新建立正确动作模式的神经连接，慢慢适应大腿正中位的状态。以下改善训练，坚持1～3个月，就会有明显的改善。

第八章　体形、体态的矫正

过弱肌群的加强

不管是走路、跑步，还是举铁，在单腿动作下，给髋关节提供稳定性的主要肌群是臀中肌，所以一定要重视臀中肌的训练。

屈膝侧卧于垫子上，用双臂手肘部位微微弯曲支撑身体；收紧腹部及下腰部并保持身体核心部位稳定不晃动。肩膀与髋骨应成一直线。稳定躯干，臀部发力将一侧腿部向外侧抬（膝盖弯曲的角度维持不变），感受臀部侧上方的发力。每组12～15次，重复3～5组（图8-165）。

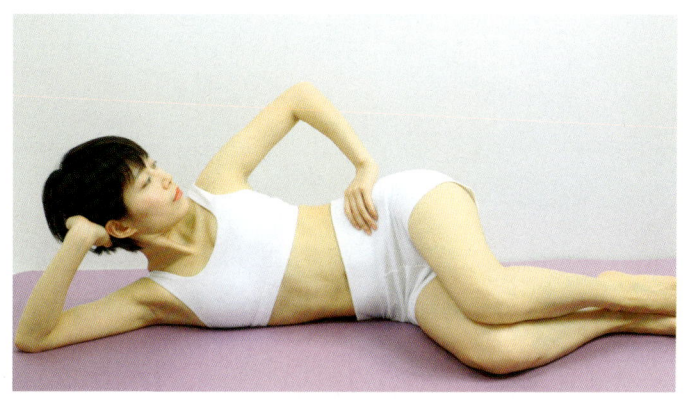

图8-165　臀中肌的训练

过紧肌群的放松

臀部、髋关节外展肌群力量不足，再加上髋内收肌过度活跃，就会让大腿处于内收的状态，膝盖也会被往内侧拉去。所以，在加强特定肌群的同时，也要对髋内收肌进行拉伸和放松。

趴在垫上，将泡沫轴垫在一条腿的下面。旋转腿部，让大腿内侧接触泡沫轴。在可承受范围内，将身体重量尽可能多地压在泡沫轴上。放松大腿内侧肌肉，滚动泡沫轴，上至裆部下至膝盖，来回滚动15～20次，注意在最紧张的位置着重下压。然后换另一条腿重复以上动作（图8-166）。

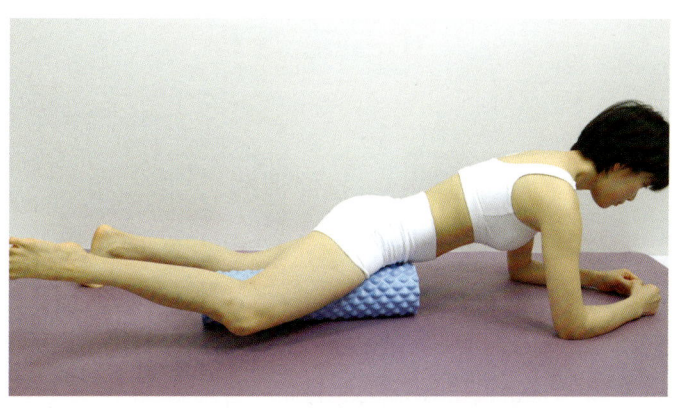

图8-166　髋内收肌的训练

拉伸改善柔韧性

● 坐于垫上，身体正直，屈双腿脚掌相触；双手握住双脚踝处，身体微微用力向前，感受大腿内侧的拉伸感，不要过度弯曲背部；保持核心收紧，自然呼吸。每个动作坚持 15～30 秒，重复 1～3 组（图 8-167）。

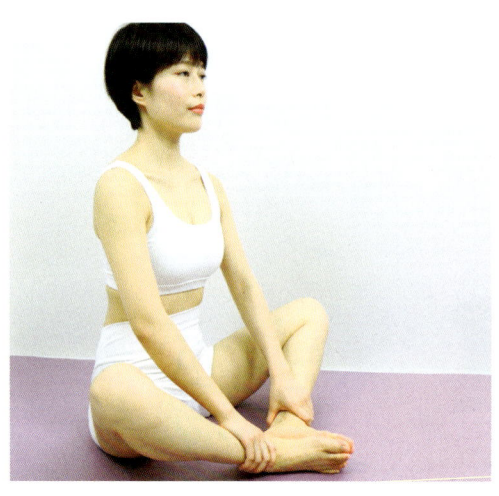

图 8-167 拉伸训练一

● 双膝最大幅度张开，全身放松前后移动臀部，找到拉伸感。臀部向后压，加大拉伸幅度。大腿内侧有明显牵拉感（图 8-168）。

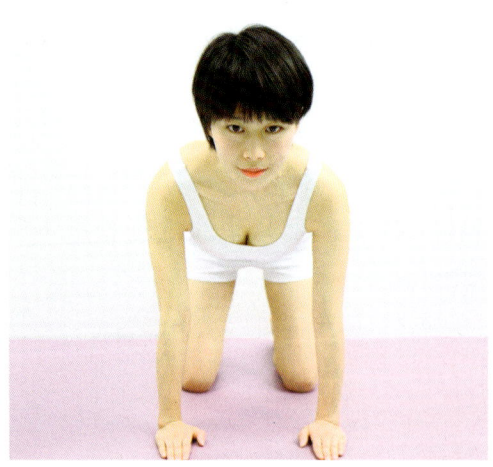

图 8-168 拉伸训练二

● 双脚比肩宽，脚尖朝外打开，初始姿势近似相扑深蹲，将手肘顶在膝盖内侧，双手手掌合十。慢慢发力，感受大腿内侧的拉伸感。注意保持骨盆的中立位，背部不要拱起或过度反弓。每次保持 10 秒，重复 5 次（图 8-169）。

第八章 体形、体态的矫正

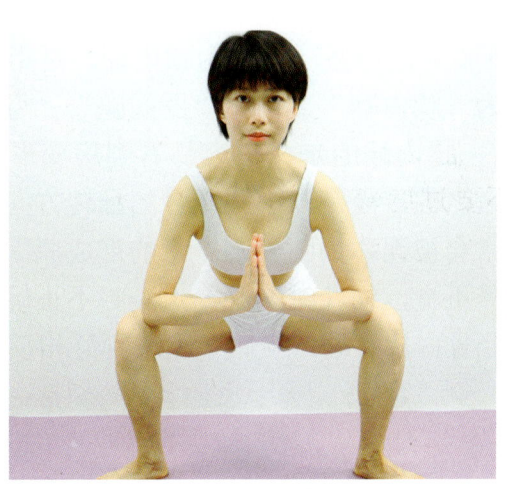

图 8-169　拉伸训练三

6. 假胯宽的预防

▲纠正不良的姿势，避免久坐、跷二郎腿、内八步态、W 坐姿等动作。

▲调整饮食结构，保持健康生活习惯，合理膳食、科学运动，以达到减脂的目的。

▲针对"假胯宽"的问题，可以做一些相应的功能锻炼以减少大腿上的赘肉，从而起到矫正的目的。

三、X、O 型腿

1. 什么是 X、O 型腿

X 型腿是一种常见的下肢异常形态，也称为膝外翻，是指两足并立时，首先是两侧膝关节碰在一起，而两足跟则靠不拢，走路出现两膝打架互碰的步态。双脚并拢后只有膝盖能接触到，大腿小腿间都有缝隙（图 8-170）。它主要是由于先天遗传，后天营养不良，幼儿时期坐、走姿势不正确所引起的，造成股骨内旋、胫骨外旋的一种骨关节异常现象。

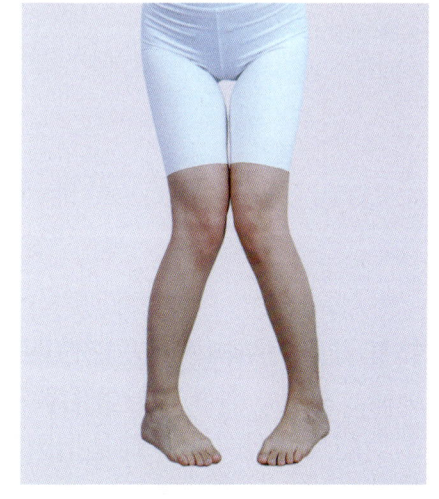

图 8-170　X 型腿

O 型腿也是一种常见的下肢异常形态，也称为膝内翻，是指在膝关节处，小腿的胫骨向内旋转了一个角度，故此称为"膝内翻"，俗称"罗圈腿""弓形腿""箩筐腿"，以儿童和青少年多见（图 8-171）。 膝内翻的定义很容易看到病变形态而混淆，膝内翻的定义并不是以内翻所成角的指向而命名的，而是以小腿胫骨的翻转方向命名的。膝内翻，其膝关节成角是指向外侧的，因此经常会被误称为膝外翻。它的形成原因跟 X 型腿有相似之处，也主要是由于先天遗传，后天营养不良，幼儿时期坐、走姿势不正确所引起的一种骨关节异常现象，但 O 型腿是股骨外旋、胫骨内旋，这一点跟 X 型腿刚好相反，我们要区分开来。

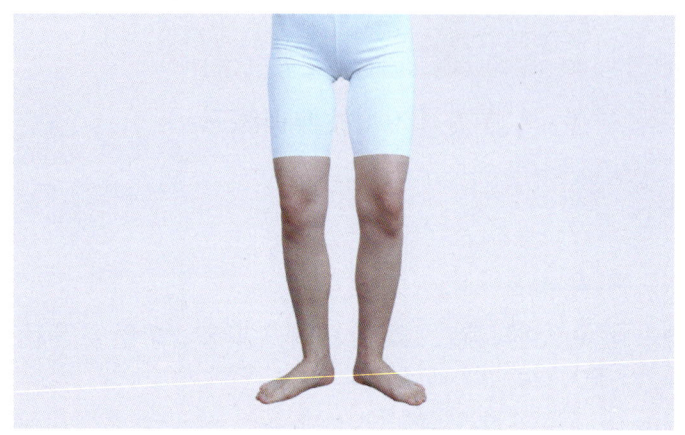

图 8-171　O 型腿

还有一种腿型是 X、O 型腿的混合，我们称之为 XO 型腿，也称小 O 型腿，指自然站立时膝盖和双脚均能并拢，但小腿不能并拢（图 8-172）。

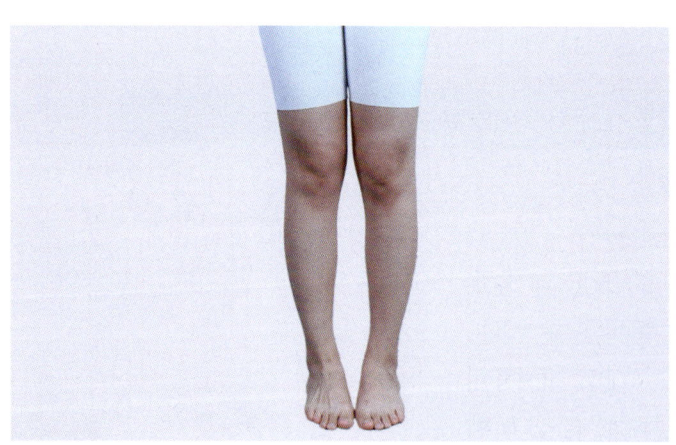

图 8-172　XO 型腿

X、O 型腿可分为结构性和功能性两种，其中结构性膝外（内）翻是指因缺钙、佝偻病、软骨发育障碍、外伤、骨折等导致的关节、骨骼异常而诱发的膝外（内）翻，结构性外（内）翻较少见；功能性膝外（内）翻是指因不良姿势、习惯引起的下肢肌肉失衡，进而导致骨骼排列异常的膝外（内）翻，功能性膝外（内）翻较多见。

青少年的结构性膝外（内）翻多是由婴幼儿时期过早走路和使用学步车不当导致的骨骼发育异常。结构性膝外（内）翻多需要手术治疗。青少年最常见的是功能性膝外（内）翻，其多因不良习惯和姿势引起下肢肌肉失衡导致骨骼排列异常，常伴随着髋关节内收（外展）与踝关节外翻（内翻）。需要注意的是，长期功能性膝外（内）翻可诱发骨骼应力的异常分布，最终导致结构性膝外（内）翻，多可通过合适的正骨整脊手法和康复训练进行有效治疗和预防。

2. X、O 型腿的形成原因

（1）遗传或生理性因素。先天性的 X 或 O 型腿是一种由于生理性因素而导致的 X 或 O 型腿，这是由于孩子在母体当中时双腿一直蜷缩着而导致的。一般由于此种原因导致的 X 或 O 型腿，在婴儿出生后自然伸展即可恢复。遗传性因素也会导致 X 或 O 型腿的发生，不过一般这种原因引起的并不常见。对于此种原因而导致的 X 或 O 型腿，后天可通过手术、手法和康复训练等方式进行治疗。

（2）发育性因素。在身体发育时期由于营养不良或肠道疾病等原因引起钙磷等营养元素缺乏，骨骼发育障碍、骨变形或关节软骨发育不良，而出现膝外（内）翻的改变。这个时候要进行缺钙的相关检查，通过抗骨质疏松治疗或者抗缺钙的治疗，比如口服 AD 或者钙剂之后，症状就会得到一定程度的缓解。如果不注意，就会造成佝偻病的进展，逐渐到 2～3 岁之后，患儿在身体的重力下行走，由于骨质的软化，最终会发展成为因为重力而造成的 X 或 O 型腿。

（3）不良体态和姿势导致的失衡性因素。骨盆倾斜、足弓失衡等长期的不良体态或不正确的用力习惯（比如长时间外八字走路或者经常盘坐、跪坐）就容易导致膝关节内外侧副韧带张力不均衡，引起支配关节的肌肉力学失衡，长期的肌肉力学失衡可以导致关节发生移位，而形成膝外（内）翻。这种关节移位和大家都熟悉的关节错位是完全不同的，关节错位表现为对应的两个关节面发生相对位移而失去正常的对应关系，关节移位主要表现为关节的旋转和关节间隙的异常，在膝关节表现为两脚平行并拢站立时髌骨向外（内）侧旋转，这是膝关节的整体旋转引起的，不是髌骨半脱位，只要关节得到矫正髌骨就会回到前方，在 X 线正位片上显示膝关节内外侧间隙不等宽，外（内）侧间隙明显变窄。

（4）外伤或其他疾病因素。比如下肢的骨折、外伤、小儿佝偻病、脑瘫、侏儒症等疾病都可能会导致膝外（内）翻。如外伤引起的外侧副韧带损伤等破坏了膝关节的稳定，也可以导致 O 型腿，这在运动员中比较多见，治疗时一般需要手术修补损伤的韧带。佝偻病导致的 X 或 O 型腿大多需要通过治疗才可以康复。通过科学、规范、合理的诊疗是可以恢复的。首先，佝偻病要积极治疗，也就是需要积极治疗原发病。将佝偻病控制好，可以避免 X 或 O 型腿的反复和加重，治疗佝偻病后仍然遗留有比较明显的 X 或 O 型腿时，6 岁以下儿童可以通过手术的方式来进行矫正，也可以在成年以后进行，手术有骨骼组织截骨矫形等方式。

3. X、O 型腿的区别

（1）症状不同。X 型腿是膝外翻，双膝并拢时踝关节不能靠拢，股骨内旋，常伴有踝关节背屈受限，导致足外翻。O 型腿是膝内翻，踝关节并拢时双膝不能靠拢，分为股骨内旋型和股骨外旋型两种情况。股骨内旋型特征：股骨相对胫骨向内旋转，膝盖向内，后侧腘窝向外，双腿间的 O 型上窄下宽，可能伴有膝盖超伸和内八字步态。股骨外旋型特征：股骨相对胫骨向外旋转，膝盖向外，腘窝向内，双腿间的 O 型较内旋型更圆，常伴有外八字步态。XO 型腿的特征是大腿到膝盖位置能并拢，小腿外翻导致小腿中间空隙大，但脚踝能并拢，和 X 型腿相似（图 8-173）。

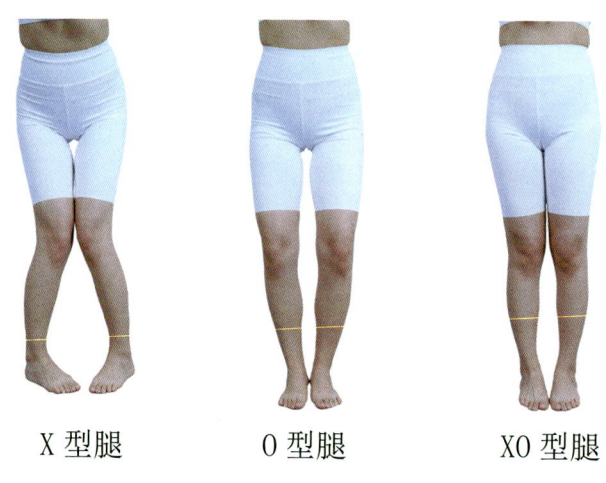

X 型腿　　　O 型腿　　　XO 型腿

图 8-173　X、O 型腿的区别

（2）生物力学不同。X、O 型腿虽然都与营养、遗传、生活习惯相关，但生物力学原理不一样，X 型腿是由股骨内收、内旋和胫骨外展、外旋引起的，O 型腿是由股骨外展、外旋和胫骨内收、内旋引起的。

（3）严重程度的诊断标准不同。X 型腿与 O 型腿的诊断方法除了通过外形特点判断外，还可以通过下肢全长 X 线片来判断病变程度，而二者病变程度的判断有所不同。

4. X、O 型腿的评估诊断

（1）X 型腿的评估分型

功能性膝外翻判断：自然站立，双膝可碰到一起，而双足内踝不能靠拢，则为膝外翻。站立位时双膝并拢，用力夹紧小腿及双踝，膝外翻消失或明显改善，多为功能性膝外翻（图 8-174）。

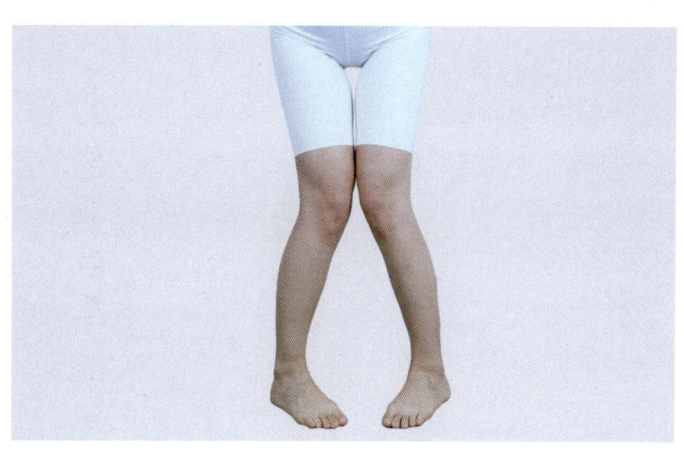

图 8-174　功能性膝外翻判断

膝外翻的严重程度判断：X型腿通过常态踝距和主动踝距两项指标来判断膝外翻的严重程度。常态踝距是直立时两膝关节靠拢、双腿和踝部放松时，两踝部内侧的距离。主动踝距是直立时两膝关节靠拢、双腿和踝部向内用力并拢，两踝部内侧的距离。根据常态踝距和主动踝距的大小，膝外翻分为Ⅰ度、Ⅱ度和Ⅲ度。常态踝距在3厘米以下，主动踝距为0，属于Ⅰ度；常态踝距在3～6厘米，主动踝距大于0，属于Ⅱ度；常态踝距大于6厘米，属于Ⅲ度（图8-175）。

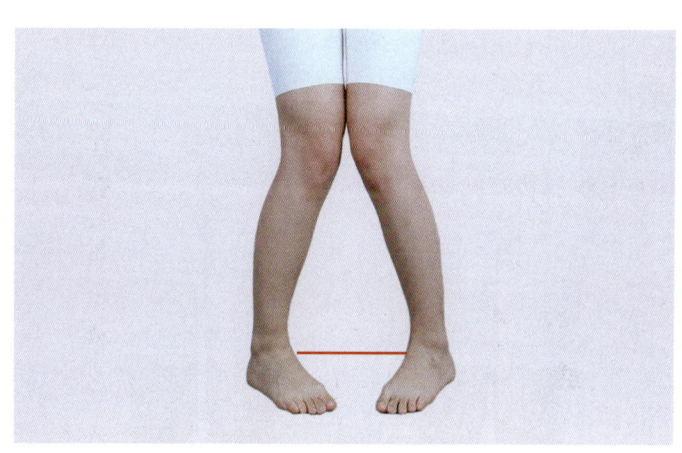

图 8-175　膝外翻的严重程度判断

（2）O型腿的评估分型

功能性膝内翻判断：自然站立，双足内踝能相碰而两膝不能靠拢，则为膝内翻。站立位时双脚并拢，膝盖放松（不要过度后伸），用力夹紧臀部、大腿内侧及膝盖，若膝内翻消失或明显改善，多为功能性膝内翻（图8-176）。

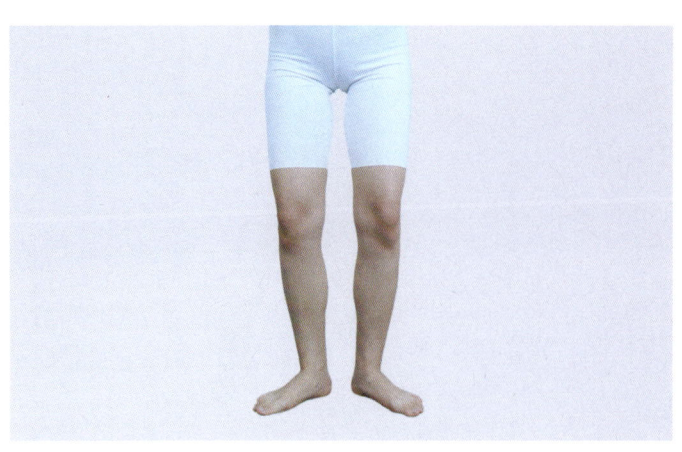

图 8-176　功能性膝内翻判断

膝内翻的严重程度判断：O 型腿的严重程度常通过常态膝距和主动膝距两项指标来判断。常态膝距，指的是直立时两足踝部靠拢、双腿和膝关节放松时，双膝关节内侧的距离。主动膝距，指的是直立时两足踝部靠拢、腿部和膝关节向内用力并拢，双膝关节内侧的距离。根据常态膝距和主动膝距的大小，O 型腿分为Ⅰ度、Ⅱ度、Ⅲ度、Ⅳ度，严重程度逐步增大。常态膝距小于 3 厘米，主动膝距为 0，属于Ⅰ度；常态膝距小于 3 厘米，主动膝距大于 0，属于Ⅱ度；常态膝距 3～5 厘米，属于Ⅲ度；常态膝距大于 5 厘米，属于Ⅳ度（图 8-177）。

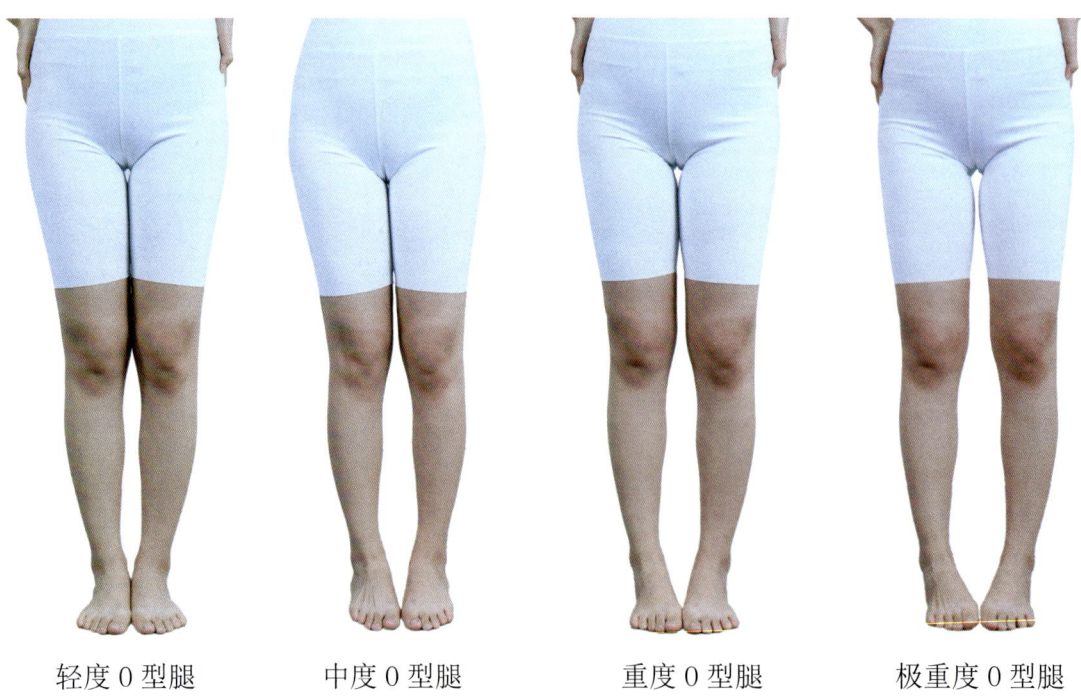

轻度 O 型腿　　中度 O 型腿　　重度 O 型腿　　极重度 O 型腿

图 8-177　膝内翻的严重程度判断

(3) O 型腿就是骨头弯曲了吗

不少人简单地认为，O 型腿（膝内翻）就是腿骨弯了。甚至一些非专科的医生，也有这种外行的理解。

O 型腿的人，平时站立和走路时，都是腿外侧肌肉用力，内侧用不上力。因此腿部肌肉发育不匀称，往往外侧肌肉多，内侧肌肉少。这样，形成的腿部肌肉轮廓线就是弯曲的，给人的感觉就是骨头弯曲了。其实并不全部是骨头弯了，只有少数是真正骨头弯了。如果想判断骨头是否弯了，最直接的方法是拍 X 线正位片。并且，部分失衡性 O 型腿由于同时伴随髋关节的外展移位，会导致双腿间的缝隙特别大。

其实，膝内翻远不是这么简单。从专业文献中，我们可以看到，膝内翻分为骨质有改变的胫骨机械性内翻，以及软组织失衡导致的内翻。大部分人，对后者还不了解，因此才会粗暴地得出结论，认为 O 型腿是无法矫正了。

骨质改变，通过物理方法无法矫正，但软组织失衡性的内翻，是可以改变的。即使进行膝内翻的手术矫正，通过软组织平衡的方法可以矫正的度数，也占 72.1%，即能够改变绝大部分。

5. X、O 型腿的危害

（1）对健康的影响。正常的膝关节，压力是平均分布在关节面上的。而 X 或 O 型腿的人，由于膝关节外（内）翻，身体重量就过多集中于膝关节外（内）侧关节面上。过度的压力和摩擦力，会导致膝关节外（内）侧软骨面磨损，胫骨平台塌陷，继发骨性关节炎。膝关节的受力发生改变，导致身体负力线发生改变，进而导致人体骨骼的各关节部位发生不同程度的偏移或错位，导致肌肉、韧带等各种慢性疾病的发生。出现膝部、足踝部、足底部位的疼痛以及半月板的损伤，影响正常的行走活动；同时还会出现膝、髋关节过早退变，继发脊柱的退变，出现颈、腰部疼痛。

（2）对形体美观的影响。由于 X 或 O 型腿的人，身体两侧的 S 形曲线被破坏，原本笔直的腿形成向内（外）膨胀的曲线，大小腿两侧肌肉不均衡，两条腿之间巨大的缝隙，显得胯宽，小腿特别弯、短，上下肢比例失调，腿失去了笔直曲线，整个人也少了几分俊美和挺拔。

X 或 O 型腿会使下半身稳定性变差，肌肉劳累，下肢循环异常及脂肪堆积，让腿变粗；同时，X 或 O 型腿还会导致步态难看，由于身体重量过多集中于膝关节外（内）侧，在行走时，不易保持平衡，容易摇摆，形成鸭子步，步态难看。

（3）对心理的影响。腿部的畸形不仅仅影响健康与美丽，对爱美人士还会带来巨大的心理压力，让人苦闷不堪，影响人们自信和乐观的心理状态。

6. X、O型腿的正骨整脊矫正手法

X或O型腿可以通过保守治疗（正骨整脊手法矫正、康复训练等）、手术矫正等方式进行治疗。如有原发疾病，一般需要治疗原发疾病，再观察X或O型腿的发展，确定是否需要手术或保守治疗。

手术适应畸形程度非常重，或者已经并发骨性关节炎，出现关节疼痛的患者。手术的好处是被动治疗，矫正立竿见影，缺陷是手术大多需要截骨，痛苦和风险大。

功能性的X或O型腿可采取保守治疗，保守治疗的依从性相对较好，不良反应相对小，没有手术创伤。保守治疗可以选用正骨整脊手法来矫正，增加钙的摄入和适当的康复训练来辅助疗效，同时还要调整走路姿势，以恢复腿型。

在矫正过程中，患者还应调整心态，不要有太大的心理压力，配合医生治疗，多进行功能锻炼，促进康复，治疗越早，对膝关节损伤越小，膝关节骨性关节炎就会越轻。

X或O型腿的形成与骨盆倾斜、足弓失衡等长期的不良体态或不正确的用力习惯息息相关，同时，在X或O型腿经过一段时间的发展后，也会使其他关节（如骨盆部、踝关节、足弓等）的生物力线发生改变，因此在矫正时要同步矫正骨盆、髋关节、膝关节、踝关节和足弓，改变这些关节的异常状态，再配合康复训练，效果更佳。

骨盆的正骨整脊矫正手法参考本书第八章第五节"骨盆倾斜体态的矫正"相关内容，髋关节的矫正、膝关节外（内）翻的矫正、踝关节的矫正参考本书第六章第六节"四肢关节的矫正"相关内容。若足部还有扁平足的现象，还要施以手法纠正扁平足，扁平足的矫正手法可参考本章节扁平足相关内容。在上述手法矫正完成后，再使顾客俯卧放松，施以俯卧摇揉臀腿手法，以理顺髋关节、膝关节的关节和韧带，达到骨正筋柔的目的。手法如下：

顾客俯卧放松，助手将顾客的两脚脚跟并拢固定压住，术者立于一侧，一手掌置于一侧臀部，另一手掌根抵住同侧的大腿内侧，两手同时向外侧推揉，在推揉的过程中将髋关节复正（图8-178）。然后两手边摇边移，一手移至大腿下端，一手移至小腿上端，左右两手同步推揉，在推揉的过程中将膝关节复正（图8-179）。

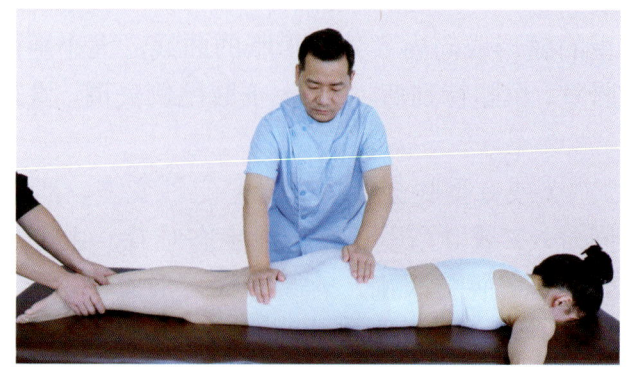

图8-178　俯卧推揉臀腿手法一

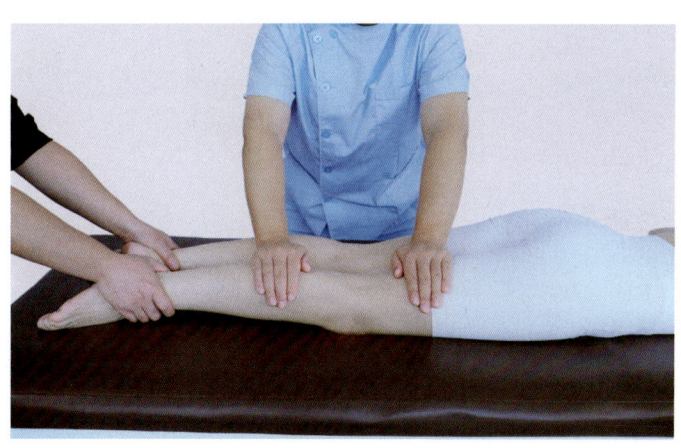

图 8-179　俯卧推揉臀腿手法二

7. X、O 型腿的康复训练

腿型改变不是突然出现的，矫正也需要时间，更需要兼顾整个下肢去调整，短期内看不到明显效果是正常的。X、O 型腿是长期不良习惯积累的后果，因此矫正训练不能太着急，一定要持之以恒。

1）X 型腿的康复训练

X 型腿常伴有足外翻，长时间会导致扁平足引发各种疼痛，在矫正腿型过程中，要激活足底肌肉，维持足弓，通过髋外旋肌群的训练，矫正股骨内旋导致的 X 型腿。

（1）髋外展肌群激活：侧卧屈膝，肘关节支撑，腹部发力顶起身体，抬起一侧腿收紧臀部，每组 30 秒，每次 3 组（图 8-180）。

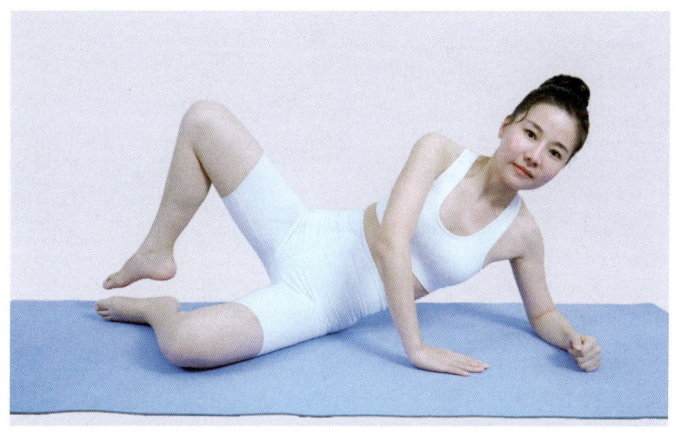

图 8-180　髋外展肌群激活

（2）足弓激活：脚趾抓毛巾，坐位或站立位；找一条毛巾用 5 个脚趾抓起，足弓保持抬高，每组 30 个，每次 3 组（图 8-181）。

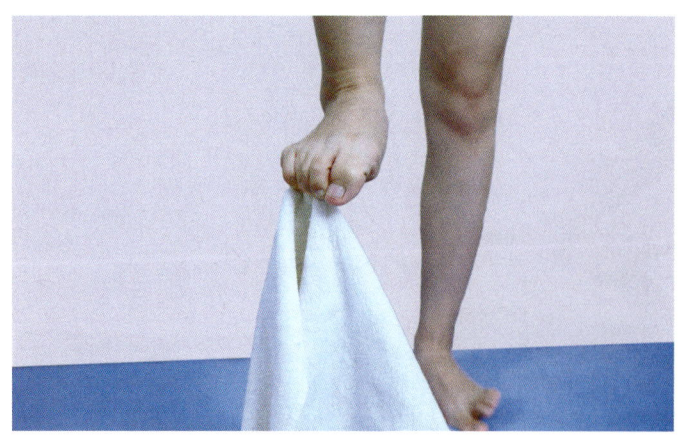

图 8-181　足弓激活

2）O 型腿的康复训练

（1）股骨内旋型。股骨相对胫骨向内旋转，膝盖向内，后侧腘窝向外，双腿间的 O 型上窄下宽，可能伴有膝盖超伸和内八字步态。通过松解内收肌群，减少股骨向内侧的旋转，增加髋关节外旋肌群，将股骨外旋，内外平衡让股骨回归正位，调整股骨内旋型的 O 型腿。

内收肌拉伸：身体坐直，屈膝脚掌相对；身体向前趴，感受大腿内侧的拉伸；每组 20 秒，每次 2 组（图 8-182）。

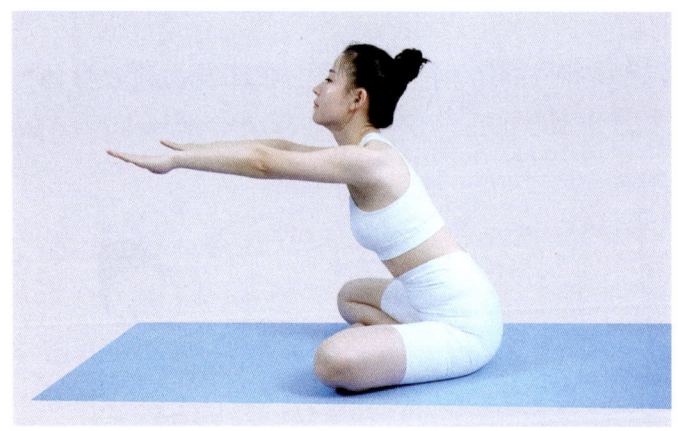

图 8-182　内收肌拉伸

髋外旋肌训练：身体侧躺，屈髋屈膝，脚跟并拢，身体和骨盆保持与地面垂直，臀部用力抬起膝盖，像蚌壳一样打开，每组 15 个，每次 3 组（图 8-183）。

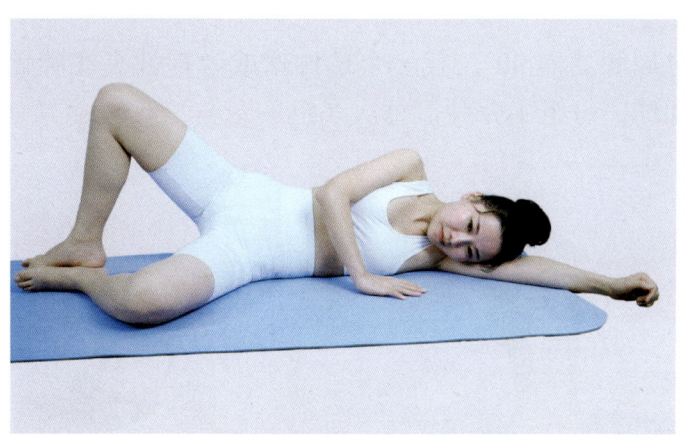

图 8-183　髋外旋肌训练

（2）股骨外旋型。股骨相对胫骨向外旋转，膝盖向外，腘窝向内，双腿间的 O 型较内旋型更圆，常伴有外八字步态。髋关节外旋肌群过紧、内收内旋肌群无力，导致股骨过度外旋，通过放松紧张肌群和增加薄弱肌群的训练来平衡股骨内外侧拉力，调整股骨外旋型的 O 型腿。

放松臀肌：坐在瑜伽垫上，一侧腿向后伸直，一侧腿在前弯曲膝关节；身体趴在垫子上，手臂向前延伸，拉伸臀部；每组 20 秒，每次 2 组（图 8-184）。

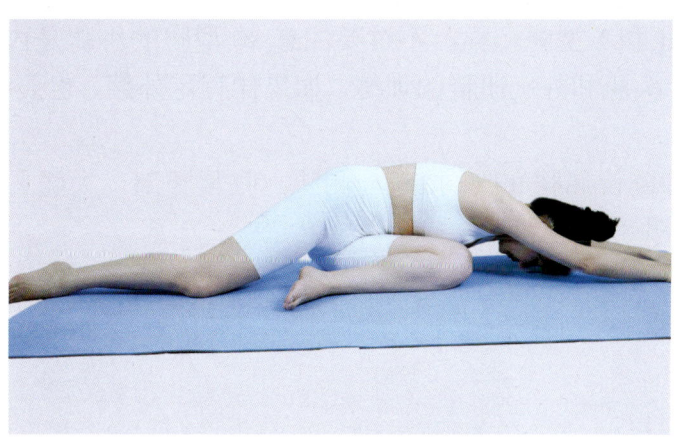

图 8-184　放松臀肌

放松髂胫束：侧躺在泡沫轴上，肘关节支撑，上方腿放在泡沫轴前支撑，前后移动身体；每组 2 分钟，每次 2 组（图 8-185）。

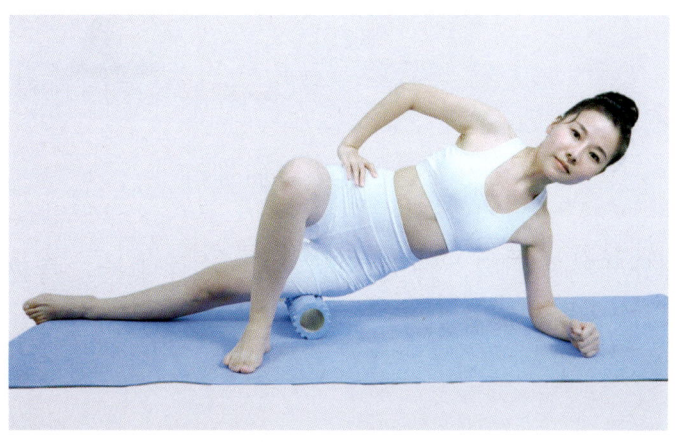

图 8-185　放松髂胫束

臀桥夹球：仰卧位屈膝屈髋90°，找一个瑜伽球或者抱枕夹在膝盖处；收紧臀部顶起，大腿内侧用力夹住瑜伽球；每组1分钟，每次3组（图8-186）。

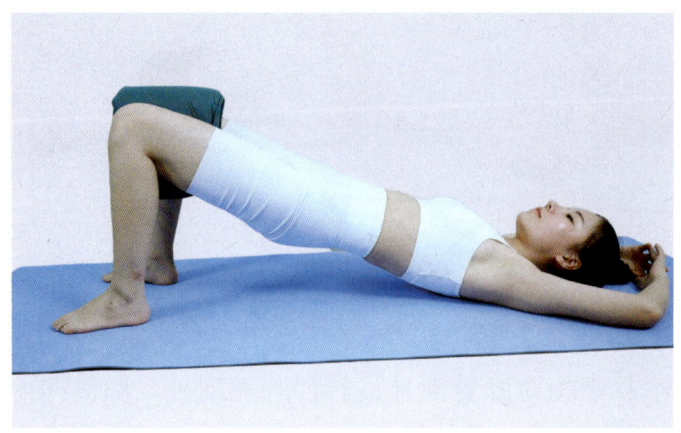

图8-186　臀桥夹球

3）XO型腿的康复训练

XO型腿的特征是大腿到膝盖位置能并拢，小腿外翻导致小腿中间空隙大，但脚踝能并拢。XO型腿的大腿股骨矫正和X型腿一样，不过要注意XO型腿的小腿是内旋的，要增加小腿胫骨外旋的力，就是股二头肌和外旋肌群的训练，如果伴有足外翻，也要参考上面的足弓训练。

股二头肌训练：仰卧位屈膝90°，抬起一侧腿，收紧臀部，大腿后侧用力顶起骨盆，每组12个，每次3组（图8-187）。

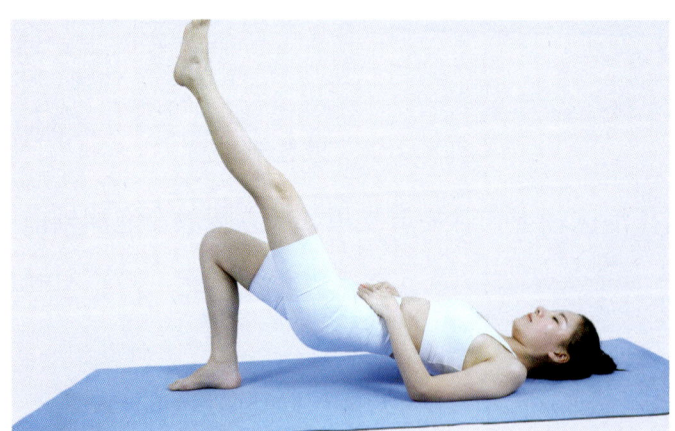

图8-187　股二头肌训练

内收肌训练：两脚分开略宽于肩，脚尖外展，两手拖住哑铃，身体向后向下蹲，大腿内侧用力，每组18个，每次3组（图8-188）。

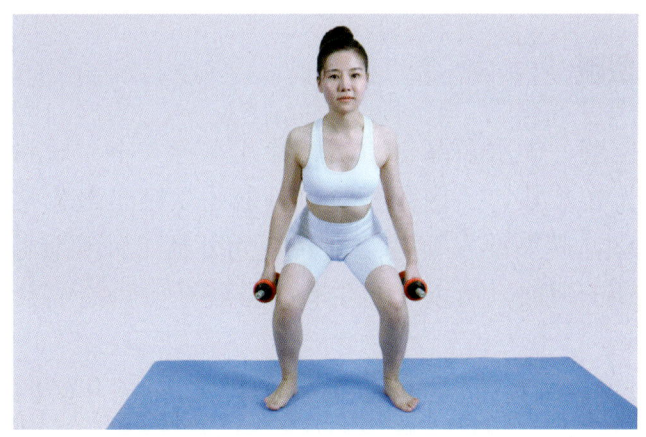

图 8-188　内收肌训练

8. X、O 型腿的日常注意事项

（1）积极配合诊断和治疗，坚持康复训练。患者应积极配合诊断和治疗，在就诊时应做全面的评估，排除继发性的 X、O 型腿，积极地寻找病因，尽早地进行病因治疗以免延误病情，导致病情加重增加治疗难度。在手法矫正的期间，患者应坚持正确的康复训练，这样更有益于矫正，可以增强骨质，加强肌肉力量，让腿型逐渐恢复健康。

（2）日常生活中，避免不良姿势，注意保护膝关节。日常活动中，避免不良姿势，比如跷二郎腿、盘腿，这两种姿势都容易加重 O 型腿畸形。避免长时间站立和行走，同时也要避免负重过大的运动，比如，日常不建议患者长期登山或搬抬重物，以免加重膝关节部位的负担，导致膝关节外（内）侧异常的挤压摩擦，引发膝关节过早的退变，引起骨性关节炎，影响病人的生活。应多注意对膝关节的保护，可根据情况佩戴护膝。

（3）注意控制体重。患者的体重对腿部的畸形也会有一定的影响，对于 X、O 型腿的患者，控制体重，防止肥胖，一方面可以减少膝关节压力，另一方面可以保持一定的膝（踝）部间距，减少摩擦，避免损伤。

（4）调整走姿。X 型腿的患者走路时应该要注意抬头挺胸，必须自信。应该要掌握好步行的速度，不能过快，而且在走路时必须收腹挺胸，注意重心的稳定，不能向前耷拉着脑袋或后仰。在走路时步态要轻，步态适中，要让脚掌先着地，脚后跟后着地，能够减少身体的摆动和颠簸，防止摔倒。O 型腿的患者，应该要避免踢着腿走路，因为踢着腿走路，身体会向前倾，只有脚尖着地，很容易摔倒。平时也要禁忌压脚走路，不利于 O 型腿的矫正，会使整个身体重量压在脚尖之上，很容易摔倒。

（5）可配合使用矫正鞋垫。腿的改变是身体受力失衡，纠正错误重心着力点。而矫正鞋垫正是基于此种原因，通过独特的设计，纠正脚部受力的方式来调整整个身体的受力平衡，增加了脚踝压力，达到纠正腿型的目的。其价格低廉，使用便利，不受地域限制，使用自由，体积小而操作简单。因此，在必要的情况下，可以配合使用矫正鞋垫帮助矫正 X、O 型腿。

9. 如何预防儿童 X、O 型腿

怀孕的时候，胎位位置、羊水多寡、胎次、胎儿本身大小、压胎现象等，都可能会对胎儿腿型异常有影响，宝宝出生后，"内翻变化、外翻足"则是最为常见的腿型异常。一般儿童成长到一岁半至三岁间，腿型的发育会逐渐转变为外翻（外观看起来为 X 型腿）。宝宝一出生其腿型可能因为长期的弯曲，所以一出生就有呈现 O 型腿的现象。

除了弯曲的角度过大，否则都可以视为生理上的异常，随着年龄的增长，腿型会趋于正常，家长不用过于忧虑，不过，有些家长还是很担心，很怕小朋友因为不好看的腿型会影响日后的走路姿势，也怕衍生出其他腿部的疾病。若真的要知道小朋友的 O 型腿是否真的严重到需要治疗的程度，可以带至医院做一些检测，如利用 X 线检查他的膝盖弯曲的角度是否过大，否则只需持续观察即可。

若宝宝腿部弯曲的角度没有变大，但是当小朋友随着年龄增长，合并出现其他的问题，例如七坐八爬较一般正常宝宝还要落后许多，或是到了 2 岁走路还常跌倒等，可能就需要考虑宝宝是否在粗大动作上的发展较为落后。另外，少部分有 X、O 型腿的宝宝是因为家族遗传的因素所致。如果爸爸妈妈自己本身的腿型就有点 X 或 O 型腿的现象，若小孩子有出现类似的状况，属于正常状况，不必过于惊慌。

内八、外八并不是一个症候群，有时候会合并很多问题，除了生理性的问题之外，也有可能会出现其他病理性的问题，很多宝宝刚出生时，脚可能呈现内八的姿势或整个足部翻到身体中心内侧的情形。有时候宝宝的脚会自动恢复到正常位置，或利用手指头轻轻一拉，也有可能因此回到正常的位置，若可以轻易回到正常位置，就属于生理性的内、外翻足。一般只要有经验的医师，当宝宝刚出生，一看到他的腿型有些微的异常，通常会实时处理，轻轻地推一下，以确定利用外力矫正，可以帮助宝宝的脚恢复到正常的位置。

家长注意随时注意儿童的腿型，自然观察比一切都重要，才能第一时间了解是否有异常的情形，除了依靠医师的专业检查之外，要注意几个重点，掌握首要时机矫正宝宝腿型：

主观的感受：宝宝叫痛的时间是不是很频繁。

外形上的变化：走路姿势很奇怪等。

功能上的表现：宝宝常常跌倒、走没几步路就喊腿酸等，都是家长平日可以观察的，只要发现不对，还是带至小儿专科检查，才是最正确的做法。

了解小朋友的整体发展及变化，这才是最重要的，很多腿型异常及疾病，对孩子的整体发展来说，只是一个过渡期，重要的是，家长是否可以了解小朋友应有的发展及变化。正常情况下，在小儿的正常发育过程中，可以出现生理性内翻或外翻现象。儿童下肢会经历一个从"O型-X型-变直"的生理过程，这一过程一般有一些特点，2岁以内因受身材比例问题、经常用尿布及体重平衡等因素的影响，下肢通常会偏向O型。2～4岁因受到生长、负重与姿势改变等因素的影响，下肢又会逐渐偏向X型，4～7岁这个时期小孩的双下肢会从X型逐渐变直。健康儿童出现这种生理性的内、外翻，没有任何病症，无须治疗，在发育过程中可以自行矫正。

对于因佝偻病造成的膝内、外翻畸形则需对症治疗。这种病的小孩骨骼比较软弱，易受外力影响而变形，应防止畸形加重。症状较轻的儿童，可以适当晒太阳（以促进维生素D的合成），服用鱼肝油和钙片，加之以手法整复。

在日常生活中，要让宝宝形成好的生活姿势和习惯，避免因此而导致宝宝腿型的问题，具体如下：

尽量避免趴睡。虽然趴睡不一定直接证明会对宝宝的腿型造成不良的影响，但是当宝宝趴睡时，会让小朋友的脚踝呈内翻或外翻状，长时间下来，也可能影响他的腿型。

避免跪坐。一些正在学爬或是学走路的小朋友，可能有爬一爬就坐起来的状况，小朋友跪坐时，脚大多呈外翻状，这时候家长们最好尽量帮宝宝移动脚型，帮他恢复到正常的状态，尽量避免让他跪坐。

正确坐姿与错误坐姿：应让宝宝盘腿坐即可。很多小朋友喜欢跪坐，会让腿型呈W型，这样是错误的坐法。

总之，想要让宝宝有个强壮的身体及骨骼，均衡营养、运动，是永远不变的方法，很多家长买了许多加强骨骼功能的营养品、补给品，效果却不如多运动及补充充分的营养。我们特别建议家长，舍弃昂贵的营养品，回归到最自然的方式，保持正确的生活方式，就可以得到健康的体魄。

四、膝屈曲与膝过伸

1. 膝屈曲

1）什么是膝屈曲？

膝屈曲是指一个人站立时负重的膝关节屈曲程度大于正常的体态。这种体态比膝过伸少见，常见于老年人以及久坐且膝关节长期保持屈曲姿势的患者，同时，这种体态通常伴有明显的踝背屈。从侧面观察正常的膝关节体态时，从胫骨到脚踝外侧可以画一条假想的垂直线，这条垂直线从侧面看纵向平分胫骨。而在膝关节屈曲体态中，膝关节的位置落在这条线之前，该线不再平分腿部。在矢状面上观察患者是识别该体态的最佳方法（图 8-189）。

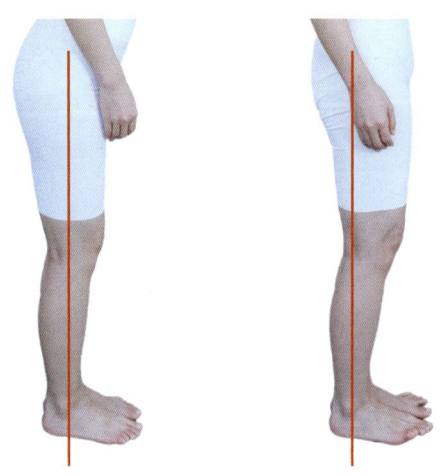

图 8-189　膝屈曲的体态特点

2）膝屈曲的形成原因

（1）由于患者本身的骨性变化。

（2）由于长时间不运动或是关节长期处于某一固定位置，造成膝关节挛缩。

（3）膝关节控制能力差，股四头肌肌力差。

（4）底屈肌及腓肠肌不正常用力，肌张力高。

3）膝屈曲的危害

当膝关节伸展时侧副韧带相对紧张，这有助于稳定关节。膝关节屈曲时侧副韧带会放松，这会允许一定程度的轴向旋转。膝关节反复承重，可能会增加膝关节因旋转而受伤的可能性。膝关节屈曲时站立，需要肌肉持续用力，这会导致肌肉疲劳。股四头肌持续收缩也是一个不利因素。附着在胫骨粗隆上的肌肉会在胫骨上施加拉力，这可能导致压痛或不必要的骨骼病变。由于踝背屈增大，踝关节前部的压力也会增加。

长期的单侧膝关节屈曲与足旋前、对侧大腿内旋、同侧髋关节下降（相对侧髋关节行动不便）、脊柱向受影响侧凸出以及对侧肩部下降等表现有关，让全身的生物力线失去平衡，影响全身骨骼、关节、肌肉和筋膜等的平衡及稳定，出现一系列的体态问题。例如，右膝屈曲的患者更可能出现左足旋前、左大腿内旋、右侧髋下降、左侧髋升高和左肩下降。

第八章 体形、体态的矫正

4）膝屈曲的矫正

在膝关节周围上、下及周围做摩法、推法和捏拿法，重点是股四头肌、腓肠肌、腘部的股二头肌以及膝内、外侧副韧带等处，如有筋结、筋索、阿是穴（疼痛点）等异常改变，常规手法即可解除。如果膝关节有错骨缝即小关节半脱位的情况，可参考本书第六章第六节"四肢关节的矫正"中膝关节的矫正手法。

按摩松解后再配合被动拉伸膝关节后侧缩短肌群，对大多数患者都能达到较好的缓解。对于创伤后和手术后膝部僵硬，尤其是软组织而非骨骼受限引起的僵硬，建议实施每天 3 次静态拉伸，每次 30 分钟。具体拉伸方法如下：

患者取仰卧位，术者一只手握住膝关节，另一只手握住踝关节做牵拉被动活动，使膝关节充分伸直，持续几秒钟后，屈髋屈膝，再牵拉，每次牵拉 50 次。注意用力不要过快过猛，力度不可太大，以免造成膝关节过伸（图 8-190）。

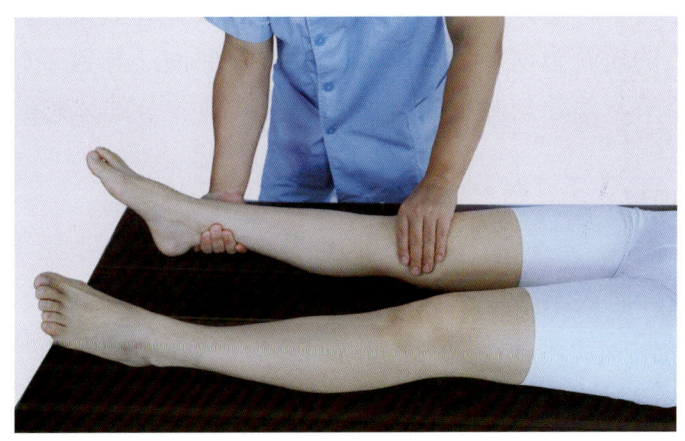

图 8-190　静态拉伸一

患者取站立位，双膝并拢，助手在后面固定脚后跟，术者一手扶住臀部固定，另一手掌按压膝关节，使患者膝关节尽力伸直，尽力直腰，注意用力要适当（图 8-191）。

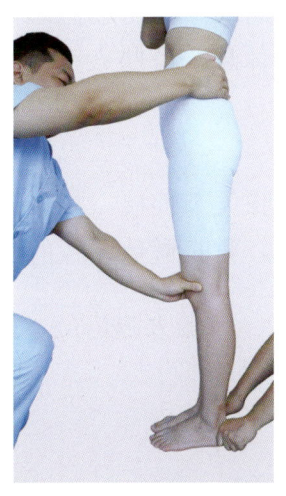

图 8-191　静态拉伸二

患者取站立位，术者在后面以双手固定双膝关节，患者双脚双膝并拢，使膝关节伸直，然后患者向前向下弯腰双手摸自己脚尖，对腘绳肌进行牵拉，必要时，在助手帮助下扶助患者臀部向前用力，使膝关节充分伸直（图8-192）。

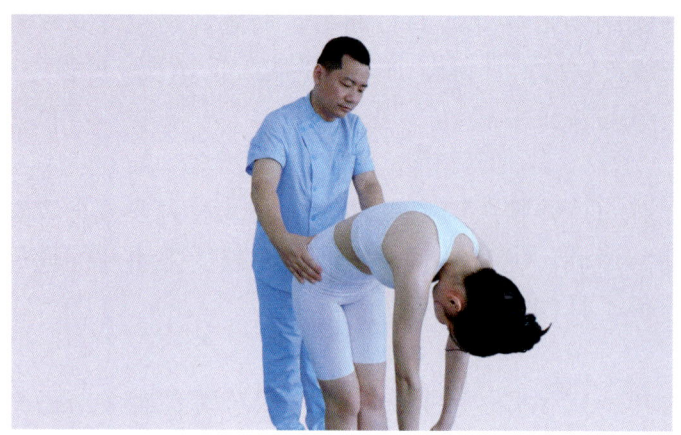

图8-192　静态拉伸三

膝关节屈曲可能继发于骨盆倾斜，如果评估诊断证实有骨盆倾斜，请参考本书本章第四节中"骨盆倾斜体态"的矫正方法。同时，如果膝关节屈曲还导致了其他相关部位的体态异常，可参考本书相关章节，治疗与膝关节屈曲相关的其他关节的体态改变。

5）膝屈曲的康复训练

休息时采用可以拉伸膝关节后部组织的体位。例如使用脚凳休息，通过重力拉伸膝关节后部组织。患者还可以俯卧在床或沙发上，双脚悬空，从而给踝关节增加轻微的负重。俯卧时膝关节前部靠在床或沙发的边缘，避免膝关节受伤。

站立时使用弹力带练习膝关节伸展。需注意的是弹力带不要太窄，否则可能会压迫膝关节后部引起疼痛。以这种方式主动收缩膝伸肌，可以促进相对侧肌群放松，如膝屈肌。

坐位练习膝关节伸展。对于有疼痛或平衡问题的患者来说，可以尝试将膝关节的后部压在床、地板或治疗椅上，简单舒适地休息。有些人在脚踝下方放置一个垫枕或小卷毛巾，作为杠杆使用。

避免长时间久坐，除非腿外展和膝关节伸展。如果工作时主要是坐姿，需要每小时休息一下，站立一段时间以伸展股后肌群。暂时避免屈膝的运动，如骑自行车。

2. 膝过伸

1）什么是膝过伸？

膝过伸通常被称为"膝关节过度伸展"，这种体态指负重的膝（胫股）关节伸展超出中立位置或大于0°。从侧面看正常的膝关节体态时，从胫骨到踝外侧，可以画一条假想的垂线，这条垂线从侧面看纵向平分胫骨。而在膝过伸体态中，大部分小腿落在该线的后面，该线不再能平分腿部。从这个患者的体态可以观察到轻度的膝过伸，以及另一个常见症状：踝关节处跖屈增大（背屈减少）。

这种体态的最佳识别方法是在矢状面上观察患者。另外，从后方观察患者时，可以看到明显突出的小腿和腘窝区域；从前方观察患者时，可以看到髌骨被压向下方。这种体态与股骨内旋过度、膝外翻或膝内翻、距下关节过度内翻有关；从前方观察患者时，这些特征更为明显（图8-193）。

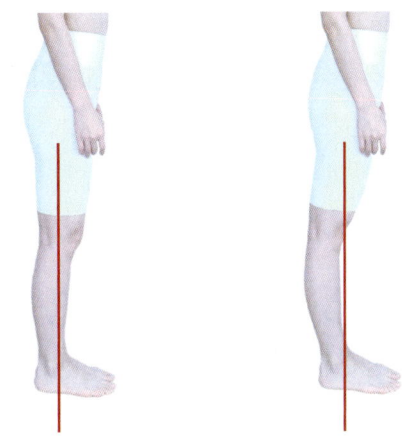

图8-193 膝过伸的体态特点

2）膝过伸的形成原因

（1）遗传、缺钙等因素容易造成腿部发育不良，从而引起膝过伸。

（2）踝关节达不到功能位，膝过伸进行代偿。

（3）膝关节控制能力下降，关节周围肌力不足或韧带松弛。

（4）髋关节肌力过高或肌力不足导致身体重心的前移或后移，整个身体重心没有落到承重线上。

（5）躯干前屈时重力线落在膝关节中心前方，促使膝关节后伸以保持平衡。

3）膝过伸的危害

在这种体态中，膝关节后部结构（如腘肌）紧张，前部结构（如髌骨关节）受到压迫。因此，膝关节过度伸展的成年人可能有腘窝和髌骨关节疼。活动度过大患者的膝关节韧带松弛，站立时处于膝过伸体态。膝过度活动的患者最疼痛的关节是膝，髌骨关节疼痛综合征是活动过度导致的一个常见问题。

此外，胫股关节力学机制的改变，会影响膝关节正常的生物力学。正常负重时，股骨在固定的胫骨上前后滑动，但是在膝关节过度伸展时，股骨向前倾斜，导致股骨和胫骨的前部压缩。负重时，膝关节后部的关节囊和韧带结构有受伤的风险，这反过来可能导致功能性步态缺陷。与膝关节正常的人相比，膝过伸患者的行走速度更慢，膝关节伸肌的力矩值更大。

膝过伸也会影响其他关节。髋关节伸展增加和踝背屈减少这两种情况都可能影响步态，并且削弱需依赖下肢灵活性的运动表现。髋关节可能过度前倾。这种体态会导致步态偏差并需要更多的努力来保持前进的动力。

这种体态下的股四头肌和比目鱼肌被缩短，膝伸肌被延长。膝屈肌和膝伸肌之间的不平衡会影响膝关节和髋关节的功能及稳定性。拉长的腘肌减弱了大腿旋转和膝关节屈曲的能力，从而影响了膝关节功能。在伸展范围的末端可能会出现本体感觉的不足。患者可能有膝关节不稳的感觉。

已有研究发现，女运动员膝过伸与前交叉韧带损伤之间存在密切的正相关。女运动员的膝过伸体态可能是因过度使用膝关节而受伤造成的。对于一些游泳运动员而言，膝关节过度伸展是一种常见体态。据推测，这是由于反复蹬伸引起的十字韧带过度伸长造成的。这种体态使膝关节的前后运动范围更大，但是还不清楚膝过伸是否有利于游泳运动员。

4）膝过伸的矫正

在膝关节周围上、下及周围做摩法、推法和捏拿法，重点是股四头肌、腓肠肌、腘部的股二头肌以及膝内、外侧副韧带等处，如有筋结、筋索、阿是穴（疼痛点）等异常改变，常规手法操作即可。如果膝关节有错骨缝即小关节半脱位的情况，可参考本书第六章第六节"四肢关节的矫正"中膝关节的矫正手法。按摩松解后再配合被动拉伸股四头肌，对大多数患者都能达到较好的缓解。

膝关节过伸可能继发于骨盆倾斜，如果评估诊断证实有骨盆倾斜，请参考本书本章第四节中"骨盆倾斜体态"的矫正方法。同时，如果膝关节过伸还导致了其他相关部位的体态异常，可参考本书相关章节，治疗与膝关节屈曲相关的其他关节的体态改变。

5）膝过伸的康复训练

在日常活动中注意膝关节的体态。在静态姿势下练习良好的膝关节对线。例如，要特别注意站姿，避免膝关节固定；坐着时避免将足踝置于脚凳上，因为这样会使膝盖伸展，拉伸膝关节后部组织。

在动态功能性运动中练习正确的膝关节对线，如从坐姿站起和爬楼梯。改善本体感觉，练习单腿平衡，使膝关节位于正确的位置。在运动期间注意保护膝关节，以免膝关节过度伸展，特别要注意那些会冲击膝关节的跳跃运动。避免会迫使膝关节伸展的运动和拉伸练习。例如，站立时注意避免腘绳肌和小腿拉伸。具体训练动作如下：

（1）靠墙蹲马步：背靠墙面，双上肢平举，屈髋屈膝位保持训练，重心尽可能向后移，家长在旁边辅助并加以保护（图8-194）。

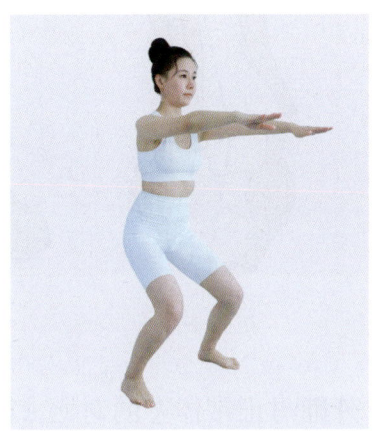

图8-194　靠墙蹲马步

（2）直腿抬高练习：仰卧，保持一条腿伸直，抬起另一条腿约45°，保持大腿肌肉紧绷。10秒钟后慢慢地回到开始的位置。另一条腿重复同样的动作，每条腿做5次（图8-195）。

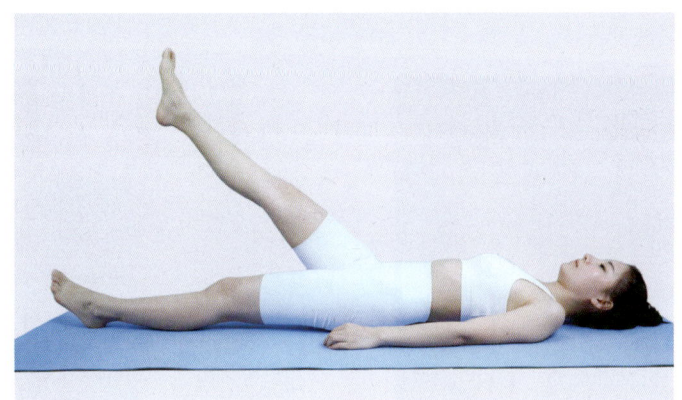

图8-195　直腿抬高练习

对于膝过伸人群，除了功能锻炼之外，也可以穿戴膝矫形器来抑制和治疗膝过伸，防止其养成膝过伸的不良习惯。膝关节支具主要是通过改变膝关节的生物力学负重、增强患者本体感觉的恢复，从而增强下肢稳定性以及感觉功能的恢复。

五、足内、外翻

1. 什么是足内外翻

当站立时，从后面观看，距骨和跟骨在同一条直线上，并垂直于地面即为正常姿态。若距骨相对于跟骨向内侧偏，即为足外翻。若距骨相对于跟骨向外侧偏，即为足内翻（图8-186）。

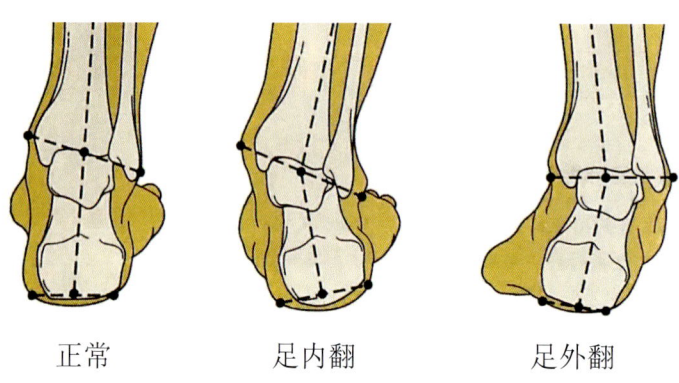

图8-186 足内、外翻与正常体态的对比（图中均为右脚）

什么是足内翻？足内翻是一种较为常见的由胫骨后肌挛缩引起的足踝畸形，最典型的特征为：足跟轴向内偏斜，同时伴有扁平足和舟骨塌陷，小腿中点、跟腱中心、跟骨中心三点连线呈<>型（图8-187）。足内翻可以发生在单足或双足，表现为足部内翻、僵硬，不能回到正常的位置。

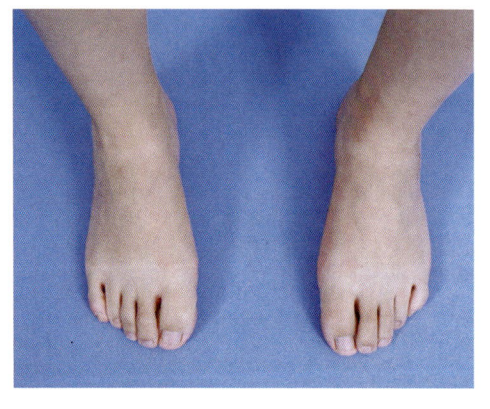

图8-187 足内翻

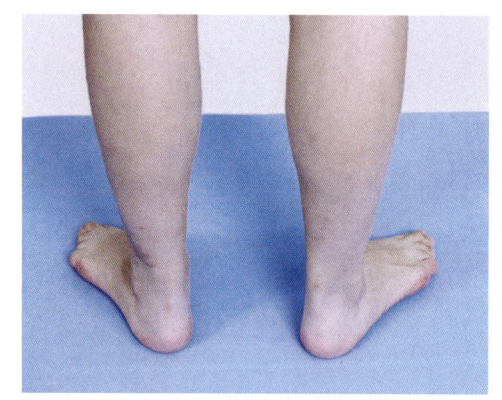

图8-188 足外翻

什么是足外翻？足外翻又称外翻仰伸足，是足部常见畸形之一。足外翻是因为脚部肌腱发育异常导致的一种畸形，表现为足跟轴向外偏斜，同时伴有扁平足和舟骨塌陷，小腿中点、跟腱中心、跟骨中心三点连线呈><型（图8-188）。

家长平时该如何区分孩童的足内、外翻？家长可让孩子赤脚在地面行走，注意观察孩子的足部着地点，若大拇指侧着地，并伴有脚跟的外侧倾斜，这种就是足外翻；若小拇指侧着地，且伴有脚跟的内侧倾斜，这种便是足内翻。

2. 足内、外翻的形成原因

足内翻的形成原因：足内翻有两种类型，即内因型和外因型。外因型多因宫内胎儿体位异常引起。这种患儿出生后无明显严重的软组织短缩，比较容易矫正。内因型常在家族中有类似患者，为常染色体显性遗传病。这种类型的畸形严重而僵硬，骨性排列不正常。

足外翻的形成原因：足外翻分为先天性和后天性两种。先天性足外翻的发病原因，一是遗传导致，二是胫前肌紧张所致，三是由于胎儿在宫内受压所致。后天性足外翻的发病原因，是由于肌肉乏力、韧带松弛、体重过重、不良习惯、外伤等原因所致。过早站立：婴幼儿的骨骼刚开始发育，韧带较为松软，如果过早站立或者学走路，会增加足弓及足踝部关节的压力，出现后跟倾斜过多的现象。如果宝宝较胖，其足踝部要承受更多的负重，也会增加足外翻发生的概率，因此要顺其自然。如果孩子走路姿势不正确，家长没有及时发现并加以纠正，时间久了将导致足跟轴向外偏斜。严重时还可伴有扁平足和舟骨塌陷。鞋子没选对：有的家长为了时髦和美观，过早地给孩子穿硬质皮鞋等也会造成足外翻。

3. 影像学检查

足内翻的影像学检查：足内翻畸形的超声诊断标准为足底踇趾球与小腿胫腓骨长轴切面在同一平面显示，足的周围无子宫壁和胎盘的压迫或承托，此姿势不随胎儿下肢包括足的运动而改变，多次扫查均显示同样声像特征。有三维超声检查技术条件者，可进一步行三维成像检查，获得更多、更直观的信息。跟骰关节正常情况下，超声扫查显示足底平面与胫腓长轴平面总是保持垂直，不在同一平面。当跟骰关节半脱位状态使足呈内翻畸形时，在声像图上则显示足底踇趾球和小腿胫腓长轴切面在同一平面，在足腿活动以后多次扫查两者仍能在同一平面显示，周围无胎盘及子宫壁的承托或压迫，即无外界因素压迫。

足外翻的影像学检查：影像学检查主要是 X 线检查。X 线检查在站立位下进行（负重侧位最有价值），可了解距跟角、距骨下侧角、足弓等情况。计算机步态分析及动态肌电图检测在术前评估中有重要意义。因其能够精确了解跨越距下关节的力量失衡，致畸肌肉的具体状态，成为不少国家小儿矫形中心术前决策的必备检测。另外，足底压力测定对客观评估治疗效果有量化意义。在检查时应注意有无同时存在马蹄畸形或跟骨畸形。

4. 足内、外翻的危害

足内、外翻作为一种在特殊儿童中的常见疾病，其危害性是不容忽视的。早期只是外观不美丽、容易磨损鞋子等，随着年龄的增长，会对日常生活中的跑、跳、行走等产生一系列影响。

（1）影响平衡和稳定性。足部稳定性直接影响身体平衡，足内外翻会导致相关肌肉群的紧张短缩，相应肌群拉伸延长，整个足部平衡被破坏。同时也会使足弓受到影响，脚部缓冲和支持功能变差。

（2）诱发骨性关节炎。长期足内外翻容易诱发骨性关节炎。足内外翻会导致脚部着力点和着力面积减少，逐渐引发疼痛，随着病情迁延，疼痛会越来越严重，以致诱发关节炎症，影响正常行走。

（3）增加扭伤率。以足内翻为例，足内翻会增大脚踝外侧张力，致使相应韧带逐渐弱化，更加容易出现内翻扭脚的情况。

（4）影响功能。以足外翻为例，足外翻常会伴有扁平足和舟骨塌陷，小腿中点、跟腱中心、跟骨中心三点连线呈 X 型，走路时间长了就会感觉足部疼痛。足外翻还会引发踝关节外翻变形，患者感觉疼痛不已，影响正常行走。

（5）病情加重。随着年龄逐渐增长，内翻或外翻逐渐加重，会产生很多严重的并发症，而且会产生疼痛，还可能引起足底筋膜劳损、骨刺等症状，严重影响日常生活。

5. 足内、外翻的矫正

（1）足内翻的矫治方法

足内翻的治疗应于出生后尽快开始。新生儿时期适用手法矫正。手法矫正操作应轻柔，一手固定足跟，另一手纠正前足内收，以后依次纠正内翻和马蹄，纠正后用胶布固定维持在纠正后位置。足趾基底和前足部加衬垫，足跟、内踝、膝关节也应加以保护。治疗需 6～10 周。6 个月以上婴儿手法矫正后可用长腿石膏固定于纠正后的位置。每月换石膏 1 次，治疗需 9～12 个月。用石膏固定应注意防止压伤和血运障碍，病儿走路后鞋跟外侧应垫高约 0.5 厘米以巩固疗效（图 8-189）。

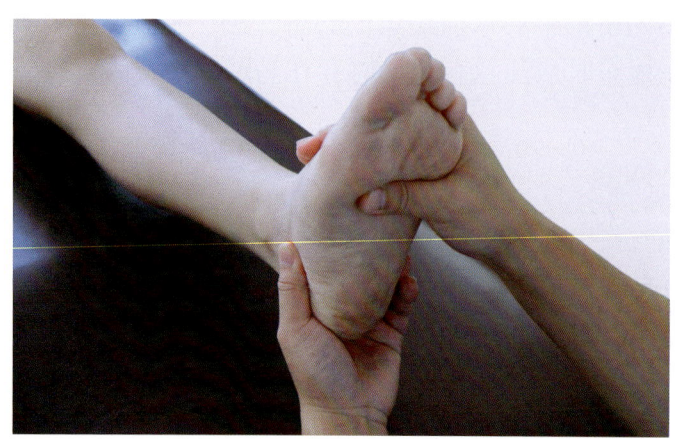

图 8-189　足内翻的手法矫正

1~3岁患儿可用手术治疗，手术主要有软组织手术和骨性手术。手术原则是切除或松解全部妨碍矫形的病理性挛缩软组织，如跟腱延长，跖筋膜松解术等。3~5岁患儿除做后内侧软组织松解术外，还可做跟骨截骨术、跟骰关节融合术、肌腱转移术、骰骨楔形截骨术等。12岁以后若仍有足部疼痛、功能不良和严重畸形，可做三关节固定术，术后用短腿石膏固定3个月，直至骨质愈合方可走路。

（2）足外翻的矫治方法

矫正手法：通过牵伸、按摩及诱发方式，对由于不同机制形成的足外翻，有针对性地选择康复矫正手法。具体手法如下：

对痉挛的足外侧肌群轻柔摩擦、肌腱按压和松解；足内侧松弛的肌肉多击打、重压和刺激，增强其肌张力和收缩力。

适度牵拉足外侧缘挛缩的软组织，由弱到强，逐级加力，缓慢施行。

托住患儿踝关节的后部，刺激其足内侧缘，诱发足做主动内翻及背屈的动作。

患儿扶站时前足掌负重。在使用足部矫正手法时，根据患儿足外翻的情况选择不同的方式及矫正的程度等，尤其在牵伸过程中注意防止过度机械牵拉，以免造成周围软组织损伤或骨折的发生。

穿戴足部辅具：临床上对早期、轻度、无明显临床疼痛症状的患儿，一般多采用保守治疗。通过垫足弓垫或穿戴足部辅具矫正足部畸形及提高患儿步行能力。踝足矫形器的配穿有助于将患足维持在正确的位置，提高患足功能、预防畸形、矫正畸形。

佩戴踝足矫形器时需要注意的事项：踝足矫形器必须经过专业人员取模制作；配穿之前需经X线片排除患足骨骼、关节等病变；尽量长时间配穿，尤其患足在负重时必须配穿；做好足部及矫形器具的康复护理。

6. 足内、外翻的保健预防

（1）日常推拿保健

在平时我们家长可以自己给孩子施以一些简单的推拿手法刺激，每天按揉5~10分钟，持之以恒，也能对其功能的改善起到一定效果。

足内翻：以按揉足踝部的前、外侧肌群，可按揉刺激胫前肌，并着重按揉足外侧肌肉，提升足外侧肌肉力量，增强足外翻功能。

足外翻：以按揉足踝部的前、内侧肌群，可着重按揉足内侧肌肉，提升足外侧肌肉力量，增强足内翻功能。

（2）生物力学鞋垫的应用

若孩子足内外翻角度较高，且传统推拿手法一时难以纠正，我们可在传统推拿手法的基础上，加以生物力学矫形鞋垫辅助治疗，帮助孩子进一步加强改善所欠缺的功能。

生物力学矫形鞋垫的介入对足内外翻治疗来说，往往能起到事倍功半的效果。生物力学矫形鞋垫可以帮助孩子纠正异常"足模式"，具有维持正常姿态的作用，且对孩子日常的行走、跑、跳并无多大影响，并能使其维持一个良好的姿态。

六、扁平足

扁平足指足纵弓降低或消失，有外翻畸形，站立时足弓塌陷，内缘接近地面，测之足从弓及横弓较正常人角度大。凡足印实体超过标准线（足跟至足第三趾中点连线）即为扁平足。平足症是指足内侧纵弓平坦，负重力线不正常，出现疲乏或疼痛症状的足扁平畸形。临床上既有扁平足体征，又有主观感觉疼痛不适者，并排除其他疾患如结核、肿瘤，称为平足症。平足症是一种严重影响人们生活、运动的疾病。

扁平足多见于过度负重或长期站立者，因维持足弓的韧带及肌腱过度劳损松弛所致。少数病例为先天性。多见于青少年，女性多于男性。临床表现为足部肿胀及疼痛，站立或行走后尤为严重。可用手法矫正、穿矫形鞋、康复训练、手术等治疗（图 8-190）。

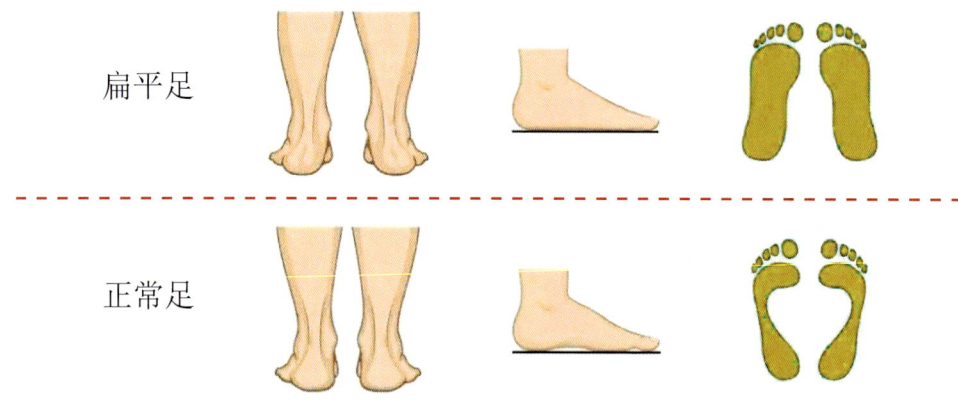

图 8-190　扁平足与正常足的对比

1. 形成原因

扁平足可以是先天的，也可以是后天获得的。儿童的足弓常常在4～6岁形成，大部分儿童及青少年平足是先天性的。成人平足可以是儿童平足的延续，也可能是其他原因继发引起，导致足弓塌陷。有症状的成年人继发性扁平足称为成人获得性平足症。引起继发性足弓塌陷的原因有很多，如关节退变、创伤、糖尿病、类风湿关节炎、神经性病变、肿瘤、胫后肌腱功能不全等。

2. 评估诊断

部分病人有家族史或先天性足骨畸形或外伤史。

久站或行走时足部疼痛或不适，跟外翻足扁平，前足外翻，舟骨结节处肿胀和压痛，休息可减轻或消失。晚期为痉挛性平足，经较长时间休息，症状亦难改善。

站立位X线足正侧位片可见舟骨结节完全塌陷，与载距突的距离增加。自跟骨结节底部至第一距骨头底部作连线，并从舟骨结节至此连线作垂直线，其长度多小于1厘米。

3. 症状及分型

临床上分为姿势性平足症和痉挛性平足症。

（1）姿势性平足症：为初发期，足弓外观无异常，但行走和劳累后感到足疲劳和疼痛，小腿外侧踝部时感疼痛，足底中心和脚背可有肿胀，舟骨结节处肿胀及压痛明显，局部皮肤可发红，足活动内翻轻度受限。站立时，足扁平，足外翻。经休息后，症状、体征可消失。

（2）痉挛性平足症：好发于青壮年，部分由姿势性平足处理不当发展而来。主要为站立或行走时疼痛严重，可呈八字脚步态。腓骨长肌呈强直性痉挛，足内、外翻和外展活动受限。足跟变宽，足底外翻，跟腱向外偏斜，前足外展，舟骨结节完全塌陷，向内突出。严重者，足部僵硬。固定于外翻、外展和背伸位，活动明显受限。即使经较长时间休息，症状也难改善。部分病人可继发腰背痛及髋、膝关节疼痛。

临床上根据病情的严重程度还可以将本病分为3个类型，但均要在负重时观察足纵弓的改变：①轻型：足纵弓降低；②中型：足纵弓消失；③重型：足纵弓消失，并有足内侧缘凸起，距骨头移位至足跖侧即内踝的前下方。患者有时出现跟腱短缩及后足外翻。

4. 矫正治疗

无论扁平足处于何种阶段，均可考虑首先采用非手术治疗方法，如出现疼痛症状时应尽量减少患肢活动、及时休息，在医生指导下进行手法矫正、康复训练、改变活动及生活方式等，必要时还可穿戴矫形支具或矫形鞋垫。

（1）矫正手法

拉伸踝关节：术者双手十指交扣围绕在顾客足踝部，双手拇指交扣于足底，其余四指交扣于足背。双手握住脚背向下牵拉，在牵拉的同时背伸踝关节（图8-191）和背屈踝关节（图8-192），借踝关节被动屈伸和长轴牵拉，使关节活动开来，让肌肉、肌腱、韧带、关节囊及滑液囊达到调减压力、关节错缝复位的目标。

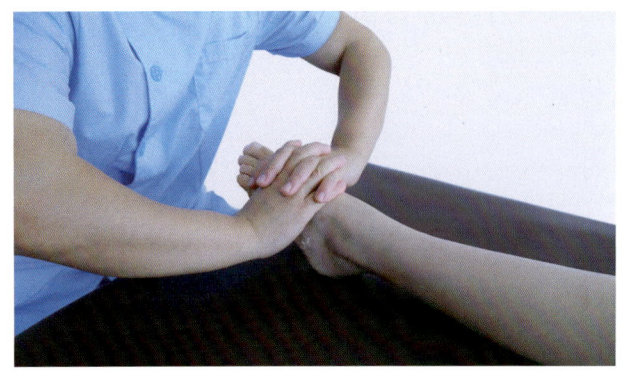

图8-191　背伸踝关节

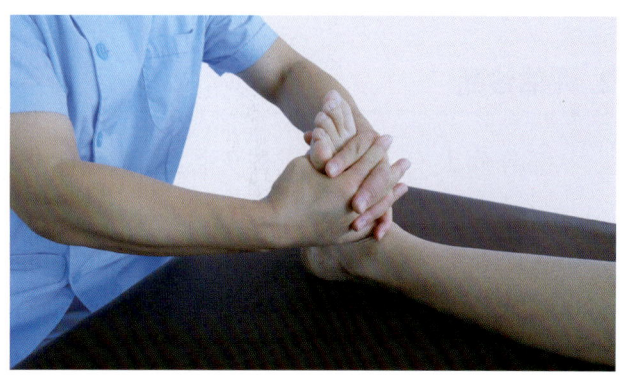

图8-192　背屈踝关节

调整足弓：术者先以点按、推揉等手法将脚底和脚背的肌肉、筋膜放松，然后再以正骨整脊手法调整足弓。手法如下：术者一手握住顾客前脚掌，向前牵拉，另一手握住后脚掌，两手分别向前、后牵拉，同时双手拇指分别抵住内侧足弓，向上推按。注意两手要协调同步，在牵拉的同时往上推按，可重复操作3～5次，让足弓得到恢复（图8-193）。

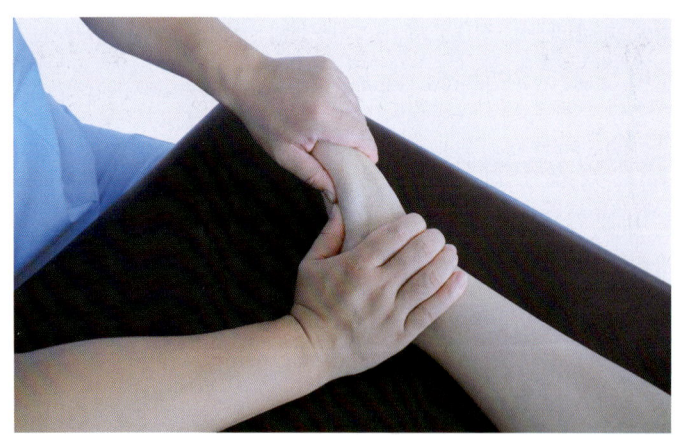

图8-193　调整足弓

（2）康复训练

足底部肌肉力量训练：对于扁平足患者，通常容易诱发足底部疼痛的症状，需通过足底肌肉力量训练，改善局部稳定性，一般可通过脚趾抓毛巾的方式进行训练（图8-194）。

第八章 体形、体态的矫正

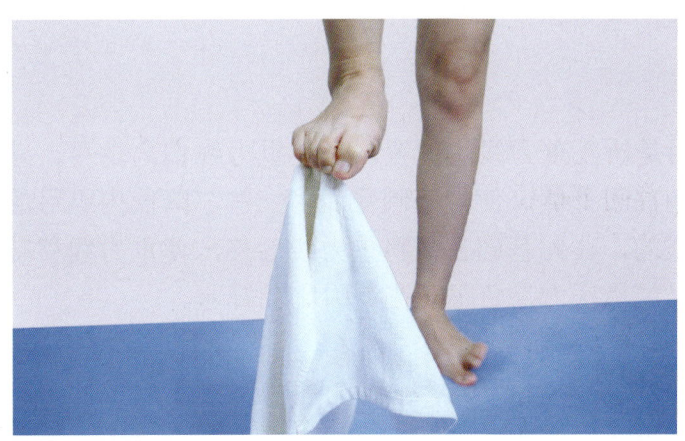

图 8-194　足底部肌肉力量训练

运动牵伸：扁平足患者易出现足底筋膜紧张，要注意适当牵伸，比如在双脚一前一后状态下进行牵拉，也可通过脚底踩泡沫轴的方式进行牵伸放松（图 8-195）。

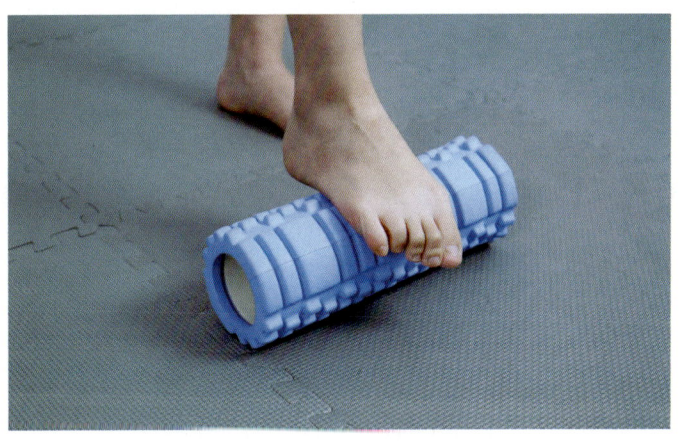

图 8-195　运动牵伸

足底关节活动度训练：扁平足患者易引起足底部关节活动受限，可考虑通过主动或被动活动脚趾各关节的方式，如弓脚背、向下弯曲脚趾、与地面平行方向转动，进行活动度训练，防止产生运动功能障碍（图 8-196）。

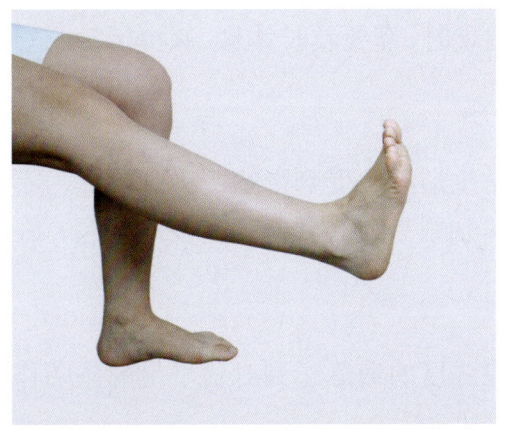

图 8-196　足底关节活动度训练

（3）矫形鞋

平足矫形鞋的作用是矫正重力线的位置，是使重力线偏离足弓，减小对足弓的压力。要求是鞋底内侧厚度侧稍高于外侧，使脚外侧受力多一些，降低内纵弓的压力。近年出现的负跟鞋，鞋底是前高后低的，在此基础上又将重力线后移，使重力线移动到承重能力最强的足跟，可以最大限度减轻足弓压力，负跟鞋在美国比较普遍。

（4）足弓垫

放在普通的鞋内使用，但这种方法争议很大，质疑方认为足弓垫会增加跖腱膜的受力，而跖腱膜是足弓的重要组成部分（相当于弓弦的作用），很多人用了足弓垫感到足底疼痛，就是跖腱膜受到了不合理牵拉，跖腱膜的松弛会使平足加剧。

（5）手术治疗

如果扁平足患者症状较重，以至影响生活质量，且保守治疗无效，或者扁平足畸形出现进行性加重时，则可考虑手术治疗。主要的手术方式包括软组织转移修复术、骨性手术和距下关节制动术。

5. 注意事项

▲如果有体重过重的情况，需要进行减肥锻炼，以减轻对足弓的负担。要控制体重、劳逸结合，在医师指导下进行足踝部功能锻炼。

▲日常需避免穿不合脚的鞋子。选择一双带有较硬且稳定的鞋帮以及有良好足弓支撑的鞋子，并且鞋最好不要有鞋跟。

▲当平足症的疼痛症状出现时，需要及时休息，减少活动。适度运动或行走后应及时休息，可进行足底按摩。

▲大部分扁平足患者日常生活不会受到影响，无须治疗，不过仍需注意是否出现明显症状，如疼痛或扁平足畸形显著加重等，必要时还需及时就医，在医师指导下对扁平足进行合理的治疗。

▲可以通过加强足部肌肉强度的锻炼起到对扁平足的预防作用，如用脚趾拾取弹珠或鹅卵石，踮起脚趾走路等。

6. 儿童扁平足的防治

产生扁平足的原因有先天性与后天性两种，先天性扁平足是由于距骨畸形或韧带松弛，后天性者，足骨并无异常，常因体重过重，行走习惯不良，长期站立或负重过多，或重病后活动太早等原因，使足部肌肉和韧带松弛萎缩，最后形成扁平足。一旦发现孩子有扁平足应做如下措施来预防和治疗：

▲幼年时应开始锻炼足部肌肉，赤足在沙滩或草地上行走，屈曲足趾，足底外缘着地步行，有利于足部外侧肌肉和韧带的锻炼。

▲热水浸足，可以促进足部血液循环，并以足趾抓取圆弹子，以锻炼足部肌肉。

▲避免站立或负重过久，站立时要经常变换体位。

▲穿矫形鞋，这种鞋底内侧一半较外侧厚2～3厘米，鞋后跟内侧一半延长至足心，并较外侧厚0.5厘米，这样可使负重线由足内缘外移。

▲跟腱过紧的婴儿，可以用手法矫正，让患儿仰卧，伸直膝关节后，逐渐把足内翻、背伸，可使跟腱放松，每次3分钟，每日2次。

参考文献

[1] 解自新，王红锦，袁翔，等．临床骨科学［M］．长春：吉林科学技术出版社，2014．

[2] 王红锦．徒手整形实用技术［M］．长春：吉林科学技术出版社，2015．

[3] 王红锦．骨盆平衡矫正术［M］．合肥：安徽科学技术出版社，2021．

[4] 王红锦．产后康复技术指南［M］．南昌：江西科学技术出版社，2022．

[5] 竹内京子，冈桥优子．骨盆解剖及功能训练图解［M］．北京：北京科学技术出版社，2019．

[6] 王遵来．特色脊诊整脊［M］．天津：天津科学出版社，2007．

[7] 韦以宗．中国整脊学［M］．北京：人民卫生出版社，2012．

[8] 龙层花．脊椎病因治疗学［M］．北京：世界图书出版公司，2013．

[9] 段俊峰，魏征．脊椎病因治疗学［M］．北京：人民军医出版社，2011．

[10] 田纪均．错骨缝与筋出槽治疗术［M］．北京：人民军医出版社，2007．

[11] 罗杰斯．物质、运动和力［M］．华新民，庄真，译．北京：科学出版社，1984．

[12] 钟士元．脊柱相关疾病治疗学［M］．广州：广东科技出版社，2003．

[13] 胡进江．脊柱关节定向正骨疗法［M］．北京：人民军医出版社，2010．

[14] 郜志广．脊椎矫正技术图解［M］．北京：人民军医出版社，2015．

[15] 刘学宽，倪福运，赵长地．脊柱决定健康——脊柱疾病防治问答［M］．北京：金盾出版社，2015．

[16] 龙层花，范德辉．龙氏治脊疗法［M］．广州：广东科技出版社，2015．

[17] 丁希中．如何矫正脊椎百病消［M］．新北：合记图书出版社，1997．

[18] 董福慧．脊柱相关疾病［M］．北京：人民卫生出版社，2006．

[19] 刘益善．新医正骨手法实用指南［M］．北京：军事医学科学出版社，2014．

[20] 张雪哲，熊琳，卢延．脊柱损伤的CT研究［J］．中华放射学杂志，1998，32（4）：227-230．

[21] 陈明，叶立娴．急性颈椎外伤的CT诊断与评价［J］．中华放射学杂志，1998，32（7）：449-452．

[22] 黄科丰，赵国宏，黄华．X线平片和CT在脊柱骨折诊断中联合应用价值［J］．放射学实践，2002，17（3）：247-248．

[23] 王平．实用整脊手法技术［M］．北京：中国医药科技出版社，2018．

[24]（美）亚历山大·S. 尼科拉斯，（美）伊万·A. 尼科拉斯．现代临床整骨疗法——骨骼和软组织操作技法图谱［M］．王超，章越，潘建明，等，主译．天津：天津科技翻译出版公司，2012．

[25]（美）亚历山大·S. 尼古拉斯，（美）伊万.A. 尼古拉斯．整骨技术图谱［M］．张宏，主译．上海：上海世界图书出版公司，2019．

[26] 邱贵兴．脊柱侧凸邱贵兴2016观点［M］．北京：科学技术文献出版社，2016．

[27]（德）克里斯塔·莱纳特·施罗德，（奥）彼得拉·奥纳·格勒布尔. 施罗德脊柱侧凸三维治疗 [M]. 谢智子，（德）达维德·康拉德·莱尔，主译. 北京：北京科学技术出版社，2022.
[28] 刘强. 脊柱疾病的现代诊断与治疗 [M]. 北京：中国医药科技出版社，2002.
[29] 苟亚博，黄国松. 脊椎手疗法图解 [M]. 北京：人民卫生出版社，2009.
[30]（美）詹姆斯·H. 克莱，（美）戴维·M. 庞兹. 基础临床按摩疗法——解剖学与治疗学的结合 [M]. 李德淳，赵晔，王雪华，译. 天津：天津科技翻译出版公司，2004.
[31]（美）托马斯·F. 伯格曼，（美）大卫·H. 彼得森. 美式整脊技术——原理与操作 [M]. 王平，主译. 天津：天津科技翻译出版有限公司，2013.
[32] 田惠林. 肌骨平衡疗法 [M]. 石家庄：河北科学技术出版社，2019.
[33] 徐恩多. 局部解剖学 [M]. 北京：人民卫生出版社，1998.
[34] 郭世绂. 骨科临床解剖学 [M]. 济南：山东科学技术出版社，2001.
[35] Frank H Netter. 奈特人体解剖彩色图谱 [M]. 北京：人民卫生出版社，2005.
[36] 卓大宏. 中国康复医学 [M]. 北京：华夏出版社，2003.
[37]［英］简·约翰逊. 体态矫正指南 [M]. 赵鹏，李令岭，译. 北京：人民邮电出版社，2019.

王红锦系列书籍推荐

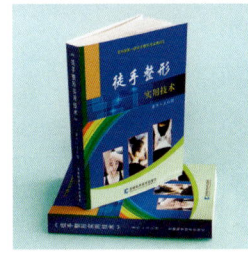

《徒手整形实用技术》

作者：王红锦

定价：358.00 元

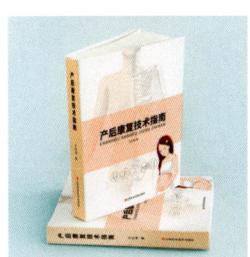

《产后康复技术指南》

作者：王红锦

定价：358.00 元

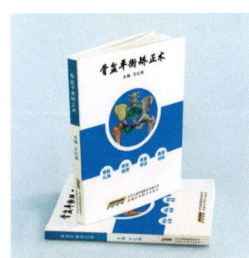

《骨盆平衡矫正术》

作者：王红锦

定价：198.00 元

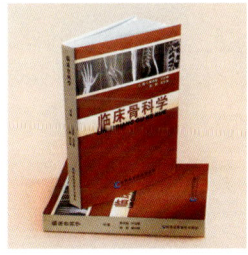

《临床骨科学》

作者：解自新、王红锦、袁翔、袁文昌

定价：98.00 元

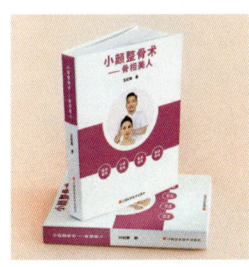

《小颜整骨术——骨相美人》

作者：王红锦

定价：198.00 元

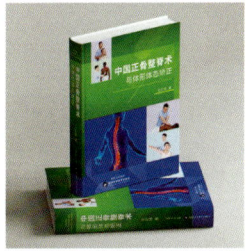

《中国正骨整脊术与体形体态矫正》

作者：王红锦

定价：498.00 元

关注我们了解更多

咨询热线：400-008-1507